心臓血管麻酔マニュアル

編集
真下　節　大阪大学大学院教授
槇田浩史　東京医科歯科大学大学院教授
野村　実　東京女子医科大学教授

中外医学社

■執筆者 (執筆順)

関　純彦	金沢医科大学麻酔科講師
土田　英昭	金沢医科大学麻酔科教授
外須　美夫	北里大学麻酔科教授
岡本　浩嗣	北里大学麻酔科助教授
樫本　温	山梨大学麻酔科助教授
吉田　啓子	東京女子医科大学麻酔科
福田　和彦	京都大学麻酔科教授
上林　卓彦	大阪大学麻酔科
工藤　一大	帝京大学溝口病院麻酔科教授
岩出　宗代	東京女子医科大学麻酔科
赤澤　訓	あかざわクリニック
門田　和気	金沢医科大学麻酔科講師
山本　信一	慶應義塾大学麻酔科
金谷　憲明	札幌医科大学麻酔科講師
川合　祐介	箕面市立病院麻酔科医長
村井　邦彦	東京医科歯科大学麻酔・蘇生・ペインクリニック科
宮下　徹也	横浜市立大学麻酔科, 藤沢湘南台病院麻酔科部長
石川　晴士	東京医科歯科大学麻酔・蘇生・ペインクリニック科講師
槙田　浩史	東京医科歯科大学大学院心肺統御麻酔学教授
今林　徹	国立循環器病センター麻酔科
内田　整	国立循環器病センター麻酔科医長
川村　隆枝	国立病院機構仙台医療センター麻酔科部長
新沼　廣幸	岩手医科大学第2内科・循環器医療センター
尾前　毅	鹿児島大学集中治療部
上村　裕一	鹿児島大学麻酔・蘇生科教授
高木　治	大阪市立医療センター小児麻酔科部長
川内　泰子	東京医科歯科大学麻酔・蘇生・ペインクリニック科
中沢　弘一	東京医科歯科大学大学院心肺統御麻酔学助教授
中谷　敏	国立循環器病センター心臓内科医長
中馬　理一郎	兵庫県立姫路循環器病センター麻酔科部長
内山　昭則	大阪大学集中治療部
片山　勝之	手稲渓人会病院麻酔科・集中治療部部長
橘　一也	国立循環器病センター外科系集中治療科
西村　匡司	徳島大学大学院病態情報医学講座 救急集中治療医学教授
高木　俊一	東京女子医科大学麻酔科
中川　清隆	東京慈恵会医科大学麻酔科・ME研究室
西川　俊昭	秋田大学麻酔科教授
伊佐田　哲朗	福井大学麻酔・蘇生学
福田　悟	福井大学麻酔・蘇生学教授
江口　広毅	福井大学麻酔・蘇生学
小出　康弘	横浜市立大学医学部附属市民総合医療センター麻酔科講師
野村　実	東京女子医科大学麻酔科教授

森野良蔵	東京女子医科大学麻酔科	向井詩保子	東京女子医科大学麻酔科
川口昌彦	奈良県立医科大学麻酔科講師	今中秀光	国立循環器病センター外科系集中治療科医長
川村淳夫	山梨大学麻酔科	深田智子	東京女子医科大学麻酔科講師
佐藤清貴	近畿大学麻酔科講師	高階雅紀	大阪大学医学部附属病院手術部
林田眞和	東京大学医科学研究所附属病院手術部助教授	四津良平	慶應義塾大学心臓外科教授
齋藤祐司	埼玉医科大学麻酔科助教授	山本文雄	秋田大学心臓血管外科教授
紅露伸司	札幌医科大学麻酔科	香河清和	国立循環器病センター麻酔科 （現：大阪府立母子保健総合医療センター麻酔科）
高内裕司	国立循環器病センター麻酔科・外科系集中治療科		
亀井政孝	国立循環器病センター麻酔科	宮本裕治	兵庫医科大学循環器外科教授
山田達也	慶應義塾大学麻酔科講師	大友 潔	国立循環器病センター内科心臓部門
大西佳彦	国立循環器病センター麻酔科医長	栗田隆志	国立循環器病センター内科心臓部門
黒川 智	新潟大学麻酔科	川人伸次	徳島大学麻酔科
秦 恒彦	福岡市立こども病院麻酔科	大下修造	徳島大学麻酔科教授
長沢千奈美	東京女子医科大学麻酔科	近藤 泉	東京女子医科大学麻酔科
近江明文	東京医科大学八王子医療センター麻酔科助教授	鷹取 誠	広島市民病院麻酔・集中治療科部長
松本美志也	山口大学麻酔・蘇生学助教授	志馬伸朗	京都府立医科大学集中治療部講師
金子高穂	東京都立府中病院麻酔科医長	橋本 悟	京都府立医科大学集中治療部助教授
謝 慶一	奈良県立医科大学麻酔科講師	奥田隆彦	近畿大学奈良病院麻酔科教授
古家 仁	奈良県立医科大学麻酔科教授	藤野裕士	大阪大学集中治療部講師
稲田英一	順天堂大学麻酔科学・ペインクリニック講座教授	西村信哉	大阪府立急性期・総合医療センター麻酔科
林 行雄	大阪大学麻酔科助教授	森崎 浩	慶應義塾大学麻酔科助教授
北村 晶	日本医科大学大学院医学研究科外科系疼痛制御麻酔科学講師		

序

　麻酔中に生命を脅かす最大のものは心血管系の合併症であり，それを予防しそれに対処することが麻酔管理にとって最も重要なことであろう．そう考えると，麻酔科専門医をめざす医師にとって，心臓血管手術の麻酔トレーニングは避けて通れない非常に重要なものである．なぜなら，心臓血管麻酔は心筋虚血，不整脈，心不全などの診断・管理法を身につけるための最も有効な機会を麻酔科医に提供してくれるからである．さらに，心臓血管麻酔は麻酔科医の臨床力を厳しく試験してくれるだけでなく，挑戦すべき多くの課題を与えてくれる．心臓血管麻酔のトレーニングを始めてしばらくすると麻酔の臨床力が急に付いてきたと感じ，自信をつける若い麻酔科医は多いはずである．このように，心臓血管麻酔は専門医をめざす若い麻酔科医ばかりでなく，麻酔科専門医として活躍している熟練者にとっても臨床のよりどころとなる最も重要な分野である．

　一方，近年心臓血管手術の麻酔管理法にめざましい進歩と変化がみられる．麻酔管理の善し悪しが患者さんの生死に大きく影響するだけに，心臓血管麻酔に携わる医師には常に最新の知識と技術の修得が求められている．そのために，最新の知識とデータに基づいた心臓血管麻酔の実践マニュアルが必要であったが，今回，多くの執筆者の協力を得て「心臓血管麻酔マニュアル」を上梓することができた．

　本書は，麻酔科専門医をめざす若手の麻酔科医を主たる対象に編集された心臓血管麻酔の実践マニュアルである．心臓血管手術の麻酔管理を学ぼうとする医師に必要とされる知識から実際までの最新の内容を教科書としてではなく，実践マニュアルとしてまとめたものである．わが国を代表する多くの心臓血管麻酔エキスパートに，最新のエビデンスを踏まえつつその豊富な経験をもとにした臨床書を執筆していただいた．今日の心臓血管麻酔のスタンダードを示すようなマニュアルが出来上がったと思っている．専門医をめざす麻酔科医だけでなく，心臓血管麻酔を究めようとする医師も座右の書として手元に置いていただきたい．

　最後に本書の発行にあたり，精魂込めて御執筆いただいた多くの先生方と中外医学社企画部の荻野邦義氏のご厚意に心より御礼申し上げる次第である．

2004 年盛夏

編集　真下　節
　　　槙田浩史
　　　野村　実

目 次

1．心臓血管系の解剖と生理

A．解剖 ……………………[関 純彦, 土田英昭] 2
1．心臓の外形 ………………………………2
2．心臓の内腔 ………………………………2
3．心臓の弁 …………………………………3
4．冠動脈 ……………………………………4
5．刺激伝導系 ………………………………6
6．大動脈の主な分枝 ………………………7
7．下肢の動脈 ………………………………7
8．上肢・頚部の主な静脈 …………………7

B．循環生理 ……………[外 須美夫, 岡本浩嗣] 9
1．心筋の収縮弛緩メカニズム ……………9
2．β受容体刺激により心筋の収縮・弛緩が促進されるメカニズム ……………9
3．冠循環 ……………………………………10
4．Frank-Starling の心機能曲線 …………11
5．心臓麻酔中の心挙動 ……………………11
6．血圧 ………………………………………11
7．心拍出量 …………………………………11
8．心室圧-容積関係 …………………………12
9．圧-容積関係からみた病態 ………………15

2．心臓血管麻酔の薬剤と薬理

A．麻酔関連薬 ……………………………20
1．吸入麻酔薬 ………………………[樫本 温] 20
1．総論 ………………………………………20
2．各論 ………………………………………20
  a．亜酸化窒素（笑気）……………………20
  b．ハロタン ………………………………20
  c．エンフルラン …………………………20
  d．イソフルラン …………………………20
  e．セボフルラン …………………………21
  f．デスフルラン …………………………21
3．anesthetic preconditioning（APC）……21
4．心臓血管麻酔薬としての吸入麻酔薬 ……21

2．静脈麻酔薬 ………………………[吉田啓子] 23
1．ベンゾジアゼピン誘導体 ………………23
  a．ミダゾラム ……………………………23
  b．ジアゼパム ……………………………24
2．バルビツレート …………………………24

チオミラールナトリウム，チオペンタールナトリウム ……………………………24
3．塩酸ケタミン ……………………………24
4．ドロペリドール …………………………24
5．プロポフォール …………………………25

3．オピオイド ………………………[福田和彦] 27
1．オピオイドの薬物動態 …………………27
2．循環器系に対するオピオイドの作用 ……28
3．使用法 ……………………………………28
  a．モルヒネ ………………………………28
  b．フェンタニル …………………………28
  c．レミフェンタニル ……………………28

4．α_2アゴニスト ……………………[上林卓彦] 30
α_2アゴニストの薬理と臨床応用 …………30

5．筋弛緩薬 ………………［工藤一大］ 32
1．脱分極性筋弛緩薬 …………………32
　　スキサメトニウム …………………32
2．非脱分極性筋弛緩薬 ………………32
　a．パンクロニウム …………………32
　b．ベクロニウム ……………………32

6．抗コリンエステラーゼ薬 …［工藤一大］ 33
1．ネオスチグミン ……………………33
2．エドロホニウム ……………………33

7．ベラドンナアルカロイド …［吉田啓子］ 34
1．硫酸アトロピン ……………………34
2．臭化水素酸スコポラミン …………34

B．心臓血管作動薬 ……………………………35

1．カテコラミン ………………［岩出宗代］ 35
1．エピネフリン ………………………35
2．ノルエピネフリン …………………36
3．ドパミン ……………………………36
4．ドブタミン …………………………37
5．イソプロテレノール ………………37

2．PDE（ホスホジエステラーゼ）阻害薬
　　　　　　　　　　　　　　［岩出宗代］ 38

3．ジギタリス …………………［岩出宗代］ 39

4．血管拡張薬 …………………［赤澤 訓］ 40
1．血管拡張療法の原理 ………………40
2．血管拡張薬の作用様式および適用法 …40
3．血管拡張と心パフォーマンス ……40
4．血管拡張薬 …………………………41
　a．NO 放出薬 ………………………41
　b．カルシウム（Ca^{2+}）チャネル拮抗薬 …43
　c．アンギオテンシン変換酵素（ACE）
　　　阻害薬 …………………………44
　d．α受容体遮断薬 …………………44
　e．一酸化窒素（NO）………………44
　f．その他の血管拡張薬 ……………44

5．β受容体遮断薬 …［土田英昭，門田和気］ 46
1．歴史的背景 …………………………46
2．β受容体のサブタイプ ……………46
3．β遮断薬の種類 ……………………47
4．薬理作用 ……………………………47
5．適応 …………………………………48
6．使用法の実際 ………………………48
7．合併症 ………………………………48

6．狭心症薬 ……………………［山本信一］ 50
1．硝酸薬 ………………………………50
　a．ニトログリセリン ………………50
　b．硝酸イソソルビド ………………50
2．カルシウムチャネル拮抗薬 ………50
3．ATP 感受性カリウムチャネル開口薬 …51
　　ニコランジル ………………………51

C．抗不整脈薬 …………………［金谷憲明］ 52
薬剤一覧 …………………………………52
　a．プロカインアミド ………………52
　b．ジソピラミド ……………………52
　c．シベンゾリン ……………………52
　d．リドカイン ………………………52
　e．メキシレチン ……………………53
　f．アプリンジン ……………………54
　g．フレカイニド ……………………54
　h．ピルジカイニド …………………54
　i．プロプラノロール ………………54
　j．ランジオロール …………………54
　k．エスモロール ……………………54
　l．ニフェカラント …………………54
　m．ベラパミル ………………………54
　n．ジルチアゼム ……………………54
　o．アトロピン ………………………55
　p．ATP ………………………………55
　q．セジラニド ………………………55
　r．ジゴキシン ………………………55

D．カルシウム，マグネシウム，カリウム，
　　炭酸水素ナトリウム ……………［川合祐介］ 56
1．カルシウム …………………………56
2．マグネシウム ………………………56
3．カリウム ……………………………57
4．炭酸水素ナトリウム ………………57

E. 抗血液凝固薬, 抗血小板薬 ……………59
- 1. ヘパリン ……………………[村井邦彦] 59
  - 1. モニタリング …………………………59
  - 2. 使用法 …………………………………59
  - 3. HIT ……………………………………59
  - 4. ヘパリン抵抗性 ………………………59
  - 5. 低分子ヘパリン ………………………60
- 2. ヘパリン拮抗薬 ……………[村井邦彦] 61
- 3. クマリン系 …………………[村井邦彦] 62
  - 1. ワルファリン …………………………62
  - 2. モニタリング …………………………62
  - 3. 周術期の使用に関する注意 …………62
- 4. ヘパリン代用薬 ……………[宮下徹也] 64
  - ヘパリンを併用しないアルガトロバンの使用法について ………………………64
- 5. 抗線溶療法 …………………[宮下徹也] 65
  - 1. アプロチニン療法 ……………………65
  - 2. トラネキサム酸療法 …………………65
- 6. 抗血小板薬 …………………[宮下徹也] 67
  - a. アスピリンと塩酸チクロピジン ……67
  - b. phosphodiesterase 阻害薬 …………67
  - c. 抗血小板薬の体外循環への応用 ……67

F. 利尿薬 ………………[石川晴士, 槇田浩史] 68
- 1. フロセミド ……………………………68
- 2. マンニトール …………………………68
- 3. 大血管手術における利尿薬の使用 …68
- 4. 心臓手術における利尿薬の使用 ……68

G. 心房性ナトリウム利尿ペプチド
[今林 徹, 内田 整] 70
- 1. 薬理作用 ………………………………70
- 2. 適応 ……………………………………70
- 3. 使用法の実際 …………………………70

H. ステロイド薬 ………[川村隆枝, 新沼廣幸] 72
- 1. 作用機序 ………………………………72
- 2. 主な作用 ………………………………72
- 3. ミネラルコルチコイド ………………73
- 4. 主なステロイドと投与法 ……………73
- 5. 心臓手術の麻酔とステロイド ………74

I. 免疫抑制薬 …………[川村隆枝, 新沼廣幸] 75
- 1. 主な免疫抑制薬 ………………………75
  - a. コルチコステロイド ………………75
  - b. シクロスポリン ……………………75
  - c. タクロリムス（FK506）……………75
  - d. アザチオプリン ……………………76
  - e. メトトレキセート …………………76
  - f. シクロホスファミド ………………76
  - g. その他 ………………………………76
- 2. 免疫抑制薬の臨床使用の実際 ………76

J. 顆粒球エラスターゼ阻害薬—蛋白分解酵素阻害薬 ………………………[川村隆枝] 78
- 1. 顆粒球エラスターゼの生理作用 ……78
- 2. なぜ, 顆粒球エラスターゼ阻害薬が必要か? …………………………………78
- 3. 顆粒球エラスターゼ阻害薬 …………78

3. 心臓血管麻酔の術前評価と術前処置

A. インフォームド コンセント
[尾前 毅, 上村裕一] 82

B. 術前診察 …………………………[高木 治] 83
- 1. 意義 ……………………………………83
- 2. 術前診察前に必要な情報 ……………83
- 3. 手術中止を考慮する因子 ……………83
- 4. 術前診察時の必須項目 ………………85
- 5. 麻酔覚醒時の状況, 術後合併症についての説明 ……………………………88
- 6. 術前診察後行うべきこと ……………88

C．術前検査 ［高木 治］ 90
1．一般検査 90
2．生化学検査 90
3．薬物血中濃度 90
4．呼吸機能検査 90
5．動脈血液ガス測定 90
6．循環系の検査 90
   a．心電図 90
   b．心・血管エコー検査 91
   c．心臓カテーテル検査 91
   d．心血管造影 92
   e．冠動脈造影 92
   f．CT，ヘリカル CT 92
   g．核医学による画像診断 93
   h．magnetic resonance imaging（MRI）
     （磁気共鳴像） 94
   i．心筋生検 94
   j．末梢血管の評価 94
   k．中枢神経系の検査 94
   l．自律神経機能 94

D．術前使用薬 ［尾前 毅，上村裕一］ 96
1．ジギタリス製剤 96
2．降圧薬 96
   a．β遮断薬 96
   b．カルシウム拮抗薬 96
   c．アンギオテンシン変換酵素（ACE）
     阻害薬，アンギオテンシンII拮抗薬 97
   d．利尿薬 97
3．抗不整脈薬 97
4．狭心症薬 97
   a．亜硝酸薬 97
   b．K^+チャネル開口薬 97
5．抗血栓薬 97
   a．抗凝固薬 97
   b．抗血小板薬 98
6．経口糖尿病治療薬，インスリン 98

E．術前評価 ［川内泰子，中沢弘一］ 100
1．合併症 100
2．現病歴と心機能の評価 102
   a．大動脈弁狭窄症（AS） 102
   b．大動脈弁閉鎖不全症（AR） 102
   c．僧帽弁狭窄症（MS） 103
   d．僧帽弁閉鎖不全症（MR） 103
   e．狭心症 103
   f．心筋梗塞 104
   g．うっ血性心不全 104
   h．心房中隔欠損症 104
   i．心室中隔欠損症 104

F．心臓内科医からの助言 ［中谷 敏］ 106
1．聴診の重要性 106
2．心エコー検査を読む 106
3．胸部 X 線 108
4．心電図 109
5．BNP（brain natriuretic peptide） 109

G．術前処置・準備 ［高木 治］ 110
1．術前使用薬 110
2．術前経口摂取制限 110
3．前投薬 110
4．入室時の指示 110
5．血液準備 110
6．麻酔準備 110
7．感染対策 112

H．前投薬 ［尾前 毅，上村裕一］ 113
1．鎮静薬 113
   a．ベンゾジアゼピン 113
   b．ジフェニールメタン誘導体 113
2．麻薬 113
3．α_2受容体刺激薬 113
4．抗コリン薬 114
5．ヒスタミン H_2遮断薬 114

4．心臓血管麻酔のモニタリング

- A．心電図 ……………［中馬理一郎］116
  - 1．診断 …………………………………116
  - 2．方法―電極数 ………………………116
  - 3．モニタリング上の注意点 …………117
- B．動脈圧 ……………［中馬理一郎］119
  - 1．間接法（非観血法）…………………119
  - 2．直接法（観血法）……………………120
- C．中心静脈圧 ………［中馬理一郎］124
  - 1．中心静脈圧からの情報 ……………124
  - 2．カテーテル挿入手技 ………………125
  - 3．穿刺法 ………………………………127
  - 4．合併症 ………………………………128
- D．心拍出量モニタリング ………………130
  - 1．非侵襲的心拍出量モニタリング …130
  - a．インピーダンス心拍出量測定法
    ［内山昭則］130
    - 1．原理 …………………………………130
    - 2．機器 …………………………………131
    - 3．実際の測定 …………………………131
    - 4．特徴 …………………………………132
  - b．連続心拍出量測定装置 PiCCO®
    ［片山勝之］133
    - 1．測定原理 ……………………………133
    - 2．PiCCO® の利点と適応 ……………134
  - c．NICO（NICO モニター）
    ［橘　一也，西村匡司］136
    - 1．NICO モニターとは …………………136
    - 2．部分的 CO_2 再呼吸による CO 測定の原理 136
    - 3．NICO モニターの利点 ………………136
    - 4．NICO モニターの精度 ………………136
    - 5．NICO モニターの課題 ………………137
  - d．経食道ドプラー ……［高木俊一］139
    - 1．測定原理 ……………………………139
    - 2．測定項目 ……………………………140
    - 3．測定項目の意義 ……………………140
    - 4．適応 …………………………………140
    - 5．利点 …………………………………140
    - 6．禁忌，注意 …………………………141
  - e．経頭蓋超音波ドプラー …［中川清隆］143
    - 1．概要 …………………………………143
    - 2．原理と計測の実際 …………………143
    - 3．high intensity transient signal（HITS）……143
  - f．リチウム心拍出量測定法 ……［内山昭則］146
    - 1．原理 …………………………………146
    - 2．機器 …………………………………146
    - 3．実際の測定 …………………………146
    - 4．特徴 …………………………………147
  - 2．肺動脈カテーテル ……………［西川俊昭］148
    - 1．肺動脈カテーテルの挿入 …………148
    - 2．肺動脈カテーテルの適応 …………149
    - 3．肺動脈楔入圧測定とその留意点 …149
    - 4．熱希釈法による心拍出量測定と
      その留意点 …………………………150
    - 5．混合静脈血酸素分圧・酸素飽和度測定と
      その留意点 …………………………150
    - 6．肺動脈カテーテルの挿入・留置に
      基づく合併症 ………………………151
- E．パルスオキシメータ
  ［伊佐田哲朗，福田　悟］152
  - 1．測定原理 ……………………………152
  - 2．パルスオキシメトリ ………………152
- F．カプノメトリ ……［江口広毅，福田　悟］154
  - 1．測定原理 ……………………………154
  - 2．臨床的意義 …………………………155
- G．経食道心エコー法 ……………………156
  - 1．基礎 ……………………………［小出康弘］156
    - 1．超音波のモード ……………………156
    - 2．プローベ操作 ………………………156
    - 3．画像オリエンテーション …………157
    - 4．心機能評価 …………………………158
    - 5．エコーによる定量評価 ……………160
    - 6．心筋虚血 ……………………………161
    - 7．大動脈の性状を評価する …………163

8．弁の評価 …………………………165

2．成人 ………………………[小出康弘] 169
  1．大動脈疾患 ………………………169
    a．大動脈解離 …………………169
    b．大動脈ステントグラフト内挿術 …170
  2．CABG，OPCAB ………………171
  3．弁疾患 ……………………………172
    a．僧帽弁形成術 ………………172
    b．僧帽弁置換術 ………………173
    c．大動脈弁形成術 ……………173
    d．大動脈弁置換術 ……………173
    e．三尖弁形成術 ………………173
  4．心筋症 ……………………………173
  5．血栓，塞栓に対して ……………174
    a．動脈塞栓 ……………………174
    b．肺動脈塞栓 …………………175
  6．心膜疾患 …………………………176
    a．心タンポナーデ ……………176
    b．開心術後の心タンポナーデ …176
    c．収縮性心膜炎 ………………177

3．小児 ………………[野村 実，森野良蔵] 178
  1．小児 TEE プローベ留置 …………178
  2．小児経食道心エコー（TEE）による
    手術中の decision making …………179
  3．小児における TEE の有用性 ……179
  4．ASD ………………………………180
  5．VSD，TOF ………………………180
  6．弁形成術 …………………………180
  7．Jatene 手術 ………………………182
  8．Ross 手術 …………………………182
  9．Fontan 手術 ………………………183
  10．近未来の術中心エコー …………183

4．人工心肺と経食道心エコー …[野村 実] 186
  1．麻酔導入後 ………………………186
  2．人工心肺開始 ……………………189
  3．心筋保護 …………………………190
  4．周辺組織の観察 …………………190
  5．人工心肺離脱時に注意すること …191
  6．人工心肺終了時に注意すること …191
  7．患者を守る clinical decision making …192

H．脳脊髄機能モニタリング ……[川口昌彦] 193
  1．脳波 ………………………………193
  2．誘発電位 …………………………193
    a．運動誘発電位（MEP）………194
    b．体性感覚誘発電位（SEP）…195

I．内頚静脈酸素飽和度（Sjo_2）
　　　　　　　　　　　　　[川口昌彦] 197
  1．解剖 ………………………………197
  2．穿刺法 ……………………………197
  3．内頚静脈球部酸素飽和度 ………197

J．体温 ………………………[川村淳夫] 199
  1．体温調節 …………………………199
  2．周術期の体温 ……………………199
  3．心臓外科の体温モニタリング …199

K．近赤外線分光法（NIRS）による脳酸素化
モニタリング ………………[佐藤清貴] 200
  1．測定原理 …………………………200
  2．測定機器 …………………………200
  3．臨床応用 …………………………200

L．麻酔深度モニター ………[林田眞和] 202
  1．麻酔の構成要素と各麻酔薬の特性 …202
  2．麻酔効果判定のための薬理学モデル …202
  3．麻酔薬の鎮痛効果の測定 ………203
  4．麻酔薬の鎮静・入眠効果の判定 …203
  5．心臓麻酔中の麻酔深度のモニター …204

M．筋弛緩モニター …………[齋藤祐司] 205
  1．筋弛緩モニターのための神経刺激方法と
    モニター結果の解釈 ………………205
  2．実際に筋弛緩モニターを行う上での
    注意点 ………………………………206

N．血液凝固モニタリング ………[紅露伸司] 208
  1．活性化血液凝固時間 ……………208
  2．ベッドサイド血小板機能モニター
    （WBA アナライザー） ……………209
  3．ソノクロット® …………………209
  4．トロンボエラストグラム® ……209

O．心臓血管麻酔と麻酔記録の書き方
　　　　　　　　　　　　　［内田　整］211
　　1．心臓血管麻酔における麻酔記録の
　　　記入方法 …………………………………211
　　2．自動麻酔記録 …………………………212

5．心臓血管手術と輸血管理

A．輸液管理法 …………［高内裕司］216
　　1．体液分布 …………………………………216
　　2．周術期の体液生理 ……………………216
　　3．周術期の体液管理 ……………………216

B．輸血の適応 …………［亀井政孝］220
　　1．赤血球製剤輸血の目的 ………………220
　　2．適正な輸血療法のためのモニタリングの
　　　問題 ………………………………………220
　　3．人工心肺の影響 ………………………221
　　4．ヘモグロビン許容限界値 ……………221
　　5．無輸血手術管理の注意点 ……………221
　　6．エホバの証人 …………………………222
　　7．小児症例 ………………………………222

C．輸血製剤の選択 ……［亀井政孝］224
　　1．止血困難症例に対する
　　　国立循環器病センター輸血方針 ……224
　　2．院内採血による新鮮血 ………………225
　　3．許容される異型輸血 …………………226

　　4．赤血球製剤 ……………………………227
　　5．濃厚血小板製剤 ………………………227
　　6．新鮮凍結血漿製剤 ……………………228
　　7．アルブミン製剤 ………………………228
　　8．白血球除去フィルター ………………228

D．自己血輸血 …………［紅露伸司］229
　　1．貯血式自己血輸血 ……………………229
　　2．希釈式自己血輸血 ……………………229
　　3．回収式自己血輸血 ……………………230
　　4．術後回収式自己血輸血 ………………230

E．輸血の合併症 ………［亀井政孝］231
　　1．輸血過誤 ………………………………231
　　2．大量輸血時合併症 ……………………231
　　3．輸血関連移植片対宿主病 ……………232
　　4．輸血関連急性肺障害 …………………233
　　5．アナフィラキシー反応 ………………233
　　6．血小板輸血不応状態 …………………233
　　7．情報公開 ………………………………234

6．各種心臓血管手術の麻酔管理

A．冠動脈疾患（On pump）……［山田達也］236
　　1．冠動脈疾患 ……………………………236
　　2．術前評価 ………………………………236
　　3．麻酔前投薬 ……………………………238
　　4．モニター ………………………………238
　　5．麻酔薬（導入，維持） ………………239
　　6．体外循環 ………………………………240
　　7．体外循環離脱 …………………………240
　　8．術後管理 ………………………………242

B．弁疾患手術 …………［大西佳彦］244
　　1．総論 ……………………………………244
　　2．弁疾患で施行される人工弁，弁形成術
　　　および複合手術 ………………………246
　　3．各論 ……………………………………250
　　　a．大動脈弁狭窄症 ……………………250
　　　b．大動脈弁逆流症 ……………………252
　　　c．僧帽弁狭窄 …………………………255
　　　d．僧帽弁逆流症 ………………………258
　　　e．三尖弁逆流症 ………………………261
　　　f．重症弁疾患 …………………………262

C．先天性心疾患 ……………………266
1．非チアノーゼ疾患 …………［黒川　智］266
1．血行動態把握のポイント …………266
2．非チアノーゼ性心疾患 ……………266
3．非チアノーゼ性心疾患の麻酔管理 ………267
4．各論 ……………………………270
 a．心室中隔欠損症（VSD）……………271
 b．心房中隔欠損症（ASD）……………271
 c．動脈管開存症（PDA）………………271
 d．房室中隔欠損症（AVSD）…………272
 e．大動脈縮窄症（CoA）………………272
 f．大動脈離断症（IAA）………………272
 g．大動脈弁狭窄症（AS）………………272

2．チアノーゼ疾患 ………………［秦　恒彦］274
1．チアノーゼ性先天性心疾患の生理学 ……274
2．術前回診（前投薬を含む）……………274
3．術中モニター ……………………275
4．麻酔法 ……………………………275
5．人工心肺（CPB）中の管理 …………276
6．術後管理 …………………………276
7．チアノーゼ性心疾患に用いられる代表的な術式 ………………………276

D．特殊な心疾患 ……………………280
1．肥大型心筋症（HCM）………［中沢弘一］280
1．HCM（hypertrophic cardiomyopathy）の概念と病態 ……………………280
2．診断 ………………………………280
3．麻酔上注意すべきリスクファクター ……281
4．麻酔管理 …………………………282

2．心房細動（Af）………………［中沢弘一］283
1．Af（atrial fibrillation）の病態 ………283
2．Af 患者の麻酔方針 …………………283
3．麻酔中に発症した Af の治療 ………285

3．Wolff-Parkinson-White（WPW）症候群
 …………………………［中沢弘一］288
1．概念 ………………………………288
2．心電図所見とその機序 ……………288
3．麻酔管理 …………………………289

E．大動脈瘤 …………………………292
1．弓部，上行，下行，腹部大動脈瘤
 …………………………［長沢千奈美］292
A．弓部，胸部動脈 ……………………292
1．真性大動脈瘤 ……………………292
2．解離性大動脈瘤 …………………292
B．腹部大動脈瘤 ……………………297

2．ステントグラフト内挿術 ……［近江明文］300
1．歴史と展望 ………………………300
2．術式 ………………………………300
3．適応 ………………………………301
4．麻酔 ………………………………301
5．麻酔管理上の注意点 ………………302
6．術中，術後の合併症 ………………302

F．頚動脈血管内膜切除術 ……［松本美志也］304
1．病態と手術適応 ……………………304
2．術前評価 …………………………304
3．麻酔方法 …………………………305
4．合併症 ……………………………306

G．末梢血管手術 ………………［金子高穂］308
1．術前管理 …………………………308
2．術中管理 …………………………308
3．術後管理 …………………………308

H．肺動脈塞栓症手術 ［謝　慶一，古家　仁］310
1．急性肺塞栓症の診断と治療 …………310
2．急性肺塞栓症手術の麻酔管理 ………311
3．慢性肺塞栓症手術の麻酔管理 ………312

I．脳保護法 ……………………［稲田英一］313
1．中枢神経系合併症の頻度と患者の予後 …313
2．脳神経細胞死に至る共通カスケード ……313
3．脳の酸素需給バランス ……………314
4．最大の脳保護法は予防である ………315
5．人工心肺管理 ……………………316

7. 心臓移植手術の麻酔管理

A. 臓器移植手術と麻酔科医の役割
[林　行雄] 322
1. 高知での事例 …………………………322
2. 脳死判定と麻酔科医 …………………322
3. 臓器摘出時のドナー管理と麻酔科医 ……323

B. 臓器摘出手術のドナー管理 …[北村　晶] 324
1. ドナー管理の背景と概略 ……………324
2. 脳死に引き続いての集中治療管理 ……324
3. 臓器摘出の手術手順 …………………324
4. 手術（麻酔）管理 ……………………325
5. 臓器摘出術への対応の実際 …………325

C. 心臓移植手術の麻酔管理 ……[大西佳彦] 328
1. 術前管理 ………………………………328
2. 人工心肺までの麻酔管理 ……………329
3. 人工心肺中の管理 ……………………331
4. 人工心肺後の管理 ……………………332
5. 術後管理 ………………………………334

D. 心肺移植レシピエントの麻酔管理
[野村　実, 向井詩保子] 336
1. ドナーの麻酔管理 ……………………336
2. レシピエントの麻酔 …………………337

E. 術後管理 …………………………[今中秀光] 340
1. 手術 ……………………………………340
2. 循環管理 ………………………………340
3. 腎機能 …………………………………341
4. 感染対策 ………………………………341
5. 免疫抑制薬 ……………………………341
6. 呼吸管理 ………………………………342
7. 精神管理 ………………………………342

8. 低侵襲性心臓血管手術の麻酔管理

A. MICS, MIDCAB ……………[深田智子] 344
1. MICS（minimally invasive cardiac surgery）とは …………………………344
2. MIDCAB（minimally invasive direct coronary artery bypass grafting）とは ……344
3. MIDCABの適応 ………………………344
4. MIDCABの外科的手技 ………………344
5. MIDCABの麻酔管理 …………………344

B. Off pump CABG（OPCAB）の麻酔
[林　行雄] 348
1. OPCABの普及 ………………………348
2. OPCABの麻酔管理 …………………348
3. Preconditioning ………………………351
4. OPCABの利点 ………………………351

C. ポートアクセスシステムを用いた心臓手術
[高階雅紀] 353
1. 適応 ……………………………………353
2. システム構成 …………………………353
3. 麻酔とモニタリング …………………354
4. 経食道心エコーの活用 ………………354
5. その他の注意 …………………………355
6. 補足 ……………………………………355

D. ロボット手術 ……[山田達也, 四津良平] 356
1. ロボット手術の特徴 …………………356
2. 麻酔法 …………………………………357
3. 麻酔管理のポイント …………………357
4. ロボット手術の将来 …………………357

9. 体外循環

A．体外循環とは ……………[山本文雄] 360

B．人工心肺装置と回路 ………[山本文雄] 361
   1．人工心臓（血液ポンプ） …………361
   2．人工肺 ……………………………361
   3．貯血槽 ……………………………361

C．体外循環手技 ……………[山本文雄] 362
   1．人工心肺回路の組み立て …………362
   2．体外循環の管理 ……………………362

D．体外循環の合併症 ………[山本文雄] 365
   1．肺障害 ……………………………365
   2．腎不全 ……………………………365
   3．肝不全 ……………………………365
   4．脳障害 ……………………………365
   5．大動脈解離 ………………………365
   6．出血傾向 …………………………365
   7．機械的溶血 ………………………366

E．心筋保護 …………………[山本文雄] 367
   1．心筋保護法の変遷ならびにその概念 ……367
   2．心筋保護法の最近の動き …………368
   3．心筋保護法の実際 …………………370

F．抗凝固法と凝固異常 ………[山本文雄] 371
   1．血液凝固の管理 ……………………371
   2．プロテアーゼインヒビター …………371
   3．凝固異常 …………………………372
   4．線溶系 ……………………………372

G．人工心肺中の麻酔管理 ……[香河清和] 373
   1．基本的な薬の使い方 ………………373
   2．呼吸管理 …………………………373
   3．循環管理 …………………………374
   4．グラフトスパズム …………………374
   5．中枢神経系の保護 …………………374
   6．止血 ………………………………375

10. 機械的補助循環

A．大動脈内バルーンパンピング（IABP）
                                [宮本裕治] 378
   1．メカニズム …………………………378
   2．IABP の適応 ……………………379
   3．IABP の禁忌 ……………………379
   4．IABP の管理と合併症 ……………379

B．経皮的心肺補助（PCPS）……[宮本裕治] 381
   1．PCPS のしくみ …………………381
   2．PCPS の適応 ……………………381
   3．送脱血管の挿入 ……………………382
   4．PCPS の運転方法 ………………383
   5．PCPS からの離脱 ………………384

C．補助人工心臓（VAD）………[宮本裕治] 386
   1．定義 ………………………………386
   2．使用目的 …………………………386
   3．補助人工心臓の適応 ………………386
   4．補助人工心臓の種類 ………………387
   5．補助人工心臓管理上の問題点 ………389
   6．補助人工心臓の臨床成績 …………389

D．完全人工心臓（TAH）………[宮本裕治] 391
   1．概要 ………………………………391
   2．体内完全植え込み型人工心臓 ………392

E．機械的補助循環手術の麻酔管理
                               [長沢千奈美] 394
   1．補助人工心臓（VAS）……………394
   2．補助人工心臓の植え込み …………394
   3．合併症 ……………………………396

11. ペースメーカー

- A. 恒久的ペースメーカー植え込みの適応
  　　　　　　　　　[大友　潔，栗田隆志] 400
  1. 洞不全症候群 …………………………… 400
  2. 成人の後天性房室ブロック …………… 402
  3. 慢性2枝および3枝ブロック ………… 403
  4. 徐脈性心房細動 ………………………… 403
  5. 過敏性頚動脈洞症候群・神経調節性失神 404
  6. 閉塞性肥大型心筋症 …………………… 405

- B. ペーシング様式 …[大友　潔，栗田隆志] 406
  1. 種類 ……………………………………… 406
  2. 疾患別適応機種選択 …………………… 408

- C. ペーシングと循環動態
  　　　　　　　　　[大友　潔，栗田隆志] 414
  1. 正常心臓生理とは ……………………… 414
  2. 異常心臓生理とは ……………………… 414
  3. 生理的ペーシングとは ………………… 414
  4. ペーシング時の心臓生理 ……………… 415
  5. RVペーシング ………………………… 416
  6. 両心室ペーシング ……………………… 416
  7. ペーシングモードの予後に対する影響 … 416

- D. 合併症 ……………[大友　潔，栗田隆志] 418
  1. 植え込み時および植え込み後急性期に発生する合併症 ………………………… 418
  2. 植え込み後遠隔期に発生する合併症 … 421

- E. 心臓手術麻酔時のペーシング
  　　　　　　　　　[川人伸次，大下修造] 425
  1. 一時的（体外式）ペーシング ………… 425
  2. 侵襲的（直接的）ペーシング ………… 425
  3. 心臓手術麻酔時のペーシングの実際 … 426

- F. 経食道ペーシング ………[川人伸次] 428
  1. 経食道ペーシングの実際 ……………… 428
  2. 経食道心エコープローベを利用した経食道ペーシング ……………………… 429

- G. ペースメーカー植え込み患者の麻酔
  　　　　　　　　　[川内泰子，中沢弘一] 431
  1. 術前評価 ………………………………… 431
  2. 手術室 …………………………………… 431
  3. 電気メス ………………………………… 432
  4. 電気除細動 ……………………………… 432
  5. スキサメトニウム ……………………… 433
  6. 退室時 …………………………………… 433

12. ICD（自動除細動器）植え込み術の麻酔管理　　　　　　　　　　　　　　　　　[近藤　泉]

  1. 適応 ……………………………………… 436
  2. 機能 ……………………………………… 436
  3. 植え込み方法 …………………………… 436
  4. 植え込み後のテスト …………………… 437
  5. 麻酔管理 ………………………………… 438
  6. 術中血行動態 …………………………… 438
  7. 術後管理 ………………………………… 439
  8. 予後 ……………………………………… 439

13. 心臓血管手術患者の術後管理

- A. モニター ………………[鷹取　誠] 442
  1. モニターの必要性 ……………………… 442
  2. 心機能，循環モニター－ECG，観血的動脈圧モニター，Swan-Ganzカテーテル（PAC），

その他の心拍出量モニター，TEE ……… 442
　3．呼吸器系モニター―SpO$_2$，ETCO$_2$，換気
　　　力学モニター ………………………………… 443
　4．代謝モニター―体温，酸素代謝，S$\bar{v}$O$_2$，
　　　胃粘膜 pH モニター ……………………… 443
　5．その他のモニター―患者搬送時の
　　　モニター …………………………………… 443
　6．モニターの装着 …………………………… 443

B．循環管理 ………………………［鷹取　誠］445
　1．ICU における循環管理の基礎 …………… 445
　2．術後循環不全の病態と治療の実際 ……… 446
　3．その他の病態と管理 …………………… 448

C．呼吸管理 ………………………［西村匡司］450
　1．人工呼吸の目的 ………………………… 450
　2．人工呼吸器の基本的作動 ……………… 450
　3．人工呼吸器の設定 ……………………… 451

D．栄養管理 …………………［志馬伸朗，橋本　悟］456
　1．"術後異化亢進に対して補うべき" か？ 456
　2．望ましい栄養管理法 …………………… 457

E．水・電解質管理 ………………［奥田隆彦］461
　1．急性乏尿 ………………………………… 461
　2．電解質 …………………………………… 461

F．鎮静と疼痛管理 ………………［藤野裕士］464

　　　術後鎮静に用いられる薬剤 ……………… 464
　　　a．ベンゾジアゼピン …………………… 464
　　　b．プロポフォール ……………………… 465
　　　c．他の鎮静薬 …………………………… 465
　　　d．麻薬 …………………………………… 465
　　　e．筋弛緩薬 ……………………………… 466

G．術後合併症 ……………………［西村匡司］467
　1．術前準備 ………………………………… 467
　2．術後管理 ………………………………… 468

H．感染症と抗生物質 ……………［西村信哉］470
　1．心臓血管外科手術の特徴 ……………… 470
　2．予防的抗菌薬投与 ……………………… 470
　3．術後感染管理のポイント ……………… 471
　4．心臓血管手術後の注意すべき感染症 … 471

I．Sepsis と MODS ………………［森崎　浩］473
　1．定義 ……………………………………… 473
　2．人工心肺下心臓手術との関連 ………… 474
　3．対策と治療 ……………………………… 474

J．GVHD …………………………［森崎　浩］476
　1．歴史 ……………………………………… 476
　2．臨床症状 ………………………………… 476
　3．診断 ……………………………………… 476
　4．発症機序と要因 ………………………… 476
　5．予防と対策 ……………………………… 476

14．心臓疾患患者の非心臓手術の麻酔　　　　　　　　　　　　　　　　　　　　　　　　［上林卓彦］

　1．総論 ……………………………………… 478
　2．各論 ……………………………………… 482
　　a．高血圧 ………………………………… 482
　　b．虚血性心疾患 ………………………… 482
　　c．弁疾患 ………………………………… 483
　　d．心筋疾患 ……………………………… 483

　　e．不整脈 ………………………………… 483
　　f．ペースメーカーや除細動器の埋め込み術
　　　 を受けた患者 ………………………… 484
　　g．深部静脈血栓や心房内壁在血栓などに
　　　 伴う問題 ……………………………… 484
　　h．心移植後の患者 ……………………… 484

索引 …… 487

1

心臓血管系の解剖と生理

A. 解　剖

1. 心臓の外形

心臓は左右の肺に囲まれて縦隔内に存在し，全体を心膜で包まれている．丸みを帯びた円錐形で，その先端，すなわち心尖は左下約 135° の方向に向いている．

a. 前面

図 1-1 の前面は自然の位置で心膜を剝がした心臓を示している．前面にみえるのは大部分が右心室で，その右側には上下の大静脈を伴う右心房・右心耳が，左側には左心室がある．右心室からは肺動脈が出ていき，その上部に大動脈弓が乗る．肺動脈分岐部と大動脈弓の間には動脈管索がある．

b. 後面

図 1-1 後面は後ろからみた心臓で，心底とよばれる部分である．右側は上下の大静脈を伴う右心房が垂直に立ち，左側は水平に横たわる左心房によって占められている．左心房には左右の肺静脈が注ぐ．

2. 心臓の内腔

a. 右心系（静脈系）

横隔膜下からの静脈血は下大静脈 inferior vena cava (IVC) から，頭頚部や上肢からの静脈血は上大静脈 superior vena cava (SVC) から右心房 right atrium (RA) に注ぐ（図 1-2）．静脈血は，三尖弁 tricuspid valve (TV) を通り，右心室 right ventricle (RV)，肺動脈 pulmonary artery (PA) を経て，肺でガス交換される．

b. 左心系（動脈系）

静脈血は肺でガス交換されて動脈血となり，肺静脈 pulmonary vein (PV)（図 1-1 後面），左心房 left atrium (LA)，僧帽弁 mitral valve (MV) を通り，左心室 left ventricle (LV)，大動脈弁 aortic valve (AV) を経て上行大動脈に駆出される（図 1-2）．

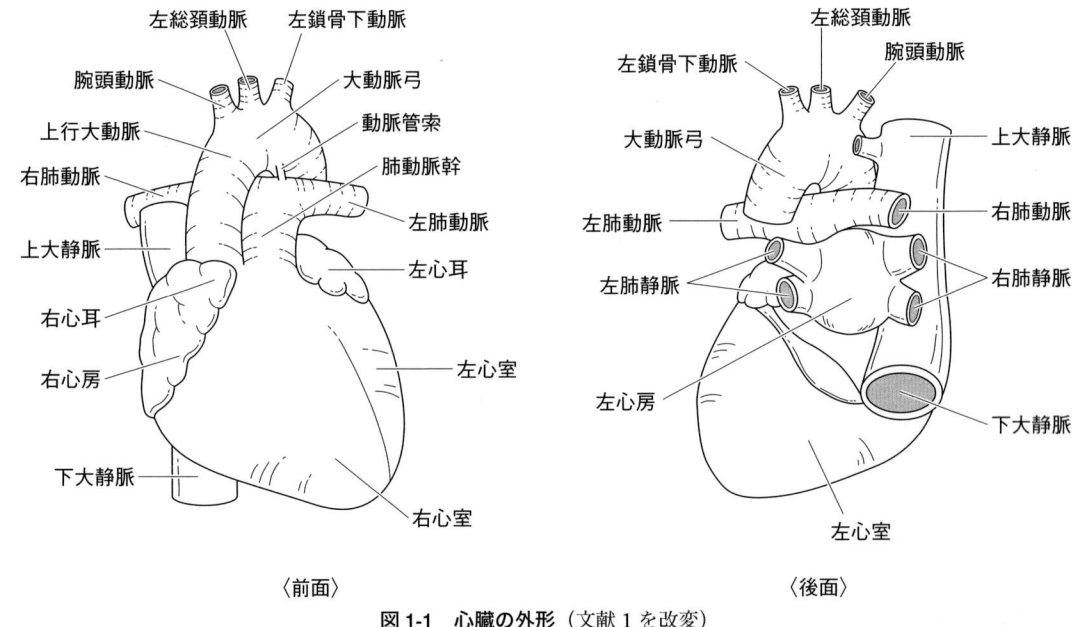

図 1-1　心臓の外形（文献 1 を改変）

A. 解剖　3

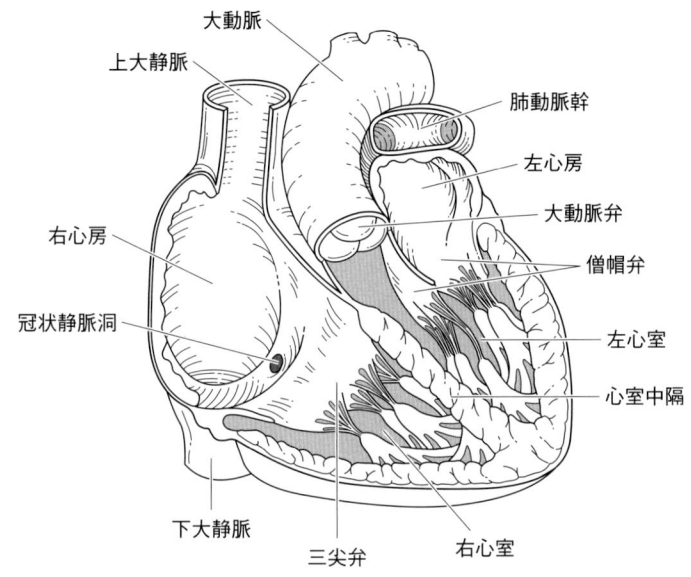

図1-2　心臓の内腔（文献2を改変）

3．心臓の弁

心臓には2つの帆状弁（僧帽弁，三尖弁）と2つの袋状弁（大動脈弁，肺動脈弁）がある．図1-3に示すように，これら4つの弁はほぼ同一の平面上に位置し，この平面を弁平面とよぶ．

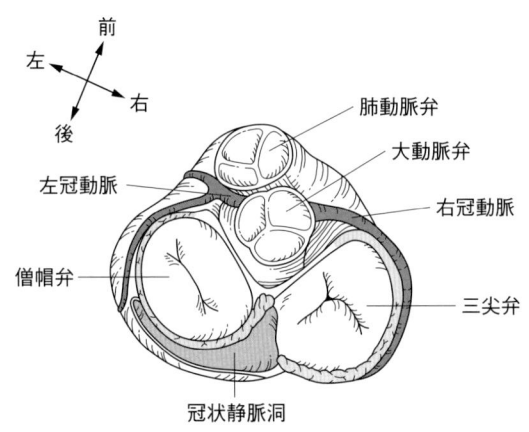

図1-3　上からみた心臓の弁（文献2を改変）

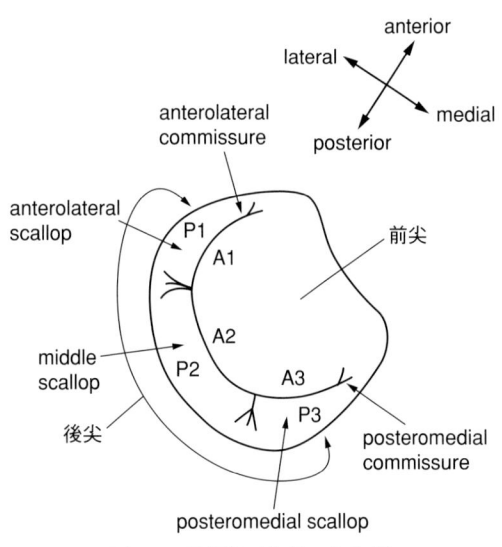

図1-4　僧帽弁（文献3を改変）

a．僧帽弁

僧帽弁は，前尖と後尖からなる．それぞれは，前および後乳頭筋群によって支えられている．前尖は大動脈起始部の後壁と連続し，左心室の流入路と流出路を分けている（図1-2）．前尖と後尖は前交連 anterolateral commissure と後交連 posteromedial commissure で融合する（図1-4）．僧帽弁前尖は1枚の scallop から，僧帽弁後尖は3枚の scallop からなる．後尖の anterolateral, middle, posteromedial の3枚の scallop は，それぞれ P1, P2, P3 とよぶことが多く，前尖のそれに対応する部分を A1, A2, A3 とよぶ（図1-4）．

b．三尖弁

三尖弁は，その名の通り前尖，中隔尖，後尖の3つの尖弁からなる（図1-3）．僧帽弁と同様に乳頭筋によって牽引されるが，弁尖や腱索は僧帽弁よりも薄い．このうち，前尖が最も大きく，中隔縁柱から出てくる強大な前乳頭筋からの腱索によって支えられている．

c．大動脈弁

大動脈弁は2重になった心内膜からなる3つの弁によって構成され，左冠動脈が起始する左冠尖 left coronary cusp（LCC），右冠動脈が起始する右冠尖 right coronary cusp（RCC），後方の無冠尖 noncoronary cusp（NCC）からなる（図1-5）．弁が袋のような形をしていることから袋状弁，また弁の縁が半月状であることから半月弁ともよばれる．大動脈弁輪部から上行大動脈移行部（洞管結合部 sinotubular junction：STJ）の間は膨隆しており，大動脈洞または Valsalva 洞 sinus of Valsalva とよぶ．左右の冠動脈口もここに位置することから，左冠動脈洞，右冠動脈洞，無冠動脈洞に分けてよぶこともある．

d．肺動脈弁

肺動脈弁は大動脈弁と同様に前尖，右尖，後尖の3つの弁尖からなるが，大動脈弁よりも菲薄である．大動脈弁の左前方に位置し，大動脈弁とは弁輪が円錐靱帯で接している（図1-3）．

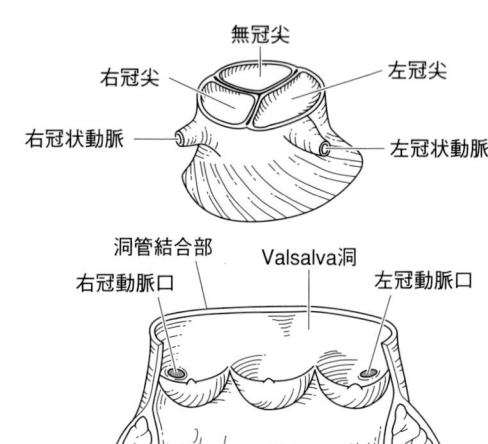

図 1-5　大動脈弁（文献2を改変）

4．冠動脈

冠動脈は Valsalva 洞内の左右の冠状動脈口から起始する．その後の主な走行を図1-6に示す．また，細かい分岐について理解するために，臨床での狭窄部位評価に用いられる AHA（American Heart Association）分類を図1-7に示した．

a．右冠動脈（RCA）

右冠動脈主幹は，三尖弁輪部（図1-3）である右房室間溝を下る（図1-6）．その間，洞結節枝（SN），右

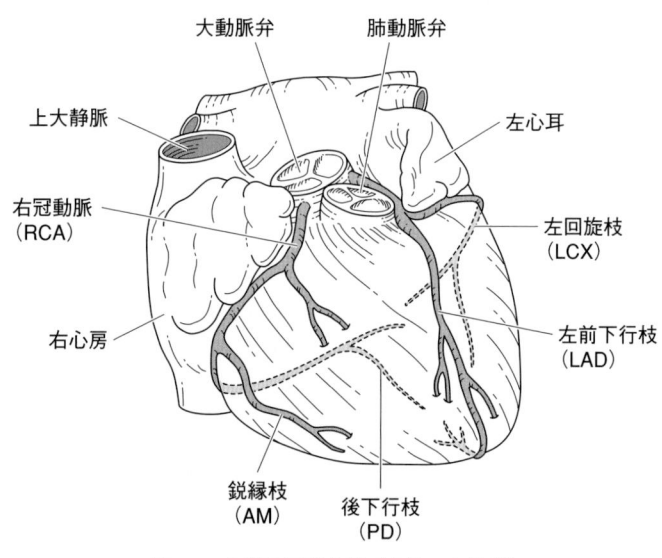

図 1-6　心臓の冠状血管（文献2を改変）

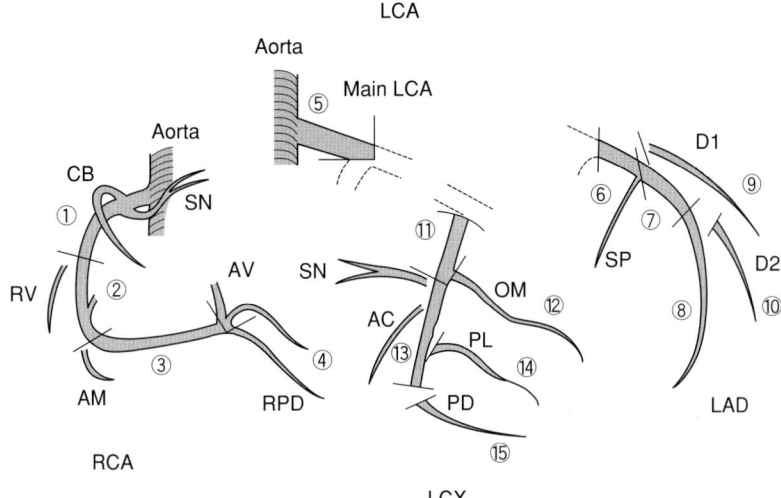

図 1-7 AHA 分類による冠動脈セグメント

室枝（RV），鋭縁枝（AM）を分岐し（図 1-7），洞結節や右室前壁を栄養する．さらに後室間溝に向かった後下行枝（PD）は房室結節枝（AV）を出した後，多数の中隔枝を出し，中隔下壁の約 1/3 を栄養する．その後心尖部に向かい，左冠動脈の左前下行枝と吻合する（図 1-6）．

後側壁を栄養する後側壁枝の分岐には，個人差があることが知られている．85％は右冠動脈の房室結節枝（AV）からの分岐で，右優位型とよぶ．このため，AHA 分類の Seg 4 は，後下行枝を Seg 4 PD，後側壁枝を Seg 4 AV と分けて表記する場合が多い．残りの 15％は，左回旋枝が後下行枝と後側壁枝を分岐する左優位型と，後下行枝は右冠動脈から分岐するが後側壁枝は左回旋枝から分岐する中間型である．

b．左冠動脈（LCA）

左冠動脈主幹部は短く，すぐに左前下行枝（LAD）と左回旋枝（LCX）に分かれる．

左前下行枝は前室間溝を下りながら多数の中隔枝（SP）や対角枝（D）を出し，中隔の前壁約 2/3 と心室前側壁を栄養する（図 1-6, 7）．

左回旋枝は僧帽弁輪部（図 1-3）である左房室間を走行し，洞結節（SN），房室結節，左房（AC），左室に枝を出しながら下行する（図 1-6, 7）．

表 1-1 AHA 分類による冠動脈セグメント

RCA（right coronary artery）	右冠動脈
Seg 1. proximal	近位部
Seg 2. mid	中間部
Seg 3. distal	遠位部
Seg 4. RPD（right posterior descending）	後下行枝
Seg 4. AV（A-V node）	房室結節枝，後側壁枝
SN（sinus node）	洞結節枝
CB（conus branch）	円錐枝
RV（right ventricle）	右室枝
AM（acute marginal）	鋭縁枝
LCA（left coronary artery）	**左冠動脈**
Seg 5. main LCA	主幹部
LAD（left anterior descending）	**左前下行枝**
Seg 6. proximal	近位部
Seg 7. mid	中間部
Seg 8. apical	遠位部
Seg 9. D1（first diagonal）	第 1 対角枝
Seg 10. D2（second diagonal）	第 2 対角枝
SP（septum）	中隔枝
LCX（left circumflex artery）	**左回旋枝**
Seg 11. proximal	近位部
Seg 12. OM（obtuse marginal）	鈍縁枝
Seg 13. distal	遠位部
Seg 14. PL（posterolateral）	後側壁枝
Seg 15. PD（posterior descending）	後下行枝
SN（sinus node）	洞結節枝
AC（atrial circumflex）	左房回旋枝

5. 刺激伝導系

正常な心室筋細胞には自動能がない．心臓の収縮は，洞結節に始まる自動的な興奮が，刺激伝導系とよばれる特殊な心筋組織を伝わっていくことで営まれる．主な刺激伝導系の解剖学的位置関係を図1-8に示した．

a．洞結節

洞結節は上大静脈開口部の前方に横たわる細胞群である．大きさは長さ約2.5 cm，幅0.2 cmと小さく，わずかな細胞が心臓全体の拍動を支配していることになる．おそらく洞結節内の最も自発興奮頻度が多い細胞が全体の興奮頻度，すなわち心拍数を規定していると考えられる．洞結節の興奮は心房の普通の心筋を拡散していき，心電図上はP波を形成する．

b．房室結節（田原結節）

右心房を拡散した興奮は房室結節に伝えられる．房室結節は右心房の冠状静脈洞付近に横たわっている．

c．房室束（His束）

房室結節は房室束に移行し，心臓骨格を貫通する．心房筋と心室筋は電気的に絶縁されているので，房室束は心房から心室への唯一の興奮伝導経路である．房室束は心室中隔の上部で左脚と右脚に分かれ，中隔心内膜下を通って乳頭筋にまで達する．左脚と右脚の分枝はPurkinje線維となり，作業筋に移行していく．刺激伝導系の細胞はいずれも自動能を有するが，普段は最も興奮頻度の多い洞結節の歩調で規定される．

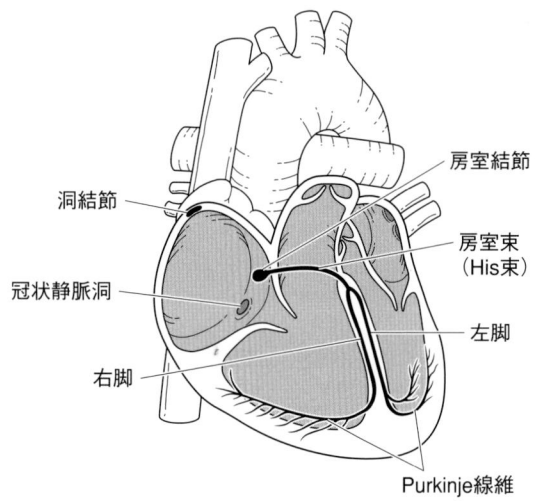

図1-8 刺激伝導系（文献1を改変）

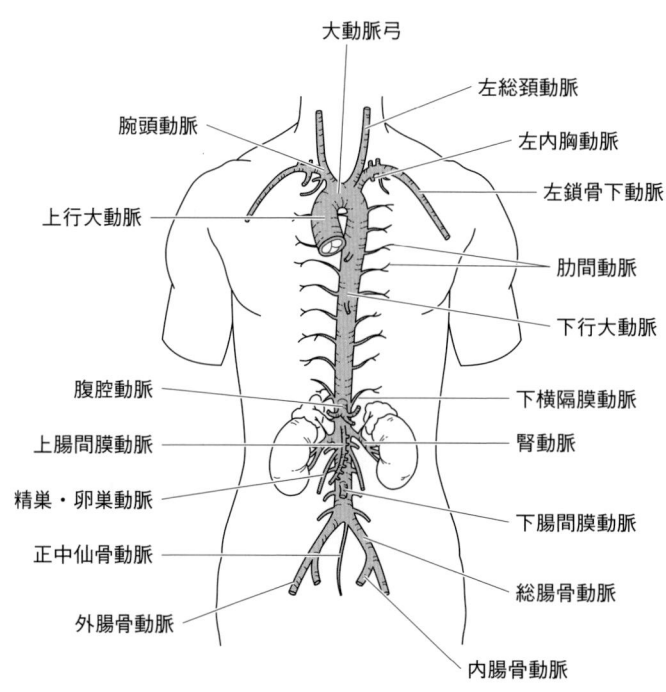

図1-9 大動脈の主な分岐（文献1を改変）

6. 大動脈の主な分枝

大動脈の主な分岐を図1-9に示した．

a. 上行大動脈

大動脈はValsalva洞で左右冠動脈を分岐した後，やや右方に向けて上行する．

b. 大動脈弓部

大動脈はやがて弓状をなし，左主気管支を越えて後方に向かう．大動脈弓部では，まず腕頭動脈が右方へ出て右総頚動脈と右鎖骨下動脈に分岐する．左では左総頚動脈と左鎖骨下動脈が直接分岐する．

c. 下行大動脈

大動脈は弓部を経た後，第4胸椎の左を通り，脊柱の前を下行する．下行大動脈および腹部大動脈は，肋間動脈などの体幹壁枝を出す．肋間動脈の背側枝は脊髄枝となり，前根動脈と後根動脈に分かれて脊髄を栄養する（図1-10）．脊髄血流の多くを供給するとされる大前根動脈（Adamkiewicz動脈）は，第7胸椎から第2腰椎の間にあるとされているが，個人差が大きいと考えられている．

d. 腹部大動脈

下行大動脈は横隔膜を貫通後，腹部大動脈と名称を変える．横隔膜直下で下横隔膜動脈，腹腔動脈，上腸間膜動脈を分岐後，左右の腎動脈や精巣・卵巣動脈を分岐する．さらに下行し，下腸間膜動脈を分岐した後，左右の総腸骨動脈に分かれる．総腸骨動脈は骨盤内で外腸骨動脈と内腸骨動脈に分かれる．

7. 下肢の動脈

下肢の動脈の主な分岐を図1-11に示した．外腸骨動脈は鼠径靱帯を超えると大腿動脈となり，大腿深動脈を出した後に内転筋管を通って膝窩に達し，膝窩動脈と名前を変える．膝窩動脈は膝窩を出るところで前脛骨動脈と後脛骨動脈という二つの終枝に分かれる．前脛骨動脈は骨間膜を貫き，その前方を足背まで下って足背動脈となる．後脛骨動脈は腓骨動脈を出した後に下腿後面を下り，足底動脈となる．

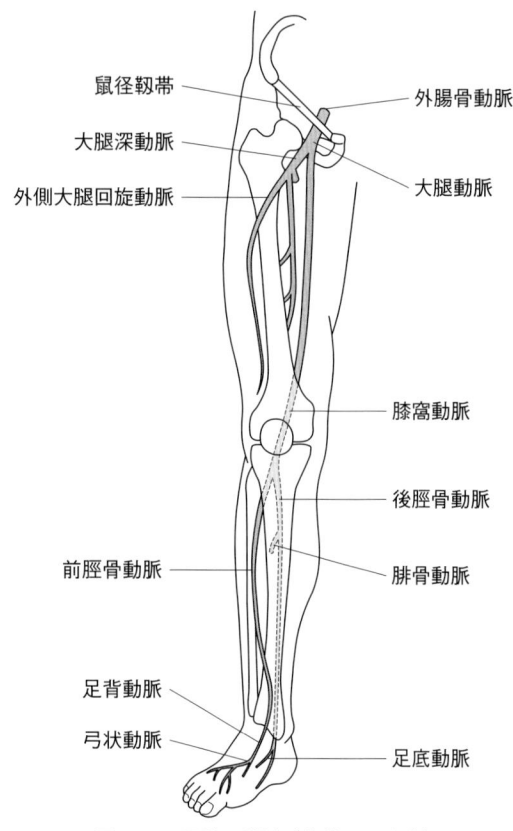

図1-11　下肢の動脈（文献1を改変）

8. 上肢・頚部の主な静脈

静脈路確保や中心静脈カテーテル挿入に必要と思われる上肢・頚部の主な静脈について図1-12に示した．

a. 内頚静脈

内頚静脈は頭蓋底の頚静脈孔で始まり，主にS状静脈洞などの硬膜静脈洞の血液を受ける．内側には迷走神経，内頚動脈または総頚動脈が位置し，これらとと

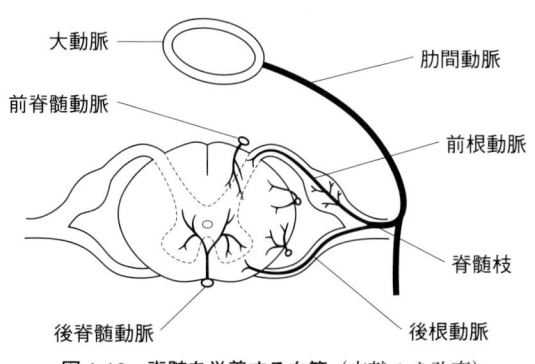

図1-10　脊髄を栄養する血管（文献1を改変）

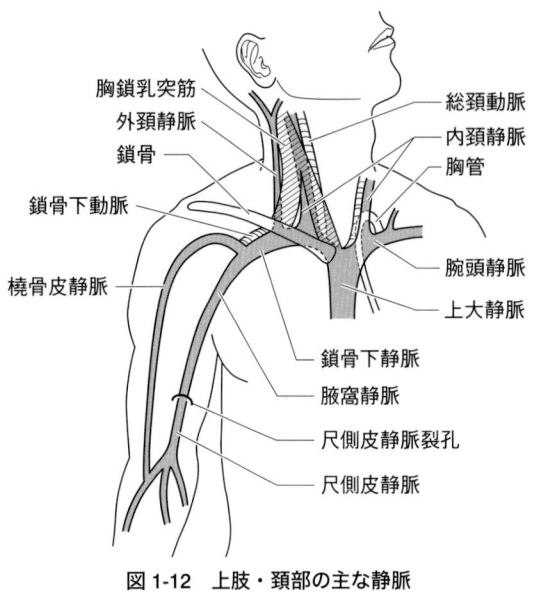

図1-12 上肢・頚部の主な静脈

もに頚動脈鞘の中に納まり，頚部を下行する．
　中頚部では胸鎖乳突筋の後面，前斜角筋の前方に位置し，胸鎖乳突筋の鎖骨枝と胸骨枝で形成される胸鎖乳突筋三角を通過後，鎖骨下静脈と合流して腕頭静脈となり，上大静脈に注ぐ．

b．鎖骨下静脈

　鎖骨下静脈は鎖骨と第1肋骨の間を通って第1肋骨をまたぐようにして胸郭内に入り，内頚静脈と合流後，上大静脈に注ぐ．鎖骨下動脈は鎖骨下静脈の背部頭側を併行して走る．

c．外頚静脈

　主に顔面や頭皮の静脈血を受けた後耳介静脈と下顎後静脈が合流して外頚静脈となる．後外頚静脈，頚横静脈，肩甲上静脈，前頚静脈などが合流し，内頚静脈よりも遠位側で鎖骨下静脈に合流する．

d．上腕の静脈

　前腕皮静脈は，尺側皮静脈または橈側皮静脈となって上腕へ注ぐ．尺側皮静脈は上腕の下1/3の部で尺側皮静脈裂孔を通って深部に入り，上腕静脈，腋窩静脈となって鎖骨下静脈に注ぐ．橈側皮静脈は三角筋大胸筋三角を通り，鎖骨直下で角度を成して腋窩静脈に合流する．このため，中心静脈カテーテル留置には橈側皮静脈よりも尺側皮静脈を介する経路の方が有利である．

■文献
1) Snell RS, Katz JK. Clinical Anatomy for Anesthesiologists. Norwalk：Appleton & Lange；1988. p.63-117.
2) 越智淳三，訳．解剖学アトラス．東京：文光堂；1981. p.214-52.
3) Shanewise JS, et al. ASE/SCA guidelines for performing a comprehensive intraoperative multiplane transesophageal echocardiography examination：recommendations of the American society of echocardiography council for intraoperative echocardiography and the society of cardiovascular anesthesiologists task force for certification in perioperative transesophageal echocardiography. Anesth Analg 1999；89：870-84.

［関　純彦，土田英昭］

B. 循環生理

1. 心筋の収縮弛緩メカニズム

心筋の収縮弛緩は細胞質内の自由 Ca^{2+} 濃度によって左右されている．心筋細胞質内の Ca^{2+} 濃度は弛緩期には $10^{-7}M$ と低いが，収縮期には $10^{-5}M$ に急激に上昇し，心筋収縮が惹起される．心筋の収縮はまず細胞膜の脱分極から始まる．心筋細胞膜の脱分極が起こると L 型電位依存性 Ca^{2+} チャネルが開いて心筋細胞膜を通って細胞内へ Ca^{2+} が流入する．流入した Ca^{2+} は筋小胞体（SR）に存在するリアノジン受容体を活性化し，SR から大量の Ca^{2+} が放出される．これを，calcium-induced calcium release とよぶ．大量に遊離された Ca^{2+} はトロポニン C と結合し，トロポミオシンによるアクチン-ミオシン結合の抑制がはずれる．そして，アクチンとミオシンのクロスブリッジが起きて収縮が始まる．その後，Ca^{2+} は活性化した SR の Ca ポンプによって汲み上げられ，SR 内に再集積する．その結果，細胞質の Ca^{2+} 濃度が低下し，Ca^{2+} はトロポニンから離れ，アクチンとミオシンの相互作用が抑制され弛緩が起きる（図 1-13）．

2. β受容体刺激により心筋の収縮・弛緩が促進されるメカニズム

心筋の $β_1$ 受容体が刺激されると，アデニルシクラーゼが活性化され，ATP から cAMP が合成される．cAMP は A キナーゼを活性化し，電位依存性 Ca^{2+} チャネルをリン酸化し，Ca^{2+} 流入を増加させる．その結果，SR からの Ca^{2+} 放出が促進され，心筋収縮が強まる．また，A キナーゼの活性化はホスホランバンのリン酸化により SR の Ca^{2+} ポンプを活性化させ，SR への Ca^{2+} 汲み上げを促進させ，弛緩速度を高める．A キナーゼの活性化はさらにトロポニン I のリン酸化により Ca^{2+} とトロポニン C の結合を弱め，心筋弛緩を促進する（図 1-14）．

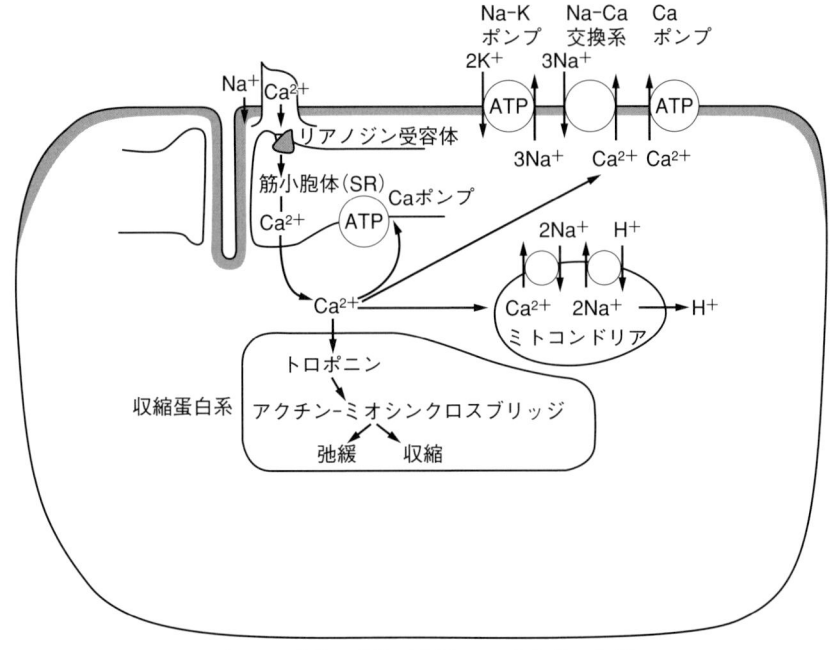

図 1-13　心筋の収縮（文献 1，2 を参考に作成）

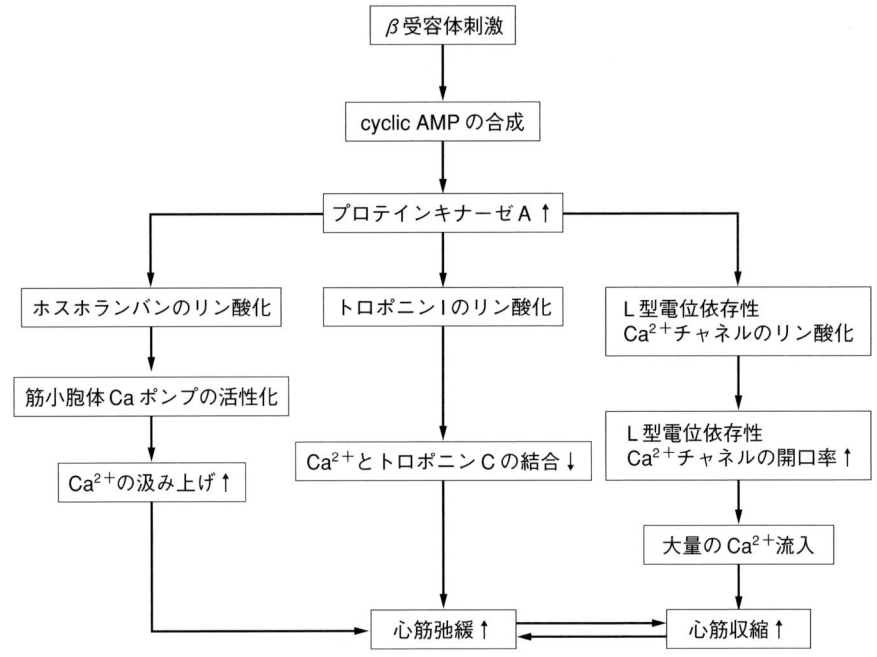

図1-14　β受容体刺激による心筋の収縮・弛緩の促進（文献2を参考に作成）

3．冠循環（図1-15）

　安静時の冠血流量は75〜80 ml/100 g/min である．心臓重量300 gとすると240 ml/min, 心拍出量の4〜5％に相当する．酸素消費量は8〜10 ml/100 g/min で全身の10％を占める．冠静脈血の酸素飽和度は26〜32％（全身平均75％）である．心筋の酸素摂取率はほかの臓器に比べて格段に高い．体循環の酸素摂取率は25％にすぎないが，冠静脈血の酸素摂取率は75％である．このため，心筋は血液からこれ以上にさらに酸素を摂取することは困難である．すなわち，心筋代謝が活発になり酸素の需要が高まると冠血流を増加させて心臓の酸素需要の増加に対処しなければならない．そのため冠血管に狭窄がある場合にはわずかな運動でも心筋は酸素不足に陥りやすい．

　心臓以外の臓器では心臓の収縮期に多くの血液が流れるが，心筋ではその逆である．これは収縮する心筋により血管が圧迫されて抵抗が増すからである．左心室は収縮期ごとに最大血圧に等しい内圧を発生するが，心筋内圧もほぼそれに近い値となる．その結果，冠動脈の血流は収縮早期には一過性に停止，あるいは逆流するほどまで減少する．拡張期には心筋内圧は急速に下がり，冠血管は心筋による血管外圧迫から解放

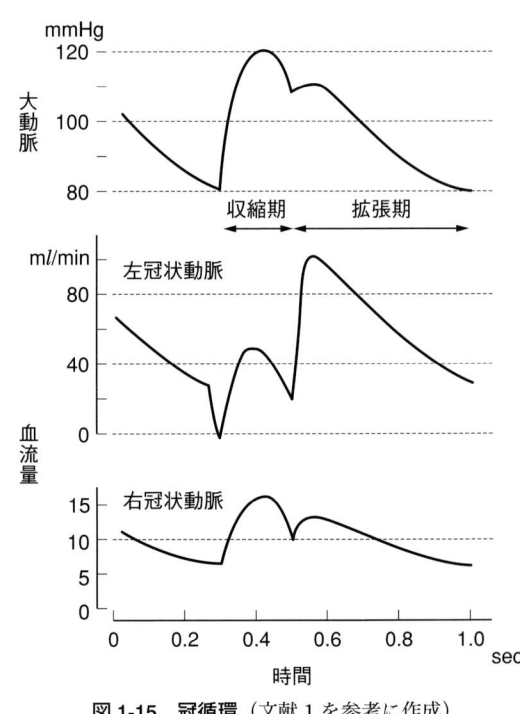

図1-15　冠循環（文献1を参考に作成）

されるので血流は増大する．左冠動脈血流量は拡張早期に最大となる．右心室の冠動脈の血流も心臓の各周期を通じて左心室の冠血管と同様の血流パターンを示す．しかし，右心室の収縮は左心室に比べてはるかに小さいので，血管外圧迫の効果は左心室に比べてかなり小さい．

冠血流量は心筋の酸素消費量によって調節されている．正常心筋は，酸素を消費しながら乳酸を代謝に組み込んでいく．したがって冠静脈血中の乳酸濃度は動脈血中より低い．しかし，酸素供給が消費量に追いつかず，冠静脈血酸素分圧が 7 mmHg よりも下がれば，逆に心筋から乳酸が放出される．正常な冠循環では血流量は 4 倍まで増加できるし，動静脈酸素含量較差は 90％まで拡大できる．

心臓は自らが駆出した血液によって栄養を受けるため，収縮不全によりいったん冠状動脈の血流が低下すれば自己増悪的に心不全が悪化する．冠血流の調節には血管運動神経の影響は少ない．

4．Frank-Starling の心機能曲線

心室の収縮特性は，一般に Frank-Starling の心機能曲線により示される．この曲線は，前負荷と心ポンプ機能の関係を表したもので，前負荷あるいは静脈還流量の増大に伴い心拍出量が増加することを意味する．前負荷と心拍出量の増加関数関係を Starling の心臓法則といい，心機能が増加すればこの心機能曲線のカーブが上方にシフトする（図 1-16）．ただし，この曲線は心機能だけでなく後負荷にも影響も受ける．後負荷が増加すると曲線が下方にシフトし，後負荷が減少すると曲線が上方にシフトする．

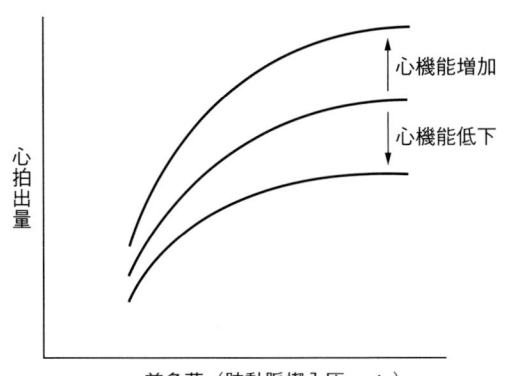

図 1-16　Frank-Starling の心機能曲線

5．心臓麻酔中の心挙動

心臓麻酔中に麻酔科医が患者の循環動態のなかでもっとも注目するのは心挙動である．心挙動は，心臓の収縮力・拡張能，前負荷，後負荷，心拍数によって規定されている．麻酔科医は動脈血圧，心電図，中心静脈圧，肺動脈楔入圧，心拍出量，経食道心エコーなどを駆使して，これら心挙動の規定因子を評価しながら，麻酔中の循環管理を行う．その中でも，血圧は最も重要なモニターである．なぜなら，血圧は後負荷として心挙動を左右する一因子でありながら，また，心拍出量によって規定される因子でもあり，心挙動の結果も意味しているからである．血圧が維持されているなら，とりあえず，充分とはいえなくともそれなりの心挙動は得られていると判断できるし，重要臓器の灌流圧は維持できていると判断できる．しかし，心挙動が適切であるかどうかを正確に判断するためには，心拍出量を含めた他の規定因子を評価しなければならない．

6．血圧

血圧とは一般的に動脈血圧を指す．血圧は心拍毎に心臓の収縮時の最大値（収縮期血圧）と拡張期の最低値（拡張期血圧）の間を変動する．血圧波形を積分平均したものが，平均血圧であり，簡易的に次式で求められる．

平均血圧＝収縮期血圧×1/3＋拡張期血圧×2/3

また，平均血圧は次式で表される．

平均血圧＝心拍出量×全末梢血管抵抗＋（右房圧）

右房圧は平均血圧に比べ，充分に小さいので，一般に，心拍出量の増減と全末梢血管抵抗の増減が，平均血圧を増減させる．安静時の収縮期血圧は正常で 120 mmHg で，拡張期血圧は 60 mmHg である．この場合，平均血圧は約 80 mmHg になる．心拍出量を 5 l/min，右房圧を 5 mmHg で計算すると，全末梢血管抵抗は 15 mmHg/l/min となる．これを，dynes・sec・cm^{-5}で表すためには，80 倍すればよい．全末梢血管抵抗の正常値は 900〜1,500 dynes・sec・cm^{-5}である．

7．心拍出量

血圧は心拍出量と全末梢血管抵抗で決まる．心拍出量は 1 回拍出量と心拍数の積である．

心拍出量（CO：l/min）＝1 回拍出量（SV：l）×心拍

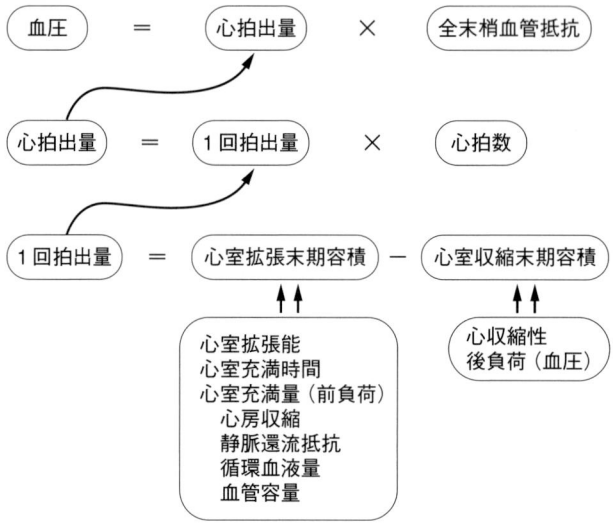

図 1-17 血圧規定因子

成人安静時の 1 回拍出量は約 70 ml で心拍数が 70 回/分で,心拍出量は約 5 l/min である.

1 回拍出量＝左心室の拡張末期容積－収縮末期容積 だから,

心拍出量＝(拡張末期容積－収縮末期容積)×心拍数 となる.

図 1-17 に示すように,拡張末期容積は種々の因子により影響を受けるが,重要なものとして,拡張期時間,心房収縮,心拡張能,循環血液量と血管容量があげられる.収縮末期容積を決める因子で重要なのは,血圧と心収縮力である.

8. 心室圧-容積関係

a. 圧容積ループ

左心室圧を縦軸に,左心室容積を横軸にとり,一心周期中の圧-容積関係をプロットすると,図 1-18 に示すようなほぼ四角形で,反時計方向に回転するループが得られる.これを左心室圧-容積ループとよぶ.このループの 4 つの角の点のうち,右下 (A 点) は僧帽弁閉鎖 (左心室充満終了),右上 (B 点) は大動脈弁開放 (駆出開始),左上 (C 点) は大動脈弁閉鎖 (駆出終了),右下 (D 点) は僧帽弁開放 (充満開始) に相当する.すなわち,A 点の拡張末期点より等容収縮期 (A-B) に圧が上昇し,駆出期 (B-C) を経て駆出終了 (C 点)後,等容拡張期 (C-D) を経て,左心室充満が起こり,

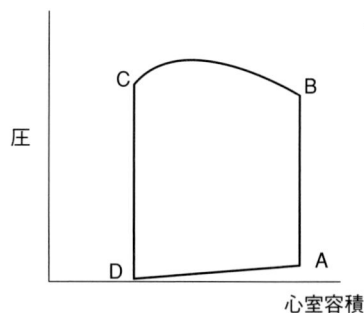

図 1-18 1 心周期中の左心室圧-容積ループ

充満期 (D-A) を経て,拡張末期点 (A 点) に戻る. 1 回拍出量は B 点から C 点までに駆出する容積である.

b. 左心室圧-容積関係から得られる指標

左心室圧-容積関係を図 1-19 に示す.直線 A は心室収縮末期圧-容積関係 (ESPVR) を示し,この直線の傾きを心室収縮末期エラスタンス (Ees: end-systolic elastance) とよび,心収縮性の指標として用いられる. ESPVR が左上方にシフトし Ees が大きくなればなるほど,同じ収縮期圧で容積が少ないことを意味し,心収縮性が増加したことになる.また,拡張末期圧-容積関係 end-diastolic pressure-volume relation (EDPVR)は,心拡張能の指標になる.EDPVR が左上方にシフトすれば,同じ拡張期圧で容積が小さいことを意味し,

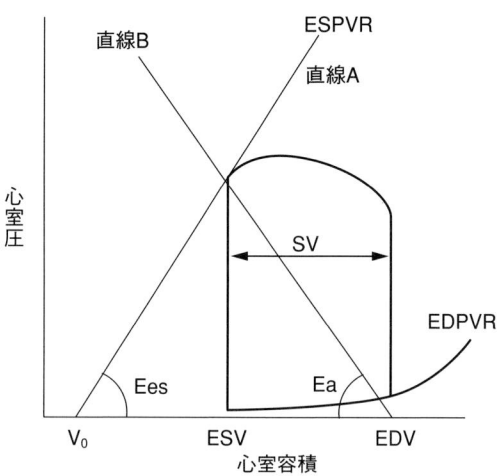

図1-19 左心室圧-容積関係（文献3を参考に作成）

ESPVR: 収縮末期圧-容積関係
　（心収縮性の指標）
EDPVR: 拡張末期圧-容積関係
　（心拡張能の指標）
Ees: 収縮末期エラスタンス
　（心収縮性を表す）
Ea: 動脈エラスタンス
　（後負荷を表す）
EDV: 拡張末期容積
　（前負荷を表す）
SV: 1回拍出量

心拡張能が低下したことになる．

X軸上の与えられた拡張期容積点から左上方の収縮末期点を結ぶ直線Bの傾きを実効エラスタンスarterial elastance（Ea）とよび，動脈血管系の特性を示す．Eaは血圧を1回拍出量で割った値であり，血管抵抗を心周期で割ったものと近似できることから，後負荷の指標と考えることができる．

心室の前負荷は拡張末期容積（EDV）である．

このように，心室圧-容積関係の優れた特徴は，これまで異なった次元で評価されていた心収縮性，心拡張能，前負荷，後負荷の相互関係を同一平面上で定量的に表すことができる点にある．

c．心室圧-容積関係からみた心収縮性，前負荷，後負荷の変化

図1-20に後負荷，前負荷，心収縮性が変化したときの心室圧-容積関係の変化を示す．図1-20左に示すように後負荷が増加すると血圧が上昇し，1回拍出量が減少する．図1-20中央には前負荷である拡張末期容積の変化を示す．拡張末期容積が増加すると1回拍出量が増加し，血圧が上昇する．図1-20右では心収縮性の増加により，収縮末期圧-容積関係の傾きが急峻になり，収縮末期容積が減少する．その結果，血圧が上昇し，1回拍出量が増加する．

d．心収縮性，前負荷，後負荷と1回拍出量

収縮末期圧（Pes）は次の式で表される．

$$Pes = Ees(ESV - V_0)$$

ここで，ESVは収縮末期容積，Eesは収縮末期圧-容積関係（ESPVR）の傾き，V_0は収縮末期圧-容積関係の容積軸切片（死腔容積）を表す．拡張末期容積をEDVとすると，

$$ESV = EDV - SV$$

であるから，

$$Pes = Ees(EDV - SV - V_0)$$

となる．これより

$$SV = EDV - Pes/Ees - V_0$$

となる．すなわち，1回拍出量は，前負荷EDVの増加に伴って直線的に増加する（図1-21）．これは，いわゆるStarlingの法則を反映したものである．また，1回拍出量は，後負荷の指標であるPesの増加によって

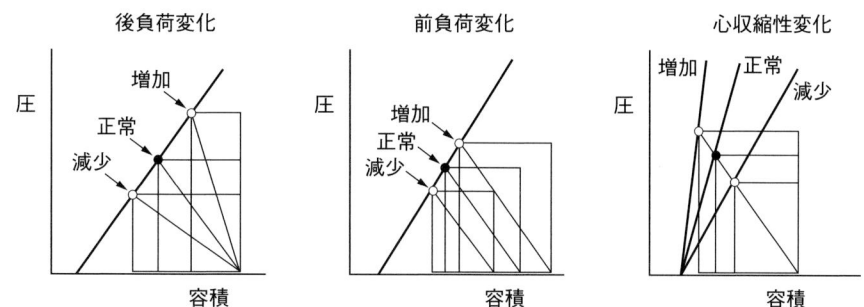

図1-20 左心室の圧容積ループからみた後負荷，前負荷，心収縮性の変化による1回拍出量の変化（文献4を参考に作成）

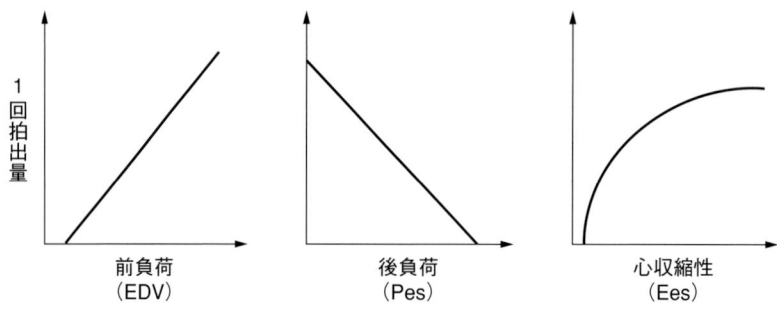

図 1-21　前負荷，後負荷，心収縮性と 1 回拍出量（文献 5 を参考に作成）
　1 回拍出量は前負荷の増大に比例し後負荷の増大に反比例する．心収縮性の増大は上に凸の双曲線状に 1 回拍出量を増加させる．

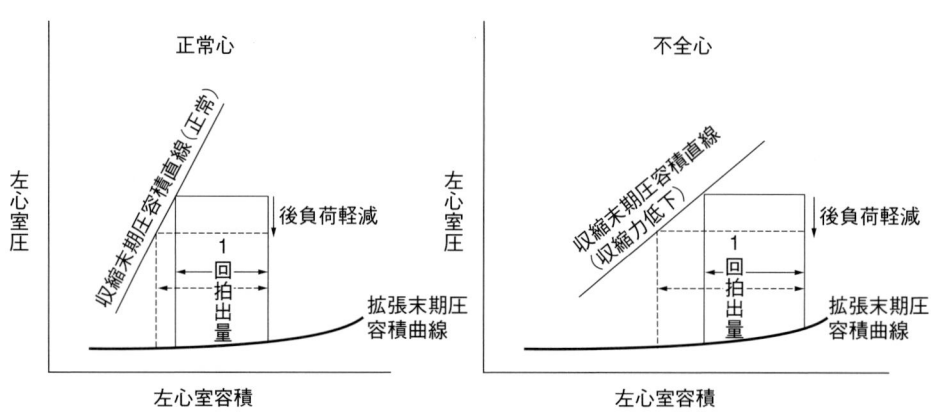

後負荷軽減の影響：後負荷の軽減による 1 回拍出量の増加は正常心より不全心（心収縮力低下時）の方が大きい．

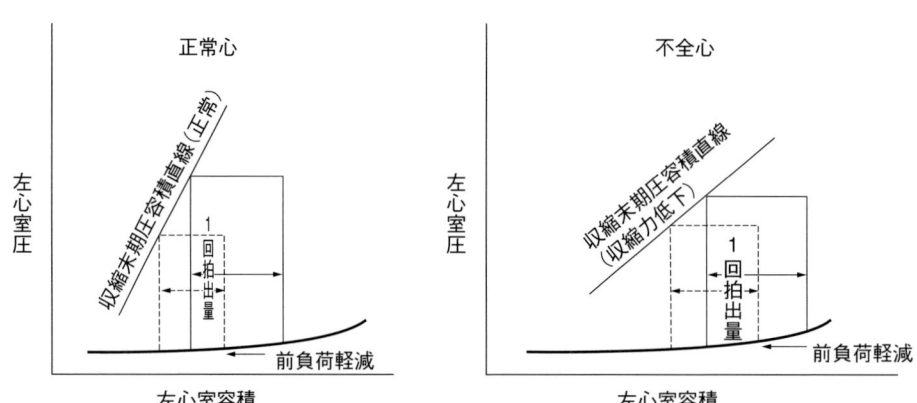

前負荷軽減の影響：正常心に比べて不全心の方が前負荷（左心室拡張末期容量）の減少による拡張末期圧の減少が大きく，1 回拍出量の減少が小さい．

図 1-22　心不全における負荷軽減療法の効果

直線的に減少する．これは後負荷効果を示している．また，心収縮性 Ees の増加に対しては非線形に増加する（図 1-21）．これにより心収縮性が増加しても，1 回拍出量はある程度以上は増加しないことがわかる．つまり，1 回拍出量は心収縮性より前負荷規定性が大きいことを意味している．

しかし，心収縮性がある程度以下になると，急に Ees の減少が 1 回拍出量の減少をもたらす．つまり，Ees が低下した不全心では収縮性を少し増加させることで 1 回拍出量の増加が期待できる．

e．心不全における負荷軽減療法の効果

心室圧-容積関係の平面図を用いて，心機能低下患者における負荷軽減療法の効果を説明すると図 1-22 に示すようになる．血圧を後負荷として考えた場合，前負荷である拡張末期容積と収縮性 Ees が一定の条件で血圧を低下させたときに 1 回拍出量が増加する．この後負荷減少に対する 1 回拍出量の増加の程度は，正常心に比べて，不全心の方が大きい．一方，前負荷の減少は拡張末期圧の低下，1 回拍出量の低下をもたらすが，この前負荷減少に対する 1 回拍出量の減少は正常心に比べて不全心で小さく，拡張末期圧の低下は正常心に比べて不全心で大きい．このことから，後負荷および前負荷軽減はとくに不全心で効果を発揮する．

9．圧-容積関係からみた病態

a．圧-容積関係からみた左室機能障害

圧-容積関係を用いることにより，心不全などの病態把握が容易になる．図 1-23 に示すように，圧-容積平面上で左心不全をきたす病態を以下の 3 つのタイプに分類することができる．I：左室の過負荷状態，II：心筋収縮不全状態，III：左室流入制限状態である．過負荷状態とは容積負荷により左房圧が上昇あるいは圧負荷により動脈圧が上昇した場合をさす．また左室収縮不全は Ees の低下，左室流入制限は拡張末期圧-容積関係（EDPVR）の左上方偏位から判断することができる．

b．大動脈弁狭窄症

図 1-24 は大動脈弁狭窄症の圧-容積関係を示す．点

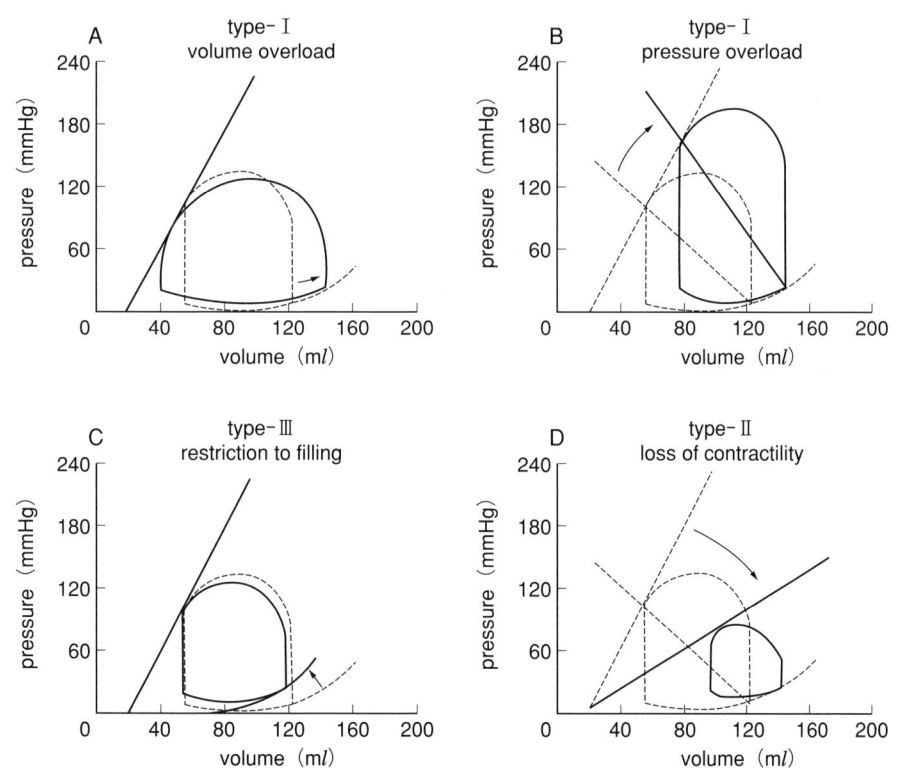

図 1-23　左室機能障害（文献 3，p.315）

線は正常心である．中等度の大動脈弁狭窄症では左心室肥大により ESPVR と EDPVR が左方にシフトする．このシフトにより，弁の狭窄のために心室にとって後負荷が増加しているにもかかわらず，同じ拡張末期容積から大きな 1 回仕事量を発生させ，1 回拍出量を維持している．一方，重度の大動脈弁狭窄症では，左室肥大に伴う心室コンプライアンスの低下のため，EDPVR が左方シフトする．このように，拡張能が低下し，拡張末期圧が上昇する．心室への充満が悪化し，拍出量が減少する．大動脈弁狭窄症では，収縮不全より拡張不全が早期から関与する．

c．大動脈弁閉鎖不全症

図 1-25 は大動脈弁閉鎖不全症の圧-容積関係を示す．点線は正常心である．大動脈弁閉鎖不全症では，拡張末期容積の増大が特徴である．これは大動脈からの逆流で大きな容量負荷が生じることによる．急性期には，心拍出量を維持するために拡張末期容積と拡張

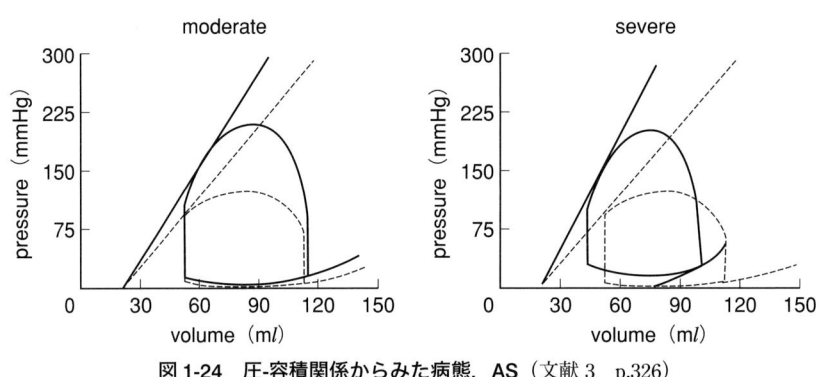

図 1-24　圧-容積関係からみた病態，AS（文献 3. p.326）

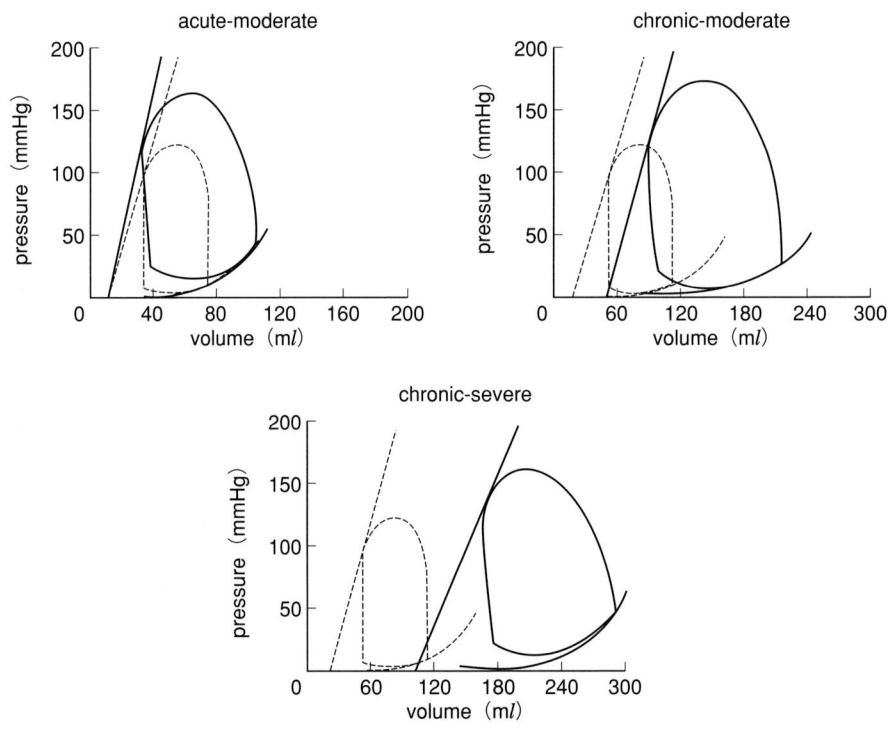

図 1-25　圧-容積関係からみた病態，AR（文献 3. p.328）

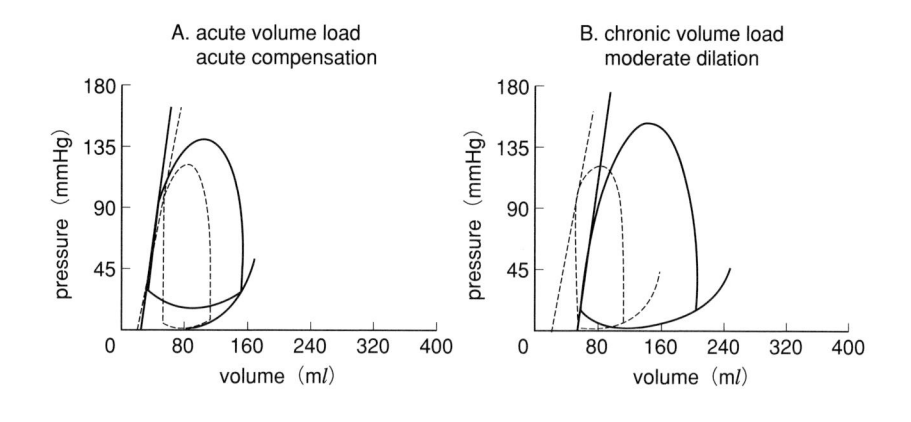

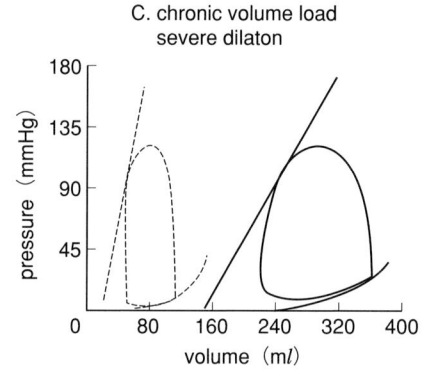

図 1-26　圧-容積関係からみた病態，MR（文献 3. p.321）

末期圧が増大する．交感神経の興奮により，ESPVR はやや急峻になり，心拍数も増加する．時間経過とともに，心室が代償的に構築を変化させる．そのため，圧-容積関係は右にシフトする．この場合，EDPVR のシフトの方が ESPVR より大きい．また，1 回仕事量が大きくなる．長期にわたる重症患者では，心室の拡張がさらに進み，心室壁ストレスが高まる．ESPVR も次第に低下し，収縮不全が出現するようになる．拡張末期圧が増加し，左心不全症状が出現する．

d．僧帽弁閉鎖不全症

図 1-26 は僧帽弁閉鎖不全症の圧-容積関係を示す．点線は正常心である．A は，急性に生じた僧帽弁閉鎖不全症で，たとえば乳頭筋の断裂でみられる．交感神経の興奮が代償性に起こり，ESPVR が急峻になる．容量負荷のため，拡張末期圧が上昇する．そのため，左房への逆流による左房圧が上り，肺うっ血をきたしやすい．時間が経過すると（B），代償機転が働き，ESPVR と EDPVR の両方が右にシフトする．拡張期のシフトの方が著明に生じ，拡張末期圧は低く保たれるが，心仕事量は増大する．さらに，時間が経つ（C）と，右方へのシフトはさらに進み，最大限に拡張し，心室壁ストレスが増加し，酸素需要が高まることもあって，心収縮性と拡張能が低下する．つまり，ESPVR の傾きが鈍り，EDPVR が上方へシフトする．

e．心筋症

図 1-27 は心筋症の圧-容積関係を示す．点線は正常心である．収縮不全のため，ESPVR の傾きが鈍る．拍出量を維持するために，Frank-Starling の機構，すなわち前負荷の増大で代償する機構がはたらき，拡張末期圧が上昇する．このため，拡張末期容積が増大する．EDPVR のシフトの方が ESPVR より大きい状態が維持できる限り，代償機転が有効に作用している．しかし，重症になると，やがて，収縮不全が著明になり，もはや拡張末期圧もこれ以上耐えられないレベルまで上昇し，心仕事量も維持できず，うっ血性心不全に陥る．

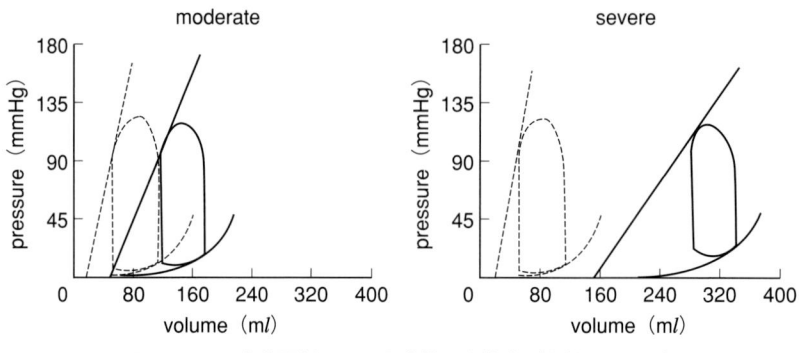

図 1-27　圧-容積関係からみた病態，心筋症（文献 3．p.335）

■文献
1) 外　須美夫．呼吸循環のダイナミズム．東京：真興交易医書出版部；2001．p.112-57．
2) 斎藤富善，丸山幸夫．心筋の構造と収縮・拡張のしくみ．In: 松崎益徳，編集．心機能を知る．東京：文光堂；1994．p.2-11．
3) Sagawa K, Maughan L, Suga H, Sunagawa K. Cardiac Contraction and the Pressure-Volume Relationship. New York：Oxford University Press；1988.
4) Suga H. Ventricular energetics. Physiol Rev 1990；70：247.
5) 菅　弘之，髙木　都，後藤葉一，砂川賢二，編著．日本エム・イー学会，編．心臓力学とエネジェティクス．東京：コロナ社；2000．
6) Sagawa K. The ventricular pressure-volume diagram revisited. Circ Res 1981；43：677.
7) Suga H, Sagawa K, Shoukas AA. Load independence of the instantaneous pressure-volume ratio of the canine left ventricle and effects of epinephrine and heart rate on the ratio. Circ Res 1973；32：314.
8) Sagawa K, Suga H, Shoukas AA, et al. End-systolic pressure/volume ratio：a new index of ventricular contractility. Am J Cardiol 1977；40：748-53.
9) Sunagawa K, Sagawa K, Maughan WL. Ventricular interaction with the loading system. Ann Biomed Eng 1984；12：163.

［外　須美夫，岡本浩嗣］

2

心臓血管麻酔の薬剤と薬理

A. 麻酔関連薬

1. 吸入麻酔薬

1. 総論

　亜酸化窒素（笑気）を除いて，揮発性の吸入麻酔薬には循環抑制作用がある．その主な作用には心筋抑制，血管拡張，交感神経抑制作用がある．心筋抑制作用は，用量依存性で心筋の収縮力を直接抑制し，血圧低下，心拍出量低下を招く．その程度は，ハロタンに比べ，セボフルラン，イソフルランの方が少ない．これは動物実験[1,2)]でも，臨床研究[3,4)]でも報告されている．次に末梢血管拡張作用であるが，これによって血圧が低下する．その作用はイソフルランが最も強い．交感神経に関しては，亜酸化窒素（笑気）に若干の交感神経興奮作用が認められるが，揮発性の吸入麻酔薬は一般に抑制作用を示す．これによって，さらに心筋抑制，血管拡張作用が増強する．心拍数に関して，吸入麻酔薬は洞結節を直接抑制して，減少させる方向に働くが，臨床においては，麻酔に伴う血圧低下により，頸動脈洞反射が起こり，増加することもある．特にイソフルランは副交感神経抑制とβ受容体刺激作用により，心拍数を増加する傾向がある．その他，ハロタンが心筋の被刺激性を高め，エピネフリンによって心室性不整脈を起こしやすくすることは有名である．

2. 各論

a. 亜酸化窒素（笑気）

　血液／ガス分配係数が0.47と小さいために，生体への吸収，排泄が極めて速いので，麻酔の導入，覚醒がスムーズである．生体内で代謝されることはない．鎮痛作用が強い．50％笑気はモルヒネ10 mgに相当するといわれている．循環系に対しては，単独，あるいはオピオイドとの併用で，弱い心拍出量低下作用と全身血管抵抗の上昇作用がある．体内の閉鎖腔の容積を増加させる作用があるために，人工心肺中に空気塞栓が発生した場合，これを大きくするので危険である．長時間（24～48時間以上）の吸入により骨髄抑制をきたすことが知られている．大気中に放出された亜酸化窒素はオゾン層の破壊による地球温暖化を引き起こす原因となりうる．

b. ハロタン

　血液／ガス分配係数が2.4と他の揮発性吸入麻酔薬に比べて高いために，麻酔の導入，覚醒が遅い．気道刺激作用は少なく，気管支拡張作用が強いことから，喘息患者や小児の緩徐導入に適している．心筋抑制作用は比較的強いために，血圧，心拍出量は低下する．したがって，心不全や心予備力の乏しい患者には慎重な投与が必要である．カテコラミンの不整脈誘発作用に対する心筋感受性を高めるために，エピネフリン等の使用は禁忌である．ハロタン劇症肝炎は6,000～10,000例に1例の頻度とされ，特に3カ月以内にハロタン麻酔を繰り返さないほうがよいとされる．

c. エンフルラン

　血液／ガス分配係数は1.9で麻酔の導入，覚醒はハロタンより早いがMACが高いために，高濃度の麻酔薬が必要である．しかし，高濃度で使用すると，痙攣を起こすことがある．過換気による$PaCO_2$の低下は，痙攣発作の誘発を助長するとされている．心筋抑制作用によって，心拍出量，血圧は低下する．MACが高いこと，痙攣の可能性があることなどから，現在では使用頻度が低い．

d. イソフルラン

　エンフルランの構造異性体である．血液／ガス分配係数は1.4で，ハロタン，エンフルランより低く，生体内代謝率が0.2％と日本で発売されている揮発性吸入麻酔薬の中で最も小さい．心筋抑制作用は軽度で，血圧の低下は主に体血管拡張作用による．血圧低下による反射と気道刺激作用により心拍数増加が起こりやすい．また，刺激臭が強いため，小児の緩徐導入には向いていない．イソフルランの特徴として，末梢血管の拡張作用が強いことがあげられる．特に冠血管に対して，その細い部分をよく拡張させるので，冠疾患を有する患者で，冠動脈盗血現象　coronary steal phenomenonが起こるということが，論争となった[5,6)]．結論からいえば，ある一定条件下での動物実験では，coronary stealが認められるが[7)]，臨床の場において，イソフル

ランが coronary steal を起こしたという決定的な証拠はなく，逆に虚血心に保護的に働くという報告の方が多い[8]．

e．セボフルラン

血液/ガス分配係数は 0.63～0.65 で亜酸化窒素に近い値で，吸収，排泄が速いため，導入，覚醒が速やかである．心筋抑制はイソフルランより強いという教科書もあるが，程度は等しいという報告[9,10]や弱いという報告もある[11]．気道刺激が少ないために，小児の緩徐導入に適している．生体内代謝率は約 2％で，代謝産物として生じる無機フッ素の血中濃度が他の揮発性麻酔薬より高い．無機フッ素は高濃度で腎障害を起こすが，臨床濃度のセボフルランでは問題ないとされている．また，ソーダライムと反応し，腎毒性のある微量の副産物（コンパウンド A）を生じるので，低流量麻酔には注意が必要である．

f．デスフルラン

日本では使用されていないが，アメリカで使用されている．血液/ガス分配係数は 0.42 と亜酸化窒素やセボフルランよりも小さく，導入，覚醒が速やかである．生体内代謝率も 0.2％以下と小さいのであるが，気道刺激作用がある．また，蒸気圧が高いために特殊な気化器が必要で，我が国で将来使用可能になるかはわからない．

3．anesthetic preconditioning（APC）

最近の知見によれば，吸入麻酔薬に心筋虚血や再灌流傷害に対して，直接の保護作用があるということがわかった．その説明に入る前に，ischemic preconditioning（IPC）について述べる．心筋梗塞や虚血による悪性の不整脈などを起こす組織の傷害が可逆性，不可逆性にかかわらず，それを起こす前に1回ないしは数回の短期間の虚血があれば，その程度が軽くなるというものである．このメカニズムは過去何年にもわたって，研究されてきた．それによると，たくさんのリガンドやレセプターに関連してG蛋白が細胞内の信号伝達系を活性化させるところにある．それには，蛋白キナーゼC，マイトジェン活性化蛋白キナーゼ，蛋白チロジンキナーゼ，反応性活性酸素，NO 合成，などが含まれている．この中心にいるのがミトコンドリアのATP 感受性 K チャネル（K_{ATP} channel）である．このチャネルが開くことによって，心筋虚血による Ca^{2+} の流入が抑えられ，細胞の傷害が少なくなる．吸入麻酔薬は今まで，Ca^{2+} の流入抑制を伴う心筋抑制作用や酸素の需給バランスの改善から，心筋保護作用を示すとされてきたが，直接的にも心筋保護作用をもつことがわかった[12]．すなわち，IPC と同じ作用が K_{ATP} channel を介して，起こっているというのである．APC は，特にイソフルラン，セボフルラン，デスフルランについては，IPC における信号伝達系とほぼ同じ経路で起こっていることがわかっており，その詳細はなお研究中である．また，イソフルランを使ったイヌの実験で，この APC の作用は用量依存性ではなく，0.25 MAC でも作用を示したという報告がある[13]．臨床研究では，冠動脈再建手術患者において，プロポフォールで麻酔したよりセボフルランの方が心筋逸脱酵素の上昇が少なく，心機能も改善したという報告もある[14]．Anesthesiology の編集者 Todd は他施設共同研究などをして，もっと大がかりな研究をする必要性があるとしている[15]．

4．心臓血管麻酔薬としての吸入麻酔薬

我が国では心臓血管手術の麻酔にオピオイドを使用することが多いと思われる．オピオイドは心筋抑制作用が少ないという理由からだと思われるが，先天性心疾患の子供において，ハロタン以外のセボフルランとイソフルランはフェンタニル-ミダゾラム麻酔と心筋抑制は同じであるという報告もある[16]．手術中の予期せぬ刺激による急な血圧の上昇や術中覚醒の危険性を少なくするためにも，吸入麻酔薬を適宜使用することが望ましいかもしれない．また，APC という作用がある以上，これを心筋保護に活用するのはどうであろうか．アメリカではいうに及ばず，我が国でも医療保険制度が見直され，退院時期を早める傾向が強まっている．そのためにも，覚醒が早く，覚醒してからの呼吸抑制が少ない吸入麻酔薬を心臓血管手術の麻酔に使用することの有用性がますます増してくると考えられる．

■文献

1) Hanouz JL, Massetti M, Guesne G, et al. In vitro effects of desflurane, sevoflurane, isoflurane, and halothane in isolated human right atria. Anesthesiology 2000; 92: 116-24.

2) Oguchi T, Kashimoto S, Yamaguchi T, et al. Comparative effects of halothane, enflurane, isoflurane and sevoflurane on function and metabolism in the ischemic rat heart. Br J Anaesth 1995; 74: 569-75.

3) Holzman RS, van der Velde ME, Kaus SJ, et al. Sevoflurane depresses myocardial contractility less than halothane during induction of anesthesia. Anesthesiology 1996; 85: 1260-7.

4) Wodey E, Pladys P, Copin C, et al. Comparative hemodynamic depression of sevoflurane versus halothane in infants. An echocardiographic study. Anesthesiology 1997; 87: 795-800.

5) Becker LC. Is isoflurane dangerous for the patient with coronary artery disease? Anesthesiology 1987; 66: 259-61.

6) Merin RG, Hamilton WH, Abramowitz J. Is isoflurane dangerous for the patient with coronary artery disease? Another view I-III. Anesthesiology 1987; 67: 284-7.

7) Buffington CW, Romson JL, Levine A, et al. Isoflurane induces coronary steal in a canine model of chronic coronary occlusion. Anesthesiology 1987; 66: 280-92.

8) Tarnow J, Markschies-Hornung S, Schulte-Sasse U. Isoflurane improves the tolerance to pacing induced myocardial ischemia. Anesthesiology 1986; 64: 147-56.

9) Graf BM, Vicenzi MN, Bosnjak ZJ, et al. The comparative effects of equimolar sevoflurane and isoflurane in isolated hearts. Anesth Analg 1995; 81: 1026-32.

10) Malan TP, DiNardo JA, Isner J, et al. Cardiovascular effects of sevoflurane compared with those of isoflurane in volunteers. Anesthesiology 1995; 84: 918-28.

11) Skeehan TM, Shuler HG, Riley JL. Comparison of the alteration of cardiac function by sevoflurane, isoflurane, and halothane in the isolated working rat heart. J Cardiothorac Vasc Anesth 1995; 9: 706-12.

12) Kersten JR, Schmeling TJ, Hettrick DA, et al. Mechanism of myocardial protection by isoflurane. Role of adenosine triphosphate-regulated potassium (K_{ATP}) channels. Anesthesiology 1996; 85: 794-807.

13) Kehl F, Krolikowski JG, Mraovic B, et al. Is isoflurane-induced preconditioning dose related? Anesthesiology 2002; 96: 675-80.

14) De Hert S, ten Broecke P, Mertens E, et al. Sevoflurane but not propofol preserves myocardial function in coronary surgery patients. Anesthesiology 2002; 97: 42-9.

15) Todd MM. Editorial view: Anesthetic preconditioning: Serendipity and science. Anesthesiology 2002; 97: 1-3.

16) Rivenes SM, Lewin MB, Stayer S, et al. Cardiovascular effects of sevoflurane, isoflurane, halothane, and fentanyl-midazolam in children with congenital heart disease. An echocardiographic study of myocardial contractility and hemodynamics. Anesthesiology 2001; 94: 223-9.

〔樫本　温〕

A. 麻酔関連薬

2. 静脈麻酔薬[1-3]

　従来から心臓・血管手術の麻酔には心抑制が強く，人工心肺中に一定した麻酔深度が得られない吸入麻酔薬よりも静脈麻酔薬主体の麻酔管理が行われてきた．ジアゼパム，ミダゾラム，中〜大量フェンタニルを用いた麻酔が広く行われてきたが，早期覚醒，早期抜管が難しく術後長時間の人工呼吸管理が必要であった．しかし，術式の変化，新しい静脈麻酔薬の登場，循環，麻酔深度モニターなどにより早期抜管，早期離床が可能になり，最近は心臓手術において早期抜管によるファーストトラック法が推奨されるようになってきている．

　一般に静脈麻酔薬は心抑制は弱いとされているが，心臓疾患患者では血行動態に影響を与えるためにその使用には慎重を要する．術前の心機能（心拍出量，左室駆出率など），輸液量および循環血液量，常用薬，前投薬，麻酔薬の投与速度などにより血行動態が変動するので注意が必要である．静脈麻酔薬は直接血行性に中枢神経系に移行するため短時間で確実に作用が発現する．不安定な循環状態や人工心肺などで吸入麻酔薬で麻酔がむずかしいときでも安定した麻酔状態を維持することが可能である．

　投与方法については，ボーラス投与や注入ポンプにより注入速度の設定を変える方法がある．しかし，用手的に変更するのはむずかしい．そこで簡便な投与方法として target controlled infusion（TCI）システムが開発された．TCIシステムの定義は，麻酔科医が目標血中濃度を選択し，調節しながら麻酔深度をコントロールするための注入システムと定義される．これにより，吸入麻酔時に吸入濃度を調整するように目標血中濃度を患者の状態に応じて設定すると，注入速度が薬物動態プログラムによって自動的に変更され速やかに設定された血中濃度，効果部位濃度に調節することができる．現在（2003年4月）商品化されているものはプロポフォールのディプリバン専用ディプリフューザーTCIシステムのみである．プロポフォール以外でもコンピュータを用いることにより他の静脈麻酔薬でも行うことは可能である．しかし，TCIは，薬物動態学を利用した投与法であるため体格，年齢，臓器障害，体温，血行動態などの状況により，薬物動態が大きく外れる．また，回路の閉鎖，外れ漏れなどが発生した場合，予測血中濃度，効果部位濃度の誤差が大きくなるなどの問題点がある．静脈麻酔中は術中覚醒の可能性や麻酔深度の評価が難しいが，BIS（Bispectal Index）などを用いることにより安全に容易に評価ができるようになった．また，術式，術式適応の拡大，安全性を高めるための新たなるモニタリングが行われるようになった．それに伴い適切な麻酔薬の選択が要求される．

1. ベンゾジアゼピン誘導体

　ベンゼン環にベンゾジアゼピン環が結合した基本骨格をもつ化合物で，中枢神経系の$GABA_A$受容体に結合すると，Cl^-チャネルが開口して内向き電流が流れニューロンの抑制を引き起こす．

a. ミダゾラム（ドルミカム®）

1アンプル（2 ml）10 mg.

適応：麻酔前投薬，全身麻酔の導入，維持，集中治療における人工呼吸中の鎮静．

用法：

麻酔前投薬：0.08〜0.1 mg/kgを手術前30分〜1時間に筋注．

全身麻酔の導入および維持：0.15〜0.3 mg/kgを静注し必要に応じて初回量の半量，ないし同量を静注．

薬物動態：クリアランス4.2〜9.0 ml/min/kg，分布容積（Vd）1.0〜3.1 l/kg，消失半減期（$t_{1/2}$）1.8〜6.4時間である．高齢者群の$t_{1/2}$は非高齢者群の約2倍まで延長，分布容積にはほとんど差がなくクリアランスはやや減少する．心不全患者では，$t_{1/2}$は約2倍に延長，クリアランスは25％減少する．

臨床応用：酸性溶液で水溶性のため注射部位の局所刺激障害をほとんど起こさない．生理的pH(体内)では，脂溶性に富むため脳組織に取りこまれやすい．このため前投薬，導入，維持に使用されている．麻酔前投薬として小児から成人まで使用できる．小児に使用時には単シロップと注射液を混合して0.2〜0.5 mg/kgを経口投与する．

心臓麻酔時の導入に安全に使用できる．導入時には，フェンタニルと併用で 5〜10 mg 静注で入眠が得られ，通常この量では循環抑制は少なく多くの症例で使用されている．術中，後の鎮静目的でも安全に確実な鎮静が得られる．

また，拮抗薬（フルマゼニル）があるため短時間手術時にも使用できる．

b．ジアゼパム（セルシン®，ホリゾン®）

1 アンプル（2 ml）10 mg．脂溶性に富む．

適応：麻酔前投薬，全身麻酔の導入，維持，集中治療における人工呼吸中の鎮静．

用法：麻酔前投薬 0.1〜0.2 mg/kg．静注，筋注，経口，経直腸．全身麻酔導入，維持 0.2〜0.3 mg/kg．

副作用：血管痛がある．

臨床応用：臨床的にほぼドルミカムと同様に使用されている．注入時痛が強く，ドルミカムが発売されてからその使用頻度が減っている．

2．バルビツレート

バルビツール酸の誘導体で，$GABA_A$ 受容体を介して抑制性ニューロンを興奮させ，同時にグルタミン酸受容体を抑制する．超短時間作用性で脂溶性に富み，非イオン化率が高いために 20 秒以内で入眠する．蛋白結合率が高い（80％）ため，低アルブミン血症やアシドーシスでは非結合の割合が増えるので減量して使用する．

チアミラールナトリウム（イソゾール®，チトゾール®），チオペンタールナトリウム（ラボナール®）

1 アンプル 500 mg（蒸留水 20 ml に溶解）．

溶解液は，アルカリ性（pH>10）で組織にもれると壊死を起こす可能性がある．

適応：麻酔導入．

用法：3〜5 mg/kg 静注，10〜20 秒で意識消失し 20〜30 分後に意識回復する．

心血管作用：末梢血管抵抗を下げて血圧が低下し，また心拍出量も低下するため，心機能低下症例や心臓手術症例で用いるのは注意を要する．そのため，心臓手術症例や心機能低下患者に用いられることは少ない．以前は，脳保護目的で人工心肺中に投与されていることが多かったが現在は使用頻度が減っている．

薬物動態：排泄半減期は 10〜12 時間．

3．塩酸ケタミン（ケタラール®）

全身麻酔の作用機序の詳細は不明であるが，鎮痛作用についてはケタミンの主な作用部位は脊髄後角の NMDA 受容体と考えられている．

静注用（20 ml）200 mg，筋注用（10 ml）500 mg．

適応：手術，検査，処置時の全身麻酔，吸入麻酔の導入，維持の補助

用法：

静注：初回 1〜2 mg/kg 緩徐静注（1 分以上かけて）．必要に応じ初回量と同量または半量追加する．30 秒〜1 分で手術可能な麻酔状態がえられ 5〜10 分持続する．

筋注：初回 5〜10 mg/kg．必要に応じ初回量と同量または半量追加する．3〜4 分で麻酔状態が得られて作用は 12〜25 分前後持続する．

薬物動態：投与後，脳や胎盤，体脂肪，肝臓，肺などに速やかに移行し脳から他の組織へ再分布や代謝により消失する．生物学的半減期は 4 時間，腎から排泄される．代謝経路は肝臓で，代謝物ノルケタミンはケタミンの 1/3〜1/5 の効果をもつ活性代謝産物である．

臨床応用：循環抑制をきたすことなく鎮静されることより全身状態が低下している患者の導入に用いられている．一般的には，投与後まもなく収縮期圧，拡張期圧ともに上昇し心拍数も同時に増加し心拍出量も増加する．全身麻酔時に単独でも可能であるが吸入麻酔薬，他の薬剤での全身麻酔の補助として用いられる．

また，小児では静脈確保が難しい症例では，導入を筋注で行うことができる．

大血管手術では術後の神経障害の発生率を低くするために脊髄虚血モニターとして術中の MEP（motor evoked potential），SEP（somatosensory evoked potential）測定を行う．この時，他の麻酔薬と作用が異なり影響力の少ないケタミンが使用される．

副作用：脳圧亢進，唾液分泌亢進，覚醒時反応が約 15％に悪夢，幻覚，錯乱などが生じるとされるが予防に前投薬としてドロペリドール，ジアゼパムなどを投与する．

注意点：β遮断薬はケタミンによる血圧降下作用を増強するおそれがある．一過性の血圧上昇が高血圧患者に悪影響を与える可能性がある．

他の静脈麻酔薬と異なり脳波上興奮性変化をきたす

ため BIS の評価には適さない[4].

4．ドロペリドール（ドロレプタン®）

作用機序は不明である．

1 バイアル（10 ml）25 mg.

適応：フェンタニルとの併用による手術（Neurolept Analgesia/Anesthesia；NLA），検査，処置時の全身麻酔の補助，麻酔前投薬，制吐薬．

用法：麻酔導入　0.25～0.5 mg/kg．フェンタニルとともに緩徐静注．

薬物動態：代謝経路は完全に解明されていないが肝臓で代謝される．排泄半減期は約 130～140 分で加齢に伴い延長する．

副作用，禁忌：褐色細胞腫では高血圧と頻脈が起こることがある．また，QT 延長症候群，QT 延長患者（男性 440 msec 以上，女性 450 msec 以上の延長）では禁忌である．

最近，ドロペリドールに関して FDA による警告が出された．心血管系の副作用として 100 例の副作用報告中約 20 例では torsade de points（TdP）または QT 時間の延長が報告されている．また，投与量 12.5 mg 以下の投与でも起こっている．これらのデータをもとにドロペリドールの催不整脈作用についての警告が添付文に入れられた[5]．

心臓麻酔時での使用は慎重にする必要がある．

5．プロポフォール（ディプリバン®）

中枢神経系における $GABA_A$ 受容体 Cl^- チャネル複合体の活性化によってニューロン抑制作用を増強する．

1 アンプル（20 ml）200 mg.

適応：全身麻酔の導入，維持，集中治療における人工呼吸中の鎮静．

用法：

麻酔導入：1～2.5 mg/kg，ディプリフューザー TCI 目標血中濃度 3～6 μg/ml．

麻酔維持：4～10 mg/kg/h，ディプリフューザー TCI 目標血中濃度 2～5 μg/ml．維持は，麻酔導入時に意識消失したときの効果部位濃度より 0.5～1.0 μg/ml 程度高く設定されることが多い．

心拍出量の減少と体血管抵抗の低下を伴い血圧の低下をきたす．そのため，心臓麻酔時とくに重症症例での導入では，フェンタニルなどのオピオイドを併用するので設定目標血中濃度を 2 μg/ml 前後で開始する．フェンタニルを 2 μg/kg 投与後，効果発現に必要な 2～5 分間待ってプロポフォールを開始する．入眠時の効果部位濃度が就眠最低濃度の指標となる[6]．

輸液ポンプを用いた投与速度を調節する方法では，1～2 mg/kg の投与で入眠を得て，麻酔維持を 4～10 mg/kg/h の投与速度で行うが，血行動態をみながら調節する．

心機能低下症例や心拍出量低下症例ではプロポフォールの血中濃度が上昇しやすく導入量を減らす必要がある[7,8]．

人工心肺中の使用については，低体温や長時間では通常使用より血中濃度の増加，遷延をきたす可能性があるため人工心肺離脱時に注意が必要である．BIS などのモニター下に調整することが望ましい．

＊ディプリバン®専用のディプリフューザー TCI システム

1％ディプリバン注キット（識別タグ付きのディプリバンプレフィルド．薬剤充填ずみシリンジ 50 ml（500 mg），20 ml（200 mg）とディプリフューザーを装備したシリンジポンプを準備する．

薬物動態：3 コンパートメントモデルによって説明される．ディプリバン®専用のディプリフューザー TCI システムはこのモデル（Marsh モデル）によってプログラムされている．

作用発現，作用持続時間ともに短い．Context-sensitive half-time（持続静注の中止後，血中濃度が半分になる時間）投与時間による影響が少ない．

＜注意点，副作用＞

1）細い静脈から投与する場合には血管痛が起こることが多い．しかし，太い血管に投与したり，リドカインや麻薬を投与後に投与開始すれば軽減できる．

2）血管拡張作用に伴う血圧の低下．

3）ポリカーボネート製の三方活栓からの持続注入により三方活栓が破損したとの報告があるため脂肪乳剤対応の活栓を使用する．

4）ディプリフューザー TCI システムは，正常成人の薬物動態データを用いており小児では誤差が大きくなる可能性がある．また，入力体重は 30 kg までである．

5）小児の使用に対する安全性については，低年齢での安全な使用報告は多く，年齢制限は特にない．

しかし，生後まもなく肺血管抵抗がまだ高い状況下では投与により強く肺血管抵抗が減少する[9]ために右，左シャントが増強し著しい低酸素血症をきたしたとの報告がある[10]．

文献

1) 水島　裕．今日の治療薬．東京：南江堂；2003．
2) 日本麻酔学会．医薬品等適正使用推進施行事業―麻酔薬および麻酔関連薬使用ガイドライン．2003．p.36-51．
3) 吉田啓子，野村　実，尾崎　眞．心・血管系疾患患者の静脈麻酔管理．臨床麻酔 2002；26：1823-7.
4) Roffey P, Mikhail M, Thngathurai, D. Ketamine interfares with bispectral index monitoring in cardiac patients undergoing cardiopulmonary bypass. J Cardiothorac Vasc Anesth 2000；14：494-5.
5) Gan TJ, White PF, Scuderi PE, et al. FDA "Black Box" warning regarding use of droperidol for post-operative nausea and vomiting：Is it justified? Anesthesiology 2002；97（correspondence）.
6) 真砂佳代，長田　理，小倉　真，他．フェンタニルを併用したプロポフォール TCI（target-controlled infusion）投与法における入眠成功率．麻酔 1999；48：256-9.
7) Upton RN, Ludbrook GL, Grant C, et al.Cardiac output is a determinant of the initial concentration of propofol after short-infusion administration. Anesth Analg 1999；89：545-52.
8) Adachi YU, Watanabe K, Higuchi H, et al. The determinants of propofol induction dose. Anesth Analg 2001；92：656-61.
9) Williams GD, Jones TK, Hanson KA, et al. The hemodynamic effects of propofol in children with congenital heart disease. Anesth Analg 1999；89：1411-6（Ⅱ-a）.
10) Veyckemans F. Propofol for intubation of the new born? Paediatr Anaesth 1999；9：495-9（Ⅰ）.

［吉田啓子］

A. 麻酔関連薬

3. オピオイド

　オピオイドは脳，脊髄に広く分布するG蛋白共役受容体であるオピオイド受容体に結合することにより，その作用を示す．オピオイド受容体はμ, δ, κの3種類に大別されるが，近年の研究により，オピオイドの代表であるモルヒネの薬理作用はμオピオイド受容体を介することが示されている．

　オピオイドは強力な鎮痛作用を有し，循環抑制作用が小さいために，心臓血管外科手術あるいは心疾患者に対する非心臓手術における麻酔で中心的な役割を果たしている．その一方で，呼吸抑制，悪心・嘔吐，筋強直，掻痒感などの副作用もある．

　オピオイドによるストレス反応抑制と循環系の安定を期待して，1966年Lowensteinらの大量モルヒネ麻酔[1]，1978年Stanleyらの大量フェンタニル麻酔[2]の報告に代表されるオピオイド大量投与による心臓麻酔が普及した．しかしながら，その後，大量オピオイド投与による明らかな長所がないこと，術後の人工呼吸管理が必須となること，などの理由により，オピオイドのみを大量投与するのではなく，吸入麻酔薬あるいは静脈麻酔薬と併用する方法が広く用いられるようになった．現在の心臓麻酔では，フェンタニルが主流であるが，近い将来，超短時間作用性のレミフェンタニルも頻用されることが予想される．

　表2-1に，心臓麻酔におけるオピオイド使用の長所と短所をあげる．

表2-1 心臓手術におけるオピオイド使用の長所と短所

長所
1. 心臓に対する作用がほとんどない．
2. 自律神経作動薬，循環作動薬の作用に影響しない．
3. 脳，心臓，腎などで自己調節が保たれ，血流が維持される．
4. 静脈麻酔薬，吸入麻酔薬との併用が可能
5. 術後鎮痛

短所
1. 麻酔導入中の低血圧，徐脈
2. 麻酔導入中の筋強直
3. 術中覚醒
4. 呼吸抑制

1. オピオイドの薬物動態

　表2-2に心臓麻酔で用いられる主なオピオイドの薬物動態における特性を示す．脂溶性が高いために定常状態における分布容積が大きいことが特徴で，血中濃度の低下には再分布が大きな意味をもつ．

　生体に投与されたモルヒネの約60%は肝で代謝されるが，残りは腎において代謝される．肝臓で代謝されたモルヒネはモルヒネ3グルクロナイド（M3G）と

表2-2 心臓麻酔で使用されるオピオイドの薬物動態

	モルヒネ	フェンタニル	レミフェンタニル
pKa	8.0	8.4	7.1
pH7.4における非イオン化率（%）	23	<10	67?
オクタノール/水分配係数	1.4	813	17.9
血漿蛋白結合率（%）	20〜40	84	80?
$t_{1/2\alpha}$ (min)	1〜2.5	1〜2	0.5〜1.5
$t_{1/2\beta}$ (min)	10〜20	10〜30	5〜8
$t_{1/2\gamma}$ (h)	2〜4	2〜4	0.7〜1.2
Vd_c (l/kg)	0.1〜0.4	0.4〜1.0	0.06〜0.08
Vd_{ss} (l/kg)	3〜5	3〜5	0.2〜0.3
クリアランス（ml/min/kg）	15〜30	10〜20	30〜40
肝代謝率	0.6〜0.8	0.8〜1.0	NA

モルヒネ 6 グルクロナイド（M6G）になる．M3G には鎮痛作用がないが，M6G の鎮痛作用はモルヒネよりも強い．肝以外でも代謝されるため，肝機能障害による薬物動態の変化は比較的少ない．

フェンタニルは肝臓で速やかに代謝されるが，その代謝産物にはほとんど鎮痛作用がないと考えられている．肝機能障害では，代謝が低下して血漿中濃度の低下が遅延する．

レミフェンタニルはエステル結合を有し，血液および組織中の非特異的エステラーゼにより速やかに代謝されるため，血中半減期が非常に短い．また，肝・腎障害による薬物動態の変化が小さい．代謝産物の鎮痛作用はきわめて弱い．

人工心肺使用時には，分布容積の増大，酸塩基平衡の変動，血漿蛋白濃度の変化，体温の変化，回路への付着などの要因により，オピオイドの薬物動態は変化する[3]．フェンタニルの排泄は人工心肺使用により遅延するが，レミフェンタニルは人工心肺使用時にも作用時間は短い．

2．循環器系に対するオピオイドの作用

a．中枢神経系を介する作用

オピオイドの副作用の一つに徐脈がある．この作用は，脳幹に分布するオピオイド受容体を介する作用であることが明らかにされている．ベンゾジアゼピン系薬物，β遮断薬，カルシウム拮抗薬の併用あるいは喉頭展開などに伴う副交感神経系の刺激などにより，オピオイドによる徐脈が増強される可能性があるので，注意が必要である．抗コリン薬で治療可能である．

b．心臓に対する直接作用

心臓麻酔で最も広く用いられているフェンタニルには，心筋収縮力に対する作用はほとんどないとされている[4]．

フェンタニルは房室伝導を抑制するとの報告があるが，臨床的にオピオイドに起因する伝導障害が問題になることはまれである．QT 間隔を延長する可能性も指摘されているが，WPW 症候群患者に対してオピオイドを用いても著変を認めなかったと報告されている[5]．

近年，オピオイドに心筋虚血に対するプレコンディショニング様効果があると報告されている．動物実験ではオピオイド大量投与により虚血による心筋梗塞が小さくなるとされている[6]が，臨床的には，オピオイドと揮発性麻酔薬で術中虚血の発生，術後心筋梗塞の発生，死亡率に差はみいだされていない[7]．

c．ヒスタミン放出を介する作用

モルヒネ（1〜3 mg/kg）を投与すると，ヒスタミン放出とそれに伴う交感神経系の活性化を生じる[8]．ヒスタミンは細動脈を拡張させて著明な低血圧を引き起こすことがある．ヒスタミン放出による低血圧を予防するためには H_1 拮抗薬と H_2 拮抗薬の両者が必要である．また，ヒスタミンは陽性変時作用ならびに陽性変力作用を有する．

3．使用法

a．モルヒネ

一時は心臓麻酔で広く用いられたが，多くの問題点が指摘され使用は少なくなった．前投薬として 10 mg 程度を筋注する．

b．フェンタニル

心抑制がほとんどないことから，心予備力の少ない患者に対して 50〜100 μg/kg の大量投与が行われたが，心筋血流量の低下，乳酸産生が観察され，フェンタニル単独の麻酔では心筋虚血を予防できないことが報告された[9]．また，術中記憶が残る可能性があること，筋強直を起こすこと，などの理由により，いわゆる大量フェンタニル麻酔は少なくなっている．

最近では，麻酔導入時に少〜中量フェンタニル（5〜10 μg/kg）とミダゾラム（0.1〜0.2 mg/kg）を用い，麻酔維持は低濃度の揮発性麻酔薬（イソフルランあるいはセボフルラン）あるいは亜酸化窒素で行い，適宜フェンタニルを少量ずつ追加することが多い．また，少〜中量フェンタニルとプロポフォールを組み合わせて全静脈麻酔で管理することも多い．

c．レミフェンタニル

欧米では広く用いられつつあり，本邦では未承認であるが，近い将来臨床使用が可能となる見込みである．揮発性麻酔薬[10]あるいはプロポフォール[11]との併用で，良好な結果が得られている．

全静脈麻酔として用いられるフェンタニルとレミフェンタニルの投与法と投与量を表 2-3 に示す．

表 2-3 全静脈麻酔におけるオピオイドの使用法

	初回投与量	維持投与量	追加投与量
フェンタニル	4〜20 μg/kg	2〜10 μg/kg/h	0.5〜2 μg/kg
レミフェンタニル	1〜2 μg/kg	0.1〜1 μg/kg/min	0.1〜1 μg/kg

文献

1) Lowenstein E, Hallowell P, Levine FH, Daggett WM, Austen WG, Laver MB. Cardiovascular response to large doses of intravenous morphine in man. N Engl J Med 1969; 281: 1389-93.
2) Stanley TH, Webster LR. Anesthetic requirements and cardiovascular effects of fentanyl-oxygen and fentanyl-diazepam-oxygen anesthesia in man. Anesth Analg 1978; 57: 411-6.
3) Gedney JA, Ghosh S. Pharmacokinetics of analgesics, sedatives and anaesthetic agents during cardiopulmonary bypass. Br J Anaesth 1995; 75: 344-51.
4) Benthuysen JL, Foltz BD, Smith NT, Sanford Jr TJ, DecSilver H, Westover CJ. Prebypass hemodynamic stability of sufentanil-O_2, fentanyl-O_2, and morphine-O_2 anesthesia during cardiac surgery: a comparison of cardiovascular profiles. J Cardiothorac Anesth 1988; 12: 749-57.
5) Sharpe MD, Dobkowski WB, Murkin JM, Klein G, Guiraudon G, Yee R. The electrophysiologic effects of volatile anesthetics and sufentanil on the normal atrioventricular conduction system and accessory pathways in Wolff-Parkinson-White syndrome. Anesthesiology 1994; 80: 63-70.
6) Schultz JE, Hsu AK, Gross GJ. Morphine mimics the cardioprotective effect of ischemic preconditioning via a glibenclamide-sensitive mechanism in the rat heart. Circ Res 1996; 78: 1100-4.
7) Slogoff S, Keats AS. Randomized trial of primary anesthetic agents on outcome of coronary artery bypass operations. Anesthesiology 1989; 70: 179-88.
8) Hoar PF, Nelson NT, Mangano DT, Bainton CR, Hickey RF. Adrenergic response to morphine-diazepam anesthesia for myocardial revascularization. Anesth Analg 1981; 60: 406-11.
9) Sonntag H, Larsen R, Hilfiker O, Kettler D, Brockschnieder B. Myocardial blood flow and oxygen consumption during high-dose fentanyl anesthesia in patients with coronary artery disease. Anesthesiology 1982; 56: 417-22.
10) Michelsen LG, Holford NH, Lu W, Hoke JF, Hug CC, Bailey JM. The pharmacokinetics of remifentanil in patients undergoing coronary artery bypass grafting with cardiopulmonary bypass. Anesth Analg 2001; 93: 1100-5.
11) Ahonen J, Olkkola KT, Verkkala K, Heikkinen L, Jarvinen A, Salmenpera M. A comparison of remifentanil and alfentanil for use with propofol in patients undergoing minimally invasive coronary artery bypass surgery. Anesth Analg 2000; 90: 1269-74.

［福田和彦］

A. 麻酔関連薬

4. α_2アゴニスト

　α_2アゴニストは中枢作用性の血圧降下薬として使用されているが，その鎮痛・鎮静作用や交感神経抑制作用から麻酔・集中治療領域での応用が試みられている．日本で使用可能なα_2アゴニストとして代表的なものにクロニジン（カタプレス®），グアンファシン（エスタリック®），グアナベンズ（ワイテンス®）などがある．これらの薬剤の適応は高血圧の治療であり，剤型は経口薬のみである．周術期の鎮痛・鎮静・循環安定化の目的ではわずかにクロニジンの麻酔前投与が試みられるのみである．一方欧米ではすでにクロニジンの注射薬が認可され，麻酔前投薬として，また局所麻酔の補助や硬膜外・くも膜下投与による鎮痛薬として臨床応用されている．また，クロニジンの8倍のα_2選択性があり，また半減期も短く，より調節性に富む強力なα_2アゴニストのデキサメデトミジンがアメリカにおいてICUにおける鎮静の目的での使用が認可され，日本でも近い将来ICUにおける鎮静薬として認可される見込みである．

α_2アゴニストの薬理と臨床応用

　α_2受容体は神経のシナプス前膜やシナプス後膜，また神経以外の多くの組織に存在し，その機能は多岐にわたる．中枢神経系においては延髄から橋，特に青斑核に多く分布して大脳から脊髄にいたる広い範囲に神経線維を投射しており，これらがα_2アゴニストの鎮静・鎮痛・抗不安作用に関係している．神経線維は延髄の交感神経中枢にも投射され，交感神経を抑制する．また，脊髄後角ではシナプス前膜に存在するα_2受容体の活性化が疼痛刺激を伝達する一次ニューロンを抑制し，またGABAやエンケファリンなどの抑制系ニューロンを賦活するため鎮痛作用が発現される．末梢血管に存在するα_2受容体が刺激されると血管が収縮し，血圧が上昇する．α_2アゴニストのその他の作用としては唾液分泌の抑制，血小板凝集の促進，利尿作用などがある[1-3]．

a. 周術期管理に関係するα_2アゴニストの作用
1）麻酔薬節減作用
　α_2アゴニストを投与することにより全身麻酔薬の必要量を節減することができる．日本でもクロニジンを麻酔前投薬として経口投与することにより，吸入麻酔薬や麻薬系鎮痛薬の使用量を節減する試みがなされている．

2）鎮痛作用
　クロニジンやデキサメデトミジンの全身投与により中枢性の鎮痛作用が発現され，術中の循環動態が安定し麻薬系鎮痛薬の必要量が減少する．クロニジンのくも膜下・硬膜外投与では脊髄レベルのα_2受容体に直接作用し，より強力な鎮痛を得ることができる．また，末梢神経レベルのα_2受容体刺激が交感神経性の疼痛を抑制するのに寄与しているとの報告もある[4]．

3）鎮静作用
　デキサメデトミジンはアメリカにおいてICU鎮静薬として使用されている．デキサメデトミジンにより鎮静された患者は声をかけるとすぐに目を覚まし，刺激をやめると比較的速やかに鎮静状態に戻るといわれており[5]，集中治療中に患者とコミュニケーションがとれること，患者の協力が得られることなどのメリットがある．

4）全身麻酔時の各種反応改善
　α_2アゴニストの併用で全身麻酔離脱時の悪心・シバリング[6]やケタミン・イソフルラン麻酔時の頻脈・血圧上昇を抑えることができる．またα_2アゴニストによる唾液分泌抑制は全身麻酔時の前投薬として好ましい．

5）循環動態安定化作用
　α_2アゴニストは鎮痛・鎮静作用および交感神経抑制作用により周術期の頻脈・高血圧を抑制し，血圧・脈拍の変動係数を低下させる．循環動態の安定化作用は心筋虚血の予防・改善に有利な現象である．

　循環動態の安定化，比較的徐脈傾向，麻薬系鎮痛薬使用量の減少などの効果はオフポンプ冠状動脈バイパス手術の際に比較的有利な条件であるため，クロニジ

ンをオフポンプ冠状動脈バイパス手術の前投薬として好んで用いる麻酔科医もいる．

b．周術期に考慮すべきα_2アゴニストの副作用

1）徐脈

過量投与や術前から徐脈性の心電図異常が存在する患者の場合，著しい徐脈が認められることがある．中枢性の交感神経抑制作用によると考えられる．α_2アゴニストによる徐脈は通常アトロピンで治療する．通常より多量のアトロピン投与が必要になることが多い[7]．アトロピンに対する反応が悪い場合はβ刺激薬の投与を考慮する．

2）血圧低下

α_2アゴニストはセルレウス核等に分布するα_2（おそらくα_{2A}）受容体を刺激することにより交感神経系の反応を抑制する．その結果血圧の低下がみられるが，治療の必要な低血圧が起こることは少ない．α_2アゴニストによる血圧低下はα刺激薬に良好に反応する．

3）血圧上昇

デキサメデトミジンの静注投与の際に一過性の血圧上昇が認められる．これは末梢血管のα_2受容体が刺激されることによる末梢血管抵抗上昇によるものであることが明らかになっている．デキサメデトミジンの静脈投与時には急速投与をさけるべきである．

■文献

1) Kamibayashi T, et al. Clinical uses of alpha2—adrenergic agonists. Anesthesiology 2000; 93: 1345.
2) Bloor BC. General pharmacology of alpha2—adrenoceptors. Anesth Pharmacol Rev 1991; 1: 221.
3) Kamibayashi T, et al. Alpha-2 adrenergic agonists. Can J Anaesth 1997; 44: R13.
4) Reuben SS, et al. Intravenous regional clonidine in the management of sympathetically maintained pain. Anesthesiology 1998; 89: 527.
5) Hall JE, et al. Sedative, amnestic, and analgesic properties of small-dose dexmedetomidine infusions. Anesth Analg 2000; 90: 699.
6) Horn EP, et al. Physostigmine prevents postanesthetic shivering as does meperidine or clonidine. Anesthesiology 1998; 88: 108.
7) Nishikawa T, et al. Oral clonidine blunts the heart rate response to intravenous atropine in humans. Anesthesiology 1991; 75: 217.

［上林卓彦］

A. 麻酔関連薬

5. 筋弛緩薬

1. 脱分極性筋弛緩薬

スキサメトニウム（SCC）（サクシン®，レラキシン®）

1 m*l* 20 mg.

1 mg/kg 静注を標準とする．洞結節の交感，副交感神経節ムスカリン受容体に作用し，洞性徐脈，頻脈，房調律，心室性期外収縮や心室細動を起こす可能性がある．幼小児や大人での複数回の投与で洞性徐脈となりやすい．スキサメトニウムには，筋肉痛，胃内圧，眼圧，脳圧の上昇，高カリウム血症，悪性高熱症などの副作用があるため，使用頻度は少ない．緊急手術でフルストマックのときには使用される．とくに小児では特別有用性があるときのみ使用するべきである．

CABG 患者の麻酔導入，挿管時に SCC 1 mg/kg を使用したとき，心拍数，平均血圧，心係数が増加したという[1]．これらは CABG 患者では好ましい変化ではない．

2. 非脱分極性筋弛緩薬

a. パンクロニウム（ミオブロック®）

1 アンプル（2 m*l*）4 mg.

初期投与量 0.08 mg/kg 静注，追加量 0.02〜0.04 mg/kg．

わずかな用量依存性副交感神経遮断作用，洞結節の副交感神経線維終末の遮断作用，交感神経刺激作用，交感神経終末でのノルエピネフリンの再取り込み遮断作用による心拍数増加，血圧上昇がみられることがある．術前服用の β 遮断薬の残存効果と導入時のオピオイドによる極端な徐脈の時には本剤の心拍数増加が有用かもしれない．しかし，CABG 患者の麻酔導入後にパンクロニウム 0.15 mg/kg の投与したところ，心拍数，心係数は増加し，心電図上心筋虚血が 27% にみられたとの報告がある[2]．

その他，パンクロニウムは CABG 患者において，短時間型筋弛緩薬（rocuronium）に比べ抜管までの時間が長く，その後の残存効果（筋力低下）を経験する症例が多いとの報告がある[3]．パンクロニウムはその 80〜90% が腎臓で排泄される．

以上より，とくに CABG 患者などにおいては，パンクロニウムの使用には充分その適応を考慮することが必要である．

b. ベクロニウム（マスキュラックス®）

1 容器中 4 mg，10 mg．

初期投与量 0.08〜0.1 mg/kg 静注，追加量 0.02〜0.04 mg/kg．

副交感神経遮断作用はパンクロニウムの 1/20 と弱く，神経節遮断作用，ヒスタミン遊離作用がないため心血管系の反応がほとんどない．このため CABG 患者などのように，頻脈，高血圧を避けたい患者には適しており，導入，挿管時によく使用される．

Delboy ら[4]によると，CABG 患者の挿管時にベクロニウム 1 mg/kg を投与したところ，心拍数はやや低下し，平均血圧，心係数は変化しなかった．循環動態の変化を最小にしたいときの麻酔導入，挿管時によく使用される．ただし，フェンタニルのようなオピオイドと併用すると高度の徐脈となることがある．低体温では臨床上作用時間が延長する．ベクロニウムはほとんど肝臓で代謝され，腎臓からの排泄は 25% 以下である．肝臓，腎臓の機能が低下している患者でも，筋弛緩モニタリングのもとで安全に使用可能である．

■文献

1) Delboy NJ, Tomichek RC, Shields JA, et al. The hemodynamic effects of rapacuronium in patients with coronary artery disease: succinylcholine and vecuronium compared. Anesth Analg 2002; 94: 1100-6.
2) Neidhart PP, Champion P, Vogel J, et al. A comparison with pancuronium on haemodynamic variables and plasma catecholamines in coronary artery bypass patients. Can J Anaesth 1994; 41: 469-74.
3) Murphy GS, Szokol JW, Marymont JH, et al. Impact of shorter-acting neuromuscular blocking agents on fast-track recovery of the cardiac surgical patient. Anesthesiology 2002; 96: 600-6.
4) Delboy NJ, Tomichek RC, Shields JA, et al. The hemodynamic effects of rapacuronium in patients with coronary artery disease: succinylcholine and vecuronium compared. Anesth Analg 2002; 94: 1100-6.

［工藤一大］

A. 麻酔関連薬

6. 抗コリンエステラーゼ薬

非脱分極性筋弛緩薬の拮抗薬として使用される薬剤は，ネオスチグミン，エドロホニウムの 2 剤である．基本的な薬理作用などは一般の教科書を参照されたい．

1. ネオスチグミン（ワゴスチグミン®）

1 アンプル 1 ml 0.5 mg．

非脱分極性筋弛緩薬の拮抗薬として 0.04〜0.05 mg/kg 使用する．0.07 mg/kg でその効果は最大，天井となる．呼吸性アシドーシス，吸入麻酔薬の効果残存があると拮抗効果は低下する．ムスカリン受容体刺激作用による気道分泌物増加，徐脈などを防ぐためにアトロピンと同時混注（ネオスチグミン：アトロピン＝2：1）する．脈拍数の変動を少なくするために，3 分程度かけて静注する．臨床的には弱くても自発呼吸があるときに投与すると，10 分以内にほぼ完全に拮抗して 60 分程度効果が持続する．ムスカリン作用としての徐脈を利用して，洞性，上室性頻脈の治療に 0.25〜0.5 mg を投与することがある．本剤の約 50％が腎臓から排泄される．脱分極性筋弛緩薬投与中は禁忌，気管支喘息には慎重投与する必要がある．

最近，鎮痛効果を期待して単独，あるいはオピオイドとの併用でくも膜下あるいは硬膜外に投与し有効であることが報告されている[1]．

2. エドロホニウム（アンチレクス®）

1 アンプル 1 ml 10 mg．

重症筋無力症の診断にテンシロンテストとして 5〜10 mg 使用される．非脱分極性筋弛緩薬の拮抗薬としては 0.5〜1.0 mg/kg 使用する．ムスカリン作用はネオスチグミンより弱く，硫酸アトロピンはネオスチグミンの半量でよい．拮抗効果が最大となるのはネオスチグミンより早く 2 分以内で，持続時間には差がない．筋弛緩効果が高度に残存している時にはネオスチグミンより適さない．本剤は約 75％が腎臓から排泄される．重症筋無力症，喘息患者には慎重に投与する．ムスカリン作用としての徐脈を利用して，上室性頻脈の治療に 2 mg を心拍数が減少するまで 1〜2 分間隔で投与し，最大量 10 mg とする．持続静注では 0.25〜2 mg/min を使用．また，人工心肺を用いない心拍動下冠動脈バイパス術患者で心拍数を 60 bpm 以下に保つために使用し，有用であったとの報告[2]がある．

■文献
1) Omais M, Lauretti GR, Paccola CAJ. Epidural morphine and neostigmine for postoperative analgesia after orthopedic surgery. Anesth Analg 2002; 95: 1698-701.
2) 小尾口邦彦，前川恭代，南波まき，他．心拍動下冠動脈バイパス術におけるエドロホニウムによる心拍数管理．麻酔 2000; 49: 49-53.

〔工藤一大〕

A. 麻酔関連薬

7. ベラドンナアルカロイド[1,2]

1. 硫酸アトロピン

1アンプル (1 ml) 0.5 mg.

薬理作用：アセチルコリン，ムスカリン様薬物に対し競合的拮抗作用（抗コリン作用）．

平滑筋，心筋，および外分泌腺のムスカリン受容体に対し選択性が高い．

唾液，気管支粘膜，胃液，膵液などの分泌を抑制．

心臓に対し，低用量 (0.25 mg) では迷走神経緊張による徐脈，高用量では心拍数を増加させ頻脈となる．

適応：末梢血管拡張や循環血液量不足による心臓への静脈還流減少による迷走神経性徐脈，迷走神経性房室性徐脈，その他眼球圧迫，眼輪筋牽引，胸膜刺激，喉頭刺激などによる徐脈および房室伝導障害[3]．

心停止前後の生命に危険を及ぼす徐脈の治療として 0.5 mg，最大 3 mg の投与をすすめている（ヨーロッパ蘇生評議会）[4]．

洞性徐脈，Mobitz I型（Wenckebach型）ブロックでは，0.5 mg の 2 分ごとの静注（最大 0.04 mg/kg）し，改善しない場合はペーシングを施行する[5]．

Mobitz II型で脚ブロックを伴う場合は，完全房室ブロックに進展することがある．脚ブロックを伴ったMobitz II型に対して使用してはいけない．洞性の心拍数が増加するためブロックの程度が増加するからである．

非脱分極性筋弛緩薬拮抗のためのネオスチグミン投与時にムスカリン様作用防止のために同時に用いる．

用法：麻酔前投薬（0.5〜0.6 mg 筋肉内投与）．

禁忌：狭隅角性緑内障患者（房水通路の狭窄による眼圧上昇，広隅角性では通常量の投与では問題ない），排尿障害のある前立腺肥大症．

副作用：体温上昇したり，アトロピン潮紅とよばれる顔面の血管拡張がみられる．

2. 臭化水素酸スコポラミン（ハイスコ注®）

1アンプル (1 ml) 0.5 mg.

適応：麻酔前投薬

スコポラミンは，アトロピンに比較して心拍数増加が少なく麻薬と併用すると鎮静作用が強くなることより心臓手術の前投薬として用いることが多い．

■文献

1) 水島 裕, 編著. 今日の治療薬 (2003年版). 東京: 南江堂; 2003.
2) 日本麻酔学会. 医薬品等適正使用推進施行事業—麻酔薬および麻酔関連薬使用ガイドライン. 2003. p.134-5.
3) Heller J, Taylor P. Muscarinic receptor agonists and antagonists. In: Hardman JG, Limbird LE, editors. Goodman and Gilman's the Pharmacological Basis of Therapeutics. 10th ed. New York: McGraw-Hill Companies; 2001. p.155-73 (III).
4) Chamberlain D, Vincent R, Baskett P, et al. Management of periarrest arrhythmias. A statement for the Adva ced Cardiac Life Support Committee of the European Resuscitation Coucil. Resuscitation 1994; 28: 151-9.
5) ワシントン・マニュアル. 9版. 東京: メディカル・サイエンス・インターナショナル; 2002. p.189-90.

［吉田啓子］

B. 心臓血管作動薬

1. カテコラミン

カテコラミン（交感神経刺激薬）はカテコール核にアミン基の側鎖をもつ物質の総称であり，心筋細胞や血管平滑筋細胞などに存するアドレナリン受容体を刺激して作用を発現する．内因性のカテコラミンとしてアドレナリン，ノルアドレナリン，ドパミンがあり，合成物としてドブタミン，イソプロテレノールがある．アドレナリン受容体には，α_1，α_2，β_1，β_2のサブタイプがあり，それぞれの刺激により作用が分かれる．薬剤により刺激する受容体が異なることと，標的組織での受容体の分布の違いにより作用発現は決定される（表2-4, 5）．

1. エピネフリン　epinephrine

副腎髄質でつくられるカテコラミンで，アドレナリン受容体作動薬の原型である．便宜的に内因性のものをアドレナリン，外因性のものをエピネフリンと区別している．α_1，α_2，β_1，β_2受容体を刺激する．心では陽性変時作用，陽性変力作用により，心拍数，心収縮力が増す．血管ではα_1を介して広範な皮膚の血管収縮をきたして血圧は上昇するが，一方でβ_2を介して骨格筋の血管を拡張する．腎に対しては，少量投与でも腎血管を収縮し腎血流を低下させる．冠血流は増加するが，冠動脈への直接作用よりむしろ冠灌流圧が上昇す

表 2-4　characteristics of the autonomic nervous system

receptors	effector organ	response to stimulation	synthetic drugs	
			agonist	antagosit
beta-1	heart	increased heart rate	dopamine	propranolol
		increased contractility	dobutamine	esmolol
		increased automaticity	isoproterenol	landiolol
		increased conduction velocity	epinephrine	
			norepinephrine	
			ephedrine	
	fat cells	lypolysis		
beta-2	blood vessels	dilatation	dobutamine	propranolol
	(especially skeletal and coronary arteries)			
	bronchioles	dilatation	isoproterenol	
	uterus	relaxation	epinephrine	
	kidney	renin secretion	ephedrine	
	liver	glycogenolysis		
		gluconeogenesis		
	pancreas	insulin secretion		
alpha-1	blood vessels	constriction	dopamine	prazosin
	pancreas	inhibit insulin secretion	epinephrine	phentolamine
	intestine and bladder	relaxation	norepinephrine	phenoxybenzamine
		constiriction of sphincters	phenylephrine	
			methoxamine	
			ephedrine	
alpha-2	postganglionic sympathetic nerve ending	inhibit norepinephrine release	clonidine	phentolamine
				phenoxybenzamine

表 2-5　pharmacologic effects and therapeutic doses of catecholamines

cathecolamine	MAP	HR	CO	SVR	RBF	intravenous dose（μg/kg/min）
dopamine	＋	＋＋	＋＋＋	＋	＋＋＋	2〜20
dobutamine	＋	＋	＋＋＋	±	±	2〜20
isoproterenol	－	＋＋＋	＋＋＋	－－	－	0.03〜0.3
norepinephrine	＋＋＋	－	－	＋＋＋	－－－	0.05〜0.2
epinephrine	＋＋	＋＋	＋＋	＋＋	－－	0.05〜0.2

Abbreviations：MAP（mean arterial pressure），HR（heart rate），CO（cardiac output），SVR（systemic vascular resistance），RBF（renal blood flow）
Symbols：＋＝mild increase，＋＋＝moderate increase，＋＋＋＝severe increase，－＝mild decrease，－－＝moderate decrease，－－－＝severe decrease.

ることによる二次的作用によるものである．肺動脈，肺静脈圧は上昇するが，これは直接的な血管収縮作用によるものと，容量血管の収縮による静脈還流量の増加に起因するものであり，高用量のエピネフリン投与後に肺水腫をきたすこともある．

心臓血管麻酔中の適応は高度心不全であり，人工心肺からの離脱困難症例などで使用されるが，他のカテコラミンで効果が不充分なときに選択されることが多い．持続静脈内投与では（表 2-5），低用量でβ受容体を選択的に刺激でき，中用量ではα受容体の刺激が加わり，0.15μg/kg/min 以上の高用量ではα受容体刺激が顕著となる．急激な血圧上昇，心室性不整脈などをきたす可能性がある．β遮断薬を投与されている患者では高度血圧上昇の危険があり，また吸入麻酔薬ハロタンとの併用で不整脈をきたすことがあり注意を要する．

その他の適応は，心肺蘇生，喘息，アナフィラキシーショックなどである．心肺蘇生時には 0.5〜1 mg を静注または気管内投与する．アナフィラキシーによる高度低血圧時には 0.1〜0.25 mg を静注する．喘息では 10 μg/kg を皮下注するなどの用い方がある．また，エピネフリンの血管収縮作用が麻酔薬の吸収を遅らせ，血腫を予防することを期待して極めて少量のエピネフリンを局所麻酔薬に混じて投与することがある．

エピネフリンの代謝は肝および他の臓器で，カテコール-O-メチルトランスフェラーゼ（COMT），モノアミンオキシダーゼ（MAO）によって速やかに行われる他，一部は交感神経終末に取り込まれる．

2．ノルエピネフリン　norepinephrine

交感神経終末で合成されるカテコラミンであり，α_1，α_2，β_1受容体刺激作用を有する．β_2受容体刺激作用がないことがエピネフリンとの大きな相違点であり，このためにα_1受容体刺激作用が前面に出る．すなわち皮膚，腎，肝，消化管など広範に血管収縮をきたし血圧は上昇する．β_1受容体刺激作用はエピネフリンより弱いがあり，心収縮力は増大する．圧受容体反射により心拍数は増加しないかむしろ減少するため心拍出量は増加しない．冠血流は主として冠灌流圧の上昇により増加する．肺動脈圧は上昇する．催不整脈作用を有する．

適応は心原性ショックや敗血症，アナフィラキシーショックなどの血管拡張による低血圧である．血圧を上昇させて重要臓器への灌流圧を保つことが目的となるので，正常血圧が維持できるようになったら他のカテコラミンへの変更を考慮する．必ず中心静脈より投与する．血管外に漏出すると組織の壊死をきたすことがある．

ノルエピネフリンの代謝はエピネフリンと同様である．

3．ドパミン　dopamine

ドパミンは脳内カテコラミンの約 50％を占める生理活性アミンであり，カテコラミンの生合成の過程でノルエピネフリンの前駆体となる物質である．中枢神経系では神経伝達物質として重要な機能を果たしている．心血管系の作用はα_1，α_2，β_1およびドパミン受容体刺激作用による．1〜5μg/kg/min の低用量でドパミン D1 受容体が刺激され，腎動脈の血管拡張が起こり腎血流が増し糸球体ろ過率，Na 排泄の増加とあいまって尿量の増加が起こる．5〜10μg/kg/min の中用量では主にβ_1受容体刺激作用が出現し，心収縮力の増加，

心拍数の増加が起こる．10μg/kg/min を越える高用量ではα₁受容体刺激が加わり末梢血管抵抗の増大や血圧の上昇が起こる．動脈血管の収縮作用のみならず静脈血管収縮作用も有しているため肺動脈圧，心室充満圧は上昇し，右心不全や肺高血圧例では注意を要する[1]．ドパミン D1 受容体の刺激は α₁ の作用が強くなると打ち消される．α，β受容体の刺激により心筋酸素消費量の増大や催不整脈作用などが起こり，心不全やショックでは不利に働くこともあることに留意しなければならない．

適応は広く，エピネフリンやノルエピネフリンに比し心血管系への作用は穏やかといえ，心臓手術や種々の循環不全症例で使用される．小児では成人より若干の高用量を必要とする[2]．

代謝は COMT，MAO により速やかに行われる．

4．ドブタミン dobutamine

ドブタミンはドパミンのアミノ基を置換した合成カテコラミンであり，強いβ₁受容体刺激作用と弱いβ₂作用を有する．ドパミンとの違いは，①ドパミン受容体への作用がない，②α₁受容体刺激作用がほとんどない，③弱いβ₂作用を有する，などである．これにより心収縮力は増加し，心拍出量も増える．心拍数も増加するが収縮力の増加に比し軽度である．末梢血管抵抗，肺血管抵抗を上昇させず，左室拡張末期圧も不変か軽度低下する[1,3,4]．

適応は心収縮力が低下した低心拍出量の心不全である．肺血管抵抗を上げないため，右心不全の治療にも有効である．心室性の催不整脈作用を軽度認める．

代謝は肝臓でグルクロン酸抱合を受ける．

5．イソプロテレノール isoproterenol

合成カテコラミンであり，強いβ₁，β₂受容体刺激作用を有し，α受容体への作用はない．強力な陽性変力作用と変時作用を有し，心拍出量と心拍数は著しく増加する．心筋酸素需要は増加するが，冠灌流圧は低下するため心筋虚血のリスクが増す．全身の血管を拡張し静脈も拡張するため，血圧は必ずしも上昇しない．拡張期血圧は低下する．肺血管抵抗は下がる．エピネフリンと同程度の催不整脈作用がある．

適応は，小児開心術後や心臓移植後のように心拍数に依存して心拍出量が決まるような状況での循環補助である．その他，完全房室ブロックなどの高度徐脈などである．

代謝は肝臓および他の組織で主に COMT によって行われるが，MAO や交感神経への取り込みなどは関与しないため，作用持続は多少長い．

■文献

1) Booker PD, et al. Comparison of the haemodynamic effects of dopamine and dobutamine in young children undergoing cardiac surgery. Br J Anaesth 1995; 74: 419.
2) Lang P, et al. The hemodynamic effects of the dopamine in infants after corrective cardiac surgery. J Pediatr 1980; 96: 630.
3) Stoner JD, et al. Comparison of dobutamine and dopamine in treatment of severe heart failure. Br Heart J 1977; 39: 536.
4) Michael B, et al. Dobutamine and dopamine after cardiac surgery: greater augmentation of myocardial blood flow with dobutamine. Circulation 1984; 70 (suppl I): I-103.

〔岩出宗代〕

B. 心臓血管作動薬

2. PDE（ホスホジエステラーゼ）阻害薬

　PDE（ホスホジエステラーゼ）アイソザイムIIIの阻害薬として現在市販されているものには，アムリノン，ミルリノン，オルプリノンがある．

　cAMP（環状アデノシン一リン酸）はアデニルシクラーゼが活性化されることによりATP（アデノシン三リン酸）から産生される細胞内情報伝達物質である．PDEはこのcAMPを不活化する酵素であり，PDE阻害薬はこの過程をブロックするので細胞内のcAMP濃度は増加する．これにより電位依存性Ca^{2+}チャネルを介して心筋内へのCa^{2+}流入を促進して収縮力を増強する．また同時に筋小胞体へのCa^{2+}取り込みを促進して弛緩速度を高める作用も有する[1,2]．血管平滑筋に対してはcAMPの増加によりミオシン軽鎖キナーゼを不活化することにより血管弛緩，拡張作用をきたす[3]．心収縮力増加とともに後負荷，前負荷を減少するため，心筋酸素需要を増大させずに心拍出量を増す．一般に心不全ではβアドレナリン受容体数が減少してβ受容体刺激薬に対する心筋の反応性の低下がみられるが（down regulation），PDE阻害薬はβ受容体を介さず作用するため，カテコラミンとの併用により相乗効果が期待される．

　心機能が低下した弁疾患や，肺高血圧を伴った先天性心疾患などが麻酔中のよい適応となろう．酸素消費量をふやさずに心拍出量を増すが，血圧は不変か低下し昇圧薬ではないことに留意すべきである．

　アムリノンを心不全患者に投与すると，心拍出量係数は30～100%増加，肺動脈楔入圧は15～50%減少，末梢血管抵抗は20～40%減少，血圧および心拍数は不変であった[4]．

　ミルリノン，オルプリノンもほぼ同様の改善を示すが，アムリノンに比しその効力はやや高い．3剤の用法などを表2-6に示す．肺動脈圧を低下させるので，肺高血圧症や右心不全にも有効とされる[5,6]．

　副作用としては，血圧低下，頻脈，不整脈などがある．とくに血圧低下は初期のloading時に生じることが多く，状況に応じて投与量を減じたり，あるいはloadingなしで投与開始するなどの工夫が必要である．血管拡張作用により左室流出路狭窄を増強する可能性があり，閉塞性肥大型心筋症では禁忌とされている．その他の副作用として，血小板減少，アナフィラキシー，悪心・嘔吐，高血糖，低血糖などがある．

■文献

1) Endoh M, et al. Positive inotropic effect of amrinone in relation to cyclic nucleotide metabolism in the canine ventricular muscle. J Pharmacol Exp Ther 1982; 221 (3): 775.
2) 丸山幸夫. フォスフォジエステラーゼ（PDE）阻害薬. In: 丸山幸夫, 堀　正二, 編著. 心不全の臨床. 東京: 永井書店; 1995. p.167.
3) Alousi AA, et al. Cardiotonic activity of amrinone-Win 40680〔5-amino-3,4'-bipyridine-6 (1H)-one〕. Circ Res 1979; 45 (5): 666.
4) Kaplan JA, Guffin AV. Treatment of perioperative left ventricular failure. In: Kaplan JA, editor. Cardiac Anesthesia. 3rd ed. Philadelphia: WB Saunders; 1993. p.1058.
5) Konstam MA, et al. Effect of amrinone on right ventricular function: predominance of afterload reduction. Circulation 1986; 74: 359.
6) Petry A, Dutschke P. Effects of amrinone on left and right ventricular function in patients with impaired myocardial performance during general anaesthesia. Br J Aaesth 1994; 72: 567.

［岩出宗代］

表2-6

	アムリノン	ミルリノン	オルプリノン
半減期	3.5 時間	50～100 分	23 分
用量用法	0.75～1.0 mg/kg 緩徐静注し（3～5分かけて）5～15 μg/kg/min 持続静注	50 μg/kg 緩徐静注し（10分かけて）0.25～0.75 μg/kg/min 持続静注	10 μg/kg 緩徐静注し（5分かけて）0.1～0.3 μg/kg/min 持続静注

B．心臓血管作動薬

3．ジギタリス

ジギタリス（強心配糖体）には主に次のような作用がある．

1）陽性変力作用

心筋細胞膜 Na-K ATPase 阻害によって細胞内 Na^+ を増加させる．細胞内 Na^+ の増加により細胞内 Ca^{2+} を汲み出す働きをしていた Na-Ca ポンプが逆方向に働き，Na^+ を細胞外へ汲み出し，代わりに細胞内に Ca^{2+} が増加し陽性変力作用を発揮する．

2）伝導系に対する作用

Na-K ATPase 阻害作用と迷走神経機能亢進により，心房内伝導遅延などにより PQ 間隔延長，房室結節の不応期延長，Purkinje 線維の伝導遅延をもたらす．房室伝導抑制により心房細動や洞性頻脈の心拍数が減少する．

3）その他

頚動脈の圧受容体の感受性増大による圧受容体反射の亢進，腎での血漿レニン活性の抑制などがみられる．

麻酔中のジギタリスの適応は，主に心房細動または上室性頻脈性不整脈の心拍数コントロールで，ジゴキシン 0.25 mg を緩徐に静注する．効果発現は 15～30 分で，最大効果は 1～5 時間後に得られる．有効血中濃度は 0.8～1.6 ng/ml で 2 ng/ml 以上は中毒域である．急性心不全などに対する強心薬としての使用はカテコラミンなどにするべきであり，敢えてジギタリスを使用する必要はない．何故なら，ジギタリスは即効性でなく，持続時間が長い，安全域が狭い，伝導遅延と交感神経活動亢進が同時に起こることにより過量投与時には多彩な不整脈を生じるなどの欠点を有しているからである．

禁忌は肥大型心筋症，WPW 症候群などがあり，ジギタリス中毒を起こしやすくする因子として低 K 血症，高 Ca 血症，低 Mg 血症などがある．

〔岩出宗代〕

B. 心臓血管作動薬

4. 血管拡張薬

1. 血管拡張療法の原理

　正常血圧の健常者では，左室の後負荷（心室からの血液駆出抵抗）が増大しても1回拍出量はほとんど変動しないが，高血圧患者では，この後負荷の増大に伴って1回拍出量は徐々に減少する[1,2]（図2-1）．一方，中等度からさらに高度の心不全をきたしている患者では，後負荷がわずかに増大しても1回拍出量は著明に

表2-7　血管拡張薬の作用部位（文献3を改変）

作用部位	細動脈系抵抗血管	静脈系容量血管
血管拡張薬	・ACE阻害薬 ・ヒドララジン ・カルシウムチャネル拮抗薬 ・α受容体遮断薬 ・β₂受容体刺激薬 ・ニトロプルシド	・硝酸薬 ・フロセミド ・ACE阻害薬 ・α受容体遮断薬 ・ニトロプルシド

減少してしまう．このような心不全患者では，細動脈系抵抗血管の拡張による後負荷軽減によって，1回拍出量または心拍出量の増加と主要臓器や四肢への血流改善を図ることができる．心パフォーマンスと後負荷との間には，このような関係のみられることが不全心に対する血管拡張療法の基本原理となっている．

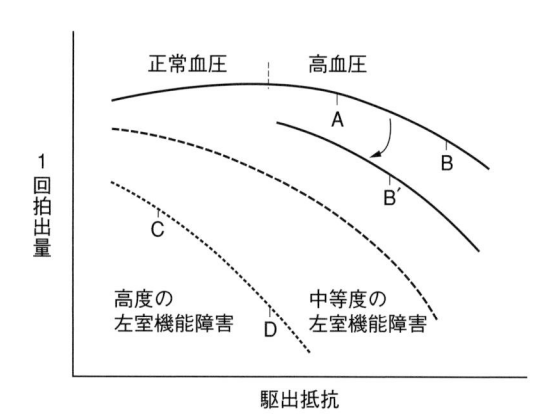

図2-1　正常心および不全心における左室1回拍出量と駆出抵抗との関係（文献1, 2を改変）

　正常心では，左室の後負荷を規定する駆出抵抗が増大しても1回拍出量はほとんど変動しない．駆出抵抗がさらに増大すると，心拍出量がほぼ一定に維持されるために高血圧をきたす．高血圧患者では，駆出抵抗の増大とともに1回拍出量は徐々に減少し（A→B），左室機能が障害されると左下方にシフトした心機能曲線に沿って1回拍出量が規定されるようになる（B'）．左室機能障害が中等度からさらに高度になると，心機能曲線はより左下方にシフトしてその勾配も急峻化するために，駆出抵抗がわずかに増大しても1回拍出量は著明に減少してしまう．高度の左室機能障害では，1回拍出量（または心拍出量）と駆出抵抗とがほぼ逆相関して変動するために，心拍出量と駆出抵抗との積として算出される動脈血圧には任意の2点間（CとD）で差がみられなくなる．このような重症心不全では，体抵抗血管拡張による駆出抵抗の低下によって1回拍出量は増加し（D→C），動脈血圧はほぼ同じレベルに維持される．

2. 血管拡張薬の作用様式および適用法

　一般に血管拡張薬はその作用部位によって，細動脈系抵抗血管および静脈系容量血管拡張薬の2群に分類され，これらの多くは体および肺血管床におけるいずれの血管系にも作用して左右両心室に対する後負荷および前負荷を軽減させる[3]（表2-7）．これらの負荷の軽減は，収縮期動脈血圧や心室壁張力などの低下を介して心筋酸素消費量を減少させることから，血管拡張薬はカテコラミンやジギタリスなどの強心薬とは異なり，不全心の心筋代謝面で有利に作用する．周術期における急性および慢性心不全治療のオプションのひとつとして血管拡張薬を用いる場合には，前負荷や後負荷の変動を適確に評価するとともに，心拍数や心筋収縮性を調節して心パフォーマンスを適切なレベルに維持する[1,2]（図2-2）．

3. 血管拡張と心パフォーマンス

a. 前負荷の軽減

　正常心では，前負荷の指標である左室充満圧の増大とともに心拍出量は増加するが（Frank-Starling曲線の上行脚；図2-2），不全心では，前負荷が増大しても心

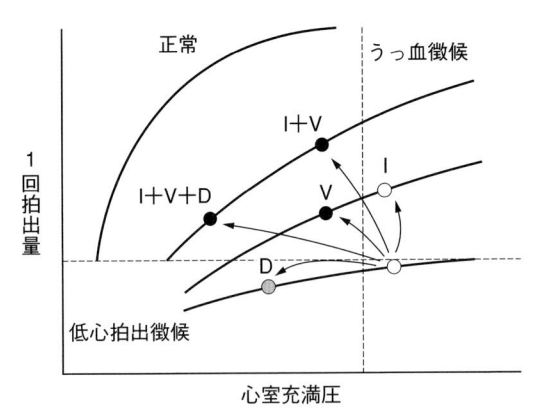

図 2-2 心機能曲線（Frank-Starling 曲線）からみた心不全治療の効果（文献 1, 2 を改変）

正常心および不全心における心室充満圧（前負荷の指標）と 1 回拍出量（心パフォーマンスの指標）との関係が示されている．カテコラミンやジギタリスなどの強心薬は，心機能曲線をより高いレベルにシフトさせるが，ほぼ同じ左室充満圧レベルでの心仕事量が増大するために，心筋酸素需要が増加する．NO 放出薬や ACE 阻害薬などの血管拡張薬も心機能曲線をより上方にシフトさせるが，これには心室充満圧の低下が伴うために，反射性頻脈をきたさない限り心筋酸素需要は増加しない．利尿薬は，同じ心機能曲線に沿うかたちで，心室充満圧を低下させることによってうっ血症状を改善させる．
　I: 強心薬，V: 血管拡張薬，D: 利尿薬

拍出量の増加は軽度にとどまるかまたは減少してしまう（Frank-Starling 曲線の下行脚）．また，不全心での前負荷の至適レベルには変動がみられ，正常心でのレベルよりも必ずしも高いとは限らない．前負荷軽減の効果は，このような病態生理上の特徴によって左右されるものの，至適レベルでは肺うっ血の軽減，心室壁張力の低下，拡張期冠血流量の増加，心筋酸素需給バランスの改善などが期待できる．この前負荷軽減には，フロセミドによる直接作用としての利尿および間接作用としての静脈系容量血管の拡張，ニトログリセリンやニトロプルシドなどの NO 放出薬による静脈系コンプライアンスの増大などが適用される．

b．後負荷の軽減

重症心不全や高血圧患者では，抵抗血管拡張による後負荷軽減が心・腎機能や骨格筋血流を改善させる（図 2-2）．細動脈拡張に伴う動脈血圧の低下は，後負荷軽減による心拍出量増加によって相殺されるために，血管抵抗低下と動脈血圧低下とは必ずしも同義ではない．血管拡張薬のなかで，Ca^{2+} チャネル拮抗薬やヒドララジンなどが主に後負荷軽減作用を発揮する．後負荷軽減は，心室壁張力低下や冠血流量増加などを介して心筋酸素需給バランスを改善させるとともに，僧帽弁逆流の軽減や心筋収縮機能の改善などをもたらす．

c．前負荷および後負荷の軽減

静脈系容量血管および細動脈系抵抗血管のいずれにも作用するニトロプルシドや $α_1$ 受容体遮断薬のプラゾシンは，前負荷・後負荷のいずれもほぼ同程度に軽減させる．$α_1$ 受容体遮断による抗不整脈効果には後負荷軽減が関与している．これらの薬物による両負荷の軽減は，心血行動態を急激に変動させる危険を伴うことに留意する．

4．血管拡張薬

血管拡張薬はさまざまな重症度の心不全の病態改善を目的とするほかに，術中の異常高血圧や頻脈性不整脈の治療，低血圧麻酔などにも広く用いられる[2,4,5]（表 2-7）．いずれの薬物を用いるにしても，個々の薬物の循環動態に及ぼす薬理学的作用や副作用をふまえた上で，心血行動態の厳重な監視のもとで投与する．心不全治療では，収縮期動脈血圧 100 mmHg 以上を適用の目安とする．高度の狭窄性弁膜疾患（大動脈弁，僧帽弁や肺動脈弁狭窄）や閉塞型心筋症を有する患者では，血管拡張薬の投与は禁忌とする．

a．NO 放出薬
1）硝酸薬

ニトログリセリン（ミリスロール®）やイソソルビド二硝酸塩（硝酸イソソルビド®）の肝での代謝産物である mononitrate は，血管壁通過後に酵素的に一酸化窒素 NO に変換される．この NO 産生に引き続く cyclic guanine monophosphate（GMP）産生の亢進は細胞内 Ca^{2+} 濃度の低下を介して血管平滑筋を弛緩させる．これらの薬物は，主に静脈系容量血管の拡張から前負荷を軽減させる一方で，細動脈系抵抗血管にも作用して後負荷軽減や冠血流増加などをもたらす．冠血管では，直径 100μm よりも太い動脈や細動脈を拡張させるために，より遠位側の細い動脈系に作用するジピリダモール（ペルサンチン®）や他の血管拡張薬と

は異なり，冠盗流 coronary steal をきたしにくい[6]．硝酸薬は虚血性心疾患，うっ血性心不全や急性肺水腫などを適応として静脈内投与される（表2-8）．病態に応じて経口，経皮や経粘膜的投与なども選択される．いずれの製剤を用いるにしても，過度の血圧低下，反射性頻脈，徐脈，頭痛や耐性の発現などに留意する．

2）ニトロプルシドナトリウム（ニトプロ注®）

ニトロプルシドは硝酸薬と同様に NO ドナーとして作用し，cyclic GMP 産生を介して細動脈系抵抗血管および静脈系容量血管を拡張させる．静脈内投与によ

表 2-8 血管拡張薬（文献 2, 4, 5 を改変）

薬物	作用機序	前負荷 軽減作用	後負荷 軽減作用	投与法・投与量
一酸化窒素（NO）放出薬				
ニトログリセリン	NO ドナー	╫	+	0.05～0.1 μg/kg/min IV 開始 0.1～0.2 μg/kg/min ずつ増量
硝酸イソソルビド		╫	+	40 mg/24～48h，経皮 1.5～8 mg/h IV
ニトロプルシド※		╫	╫	0.5～3 μg/kg/min IV
カルシウムチャネル拮抗薬				
ニフェジピン[注1]	L 型 Ca^{2+} チャネル遮断	+	╫	5～10 mg，カプセル破砕・速効
ニカルジピン		+	╫	0.5～2 μg/kg/min IV
ベラパミル		+	╫	1 回 5 mg，5 分で IV[注2]
ジルチアゼム		+	╫	1 回 10 mg，1～3 分で IV[注3] 5～15 μg/kg/min IV：高血圧
ACE 阻害薬				
カプトプリル※	レニン-アンギオテンシン系抑制	╫	╫	経口投与
エナラプリラート§		╫	╫	0.5～2.0 mg IV，12h ごと
α受容体遮断薬				
プラゾシン※	選択的 $α_1$ 受容体遮断	╫	╫	経口投与
フェントラミン※	$α_1$ および $α_2$ 受容体遮断	╫	╫	1 回 1～5 mg IV
一酸化窒素（NO）ガス				
NO	合成 NO の外的投与	（肺血管の選択的拡張）		20～80ppm，吸入投与[注4]
ホスホジエステラーゼ阻害薬				
アムリノン	type III c-AMP ホスホジエステラーゼ阻害	╫	╫	1 mg/kg+5～15 μg/kg/min IV
ミルリノン		╫	╫	50 μg/kg+0.25～0.75 μg/kg/min IV
交感神経作動薬				
ドパミン	選択的腎動脈拡張	−	−	2 μg/kg/min 以下
ドブタミン	β受容体刺激（心筋・血管）	+	╫	1～20 μg/kg/min IV
その他				
ヒドララジン※	未詳	+	╫	1 回 20 mg，緩徐に IV
アデノシン※,§		╫	╫	初回 6 mg，追加 12 mg IV[注5]

NO: nitric oxide, ACE: angiotensin-converting enzyme, c-AMP: cyclic adenosine monophosphate

※：心不全には適用されない．§：本邦では未承認．[注1]：うっ血性心不全では慎重投与．[注2]：1 回静注による適用は頻脈性不整脈のみ．[注3]：頻脈性不整脈および異常高血圧に対する 1 回投与量．持続静注の適用は異常高血圧，高血圧緊急症および不安定狭心症に限られる．[注4]：新生児持続性肺高血圧での吸入投与量．[注5]：発作性上室性頻拍に対する投与量．

る効果の発現・消失が速やか（約2〜3分）であることから，僧帽弁や大動脈弁逆流に起因する急性かつ重症心不全の治療に適している．また，急性心筋梗塞や心臓手術後の心不全，慢性心不全の急性増悪や低血圧麻酔などにも広く適用される．ニトロプルシド投与に際しては，代謝過程で遊離されるシアンやチオシアン（シアンの肝での代謝産物で腎から排泄される）の過剰蓄積に留意する．シアン中毒では，腹痛，精神状態の変調，原因不明の脳症，痙攣や乳酸アシドーシスからさらには脳死に至るまで，さまざまな徴候や症状が発現する．チオシアン中毒（血中濃度 $100\,\mu g/ml$ 以上）では，シアン中毒症状類似の神経症状が出現する．血中チオシアン濃度は主に腎の排泄機能に依存して変動することから，必ずしも血中シアン濃度レベルの指標とはならない．本薬によるシアン中毒の予防には，1）投与速度を至適範囲内（表2-8）にとどめ，最大投与速度での投与は10分以内とする，2）中毒の発症を常に念頭におき，重篤な肝・腎障害患者には投与しない，3）チオ硫酸ナトリウムを併用投与する[7]，4）血中乳酸値や血中チオシアン値の上昇を間接的指標として活用するなどによって対処する．

b．カルシウム（Ca^{2+}）チャネル拮抗薬

本薬は血管平滑筋，洞房・房室結節および心筋での L 型 Ca^{2+} チャネルを介した細胞内への Ca^{2+} 流入を選択的に抑制し，主に細動脈系抵抗血管の拡張を介した後負荷軽減や冠血流増加をもたらす一方で，心拍数や心筋収縮性を低下させる．Ca^{2+} チャネルでの結合部位や組織特異性などに基づいて，ジヒドロピリジン系と非ジヒドロピリジン系の2群に分類される[8]（表2-9）．ニフェジピン（アダラート®）やニカルジピン（ペルジピン®）などのジヒドロピリジン系薬物は，高い血管選択性から高血圧や労作性・冠攣縮性狭心症などに適用される．これらは反射性頻脈をきたしやすいために，β遮断薬が併用投与されていない不安定狭心症や心筋梗塞後には適用されない．一方，ベラパミル（ワソラン®）やジルチアゼム（ヘルベッサー®）などの非ジヒドロピリジン系薬物は，洞房・房室結節に対する高い選択性から主に陰性変時・変伝導作用を発揮するために，上室性頻拍，心筋梗塞後やいずれのタイプの

表2-9 Ca^{2+} チャネル拮抗薬の結合部位，組織特異性および適用法（文献5, 8を改変）

結合部位	組織特異性	適応	禁忌	使用上の注意
ジヒドロピリジン（dihydropyridine）Site 1 prototype：ニフェジピン	血管＞心筋＞結節 血管選択性 $10\times N, A$ $100\times Nic, I, F$ $1000\times Nis$	労作性狭心症：N, A 高血圧：N, A, Nic, I, F, Nis 冠攣縮性狭心症：N, A Raynaud 現象（本邦では未承認）	不安定狭心症 急性心筋梗塞・初期 収縮性心不全	ニフェジピン・カプセル ・過度の血圧低下（特に高齢者） ・急性虚血症候群での交感神経賦活 長時間作用型 安全性はより高いと推測されるが，確証は得られていない．
非ジヒドロピリジン Site 1B：D Site 1C：V	洞房および房室結節 ＞心筋＝血管	狭心症 ・労作性：V, D ・不安定：V ・冠攣縮：V, D 高血圧：D, V 上室性不整脈：D, V 心筋梗塞（急性期を除く）：V	収縮性心不全 洞性徐脈 洞機能不全症候群 房室ブロック WPW症候群 急性心筋梗塞・初期	高齢者高血圧でのベラパミルの安全性はβ遮断薬とほぼ同等．

A：amulodipine　D：diltiazem　F：felodipine　I：isradipine（本邦では未承認）　Nic：nicardipine　N：nifedipine
Nis：nisoldipine　V：verapamil　WPW：Wolff-Parkinson-White

狭心症にも適用される．本薬は陰性変力作用を有しているために，高度の左室機能障害を有する患者には用いられない．

c．アンギオテンシン変換酵素（ACE）阻害薬

ACE 阻害薬は，アンギオテンシン I からアンギオテンシン II への変換阻害によるレニン-アンギオテンシン-アルドステロン系の抑制およびブラジキニン不活化の抑制の 2 つの機序を介して細動脈系および静脈系血管のいずれも拡張させる．本薬によるアンギオテンシン II 合成阻害は，肺や冠血管床を含むすべての血管床の内皮細胞や心筋組織内で生じ，アンギオテンシン II 誘発性の直接的および交感神経系賦活に伴う間接的な血管収縮，不整脈催起性，突然死，心筋や血管平滑筋細胞の肥大化などに対する抑制効果をもたらす．また，アルドステロン過剰に起因する体内への Na・水分貯留（前負荷の増大）や心筋・血管内皮細胞障害なども改善される．一方，本薬によるブラジキニン活性の亢進は，血管内皮細胞での一酸化窒素（NO）や血管拡張性プロスタグランジン（PG）（プロスタサイクリン，PGE_2）などの産生を介した血管拡張や血管内皮細胞保護効果などをもたらす．レニン-アンギオテンシン系の抑制を介した心筋保護効果は，心不全での病態形成における悪循環の改善につながる[9]．副作用では，咳嗽，起立性低血圧，高カリウム血症や腎機能障害などに留意し，腎不全や両側性腎動脈狭窄などでは禁忌とする．

d．α受容体遮断薬

フェントラミン（レギチーン®）は，α_1 および α_2 受容体のいずれにも同程度の親和性を有しており，α_1 受容体遮断作用を介して細動脈および静脈系血管を拡張させる．適応は，褐色細胞腫摘出術の術前・術中の血圧調節，本疾患の補助診断などに限られる．

プラゾシン（ミニプレス®）は α_1 受容体に対する高い親和性（α_2 受容体親和性の約 1,000 倍）から，選択的 α_1 受容体遮断薬として作用する．α_2 受容体遮断作用の欠如と交感神経中枢抑制作用とによって反射性頻脈をきたしにくい．脂質代謝の改善（LDL・トリグリセライドの低下，HDL の増加）も利点となる．α_1 受容体遮断による膀胱頚部や前立腺尿道部平滑筋の弛緩は，前立腺肥大に伴う排尿障害を改善させる．

e．一酸化窒素（NO）

吸入投与された NO の約 90％は，肺胞上皮細胞を経由して肺血管平滑筋細胞内に拡散し，可溶性 guanilate cyclase 活性化による cyclic GMP 産生亢進を介して肺血管平滑筋の選択的弛緩，白血球や血小板の粘着・活性化の抑制，細胞増殖の抑制などをもたらす[10]．気管支拡張作用は軽微にとどまる．NO の in vivo での半減期は数秒と短く，superoxide（O_2^-）との反応による peroxynitrite（$-OONO$）産生やヘム鉄（Fe^{2+}）との反応による NO_3^- 放出などの速やかな代謝を経て失活する．健常成人での低酸素血症（PaO_2 45〜50 mmHg）では，低酸素性肺血管収縮による肺血管抵抗や肺動脈圧の増大は，40 ppm NO の吸入開始後約 5 分でほぼ対照値レベルにまで回復し，左室 1 回仕事係数や肺動脈楔入圧には変動はみられない[11]．新生児での持続性肺高血圧に伴う呼吸不全では，20〜80 ppm NO の吸入により，対照群との間で生存率に差はみられないものの，ECMO の使用頻度が有意に低下する[12]．

急性呼吸窮迫症候群や慢性閉塞性肺疾患に対する治療効果には，未だ一定の見解は得られていない．NO 吸入療法では，適応，禁忌や投与量の決定，NO や代謝産物による臓器障害性の評価，NO に対する低反応性の原因解明とその対策などが今後の課題とされる．

f．その他の血管拡張薬
1）ヒドララジン（アプレゾリン®）

本薬の作用機序は未解明であるが，細動脈拡張を介して体血管抵抗を低下させるとともに，冠・脳および腎血管抵抗を選択的に低下させる．静脈系や動脈系容量血管の心外膜側冠動脈などには作用しない．本薬による体血管拡張に伴う高度の交感神経系賦活（頻脈，心筋収縮性増大やレニン-アンギオテンシン系亢進）には β 受容体遮断薬で対処する．この交感神経系賦活には，圧受容体反射と交感神経終末からの直接的なノルエピネフリン放出とが関与する．冠動脈疾患や解離性動脈瘤患者では禁忌とする．

2）アデノシン

アデノシンはプリンヌクレオシドであり，生体内で adenosine triphosphate（ATP）の分解産物である adenosine monophosphate（AMP）の代謝に伴って産生される．静脈内投与されたアデノシンは，非特異的 A1 受容体刺激に引き続く抑制系 G 蛋白の活性亢進による細胞内 cyclic AMP の減少を介して細胞内 Ca^{2+} 濃度を

低下させ，血管平滑筋を弛緩させる．この細胞内 Ca^{2+} 濃度の低下には，アデノシン感受性 K^+ チャネルの開口促進による細胞膜の過分極に伴う Ca^{2+} チャネルの不活化も関与する．アデノシンの強力な血管拡張作用と迅速な効果発現・消失（血中消失半減期：10～30秒）は，低血圧麻酔[13]や異常高血圧の治療などに適している．また，K^+ チャネル活性化による洞房結節や房室結節細胞での活動電位持続時間の短縮，過分極や自動能の緩徐化，さらに Ca^{2+} チャネル不活化による房室結節不応期延長や遅発後脱分極抑制などの電気生理学的作用は，リエントリー性上室性頻拍や心室頻拍などの治療に適している[14]．

3）ホスホジエステラーゼ阻害薬，交感神経作動薬

これらの薬物については，各項において詳述されている．

■文献

1) Cohn JN, Franciosa JA. Vasodilator therapy of cardiac failure. N Engl J Med 1977; 297: 27-31.
2) Ooi H, Colucci WS. Pharmacological treatment of heart failure. In: Hardman JG, Limbird LE, editors. Goodman and Gilman's The Pharmacological Basis of Therapeutics. 10th ed. New York: McGraw-Hill; 2001. p.901-32.
3) Opie LH, Gersh BJ. Digitalis, Acute inotropes, and inotropic dilators. In: Opie LH, Gersh BJ, editors. Drugs for the Heart. 5th ed. Philadelphia: WB Saunders Co; 2001. p.154-86.
4) Zvara DA, Royster RL. Cardiovascular Pharmacology. In: Reves JG, editor. Atlas of Anesthesia. Vol. III. Cardiothoracic Anesthesia. Philadelphia: Current Medicine Inc; 1999. p.2.1-2.25.
5) 日本医薬情報センター編．医療薬日本医薬品集．第26版．東京：じほう；2003．
6) Opie LH, White HD. Nitrates. In: Opie LH, Gersh BJ, editors. Drugs for the Heart. 5th ed. Philadelphia: WB Saunders Co; 2001. p.33-52.
7) Robin ED, McCauley R. Nitroprusside-related cyanide poisoning. Time (long past due) for urgent, effective interventions. Chest 1992; 102: 1842-5.
8) Opie LH. Calcium Channel Blockers (Calcium Antagonists). In: Opie LH, Gersh BJ, editors. Drugs for the Heart. 5th ed. Philadelphia: WB Saunders Co; 2001. p.53-83.
9) Dzau V, Braunwald E. Resolved and unresolved issues in the prevention nad treatment of coronary artery disease. Am Heart J 1991; 221: 1244-63.
10) Steudel W, Hurford WE, Zapol WM. Inhaled nitric oxide. Basic biology and clinical applications. Anesthesiology 1999; 91: 1090-121.
11) Frostell CG, Blomqvist H, Hedenstierna G, Lundberg J, Zapol WM. Inhaled nitric oxide selectively reverses human hypoxic pulmonary vasoconstriction without causing systemic vasodilation. Anesthesiology 1993; 78: 427-35.
12) Neonatal Inhaled Nitric Oxide Study Group. Inhaled nitric oxide in full-term and nearly full-term infants with hypoxic respiratory failure. N Engl J Med 1997; 336: 597-604.
13) Owall A, Gordon E, Lagerkranser M, Lindqvist C, Rudehill A, Sollevi A. Clinical experience with adenosine for controlled hypotension during cerebral aneurysm surgery. Anesthesia and Analgesia 1987; 66: 229-34.
14) Roden DM. Antiarrhythmic drugs. In: Hardman JG, Limbird LE, editors. Goodman and Gilman's The Pharmacological Basis of Therpeutics. 10th ed. New York: McGraw-Hill; 2001. p.933-70.

［赤澤　訓］

B. 心臓血管作動薬

5. β受容体遮断薬

カテコラミンとは，フェノール基の3と4の位置に水酸基をもつカテコール環にアミンがついたものである（図2-3）．フェノール基につく分子の位置や分子自体の違いにより，受容体に対する特異性が違ったり，作用が刺激薬や遮断薬に変化したりする[1]．

1. 歴史的背景

β受容体遮断薬は古くて新しい薬といえるであろう．最初にプロプラノロールが開発されたのは，1950年代の終わりである．この薬剤は非選択的β遮断薬であり，$β_1$受容体と$β_2$受容体に対する親和性が等しい．プロプラノロールは降圧薬や抗不整脈薬として広く用いられていたが，末梢血管障害患者には用いにくく易疲労感も出現しやすいことから，最近はあまり使用されなくなってきている．麻酔科領域においても，作用時間が比較的長く調節性に劣るため，術中に用いられるのは稀であった．

内科的にβ遮断薬が好んで用いられるようになったのは，心筋梗塞後の患者に使用すると死亡率が減少すること[2]や，心不全に対する有効な治療法であることが大規模研究で明らかになったためであろう[3]．麻酔科領域においても，虚血性心疾患またはそのリスクファクターを2つ以上もつ患者において，周術期のβ遮断薬投与が手術予後を改善させるという大規模研究が報告された[4,5]．その結果，ACC/AHAのガイドラインでは，虚血性心疾患やそのリスクファクター，または症候性不整脈をもつ患者の非心臓手術において，周術期におけるβ遮断薬の投与はクラスIまたはIIa，すなわち高い確率で有用であるとの評価になった[6]．

β遮断薬を取り巻く環境が変化するのと歩調をあわせるように，日本においても，2002年の秋から冬にかけて選択的$β_1$遮断薬が2種類発売された．いずれも超短時間作用性であり，循環動態の変化しやすい術中の使用に適している．

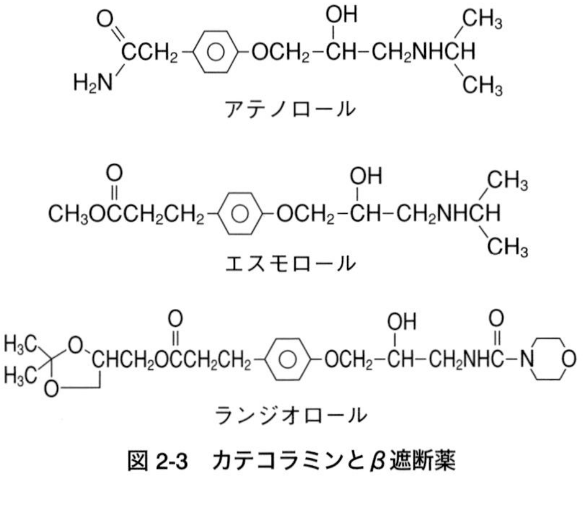

2. β受容体のサブタイプ

β受容体は$β_1$から$β_3$までの3つに分類される．以前は$β_1$が心臓，$β_2$が末梢と考えられていたが，放射性リガンドの結合実験などから，実際にはもっと複雑に受容体が分布していることが知られるようになった（表2-10）．たとえば，ヒト心筋細胞には$β_1$受容体と$β_2$受容体が混在しており，心房の総β受容体数の30〜40％，心室においても20〜30％は$β_2$受容体である．血中のカテコラミン濃度が上昇するとβ受容体はダウンレギュレーションを受け受容体数が減少するが，このときに減少するのは主に$β_1$受容体であるとされて

図2-3 カテコラミンとβ遮断薬

表2-10 β受容体の分布

効果器	受容体の型	応答
心臓	$β_1$, $β_2$	心拍数↑，収縮力↑ 伝導速度↑
平滑筋	$β_2$	拡張
肝臓	$β_2$	グリコーゲン分解
腎臓（傍糸球体装置）	$β_1$	レニン分泌
脂肪組織	$β_1$, $β_3$	脂肪分解

いる．β_1受容体は腎臓の傍糸球体装置にも存在し，レニン分泌を刺激する．交感神経活動が亢進すると，腎血流量の変化を伴わずにレニン-アンギオテンシン-アルドステロン系が活性化される．

3．β遮断薬の種類

β遮断薬は受容体に対する選択性の違い，内因性交感神経刺激活性（ISA）の有無，膜安定化作用（MSA）の有無，α受容体に対する作用，作用時間などにより，いくつかの種類に分けることができる（表2-11）．最近は，非選択的β遮断薬にかわってβ_1選択性の高い薬剤やα_1遮断作用を併せもつ薬剤が開発され，臨床使用されている．また，ISAのある薬剤は過度の徐脈や心拍出量減少を防ぐことが知られている．

4．薬理作用

純粋な遮断薬は，カテコラミンと競合的に受容体を奪い合うことにより，β受容体を介する反応を抑制する．また，β受容体は交感神経末端にも存在し，ノルアドレナリン放出に対して正のフィードバックをかける．このため，β遮断薬を投与すると，交感神経末端からのノルアドレナリン放出も減少する．一方，ISAのある薬剤は部分刺激薬 partial agonist として作用し，β受容体を弱いながらも刺激する．また，MSAの

表2-11 各種β遮断薬の分類ならびに使用法の実際

	分類	投与法	投与量	半減期	効能
プロプラノロール（インデラル®）	I類2群 非選択性, ISA−, MSA+	経口	30〜60 mg/日から始め，120 mgまで	3.9時間	本態性高血圧症，狭心症，期外収縮，頻拍性不整脈
		静注	1回2〜10 mg，麻酔時1〜5 mg	2.3時間	心房細動，洞性頻脈，褐色細胞腫手術時
ピンドロール（カルビスケン®）	I類3群 非選択性, ISA+, MSA−	経口	15〜30 mg/日	3.7時間	本態性高血圧症，狭心症，洞性頻脈
メトプロロール（セロケン®）	II類4群 β_1選択性, ISA−, MSA−	経口	60〜120 mg/日	3時間	本態性高血圧症，狭心症，頻脈性不整脈
アテノロール（テノーミン®）	II類4群 β_1選択性, ISA−, MSA−	経口	50〜100 mg/日	10時間	本態性高血圧症，狭心症，頻脈性不整脈
カルベジロール（アーチスト®）	III類 αβ遮断薬	経口	10〜20 mg/日を1日1回	8時間	本態性高血圧症，腎実質性高血圧症，狭心症
			2.5 mg/日から始め，5〜20 mg/日で維持．いずれも分2		虚血性心疾患または拡張型心筋症に基づく慢性心不全
エスモロール（ブレビブロック®）	II類1群* β_1選択性 ISA+, MSA+	静注	0.5〜1 mg/kgを1分かけて静注．50〜200 μg/kg/分で持続静注	9分	手術中の上室性頻脈性不整脈
ランジオロール（オノアクト®）	II類4群 β_1選択性 ISA−, MSA−	静注	最初の1分間に0.125 mg/kgを静注．引き続き10〜40 μg/kg/分で持続静注	4分	手術中の頻脈および頻脈性不整脈

I類：非選択的β遮断作用を示すもの，II類：選択的β遮断作用を示すもの，III類：β遮断作用にα遮断作用を併せもつもの，1群：ISA+，MSA+，2群：ISA−，MSA+，3群：ISA+，MSA−，4群：ISA−，MSA−．*一般にエスモロールはII類4群と分類されているが，本邦における薬剤添付文書にはISA+，MSA+と表示されている．

ある薬剤を大量に投与すると，β受容体遮断作用とは無関係にキニジン様作用（膜安定化作用）が起こる．この作用が通常臨床濃度でも起こるか否かは疑問の残るところである．

心臓に対しては心拍数や心収縮力の減少，異所性自動能や刺激伝導系への抑制作用がある．短期的には血管抵抗を増加させるが，長期使用により血管抵抗は元通りに復帰する．傍糸球体装置からのレニンの分泌も抑制する．また，グリコーゲン分解（β_2）にも作用して糖新生が抑制される．β遮断薬は低血糖時の交感神経活動亢進も抑制するので，血糖値の不安定な糖尿病患者に投与する際は充分注意する必要がある．

5．適応

β遮断薬は心臓手術の麻酔中によく用いられる．麻酔中は循環変動を起こしやすいので，短時間作用性のβ遮断薬の方が使いやすい．冠動脈疾患を有する患者が麻酔中に頻脈となった場合，β遮断薬で心拍数をコントロールすると，心筋酸素需給バランスを改善させ心筋虚血の発症を防止することができる．弁疾患者ではしばしば心房細動を合併するが，手術刺激が加わることによって心室反応が増加し，頻脈のために充分な血圧がでないことがある．このようなときにも，少量のβ遮断薬で房室伝導を抑制して心拍数をコントロールすると，左室充満時間が増えて収縮期血圧が上昇する．この他，肥大型心筋症やFallot四徴症患者では，交感神経活動亢進により心室流出路の狭窄が起こる．β遮断薬で心筋収縮性と心拍数を抑えることにより，流出路狭窄が解除される．

このほか，人工心肺からの離脱時にも，頻脈のために充分な左室充満時間を確保できず，低血圧が起こることがある．ごく少量の短時間作用性β遮断薬を持続静注して心拍数をコントロールすると，血圧が上昇することがある．

6．使用法の実際（表2-11）

β遮断薬は虚血性心疾患を合併する高血圧によい適応があるが，ISAのあるものは予後を改善しないため，ISAのないものを用いる．β遮断薬は以前，心不全患者には禁忌であったが，最近はβ_1選択性のあるもの，またはα遮断作用をもつβ遮断薬が慢性心不全を改善することが知られている．多くのβ遮断薬は脂溶性に富むため，肝臓で不活性代謝産物に変化したのちに腎臓から排泄される．また，エスモロールやランジオロールは，それぞれ赤血球内のエステラーゼや血中のコリンエステラーゼで代謝される．このため，腎機能障害患者でもこれらのβ遮断薬は通常量を投与できる．しかし，アテノロールやアセブトロールなどの一部のβ遮断薬は，一部が未変化のまま腎臓から排泄されるため，糸球体濾過量が50 ml/分未満になったら投与量を半減させる必要がある．

7．合併症（表2-12）

β遮断薬の合併症として，周術期は特に徐脈と低血圧に気をつけなければならない．合併症の多くはβ遮断薬の過量投与によって起こるので，少量から投与を開始するのがよい．徐脈や低血圧が発生したときには，β刺激薬やα刺激薬，アトロピンなどを投与する．これらの薬剤に対して抵抗性の場合は，グルカゴンを投与してみる．

表2-12　β遮断薬の合併症

β_1遮断薬
　心筋抑制：心不全
　徐脈：ブロック
　低血圧
　悪夢
β_2遮断薬
　気管支平滑筋収縮：喘息患者
　四肢灌流障害：末梢動脈障害患者
　糖代謝異常：糖尿病患者
　筋力低下
　全身倦怠感

■文献

1) Hoffman BB, Lefkowitz RJ. Catecholamines, sympathomimetic drugs, and adrenergic receptor antagonists. In: Hardman JG, et al, editors. The pharmacological basis of therapeutics. 9th ed. New York: McGraw-Hill; 1996. p.199-248.
2) Krumholz HM, et al. National use and effectiveness of β-blockers for the treatment of elderly patients after acute myocardial infarction: national cooperative cardiovascular project. JAMA 1998; 280: 623-30.
3) Metra M, et al. A rationale for the use of β-blockers as standard treatment for heart failure. Am Heart J 2000; 139: 511-21.
4) Mangano DT, et al. Effect of atenolol on mortality and

cardiovascular morbidity after noncardiac surgery. Multicenter Study of Perioperative Ischemia Research Group. N Engl J Med 1996; 335: 1713-20.
5) Wallace A, et al. Prophylactic atenolol reduces postoperative myocardial ischemia. Anesthesiology 1998; 88: 7-17.
6) Eagle KA, et al. ACC/AHA guideline update for perioperative cardiovascular evaluation for noncardiac surgery—executive summary. A report of the American College of Cardiology/American Heart Association task force on practice guidelines (Committee to update the 1996 guidelines on perioperative cardiovascular evaluation for noncardiac surgery). Anesth Analg 2002; 94: 1052-64.

［土田英昭，門田和気］

B. 心臓血管作動薬

6. 狭心症薬

1. 硝酸薬

a. ニトログリセリン（ミリスロール®）

ニトログリセリンは硝酸エステルでNOドナーである．NOは血管平滑筋細胞のグアニル酸シクラーゼを活性化し，細胞内のcGMP濃度が増加して血管平滑筋が弛緩する．冠動脈においては，虚血部への側副血行路と虚血部血管床を著明に拡張し，冠血流の虚血部への再分布を生じる．冠動脈の攣縮に対しても有効である．一方で，強力な静脈拡張作用を有しており，容量血管拡張により血液の末梢貯留，静脈還流の低下，左室拡張末期容積の減少（前負荷低下）を生じ，うっ血性心不全の病態の改善に有効である．左室の壁張力が低下し，心仕事量を減少させるとともに心内膜下血流も改善され，心筋の酸素需給バランスを改善する．高用量では抵抗血管も拡張し後負荷は減少する．他の器官に対しては，頭蓋内圧を上昇させることがあり，肺では低酸素性血管攣縮を抑制する．またパンクロニウムの作用を軽度延長する．

最近では，ニトログリセリンは冠血流増加作用と全く異なる機序での心筋保護効果が報告されており，とくにNOのlate phase preconditioningへの関与が示唆されている．

効能・効果：手術時の低血圧維持，手術時の異常高血圧の緊急処置，急性心不全（慢性心不全の急性増悪期を含む），不安定狭心症．

用法・用量：錠剤・貼付剤・エアゾル・注射液があり，術前投与されていた薬剤は手術当日も投与を継続する．周術期管理には主に注射液が用いられるが，原液そのまま，または生理的食塩水・5％ブドウ糖液等で希釈して使用する．0.05％原液は［患者体重］× 0.12 ml/h の速度で投与すると 1 μg/kg/min の持続静注が得られる．不安定狭心症に対しては 0.1〜0.2 μg/kg/min で投与を開始し，1〜2 μg/kg/min で維持する．手術中の低血圧維持，異常高血圧の救急処置では最大 5 μg/kg/min まで増量できる．緊急時には 20〜40 μg/kg を 1〜3 分かけて 1 回静注投与することが可能である．

ニトログリセリンはポリ塩化ビニル製の輸液容器および輸液チューブに吸着され，点滴速度によっても投与量が影響される．24時間以上の投与で効果の減弱がみられ耐性を生じる．投与を中断することで耐性の発現を防ぐことができるとされるが，突然の投薬中止により冠循環に悪影響を及ぼす可能性がある．

b. 硝酸イソソルビド（ニトロール®）

ニトログリセリンの作用時間が短いという欠点を補うべく開発された薬剤であり，作用機序はNOによる．ニトログリセリン同様，冠拡張作用と容量血管拡張作用を示すが，容量血管拡張作用はニトログリセリンと比較して軽度である．ニトログリセリンとの交叉耐性を生じる．

効能・効果：急性心不全，不安定狭心症．

用法・容量：注射液は原液そのまま，または生理的食塩水・5％ブドウ糖液等で希釈して使用する．0.5 μg/kg/min から投与を開始し，10 mg/h まで増量可能である．ニトログリセリン同様，ポリ塩化ビニル製の輸液容器および輸液チューブに吸着される．

2. カルシウムチャネル拮抗薬（詳細は 2B-4-4.b. カルシウムチャネル拮抗薬の項，43頁を参照）

すべてのカルシウムチャネル拮抗薬は冠血管拡張作用を有しており，その機序からも冠攣縮に対して極めて有効である．冠動脈バイパス術において近年動脈グラフトが選択されるようになり，カルシウム拮抗薬はその動脈系の拡張作用が好まれ多く用いられている．なかでもジルチアゼムは比較的冠動脈選択性が高く，血管拡張に伴う反射性の頻脈は起こしにくく心筋虚血を悪化させないため，広く用いられている．ジヒドロピリジン系カルシウムチャネル拮抗薬は心筋収縮力や刺激伝導系に対する影響はほとんどないが，反射性の交感神経刺激により心拍数増加を来たし心筋酸素需給バランスを悪化させる場合があり，冠盗血現象が報告されている薬剤もある．ベラパミルは冠拡張作用と末梢血管拡張作用を有するが，房室伝導抑制作用と陰性変力作用はジルチアゼムより強く，主に抗不整脈薬と

して上室性頻脈性不整脈の治療に用いられる．

3．ATP感受性カリウムチャネル開口薬

ニコランジル（シグマート®）

日本で開発された硝酸エステル型のニコチン酸アミド誘導体で，硝酸薬の作用とATP感受性カリウムチャネル（K^+_{ATP}）開口薬の作用を併せもつ薬剤である．冠動脈選択性が高く，冠血管拡張・冠血流量増加・冠攣縮緩解作用が認められている．冠微小循環に対しては，ニトログリセリンの作用する部位よりさらに細い冠動脈にまでK^+_{ATP}チャネル開口によって拡張作用がみられた．一方で，調律・房室伝導時間・心筋収縮力にはほとんど影響しない．末梢血管に対しては，抵抗血管・容量血管ともに拡張し，前負荷・後負荷ともに減少するが，前者は硝酸薬様作用，後者はK^+_{ATP}チャネル開口薬の作用による．冠動脈バイパス術後の冠攣縮および動脈グラフトの攣縮予防作用についても，ジルチアゼムと同等の効果が示されている．また，classic preconditioningにK^+_{ATP}チャネルは深くかかわっている．経口ニコランジル投与により安定狭心症の予後改善が示され，ニコランジルによるpharmacological preconditioning作用が期待されている．

効能・効果： 不安定狭心症．

用法・容量： 注射液は生理的食塩水または5％ブドウ糖液で溶解して使用する．2 mg/hで投与を開始し6 mg/hまで増量可能である．ポリ塩化ビニル製の輸液容器および輸液チューブへの吸着はない．長期投与でも耐性は生じず，ニトログリセリンに対し耐性が生じた血管へも作用する．

■文献

1) Hardman JG, Limbird LE, editors. Goodman & Gilman's The Pharmacological Basis of Therapeutics. 10th ed. New York: McGraw-Hill; 2001.
2) Miller RD, editor. Anesthesia. 5th ed. New York: Churchill Livingstone; 2000.
3) Stetson JB. Intravenous nitroglycerin: a review. Int Anesthesiol Clin 1978; 16: 261.
4) Bolli R. The late phase of preconditioning. Circ Res 2000; 87: 972.
5) Saito T, et al. Effect of intravenous injection of isosorbide dinitrate on the cardiovascular system. Jpn Circ J 1986; 50: 30.
6) Kurumenacker M, Roland E. Clinical profile of nicorandil: an overview of its hemodynamic properties and therapeutic efficacy. J Cardiovasc Pharmacol 1992; 20 (suppl 3): S93.
7) Markham A, et al. Nicorandil. an updated review of its use in ischaemic heart disease with emphasis on its cardioprotective effects. Drugs 2000; 60 (4): 955.
8) Hashimoto K, et al. Effects of intravenous administration of nicorandil on cardiovascular hemodynamics and left ventricular function. Am J Cardiol 1989; 63: 56j.
9) IONA Study group. Effect of nicorandil on coronary events in patients with stable angina: the Impact Of Nicorandil in Angina (IONA) randomised trial. Lancet 2002; 359 (9314): 1269-75.
10) 関口展代, 他. NitroglycerinとNicorandilの冠細血管作動部位と毛細血管内血流速度に及ぼす影響. 脈管学 1988; 28 (9): 811.
11) Sakai K, Kuromaru O. Nitrate tolerance: comparison of nicorandil, isosorbide dinitrate, and nitroglycerin in anesthetized dogs. J. Cardiovasc Pharmacol 1987; 10 (suppl 8): S17.

［山本信一］

C. 抗不整脈薬

麻酔中の不整脈はしばしばみられるが，その原因はきわめて多岐にわたるため，抗不整脈薬の使用はその不整脈の起こりうる原因について理解し，同時に薬剤の作用機序について理解する必要がある．抗不整脈薬の分類は一般的には薬剤の作用機序から分類したVaughan Williams 分類[1,2]（表 2-13）が一般に用いられている．しかし，この分類では①各群の分類基準に整合性がない，②複数の薬理作用をもつ薬剤を分類できない，③ジギタリス，ATP などの分類が考慮されていない，などの問題点がある．このような問題点を解決するために新たな分類として抗不整脈の作用機序から考えた Sicilian Gambit[3,4]（図 2-4）が提唱されたが，いまだ一般的とはいえず，ここでも便宜上 Vaughan Williams 分類に従うこととする．

薬剤一覧

a．プロカインアミド（アミサリン®）

200 mg（2 ml）/A，I a 群．

投与方法：1〜2A を希釈してゆっくり静注．最大 5A まで使用可能．

適応：期外収縮（上室性，心室性），発作性頻拍（上室性，心室性），発作性心房細動・粗動．

禁忌：刺激伝導障害，重篤な心不全，重症筋無力症．

b．ジソピラミド（リスモダン P®）

50 mg（5 ml）/A，I a 群．

投与方法：1〜2 mg/kg を希釈して 5 分以上かけてゆっくり静注．心電図，血圧モニター下．

適応：期外収縮（上室性，心室性），発作性頻拍（上室性，心室性），発作性心房細動・粗動．

禁忌：高度房室・洞房ブロック，心不全，緑内障，尿閉，テルフェナジン，アステミゾール，スパルフロキサシン併用（QT 延長増強）．

c．シベンゾリン（シベノール®）

70 mg（5 ml）/A，I a 群．

投与方法：1.4 mg（0.1 ml）/kg を希釈して 2〜5 分でゆっくり静注．心電図，血圧モニター下．

適応：期外収縮（上室性，心室性），発作性頻拍（上室性，心室性），発作性心房細動・粗動．

禁忌：高度房室・洞房ブロック，心不全，透析中，緑内障，尿閉．

d．リドカイン（キシロカイン®）

100 mg（5 ml）/A，1,000 mg（10 ml）/A，I b 群．

投与方法：1 mg/kg 静注．1〜4 mg/kg/時で持続投与．

表 2-13 抗不整脈薬 Vaughan Williams 分類
I 群薬：Na イオンチャネル抑制薬，II 群薬：β 受容体抑制薬，III 群薬：K イオンチャネル抑制薬，IV 群薬：Ca イオンチャネル抑制薬に分類

分類	亜分類	活動電位持続時間不応期	主な薬剤
I 群	I a 群	延長	キニジン，プロカインアミド，ジソピラミド，シベンゾリン，ピルメノール
	I b 群	短縮	リドカイン，メキシレチン，アプリンジン*
	I c 群	不変	フレカイニド，ピルジカイニド，プロパフェノン
II 群（β遮断薬）			プロプラノロールほか
III 群			アミオダロン，ソタロール，ニフェカラント（MS-551）
IV 群（Ca 拮抗薬）			ベラパミル，ジルチアゼム，ベプリジル

*：アプリンジンは I a 群に分類されることもある．

薬剤	チャネル Na 速い	Na 中間	Na 遅い	Ca	K	If	α	β	M₂	A₁	Na/K ATPase	左室機能	洞頻度	心外作用	PR間隔	QRS幅	JT間隔
リドカイン	○											→	→	◎			↓
メキシレチン	○											→	→	◎			↓
トカイニド	○											→	→	●			↓
モリチジン	❶											↓	→	○		↑	
プロカインアミド		Ⓐ			◎							↓	→	●	↑	↑	↑
ジソピラミド		Ⓐ*			◎				○			↓	→	◎	↑↓	↑	↑
キニジン		Ⓐ			◎		○		○			→	↑	◎	↑↓	↑	↑
プロパフェノン		Ⓐ			◎			◎				↓	↓	○	↑	↑	
アプリンジン		❶		○	○	○						→	→	◎	↑	↑	→
シベンゾリン			Ⓐ#	○	◎				○			↓	→	◎	↑	↑	→
ピルメノール			Ⓐ*		◎				○			↓	↑	◎	↑	↑	↑→
フレカイニド			Ⓐ		○							↓	→	◎	↑	↑	
ピルジカイニド			Ⓐ									↓→	→	○	↑	↑	
エンカイニド			Ⓐ									↓	→	○	↑	↑	
ベプリジル	○			●	○							?	↓	○			↑
ベラパミル	○			●			○					↓	↓	○	↑		
ジルチアゼム				◎								↓	↓	○	↑		
ブレチリウム					●		◪	◪				→	↓	○			↑
ソタロール					●			●				↓	↓	○	↑		↑
アミオダロン	○			◎	●		◎	◎				→	↓	●	↑		↑
アリニジン					◎	●						?	↓	●			
ナドロール								●				↓	↓	○	↑		
プロプラノロール	○							●				↓	↓	○	↑		
アトロピン									●			→	↑	◎	↓		
アデノシン										□		?	↓	○	↑		
ジゴキシン									□		●	↑	↓	●	↑		↓

チャネル抑制の程度：○：弱い，◎：中程度，●：強い，□：agonist，◪：agonist/antagonist
A：活性化状態での抑制　　I：不活性化状態での抑制
If：過分極活性化チャネル　M₂：M₂ムスカリン性アセチルコリン受容体　A₁：アデノシンA₁受容体

図 2-4　The Sicilian Gambit

適応：期外収縮（心室性），発作性頻拍（心室性）．
禁忌：重篤な刺激伝導障害，アニリド系局所麻酔剤過敏症．
慎重投与：著明洞徐脈，重篤な肝障害・腎障害，心不全，ショック状態，シメチジン，メトプロロール，プロプラノロール，リトナビル併用．

e．メキシレチン（メキシチール®）

125 mg（5 m*l*）/A，Ⅰb 群．
投与方法：125 mg 静注（2～3 mg/kg）．0.4～0.6 mg/kg/時で持続投与．
適応：頻脈性不整脈（心室性）．
禁忌：重篤な刺激伝導障害．
慎重投与：著明洞徐脈，重篤な肝障害・腎障害，心

不全，ショック状態，シメチジン，リファンピシン，フェニトイン併用．

f．アプリンジン（アスペノン®）

50 mg（5 ml）/A，100 mg（10 ml）/A，Ib群．

投与方法：10倍希釈（1 mg/ml），1回1.5～2 mg/kgを5～10 ml/分で静注．

適応：頻脈性不整脈．

禁忌：重篤な刺激伝導障害，重篤心不全，妊婦．

慎重投与：著明洞徐脈，重篤な肝障害・腎障害，心不全，Parkinson症候群，低カリウム．

g．フレカイニド（タンボコール®）

50 mg（5 ml）/A，Ic群．

投与方法：1回1～2 mg/kg，希釈して10分かけて静注．最大150 mgまで．

適応：頻脈性不整脈（心室性）．

禁忌：心不全，高度房室・洞房ブロック，心筋梗塞後の心室性期外収縮または非持続性心室頻拍，妊婦．

慎重投与：刺激伝導障害，著明洞徐脈，重篤な肝障害・腎障害，心不全，低カリウム血症．

h．ピルジカイニド（サンリズム®）

50 mg（5 ml）/A，Ic群．

投与方法：1回0.75 mg/kg（期外収縮），1 mg/kg（頻拍），希釈して10分かけて静注．

適応：頻脈性不整脈（上室性，心室性）．

禁忌：心不全，高度房室・洞房ブロック．

慎重投与：刺激伝導障害，著明洞徐脈，重篤な肝障害・腎障害，心不全，低カリウム血症．ヘパリンと配合すると沈殿．腎排泄なため，腎機能低下で副作用出現しやすい．

i．プロプラノロール（インデラル®）

2 mg（2 ml）/A，II群

投与方法：0.2 mg/ml（全量20 mlに希釈）として，1～2 mlずつ使用．成人で最大2.5A．

適応：頻脈性不整脈．

禁忌：気管支喘息，糖尿病性ないし代謝性ケトアシドーシス，心不全，高度房室・洞房ブロック，重度の末梢循環障害，未治療の褐色細胞腫，肺高血圧による右心不全，異型狭心症．

j．ランジオロール（オノアクト®）

50 mg/V，II群．

投与方法：0.125 mg/kg/minの速度で1分間静脈内持続投与した後，0.04 mg/kg/minの速度で静脈内持続投与する．投与中は心拍数，血圧を測定し0.01～0.04 mg/kg/minの用量で適宜調節する．

適応：頻脈性不整脈（心房細動，心房粗動，洞性頻脈）．

k．エスモロール（ブレビブロック®）

100 mg（10 ml）/V，II群．

使用方法：250～500 μg/kg/minを1分間，続いて50～100 μg/kg/min．

適応：頻脈性不整脈（心房細動，心房粗動，洞性頻脈）

l．ニフェカラント（シンビット®）

50 mg/V，III群．

投与方法：0.3 mg/kgを5分間かけて投与．その後0.4 mg/kg/時の速度で静脈内持続投与する．

適応：心室頻拍，心室細動（生命に危険があり，他の薬剤が無効か使用できない場合）．

禁忌：QT延長症候群，妊婦．

副作用：催不整脈（0.1～5%未満）→投与中止，硫酸マグネシウム，DC．

m．ベラパミル（ワソラン®）

5 mg（2 ml）/A，IV群．

投与方法：希釈して1Aを5分間かけて投与．最大2A．

適応：頻脈性不整脈（発作性上室頻拍，発作性心房細動，発作性心房粗動）．

禁忌：心不全，高度房室ブロック，妊婦．

n．ジルチアゼム（ヘルベッサー®）

10，50，250 mg（5 ml）/A，IV群．

投与方法：1回10 mgを溶解，約3分で静注．不安定狭心症では1～5 μg/kg/minで持続静注．

適応：頻脈性不整脈，高血圧性緊急症，手術時の異常高血圧，不安定狭心症．

禁忌：心不全，高度房室ブロック，洞不全症候群，妊婦．

o．アトロピン

0.5 mg/A．

投与方法：0.005〜0.01 mg/kg．最大 2A．

適応：徐脈性不整脈．

p．ATP（アデホス®）

10 mg（2 ml）/A，20 mg（2 ml）/A，40 mg（2 ml）/A．

投与方法：0.1〜0.2 mg/kg 急速静注．

適応：持続性心室頻拍，反復性心室頻拍，発作性上室性頻拍．

q．セジラニド（ジギラノゲン C®）

0.4 mg（2 ml）/A．

投与方法：初回 0.4 mg，以後 2〜4 時間ごと 0.2 mg 静注，飽和量 1〜2 mg．

維持量：0.2〜0.3 mg/日，極量：1.6 mg/日．

小児：20〜30 μg/kg．

適応：心房細動．

禁忌：HOCM（肥大型心筋症），2 度以上の AV ブロック，SSS，低 K 血症，高 Ca 血症．

r．ジゴキシン（ジゴシン®）

0.25 mg/A．

投与方法：初回 0.25〜0.5 mg，以後 2〜4 時間ごと追加．

維持量：0.25 mg/日．

適応：心房細動．

■文献

1) Vaughan Williams EM. Classification of antiarrhythmic drugs. In：Symposium on Cardiac Arrhythmias. Sweden：Astra；1970. p.449-72.
2) Singh BN, Houswith O. Comparative mechanisms of action of antiarrhythmic drugs. Am Heart J 1974；86：367-78.
3) Task Force of the Working Group on Arrhythmias of the European Society of Cardiology. The Sicilian Gambit；a new approach to the classification of antiarrhythmic drugs based on their action on arrhythmogenic mechanisms. Circulation 1991；84：1831-51.
4) 日本心電学会小委員会「抗不整脈ガイドライン委員会」．Sicilian Gambit に基づく抗不整脈薬選択ガイドライン作成に向けて．心電図 1997；17：191.

［金谷憲明］

D. カルシウム，マグネシウム，カリウム，炭酸水素ナトリウム

1．カルシウム

血清カルシウムは蛋白質（アルブミン）と結合しているもの（46％），陰イオン（リン酸やクエン酸）と結合しているもの（6％），カルシウムイオンとして存在しているもの（48％）に分けられる．生物学的活性をもつものはイオン化カルシウムである．血清カルシウムは副甲状腺ホルモン，1,25-dihydroxycholecalciferol（1,25-DHCC），およびカルシトニンにより調節されている．過換気や呼吸性アルカローシスでは，水素イオンが放出されるため，イオン化カルシウムが蛋白質の陰極に結合し，濃度が低下する．カルシウムは筋収縮，神経伝達，白血球，血小板の活性化の他にも多くの生命現象の調節に関連している．

a．低カルシウム血症（総血漿 Ca 濃度＜8.8 mg/dl）

人工心肺後や血液製剤を投与した際，イオン化カルシウムの低下がよくみられる．特に小児においては心筋抑制，血管拡張，痙攣などの原因になりうるので積極的に治療する．

症状：テタニー，心電図変化（QT 延長）．

治療：カルシウム 200〜300 mg を数分かけて静注（塩化カルシウムは血管外へ漏出すると炎症，壊死が生じるので太い静脈から緩徐に静注する．ジギタリス使用中は慎重に投与する）．

製品：塩化カルシウム，グルコン酸カルシウム．

b．高カルシウム血症（総血漿 Ca 濃度＞10.4 mg/dl）

症状：嘔気，嘔吐，多尿，腱反射亢進，筋緊張低下，心電図変化（ST 低下，QT 短縮）．

治療：15 mg/dl になった場合，生理食塩水輸液，フロセミド，カルシトニン，ミスラマイシンなどを使用する．

2．マグネシウム

マグネシウムの作用は多岐にわたる．特に 300 種類以上の酵素が活性化にマグネシウムを必要としており，膜輸送，アミノ酸活性化，核酸合成，蛋白質合成，酸化的リン酸化などに必須となる重要な陽イオンである．神経，筋の興奮性調整に重要な働きを及ぼす．

近年，イオン化マグネシウム濃度を測定することが比較的身近で可能になったが，細胞外マグネシウム量は体内総マグネシウム量の約 1％を占めるに過ぎず，血清マグネシウム濃度は必ずしも体内総マグネシウム量を反映していない[1]．血清マグネシウム濃度が正常（1.7〜2.1 mEq/l）であっても細胞内マグネシウムが低下していることがあるので注意を要する．しかし，細胞内イオン化マグネシウム濃度と細胞外イオン化マグネシウム濃度はほぼ同じであるので，血中イオン化マグネシウム濃度測定は有意義となりうる．マグネシウムの吸収は小腸で行われ，腎臓で排泄調整される．

a．低マグネシウム血症（血漿 Mg 濃度＜1.4 mEq/l，0.70 mmol/l）

外科手術患者では，不充分な食事摂取，下痢などによる体液の喪失，利尿薬治療，ストレス，外因性のカテコラミン投与などのため，低マグネシウム血症の頻度が非常に高い．低カリウム血症の 40％に低マグネシウム血症がみられ，特に心筋細胞におけるカリウム欠乏は，ほとんどの場合マグネシウム欠乏をも伴っているといわれる．人工心肺後は約 7 割の症例で低マグネシウム血症がみられたとの報告もある[2]．マグネシウムは Na-K-ATPase の補因子として細胞内外のカルシウム，カリウムの変動を安定化し，静止膜電位を深くする．したがって，この時期のマグネシウムの抗不整脈作用は，細胞外カリウム蓄積抑制効果に起因したリエントリー抑制作用と細胞カルシウム過負荷抑制に起因したトリガードアクティビティー，自動能亢進抑制作用が考えられる[3]．

麻酔中は特にマグネシウムが心臓に与える影響が重要で，不整脈，心筋虚血，心筋梗塞，心不全などに対し，治療薬あるいは予防薬として必要とされる．特に薬剤によって誘発された torsade de points（TdP）を Mg が抑制することは 1980 年代前半から認識され，現在では TdP 治療の第一選択として使用されている．ま

た，ブピバカインにより引き起こされた不整脈の予防，治療にマグネシウムが有用であるとの報告例もある[4]．

治療：確立されていないが，重症な症状を伴う低マグネシウム血症の場合は，30〜40 mg/kg 以上の $MgSO_4$ の投与が必要である．臨床投与時にはまず 2 g を 5 分で静注し，効果がない場合さらに 2〜4 g を追加投与する．症状がそれほど重症ではない場合は，$MgSO_4$ と 5%糖液を 1 g/hr のゆっくりした速度で 10 時間まで投与する．低カルシウム血症の患者で，マグネシウム欠乏とその結果の低マグネシウム血症を伴う場合は，一般的にカルシウム投与に加えて，マグネシウムの補給も必要である．

製品：硫酸マグネシウム

b．高マグネシウム血症（血漿 Mg>2.1 mEq/l 1.05 mmol/l）

腎不全患者や，特にマグネシウム製剤を投与されている患者に医原性にみられる．マグネシウムは脱分極，非脱分極筋弛緩薬ともに筋弛緩効果を増強，遷延させる作用があるので，特に注意が必要である．

血漿濃度：
- 5〜10 mEq/l：心電図変化（PR 間隔の延長，QRS 幅増大，T 波の増高）
- 10 mEq/l 以上：深部腱反射減弱，低血圧，呼吸抑制，昏睡
- 12 mEq/l 以上：心停止

治療：循環，呼吸管理を行いながら，10〜20 ml の 10%グルコン酸カルシウムの静注投与を行う．循環血液量が充分にある場合はフロセミドを静注する．

3．カリウム

カリウムは細胞内の重要な陽イオンである．細胞内浸透圧，酸塩基平衡調整に影響を及ぼす．比較的迅速に測定が可能であるが，血清カリウムが必ずしも細胞内カリウムを反映しないことに留意する．

a．低カリウム血症（血清 K 濃度<3.5 mEq/l）

低カリウム血症は嘔吐，下痢，Cushing 症候群，高アルドステロン症，糖尿病，利尿薬投与時などで起こりうる．低カリウム血症では心室性，心房性期外収縮や，房室ブロック，頻脈性不整脈が起こる可能性がある．特に人工心肺終了直後は，利尿薬の影響もあり注意が必要である．心電図では T 波減高・幅拡大，U 波出現〜増高，ST 低下・T 波が逆転となる．カリウムの静脈内投与は 0.2 mEq/kg/hr 以下が原則である．緊急時，0.5 mEq/kg/hr 程の急速静注は心電図，血清カリウム値のチェックを常に行い，過剰投与を避けることが大切である．高濃度カリウムの投与は静脈炎を起こすので末梢静脈から投与するときは 40 mEq/l 以下の濃度とすること．

製品：塩化カリウム

b．高カリウム血症（血清 K 濃度>5.5 mEq/l）

高カリウム血症は，腎不全，アルドステロン不足，尿細管機能障害，カリウム保持性利尿薬などで起こる．心電図では T 波増高・先鋭化（テント状 T），P 波消失，QRS 拡大，さらに QRS, ST, T 部分融合から心室細動，心停止となる．治療としては

① カリウムを含む輸液を中止．可能ならば輸血も中止
② 利尿薬投与
③ グルコース・インスリン療法（ブドウ糖 50〜100 g に対しインスリン 10〜20 単位）
④ イオン交換樹脂注腸（カリメート® あるいはケイキサレート® 30 g をソルビトール® 溶液 100 ml にまぜ注腸する）
⑤ 塩化カルシウム静注（10〜20 ml の 10%グルコン酸カルシウムを 5〜10 分かけて静注投与する）
⑥ 透析

を試みる．

4．炭酸水素ナトリウム

$NaHCO_3$ sodium baicarbonate

製品：メイロン® 7% 20 ml，250 ml（成分 Na^+ 0.83 mEq/ml，HCO_3^- 0.83 mEq/ml）．

アシドーシスの治療に用いる．有効性については議論が多いところであるが，いずれにせよ慎重に使用することが必要である．換気がなされている状態で，心停止の原因が重炭酸塩に反応する潜在性のアシドーシス，高カリウム血症，複雑な心室性不整脈を伴う三環系抗うつ薬の過剰投与の場合は投与を考慮してもよい．$NaHCO_3$ の危険性として

- 細胞内への二酸化炭素移行による細胞内アシドーシスの増悪
- 高浸透圧血症，高ナトリウム血症，アルカリ血症の

惹起
・心収縮能の低下

などが指摘されている．

メイロン®7%の場合，補正量＝体重（kg）×base deficit（mEq/l）×0.3 が基本量であるが，新生児に高濃度液を投与すると頭蓋内出血を起こす可能性があるので，必要最小量を注射用水で2%以下に希釈して，できるだけ緩徐に投与すること．

■文献

1) Dyckner T, Wester PO. The relation between extra-and intracellular electrolytes in patients with hypokalemia and/or diuretic treatment. Acta Med Scand 1978; 204: 269-82.
2) Salim A, Geoffrey W, Gali A. Blood ionized magnesium concentrations during cardiopulmonary bypass and their correlation with other circulating cations. J Card Surg 1996; 1: 341-7.
3) 市川誠一，竹内靖夫．開心術とマグネシウム変動．マグネシウムと循環器疾患 2000; 4: 82-7.
4) Olomon D, Bunegin L, Albin M, The effect of magnesium sulfate administration on cerebral and cardiac toxicity of bupibacaine in dogs. Anesthesiology 1990; 72: 341-6.
5) Beers MH, Berkow R. Chapter 12 section 2. In: The Merck Manual of Diagnosis and Therapy. 17th ed. Whitehouse Station: Merck & Co; 1999.

［川合祐介］

E. 抗血液凝固薬，抗血小板薬

1. ヘパリン

　食用獣の肝，肺または腸粘膜より精製される分子量5,000〜30,000（平均12,000〜15,000）程度のムコ多糖類で，手術中・術後の血栓塞栓症の予防，体外循環装置使用時の血液凝固の防止目的で使用される．血漿中に存在するアンチトロンビンⅢ（ATⅢ）に結合してATⅢのもつトロンビン不活化作用を増強し，活性型第Ⅸ，Ⅹ，Ⅺ，Ⅻ因子を失活させ強い抗凝固作用を示す（図2-5）．

1．モニタリング

　ヘパリンに対する感受性や代謝速度は患者により十数倍の違いがある[1]．このため，抗凝固作用を活性化部分トロンボプラスチン時間 activated partial thromboplastin time（aPTT），手術中であれば活性凝固時間 activated clotting time（ACT）で簡便に評価する[2]．ACTの正常値はスピッツの種類にもよるが概ね100〜130秒である．ACTはヘパリンばかりでなく血液希釈，心筋保護液，低体温，血小板機能不全，低フィブリノゲン血症，その他の凝固障害を反映するので注意を要する．また，ACT測定に通常用いられる凝固活性剤はセライト（珪藻土）であるが，アプロチニン（トラジロール）のような蛋白分解酵素阻害薬が投与されている場合は用量依存性にACTが延長することがある[3]．このような場合にはカオリンを活性剤に用いたスピッツを使用すると正確である．また，血液透析，血液濾過，ECMOなど低濃度のヘパリンのモニタリング用には活性剤としてガラス粒を用いたスピッツもある．

2．使用法

　血管外科手術では血管遮断前に約50単位/kgを投与し，以降ACTを200〜250秒に維持する．人工心肺時には150〜300単位/kg程度を初めに投与し，ACTを400〜500秒に維持するように100単位/kg/h程度を追加投与する．人工心肺中の充分なヘパリン投与によって凝固因子の消費による人工心肺離脱後の凝固障害を防止し，出血量を減少させると考えられる[4]．ヘパリンの血中半減期は100単位/kg静注後で56分，

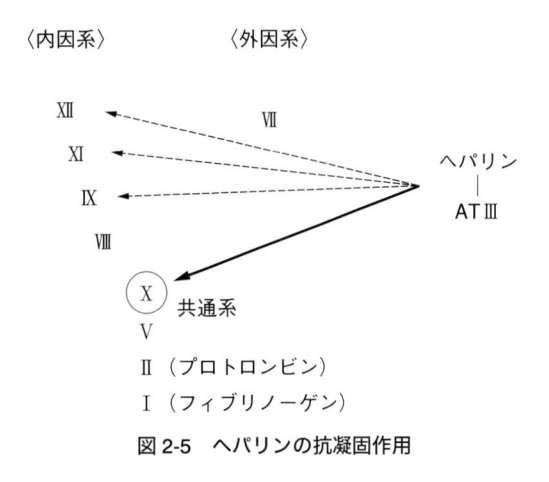

図2-5　ヘパリンの抗凝固作用

200単位/kgで96分，300単位/kgで120分，400単位/kgで152分とされ[5]，一般的には70〜120分（用量依存性）と見積もり[6]，ヘパリン拮抗薬であるプロタミンの投与量を決定する．

3．HIT

　ヘパリン起因性血小板減少症 heparin-induced thrombocytopenia（HIT）は，血小板第4因子（PF4）とヘパリンの複合体を抗原とする自己抗体が血小板を活性化し，また，内皮細胞に存在するヘパラン硫酸とPF4の複合体にヘパリン抗体が結合することにより内皮細胞が活性化するためにトロンビンが産生され，強い凝固亢進状態，動静脈血栓が形成されるものである．発生率は0.5〜5％とされ，冠動脈インターベンション患者，糖尿病腎症患者，動脈硬化による血管合併症を有する患者の透析導入期に発症しやすい．HITの治療として，ヘパリンの中止，トロンビンの不活性化（抗トロンビン薬）がある．

4．ヘパリン抵抗性

　ヘパリンを術前に使用されていた場合にヘパリン抵抗性を示すことがあり，より多くのヘパリンを要する．また，頻度は少ないがヘパリンによる抗凝固作用が発現しないことがあり，その原因としてATⅢ欠損がある．このような場合，ATⅢを補う必要があり，臨床

的には FFP 2～4 単位を輸血することで解消する．

5．低分子ヘパリン

　低分子ヘパリンはヘパリンを蛋白分解して得られる分子量 4,000～6,000 の低分子分画の製剤である．抗トロンビン活性が弱く，aPTT の延長がヘパリンと比較して軽度で，主に Xa の阻害作用により弱い凝固阻害作用と抗血栓作用を示す[7]．このため出血を助長するリスクを抑えて凝固抑制作用を得ることができ，標準的ヘパリンよりも安心して使える薬剤と位置づけられる．また，血小板凝集作用が少ない，血中 AT III レベルが低くても抗凝固作用を示す，DIC の臓器症状の改善度が高い，血中半減期がヘパリンの約 2 倍長いなどの利点もあり DIC の治療に用いられる．血栓症の予防や治療にも用いられる[8]．

■文献

1) Bull BS, Korpman RA, Huse WM, Briggs BD. Heparin therapy during extracorporeal circulation: Problems inherent in existing heparin protocols. J Thorac Cardiovasc Surg 1975; 69: 674-84.
2) Hattersley PG. Activated coagulation time of whole blood. JAMA 1966; 196: 436-40.
3) Zucker MI, Walker C, Jobes D, LaDuca F. Comparison of celite and kaolin based heparin and protamine dosing assays during cardiac surgery: The in vitro effect of aprotinin. J Extra-Corporeal Tech 1995; 27 (4): 201-7.
4) Despotis GJ, Joist JH, Hogue CW Jr, Alsoufiev A, Kater K, Goodnough LT, Santoro SA, Spitznagel E, Rosenblum M, Lappas DG. The impact of heparin concentration and activated clotting time monitoring on blood conservation. A prospective, randomized evaluation in patient undergoing cardiac operation [see comments]. J Thorac Cardiovasc Surg 1995; 110: 46-54.
5) Cohen JA. Anticoagulation and its reversal during cardiovascular surgery. Current Reviews in Clinical Anesthesia 1981; 1: 106-12.
6) Bell WA. Hennebry TA. Heparin and Other Indirect Antithrombin Agents, Antithrombotics. Berlin: Springer; 1999.
7) Holmer E, Kurachi, K, Soderstorm G. The molecular-weight dependence of the rate-enhancing effect of heparin on the inhibition if thrombin, Factor Xa, Factor IXa, Factor XIa, Factor XIIa and kallikrein by antithrombin. Biochem J 1981; 193: 395-400.
8) Hirshu J. Rationale for deveropment of low-molecular-weight-heparins and their clinical potential in the prevention of postoperative venous thrombosis. Am J Surg 1991; 161: 512-8.

〔村井邦彦〕

E. 抗血液凝固薬，抗血小板薬

2. ヘパリン拮抗薬

　ヘパリン拮抗薬としては硫酸プロタミンが用いられる．プロタミンはサケ科などの魚類の成熟した精巣から得た強塩基性ポリペプチドで，大部分をアルギニンが占める．プロタミンは陽性に荷電するので，陰イオンであるヘパリンとイオン結合して安定複合体を形成することによりヘパリンの抗凝固作用を中和する．

　プロタミン 1 mg は約 100 単位のヘパリンを中和するが，投与されたヘパリンの血中濃度はしだいに減少するので，ヘパリンの投与量と時間経過から半減期を考慮して投与量を推定する（ヘパリンの項，59 頁参照）．プロタミン単独投与もしくはヘパリン中和量以上の過量投与では抗凝固作用，抗血小板作用を示すため，過量投与になる前に ACT による評価を行う．充分な量のヘパリンと，最小限のプロタミンによる拮抗によって術後の出血が減少できることが示されている[1]．

　プロタミンの投与方法は，「通常 1 回につき本剤 5 ml（硫酸プロタミンとして 50 mg）を超えない量を，生理食塩液または 5% ブドウ糖注射液 100〜200 ml に希釈し，10 分間以上をかけて徐々に静脈内に注入する」と添付文書には記載されており，急速静注によって血圧低下，ショック，肺高血圧症，気道収縮などの副作用の発生頻度が増すことを念頭に速度を調節する[2]．

　Horrow はプロタミン投与による副作用を 3 型に分類した[3]．

1) 急速投与型：急速投与により共通して生じる一過性の低血圧．ヘパリン-プロタミン複合体によるヒスタミンや NO，C4a，PGI$_2$ などの遊離が原因と考えられる．
2) アナフィラキシー様反応型：皮膚症状，浮腫，気管支収縮，循環抑制を主症状とする反応で，一過性の肺高血圧を伴う．プロタミン含有インスリン製剤の投与歴，心血管手術，心臓カテーテル検査，血液透析の既往，などによりリスクが高くなる[4,5]．ハイリスク患者は皮内テストや抗プロタミン IgE，IgG 抗体の ELISA 法による同定では予測できない[6]．
3) Catastrophic pulmonary vasoconstriction：肺高血圧，右心負荷，低血圧を主症状としたもので，気管支平滑筋の収縮なども伴う．ヘパリン-プロタミン複合体により TXA$_2$，TXB$_2$，C5 が産生され肺血管収縮，気道収縮が起こり[7]，同時にヘパリン-プロタミン複合体により血管拡張作用を有する PGI$_2$ が産生されるためこれらのバランスで血行動態が決まると考えられる[8]．緩徐に投与するとトロンボキサンの産生が少なく，これらの副作用が抑えられる[9]．

■文献
1) Jobes DR, Aitken GL, Shaffer GW. Increased accuracy and precision of heparin and protamine dosing reduces blood loss and transfusion in patients undergoing primary cardiac operations. J Thorac Cardiovasc Surg 1995; 110: 36-45.
2) Carr JA, et al. The heparin-protamine interaction. J Cardiovasc Surg 1999; 40: 659-66.
3) Horrow JC. Protamine: A review of its toxicity. Anesth Analg 1985; 64: 348-61.
4) Gottschlich GM, Gavlee GP, Georgitis JW. Adverse reaction to protamine sulfate during cardiac surgery in diabetic and nondiabetic patients. Ann Allegy 1988; 61: 277-81.
5) Cormack JG, Levy JH. Adverse reactions to protamine. Coron Art Dis 1993; 4: 420-5.
6) Horrow JC, Pharo GH, Levit LS, Freeland C. Neither Skin Tests nor serum Enzyme-linked Immunosorbent Assay Tests Provide Specificity for protamine Allergy. Anesth Analg 1996; 82: 368-9.
7) Morel DR, Lowenstein E, Nguyenduy T, et al. Acute pulmonary vasoconstriction and thromboxane release during protamine reversal of heparin anticoagulation in awake sheep. Evidence for the role of reactive oxygen metabolites following nonimmunological complement activation. Circ Res 1988; 62: 905-15.
8) McIntyre RW, Flezzani P, Knopes KD, et al. Pulmonary hypertension and prostaglandins after protamine. Am J Cardiol 1986; 58: 857-8.
9) Morel DR, Costabella PM, Pettet JF. Adverse cardiopulmonary effects and increased plasma thromboxane concentrations following the nutralization of heparin with protamine in awake sheep are rate-dependent. Anesthesiology 1990; 73: 415-24.

［村井邦彦］

E. 抗血液凝固薬，抗血小板薬

3. クマリン系

ワルファリンをはじめ phenprocoumon, acenocoumonarol, dicumarol, anisindione は 4-hydroxycoumarin や類似物質の誘導体である．ワルファリンが圧倒的に多く処方されるが，これらの抗凝固薬は力価と持続時間に違いがあるものの同様の作用をもつ．

1．ワルファリン warfarin

肝臓においてビタミン K 依存性の凝固因子である第II因子（プロトロンビン），第VII因子，第IX因子，第X因子，プロテイン C，プロテイン S の生合成を阻害し，前駆蛋白のカルボキシル化による修飾を障害する[1]．

凝固因子の生成を抑制するためその効果は凝固因子 II（プロトロンビン）のクリアランスに依存しており，抗血栓効果はワルファリン治療開始後約 5 日目までは現れない．また，半減期は約 35 時間であり，投与中止後は凝固能の正常化まで 2〜5 日を要する．拮抗薬としてはビタミン K 剤，FFP を用いる．血栓塞栓症（静脈血栓，心筋梗塞，肺塞栓，脳塞栓，脳血栓など）の治療と予防，心房細動・人工弁置換術後に利用される．

2．モニタリング

ワルファリンの感受性は個人差が大きく，また同一患者でも吸収，分布（低蛋白血症），代謝，食品，薬物相互作用，妊娠などによって変化するため，プロトロンビン時間，トロンボテストでモニターする必要がある．納豆や肉類はビタミン K を豊富に含むので本剤と拮抗的に作用する．

PT はクエン酸ナトリウム加血漿に組織トロンボプラスチン試薬を加え，フィブリンが析出するまでの時間を測定するもので，血液凝固反応のうち凝固外因系と凝固共通系の状態を反映する．しかし，PT に用いられる試薬の種類や測定器によっては凝固時間（秒）に差が生じるため，相互の比較が困難である[2]．このような事態を解消するために ISI/INR システムが用いられるようになった[3]．INR は経口抗凝固薬療法のモニタリングを標準化するための指標なので，凝固因子欠乏症や肝疾患などの場合には INR 表記法だけでなく，時間（秒）表示や PTR（％）表示が必要である．

ISI: international sensitivity index（国際感度指数），国際標準品を基に各試薬の性能を比較検討した値．

PTR: prothrombin time ratio, PTR＝患者血漿 PT 秒/正常血漿 PT 秒

INR: international normalized ratio（国際標準比），INR＝PTR^{ISI}．

ワルファリン投与による PT-INR の目安は深部静脈血栓の予防で 2.0（1.5〜2.5），腰部，大腿骨手術は 2.5（2.0〜3.0），深部静脈血栓の治療，肺梗塞，一過性脳虚血発作は 2.5（2.0〜3.0），反復性深部静脈血栓，肺梗塞は 3.0（2.5〜4.0），心筋梗塞を含む動脈疾患，移植動脈，人工弁置換後は 3.5（3.0〜4.5）とされる[4,5]．一方，抗凝固療法に関する ACCP/NHLBI Consensus では概ね 2.0〜3.0 が推奨されている[6,7]．

トロンボテスト（TT）は，PT より凝固時間（秒）が長く，ワルファリンのコントロール域幅が広く，検体中の凝固因子活性低下が反映されやすい，ワルファリンのコントロールに都合のよい方法として開発された．TT は施設間差があまり問題意識に上がらなかったわが国で広く普及した．近年は施設間差の是正を優先するという意味で PT-INR が主に用いられる．

3．周術期の使用に関する注意

一般に術前には 5〜7 日前に投与を中止する．深部静脈血栓や心房内血栓の存在が明らかな場合，人工弁置換後の場合には長期間抗凝固を中止できないため，ワルファリン中止とともにヘパリン 10,000〜15,000 単位/日を持続点滴し手術 2〜6 時間前にヘパリン投与を中止する[8]．術後はヘパリン療法を早期に再開し，その後ワルファリン療法に切り替える．ワルファリン開始後もすぐにヘパリンを中止してはいけない．

本剤による出血にはビタミン K 剤 10〜15 mg の静脈内投与が奏効し，凝固因子の生成によって一般的には 3〜6 時間で回復する．フィトナジオン（ビタミン K_1）は生体内でメナテトレノン（ビタミン K_2）に変換

されて真の活性を示す．メナテトレノンはそのままの形で働くため，効果の発現が速やかで強力である．メナジオン（ビタミンK_3）はメナキノン-4 への転換が非効率的（1%）なため効果がない．保険適応はメナテトレノン（ケイツー®）を 1 日 1 回 10〜20 mg となっている．急速な拮抗が必要な場合，FFP 10〜15 ml/kg を投与する．ワルファリンが阻害するビタミン K 依存性の凝固因子のうちⅦ因子は半減期が短い（2〜5 時間）ため，拮抗薬は反復投与する必要がある．したがって，FFP を投与する際には同時にビタミン K を投与しておくことが推奨される．参考までに，他のビタミン K 依存性凝固因子のおおよその半減期は第Ⅱ因子が 50 時間，第Ⅸ因子が 24 時間，第Ⅹ因子が 36 時間，プロテイン C が 8 時間，プロテイン S が 30 時間である．

■文献

1) Nelsestusen GL. Role of gamma-carboxyglutamic acid. An unusual protein transition required for the calcium-dependent binding of prothrombin to phospholipid. J Biol Chem 1976; 251: 5648-56.
2) Hirsh J, Levine M. Confusion over the therapeutic range for monitoring oral anticoagulant therapy in North America. Thromb Haemost 1988; 59: 129-32.
3) Poller L. A simple nomogram for the deviatiion of international normalized ratios for the standardization of prothrombin times. Thromb Haemost 1988; 47: 50-3.
4) 上塚芳郎，青崎正彦．INR による経口抗凝固療法の臨床．日本検査血液学会雑誌 2001; 2 (1): 1-8.
5) Anonymous: Guidelines on oral anticoagulation: second edition. British Society for Haematology. British Committee for Standards in Haematology. Haemostasis and Thrombosis Task Force. J Clin Pathol 1990; 43 (3): 117-83.
6) Hirsh J, Dalen J, Guyatt G. American College of Chest Physicians. The sixth (2000) ACCP guidelines for antithrombotic therapy for prevention and treatment of thrombosis. American College of Chest Physicians. Chest 2001; 119: 1S-2S.
7) Hirsh J, Dalen J, Anderson DR, Poller L, Bussey H, Ansell J, Deykin D. Oral anticoagulants: mechanism of action, clinical effectiveness, and optimal therapeutic range. Chest 2001; 119: 8-21S.
8) Travis S, Wray R, Harrison K, et al. Perioperative anticoagulant control. Br J Surg 1989; 76: 1107-8.

［村井邦彦］

E. 抗血液凝固薬，抗血小板薬

4. ヘパリン代用薬

　一般的に体外循環使用時にヘパリンを使用する．しかし heparin-induced thrombocytopenia (HIT) やプロタミンへの感受性が強いことが予め判明している症例などのようにヘパリンを使用できないことがある．このような場合，ヘパリン代用薬が使用可能である．メシル酸ガベキサート（FOY®），メシル酸ナファモスタット（フサン®），アルガトロバンは抗凝固作用をもち体外循環に使用可能である．

　蛋白分解酵素阻害薬の中で抗凝固薬として使用可能なものがメシル酸ガベキサート（FOY®）とメシル酸ナファモスタット（フサン®）である．これらはアプロチニンと同様に血小板保護作用があるとされている[1-4]．しかしながらこれらの単独使用では安全性に問題があり，実際にはヘパリンとの併用が望ましい．

　また現在のところメシル酸ガベキサート，メシル酸ナファモスタット，アルガトロバンの保険適応は得られていない．またあくまでもヘパリンが使用できない症例に限るべきであり，現在安全性，コスト共にヘパリンを上回るとはいえないのが現状である．

ヘパリンを併用しないアルガトロバンの使用法について

　アルガトロバンは抗トロンビン薬であり，トロンビンと選択的かつ可逆的に結合し抗凝固作用をもつ．トロンビンは凝固系カスケードの一部であるだけでなく，強い血小板凝集抑制作用をもつため，血小板保護作用も併せもつ．アルガトロバンの抗凝固の指標としてはヘパリン同様 ACT を用いる．しかし体外循環回路によって至適 ACT が異なる．ACT を 300〜400 秒を至適 ACT とする場合，アルガトロバン 0.1 mg/kg を bolus 投与し，5〜10 μg/kg/min で持続投与する．ヘパリンと違い中和薬がないため投与中止から ACT がコントロールの値まで戻るのは数時間かかるとされている．また遠心ポンプなどの閉鎖回路やヘパリンコーティング回路を使用する場合，至適 ACT は 200〜250 秒となり，アルガトロバン使用量も減少するため，投与中止から ACT がコントロール値に戻るまで約 1 時間程度である．塚本らはヘパリンコーティング回路を用いたリザーバーをつけない遠心ポンプにて左心バイパスに使用した経験を報告しているが，その場合の至適 ACT を 180 秒前後としている．このときの投与方法では bolus 投与は行わず 2 μg/kg/min で 30 分前後持続投与してから体外循環を開始している[3]．

　このほかにも低分子ヘパリンも体外循環に使用可能である．一般的には 5,000 単位をプライミングして使用する．しかし抗凝固のモニタリングがなく安全性に欠けるのが現状である．

■文献

1) Tuman KJ, McCarthy RJ, O'Connor CJ, McCarthy WE, Ivankovich AD. Aspirin does not increase allogeneic blood transfusion in reoperative coronary artery surgery. Anesth Analg 1996; 83 (6): 1178-84.
2) Stein PD, Dalen JE, Goldman S, Schwartz L, Theroux P, Turpie AG. Antithrombotic therapy in patients with saphenous vein and internal mammary artery bypass grafts. Chest 1995; 108 (4 Suppl): 424-30S.
3) 松田　保．抗血栓薬．止血血栓の臨床．東京：新興医学出版社；1996.
4) Segesser LK, Mueller X, Marty B, Horisberger J, Corno A. Alternatives to unfractioned heparin for anticoagulation in cardiopulmonary bypass. Perfusion 2001; 16: 411-6.

［宮下徹也］

E. 抗血液凝固薬，抗血小板薬

5. 抗線溶療法

体外循環後は凝固障害だけでなく異常線溶を起こし出血の原因となる．またプラスミンは体外循環中に血小板凝集を惹起するため血小板機能も障害する．体外循環後の出血に対しては外科手技によるものだけでなく，いわゆる「止血しやすい環境」を生体内で整えることが重要である．

1989 年 Royston らが体外循環使用下の心臓手術で初めて抗線溶療法として大量アプロチニン療法により出血量を大幅に軽減できることを報告した[1]．以来，アプロチニン（トラジロール®）やトラネキサム酸（トランサミン®）を用いた抗線溶療法の有用性について多くの研究が行われた[2-4]．

1. アプロチニン療法

アプロチニンは蛋白分解酵素阻害薬の一種で t-PA の抑制作用が強く抗線溶作用をもつ．また血小板表面にある GPⅠb の保護作用がある．またアプロチニンは生体抽出物質であり，アナフィラキシー反応を惹起する可能性がある[5]．特に前回投与から期間が短いほどアナフィラキシー反応が起こる可能性は高い．投与方法として high-dose, low-dose, low-dose priming の3種類がある．

High-dose 療法：麻酔導入後，アプロチニン 200 万単位を静注し，50 万単位/時で持続投与する．体外循環回路にも 200 万単位 priming する．

Low-dose 療法：麻酔導入後，アプロチニン 100 万単位を静注し，25 万単位/時で持続投与する．体外循環回路にも 100 万単位 priming する．

Low-dose priming 療法：体外循環に 100 万単位 priming し，50 万単位/時で持続投与する[6]．

しかしながらアプロチニンは保険診療外であり，high-dose 療法を行うと数十万円のコストがかかる．さらに冠動脈再建術では線溶を強く抑制することによりグラフト閉塞を起こしやすいとされている[7]．コストに関しては大量出血による輸血量の増加，血液製剤，手術時間の延長によるコスト増を考慮に入れ適応を限定すべきであろう．

2. トラネキサム酸療法

安価なトラネキサム酸はプラスミノーゲンのリジン結合部位と結合してその分子構造を変化させ，フィブリンへの吸着を阻止する．さらにプラスミノーゲンとトラネキサム酸の複合体はプラスミノーゲンの半減期より短いためトラネキサム酸の反復投与によりプラスミノーゲン濃度は低下し抗線溶作用を発揮する（図2-6）．トラネキサム酸もアプロチニン同様，血小板保護作用を有する（図2-7）[8,9]．

トラネキサム酸による体外循環使用の心臓手術に対

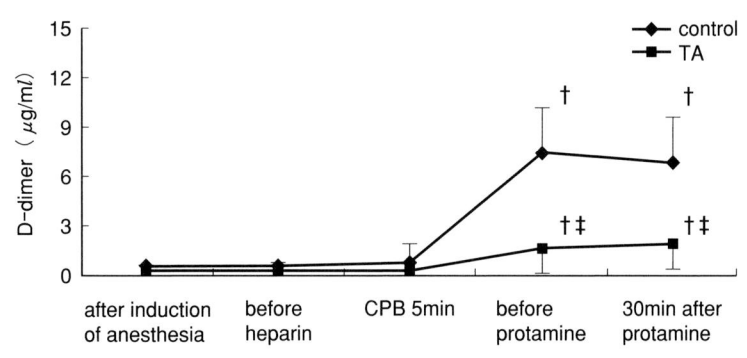

図2-6 体外循環手術におけるトラネキサム酸療法の線溶への影響
執刀前よりトラネキサム酸を 20 mg/kg bolus 投与し，2 mg/kg/h で持続静注した．体外循環後トラネキサム酸群では有意に線溶を抑制していることがわかる．
† $p<0.05$ 麻酔導入後と比較　　‡ $p<0.05$ control 群と比較

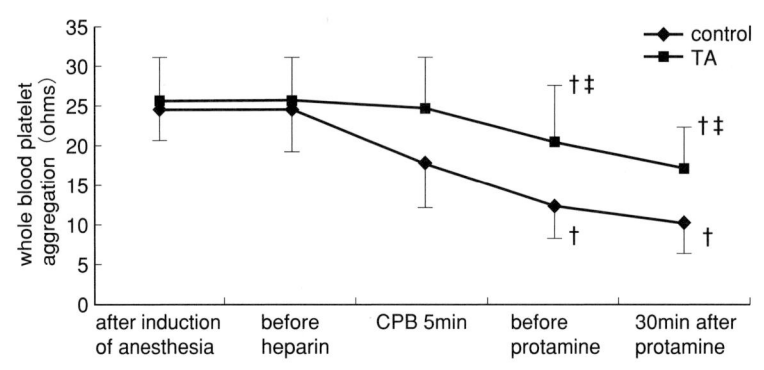

図 2-7 体外循環後におけるトラネキサム酸療法の血小板凝集能への効果[8]

執刀前よりトラネキサム酸を 20 mg/kg bolus 投与し，2 mg/kg/h で持続静注した．体外循環後トラネキサム酸群では有意に血小板凝集能の低下を抑制していることがわかる．

†p＜0.05 麻酔導入後と比較　　‡p＜0.05 control 群と比較

する止血効果は体外循環後に線溶が亢進してからでは効果は少ない．麻酔導入後からの使用が望ましい．投与方法として 10〜20 mg/kg を執刀前に bolus 投与し，1〜2 mg/kg/h で終刀まで持続投与する．これによりアプロチニンと同様の効果が得られるとの報告もある[10]．

■文献

1) Bidstrup BP, Royston D, Sapsford RN, Taylor KM. Reduction in blood loss and blood use after cardiopulmonary bypass with high dose aprotinin (Trasylol). J Thorac Cardiovasc Surg 1989; 97 (3): 364-72.
2) Barrons RW, Jahr JS. A Review of Post--Cardiopulmonary Bypass Bleeding, Aminocaproic Acid, Tranexamic Acid, and Aprotinin. Am J Ther 1996; 3 (12): 821-38.
3) Casati V, Guzzon D, Oppizzi M, Bellotti F, Franco A, Gerli C, Cossolini M, Torri G, Calori G, Benussi S, Alfieri O. Tranexamic acid compared with high-dose aprotinin in primary elective heart operations: effects on perioperative bleeding and allogeneic transfusions. J Thorac Cardiovasc Surg 2000; 120 (3): 520-7.
4) Wong BI, McLean RF, Fremes SE, Deemar KA, Harrington EM, Christakis GT, Goldman BS. Aprotinin and tranexamic acid for high transfusion risk cardiac surgery. Ann Thorac Surg 2000; 69 (3): 808-16.
5) Dietrich W, Spath P, Ebell A, Richter JA. Prevalence of anaphylactic reactions to aprotinin: analysis of two hundred forty-eight reexposures to aprotinin in heart operations. J Thorac Cardiovasc Surg 1997; 113: 194-204.
6) Miyashita T, Hayashi Y, Ohnishi Y, Kuro M. Retrospective analysis of effect of low-dose aprotinin priming on allogeneic blood transfusion in repeated cardiac operations. Perfusion 1999; 14: 189-94.
7) Alderman EL, Levy JH, Rich JB, Nili M, Vidne B, Schaff H, Uretzky G, Pettersson G, Thiis JJ, Hantler CB, Chaitman B, Nadel A. Analyses of coronary graft patency after aprotinin use: results from the International Multicenter Aprotinin Graft Patency Experience (IMAGE) trial. J Thorac Cardiovasc Surg 1998; 116 (5): 716-30.
8) Miyashita T, Kamibayashi T, Ohnishi Y, Kobayashi J, Kuro M. Preservation of collagen-induced whole blood platelet aggregation by tranexamic acid therapy in primary cardiac valve surgery. Perfusion 2000; 15 (6): 507-13.
9) Landymore RW, Murphy JT, Lummis H, Carter C. The use of low-dose aprotinin, epsilon-aminocaproic acid or tranexamic acid for prevention of mediastinal bleeding in patients receiving aspirin before coronary artery bypass operations. Eur J Cardiothorac Surg 1997; 11 (4): 798-800.
10) Jamieson WR, Dryden PJ, O'Connor JP, Sadeghi H, Ansley DM, Merrick PM. Beneficial effect of both tranexamic acid and aprotinin on blood loss reduction in reoperative valve replacement surgery. Circulation 1997; 96 (9 Suppl): II-96-100; discussion II-100-1.

［宮下徹也］

E. 抗血液凝固薬，抗血小板薬

6. 抗血小板薬

血小板凝集抑制薬を使用中の患者は周術期の異常出血を懸念して術前に中止されることが多い．しかしながら本来血栓性疾患を原疾患として治療されているわけで，むやみに抗血小板薬を中止するべきではない．実際に術直前まで抗血小板薬を投与していても周術期の出血量に差はないといった報告もある[1]．また冠動脈再建術においては手術前まで投与することによりグラフトの開存率を改善させるといった報告もある[2]．また近年，off-pump CABG（OPCAB）が盛んに行われるようになってきた．OPCAB では体外循環を使用しないため，血小板凝集能の低下はほとんどない．そのため抗血小板薬の再開の時期も考慮が必要である．

血小板凝集抑制薬は作用機序によっていくつかに分類される[3]．作用機序などを理解した上で，抗血小板薬の中止の時期などについて麻酔科医が知ることは重要である．

a. アスピリン（バファリン®）と塩酸チクロピジン（パナルジン®）

シクロオキシゲナーゼ阻害薬であるアスピリンやアデニルシクラーゼ阻害薬である塩酸チクロピジンは血小板に直接作用し，薬剤の血中濃度が低下しても血小板への作用は残存する．そのため血小板の寿命（約9日）の期間まで休薬しなければ作用は残存する．

b. phosphodiesterase 阻害薬

Phosphodiesterase 阻害薬であるシロスタゾール（プレタール®）などは薬剤の血中濃度が低下すれば血小板機能も回復する．

c. 抗血小板薬の体外循環への応用

HIT の予防として GPIIb GPIIIa 阻害薬である tirofiban をヘパリンと併用して体外循環に使用したという報告がある．10 μg/kg を体外循環前に投与し，15 μg/kg/min で持続投与し体外循環終了 60 分前に中止することで血小板保護が可能であった[4]．

■文献

1) Despotis GJ, Joist JH. Anticoagulation and anticoagulation reversal with cardiac surgery involving cardiopulmonary bypass: an update. J Cardiothorac Vasc Anesth 1999; 13 (4 Suppl 1): 18-29; discussion 36-7.
2) Lubenow N, Selleng S, Wollert HG, Eichler P, Mullejans B, Greinacher A. Heparin-induced thrombocytopenia and cardiopulmonary bypass: perioperative argatroban use. Ann Thorac Surg 2003; 75 (2): 577-9.
3) Tanaka K, Kondo C, Takagi K, Sato T, Yada I, Yuasa H, Kusagawa M. Effects of nafamostat mesilate on platelets and coagulofibrinolysis during cardiopulmonary bypass surgery. ASAIO J 1993; 39 (3): M545-9.
4) Parodi F, Cordero G, De Gasperis C, Minola P, Dellora C, Innocenti P. Gabexate mesilate, a new synthetic serine protease inhibitor: a pilot clinical trial in valvular heart surgery. J Cardiothorac Vasc Anesth 1996; 10 (2): 235-7.
5) Furukawa K, Ohteki H, Hirahara K, Narita Y, Koga S. The use of argatroban as an anticoagulant for cardiopulmonary bypass in cardiac operations. J Thorac Cardiovasc Surg 2001; 122 (6): 1255-6.

［宮下徹也］

F．利尿薬

本稿では心臓血管外科手術で用いられる利尿薬として，フロセミド，マンニトールについて述べる．

1．フロセミド（ラシックス®）

a．薬理作用[1]

尿細管の管腔側から作用し，尿細管係蹄上行脚の太い部分での NaCl 再吸収を抑制する．これは Na^+，K^+，$2Cl^-$ の共輸送の阻害による．最大利尿時には Na^+ 濾過量の 25〜30％ が排泄される．Cl^- の排泄が多く，尿の Cl/Na 比は 1.0 あるいはそれ以上になる．フロセミドの投与により，濾過率を増やすことなく腎血流量が増加する．

b．薬物動態[1]

フロセミドは大部分が血漿中の蛋白と結合し，近位尿細管の organic acid transport system から分泌される．半減期は 1〜2 時間で，作用は 3〜6 時間持続する．大部分は未変化体として，一部は代謝されグルクロン酸抱合を受けて排泄される．

c．副作用[1]

電解質異常（低クロール性・低カリウム性アルカローシス），高尿酸血症は比較的によく認められる．その他，（可逆的）聴力損失と腎毒性作用物質の有効性増強が知られている．

d．臨床使用

利尿薬を使用していない成人患者では，2.5〜5 mg 静注から開始し，尿の流出がみられない場合は 30 分ごとに倍量にして，200 mg ボーラス投与まで増量できる．すでに利尿薬を使用している成人では，効果を得るのに通常は 20〜40 mg 静注から開始する．小児の投与量は 1 mg/kg（最大 6 mg/kg）である．

2．マンニトール（20％マンニットール®注射液：日研）

a．薬理作用[1]

糸球体で濾過され尿細管で再吸収されないため，浸透性利尿薬として作用する．マンニトールは近位尿細管中で次第に濃縮され，その結果，水よりも Na^+ が多く再吸収され，管腔内の Na^+ 濃度が減少する．

b．薬物動態[1]

変化を受けることなく，尿中に排泄される．

c．副作用[1]

高張性溶液を短時間で投与することで細胞外液の浸透圧を高め，利尿作用を発揮することから，細胞外液の増加は避けられない．頭痛，悪心，嘔吐が起こりうる．

d．臨床使用

容量負荷にならないように，初回投与量は 12.5 g（20％製剤で 62.5 ml）静注で，最大 0.5 g/kg まで．

3．大血管手術における利尿薬の使用

急性腎不全は大動脈手術後の患者でしばしばみられる合併症で，頻度は腹部大動脈手術では 2〜7％，胸腹部大動脈手術では 15〜50％ と報告されている[2,3]．腎血流量および腎灌流圧の低下が，大動脈手術後の腎不全の主たる原因と考えられている．術中および術後の急性腎不全を防ぐには，適切な血行動態の維持が最も重要で，利尿薬を含め，薬物による腎保護は補助的な手段とみなされている．効果的に腎を保護するには，フロセミドを腎が虚血に陥る前に大量に投与する必要がある[4]．大動脈瘤手術において，大動脈遮断前にマンニトールを 0.3 g/kg 静注すると，術後の糸球体および尿細管傷害を軽減することが示されている[5]．

4．心臓手術における利尿薬の使用

急性腎不全は人工心肺後の重篤な合併症の一つであり[6]，小児で 5％，成人患者で 1〜2％ の頻度で透析が必要になる[7]．かつては人工心肺中の腎の低灌流が急性腎不全の原因と考えられていた[8]が，その後術後の心機能の低下が主要因であることが示されている[9]．

人工心肺開始前にフロセミドを予防的に静注する

と，術後の腎機能を維持する上で有用であるように思われる[10]．マンニトールは人工心肺のプライミング液に含まれることがあり，用量依存性（10〜30 g）に人工心肺中および離脱後の尿量を増やす[11]．正常腎機能患者では，マンニトール持続静注（0.2 g/kg/hr）が尿量や腎機能に与える影響は小さい[12]．心臓手術後に急性腎不全に陥った患者にhANPを投与することで，尿量，糸球体濾過率，腎血流量が改善することが示されている[13]．

■文献

1) Weiner IM. Diuretics and other agents employed in the mobilization of edema fluid. In: Goodman and Gilman's the pharmacological basis of therapeutics. 8th ed. New York: Pergamon Press Inc; 1990. p.713-31.
2) Antonucci F, Calo L, Rizzolo M, Cantaro S, Bertolissi NI, Travaglini M, et al. Nifedipine can preserve renal function in patients undergoing aortic surgery with infrarenal crossclamping. Nephron 1996; 74: 668-73.
3) Prough DS, Bauman LA. Protecting the kidneys during vascular surgery. In: Kaplan JA, editor. Vascular Anesthesia. New York: Churchill Livingstone Inc; 1991. p.521-547.
4) Cordingley J, Palazzo M. Renal rescue: management of impending renal failure. In: Vincent JL, editor. Yearbook of intensive care and emergency medicine. Berlin, Heidelberg, New York: Springer; 1996. p.675-89.
5) Nicholson ML, Baker DM, Hopkinson BR, Wenham PW. Randomized controlled trial of the effect of mannitol on renal reperfusion injury during aortic aneurysm surgery [see comments]. Br J Surg 1996; 83: 1230-3.
6) Baudouin SV, Wiggins J, Keogh BF, Morgan CJ, Evans TW. Continuous veno-venous haemofiltration following cardio-pulmonary bypass. Indications and outcome in 35 patients [see comments]. Intensive Care Med 1993; 19: 290-3.
7) Rigden SP, Dillon MJ, Kind PR, de Leval M, Stark J, Barratt TM. The beneficial effect of mannitol on postoperative renal function in children undergoing cardiopulmonary. Clin Nephrol 1984; 21: 148-51.
8) Yeh TJ, Brackney MJ, Hall DP, Ellison RG. Renal complications of open-heart surgery: predisposing factors, prevention, and management. J Thorac Cardiovasc Surg 1964; 47: 79-85.
9) Hilberman M, Derby GC, Spencer RJ, Stinson EB. Sequential pathophysiological changes characterizing the progression from renal dysfunction to acute renal failure following cardiac operation. J Thorac Cardiovasc Surg 1980; 79: 838-44.
10) Nuutinen LS, Kairaluoma M, Tuononen S, Larmi TKI. The effect of furosemide on renal function in open heart surgery. J Cardiovas Surg 1978; 19: 471-9.
11) Fisher AR, Jones P, Barlow P, Kennington S, Saville S, Farrimond J, Yacoub M. The influence of mannitol on renal function during and after open-heart surgery. Perfusion 1998; 13: 181-6.
12) Dural O, Özkara A, Celebioglu B, et al. Comparison of dopamine and mannitol effects on the renal function during coronary artery surgery [abstract]. Cardiothorac Vasc Anesth 1994; 8 (Suppl 3): 70.
13) Valsson F, Ricksten SE, Hedner T, Lundin S. Effects of atrial natriuretic peptide on acute renal impairment in patients with heart failure after cardiac surgery. Intensive Care Med 1996; 22: 230-6.

［石川晴士，槇田浩史］

G．心房性ナトリウム利尿ペプチド

心房性ナトリウム利尿ペプチド atrial natriuretic peptide（ANP）は主として心房細胞に存在し，循環血液量増加による心房壁の伸展（脈拍増加もある程度関与）により分泌される生体内ホルモンである．ホルモンとして主要な成分はα-ANPであり，製剤はヒトα-ANPを遺伝子組み換え法で精製したもので，1995年に発売が開始された（一般名カルペリチド，商品名ハンプ®）．

1．薬理作用

ANPは受容体型グアニル酸シクラーゼAと結合してこれを活性化し，細胞内cGMPを上昇させる．その結果，動静脈平滑筋が弛緩して血管拡張による前後負荷軽減作用を発現する．利尿作用は，糸球体の濾過量増加作用と尿細管の水・ナトリウム再吸収抑制作用によるもので，尿中ナトリウム排泄増加を伴う．また，交感神経活動抑制により心拍数，心筋酸素需要を減少させ，レニン-アンギオテンシン-アルドステロン系・カテコラミンなどのホルモン分泌抑制により心肥大・拡大，いわゆる心リモデリングを抑制する．cGMPによる左室拡張能の改善[1]，冠動脈拡張などの薬理作用もあるが，強心作用はない[2]．亜硝酸薬とは動静脈を拡張させる点で類似し，交感神経系・レニン-アンギオテンシン-アルドステロン系を亢進させる点で異なる．

ANPは作用発現が迅速（約15分）で，また投与中止にて直ちに血中濃度は低下する．フロセミドによる強制利尿では循環虚脱や腎不全が懸念されるが，ANPは比較的血圧変動が少なく電解質アンバランスをきたしにくい．また血清クレアチニン・BUNの上昇が少ない．他の利尿薬に応答不良例でも良好な利尿効果が得られることがあるが，効果の程度は循環血液量に左右される一面もある．欠点として，血圧低下（特に循環血液量が少ない場合）や代替経口薬がないこと，また製剤が高価であることがあげられる．

2．適応

不全心では，アルドステロンが心室からも合成・分泌されるが[3]，開心術では，特に重症弁膜疾患において周術期アルドステロン濃度が高く，このような病態ではANPの血中濃度は術後一般的に低下する．また，手術に伴う心耳切除や結紮が術後のANP分泌低下に関連している可能性がある．このようにANP需要亢進，供給低下の症例がANPの適応となるが，使用に際し，循環血液量，心拍出量，血圧が保たれていることが大原則であり，術中の使用には制限がある．むしろ，血行動態が安定する術後に使用すべき薬剤と考えられる．心臓手術後の適応として，重症弁膜症[2]，心機能の低下した虚血性心疾患，心機能の比較的よい拡張型心筋症，肺高血圧合併例，小児Glenn・Fontan手術症例[4]，左室補助人工心臓システム（LVAS）装着症例，心臓移植症例[5]，血中ANP濃度低下例，他の利尿薬不応の腎機能低下例，持続血液濾過施行・離脱時などである．

3．使用法の実際

開始基準は，中心静脈圧10 mmHg以上，心拍出係数 $2.2\,l/min/m^2$ 以上，収縮期血圧90 mmHg以上，尿量 $1\,ml/kg/hr$ 以下で通常の利尿薬にて反応不良などである[6]．投与方法は持続静注が原則で，$0.05\,\mu g/kg/min$（収縮期血圧120 mmHg未満では $0.025\,\mu g/kg/min$）で開始する．心拍出係数 $2.5\,l/min/m^2$ 以下では強心薬と併用する．増量する場合は，1時間毎に $0.05\,\mu g/kg/min$ ずつ行う．一般に上限は $0.1\,\mu g/kg/min$ であるが，収縮期血圧が維持されていれば $0.2\,\mu g/kg/min$ まで増量可能である．長期投与における受容体のdown regulationについては一定の見解が得られていない．

減量にあたっては，血漿アルブミン，ナトリウム値を積極的に補正しておき，6時間毎に $0.05\,\mu g/kg/min$ ずつ減量して中止するが，離脱困難例では $0.01\sim0.02\,\mu g/kg/min$ まで減量が必要となる場合がある[2]．中止後2時間まで時間尿量を監視する．

■文献

1) Zieman SJ, Gerstenblish G, Lakatta EG, et al. Upregulation of the nitric oxide-cGMP pathway in aged myocardium: physiological response to l-arginine. Circ Res

2001; 88: 97-102.
2) 西村和修. ナトリウム利尿ペプタイド—外科の立場から. ICU と CCU 1997; 21: 443-9.
3) Mizuno Y, Yoshimura M, Yasue H, et al. Aldosterone production is activated in the failing ventricles in human. Circulation 2001; 103: 72-7.
4) 大西佳彦. 心臓麻酔における血管拡張薬とハンプ. LISA 1998; 5 (6): 550-4.
5) 公文啓二. 心臓手術周術期循環管理の治療戦略. 心臓 2002; 34 (1): 71-3.
6) 久保隆史, 佐々木達也. 心不全に対する carperitide（心房性ナトリウム利尿ペプチド製剤）の使用方法. Cardiologist 1997; 2 (4): 255-9.

［今林　徹，内田　整］

H. ステロイド薬

　副腎皮質から分泌される副腎皮質ホルモンはステロイド骨格をもち，副腎疾患の診断と治療のみならず炎症や免疫疾患の治療に用いられる．副腎皮質から分泌される多種のステロイドは，1）グルココルチコイド，2）ミネラルコルチコイド，3）性ステロイドに分類される．心臓血管麻酔下では抗炎症作用を目的にグルココルチコイドが投与されることが多い．

1．作用機序

　ステロイドは核内受容体の一つであるグルココルチコイド受容体を介して作用を発現する．この受容体はステロイド，ビタミンD，甲状腺，レチノイン酸や標的遺伝子のプロモーターと相互作用を示す．

　細胞質内でステロイドと受容体は二量体を形成し，核内に運ばれDNAと核蛋白質に相互作用をもたらしmRNAができ細胞質で蛋白質を合成してホルモンとして作用する（図2-8）．

2．主な作用

a．代謝作用

　グルココルチコイドは生体内の多くの細胞に影響を与え，代謝作用に関与する．また，欠損した場合，正常機能が消失するpermissive作用が存在する．用量依存性に蛋白質や脂肪代謝に関与し，糖新生やグリコーゲン合成を刺激し脳への糖供給を維持する．

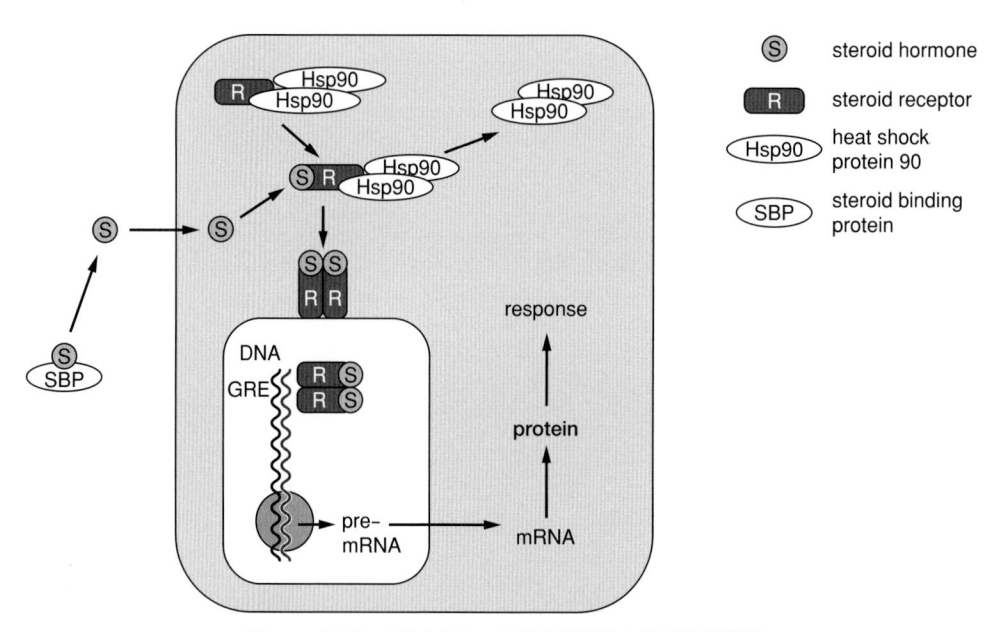

図2-8　ステロイドホルモンと核内受容体の作用発現機序
1) 細胞外でステロイド結合蛋白と結合していたステロイドは遊離し細胞内に取り込まれる．
2) 熱ショック蛋白（Hsp 90）と結合している細胞質内のステロイド受容体はステロイドと結合し不安定化する．
3) ステロイド・受容体複合体は二量体を形成し核内に取り込まれる．
4) ステロイド・受容体複合体は遺伝子上の glucocorticoid response element（GRE）に結合し RNA polymerase II や転写因子により転写調節する．
5) この結果，mRNAが核内から細胞質内に移動し，蛋白を産生し作用発現する．

b．異化作用

グルココルチコイドは肝臓で蛋白質や RNA 合成を促進する一方で，リンパ球系組織，結合組織，筋肉や脂肪などで異化作用を有し，高用量では筋肉量や骨量を減少させる．

c．抗炎症作用，免疫抑制作用

グルココルチコイドは末梢血中の白血球と血管内皮細胞上の接着因子の相互作用を抑制する．また，組織マクロファージや抗原提示細胞の機能を抑制し，IL-1，MMP（マトリックスメトロプロテナーゼ），TNFαなどの産生を抑える．さらにホスホリパーゼ A_2 で活性化されるプロスタグランジン，ロイコトリエンや血小板活性化因子の合成を減少させ，誘導型シクロゲナーゼの発現を抑制する．

d．その他の作用

グルココルチコイドは中枢性に作用し情動障害や脳下垂体系ホルモン（ACTH，GH，TSH，LH）の分泌を抑制する．体脂肪の再分布や造血作用，ビタミン D の拮抗作用を有する．また，胎児肺でサーファクタント産生や機能分化に関与している．

3．ミネラルコルチコイド

アルドステロンを含むミネラルコルチコイドは遠位尿細管と近位集合管で Na^+ の再吸収を亢進し，K^+ や H^+ の排泄に関与する．

4．主なステロイドと投与法

コルチコステロイドが投与される疾患は副腎疾患以外にアレルギー疾患，膠原病，眼疾患，血液疾患，神経疾患や臓器移植後など多岐にわたり投与の有無の確認が重要である．投与時は副作用（高血糖，糖尿，高血圧，Na貯留，低カリウム血症，消化性潰瘍，感染症など）に注意が必要で，少量投与が望ましい．

各種天然または合成コルチコステロイドはそれぞれグルココルチコイド活性とミネラルコルチコイド活性が異なる（表2-14）．このため抗炎症作用，ミネラルコルチコイドの比率，作用時間，投与形態を考慮し投与することが必要である．

表2-14 各種ステロイドの力価と投与法

	生物学的半減期 (H)	グルココルチコイド作用	ミネラルコルチコイド作用	等価投与量 (mg)	投与方法
即効型，中間型					
グルココルチコイド					
ヒドロコルチゾン		1	1	20	経口，注射，経皮
コルチゾン	8〜12	0.8	0.8	25	経口，注射，経皮
プレドニン		4	0.3	5	経口
プレドニゾロン		5	0.3	5	経口，注射，経皮
メチルプレドニゾロン		5	0	4	経口，注射，経皮
中期作用型					
グルココルチコイド					
トリアムシノロン	12〜36	5	0	4	経口，注射，経皮
フルプレドニゾロン		15	0	1.5	経口
長期作用型					
グルココルチコイド					
ベタメタゾン	36〜72	25〜40	0	0.6	経口，注射，経皮
デキサメタゾン		30	0	0.75	経口，注射，経皮
ミネラルコルチコイド					
フルドロコルチゾン	8〜12	10	250	—	経口，注射，経皮

5．心臓手術の麻酔とステロイド

心臓手術の麻酔では抗炎症作用を目的にメチルプレドニゾロンの投与が行われる．メチルプレドニゾロン30 mg/kg を人工心肺前と大動脈遮断解除直前に投与することにより炎症性サイトカインの産生増加を抑制することが明らかにされている．

■文献

1) Goodman & Gilman's The Pharmacological Basis of Therapeutics. 9th ed. New York：McGraw-Hill；1996.
2) Bamberger CM, Schulte HM, Chrousos GP. Molecular determinations of glucocorticoid receptor function and tissue sensitivity to glucocorticoids. Endocr Rev 1996；17：245.
3) Barnes PJ, Adcock I. Anti-inflammatory actions of steroids：Molecular mechanism. Trends Pharmacol Sci 1993；14：436.
4) Baxter JD. Minimizing the effects of glucocorticoid therapy. Adv Intern Med 1990；35：173.
5) Berdanier CD. Role of the glucocorticoids in the regulation of lipogenesis. FASEB J 1989；3：2179.
6) Dixon RB, Christy NP. On the various forms of corticosteroid withdrawal syndrome. Am J Med 1980；68：224.
7) Chrousos GP. The hypothalamic-pituitary-adrenal axis and immune-mediated inflammation. N Engl J Med 1995；332：1351.
8) Chrousos GP, et al. Molecular mechanism of glucocorticoid resistance/hypersensitivity. Am J Resp Crit Care Med 1996；154（Suppl 2 Pt 2）：S39.
9) Cummings JJ, D'Eugenio DB, Gross SJ. A controlled trial of dexamethasone in preterm infants at high risk for bronchopulmonary dysplasia. N Engl J Med 1989；320：1505.
10) Frey BM, Frey FJ. Clinical pharmacokinetics of prednisone and prednisolone. Clin Pharmacokinet 1990；19：126.
11) Gardiner P, et al. Spironolactone metabolism：Steady state serum levels of the sulfur-containing metabolites. J Clin Pharmacol 1989；29：324.
12) Henriques HF III, Lebovic D. Defining and focusing perioperative steroid supplementation. Am Surg 1995；61：809.
13) Kawamura T, Inada K, Okada H, et al. Methylprednisolone inhibit increase of interleukin 8 and 6 during open heart surgery. Can J Anaesth 1995；42：399-403.
14) Kawamura T, Inada K, Nara N, et al. Influence of methylprednisolne on cytokine balance during cardiac surgery. Crit Care Med 1999；27：545-8.

［川村隆枝，新沼廣幸］

I. 免疫抑制薬

免疫抑制薬は免疫系調節障害による疾患の治療あるいは移植された組織や臓器の生着に重要である．また，免疫反応のバランスを変化させる薬物も悪性腫瘍，自己免疫疾患，炎症性疾患や AIDS などの疾患に投与されうる．免疫抑制薬を心臓麻酔中に投与することは稀であるが，投与中の患者について副作用の発現に注意する必要がある．以下に，主な免疫抑制薬と作用機序をしるす（図 2-9）．

1．主な免疫抑制薬

a．コルチコステロイド

直接的細胞毒性として活性化リンパ球系細胞の細胞周期阻害作用を有する．免疫作用は，1）炎症性メディエータ（ロイコトリエン，プロスタグランジン，ヒスタミン，ブラジキニンなど）の産生を抑制する．2）単球や好中球の化学遊走や殺菌，真菌殺傷力低下．3）単球の IL-1 産生を低下させる．上記作用機序から心臓大血管手術の麻酔中にメチルプレドニゾロン 1,000 mg の回路内投与が用いられることもある．

b．シクロスポリン

脂溶性ペプチド性抗生物質で抗原刺激を受けた T 細胞が産生する IL-2，IL-3，IFN-γ やその他の因子の遺伝子転写を阻害する．このため臓器移植，骨髄移植後の移植片対宿主反応の治療や特定の自己免疫疾患の治療に用いられる．副作用として腎毒性，高血糖，高脂血症，肝機能障害が出現する．

c．タクロリムス（FK506）

本邦で開発された免疫抑制作用を有するマクロライド系抗生物質で，FK-結合蛋白に結合し T 細胞に特異的で転写酵素活性化に重要なカルシニューリンを抑制する．タクロリムスの免疫抑制作用はシクロスポリンの 10～100 倍強力である．肝臓と腎臓移植での適応が認められている．コルチコステロイド抵抗性などで有効とされる．

副作用はシクロスポリンと同様であるが，重篤であることが多い．

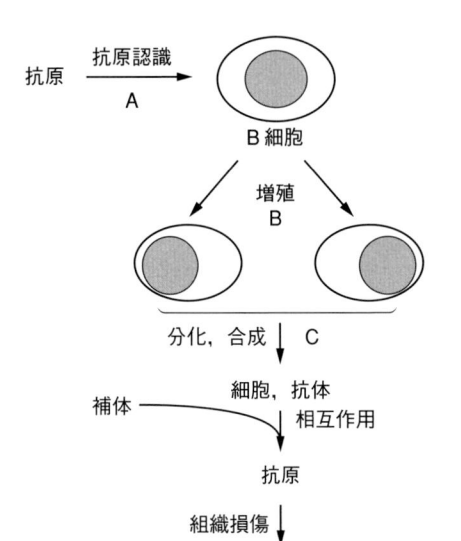

免疫抑制薬	作用部位
プレドニン	B, D
シクロスポリン，タクロリムス	B, C
アザチオプリン	B
メトトレキセート	B
シクロホスファミド	B
抗リンパ球グロブリン，モノクローナル T 細胞抗体	A, B, C
Rh$_0$(D) 免疫グロブリン	A

図 2-9 免疫抑制薬作用部位
Rh$_0$(D) 免疫グロブリン以外の免疫抑制薬は一般的に抗原認識した B 細胞の増殖を抑制する．

d．アザチオプリン

イミダゾール誘導体で，免疫抑制作用は抗原刺激に続く核酸代謝を阻害しリンパ球増殖を抑制することによる．関節リウマチ，Crohn 病や多発性硬化症の一部で有効である．副作用として骨髄抑制による白血球数減少，貧血や血小板減少を認めるため易感染性や出血傾向に注意が必要である．

e．メトトレキセート

葉酸拮抗薬でチミジン酸，プリンヌクレオチド，アミノ酸，セリンおよびメチオニンの合成を阻害し，DNA と RNA および蛋白質の生成を抑制する．副作用は骨髄抑制から白血球減少や血小板減少が出現する．拮抗薬にロイコボリンがある．

f．シクロホスファミド

最も強力な免疫抑制薬である．アルキル化薬で増殖したリンパ球を破壊する．また，新規抗原に対する特異的耐性を誘導する．骨髄や臓器移植の生着に有効であるが，移植片対宿主反応は抑制しない．副作用に高度の汎血球減少症や出血性膀胱炎を認める．

g．その他

新規免疫抑制薬として炎症性サイトカインの TNF-α に結合し IL-1 や IL-6 などの炎症性サイトカインの産生阻害や接着分子発現を抑制する薬物としてインフリキシマブ infliximab やエタネルセプト etanercept が関節リウマチや Crohn 病に投与されている．また，鎮静薬で強い催奇形性を示すサリドマイド thalidomide は非常に有効な免疫抑制作用を有し，再度臨床応用が試みられている．

2．免疫抑制薬の臨床使用の実際

免疫抑制薬は 1）臓器移植，2）自己免疫疾患，3）同種免疫病に用いられている（表 2-15）．それぞれの投与薬剤に応じて，麻酔経過中の副作用発現について充分な考慮が必要である．免疫学的治療の対象疾患（感染症，心血管疾患など）も増加する傾向にあり，免疫抑制薬投与下の心臓血管手術の麻酔が増加することが予想される．

■文献

1) Janeway C, et al. Immunobiology: The immune system in health and disease. 5th ed. New York: Taylor & Francis; 2001.
2) Gerber DA, Bonham CA, Thomson AW. Immunosuppressive agents: recent developments in molecular action and clinical application. Transplant Proc 1998; 30: 1573.

表 2-15　免疫抑制薬の疾患別臨床投与例

疾患	使用免疫抑制薬
臓器移植	
心臓，腎臓	シクロスポリン，アザチオプリン，プレドニン，抗リンパ球グロブリン，モノクローナル抗体，タクロリムス
肝臓	シクロスポリン，アザチオプリン，プレドニゾン，タクロリムス
骨髄	シクロスポリン，シクロホスファミド，プレドニゾン，メトトレキセート，抗リンパ球グロブリン，全身放射線照射，抗 T 細胞単クローン抗体処理，免疫毒
自己免疫疾患	
特発性血小板減少性紫斑病	プレドニゾン，ビンクリスチン，シクロホスファミド，メルカプトプリン，アザチオプリン，高用量 γ グロブリン．
自己免疫性溶血性貧血	プレドニゾン，シクロホスファミド，メルカプトプリン，アザチオプリン，高用量 γ グロブリン．
急性糸球体腎炎	プレドニゾン，メルカプトプリン，シクロホスファミド．
自己免疫性疾患	プレドニゾン，シクロホスファミド，メトトレキセート，インターフェロン-α，β，アザチオプリン，シクロスポリン．
同種免疫疾患	
新生児溶血性貧血	Rho(D) 免疫グロブリン（母体投与のみ，新生児投与不可）．

3) Colvin OM. An overview of cyclophosphamide development and clinical application. Curr Pharm Des 1999; 5: 555.
4) Brazelton TR, Morris RE. Molecular mechanisms of action of new xenobiotic immunosuppressive drugs: tacrolimus (FK506), sirolimus (rapamycin), mycophenolate mofetil, and lefnomide. Curr Opin Immunol 1996; 8: 710.
5) Fernandes NF, et al. Cyclosporine therapy in patients with steroid-resistant autoimmune hepatitis. Am J Gastroenterol 1999; 94: 241.
6) Gummert JF, Ikonen T, Morris RE. Newer immunosuppressive drugs: a review. J Am Soc Nephrol 1999; 10: 1366.
7) Singer NG, McCune WJ. Update on immunosuppressive therapy. Curr Opin Rheumatol 1998; 10: 169.
8) Przepiorka D, et al. Practical consideration in the use of tacrolimus for allogeneic marrow transplantation. Bone Marrow Transplant 1999; 24: 1053.
9) Marriot JB, Muller G, Dalgleish AG. Thalidomide as an emerging immunotherapeutic agents. Immunol Today 1999; 20: 538.
10) Mouser JF, Hyams JS. Infliximab: a novel chimeric monoclonal antibody for the treatment of Crohn disease. Clin Ther 1999; 21: 932.
11) Merion RM. Current use of polyclonal antilymphocyte antibody preparations. Transplant Proc 1999; 31: 2208.

［川村隆枝，新沼廣幸］

J. 顆粒球エラスターゼ阻害薬―蛋白分解酵素阻害薬

SIRSという新しい病態が注目されている．SIRS（systemic inflammatory response syndrome）は侵襲により全身的な炎症が惹起されている状態であり，感染症や外傷，熱傷，虚血再灌流などの種々の原因により惹起される．体外循環（CPB）下心臓大血管手術を含む大きな侵襲を伴う手術では，SIRSが惹起されることが明らかになっている[1]．心臓手術における高サイトカイン血症の原因としては，（1）手術侵襲，（2）CPBによる侵襲，（3）心肺の虚血再灌流などがあげられる．炎症性サイトカインの過剰な産生は，好中球の活性化，接着分子の発現増強により，微小循環と組織障害を悪化させていく．したがって，血管内皮障害と好中球の活性化をいかに抑制するかが，術後臓器障害の重要な鍵と考えられている．具体的な組織障害軽減対策としては，①最も強力な好中球の活性化因子である炎症性サイトカインの産生を抑制するか ②好中球が直接臓器を攻撃するレベル，すなわち顆粒球エラスターゼや活性酸素の産生を制止するかである．①では，抗サイトカイン作用のあるメチルプレドニゾロン[2,3]（30 mg/kgをCPB前，大動脈遮断解除直前の2回投与），プロスタグランジンE_1[4]（0.01〜0.03 μg/kg/min），ウリナスタチン[5]（6,000単位/kgをCPB前，大動脈遮断解除直前の2回投与）が有効であると報告されている．本稿では，顆粒球エラスターゼに焦点をあて，その生理的作用と，最近登場した蛋白分解酵素阻害薬の一つである顆粒球エラスターゼ阻害薬について述べる．

1．顆粒球エラスターゼの生理作用

顆粒球エラスターゼは，最も深く組織破壊に関与しているプロテアーゼであるといわれている．それは，その作用が強力で，しかも基質特異性が低く，それを放出する好中球が生体内に多数存在するからである．顆粒球エラスターゼの生理作用は，細菌，異物，異種蛋白の分解であり，生体防御作用を担っている．しかし，一方では基質特異性がないため，血漿蛋白，凝固因子，補体，不溶性エラスチン，プロテオグリカンなど多くの生体にとって重要な蛋白が分解されうる．したがって，組織中で，このエラスターゼが活性型のまま存在すると，強力な蛋白分解能があるため，組織障害が起こる危険性がある．

2．なぜ，顆粒球エラスターゼ阻害薬が必要か？

血中や組織液中には，顆粒球エラスターゼ活性を阻害するインヒビターが大量に存在する．このため，実際には顆粒球エラスターゼは活性型のままで血中や組織中に存在することはできない．活性型顆粒球エラスターゼの90％は$α_1$-プロテアーゼインヒビター（$α_1$-PI）で，残りは$α_2$-マクログロブリン（$α_2$-M）によって阻害される．通常は$α_1$-PIは顆粒球エラスターゼに比べて多量に存在するため，それによる組織障害は起こらない．ところが，好中球が刺激を受けて活性化されると，活性酸素を出し，$α_1$-PIを不活性化し，組織障害を引き起こすと言われている[6]．したがって，組織障害を軽減させるには，外因性のプロテアーゼインヒビターが必要となってくる．

3．顆粒球エラスターゼ阻害薬

シベレスタットナトリウム水和物（エラスポール®：ELP）は顆粒球エラスターゼにきわめて特異的な阻害薬であり，SIRSに伴う急性肺障害に対して肺機能の改善効果，人工呼吸器からの離脱までの時間，集中治療室滞在時間，SIRS状態の期間を短縮することが明かにされている[7]．投与方法は0.2 mg/kg/hrで，早期投与が望ましいが，保険診療の適応の条件を表2-16に示す．近年，顆粒球エラスターゼにはサイトカインと同じような情報伝達物質としての作用があり，そのサイ

表2-16 急性肺障害（ALI：acute lung injury）の判定基準

- 以下の全項目を満たすものとする
  ① 肺機能低下（機械的人工呼吸管理下でPaO_2/FIO_2 300 mmHg以下）が認められる．
  ② 胸部X線所見で両側性に浸潤陰影が認められる．
  ③ 肺動脈楔入圧が測定された場合には，肺動脈楔入圧≦18 mmHg，測定されない場合には，左房圧上昇の臨床所見を認めない．

エラスポールの作用機序

生体への侵襲
感染症　手術　外傷　熱傷　膵炎

SIRS
→ サイトカイン
→ 全身性炎症反応の亢進
→ 好中球活性化
→ 活性化好中球の肺・心臓への集積
→ エラスターゼ・活性酸素放出
→ 急性肺障害／心機能障害

エラスポール

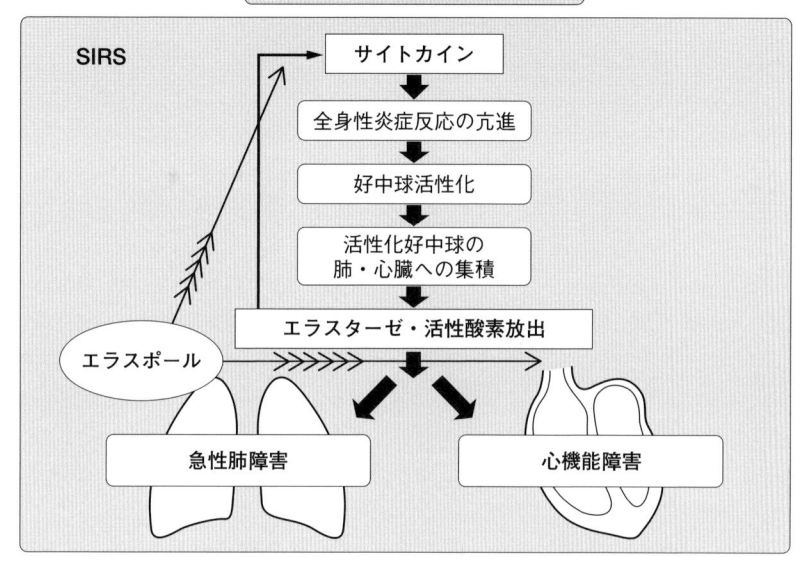

図2-10　SIRSに伴う組織障害の機序とエラスポールによる組織障害増幅回路の遮断

トカインとしての作用をELPが遮断することが報告されている[8]．したがって，ELPは顆粒球エラスターゼを中心とした好中球活性化の増幅回路を断ち切ることによって臓器障害の発生を予防，またはその重症化を防ぐ可能性がある（図2-10）．今後，長時間のCPBや循環停止を伴う胸部大血管手術後に高率に発生する急性肺障害の治療薬として期待される．

■文献

1) Kawamura T, Wakusawa R, Okada K, et al. Elevation of cytokines during open heart surgery with cardiopulmonary bypass: Participation of interleukin 8 and 6 in reperfusion injury. Can J Anaesth 1993; 40: 1016-21.
2) Kawamura T, Inada K, Okada H, et al. Methylprednisolone inhibits increase of interleukin 8 and 6 during open heart surgery. Can J Anaesth 1995; 42: 399-403.
3) Kawamura T, Inada K, Nara N, et al. Influence of methylprednisolone on cytokine balance during cardiac surgery. Crit Care Med 1999; 27: 545-8.
4) Kawamura T, Nara N, Kadosaki M, et al. Prostaglandin E_1 reduces myocardial reperfusion injury by inhibiting proinflammatory cytokines production during cardiac surgery. Crit Care Med 2000; 28: 2201-8.
5) Kawamura T, Wakusawa R, Inada K. Interleukin-10 and interleukin-1 receptor antagonists increase during cardiac surgery. Can J Anaesth 1997; 44: 38-42.
6) 小川道雄．好中球エラスターゼと肺；特にARDSの発生・増悪と関連した．呼吸と循環 1989; 37: 1258-69.
7) 玉熊正悦, 柴　忠明, 平澤博之, 他. 好中球エラスターゼ阻害薬；ONO-5046・Naの全身性炎症性反応症候群に伴う肺障害に対する有効性と安全性の検討 —第III相二重盲検比較試験—. 臨床医薬 1998; 14: 289-318.
8) 小川道雄．急性膵炎の重症化機序．消化器外科 1997; 20: 565-72.

［川村隆枝］

3

心臓血管麻酔の術前評価と術前処置

A. インフォームド コンセント

インフォームド コンセントの確たる定義はないが，一般的には「医療行為を行う場合に，医師が病状と必要な医療行為のすべてについてそのメリットのみならず，それらの医療行為に伴うすべての危険性と合併症すなわちデメリットについても適切な説明を行い，それを理解した患者から得られた同意」と定義できる[1]．具体的には，麻酔科医は心臓手術を受ける患者に対して，心臓麻酔，周術期管理の手順について（表3-1），説明する．近年，心臓血管麻酔領域において，経食道心エコーをはじめとしたモニター，麻酔周辺機器に関する技術は格段の進歩を遂げている．その結果，全身麻酔の安全性は高まり，合併症の頻度は著しく減少してきた．しかし，心臓手術を受ける患者は術前に何らかの疾患を併発していることが多く，健康な患者に比べ合併症を起こす頻度が高い．それらの患者に対し，考えられる合併症をすべて説明するか，よく起こる合併症のみを説明するかについては議論が分かれているが，一般的に，合併症を起こしやすい状態にあるときには考えられるリスクについて詳しく説明する．リスクについて説明する際，それに対する対処法も同時に示し，患者の不安を取り除くよう心がける．説明の最後には，患者の麻酔に対する理解を得るために，患者が質問する機会を設け，説明を補足し疑問点があればそれを取り除く．そして患者が説明を完全に理解し，納得した後に同意書または診療録に署名していただく．

麻酔に関するインフォームド コンセントは手術に含まれるのか，分離すべきなのかの議論が続いているが，これまでは麻酔同意書は手術同意書に含まれていると考えられていることが多かった．しかし，最近では患者の状態と手術による利益，不利益あるいは合併症の危険性を考慮した麻酔法の選択などを全体的に説明し同意を得るには，インフォームド コンセントを麻酔科医が独自に行うことが必要であると考える．さら

表 3-1 心臓麻酔，周術期管理の手順についての説明内容

1．麻酔準備，手術予定時間などのスケジュール
2．術前の絶飲食の目的，期間
3．前投薬の目的と投与法
4．手術室でのモニタリング
5．麻酔導入
6．人工心肺を含めた術中の麻酔管理
7．輸血とその合併症
8．術後鎮痛を含めた術後管理，術後経過

にその話し合いを記録に残すことも重要である．この記録にもいくつかの方法があり，インフォームド コンセントの書式をつくって記録を作成して同意を得ている施設もあるが，麻酔同意書をとらなくても，麻酔を担当する麻酔科医が麻酔の説明を行い，その内容を診療記録に記載する方法もある．

また，インフォームド コンセントを通し，麻酔前診察時に患者との信頼関係を確立させることにより，患者の不安を和らげ，これから起こることや術後鎮痛の計画を知らせることで，速やかな回復が促されると現在いわれており[2]，このような麻酔科医による適切な説明はベンゾジアゼピンと同等の抗不安効果をもつといわれている．このことからもインフォームド コンセントは，患者の信頼を得て麻酔を行うために臨床的に重要である．

■文献
1) 高橋成輔，児玉謙次．インフォームド・コンセントの必要性と正当性．臨床麻酔 2001; 25: 1420-6.
2) Anderson EA. Preoperative preparation for cardiac surgery facilitates recovery, reduces psychological distress, and reduces the incidents of acute postoperative hypertension. J Consult Clin Psychol 1987; 55: 513-20.

［尾前 毅，上村裕一］

B. 術前診察

1. 意義

術前診察時には，麻酔申し込み書に記載していない項目をカルテでチェックし，本人やその家族と会い，本人の状態を確認する．また，患者・家族に，麻酔管理について具体的に説明し，不安を軽減し，患者・家族の同意のもとに，ともに協力して手術に臨むことを約束する．そのためには，麻酔申し込み時に，麻酔管理に必要な情報を得て，実際の麻酔管理のおおよその計画を立てる．ただし，忘れてはならないのは，不用意に外科操作について説明をしないことと，患者のプライバシーの尊重である．

2. 術前診察前に必要な情報

1) 患者氏名, 年齢, 性別, 識別番号
患者を識別するために必要な情報を確認する．

2) 体重, 身長, 血液型, アレルギー歴
麻酔準備，投薬等のための基本情報を把握する．輸血歴のある人は不規則抗体のチェックが必要である．薬剤アレルギーの既往，大豆や卵黄アレルギーではプロポフォールのアレルギー，キウイやりんごのアレルギーや繰り返し手術の患者ではラテックスのアレルギーに注意する．

3) 病名, 現病歴, 術前検査
手術対象となる病名・合併病変や術前の検査所見から，心血管系の解剖学的異常や血行動態を把握する．また，血行動態については，手術前だけでなく手術後の状態も想定しておく．ただし，手術前の検査結果の評価は，どのような状況下で検査されたかどうかを考慮する必要がある．たとえば，心筋梗塞直後か安定期かが問題となる．

4) 既往歴 (表 3-2), 家族歴, 喫煙歴
重要臓器の機能障害，止血・凝固異常やアレルギーの有無，さらに悪性高熱症の危険性を既往歴・家族歴から判断する．糖尿病，高血圧などの全身性疾患の有無や，長い喫煙歴（表 3-3）やアルコール摂取歴は，術中・術後合併症予測に必要である．

5) 術前使用薬
普段使用している薬剤の作用・副作用・作用時間を把握し，手術室には最もよくコントロールされた状態で入室できるように，また術中・術後の管理に影響を及ぼさないように，術前使用・中止について決定する．

6) 手術術式, 補助手段
予定術式・アプローチの方法や補助手段を確認し，使用薬剤・体位・モニター・輸血などの対策をたて，必要があれば外科医との協議を行う．大血管遮断やカニューレ挿入が必要な場合はその部位・問題点を確認する．

7) 血液の準備状況
予定術式や術前状態から，出血量の推定を行い輸血準備状況を確認する．無輸血予定手術では，どの時点で輸血を考慮するか外科医と協議する．自己血採血を行っている症例では，術前日の血液検査を指示，また循環血液量低下に注意する．

8) 感染症の有無

9) 予防接種歴

10) バイタルサイン
術中・術後管理の目安となる通常の血圧，心拍数，体温，尿量，心電図，SpO_2, 動脈血液ガス測定をチェックする．

11) 検査項目のチェック
一般のスクリーニング検査により全身状態を評価する．心血管造影，心カテ，心エコー検査などで心疾患の解剖学的異常，心機能，血行動態を把握する．必要があれば，追加あるいは再検査を指示する．

3. 手術中止を考慮する因子

心臓手術は，手術自体が生命維持と強く関連しているため，手術は最終的には手術の重要性の考慮と患者・家族の同意が必要である．

1) 患者の同意が得られない

2) 外科治療効果が望めない
手術によっても病態の進行が回避できない場合や，重篤な脳障害の発生や進行が強く予想されるときには手術を中止する．

表 3-2 既往歴とその注意事項

既往歴	注意事項
止血・凝固機能異常	精査・治療が必要
糖尿病	血糖降下薬の使用の有無と種類 腎障害など全身の動脈硬化性病変，感染抵抗減弱，自律神経障害 微小血管障害→肺・組織の毛細血管での酸素拡散能の低下
高血圧	コントロールの状態（通常の血圧変動），内服薬，合併症
中枢神経障害	一過性脳虚血発作・脳梗塞の既往，頚動脈雑音，心房細動 　　→周術期に脳障害の危険性→術前 CT・MRI 検査などの精査 緊急手術以外は，脳外科疾患の治療を原則優先 脳出血・脳梗塞とも発症 1 カ月以内は，脳血液関門の透過性が高く，脳浮腫増強の恐れ 　　　　　　　　　　　　　　　　　　　　　→造影 CT で増強がないことを確認
脳虚血性病変	心疾患との二期的または同時手術
変性疾患	投薬中止による症状の増悪
Guillain-Barré 症候群	急性期には手術を避ける
動脈硬化症	頚動脈雑音，脳卒中の既往，血圧の測定部位， 大動脈・大腿動脈の異常（IABP・送血管挿入の是非）
喘息	発作時期，発作歴，現在の使用薬，随伴症状（心臓喘息，COPD との鑑別）
慢性閉塞性肺疾患（COPD）	重症度（Hugh-Jones の分類），喀痰量と性状，内服薬
かぜ	できれば 2 週間は手術を延期
感染症（皮膚潰瘍，尿路疾患，う歯，歯周炎など）	治療必要
関節リウマチ	首の可動性，環軸椎の亜脱臼，顎関節など全身の関節の可動性
頚椎症	首の可動性，しびれの有無，Hoffman 反射の有無
肝機能障害[1]	急性肝炎 1 カ月以内，活動期には手術は避ける 腹水，血清ビリルビン>3，血清アルブミン<3→肝不全発症のリスク高い プロトロンビン時間延長→ビタミン K，新鮮凍結血漿で対処
アルコール中毒	肝機能障害（凝固障害），術後せん妄
消化管出血	精査必要，ヒスタミン H_2 受容体遮断薬投与
甲状腺機能低下	鎮静・鎮痛薬の効果増強，未治療例では死亡率上昇 ステロイドに対する反応性が低いことあり
エホバの証人	病院として対応，同意書が必要
腎機能低下[2]	血清クレアチニン 1.5 mg/dl 以上が危険因子，Ccr 測定
透析症例	合併疾患，透析状態，透析計画（術前～術直後），内シャントの確認・保護
泌尿器科的所見	尿路感染症，前立腺肥大（導尿困難）
筋疾患	術後に影響→呼吸障害・誤嚥 運動障害，体温異常，合併疾患，カリウム異常
肥満	無気肺・肺高血圧・右心不全の恐れ
睡眠時無呼吸症候群	いびき・無呼吸の指摘，日中傾眠傾向
精神疾患	内服薬

3）内科的治療により全身状態の改善が必要

心疾患自体，糖尿病，内分泌性疾患，肝機能障害，脱水・貧血，高血圧，喘息発作中，重症感染症など，内科的治療によりできるだけ状態を改善させる．

急性肝炎や慢性肝炎の活動期で AST・ALT が変動している時期には，手術は避ける．重症感染症では，全身状態が改善しない場合や免疫能の低下が考えられる期間は手術は避ける．例えば，麻疹などでは感染後

表 3-3 禁煙効果[3]

禁煙日数	禁煙効果
2〜3日	CO-Hb 低下，血液の粘度低下，ニコチンの血中濃度低下
2週間	喀痰量の減少
6週間	線毛運動活動が復活，免疫能の回復
8週間	肺合併症の減少
6カ月	末梢気道の閉塞が改善

表 3-4 おもな感染症の感染期間[6]

感染症	感染能力のある期間
麻疹	発病1〜2日前から発疹出現5日後まで
風疹	発疹出現7日前から発疹出現7日後まで
手足口病	発疹出現1日前から約4〜5週間
ムンプス	発症数日前から唾液腺腫脹が消失するまでの約10日間
水痘	発疹出現1日前からすべての水疱疹が痂皮を形成するまでの約1週間
溶連菌感染症	診断日から抗生物質投与開始後1日
咽頭結膜熱	発熱，喉の痛み，結膜充血などの症状が消失して2日間
百日咳	百日咳特有の咳が消えるまで（発症して約4週間）
RS ウイルス*	発症後6〜7日

*乳児の先天性心疾患患者では細気管支炎に要注意

表 3-5 伝染性疾患の潜伏期間[6]

疾患	潜伏期間
麻疹	10〜12日
風疹	14〜21日
水痘	11〜20日
流行性耳下腺炎（ムンプス）	14〜24日
インフルエンザ	1〜2日
百日咳	6〜15日
咽頭結膜熱（プール熱）	5〜6日
RS ウイルス	2〜5日
重症急性呼吸器症候群（SARS）	2〜7日

約1カ月間の免疫力低下に注意する[4]．また，伝染性疾患で感染能力がある期間（表3-4）の患者に接触した場合，その疾患の潜伏期間（表3-5）は手術は避ける[5]．

4）予防接種[6,7]

麻酔や手術ストレスにより免疫抵抗力は低下するので，弱毒菌による発症の危険性や免疫力獲得を考慮し，接種後4週間は手術を避けることが望ましい．とくに，BCG，ポリオ，麻疹，天然痘，風疹などの生ワクチン接種後は要注意である．

5）かぜ

発熱（37.5℃以上），咳，食欲減退，全身倦怠感，関節痛などかぜ症状の進行時期や肺炎症状があるときは原則として中止する．できれば，かぜの治癒後1〜2週間以内も手術は避ける．

6）出血傾向

出血時間が延長し，原因不明あるいは対策がない場合は，手術延期を考える．

4. 術前診察時の必須項目

1）患者への麻酔管理の説明とその同意

食事制限，術前投与薬，麻酔前投薬，手術室での診療行為，術後の管理方法について説明し，質問に答えることにより，患者の不安軽減や信頼関係の構築に努め，患者・家族の同意を得る．

表 3-6 気管内挿管の障害因子

歯牙の欠損，ぐらつき
小顎
舌肥大
扁桃腺肥大
頚部の可動制限
顎関節の可動制限
気管・気管支のサイズ・偏位（X線上）
睡眠時無呼吸症候群
頚部への放射線照射

表 3-7 動脈硬化症のチェック項目

頚部雑音→内頚動脈狭窄症
四肢の動脈圧，アレンテスト
→動脈圧モニター部位の決定
IABP が使用可能かどうか
AR の有無
胸部〜腹部大動脈・大腿動脈の狭窄・閉塞・瘤・解離
上行大動脈の石灰化，プラークの有無
→大動脈遮断の是非

表 3-8 注意すべき症状

1) 先天性心疾患
　a) 心不全
　　頻脈，頻呼吸，頻回の気道感染，低体重，疲れやすい，ミルク摂取力が弱い，
　　末梢循環不全（pale, cool），肝腫大，腹水
　b) 低酸素血症（チアノーゼは，貧血，多血で評価異なる）
　　頻脈，頻呼吸，低体重，元気がない，ミルク摂取力が弱い，失神発作
2) 成人の心不全症状
　　疲れやすい，息切れ，運動能力の低下，咳，呼吸困難，起坐呼吸，夜間呼吸困難，ピンク色の泡沫状の痰，
　　尿量低下，体重増加，pitting edema，食欲低下，肝臓のあたりの重苦しさ

表 3-9 心室機能の臨床的評価（日常生活から患者の予備能を評価）[8]

運動強度（METs）	日常での動作
1〜3	自分の身の回りのことができる
	食事，服装，トイレが可能
	室内歩行可能
	平地をふつうの早さで100〜200 m 歩ける
	軽い拭き掃除や食器洗いなどの軽い家事ができる
	約400 m 歩けない，2 階へは昇れない
4〜10	2 階まで昇れたり，坂を登れる
	平地を急ぎ足で歩ける
	短い距離なら走れる
	床を拭いたり，重い家具を持ったり動かしたりできる
	リクレーション程度のスポーツができる
	（ゴルフやボーリング，ダンス，テニスのダブルス，ボール投げなど）
>10	激しいスポーツができる
	（水泳，テニスのシングルゲーム，サッカー，バスケットボール，スキーなど）

MET：metabolic equivalent, 1 MET$=3.5$ m$l\cdot$kg$^{-1}\cdot$min^{-1}oxygen uptake（安静時の酸素消費量）

表 3-10 術前状態の分類

1) 心不全・狭心症症例における NYHA の心機能分類[9,10]

Ｉ：	身体活動に制限がない ｛7 METs 以上可能｝
Ⅱ：	軽度〜中等度の制限（日常動作で心不全症状・狭心痛）｛5〜7 METs｝
Ⅲ：	中等度〜高度の制限（普通以下の労作で心不全症状・狭心痛）｛2〜5 METs｝
Ⅳ：	安静時にも心不全症状・狭心痛あり（活動とともに増強）｛2 METs 未満｝

｛　｝＝運動耐容能

2) ASA の術前状態分類[11]

class Ｉ： 手術の対象となる疾患は局在的で，全身的疾患はない
class Ⅱ： 軽度〜中程度の全身的疾患がある
class Ⅲ： 重症の全身的疾患がある
class Ⅳ： 疾患自体により致命的となりうる重症の全身的疾患があり，手術によりその病変を治療できるとは限らない状態
class Ⅴ： 瀕死の状態の患者で助かる可能性は少ないが，手術をせざるを得ない状態
class Ⅵ： 心臓移植のドナー

表 3-11　各疾患毎の術前チェック項目

1）先天性心疾患
　①シャントの有無→シャントの方向性（右左か左右か），その程度
　②肺血流量と体血流量のバランス→肺血管抵抗（PVR）の調節因子（表 3-12）
　③狭窄・閉塞性病変の有無→固定性か変動性か，その程度
　④動脈管依存性→プロスタグランジン E_1 使用
　⑤症状（心不全，低酸素血症）の進行性のチェック
　⑥治療歴→術式とその結果
　⑦合併疾患（先天異常症候群，ダウン症，食道閉鎖，気道系の異常など）
　⑧年齢による問題点（表 3-13）→肺血管抵抗の変化，バイタルサインの正常値の変化
　⑪予定術式→姑息手術か根治手術か，動脈・静脈の穿刺部位の確認
2）狭心症（表 3-14）
　①狭心症発作の頻度，持続時間
　②発作の誘因（労作の程度，発症時間）
　③使用薬剤（発作軽減に有効な薬剤，抗血小板薬）
　④心電図変化，随伴症状
　⑤狭窄部位
3）心筋梗塞[12]
　①発症時期
　②虚血や梗塞の部位・範囲
　③虚血閾値（運動・薬剤負荷）
　④発症時の随伴症状（心不全，MR，不整脈）→術中心筋虚血時に再発する恐れ
　⑤心機能（検査結果，現在の活動性，心機能予備能）
　⑥使用薬剤（発作軽減に有効な薬剤，抗血小板薬）
　⑦緊急手術時→カテコラミン・IABP などの循環補助，呼吸状態（自発か人工呼吸か，SpO_2），症状
4）弁疾患
　①心機能，日頃の活動性（心不全症状の程度）
　②不整脈（心房細動か洞調律か）
　③使用薬剤
　④緊急手術の理由〔例：感染性心内膜炎（急性心不全症状，脳塞栓）〕
　a）大動脈弁狭窄症（AS）
　　①冠動脈疾患の合併の有無
　　②左室流出路の中隔部位の心筋肥厚は？
　b）大動脈弁逆流症（AR）
　　①心筋虚血（拡張期圧低下が助長）
　　②急性か，慢性か
　c）僧帽弁狭窄症（MS）
　　①長期の患者→栄養状態に注意
　　②呼吸不全に注意（肺うっ血）
　　③ジギタリス→心拍数の調節が必要な場合は前日まで投与（当日朝は避ける）
　d）僧帽弁逆流症（MR）
　　①急性→肺水腫，低心拍出による多臓器不全に注意
　　②慢性→利尿薬・ACE 阻害薬は直前まで投与
　e）三尖弁疾患
　　①肝機能低下→凝固能低下，薬物代謝低下
　f）心内膜炎
　　①疣贅→不整脈により遊離の恐れは？
　　②脳塞栓→出血性脳梗塞がなければ手術
5）大動脈瘤・大動脈解離
　①置換部位，遮断部位，体位，アプローチ
　②モニターは（動脈圧，誘発電位，脳波，近赤外線など）
　③解離性か否か→分枝の血流状態（重要臓器の血流，遮断による影響）
　④症状：気管の圧迫症状，嗄声（反回神経麻痺），上大静脈症候群，AR，心不全症状
　⑤補助手段：人工心肺の方法　送血部位，脱血部位　温度，脳灌流の方法
6）心移植
　①レシピエント
　　重症心不全→循環補助手段
　　不整脈→対処方法の検討
　　重要臓器の機能障害のチェック
　　緊急手術→絶飲食の時間，摘出から移植までの許容時間
　　精神的ケア
　②ドナー
　　循環維持の方法の確認（移植医との連携が必須）
7）ペースメーカー装着患者
　①原疾患，随伴疾患
　②ペースメーカーの機能状態
　③ペースメーカー装着者（術者）へ確認
　④ペースメーカー技術者への連絡
　⑤電気メス対策
　⑥緊急避難方法の打ち合わせ
8）肥大型心筋症（HCM）
　①hyperdynamic を避ける
9）WPW 症候群，重症不整脈
　①抗不整脈薬
　　術中マッピングにより不整脈誘発部位を確かめる場合は中止
　　薬剤による除細動の閾値を術前から継続→自動除細動器（ICD）装着予定患者は当日朝まで投与
10）心外膜炎，心タンポナーデ
　①大量の心嚢液が貯留し，心機能が低下している場合，術前に穿刺で心嚢液を排除
　②タンポナーデ解除直後の循環動態の急変

2）気管内挿管時の障害因子のチェック（表3-6）

気管内挿管の困難さについてチェックする．挿管困難が予測される場合は，エアウェイ，挿管用ラリンゲルマスク，気管支ファイバースコープ，気管切開など対策を考慮する．

3）体位固定時の関節の可動状況

麻酔中の無理な体位により，術後関節痛やさらなる可動制限を生じる恐れがある．

4）静脈や動脈の穿刺部位のチェック

頻回手術，小児，肥満患者などでは，静脈穿刺できる部位が少ない．先天性心疾患症例，胸部大動脈瘤や重症動脈硬化症の症例などでは，モニターできる動脈が制限される．したがって，それぞれ穿刺部位を術前にチェックしておく．

5）皮膚などの感染症，発疹のチェック
6）動脈硬化の所見のチェック（表3-7）
7）現症の再チェック

現在の症状（表3-8），活動状況（表3-9），食事やミルクの摂取量などを質問することにより，症状の程度（表3-10）や進行性や症状発現のきっかけを明らかにする．また，各疾患（表3-11）により注意すべき項目が異なる．

5．麻酔覚醒時の状況，術後合併症についての説明

とくに疼痛対策の説明は患者の不安解消に必要である．

6．術前診察後行うべきこと

①詳細な麻酔計画
②絶飲食の指示
③麻酔前投薬の指示
④術前の使用薬，持参薬の指示
⑤必要があれば，再検査の指示
⑥手術室入室時間の指示
⑦手術室入室時の観察度の決定

表3-12　肺血管抵抗（PVR）の調節因子

PVR を上昇させる因子
　低酸素血症，高二酸化炭素血症，アシドーシス，無気肺，気道内圧上昇，低体温，血管収縮薬，多血症，浅麻酔

PVR を低下させる因子
　高濃度酸素吸入，低二酸化炭素血症，アルカローシス，血管拡張薬，貧血，麻酔薬

表3-13　年齢による注意点

1）未熟児，新生児
　・肺の未熟性，気胸，誤嚥性肺炎
　・肺血管抵抗（PVR）の変化
　　生後24時間で急激に低下し，3ヵ月で成人のレベルになる．
　　肺血流量の増加・減少により肺血管の成熟は阻害される．
　　未熟な肺血管は反応性が強い．
　・PDA の影響
　　正常 PaO_2，プロスタグランジンの濃度低下により閉鎖
　・副交感神経優位
　・壊死性腸炎
　・ビタミン K 欠乏，低血糖，低 Ca 血症
　・染色体異常，合併奇形（消化器，体表面・骨，気道など）

2）乳児
　上気道感染
　　とくに RS ウイルス感染による細気管支炎（無呼吸発作誘発）に注意

3）幼児〜学童
　・繰り返す上気道感染
　・精神的ケアー

表3-14　不安定狭心症の臨床分類[13]

重症度
　Class I： 2カ月以内の発症，強いあるいは増悪する労作性狭心痛
　Class II： 48時間〜1カ月以内に生じた（亜急性）安静時狭心痛
　Class III： 48時間以内に発症した（急性）安静時狭心痛
臨床所見
　Class A： 貧血などの明らかな原因による2次的な不安定狭心症
　Class B： 1次的な不安定狭心症
　Class C： 急性心筋梗塞後2週間以内の不安定狭心症
治療程度
　1．ほとんど無治療
　2．経口薬投与
　3．経口薬＋経静脈ニトログリセリン投与

■文献

1) Child CG, Turcotte JG. Surgery and Portal Hypertension. In: Child CG, editor. The Liver and Portal Hypertension. Philadelphia: WB Saunders; 1964. p.50-5.
2) Weerasinghe A, et al. Coronary artery bypass grafting in non-dialysis-dependent mild-to-moderate renal dysfunction. J Thorac Cardiovasc Surg 2001; 121: 1083-9.
3) Warner MA, et al. Preoperative cessation of smoking and pulmonary complications in coronary artery bypass patients. Anesthesiology 1984; 60: 380-3.
4) 宮津光伸. 麻疹の現状と問題点, 予防接種 Q & A. 小児内科 2000; 32: 1706-9.
5) 予防接種ガイドライン. 日本小児科連絡協議会予防接種専門委員会, 編. http://www.biken.or.jp/guide/guide.html
6) 岡部信彦. 市中感染症の院内流行―小児に多い発疹性疾患と院内感染. 日医雑誌 2002; 127: 357-62.
7) van der Walt JH, Roberton DM. Anaesthesia and recently vaccinated children. Paediatric Anaesthesia 1996; 6: 135-41.
8) ACC/AHA Guideline Update for Perioperative Cardiovascular Evaluation for Noncardiac Surgery. A Report of the American College of Cardiology/American Heart Association Task Force on Practice Guidelines (Committee to Update the 1996 Guidelines on Perioperative Cardiovascular Evaluation for Noncardiac Surgery). http://www.acc.org/clinical/guidelines/perio/update/periupdate_index.htm
9) The Criteria Committee of the New York Heart Association. Nomenclature and Criteria for Diagnosis of Diseases of the Heart and Great Vessels. 9th ed. Boston, Mass: Little, Brown & Co. 1994. p.253-6.
10) Goldman L, et al. Comparative reproductively and validity of systems for assessing cardiovascular function class: Advantages of a new specific activity scale. Circulation 1981; 64: 1227-34.
11) Owens WD. American Society of Anesthesiologists physical status classification system is not a risk classification system. Anesthesiology 2001; 94: 378.
12) Ali MJ, et al. ACC/AHA guidelines as predictors of postoperative cardiac outcomes. Can J Anaesth 2000; 47: 10-9.
13) Braunwald E. Examination of the patient. Braunwald E, et al. editors. Heart Disease 6th ed. Philaderphia: WB Saunders; 2001. p.27-44.

〔高木 治〕

C. 術前検査

1. 一般検査

バイタルサイン，赤血球数，ヘマトクリット，ヘモグロビン，白血球数，白血球分画，CRP，血小板数，プロトロンビン時間，部分トロンボプラスチン時間，出血時間，フィブリノーゲン，FDP，AT-III，血清電解質（Na, K, Cl, Ca, Mg），便潜血，尿所見，尿ケトン，尿糖，胸部X線写真，血液型検査，感染症をチェックする．

2. 生化学検査

1) トロポニンT，心臓由来脂肪酸結合蛋白（heart type-fatty acid-binding protein（H-FABP）），CK（またはCK-MB），AST，LDHなどは急性心筋障害で上昇する[1-4]．各酵素により経時変化に差がある．急性心筋梗塞後の生化学的診断は，CKやCK-MBに代わり，感度や特異性が高く，また簡単な迅速診断が可能なトロポニンT（またはI）が第1選択である．さらに最近，梗塞2時間以内の超急性期でも簡単に測定でき，特異性の高いマーカーとしてH-FABPが注目されている．

2) 心不全時には，B型ナトリウム利尿ペプチド B-type natriuretic peptide（BNP），tumor necrosis factor-α（TNF-α）などのサイトカインやスーパーオキシド（・O_2^-）やヒドロキシラジカル（・OH）などの活性酸素種 reactive oxygen species（ROS）が上昇する．治療効果判定などに用いられている[5-7]．

3) ビリルビン，AST，ALT，ALP，LDH，γ-GTP，総蛋白質，アルブミンなどで肝機能を評価するが，肝機能は心臓手術の予後規定因子として重要である[8]．

4) BUN，Cre，Ccrで腎機能を評価する．血清Cre値が1.5～2以上は，術後透析に移行する危険性が高く，心臓手術の術後の予後に関連する[9]．

5) 糖尿病では血糖値，Hb-A_{1C}を検査する．最近，免疫力など予後との関連から，周術期でも厳しい血糖調節が推奨されている[10]．

6) 甲状腺ホルモンは，心臓に対する作用が強い．たとえば，甲状腺機能亢進症では，頻脈，高血圧，不整脈，心筋虚血，心不全を認め，機能低下症では，徐脈，心収縮力低下，心不全，心嚢液貯留を認める．甲状腺機能の判定には，遊離のT3・T4の測定，治療効果の判定にはTSHを測定する．

7) 高感度CRP測定が，心・血管疾患の予後判定に使用されているが，その有用性は必ずしも確定されていない．

3. 薬物血中濃度

ジギタリス，ネオフィリン，抗痙攣薬などの測定により，効果低下または中毒の発症を予防する．

4. 呼吸機能検査

肺うっ血や高齢者の増加により，呼吸機能に障害をきたしている症例が少なくなく，手術適応や予後に関連する重要な検査である．心機能低下症例では，確実に検査が行われたかどうか，判定に注意が必要である．%肺活量が80％以下では，肺の拘束性換気障害を疑う．1秒率が70％以下では，気道の閉塞性換気障害を疑う．

5. 動脈血液ガス測定

とくに先天性心疾患の低酸素血症患者や呼吸機能障害者では，術中・術後の換気や，人工呼吸器からの離脱条件の設定に必要である．

6. 循環系の検査[11]

a. 心電図

1) 安静時12誘導心電図

心拍数，リズム，不整脈，肥大・負荷，ST-Tの変化を判定し，また虚血変化がどの誘導に反映されるかを確かめる．術後との比較で手術開始前24時間以内の心電図が重要である．

急性心筋梗塞時の心電図変化としては，超急性期にはT波が増高し，6時間後にはST上昇，2日後には異常Q波を，2週間後に冠性T波を認める．

表3-15 運動負荷心電図による予後の判定[11]

リスク分類	心電図変化が生じる運動の程度
高リスク	＜4 METs または HR＜100 bpm または目標心拍数の 70％未満
中リスク	4〜6 METs または HR 100〜130 bpm または目標心拍数の 70〜85％
低リスク	＞7 METs または HR＞130 bpm または目標心拍数の 85％以上

目標心拍数＝年齢から予測する最高心拍数の 80〜90％
年齢から予測する最高心拍数＝(220－年齢)

2）Holter 心電図

日の単位で心電図を記録し，不整脈，ST 変化や自律神経活動の分析を行う．心電図変化時には，発生時刻，持続時間，随伴症状を確かめる．

3）負荷心電図

運動（マスター式，エルゴメータ法，トレッドミル法）や薬剤を負荷すると，心筋虚血により ST 変化，狭心症，不整脈を生じる．その変化により，虚血閾値や虚血部位の診断を行う．虚血が生じる運動の程度（閾値）により，心機能の予備能力の推定ができる（表3-15）．ただし，下肢の動脈硬化，β遮断薬使用中，安静時にすでに心電図異常のある症例では判定ができない．

4）特殊な心電図

a）加算平均心電図：ノイズの影響を取り除くために心電図を加算平均し，持続性心室頻拍発生の指標である μV 単位の late potential を判定する．

b）体表面心電図（心電図マッピング）：副伝導路や不整脈発生部位の診断を行うために，胸部と背部に多数の電極を配置し，各誘導点で瞬間の電位分布をコンピュータ処理し天気図のように等高線で表示する．手術中には，心臓表面に直接電極を置き行う．

b．心・血管エコー検査（表3-16）

心臓血管外科手術の術前検査として非常に有用である．虚血心筋の予備能力を判定する方法として，運動またはドブタミンの負荷による壁運動の変化をみる．その感受性は，心筋シンチグラムに匹敵する．術中も，弁の形成手術の評価，大動脈遮断部位の検索には必須である．

表3-16 心・血管エコー（ドプラー）検査で得られる情報

1）心臓
　①解剖学的異常
　　先天性異常，HOCM，心室拡大，左室瘤，血栓，心室壁の肥厚・菲薄化
　②心機能評価
　　大きさ，心拍出量，収縮能〔駆出率（EF），左室短縮率（FS），PEP/PT〕，拡張能（左室流入血流波形）
　③弁機能
　　狭窄・逆流の程度，弁の動き・肥厚，圧較差，血流方向，腱索
　④壁運動
　　全体の動き，局所壁運動
2）血流状態の把握
3）心嚢液貯留
4）血管の性状
　大動脈：石灰化，解離，瘤，狭窄・閉塞
　末梢動脈：狭窄・閉塞，瘤
　末梢静脈：血栓症

表3-17 心臓カテーテル検査の正常値[12]

検査項目	正常値
圧	
右房（平均）	2〜8 mmHg
右室（収縮期/拡張期）	15〜30/2〜8 mmHg
肺動脈	15〜30/4〜12/9〜18 mmHg
（収縮期/拡張期/平均）	
左房（平均）	2〜12 mmHg
左室（収縮期/拡張期）	100〜140/3〜12 mmHg
大動脈	100〜140/60〜90/70〜105
（収縮期/拡張期/平均）	mmHg
心拍出量	4〜8 l/min
酸素消費量	110〜150 ml/min/m^2
動静脈血酸素含量較差	30〜50 ml/l
血管抵抗	
全身血管抵抗（SVR）	700〜1,600 dynes/sec/cm^5
肺血管抵抗（PVR）	20〜130 dynes/sec/cm^5

SVR＝（平均大動脈圧－平均右房圧）／体血流量
PVR＝（平均肺動脈圧－平均左房圧）／肺血流量

c．心臓カテーテル検査[12]（表3-17）

心臓各レベルでの酸素飽和度，圧・圧波形の計測をし，シャント率，体/肺血流量比や心室機能の評価を行う．ほとんどの開心術症例の術前診断の基準となる．酸素飽和度は，大静脈→右房レベルで7％，他のレベ

表 3-18 心血管造影により評価できる項目

閉塞・狭窄部位
シャントの部位・方向
大血管・心室・心房の位置関係
肺静脈・大静脈の還流部位
冠動脈の走行
側副血行
肺血管
左室機能

表 3-19 左室造影の測定項目[13]

測定項目	正常値
EDVI（end-diastolic volume index）	$70±20\,ml/m^2$
ESVI（end-systolic volume index）	$24±10\,ml/m^2$
EF（ejection fraction）＝（EDV－ESV）/EDV	$67±8\%$

参考：ejection fraction（EF）35〜40%以下，LVEDP 15 mmHg以上，LVEDVI 100 ml/m^2以上の場合，左室機能低下を考える．

表 3-20 左室壁運動の評価（asynergy の分類）[14]

評価	壁運動
normal	正常
reduced（hypokinetic）	局所的低下
none（akinetic）	局所的欠如
dyskinetic	局所の収縮期奇異性拡張
aneurysmal	収縮期・拡張期ともに心室壁の瘤状に突出
undefined	左室造影の省略あるいは評価できない部分

ルで5%のステップアップを認めた場合，有意な変化と考える．

d．心血管造影 digital subtraction angiography（DSA）（表 3-18〜20）（図 3-1）

心臓手術の術前検査では，非常に重要な検査である．造影剤注入前の画像と注入後の画像のサブトラクションをし，造影された血管のみを描出する DSA で血管系の詳細な検索を行う．

e．冠動脈造影

冠動脈の分類（図 3-2），狭窄度の判定（表 3-21）をする．動脈採取部位の反対側の橈骨動脈や大腿動脈からアプローチする．冠動脈スパズムが疑われる症例では，マレイン酸エルゴメトリンかアセチルコリンを用いたスパズムの誘発を行う．

f．CT，ヘリカル CT

CT は，螺旋状に高速連続スキャンできるヘリカル CT により画像の精度が上昇し，さらに体軸方向に連続した画像や，この連続データを利用した三次元・四次元的観察が可能となり，心エコー，MRI と競合する検査となった．解離腔，大動脈弁逆流，心嚢液貯留，冠動脈を含めた病変の存在部位，質的診断，心機能診断を行う．右室機能の評価が造影法より正確である．ただし，心臓・冠動脈などの血管の詳細な診断には造影剤が必要である．

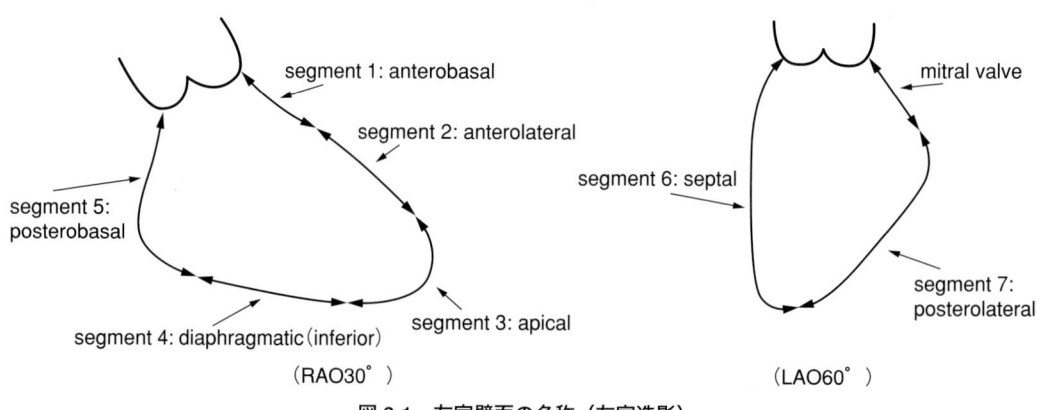

図 3-1 左室壁面の名称（左室造影）

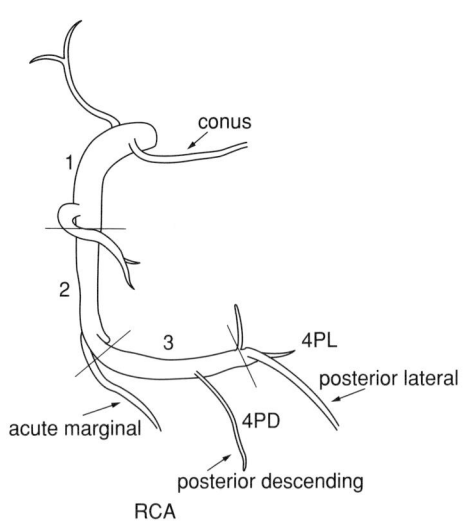

図 3-2 冠動脈の部位分類（AHA）[14]

右冠動脈（RCA）
- segment 1：起始部～鋭縁部の近位側 1/2
- segment 2：起始部～鋭縁部の遠位側 1/2
- segment 3：鋭縁部～crux
- segment 4：crux より末梢（後下行枝 4PD，後側壁枝 4AV（4PL））

左冠動脈（LCA）
- segment 5：主幹部（LMT）

左前下行枝（LAD）
- segment 6：前下行枝の第一中隔枝まで
- segment 7：第一中隔枝～心尖部の近位側 1/2
- segment 8：第一中隔枝～心尖部の遠位側 1/2
- segment 9：第一対角枝
- segment 10：第二対角枝

左回旋枝（LCX）
- segment 11：鈍縁枝分岐部まで
- segment 12：鈍縁枝
- segment 13：鈍縁枝から末梢側
- segment 14：後側壁枝
- segment 15：後下行枝

表 3-21 冠動脈狭窄の評価[14]

1）狭窄程度の評価
 25%狭窄：0～25%
 50%狭窄：26～50%
 75%狭窄：51～75%
 90%狭窄：76～90%
 99%狭窄：91～99%
 100%狭窄：完全閉塞

2）狭窄形態の判定
 求心性・偏心性，整・不整・潰瘍・プラーク，病変の長さ

3）側副血行路の評価
 grade 0：none（側副血行路なし）
 grade 1：poor（側副血行路のみ造影，心外膜血管造影なし）
 grade 2：fair（心外膜血管の一部造影）
 grade 3：good（心外膜血管が完全に造影）

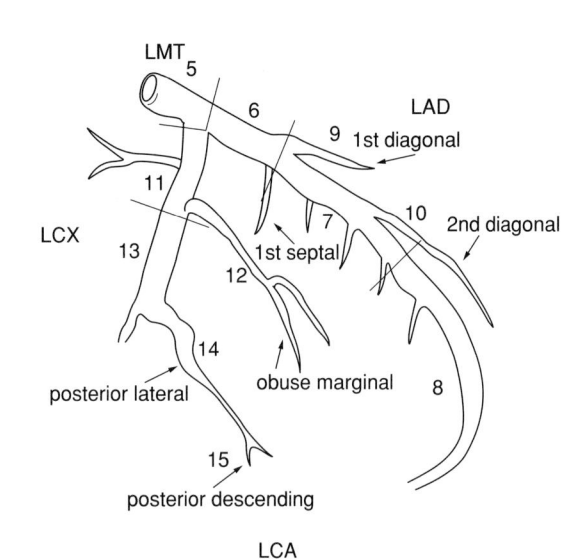

g．核医学による画像診断（single-photon emission computed tomography：SPECT，positron emission tomography：PET）

1）SPECT[15]

合成キット化された放射性同位元素（ラジオアイソトープ：RI）を標識した薬剤の投与後，心臓などへのRI の集積状況を画像化する．

a）心筋血流シンチグラフィー：予備能力判定を，薬物負荷による心筋の灌流状態の変化から行う．運動負荷のできない症例でも行える．放射性物質としては^{201}Tl または^{99m}Tc 標識血液製剤を用いる．負荷薬剤は，血管拡張薬であるジピリダモールが一般的で，ジピリダモールにより正常血管は拡張するが，狭窄血管は拡張せずに逆に血流が減少する．直後の造影像とし

ては器質的狭窄のある部位では欠損像となる．2～4時間後に，持続性の欠損像が持続している部位は梗塞心筋，一方欠損像が消失（再分布）した部位は虚血心筋と判断され，手術により正常化し得る viable な心筋と評価できる．禁忌は，不安定狭心症，心筋梗塞急性期，気管支喘息，ジピリダモールアレルギーなどである．問題点は，特異性が多少低いことにある．

b）RI アンギオグラフィ：^{99m}Tc 標識製剤を用いて，心室の容量曲線，駆出分画，循環時間，拍出量，局所壁運動を評価する．他の検査に比し，右室の評価が優れている．

c）脂肪酸イメージング：好気的条件下では，正常心筋のエネルギー代謝の多くは脂肪酸のβ酸化であることを利用して，生存心筋の指標とする．放射性物質としては，^{123}I BMIPP を用いる．

d）交感神経イメージング：交感神経系に富んだ心筋を，交感神経終末に集積するノルエピネフリン類似物質である^{123}I MIBG を用いて評価する．

e）障害心筋イメージング：^{99m}Tc ピロリン酸は，心筋梗塞周辺部の虚血部位に集まる．

f）肺シンチグラム：肺の血流分布，肺塞栓症の診断を肺血流シンチグラムで，換気分布の評価を肺換気シンチグラムで行う．

g）その他：血栓や末梢循環の評価をする．

2）PET[16]

PET とは消滅ガンマ線を生成するポジトロン（表3-22）を放出する元素（ポジトロン核種）を静注後，心臓での分布を断層撮影する検査で，三次元・四次元の定量測定が可能である．心筋血流，心筋代謝（糖，脂肪，酸素），自律神経（β受容体機能，交感神経終末機能，副交感神経機能）が評価でき，心筋の状態の詳細な生理学的な情報が定量化できる．欠点として，寿命が短いためポジトロン核種を生成するサイクロトロンが必要となる．

h．magnetic resonance imaging（MRI）（磁気共鳴像）[17]

MRI は，MRI スキャナによる強力な磁場により心臓組織内の原子から誘発された電波は信号（共鳴）を発し，心臓および心臓からの血流を3次元的に検索でき，X線照射を必要としない非侵襲的検査方法である．心血管の鮮明な描出，心筋血流の詳細な評価が可能で，SPECT より詳細な梗塞部位の判定ができる．さらに，

表 3-22 ポジトロン核種の種類[16]

ポジトロン核種	検査の目的
^{13}N-アンモニア	心筋血流
^{11}C-パルミチン酸	脂肪酸代謝
^{11}F-フルオロデオキシグルコース（FDP）	糖代謝

心電図と連動させ，心臓の動きを四次元画像化すれば，心機能（心室の容積，収縮率）が測定できる．特に他の検査方法では評価しにくい心尖部の形態や右室機能が評価でき，さらに先天性異常，異常新生物，および腫瘍の診断に有用である．

i．心筋生検

心筋症，心臓移植時の拒絶反応の診断のために，主として右室心筋を採取する．アプローチ部位は，大腿静脈または内頸静脈を用いる．

j．末梢血管の評価

血管内または外エコー検査，血管内視鏡，プレチスモグラフィー検査，四肢血圧測定（ankle brachial index：ABI）を行う．ABI は足首最高血圧/上腕最高血圧で算出するが，0.9 以下で下肢閉塞性動脈硬化症を疑う[18]．

k．中枢神経系の検査

心臓手術後の中枢神経学的予後の改善は，現在最も重要な課題の一つである．予防対策の一つとして，疑わしい症例では術前検査を行い，対策を講じる必要がある．その検査には，頭部の CT，MRI，血管エコー，血管造影，脳波，誘発電位，高次機能検査がある．さらに，石灰化などの上行大動脈病変をもった症例に対しては，遮断の是非や遮断部位の決定のためには，直接大動脈壁にエコーをあてる方法が有用である．

l．自律神経機能[19,20]

自律神経機能の評価は，心疾患の予後や突然死の予測や不整脈の原因解明，糖尿病による自律神経障害の判定に有用として注目されている．その方法には，呼吸や血圧変動に伴う心拍数の変化をみる heart rate variability（HRV），フェニレフリンによる血圧上昇に対する心拍数，血圧反応をみる圧受容体反射検査 baroreflex sensitivity（BRS），起立による血圧，心拍数

の変化をみる起立負荷（tilt）検査，RI 検査（前述）がある．

■文献

1) Hamm CW, et al. The prognostic value of serum troponin T in unstable angina. N Engl J Med 1992; 327: 146-50.
2) Luscher MS, et al. Application of cardiac troponin T and I for early risk stratification in unstable coronary artery disease. Circulation 1997; 96: 2578-85.
3) Haastrup B, et al. Biochemical markers of ischaemia for the early identification of acute myocardial infarction without ST segment elevation. Cardiology 2000; 94: 254-61.
4) Petzold T, et al. Heart-type fatty acid binding protein (hFABP) in the diagnosis of myocardial damage in coronary artery bypass grafting. Eur J Cardiothorac Surg 2001; 19: 859-64.
5) Maisel AS. B-type natriuretic peptide (BNP) levels: diagnostic and therapeutic potential. Rev Cardiovasc Med 2001; 2 (Suppl 2): S13-8.
6) Mann DL. Inflammatory mediators and the failing heart: past, present, and the foreseeable future. Circ Res 2002; 91: 988-98.
7) Dhalla NS, et al. Role of oxidative stress in cardiovascular diseases. J Hypertens 2000; 18: 655-73.
8) Michalopoulos A, et al. Hepatic dysfunction following cardiac surgery: determinants and consequences. Hepatogastroenterology 1997; 44: 779-83.
9) Weerasinghe A, et al. Coronary artery bypass grafting in non-dialysis-dependent mild-to-moderate renal dysfunction. J Thorac Cardiovasc Surg 2001; 121: 1083-9.
10) van den Berghe G, et al. Intensive insulin therapy in the critically ill patients. N Engl J Med 2001; 345: 1359-67.
11) ACC/AHA Guideline Update for Perioperative Cardiovascular Evaluation for Noncardiac Surgery. A Report of the American College of Cardiology/American Heart Association Task Force on Practice Guidelines (Committee to Update the 1996 Guidelines on Perioperative Cardiovascular Evaluation for Noncardiac Surgery). http://www.acc.org/clinical/guidelines/perio/update/periupdate_index.htm
12) 栗林幸夫．心臓カテーテル検査．In: 国立循環器病センター，編著．循環器疾患の治療指針．第 2 版．東京: 丸善出版事業部．1997．p.351-9.
13) Kennedy JW, et al. Quantitative angiocardiography. The normal ventricle in man. Circulation 1966; 34: 272-8.
14) Austen WG, et al. A reporting system on patients evaluated for coronary artery disease. Circulation 1975; 51: 5-40.
15) Travin MI, et al. Use of exercise technetium-99 m sestamibi SPECT imaging to detect residual ischemia and for risk stratification after acute myocardial infarction. Am J Cardiol 1995; 75: 665-9.
16) 日本アイソトープ協会．アイソトープの広場．PET 検査 Q & A，核医学検査 Q & A．http://www.jrias.or.jp/jrias/index.cfm/4.html
17) 佐久間肇．心臓領域における MRI 用造影剤の実際の使用方法．日本医放会誌．2002; 62: 682-9.
18) McDermott MM, et al. The ankle brachial index is associated with leg function and physical activity: the Walking and Leg Circulation Study. Ann Intern Med 2002; 136: 873-83.
19) Gerritsen J, et al. Impaired autonomic function is associated with increased mortality, especially in subjects with diabetes, hypertension, or a history of cardiovascular disease: the Hoorn Study. Diabetes Care 2001; 24: 1793-8.
20) Zi M, et al. Autonomic function in elderly patients with chronic heart failure. Eur J Heart Fail 2002; 4: 605-11.

〔高木　治〕

D. 術前使用薬

　心臓，血管に疾患をもつ患者では合併症をもっている頻度が高く，それらに対し，術前に何らかの投薬を受けている場合が多い．その中には麻酔管理を行ううえで把握しておかなければならない術前使用薬も多い．そのような薬剤としてジギタリス製剤，利尿薬，抗不整脈薬，抗凝固薬，カルシウム拮抗薬，β遮断薬，亜硝酸薬，降圧薬，血糖降下薬などがある．

1. ジギタリス製剤

　ジギタリス製剤は，強心作用を期待してうっ血性心不全に対し使用され，また，抗不整脈作用を期待して上室性頻脈性不整脈にも使用されている．しかし，ジギタリス製剤は，安全域が狭く，中毒域に達するとさまざまな不整脈が出現する危険性がある．特に血清カリウム値が低値になると，不整脈の発現頻度は増加する．そのため，血漿ジギタリス濃度をモニタリングしながら管理を行うことが必要である．非心臓手術では，術中電解質の急激な変化は起こりにくく，ジギタリス製剤による合併症は少ない．よって，心不全に対して使用している場合には術前24時間前に中止し，上室性不整脈に対して使用している場合では，術当日まで使用する[1]．また，肺切除術，食道手術では右心系の負荷により心房性不整脈が発生しやすいことから，不整脈予防のため，術前からジギタリスが投与されることもある[2]．

　心臓手術の場合，体外循環に伴う血液希釈，急激な電解質の変化などにより，ジギタリス中毒が発生しやすい．逆に，術前長期にわたってジギタリスを投与されている患者では，人工心肺後にジギタリス血漿濃度の上昇が認められることがあり，ジギタリスによる不整脈の感受性が上昇しているとの報告もある[3]．そのため人工心肺を用いる症例では，原則として手術2日前にジギタリスを中止する．

2. 降圧薬

　現在，高血圧治療薬の第一選択薬としてβ遮断薬が推奨されている．しかし，我が国ではカルシウム拮抗薬を中心にアンギオテンシン変換酵素（ACE）阻害薬，アンギオテンシンⅡ阻害薬，α_1遮断薬が頻用されている[4,5]．また，β遮断薬やカルシウム拮抗薬は，降圧薬としてだけでなく，抗狭心薬，抗不整脈薬としての作用をもっており，それらの効果を期待して使用されていることも多い．そのため降圧薬は原則として術当日朝まで服用させる．

a. β遮断薬

　β遮断薬は単に降圧薬としてだけでなく，抗狭心薬として，また抗不整脈薬として使用されている．β遮断薬は心筋収縮力を抑制して心拍数を減らすことにより心筋酸素消費量を減少させる．このため，心筋梗塞後の患者の予後を改善するとされている．さらに，心血管疾患に対する予防効果も認められる[6]．周術期の投与に関しても，死亡率，周術期心筋梗塞の発生を減少させたという報告がみられる[7,8]．β遮断薬を手術当日朝まで続けることで，交感神経を遮断し，術中，術後の心筋酸素消費量を減少させ心筋虚血を防止できるため，β遮断薬は術前まで投与するのが望ましい[9]．しかし，β遮断薬を続けることで人工心肺離脱時により多くのカテコラミンを必要とする可能性が報告されており[10]，手術当日朝の投与については症例に応じた対応が必要であろう．

b. カルシウム拮抗薬

　カルシウム拮抗薬は，最も頻用される降圧薬のひとつであり，現在数多くの内服薬が使用されている．カルシウム拮抗薬は，その構造式からジヒドロピリジン系，ベンゾジアゼピン系，フェニルアルキルアミン系，ジフェニルアルキルアミン系に分けられる．ジヒドロピリジン系は他に比べ血管拡張作用が強い．代表的薬物であるアムロジピン（ノルバスク®）は心抑制が少なく，作用時間も長いため，現在経口カルシウム拮抗薬の主流になっている．フェニルアルキルアミン系は刺激伝導抑制作用が強く，ベンゾジアゼピン系はその中間的な性質をもっている．術前に投与されているカルシウムチャネル拮抗薬は術当日朝まで服用させる．吸入麻酔薬との相互作用による循環抑制，筋弛緩薬と

の併用による作用延長が報告されているが，臨床上問題になることは少ない[11]．

c．アンギオテンシン変換酵素（ACE）阻害薬，アンギオテンシンⅡ拮抗薬

エナラプリル（レニベース®）をはじめとするアンギオテンシン変換酵素（ACE）阻害薬は降圧薬としてだけでなく，最近では心不全治療の第一選択薬として広く用いられている．ACE阻害薬は臓器保護作用をもつ代表的な降圧薬であり[12]，心筋虚血の改善，リモデリングの抑制，生命予後の改善をもたらすことが報告されている．また，最近臨床応用が始まったアンギオテンシンⅡ拮抗薬は，咳などの副作用が少なく[13]，ACE阻害薬以上に使用しやすい．これらの薬剤もカルシウム拮抗薬と同様に術当日の朝まで服用させるべきである．しかし，長期にACE阻害薬を服用している患者では，麻酔導入時に低血圧が起こりやすいこと[14]，人工心肺離脱時の血管収縮薬の反応性が鈍ること[15]が報告されており，さらに同様の作用がアンギオテンシンⅡ拮抗薬についても報告されている[16]．アンギオテンシンⅡ拮抗薬は比較的新しい薬剤であるので，周術期の使用に関しては今後さらに検討が必要であろう．

d．利尿薬

心疾患患者にはフロセミド（ラシックス®）に代表されるループ利尿薬が広く用いられている．副作用の少ない薬剤であるが，利尿に伴い，低カリウム血症，代謝性アルカローシスを起こすことがある．低カリウム血症が存在するとジギタリス中毒の発生頻度が高まるので，ジギタリス使用時は特に血清カリウム値の確認は重要である．術前日まで服用を続け，必要があれば術中も使用する．

3．抗不整脈薬

抗不整脈薬でよく使用されるものとしては，カルシウム拮抗薬，β遮断薬，またVaughan Williams分類のⅠに属する薬物があげられる．Ⅰ群のなかではメキシチレン（メキシチール®），ジソピラミド（リスモダン®），ピルジカイニド（サンリズム®）が頻用されている．これらの抗不整脈薬は程度に差はあるものの心抑制作用をもっている．しかし，不整脈のコントロールをより重視するため，手術当日朝まで服用させる．術中も不整脈のコントロールが充分でなければ抗不整脈薬の静脈内投与を行う．

アミオダロン（アンカロン®）は現在，難治性不整脈に対して使用されることが多くなっている．このVaughan Williams分類のⅢに属する薬剤は，作用時間が長く，かつ心抑制も強く，麻酔薬との相互作用で昇圧薬抵抗性の低血圧を招く[17,18]可能性が高い．よってその周術期の投与に関しては充分な検討が必要である．

4．狭心症薬

a．亜硝酸薬

亜硝酸薬としてニトログリセリンと硝酸イソソルビド（ニトロール®）がもっとも使われている．使用法に関してはさまざまな議論があったが，ACC/AHAのガイドライン[19]が，周術期のニトログリセリンの使用法に言及している．ガイドラインでは，高リスク患者で心筋虚血の兆候があり，以前からニトログリセリンが投与されている患者でしかも低血圧がない場合をクラスⅠとしてその使用が効果的としている．また，狭心症のコントロールに亜硝酸薬をすでに服用しており，心筋虚血や心合併症を予防したい患者をクラスⅡとし，循環動態に留意して投与すれば効果が期待されるとしている．亜硝酸薬は術当日朝まで服用すべきであるが，投与後の循環変動には注意が必要である．

b．K⁺チャネル開口薬

ニコランジル（シグマート®）は，ATP感受性K⁺チャネルを開口させ，同時にNOを遊離することにより血管を拡張させる．臨床使用濃度で，ニトログリセリンと同等の冠血管拡張作用，ジルチアゼムのような冠攣縮緩解作用，さらに心保護作用[20]をもつ．また，循環動態への影響も少なく，周術期投与は心筋虚血を減少させると報告[21]されている．ニトログリセリン同様，術当日朝まで服用すべきである．

5．抗血栓薬

a．抗凝固薬

ワルファリンは肝でのビタミンK利用を妨げ，凝固因子（Ⅱ，Ⅶ，Ⅸ，Ⅹ）の合成を阻害することにより，抗凝固作用を発揮する．調節性に乏しいため，手術直前まで抗凝固が必要な場合はヘパリンに変更することが望ましい．手術4日前までに中止するのが一般的である．

b．抗血小板薬

血小板の凝集を抑制することによって血栓形成を抑制するもので，アスピリン，チクロピジン（パナルジン®）などがある．アスピリンをはじめとする非ステロイド系消炎鎮痛薬はシクロオキシゲナーゼの阻害により強い血小板凝集活性をもつトロンボキサン A_2 の合成を阻害することで血小板の凝集を抑制する．チクロピジンは血小板の凝集塊を形成するのに必要なグリコプロテインⅡb/Ⅲaを阻止することで作用を発揮する．アスピリンやチクロピジンによる血小板凝集抑制効果は，作用を受けた血小板が存在する限り持続する．血小板の寿命は約10日であることから，予定手術の少なくとも7日前には中止することが望ましい．

これらの抗血栓療法を受けている患者での脊髄くも膜下麻酔，硬膜外麻酔については以前よりさまざまな議論がなされてきた．これに対し1998年，The American Society of Regional Anesthesia and Pain Medicine (ASRA) は，脊髄くも膜下麻酔や硬膜外麻酔と抗凝固療法に関する勧告 (Recommendations for Neuraxial Anesthesia and Anticoagulation) を行った．その中で，抗凝固薬（ワルファリン）に関しては，硬膜外カテーテル挿入，抜去時にはプロトロンビン時間を測定すること，神経学的検査を欠かさず行うことを推奨している．チクロピジンは血腫形成の危険性が充分に検討されていないため注意が必要であるが，他の抗血小板薬に関しては，硬膜外麻酔を中止するほどの血腫形成の危険性は少ないとしている．しかし，心臓血管外科では術中にヘパリンを全身投与するため，これらの勧告をそのまま適応できるか不明である．一般に血管外科の手術に対して硬膜外麻酔を行うときはアスピリン，チクロピジンは手術の10日以上前に中止することが望ましい．

6．経口糖尿病治療薬，インスリン

心臓血管手術を受ける患者，とくに冠動脈疾患をもつ患者では糖尿病の合併が多く，術前より薬剤による血糖コントロールを受けていることが多い．経口糖尿病治療薬，インスリンは低血糖予防のため，手術当日の投与は控える．

■文献

1) Scott S, Dave K. Anesthesia for cardiac surgery. In: Clinical Anesthesia Procedures of the Masachusetts General Hospital. Philadelphia: Lippincott Raven; 1998. p.385-421.
2) Benumof JL, Alfery DD. Anesthesia for thoracic surgery. In: Anesthesia. Miller RD, editor. Philadelphia: Churchill Livingstone; 2000. p.1665-752.
3) Rose MR, et al. Arrhythmias following cardiac surgery: relation to serum digosin levels. Am Heart J 1975; 84: 288-94.
4) 塚本宮子，有澤創志，井出雅洋，他．高血圧治療は麻酔中の高血圧を予防するか？　麻酔 1998; 47: 1404.
5) 日本高血圧学会高血圧治療ガイドライン作成委員．高血圧治療ガイドライン2000年版．東京：日本高血圧学会；2000.
6) Ryan TJ, Antman EM, Brooks NH, et al. 1999 update: ACC/AHA guidelines for the management of patients with acute myocardial infarction: Executive summary and recommendations; A report of the American college of cardiology/American Heart Association Task Force on practice guideline. Circulation 1999; 100: 1016-30.
7) Wallace A, Layung B, Tateo I, et al. Prophylactic atenolol reduces postoperative myocardial ischemia. Anesthesiology 1998; 88: 7-17.
8) Poldermans D, Boersma E, Bax JJ, et al. The effect of bisoprolol on perioperative mortality and myocaidial infarction in high-risk patients undergoing vascular surgery. N Engl J Med 1999; 341: 1789-94.
9) Slogoff S, et al. Preoperative propranolol therapy and aortocoronary bypass operation. JAMA 1978; 240: 1487-90.
10) Tarnow J, Komar K. Altered hemodynamic response to dobutamine in relation to the degree of preoperative β-adrenoceptor blockade. Anesthesiology 1988; 68: 912-9.
11) Slogoff S, Keats AS. Does chronic treatment with calcium entry blocking drugs reduce perioperative myocardial ischemia. Anesthesiology 1988; 68: 676-80.
12) Ishigai Y, Mori T, Ikeda T, et al. Role of bradykinin-NO pathway in prevention of cardiac hypertrophy by ACE inhibitor in rat cardiomyocytes. Am J Physiol 1997; 273: H2659-63.
13) Tikkanen I, Omvik P, Jensen HA, et al. Comparison of the angiotensin II receptor antagonist losartan with the angiotensin converting enzyme inhibitor enapril in patients with essential hypertension. J Hypertens 1995; 13: 1343-51.
14) Coriat P, et al. Influence of chronic angiotension converting enzyme inhibition on anesthetic induction. Anesthesiology 1994; 81: 299-307.
15) Licker M, et al. Long term Angiotensin converting

enzyme inhibitor treatment attenuates adrenergic responsiveness without altering hemodynamic control in patients undergoing cardiac surgery. Anesthesiology 1996; 84: 789-800.
16) Bertrand M, Godet G, Meersschaert K, et al. Should the angiotensin II antagonists be discontinued before surgery? Anesth Analg 2001; 92: 26-30.
17) Buchser E, et al. Amiodarone induced hemodynamic complications during anaesthesia. Anaesthesia 1983; 38: 1008-9.
18) Gallaher JD, et al. Amiodarone induced complications during coronary artery surgery. Anesthesiology 1981; 55: 186-8.
19) Committee on Perioperative Cardiovascular Evaluation for Noncardiac Surgery. Guidelines for Perioperative Cardiovascular Evaluation for Noncardiac Surgery: Report of the American College of Cardiology/American Heart Association Task Force on Practice Guidelines. Circulation 1996; 93: 1278-317.
20) The IONA study group. Effect of nicorandil on coronary events in patients with stable angina: the Inpact of Nicorandil in Angina (IONA) randomised trial. Lancet 2002; 359: 1269-75.
21) 金子高穂, 林田道子, 他. 虚血性心疾患危険因子を有する患者の開腹術におけるニコランジルの術中心筋虚血予防効果. 麻酔 2000; 49: 54-9.

［尾前　毅, 上村裕一］

E. 術前評価

心臓血管手術を受ける患者は，高血圧，糖尿病，腎機能障害，脳血管障害などを併せもつことが少なくない．その上，手術操作で血行動態が大きく変化するため，その管理に細心の注意を払う必要がある．また表3-23に示すように，術前合併症の中には術後の予後を大きく左右するものがあり，心血管障害の病態に限らず全身状態を把握することも重要である[1]．

1．合併症

a．高齢

以前からCABG術後死亡率のリスクファクターの一つにあげられてきた[2]．心エコーによる評価で，安静時のejection fraction（EF），end-diastolic volumeと壁運動は年齢に影響されないので有用である．一方，高齢者では運動やカテコラミン負荷試験などのストレスに対する反応が低下しているので注意する．

b．性別

CABGの周術期死亡率は，女性では男性の2倍以上高いという報告[2]がある．

c．不整脈

心房細動や心房粗動などの上室性頻脈は，心室機能の低下している患者，僧帽弁疾患や大動脈弁疾患患者，心室肥大，肺疾患のある患者では，心房収縮による心室充満が不充分となり，心拍出量が大きく減少する．抗不整脈薬は手術当日まで継続する．また心房細動の患者では，左房内に血液がうっ滞し血栓を作りやすく，脳梗塞をはじめとする急性動脈閉塞症を合併しやすい．左房内血栓は経胸壁エコーでは検出しにくいので，経食道エコーで改めて確認する．

心室性調律異常は，急性あるいは比較的最近発症した心筋梗塞の際に起こると直ちに心室細動を起こす可能性がある．

表3-23 CABGにおける術前リスクファクターと死亡率，脳血管障害と縦隔炎発生率[1]

リスクファクター	死亡率スコア	CVAスコア	縦隔炎スコア
年齢 60〜69歳	2	3.5	
70〜79歳	3	5	
80歳以上	5	6	
女性	1.5		
EF＜40%	1.5	1.5	2
準緊急手術	2	1.5	1.5
緊急手術	5	2	3.5
CABG再手術	5	1.5	
PVD	2	2	
糖尿病			1.5
透析患者またはCr≧2	4	2	2.5
COPD	1.5		3.5
肥満（BMI 31〜36）			2.5
高度肥満（BMI≧37）			3.5

スコア計	死亡率(%)	CVA(%)	縦隔炎発生率(%)
0	0.4	0.3	0.4
1	0.5	0.4	0.5
2	0.7	0.7	0.6
3	0.9	0.9	0.7
4	1.3	1.1	1.1
5	1.7	1.5	1.5
6	2.2	1.9	1.9
7	3.3	2.8	3.0
8	3.9	3.5	3.5
9	6.1	4.5	5.8
10	7.7	≧6.5	≧6.5
11	10.6		
12	13.7		
13	17.7		
14	≧28.3		

CVA: cerebrovascular accident　　EF: left ventricular ejection fraction　　PVD: peripheral vascular disease
Cr: 血清クレアチニン　　COPD: chronic obstructive pulmonary disease　　BMI: body mass index

麻酔薬は頻繁に洞結節の自動能に影響を及ぼすが，完全房室ブロックを起こすことは少ない．左脚ブロックのある患者に Swan-Ganz カテーテルを挿入する際，カテーテル通過時の右脚ブロックより完全房室ブロックとなる危険性がある．

d．高血圧

全身の細動脈平滑筋の肥厚をきたし，各臓器の循環障害をきたしやすい．循環動態が不安定で，麻酔による血圧低下，刺激による血圧・脈拍の上昇が著しいのも特徴である．特に拡張期圧が 90 mmHg 以上の患者が高脂血症，喫煙歴，心電図異常を併せもっていると術後心合併症のリスクが高い[3]．収縮期圧が 180 mmHg または拡張期圧が 110 mmHg 以上の時は手術までにコントロールしておくことが望ましい．

e．脳血管障害

高齢者，動脈硬化性疾患，心房細動，左房内血栓のある患者では，脳血管疾患を合併している可能性を念頭においておかなければならない．また人工心肺中の脳循環不全，低酸素血症，脳動脈塞栓症，脳内出血や電解質異常などから術後に神経症状が現れることが多い．CABG 術後の神経学的異常は，軽症なものも含めると一般的には 6％未満（含脳卒中 3％未満）であり，脳卒中の既往があると 43.7％であるという報告がある[4]．術後の脳卒中の約 1/3 は上行大動脈のプラークによるものと考えられており，CT や経食道心エコー，必要ならば術野からの大動脈エコーにて上行大動脈を観察する必要がある．

頸動脈狭窄を合併している場合には脳卒中の発生率がさらに高くなり，50％未満の狭窄では 2％未満，50〜80％狭窄では 10％，80％以上狭窄では 11〜19％にのぼるといわれている[1]．このような症例では，内頸静脈穿刺やカテーテル挿入を避けたほうがよい．

f．呼吸器疾患

呼吸器疾患患者では術後肺合併症を合併しやすい．$FEV_{1.0\%}$ または％VC が 50％未満の患者[5]や高二酸化炭素血症の患者[6]では，人工呼吸器からの離脱に時間を要する．術前の呼吸機能が心不全など心機能により影響されている場合は，心修復により呼吸機能が改善されることもある．

g．糖尿病

糖尿病を合併している患者では，無症候性の心筋虚血をきたしている場合があり，診断される頃には心筋梗塞範囲が予想以上に大きくなっていることがある．また糖尿病患者では，脳血管障害，微小血管障害，感染，肥満，高血圧，腎機能障害などの病態と深い関連があり，その周術期管理は重要である．周術期の高血糖は術後の死亡率を高める[7]．積極的なインスリン治療（血糖値 80〜110 mg/dl）が従来の治療（血糖値 180〜200 mg/dl）に比して有意に院内死亡を減らしている[8]．スルフォニル尿素系血糖降下薬は K_{ATP} チャネルを閉じて ischemic preconditioning を阻害する[9]ので注意を要する．逆にインスリンは再灌流時に，ホスファチジルイノシトール三リン酸を介した心筋細胞保護作用がある[10]．周術期に高血糖とならないようにインスリンを用いて積極的に血糖コントロールをはかる．

h．腎機能障害

高血圧，心血管障害，糖尿病患者では，腎機能障害を合併していることが少なくない．一般的に CABG 術後の腎機能障害は 8％の患者で認められ[1]，高度の腎機能障害があると術中・術後の水分管理に難渋したり，透析に移行する可能性がある．血液・生化学検査はもちろんのこと，尿量・尿比重・Ccr を評価し，麻酔管理に反映させることが重要である．

i．喫煙

喫煙は術後肺合併症を招くだけでなく，血圧・脈拍数を増加させ，心筋の酸素需要を増す．ニコチンは直接血管収縮させ，特に左前下行枝の近位部の狭窄を招き[11]，その結果心筋の酸素供給/需要バランスを崩す．さらに手術前日まで喫煙を続けると，一酸化炭素ヘモグロビンが増加し，全身への酸素輸送が減少し，血漿量の減少と血液粘稠度が増加をきたし，バランスが一層悪くなる．喫煙が長いと血管が収縮し，血小板が凝集し，血管内皮が障害され，動脈硬化が進行する．手術 8 週前より禁煙できれば，気道の被刺激性亢進が改善し，周術期肺合併症は減少するといわれている[12]．

j．先天奇形

Down 症候群，Marfan 症候群，asplenia，Romano-Ward 症候群をはじめとする先天奇形のなかには先天性心疾患を伴うものが多い．これらの中には，挿管困

難症例や使用薬剤に注意を要するものがある．

2．現病歴と心機能の評価

一般手術と原則は同じであるが，現在の症状，症状増悪の誘因，治療内容，日常生活の制限など現疾患や合併症の重症度をまず把握する．心疾患の重症度分類として New York Heart Association（NYHA）分類や Canadian Cardiovascular Society 分類が広く利用されている（表3-24）．一般的に心機能が悪いと周術期死亡率は高くなる．

a．大動脈弁狭窄症（AS）

病因として最近では，先天性二尖弁の石灰化が最も多い．リウマチ熱が原因の場合は通常僧帽弁の変化を伴う．正常の大動脈弁口面積 aortic valve area（AVA）は 2.6〜3.5 cm^2 であり，0.5〜0.7 cm^2 まで減少すると AS の三大症状である狭心症，失神発作，心不全症状が出現する．症状が出現するようになると進行は急速で，突然死の可能性もあり外科的治療を考慮しなければならない．

1回拍出量＝44.5×AVA×駆出時間×$\sqrt{平均圧較差}$ の関係から，1回拍出量を保つために収縮期における左室と大動脈との圧較差が増大する．この圧較差の増大は心筋の圧仕事量を高め，代償性に求心性左室肥大をもたらす．求心性肥大が高度になると，心筋保護液の灌流も充分に行われず，広範な心筋虚血再灌流障害を呈することがある．

AS の重症度は収縮期の大動脈-左室圧較差から，一般的に 50 mmHg 以下を軽症，50〜100 mmHg 以上を重症としているが，圧較差からだけでは評価できない．狭窄が非常に高度であっても，1回拍出量が低く血流速度が遅くなれば圧較差はみかけ上少なくなるためである．

b．大動脈弁閉鎖不全症（AR）

原因としては，リウマチ熱，細菌性心内膜炎，梅毒，解離性大動脈瘤，Marfan 症候群などがある．急性と慢性では血行動態が異なる．急性では，代償機構が働かず急激な左室の容量負荷が起きる．その結果肺水腫や左心不全が生じる．慢性では，左室の容量負荷により左室拡張を伴う左室肥大が生じる．大動脈から左室への逆流量は，AR の程度，拡張期時間，そして拡張期における大動脈と左室の圧較差に関係する．AR の程度と左室拡張が進行すると症状が出現してくる．この場合心不全症状が主で，狭心症や失神は稀である．AR の心臓では通常，逆流を補うために hyperdynamic となっているが，心不全が進行すると normal〜hypodynamic になってくる．このような場合，心機能はみかけ以上に低下している．EF の過大評価をしないように，どの程度の運動能力を有しているか注意深く問診する．

逆流の程度は，1回拍出のうちの逆流量/1回拍出量で求められる逆流率 regurgitant fraction（RF）で評価される．RF が 0.1〜0.4 は軽症で逆流量は 1〜3 l/min，0.4〜0.6 は中等症で 3〜5 l/min，0.6 以上は重症で 6 l/min 以上にもなる．大動脈造影では4段階評価される（表3-25）．拡張期圧の低下や脈圧が大きくなるのも重症度の指標である．

表3-24 狭心症症状の機能的分類

Class	New York Heart Association Functional Classification	Canadian Cardiovascular Society Functional Classification
I	日常生活における身体活動では，疲れ，動悸，息切れ，狭心症状は起こらない．	通常の身体活動（散歩，階段を上る）では狭心症は生じない．激しい長時間の労作で狭心症が生じる．
II	日常生活における身体活動でも疲れ，動悸，息切れ，狭心症状の起こるもの．	日常生活の軽度な制限　早足で歩いたり階段を上る，坂道を上る，食後あるいは冷たい風の中で歩くなどが制限される．
III	軽い日常生活における身体活動でも疲れ，動悸，息切れ，狭心症状の起こるもの．	身体活動の著明な制限 水平な道を1〜2区画歩ける程度
IV	身体運動を制限して安静にしても心不全症状や狭心症状が起こり，少しでも安静をはずすと訴えが増強するもの．	不快感なしに身体を動かすことができない．安静時にも狭心症が存在する．

表 3-25 弁機能の評価

狭窄症 弁口面積	normal	symptom (+)	critical
MVA (cm^2)	4〜6	2.5	1
AVA (cm^2)	2.6〜3.5	1.5	0.5

MVA: mitral valve area　　AVA: aortic valve area

逆流症
AR
　Ⅰ/Ⅳ：逆流ジェットが認められるだけ
　Ⅱ/Ⅳ：ジェットが認められ，左室が淡く造影される
　Ⅲ/Ⅳ：左室が濃く造影される
　Ⅳ/Ⅳ：左室が大動脈よりも濃く造影される
MR
　Ⅰ/Ⅳ：逆流ジェットがわずか認められる
　Ⅱ/Ⅳ：ジェットが認められ，左房が造影されるが，速やかに消退
　Ⅲ/Ⅳ：ジェットが認められず，左室と同じ濃さに造影される
　Ⅳ/Ⅳ：左室より濃く造影され，造影剤が左房より消退しない

(AR: aortic regurgitation　　MR: mitral regurgitation)

c．僧帽弁狭窄症（MS）

ほとんどリウマチ性心疾患による二次的なものであり，罹患後 20〜30 年を経て次第に僧帽弁口面積 mitral valve area（MVA）の減少が進行する．成人ではMVA は 4〜6 cm^2 で，2.5 cm^2 以下になると症状がでてくる．

$$心拍出量 = \frac{3l \times (1分間の拡張期の時間)}{\times \sqrt{平均僧帽弁圧較差 \times MVA}}$$

の関係がある．心房細動になると atrial kick が消失するため，また頻脈になると拡張期充満時間を短縮し左室充満を障害するため，臨床症状が悪化する．軽症のMS（MVA が 2.0〜2.5 cm^2）では安静時の心拍出量や左房圧は正常に保たれるが，激しい運動では左房圧は上昇する．中等症の MS（MVA が 1.6〜2.0 cm^2）になると軽い運動により息切れを自覚する．MVA 1.0 cm^2 以下の重症例になると，左房圧が 25 mmHg 以上となる．左房圧が 20〜25 mmHg を超えると肺血管抵抗は反応性に増加し，やがては右室不全へと移行する．心房細動の発症や甲状腺中毒症，妊娠，貧血，発熱など心拍出量が増加する病態でうっ血性心不全が起こる．

d．僧帽弁閉鎖不全症（MR）

慢性の病因としてはリウマチ熱が最も多く，肥大型閉塞性心筋症も MR を引き起こす場合がある．急性の病因としては細菌性心内膜炎，心筋梗塞による腱索断裂や乳頭筋の障害などがあげられる．慢性の MR では，左房と左室の双方の容量負荷による左室拡大が起こる．慢性の MR では代償機構が働くのに対して，急性の MR では，急性の左室拡張，左房の容量・圧負荷が加わり，末梢血管の虚脱や急性肺水腫が生じ，劇的である．

僧帽弁逆流面積　mitral regurgitant area（MRA）
　＝1 分間の逆流量/1 分間の駆出時間×36
　　×$\sqrt{平均左室収縮圧 - 左室収縮時の平均左房圧}$

の関係があり，逆流量は左室と左房の収縮圧勾配，逆流弁口面積と収縮時間に左右される．逆流量は左室造影にて，表 3-25 のように 4 段階に評価される．中心静脈圧波形では，υ 波の増高がみられることがある．AR 同様，心収縮の低下した状態では EF の過大評価をしないように注意する．

e．狭心症

不安定狭心症では周術期突然死や心筋梗塞などの心合併症のリスクが高くなるが，安定している狭心症はこれらの心合併症のリスクファクターとは考えられていない．不安定狭心症とは，1）労作，安静型を問わず，新たに過去 2 カ月以内に発症した狭心症，2）狭心発作の頻度の増加，持続時間の延長，薬物に対する反応の低下，安静時狭心症など進行性の狭心症，3）30 分以上狭心痛が持続し，ニトログリセリンや安静など通常の治療に反応せず，心電図上は一次的な ST，T 波の変化を伴い，Q 波や心筋逸脱酵素の増加がみられないものと定義される．不安定狭心症であるか否かを把握するとともに，冠動脈狭窄の部位・程度，心筋梗塞発生の有無，あればその時期・部位・程度，心不全の有無，不整脈や伝導障害の有無，あればその種類・程度，薬物に対する反応性などを評価する．

血管外科手術を含めた非心臓手術では，冠動脈インターベンション（PCI）を先行することがあるが，ACC/AHA のガイドライン[13]では PCI〜手術まで以下の期間空けることを推奨している．PTCA から少なくとも 1 週間以上，ステント挿入例では少なくとも 2 週間，理想的には 4〜6 週間空ける．

f．心筋梗塞

陳旧性心筋梗塞患者では，周術期に再梗塞を起す頻度が高い．心臓手術以外の手術において周術期再梗塞の発生率は，心筋梗塞の既往のない患者では0.1～0.7%にすぎないが，術前6カ月以上前に梗塞を発症している患者では4～6%，術前3～6カ月以内に梗塞を発症している患者では16～26%にのぼる[14]．再梗塞による死亡率は50%以上に達する[15]．冠動脈バイパス術の共同研究（Collaborative Study in Coronary Artery Surgery：CASS)[2]によれば，周術期心筋梗塞発症は，CABGでは非心臓手術よりも低く6%，死亡率は約25%と報告されている．CABGの死亡率は，再手術，年齢，性別，EF，冠動脈中枢側有意狭窄数，LMT狭窄度に左右される．危険性が高いのは，緊急手術，高齢，CABG再手術症例である．加えて，術前にPCI施行，recent MI，狭心症，心室性不整脈，うっ血性心不全，MR，糖尿病，脳血管障害，末梢血管障害，COPD，腎不全を合併していると死亡率が高くなる．

前壁梗塞は左心不全を起こしやすく，下壁梗塞は徐脈やブロックを起こしやすい．梗塞後早期に心不全や調律異常などの合併症を起こしたことがある場合は，周術期の危険がさらに高いことが予想される[16]．心エコーによる心室の動きや心筋シンチグラフィーなどから梗塞範囲を評価しておく．

g．うっ血性心不全

虚血性心疾患，弁疾患，心筋症，高血圧，心奇形などあらゆる心疾患でポンプ機能の障害の結果として出現する病態である．発熱や貧血，腎機能障害，甲状腺機能亢進症，不整脈ではさらに病態を悪化させる．術前の心不全の存在は患者の予後に関係する大きな因子の一つである．右心機能が高度低下すると肝・腎機能障害を，左心機能が高度低下すると呼吸障害を招く．

EFが35%未満，S_3聴取，頚静脈の怒張が観察されるうっ血性心不全は予後が悪い[15]．したがって，術前の心不全に対しては強心薬や利尿薬による積極的な治療や心不全に影響を与える因子の除去に努める．

h．心房中隔欠損症

心房レベルでの左→右シャントにより左心系からの容量負荷となる．シャント量を決定するのは，欠損孔が小さい時は左房と右房の圧差である．欠損孔が大きくなると，左房と右房の圧差がなくなり，両室のコンプライアンスの違いによって，右室肥大，肺動脈拡大をきたし，やがて肺高血圧を合併すると右→左シャントを生じる．Qp/Qs（肺血流/体循環血流）が2.5以上では無症状でも絶対的手術適応であり，最近は学童期までに積極的に手術する傾向にある．成人のASDは経過が長く，肺高血圧が進行し，心筋の長期による負荷のため心不全に陥りやすくなっている．

i．心室中隔欠損症

シャント量は，欠損孔の大きさと肺血管抵抗/体血管抵抗比に依存する．欠損孔が大きい時，肺動脈は増加した血流と高い左室圧により肺高血圧となり，肺合併症を頻回に繰り返し，呼吸困難や心不全を起こしうる．

欠損孔が大動脈右冠洞の直下に位置する時は，ARを起こすこともある．

■文献

1) Eagle KE, Guyton RA, Davidoff R, et al. ACC/AHA guidelines for coronary artery bypass graft surgery: executive summary and recommendations. Circulation 1999; 100: 1464-80.
2) Kennedy JW, Kaiser GC, Fisher LD, et al. Clinical and angiographic predictors of operative mortality from the collaborative study in Coronary Artery Surgey [CASS]. Circulation 1981; 63; 793-802.
3) Pooling Project Research Group. Relationship of blood pressure, serum cholesterol, smoking habit, relative weight and ECG abnormalities to incidence of major coronary events. Final report of the Pooling Project. J Chronic Dis 1978; 31: 201.
4) Redmond JM, Greene PS, Goldsborough MA, et al. Neurologic injury in cardiac surgical patients with a history of stroke. Ann Thorac Surg 1996; 61: 42-7.
5) Bevelaqua F, Garritan S, Hass F, Salazar-Schicchi J, Axen K, Reggiani JL. Complications after cardiac operations in patients with severe pulmonary impairment. Ann Thorac Surg 1990; 50: 602-6.
6) Cain HD, Stevens PM, Adaniya R. Preoperative pulmonary function and complications after cardiovascular surgery. Chest 1979; 76: 130-5.
7) Furnary AP, Zerr KJ, Grunkemeier GL, Heller AC. Hyperglycemia: A predictor of mortality following CABG in diabetes [abstract]. Circulation 1999; 100 (Suppl I): I-591.
8) Furnary AP, Zerr KJ, Grunkemeier GL, Starr A. Continuous intravenous insulin infusion reduces the incidence of deep sternal wound infection in diabetic patients after

cardiac surgical procedures. Ann Thorac Surg 1999; 67: 352-60; discussion 360-2.
9) Meinert CL, Knatterud GL, Prout TE, Klimt CR. A study of the effects of hypoglycemic agents on vascular complications in patients with adult-onset diabetes II. Mortality results. Diabetes 1970; 19: 789-830.
10) Gao F, Gao E, Yue TI, Ohlstein EH, Lopez BL, Christpher TA. Nitric oxide mediates the antiapoptic effect of insulin in myocardial ischemia-reperfusion: The roles of PI3-kinase, Akt, and endothelial nitric oxide synthase phosphorylation. Circulation 2002; 105: 1497-502.
11) Nicod P, Rehr P, Winnifold MD, et al. Acute systemic and coronary hemodynamic and serologic response to cigarette smoking in long-term smokers with atherosclerotic coronary artery disease. J Am Coll Cardiol 1984; 4: 972.
12) Warner MA, Divertie MB, Tinker JH. Preoperative cessation of smoking and pulmonary complication in coronary artery bypass patients. Anesthesiology 1984; 60: 380-3.
13) Kim AE, et al. ACC/AHA guideline update for perioperative cardiovascular evaluation for noncardiac surgery-executive summary. J Am Coll Cardiol 2002; 39: 542-53.
14) Rao TLK, Jacobs KH, El-Etr AA. Reinfarction following anesthesia in patients with myocardial infarction. Anesthesiology 1983; 59: 499-505.
15) Mangano DT. Preoperative Assessment. In: Cardiac Anesthesia 2nd ed. Kaplan JA, editor. Orland: Grune and Stratton; 1987. p.341-92.
16) Eerola M, Eerola R, Kaukinen S, et al. Risk factors in surgical patients with verified preoperative myocardial infarction. Acta Anaesthesiol Scand 1980; 24: 219-23.

［川内泰子，中沢弘一］

F. 心臓内科医からの助言

　心臓内科医は初診時の症状や診察所見，心エコー検査やX線検査で，その患者の重篤度，治療内容やそれに対する反応，予後などを大体予測できるが，その予測の精度は経験を積んだ医師ほど正確である．麻酔科医も術前回診でその患者の術中の経過，術後管理のしやすさまで予測できるであろうが，やはりそこには術前の状態をどう読み，それを麻酔にどうフィードバックするか，という訓練が必要なのではないだろうか．以下にその訓練に役立つと思われるいくつかの点につき述べる．

1．聴診の重要性

　緊急例を除くほとんどの患者は術前検査が充分行われた上での手術であり，その意味ではあらゆる検査によって術前の状態がしっかり把握されているのが常である．しかしながら，緊急症例はもとより，術前の状態が不安定な患者では術前検査を行ったときの状態と麻酔科医による術前回診時との状態が異なる場合もありうる．そのような時にもっとも手軽に患者の状態をつかめるのが聴診である．収縮期や拡張期の雑音ですぐにそれとわかる弁膜症はおそらく心エコー検査や心臓カテーテル検査等で充分調べられているであろう．しかし心不全は往々にして状態が変化し，その際には左室充満圧が上昇しているときにきかれるIII音や拡張障害による代償的心房収縮増大時にきかれるIV音が，現在の状態をつかむ指標となる．また呼吸音も注意深く聴診し，ラ音がきこえるかどうかをチェックする．心不全のごく初期には肺底部の一部にのみラ音がきかれたり，あるいは気管支粘膜の浮腫に伴って喘息時のような喘鳴をきくこともある．

2．心エコー検査を読む

　心エコー検査は心臓の形態のみならず機能，異常血流の有無を知る上で非常に重要な情報を与えてくれる．しかも非侵襲的で，ベッドサイドで検査可能であるため緊急症例であっても実施可能であるし，また実施されているべき検査である．心臓血管手術を受ける患者のほとんどすべてが心エコー検査を受けているで

表 3-26　収縮期指標

左室拡張末期径	36〜52 mm
左室収縮末期径	23〜39 mm
内径短縮率	30〜50%
左室拡張末期容積	95.5±19.4 ml
左室収縮末期容積	38.6±9.5 ml
駆出率	56〜78%

あろうと思われるのでここではその解釈について述べる．

a．心臓の大きさ，壁の分厚さ

　心臓の大きさは断層法，Mモード法で計測される．正常値は表 3-26 に示す．一般に大きな心臓は機能低下を示唆するが，時に拡大が著明でないにもかかわらず心不全症状を呈することがある．このようなときには後述のごとく拡張障害の存在を考慮しなければならない．拡大した左室ではまれに心室内血栓をみることがある．ことに広汎なアシナジーがある場合には注意を要する．左房径の正常値は 40 mm までであり拡大していれば左房負荷を意味する．

　左室の壁厚は概ね 10 mm 程度である．壁厚が薄い場合は心筋梗塞や拡張型心筋症の可能性があり，その場合にはもちろん収縮性が低下している．しかし壁厚が厚い場合にも油断できない．収縮がよくみえても壁厚が厚い場合には心室のコンプライアンスが低下していることがあり，過剰な輸液で容易に肺うっ血をきたしうる．

b．心臓の動き

　断層法で各壁がアシナジーなくまんべんなく動いているか，その動きの程度はどうかがチェックされている．アシナジーの領域が冠疾患で説明可能であれば心筋梗塞を考える（図 3-3）．説明不可能なアシナジーであれば拡張型心筋症，サルコイドーシス，拡張相肥大型心筋症，高血圧性心疾患等を考慮する．動きの程度の評価には最も簡単には左室拡張末期径と収縮末期径

図 3-3 左室壁の冠動脈支配

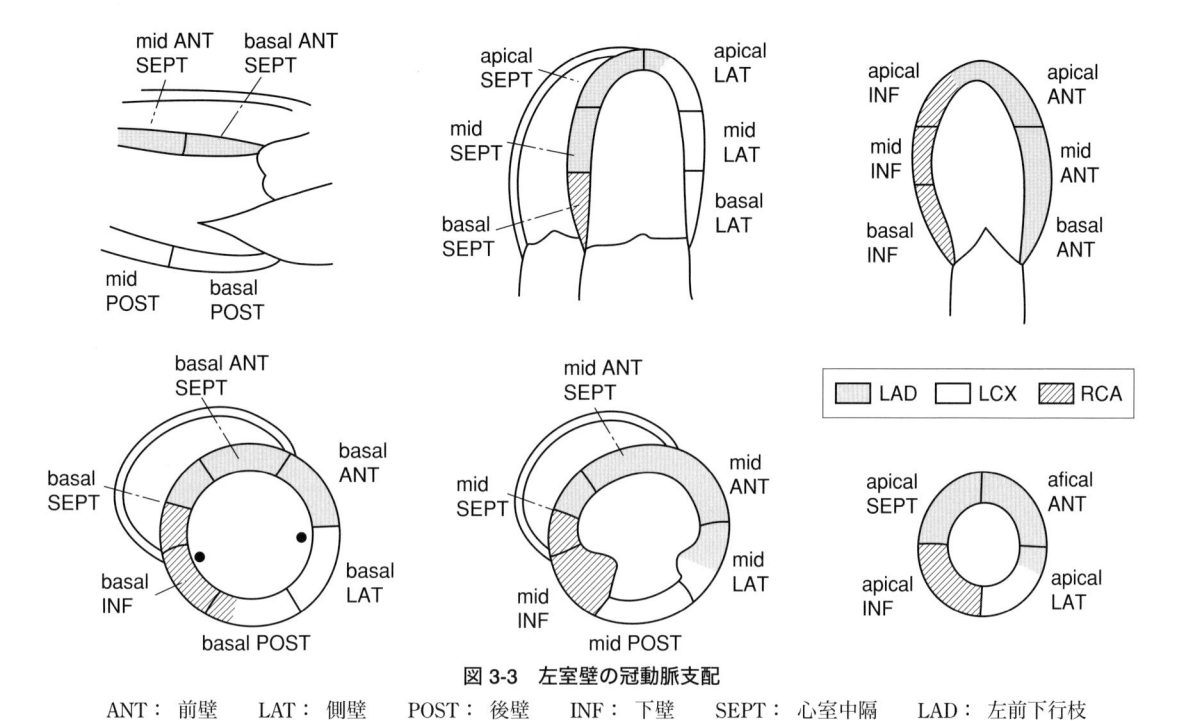

ANT：前壁　　LAT：側壁　　POST：後壁　　INF：下壁　　SEPT：心室中隔　　LAD：左前下行枝
LCX：左回旋枝　　RCA：右冠動脈

の差を拡張末期径で除した内径短縮率を用いるが，径を計測している箇所にアシナジーがあればこの値は信頼できない．また断層法から心内膜面をトレースして算出された容積から駆出率を求めることもできる．一般にこの方法によって求められた心室容積は左室造影で求められた容積よりも小さく算出されるが，駆出率にすると拡張末期容積，収縮末期容積の誤差がキャンセルされるために概ね正確な値が得られる．

c．拡張性の評価

心エコー法では左室流入血流速波形から拡張性を評価するのが一般的である．左室流入血流の型は大きく分けて，1) 正常型，2) 弛緩障害型，3) 拘束型に分けることができる（表3-27）．この3型は血行動態によってお互いに移行しうる．明らかに心機能が悪いにもかかわらず正常型を呈するものは偽正常型とよばれる．左室流入血流速波形からはこれらパターン，等容弛緩時間，拡張早期波減衰時間を知る[1]．等容弛緩時間は左室弛緩性，左房圧，大動脈拡張期圧に影響されるが，心不全では通常短縮している．拡張早期波減衰時間は理論的には心臓の"硬さ"を反映しているが，臨床的には肺動脈楔入圧と相関するとされている[2]．

表 3-27 拡張期指標[1]

index	abnormal relaxation	normal	restrictive
IRT（msec）	≧110	73±13	≦60
DT（msec）	≧240	199±32	≦150
E（cm/s）	≦50	86±16	≧120
A（cm/s）	≧80	56±13	≦30
E/A	<1.0	1.6±0.5	≧2.0

IRT：等容弛緩時間　　DT：拡張早期波減衰時間
E：拡張早期流入血流速　　A：心房収縮期流入血流速

左室流入血流速波形から得られる諸指標は血行動態の影響を受けて容易に変化するが，そのことを認識した上で経時的評価に用いられる．

d．弁膜症

僧帽弁狭窄症では僧帽弁口面積とともに弁間平均圧較差が，また大動脈狭窄症では大動脈弁口面積と弁間最大圧較差が記載されている．表3-28のごとくに重症度を理解する．狭窄疾患では前負荷を下げすぎると心拍出量が出なくなり，血圧も下がるが，逆に前負荷を

表 3-28 弁狭窄症の重症度

僧帽弁狭窄症の重症度	
僧帽弁口面積	
normal	4〜6 cm^2
mild	1.6〜2.0 cm^2
moderate	1.1〜1.5 cm^2
severe	≦1.0 cm^2
僧帽弁間平均圧較差	
mild	≦5 mmHg
moderate	6〜11 mmHg
severe	≧12 mmHg
大動脈弁狭窄症の重症度	
大動脈弁口面積	
normal	3〜5 cm^2
mild	1.1〜1.9 cm^2
moderate	0.75〜1.1 cm^2
severe	<0.75 cm^2
大動脈弁間最大圧較差	
mild	16〜36 mmHg
moderate	36〜50 mmHg
moderately severe	50〜75 mmHg
severe	>75 mmHg

かけすぎると肺うっ血をきたす．ごく軽度の弁逆流は健常者でもみられることがあり，特に気にする必要はない．一般に全身麻酔下では後負荷の減少のために血行動態に及ぼす弁逆流の影響は小さくなる．したがって中等度以上の逆流であっても術中に問題になることはあまりないが，術後には過度の輸液によって肺うっ血をきたす可能性がある．三尖弁逆流の重症度はあまり気にしなくてよいが，三尖弁逆流血流速に簡易 Bernoulli 式（$P=4V^2$, P：圧較差，V：血流速）を適用して求められる収縮期右室右房間圧較差から右室収縮期圧の高低，すなわち肺高血圧の有無が推測でき重要である．

3．胸部 X 線

心拡大の程度，肺うっ血の有無および程度，胸水の有無，肺感染症の有無，無気肺の有無等をみる．

a．左心不全

左心不全により肺静脈性の高血圧をきたすとリンパ管のうっ滞とあいまって，肺水腫を生じる．肺静脈圧がそれほど高値でなければ上葉肺静脈の拡大がみられるのみであるが，25 mmHg を越えると間質性の水腫を生じ，30〜35 mmHg を越えると肺胞性の水腫をきたすといわれている．肺門陰影輪郭が不鮮明となったり (hilar haze)，肺野が全般的にスリガラス様陰影に覆われると肺水腫である．また血管や気管支周囲の水腫の現れとして正切方向でとらえられた肺血管陰影が不鮮明になり (vascular cuffing)，気管支が壁の肥厚によりドーナツ状輪状陰影 bronchial cuffing を示す（図 3-4）[3]．よくいわれる Kerley 線はリンパ管のうっ滞または肺小葉間隙の浮腫を示すと考えられている（図 3-4）．さらに高度になると 5〜10 mm 程度の大きさの細葉性陰影が融合して斑状，雲状陰影としてみられる．典型的には肺陰影の内側 2/3 に顕著であり蝶形陰影 butterfly shadow とよばれる．左よりも右，下肺野よりも上肺野に強い．

b．右心不全

右心系の腔，すなわち肺動脈，右心室，右心房，大静脈のいずれかまたはすべてが拡大する．胸部 X 線では左第 2 弓（肺動脈），第 4 弓（右心室），右第 2 弓（右心房）の突出，上縦隔陰影（上大静脈）の拡大として現れる．また奇静脈の拡大（径 2 cm 以上）も認められる．

c．両心不全

両心不全では上述の左右心不全の所見に加えてしばしば胸水，葉間胸水，心嚢液の貯留を認める．胸水は左心不全，右心不全のいずれにおいてもみられるが，胸膜の静脈は大静脈と肺静脈の両方に流れ込むので両者の圧が高い状態，すなわち両心不全で最もよくみられる．胸水は右側に初発することが多く，また両側にたまる場合にも右側によりたまりやすい．

4．心電図

安静時にみられる非特異的な ST-T 変化は高血圧や大動脈弁狭窄症でしばしば認められるが，必ずしも心筋虚血を反映しているのではない．心エコー検査で原疾患の重症度を評価しておく．運動時に ST-T 変化がみられる場合には狭心症の可能性が高い．施行予定手術にもよるが，広範囲に変化がみられる場合，軽労作でも大きな変化がみられる場合は，可能であれば心臓カテーテル検査を行って冠動脈疾患の有無，程度を把握し，必要に応じてインターベンションを考慮しても

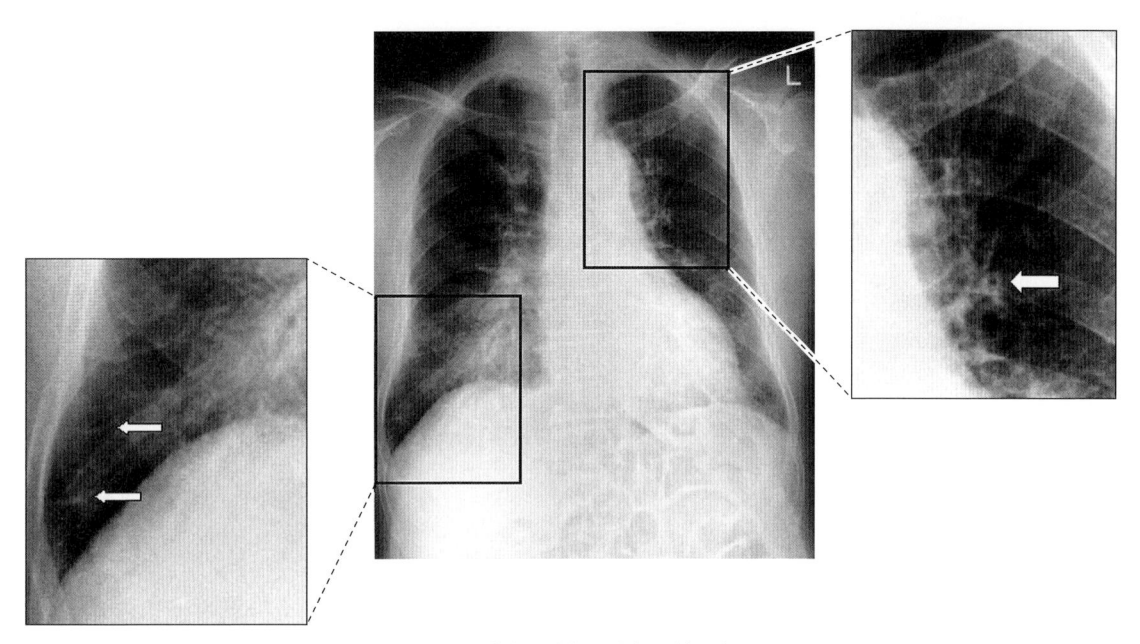

図 3-4　左心不全例の胸部 X 線写真
右下肺野に Kerley B 線（小矢印）を認め，左肺門部近くに bronchial cuffing（太矢印）を認める．（文献 3 を一部改変）

らう．また労作時胸痛を最近になって新たに発症した例，頻度が増加している例，安静時にも狭心痛が出てきた例などは，不安定狭心症の可能性があり，心筋梗塞発症の可能性が高いのでまずは心臓内科でしっかりと治療してもらう方がよい．

不整脈を有する例では，今までにどんな不整脈が出たのか，知っておく．単発の心房性期外収縮や心室性期外収縮は大きな問題となることはないが，心機能低下例では頻脈性の心房細動や発作性上室性頻脈で心拍出量が低下することがある．また心室頻拍や心室細動の既往のある例では術中モニターに充分注意する．徐脈性不整脈で失神の既往があればペースメーカーを挿入して手術にのぞむ方が安全である．2 度以上の房室ブロック，2 枝以上の脚ブロックなどは急に完全房室ブロックになる可能性も否定できず，一応体外式ペースメーカーの準備はしておく．

5．BNP（brain natriuretic peptide）

左室の容量負荷や圧負荷による心室壁の伸展は，BNP の分泌を刺激する[4]．したがっておおざっぱないい方をすれば BNP 高値例は左室拡張末期圧が高いと考えてもよい．ある報告によれば呼吸困難を主訴として来院した例において BNP 濃度 100 pg/ml をカットオフ値とすると感度 90％，特異度 74％で心不全を正しく診断できるという[5]．なお腎不全例では高めに出るため注意が必要である．

■文献
1) Oh JK, Seward JB, Tajik AJ. The Echo Manual. Philadelphia：Lippincott-Raven；1999. p.45
2) Nishimura RA, et al. Noninvasive Doppler echocardiographic evaluation of left ventricular filling pressures in patients with cardiomyopathies：a simultaneous Doppler echocardiographic and cardiac catheterization study. J Am Coll Cardiol 1996；28：1226.
3) 中谷 敏．放射線，カテーテル検査．In：北村惣一郎，宮武邦夫，由谷親夫，編．重症心不全．東京：医学書院；2003．p.106
4) Maeda K, et al. Plasma brain natriuretic peptide as a biochemical marker of high left ventricular end-diastolic pressure in patients with symptomatic left ventricular dysfunction. Am Heart J 1998；135：825.
5) Maisel AS, et al. Rapid measurement of B-type natriuretic peptide in the emergency diagnosis of heart failure. N Engl J Med 2002；347：161.

［中谷　敏］

G. 術前処置・準備

1. 術前使用薬

手術室には良くコントロールされた状態で患者を入室させることが原則であり、必要な薬は直前まで投与する．

2. 術前経口摂取制限 （表3-29）[1,2)]

経口制限する場合，脱水（とくに小児）と重症糖尿病患者の血糖変動に注意する．必要に応じて，静脈路確保，水分・糖分補給の目的で，術前から点滴を行う．

表3-29　術前経口摂取制限
（大阪市立総合医療センター麻酔科）[1,2)]

年齢	ミルク・固形物	水・砂糖水
6カ月未満	4時間前まで	2時間前 10 ml/kg
3歳未満	6時間前まで	3時間前 5 ml/kg
3歳以上	6時間前まで	3時間前 5 ml/kg
成人	6時間前まで	6時間前

3. 前投薬

前投薬には，利点と欠点があり，必要に応じて使い分ける．

表3-30　血液準備の例

体重 60 kg，術前 Hb 値 13 g/dl，平均的出血量 2,000 ml：
　心肺機能が正常の症例（許容 Hb 値を 8 g/dl と仮定）
予想循環血液量＝体重 60 kg×70 ml/kg（正常人での 1 kg
　　　　　　　当たりの平均循環血液量）
　　　　　　＝4,200 ml
患者の全身状態が許容し得る出血量＝4,200×(13−8)/13
　　　　　　　　　　　　　　　　＝1,615 ml
血液準備量＝2,000（平均的出血量）−1,615（患者の全身状
　　　　　　態が許容し得る出血量）
　　　　　＝385 ml→濃厚赤血球2単位を準備
◎血液準備量がマイナスとなる場合は，T＆Sで血液準備

4. 入室時の指示

入室時間以外に，重症患者では，医師の同行，吸入酸素濃度，体位，装着モニター，持続静注薬，手術室への持参薬などを指示する．

5. 血液準備

心臓手術でも他の手術と同様に，無輸血または術前貯血式自己血輸血を目標とするが，必要に応じて血液製剤の準備を行う．準備すべき量としては，厚労省の指針では，有効的な血液使用を目的に，その手術の平均的出血量と症例毎の出血許容量（一般的には Hb 8 g/dl 程度に至るまでの出血量）との差を準備する手術血液準備量計算法 surgical blood order equation (SBOE) を推奨している[3)]（表3-30）．ただし，この方法で血液準備量がマイナスになる症例では，症例のABO 血液型・Rho（D）型と不規則抗体スクリーニン

表3-31　心臓血管麻酔時の準備物品

静脈路確保セット
麻酔回路，人工呼吸器，人工鼻（加湿器）
気道確保セット
　マスク，エアウェイ，喉頭鏡，気管チューブ（通常タイプ，分離換気用），スタイレット，バイトブロック等
吸引装置
モニター
　心電図（原則5点誘導，左開胸症例では3点誘導）
　非観血的血圧計
　圧トランスデューサ（測定部位に応じた本数）
　動脈圧測定用カニューラ，中心静脈用カテーテル，
　　肺動脈圧測定用カテーテル
　パルスオキシメータ
　呼気二酸化炭素モニター
　体温計（中枢・末梢）
　心拍出量測定装置
　心エコー
輸血フィルター，輸血回路，輸血ポンプ，血液加温装置
シリンジポンプ（持続微量静注用）
加温冷却用ブランケット

グを行って，Rh陽性・不規則抗体陰性であれば交差適合試験ずみの血液を準備しない血液型不規則抗体スクリーニング法〔type and screen法（T&S）〕を行う[4]．また，全身状態が不良で，循環動態が安定しない貧血患者では，Hbの目標値を10 g/dl以上として，術前あるいは麻酔導入直後から輸血を考慮する必要がある．

投与する血液製剤は，移植片対宿主病 graft versus host disease（GVHD）予防のため放射線照射が必須であり，さらに白血球除去フィルターの使用が望ましい[5]．

心臓手術中の輸血は，急速大量となる危険性が高く，輸血フィルター，輸血ポンプ，血液加温装置の準備は必須である．

6．麻酔準備（表3-31, 32）

通常の麻酔と同様に，術前診察時に行った麻酔計画に沿って準備をする．

とくに循環作動薬は，使用する際の希釈濃度と初期使用量について計算をしておく．

表3-32　心臓血管麻酔時のおもな準備薬剤

点滴用輸液製剤	血管拡張薬（（　）内は初期量）
代用血漿製剤，血漿製剤	（希釈して使用するが，施設によりその希釈濃度を統一することが望ましい）
ヒドロキシエチルデンプン，人血清アルブミン，加熱人血漿蛋白	プロスタグランジン E_1（PGE_1）（0.1 $\mu g/kg/min$，PDA開存にはリポ PGE_1 0.005 $\mu g/kg/min$）
酸素	ニトロプルシド（0.5 $\mu g/kg/min$）
とくに，先天性心疾患症例では吸入酸素濃度に注意が必要	**クロルプロマジン**
麻酔薬（必要に応じて希釈）	ジルチアゼム（1 $\mu g/kg/min$）
吸入麻酔薬	ニカルジピン（1 $\mu g/kg/min$）
静脈麻酔薬	カルペリチド（hANP）（0.1 $\mu g/kg/min$）
フェンタニル	コルホルシン（0.5 $\mu g/kg/min$）
プロポフォール，ジアゼパム，ミダゾラム	ニコランジル（2 mg/hr）
ケタミン	ニトログリセリン，イソソルビド（0.5 $\mu g/kg/min$）
筋弛緩薬	PDE III阻害薬
ベクロニウム，パンクロニウム	アムリノン（5 $\mu g/kg/min$）
ヘパリン，プロタミン	ミルリノン（0.2 $\mu g/kg/min$）
アトロピン	オルプリノン（0.5 $\mu g/kg/min$）
昇圧薬（bolus用）（必要に応じて希釈）	β遮断薬
メトキサミン，フェニレフリン	プロプラノロール（20 $\mu g/kg$）
エフェドリン	ランジオロール〔50 $\mu g/kg$（bolus），0.1 $\mu g/kg/min$〕
カテコラミン〔（　）内は初期量〕	エスモロール（250 $\mu g/kg/min$）
（希釈して使用するが，施設によりその希釈濃度を統一することが望ましい）	抗不整脈薬
ドパミン（3 $\mu g/kg/min$）	リドカイン（1 mg/kg）
ドブタミン（3 $\mu g/kg/min$）	メキシレチン（2 mg/kg）
エピネフリン（0.05 $\mu g/kg/min$）	ジソピラミド（1 mg/kg）
ノルエピネフリン（0.05 $\mu g/kg/min$）	ジゴキシン〔(0.01 mg/kg)/2〕
イソプロテレノール（0.005 $\mu g/kg/min$）	電解質
	塩化カルシウム，マグネシウム，塩化カリウム
	利尿薬
	フロセミド，マンニトール
	気管支拡張薬
	アミノフィリン（10 $\mu g/kg/min$）

（**太字**は保険適用外）

7. 感染対策[6]

a. 感染症（表3-33）をもつ患者に対する対策

感染症から，本人・他の患者・医療従事者・一般の人を守ることを考えて対策する．

1）本人の保護

原則，内科的治療により治癒あるいは全身状態が安定した状態で手術する．病巣の感染が全身に広がらないように，感染部位を操作した手・器具で他の部位を触らないようにし，抗生物質の全身投与を行う．

2）他の患者，医療従事者の保護

他の患者と分けて，手術室に入室させる．感染者の取扱中であることを明記する．感染症の種類・程度に応じて，手袋，マスク，ガウン，眼鏡，足袋，シーツ，麻酔器具，手術器具をディスポーザブルにする．感染症患者の手術室の出入り制限を行う．針刺し事故に注意する．

3）一般人の保護

感染者用のゴミ箱を設置し，感染性医療廃棄物を安全・確実に処理する．

b. 心臓手術予定患者のMRSA対策[7]

原則はポビドンヨードなどを用いた鼻腔・口腔・皮膚などの除菌とMRSA拡散防止である．その具体的方法は，各施設毎のマニュアルを遵守することが重要である．バンコマイシンの予防的投与は原則的に認められていないが，MRSA保有の心臓手術予定患者には例外的にバンコマイシンの予防投与が認められている．

c. 手術部位感染予防対策[7]

1）虫歯，皮膚感染症など治療可能な感染症は，治癒するまで手術を延期する．
2）コントロールが不充分な糖尿病，喫煙，低体温などは，全身の抵抗性が減弱するため，術前・術中のコントロールが必要である．
3）手術部位は，原則，除毛しないことが薦められている．
4）予想される原因菌に有効なスペクトルをもつ抗生物質の予防的投与．
　通常，手術直前に投与し，手術中3～4時間毎に追加投与する．MRSA保有心臓手術患者の

表3-33 おもな感染症と感染物

1）おもな感染症
　　梅毒
　　ウイルス性肝炎（B型，C型）
　　HIV
　　MRSA
　　緑膿菌
　　結核
　　成人T細胞白血病
2）感染物として取り扱う物
　　感染症患者の血液・すべての体液
　　未検査の血液・すべての体液

バンコマイシンの投与は，術直前と6時間以上の手術で1回追加投与を行う．

■文献

1) American Society of Anesthesiologists. Practice guidelines for preoperative fasting and the use of pharmacologic agents to reduce the risk of pulmonary aspiration: application to healthy patients undergoing elective procedures. Anesthesiology 1999; 90: 896-905.
2) Emerson BM, et al. Preoperative fasting for paediatric anaesthesia. A survey of current practice. Anesthesia 1998; 53: 326-30.
3) 厚生省医薬安全局長．血液製剤の使用指針及び輸血療法の実施に関する指針について（平成11年医薬発第715号）．http://www.t3.rim.or.jp/〜aids/tp0621-1_15.html
4) van Klei WA, et al. A reduction in type and screen: preoperative prediction of RBC transfusions in surgery procedures with intermediate transfusion risks. Br J Anaesth 2001; 87: 250-7.
5) Luban NL. Prevention of transfusion-associated graft-versus-host disease by inactivation of T cells in platelet components. Semin Hematol 2001; 38 (Suppl 11): 34-45.
6) 厚生労働省委託事業．施設内感染対策相談窓口．日本感染症学会．http://www.kansensho.or.jp/information/madoguchi/madoguchi.html # top
7) Guideline for the Prevention of Surgical Site Infection, 1999 in DHQP Home Page. http://www.cdc.gov/ncidod/hip/SSI/SSI_guideline.htm

［高木　治］

H. 前投薬

　麻酔前投薬は，術前の患者の不安の除去，鎮静鎮痛，健忘を得るとともに，誤嚥の予防，上気道分泌抑制，迷走神経反射の予防を行うことを主な目的として投与される．心臓手術患者，特に心機能低下患者では，術前の不安や興奮，頻脈の発生を抑制し，心筋および全身の酸素消費量の増加を防止することが主な目的となる．このことは，虚血性心疾患患者や心不全患者，なかでも大動脈弁狭窄症，僧帽弁狭窄症，肥厚性閉塞性心筋症などの患者で重要な役割を果たす．

　現在，このような効果を期待して，ベンゾジアゼピン，麻薬などが頻用されているが，その他にも抗コリン薬，α_2受容体刺激薬なども用いられている．

1．鎮静薬

a．ベンゾジアゼピン

　前投薬には，投与時の痛みが少ないこと，作用時間が短いこと，呼吸循環への影響が少ないことが求められる．ベンゾジアゼピンはこれらの特徴をもち合わせており，さらに充分な鎮静作用と健忘作用を併せもっているため，前投薬としてもっとも使用されている．ジアゼパム（セルシン®，ホリゾン®）は局所刺激作用が強いため，経口投与されることが多い．術前1～2時間前に，成人では10 mg，小児では0.7 mg/kg（最大10 mg）を経口投与する．ミダゾラム（ドルミカム®）は鎮静効果がジアゼパムより優れ，局所刺激作用が弱いため筋注でよく用いられる．一般に0.04～0.08 mg/kgを麻酔1時間前に筋注する．しかし，その循環呼吸抑制作用はジアゼパムより強いので注意を要する．また，麻薬との併用はこれらの副作用を増強する可能性があるため，高齢者や心機能が悪い患者，また，慢性閉塞性肺疾患などの呼吸器合併症を有する患者では注意を要する[1]．

b．ジフェニールメタン誘導体

　心臓外科手術以外の一般手術の前投薬としては，ヒスタミンH_1遮断薬であるヒドロキシジン（アタラックスP®）が用いられることが多い．しかし，鎮静効果がベンゾジアゼピンに比べて弱く，局所刺激作用が強いため心臓手術の前投薬としては用いられることは少ない[2]．小児にはH_1遮断薬の1つであるプロメタジン（ヒベルナ®）がよく用いられる．術前1時間前に1 mg/kgを筋注する．

2．麻薬

　麻薬は前投薬として古くから用いられている．鎮痛作用だけでなく，鎮静作用，代謝抑制作用もあり，前投薬として非常に優れている．副作用としては，循環呼吸抑制，嘔吐などのほかに耽溺性があげられる．わが国ではモルヒネまたはメペリジンが多く使われている．メペリジンとモルヒネは薬理作用も類似しており，前投薬として用いる量では両者に差はみられない．

3．α_2受容体刺激薬

　古くから高血圧に対する降圧薬として用いられてきたα_2受容体刺激薬は，鎮痛作用，鎮静作用，循環安定化作用，唾液分泌抑制作用を有するため，前投薬，麻酔補助薬としても使用されている[3,4]．クロニジン（カタプレス®）は2～5 μg/kgの経口投与でミダゾラム70～80 μg/kg，ジアゼパム0.1～0.2 mg/kgと同程度の鎮静効果，抗不安作用を発揮する．さらに高齢者でもミダゾラムでみられる精神運動障害や逆行性健忘を起こしにくい特徴がある．

　クロニジンを前投薬として使用することにより術中の心筋虚血性変化を抑制できたという報告[5]や，冠動脈バイパス患者に対するクロニジンの静脈投与が周術期のオピオイドや麻酔薬の必要量を減らし，循環動態を改善し，かつ血漿カテコラミン濃度を減らしたという報告[6]から，クロニジンは特に冠動脈疾患患者の前投薬として有用であると思われる．副作用としては，交感神経の抑制が認められる．麻酔中の徐脈，低血圧が40～50％の頻度で生じるといわれているため，注意が必要である[7]．そのため，心不全患者，弁不全症例，心伝導障害のある患者では使用を控える．小児においても前投薬として充分な鎮静が得られることが報告されている[8]が，先天性心疾患をもつ小児への臨床応用は報告されていない．

また，新しいα_2受容体刺激薬としてデキサメデトミジンが検討されている．日本では臨床治験し厚生労働省に申請中であるが，アメリカでは1999年に認可を受け，術後鎮静の目的で集中治療領域において用いられている．デキサメデトミジンは，クロニジンと比較してα_2アドレナリン受容体選択性が8倍高く，脂溶性も高い薬剤であり，クロニジンに比べ，半減期も短い．また，呼吸抑制作用がないという利点があるが，前投薬としては今後の検討が必要である．

4．抗コリン薬

副交感神経を遮断して気道内分泌および有害な迷走神経反射の抑制をするために前投薬として投与される．前投薬としては，アトロピンとスコポラミン（ハイスコ®）が使用されている．スコポラミンは血液脳関門を容易に通過するため，精神安定作用および健忘作用をもつが，高齢者ではかえって興奮，不穏，覚醒遅延を起こすことがあり，注意が必要である．一般的に70歳以下の成人ではスコポラミン0.2〜0.4 mgを筋注し，それ以上の高齢者にはアトロピン0.3〜0.5 mgを用いる．僧帽弁狭窄症のような頻脈を避けたい症例ではアトロピンの投与は避ける．

5．ヒスタミンH_2遮断薬

胃酸分泌を減らし，胃内pHを上げる目的で使用される．ガストリンによって惹起される胃酸分泌やムスカリン性作動薬による胃酸分泌も抑制する．現在，シメチジン（タガメット®），ファモチジン（ガスター®），ラニチジン（ザンタック®），ロキサチジンアセタート（アルタット®）などが使用されている．これらの薬剤は麻酔導入時の誤嚥を防ぐ目的で使用される．用法としては，前日眠前および当日麻酔開始2時間前に経口投与，または，当日1時間前に筋注で用いる．欠点としては他の薬剤の代謝に影響を与えること[9]がある．

特にシメチジンはチトクロームP-450を阻害することによって，ベンゾジアゼピンの代謝を抑制し，さらに肝血流を30％減少させることにより，β遮断薬，カルシウムチャネル拮抗薬，ワルファリンなどの薬剤の肝での代謝を減少させる．しかし，ファモチジン，ロキサチジンアセタートはこのような作用をもたないとされている．

■文献

1) Lichtor JL. Phychological preparation and preoperative medication. In: Gregory GA, editor. Anesthesia. 3rd ed. New York: Churchill Livingstone; 1990. p.895-928.
2) Fragen RJ, et al. Midazolam vs hydroxyzine as intramuscular premedication. Can Anaesth Soc J 1983; 30: 136-41.
3) Hayashi Y, Maze M. Alpha 2 adrenoceptor agonists and anaesthesia. Br J Anaesth 1993; 71: 108-18.
4) 西川俊昭，土肥修司．臨床麻酔におけるα_2アドレナリン受容体作動薬の有用性と使用上の問題点-I．麻酔前投薬，麻酔補助効果および循環作用について—．麻酔 1996; 45: 1490-502.
5) Stuhmeier KD, et al. Small oral dose of clonidine reduces the incidence of intraoperative myocardial ischemia inpatients having vascular surgery. Anesthesiology 1996; 85: 706-12.
6) Flacke JW, Bloor BC, Flacke WE, et al. Reduced narcotic requirement by chonidine with improved hemodynamic and adrenergic stability in patients undergoing coronary bypass surgery. Anesthesiology 1987; 67: 11-9.
7) 福島和昭，西見幸英．α_2-agonistと鎮痛効果．臨床麻酔 1998; 22: 147-59.
8) Nishina K, Mikawa K, Shiga M, et al. Clonidine in paediatric anaethesia. Paediatr Anaesth 1999; 9: 187-202.
9) Gibbs CP, Modell JH. Management of aspiration pneumonitis. In: Miller RD, editor. Anesthesia. 3rd ed. New York: Churchill Livingstone; 1990. p.1293-319.

［尾前　毅，上村裕一］

4

心臓血管麻酔のモニタリング

A．心電図

　心電図は血圧，尿量，体温，パルスオキシメータ（経皮的動脈血酸素飽和度），カプノメータ（呼気終末二酸化炭素濃度）とならび，全身麻酔の標準モニターの一つである[1]．心臓のポンプ機能を評価することはできないが，心筋虚血と不整脈の有用なモニターである．心臓血管麻酔においては通常5電極による心電図モニターを行う．

1．診断

1）心拍数　　2）リズム　　3）刺激の発生源
4）心筋虚血　5）伝導障害　6）電解質異常
7）ペースメーカーの機能チェック

2．方法—電極数

a．3極誘導法（図4-1）（第Ⅱ誘導をモニターするのが標準）

　右腕，左腕，左足に電極を貼り，2つの電極の電位差を測定することでⅠ，Ⅱ，Ⅲ誘導がモニターできる．第Ⅱ誘導はP波の認識に優れ，下壁の虚血のモニタリングが可能である．

b．3極誘導変法（図4-2）（CS_5, CM_5, CB_5, CC_5）

　通常の標準的な3極誘導法では，下壁や側壁の虚血はモニターできるが，前壁のモニターはできない（図4-1）．5極誘導ができないときは，誘導の位置を変えることで前壁の虚血のモニタリングが行える．左腕電極を胸部誘導のV_5（第五肋間前腋窩線上）の位置につけ陽極とし，陰極は電極の装着位置によりCS_5, CM_5, CB_5, CC_5などの誘導名がつけられているが，いずれもV_5に近い波形を得ることができる．

c．5極誘導法〔第Ⅱ誘導と胸部誘導（V_4, V_5）をモニターするのが標準〕

　四肢誘導の電極は両肩，両腰部に，胸部誘導の電極は通常V_5の位置につけられる．冠動脈疾患の患者ではV_5誘導が最も術中の虚血の診断に有効であり，V_4とV_5の同時モニターで感度は90％，Ⅱ，V_4，V_5で感

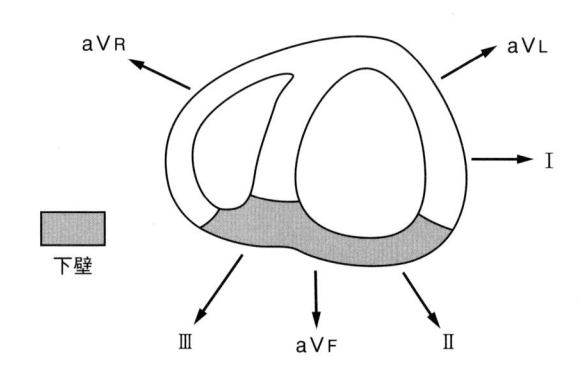

図4-1　肢誘導の心室各部に対する方位

心臓の前額断面図における心室各部に対する方位を示す（上が頭部を指す）．Ⅱ，Ⅲ，aVF誘導は下壁の，Ⅰ，aVL誘導は側壁の虚血変化がモニターできる．

誘導名	①CS_5	②CM_5	③CB_5	④CC_5
右腕電極（陰極）	右鎖骨下	胸骨上縁	右肩甲骨中央	右前腋窩線
左腕電極（陽極）	V_5	V_5	V_5	V_5
左足電極	接地	接地	接地	接地
選択誘導	Ⅰ	Ⅰ	Ⅰ	Ⅰ

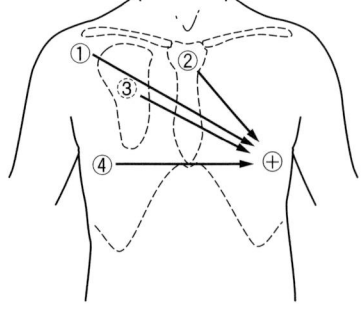

図4-2　3極誘導変法における電極装着位置

度はほぼ 100％ と報告されている[2]（図 4-3）．最近の 12 誘導の ST トレンドを用いた解析によると，周術期の虚血のモニターとしては V_4 が最も鋭敏で，2 誘導の組み合わせでは，V_3 と V_5，V_3 と V_4，V_4 と V_5 で，90％以上の感度が得られたとの報告がある[3]．心臓血管麻酔においては最低 2 波形を同時モニタリングするのが望ましい．

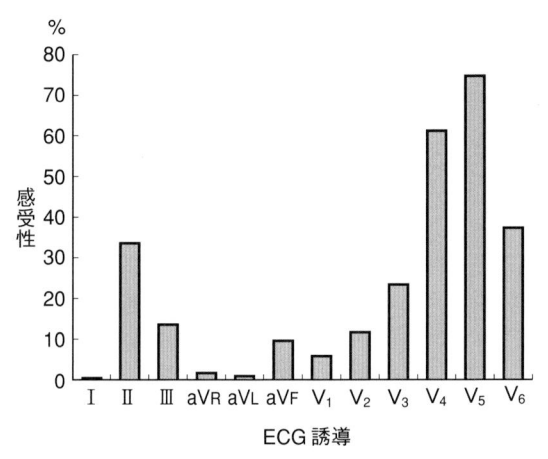

図 4-3 12 誘導 ECG の ST 変化の感度
（文献 2 を改変）
冠動脈疾患患者の非心臓手術中の虚血の発生頻度を誘導別に比較した研究．単一の誘導では V_5 誘導が 75％で最も感度が高かった．

d．特殊心電図
食道誘導心電図：食道聴診器に組み入れることでモニターでき，心房性不整脈の診断に有用である．

3．モニタリング上の注意点
a．電気フィルターシステム
ECG のフィルター帯域幅
　　診断モード：0.05〜100-150 Hz
　　モニターモード：0.5〜40 Hz

心電図モニターには，周囲からのアーチファクト（呼吸・体動・電極の状態などにより生ずる）の影響を取り除くためにフィルターがついている．低周波帯域のフィルターは ST 部分の波形に影響を与え，高周波帯域のフィルターは QRS の高さと形状に影響を与える．その結果モニターモードでは ST 部分の波形が歪むことになり，ST 部分の評価は診断モードで行う必要があるが，アーチファクトの影響を受けやすい．最近のモニターではノイズが入ると自動的にフィルター帯域幅を変化させるものや，ST の解析を行う時には自動的に周波数のフィルターの下限値が 0.05 Hz に変化して，ST 変化を正確に診断できるものがある．使用するモニターがどのような設定になっているか充分に理解しておく必要がある．

b．ST トレンドモニター（図 4-4）
モニター画面で ST 変化を正しく診断することは困

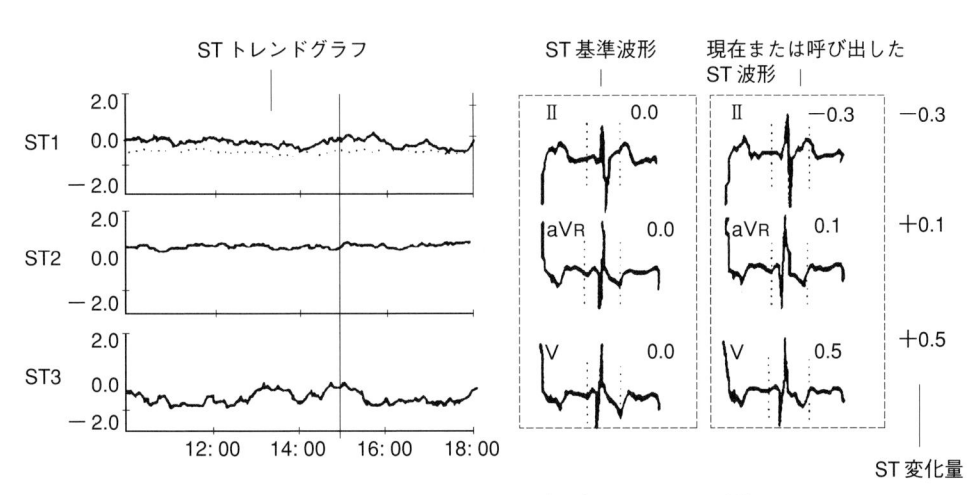

図 4-4 ST トレンドモニターの一例（Philips Medical 社）
選択された 3 つの誘導の ST のトレンドグラフと ECG 波形（それぞれ基準波形と比較すべき波形）が表示されている．右端には基準波形に対して ST がどれだけ変化したか数値で示されている．

難であり，見落とすことも多い[4]．コンピュータシステムを用いて自動的にST変化をトレンド表示することでよりST変化が認識しやすくなる[5]．

c．心電図記録（図4-5）―記録の習慣をつける

モニター画面のみから心電図異常を正しく診断することは困難である．特にST変化などを分析するには，記録紙に記録したうえで注意深く行うことでより正確な診断ができる．麻酔導入前，胸骨切開後，心肺離脱時，閉胸時，血圧低下時などイベントごとに心電図を記録紙に残し比較検討することが大切である．

■文献

1) 日本麻酔科学会．安全な麻酔のためのモニター指針（改訂）．麻酔 1997; 46: 1004.
2) London MJ, Hollenberg M, Wong MG, et al. Intraoperative myocardial ischemia: Localization by continuous 12-lead electrocardiography. Anesthesiology 1988; 69: 232-41.
3) Landdesberg G, Mosseri M, Wolf Y, et al. Perioperative myocardial ischemia and infarction: Identification by continuous 12-lead electrocardiogram with online ST segment monitoring. Anesthesiology 2002; 96: 264-70.
4) Kotrly KJ, Kotter GS, Mortara D, et al. Intraoperative detection of myocardial ischemia with an ST segment trend monitoring system. Anesth & Analg 1984; 63: 343-5.
5) Ellis J, Shah M, Briller J, et al. A comparison of methods for the detection of myocardial ischemia during noncardiac surgery: automated ST-segment analysis systems, electrocardiography, and transesophageal echocardiography. Anesth Analg 1992; 75: 764-72.

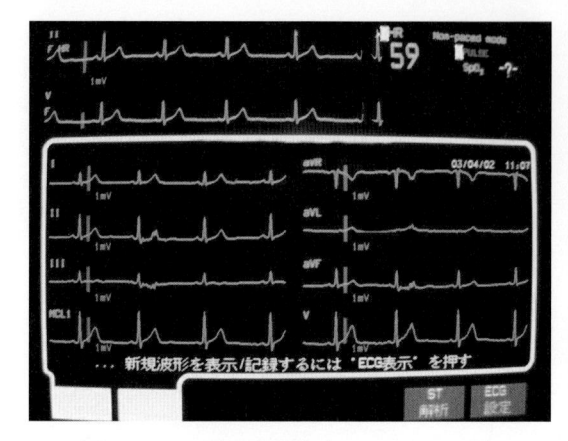

図4-5　ECG波形の記録（Philips Medical社）
I，II，III，aVR，aVL，aVF，MCL_1，V_5の8誘導が同時表示，記録ができる．

［中馬理一郎］

B. 動脈圧

血圧測定には大きく分けて，直接法（動脈内にカテーテルを留置）と間接法（マンシェットを用いる方法）の2種類があるが，心臓血管麻酔では観血的な直接法が必須である．ときに両者の測定値が異なることがあるが，測定原理や測定部位の違い，それぞれの方法がもつ誤差の問題が関係している．それぞれの方法の特性をよく理解して，麻酔管理に役立てることが大切である．

1．間接法（非観血法）

a．用手法

1）聴診法

マンシェットのカフ圧を血圧より上昇させ，徐々に降下させるとやがて音がきこえ始める．この音はカフによって圧迫され狭窄した血管内を血液が流れて生じる渦流によって発生し，Korotokoff音とよばれている．Korotokoff音のきこえ始めの点が収縮期血圧で，きこえなくなる点が拡張期血圧である．心不全や循環不全で血流量が低下している患者ではKorotokoff音のエネルギーが小さくなり，収縮期血圧を低く測定する恐れがある．

2）触診法

聴診法と同様マンシェットを用いて測定する．カフ圧を降下させていき最初に脈が触れ始めた点が収縮期血圧である．聴診法できこえにくいときなどに併用される．

3）振動法（オシロメトリック法）

血液が渦流を生じるときに血管を振動させる原理を用いた方法．振動が出現した点が収縮期血圧，最大の振動を示した点が平均血圧を示す．多くの自動血圧計がこの原理を用いている．

4）超音波ドプラー法（図4-6）

拍動の出現をドプラーを用いて検出する方法．聴診法でKorotokoff音が判別しにくいときや聴取できないときに使用される．新生児，乳児やショック時に有用．

b．非観血的連続血圧測定

1）トノメトリー法（Jentow®，日本コーリン社製）

橈骨動脈などの表在性の動脈の上にセンサーを置き，動脈壁に圧をかけ眼圧測定の原理を応用して動脈圧を測定する方法．観血法に似た圧波形が連続的に得られ，振動法による上腕部の血圧値で較正して使用する．

2）容積補償法（Portapres Model-2®，Finapres medical systems社製）

小型の血圧計のカフを指先に巻き，カフ圧が平均血圧に等しいとき，血管壁の振幅が最大になることを利用して指の動脈圧波形を連続的に測定する．指の動脈圧であるので橈骨動脈と差が生じること，長時間の使

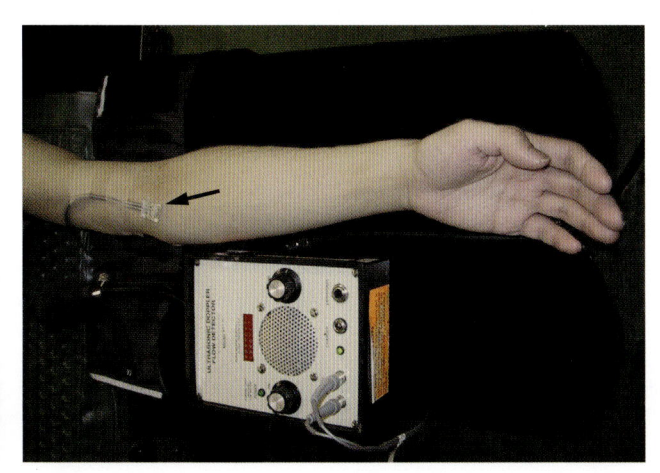

図4-6 ドプラー血流計を用いた血圧測定
プローベ（矢印）を上腕動脈の上に置き，プローベのコードを数カ所で固定すればドプラー音が安定して聴取できる．

用では末梢循環不全が危惧される．

いずれの方法も心臓麻酔において直接法にとってかわる性能を現段階では備えていない．

2．直接法（観血法）

血管内にカニュレーションを行い，接続チューブを介して外部に置いた圧力トランスジューサに接続しモニター表示させる．

a．測定部位と波形（図4-7）

血圧は心臓の収縮によりまず圧波形の立ち上がりの部分が形成され，ピークの後，大動脈弁が閉鎖するときに dicrotic notch を形成する．脈波伝播速度，血圧波の反射波の重畳などにより測定部位で動脈圧波形は変化する．大動脈から末梢にいくに従い脈圧は大きくなる（波形は急峻となり収縮期血圧は高く表示され，dicrotic notch は不鮮明となる）が，平均血圧はほとんど変化しない．

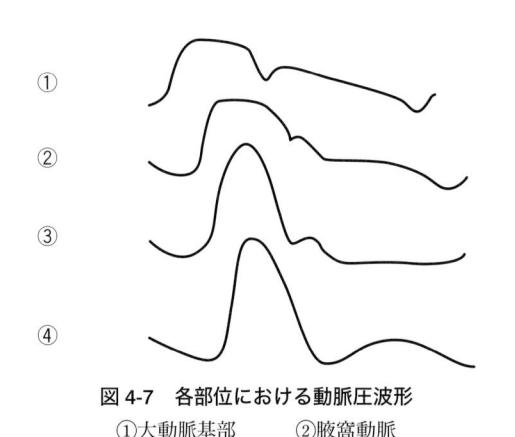

b．穿刺部位（図4-8）

大動脈基部の圧をモニターすることが理想であるが，臨床的には図4-8 に示す部位で血圧は測定される．

1）橈骨動脈

最もよく用いられる．橈骨動脈と尺骨動脈でループを形成しているので，刺入部が閉塞しても循環が保たれる．アレンテストは橈骨動脈と尺骨動脈の手への血流のクロスオーバーをみる検査であるが，必ずしも虚血障害を予測できないので[1,2]，現在ではルーチンには行われない．

2）上腕動脈

通常，橈骨動脈あるいは尺骨動脈の確保が困難なとき，使用される．

3）足背動脈

末梢の反射波の影響が大きいため波形が歪んで収縮期血圧が中枢の値より高くなる．下行大動脈瘤の手術時，下肢圧モニターとして使用される．

4）大腿動脈

ショックなど末梢の動脈が触れにくいとき使用される．人工心肺離脱時など末梢動脈が拡張して中枢圧と著しい差を示すときに使用されることがある．シースを留置しておくと圧の測定に加えて素早くIABP（大動脈バルーンパンピング）が挿入できる長所がある（図4-9）．

5）浅側頭動脈

脳分離体外循環のときモニターされることがある（最近は送血管に圧モニターが内蔵されてるものがある）．外頸動脈系の圧を表していることに注意する．

c．穿刺手技（図4-10）

① 穿刺針は，成人で20〜22G，小児では22〜24G を使用する．
② 穿刺角度は約30°．
③ 血液の逆流を穿刺針のハブに認めたら，内套とカニューレの差だけ（2〜3 mm）針を進め，少し（数 mm）内套を抜く．

図4-7 各部位における動脈圧波形
① 大動脈基部　② 腋窩動脈
③ 橈骨動脈　④ 足背動脈

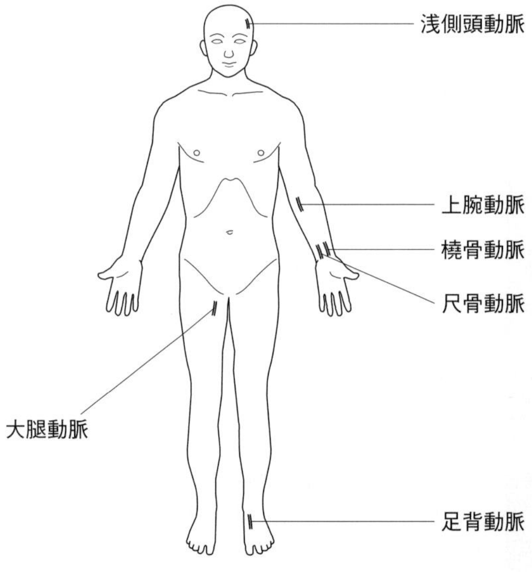

図4-8 動脈穿刺部位

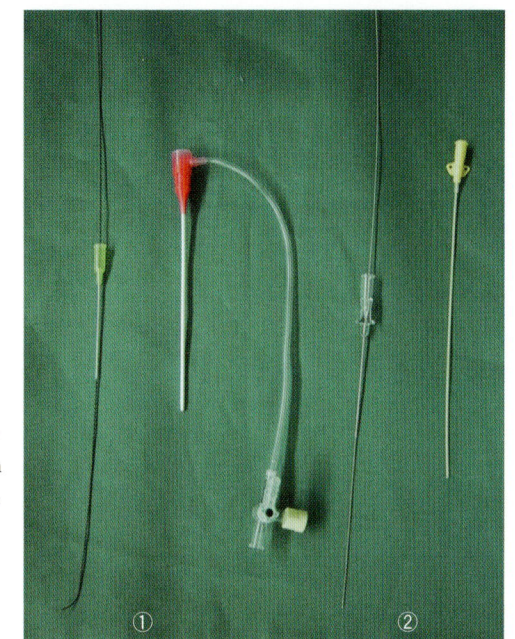

図 4-9 大腿動脈留置に用いられる用具
① イントロデューサキット（テルモ社製）
　穿刺針 20G，ガイドワイヤー径 0.025 inch（0.64 mm），イントロデューサ　カテーテル 4 Fr　10 cm
　より太い穿刺針，ガイドワイヤーに入れ換えることで，IABP が挿入できる．
② 動脈ラインキット（アルゴンメディカル社製）
　穿刺針 21G，ガイドワイヤー径 0.021 inch（0.53 mm），カテーテル 20G　15 cm

図 4-10 橈骨動脈穿刺（本文参照）
　手根靭帯から 2〜3 cm 中枢側で，なるべく動脈がまっすぐ走行している部位を選ぶ．手首に小枕を入れ過伸展させ，左示指で脈を触れながらカテーテルを約 30°の角度で穿刺する．意識下に圧ラインを確保するときは，局所麻酔の後，穿刺を行うが，局麻注射針の穿刺点をカテーテルを穿刺する部位と一致させておくとよい．

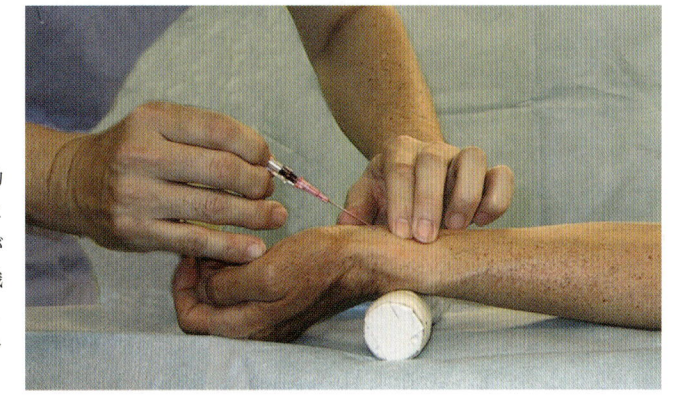

④ さらに逆流を認めた場合はカニューレが動脈内に入っている可能性が高いので，逆流を確かめながらカニューレをゆっくり進める（直接挿入法）．
⑤ 逆流を認めない場合はカニューレが血管を貫通しているので，内套を少し抜いた状態でそのままゆっくり血液の逆流がみられるところまで引き抜いてくる（貫通法）．
⑥ 充分な逆流が認められるところでカニューレを進める．

d．合併症
①皮下出血　　②血腫形成

③動脈の血栓形成・閉塞
④末梢の虚血　　⑤皮膚の壊死
⑥仮性動脈瘤　　⑦動静脈瘻
⑧塞栓症　　　　⑨局所感染

挿入後の皮膚の色調に注意し，術後不用になったら速やかに抜去し，抜去後はしっかり圧迫止血する．

e．モニタリング上の注意点
①正しい圧波形が表示されているか．
②必ず間接法による測定値と比較する．

1）圧波形の異常：測定のアーチファクト（図4-11）

動脈圧波形はモニタリング回路（カニューレ，圧トランスジューサ，この2つをつなぐ接続チューブ）の共振[注1)]と減衰の影響を受け歪められる．

① 臨床に使われるモニター回路はアンダーダンピングを示すことが多く，収縮期血圧は高めに表示される．
② 接続チューブは堅い材質で，なるべく短くする．
③ 回路内に気泡があると，波形は鈍り収縮期血圧は低めに表示される（オーバーダンピング）．

モニタリング回路の特性（周波数特性など）をよく理解し，回路内の気泡を除去し，カテーテルの閉塞を予防し，共振が著しいときにはモニタリング回路を換えるか，ダンピングデバイス（ダンピング調整装置）を使用して減衰させる．

2）零点校正（図4-12）

① トランスジューサの零点校正用三方活栓を大気圧に開放し，モニターの零点校正ボタンを押し零点校正を行う．

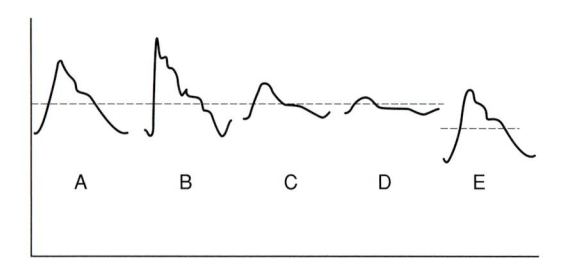

図4-11 a）　さまざまな動脈圧波形
A. 正常，B. アンダーダンピング，C. 気泡の混入，D. カテーテル先端のつまり，E. 零点のドリフト（C, D：オーバーダンピング）

零点のドリフトを除いて平均血圧（点線）は測定回路によるアーチファクトの影響を受けにくい[3)]．

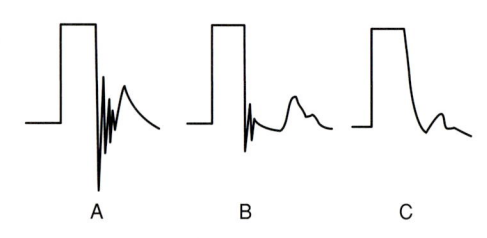

図4-11 b）　フラッシュテスト
フラッシュデバイスを短時間フラッシュしたあとにみられる振動波形の数から固有振動数が，振動波形の振幅比から減衰係数が求まり，測定回路の周波数特性がわかる．Aはアンダーダンピング，Bは適切なダンピング，Cはオーバーダンピング，システムを示す．

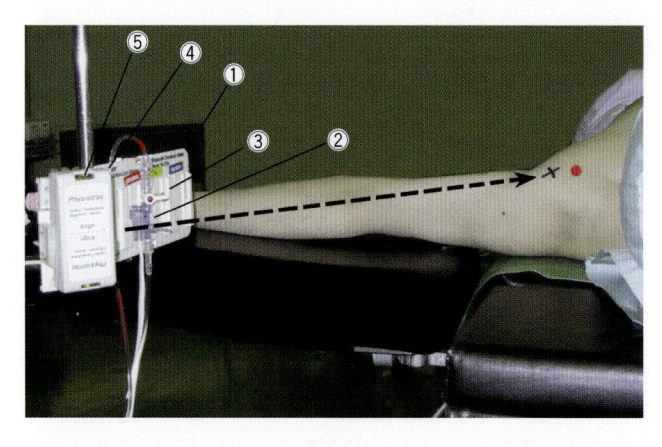

図4-12　零点校正（本文参照）
トランスジューサホルダー（①）に装着されたレーザー装置（④：Physiotrac® エドワーズ社製）から発するレーザー光線が基準点を指すようにホルダーの高さを調整する（×は基準点，赤点はレーザー光線が指す点を示す）．レーザー光線が発せられる所とトランスジューサ（②）の零点校正用の三方活栓（③）の大気開放口は同じ高さになる構造になっているので，三方活栓の大気開放口の高さが基準点の高さに一致することになる．また，レーザー装置の上部に水準器（⑤）がついていて，トランスジューサホルダー自身が水平に装着されているかわかるようになっている．

注1）共振とは：どんな物体にもそれ自身に決まった固有振動数というものがあり，外部から一撃が加えられると，その固有振動数で振動する．いまある物体をその固有振動数で外部から揺らすと，その物体は非常に大きく揺れる．これを共振という．観血的血圧測定システム（カテーテル，接続チューブ，トランスジューサなど）にも固有振動数があり，血圧波形にその固有振動数に一致するものがあるとその成分のみ共振して大きく増幅され，その結果血圧波形は歪められることになる（アンダーダンピング）．固有振動数を高くすると，平坦な周波数特性がのびる．このとき共振峰も高くなるが，固有振動数が充分高ければ，血圧波形においてこの共振部分での周波数成分は非常に小さいのでほとんど影響を受けない．接続チューブの材質を堅く，短く，太くするほど共振周波数が高くなる．

②三方活栓の高さは心臓の高さとする（通常 CVP も同時にモニターされるので右房の位置とする）．
③右房の高さの基準点として前腋窩線，中腋窩線，第四肋間で胸壁厚の 1/2 などがある．
④一度決めた基準点は変えない．

3）値の異常
①零点設定が正しくされているか確かめる．
②零点がドリフトしているようなら再度零点校正を行う．
③たびたびドリフトがみられるようならトランスジューサやインタフェースケーブル注2)の交換を行う．

4）人工心肺離脱直後の血圧
人工心肺離脱時に橈骨動脈圧が大動脈基部の圧と著しい差を示すことがある4)．復温過程で末梢動脈が拡張し，AV シャントを引き起こすことで起こるといわれているが，原因ははっきり解明されていない．離脱時にはカフによる血圧測定も行い（ときにドプラーで測定），測定値に著しい差があるときは大動脈基部の圧（通常心筋保護液注入口から測定できる）を測定し比較する．場合によっては大腿動脈圧をモニターして以後の血圧管理を行う．

■文献
1) Slogoff S, Keats AS, Arlund C. On the safety of radial artery cannulation. Anesthesiology 1983；59：42-7.
2) Mangano DT, Hicky RF. Ischemic injury following uncomplicated radial artery catheterization. Anesth Analg 1979；58：55-7.
3) Gardner RM. Direct blood pressure measurement dynamic response requirements. Anesthesiology 1981；54：227-36.
4) Stern DH, Gerson JI, Allen FB, et al. Can we trust the direct radial artery pressure immediately following cardiopulmonary bypass? Anesthesiology 1985；62：557-61.

［中馬理一郎］

注2）トランスジューサとモニターのモジュールをつなぐケーブル

C. 中心静脈圧

中心静脈圧 central venous pressure（CVP）とは右房または右房近くの胸腔内の大静脈の圧をさし，右心系の充満圧を示している．主として循環血液量と右心機能を知る目的でモニターされる（Guyton の平衡図[1]）（図 4-13）．

1．中心静脈圧からの情報

a．CVP に影響する因子
(1) 循環血液量　　(2) 右心機能
(3) 静脈のトーヌス　(4) 胸腔内圧

これ以外に左心機能，三尖弁の機能，心臓周囲の疾患，肺疾患（肺血管抵抗）などが影響を与える．

一般に左心機能が良好であれば CVP は左房圧を反映するといわれ，左心系の前負荷の指標にもなるが，上記の因子の影響を受けるので値の評価は他の情報を含め総合的に行う．また絶対値とともに（正常値2〜8 mmHg）相対的変動をモニターすることが重要である．

b．測定上の注意点
1) 呼吸性変動が認められなければ，カテーテルは胸腔外にある可能性が高い．カテーテル先端部の位置は胸部 X 線写真で確認する．
2) 呼吸性変動がみられる（図 4-14）ので CVP は呼気終末の値で測定する．
3) 低圧系であるので，基準点（前腋窩線など）とトランスジューサの零点の高さが一致しなければ誤差が大きくなる．できれば同じ条件下（体位）で測定するのが望ましい．

c．CVP 波形の意義
1) 正常波形（図 4-15）
CVP の波形は 3 つの山 a, c, v 波と 2 つの谷 x, y からなる．

　a) a 波：**右心房の収縮**により圧が上昇する．ECG の P 波に引き続いてみられ，やがて右房が弛緩し圧は低下し始める．

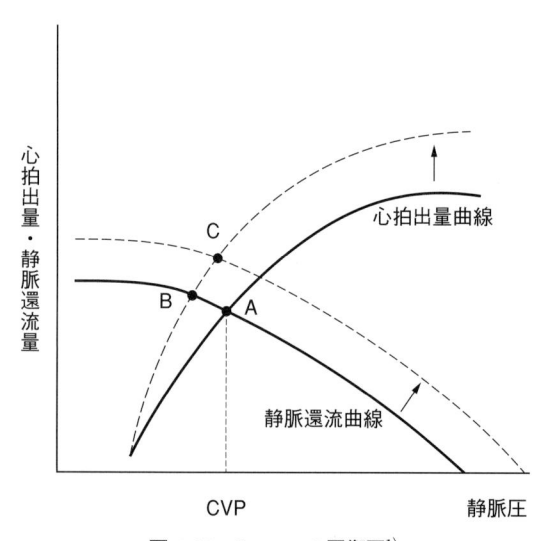

図 4-13　Guyton の平衡図[1]

心拍出量曲線と静脈還流曲線の交点が実際の CVP と心拍出量を表わす．心収縮力や容量が変化するとそれぞれの曲線も変化する．CVP は心収縮力が増強すれば低下し，輸液・輸血すれば上昇する．今，交感神経が刺激されて心収縮力が増強すると CVP は A 点から B 点へ移動するが，同時に静脈還流量も増加する（静脈還流曲線が右方シフトする）ので実際は C 点に移動することになる．
（静脈還流曲線の X 軸切片の値は平均体血管充満圧とよばれている）

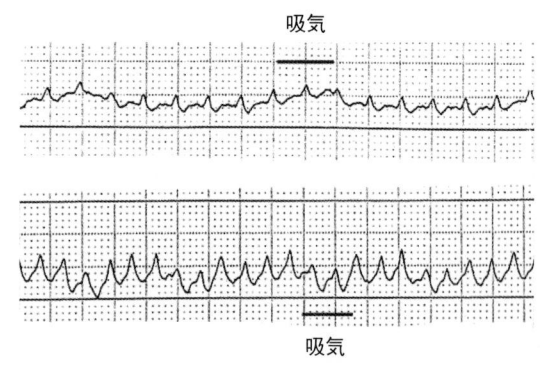

図 4-14　中心静脈圧の呼吸性変動

上段は人工呼吸中，下段は自発呼吸下での CVP の変動を示す．自発呼吸では吸気に低下し，呼気に上昇するが，陽圧人工呼吸では反対の現象が起きる．

C. 中心静脈圧

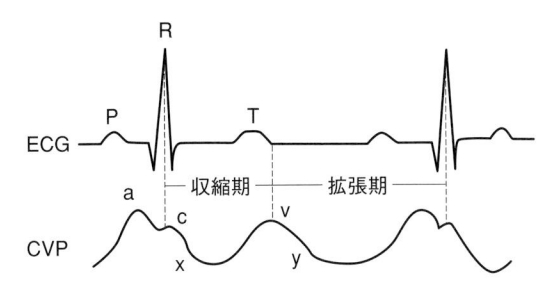

図 4-15　中心静脈圧波形と心周期（説明は本文参照）
a：**a**trial contraction　　c：tricuspid valve **c**losure
v：**v**entricular ejection, **v**enous filling of atrium
x：atrial relaxation　　y：tricuspid valve open

b）c 波：右心室の収縮に伴う**三尖弁の閉鎖**が起こり，三尖弁の心房方向への膨隆により少し右房圧が上昇することになる．ECG の QRS に引き続いてみられる．

c）x 谷：三尖弁が右房の方からはなれ，**右心房の弛緩**が続き圧は低下する．

d）v 波：三尖弁はまだ閉鎖していて，心室収縮末期の**右房の充満**により圧の上昇がみられる．ECG の T 波のあとにピークをむかえる．

e）y 谷：**三尖弁開放**により右房から右室に血液が流れ，右房の圧が低下する．

2）異常波形（図 4-16）[2,3]

a）心房細動，心房粗動：心房収縮が欠如するので a 波が消失する．

b）三尖弁狭窄，肺動脈狭窄，肺高血圧症：心房収縮に対する抵抗が増大するので a 波が増高する．y 谷は不明瞭になる．

c）三尖弁閉鎖不全：三尖弁の逆流により x 谷は消失し，幅広く，高い c，v 波（巨大 v 波）がみられる．

d）収縮性心膜炎：著明な a，v 波と深い x，y 谷が特徴で M 型を示す．堅い心膜で心室の充満が途中で妨げられ，拡張期に右室圧波形にみられる dip and plateau の形がみられる．

e）心タンポナーデ：収縮性心膜炎と同様，圧が上昇するが，波形は一相性で y 谷が消失するのが特徴である．

2．カテーテル挿入手技

a．挿入部位

1）内頚静脈（図 4-17a，b）

鎖骨下静脈穿刺よりも気胸の可能性が低く，動脈穿刺しても圧迫止血しやすい．留置位置まで直線的で距離も短く，技術的には慣れれば容易である．麻酔科医にとって術中扱いやすいルートであり，心臓血管麻酔では最もよく使われる．

2）鎖骨下静脈（図 4-17a，c）

気胸の発生が一番高く，動脈穿刺したとき止血が困難である．留置位置まで距離も短く，固定が容易で，長期にわたって中心静脈栄養を行うときなどに便利である．

3）外頚静脈

直接静脈が確認できるので穿刺は容易で，気胸，動脈穿刺など大きな合併症の可能性はほとんどない．鎖骨下静脈との合流部が急角度でカテーテルが通過しにくく，胸腔外へ迷入するかもしれない（J ワイヤーが必要）．固定はやや難である．

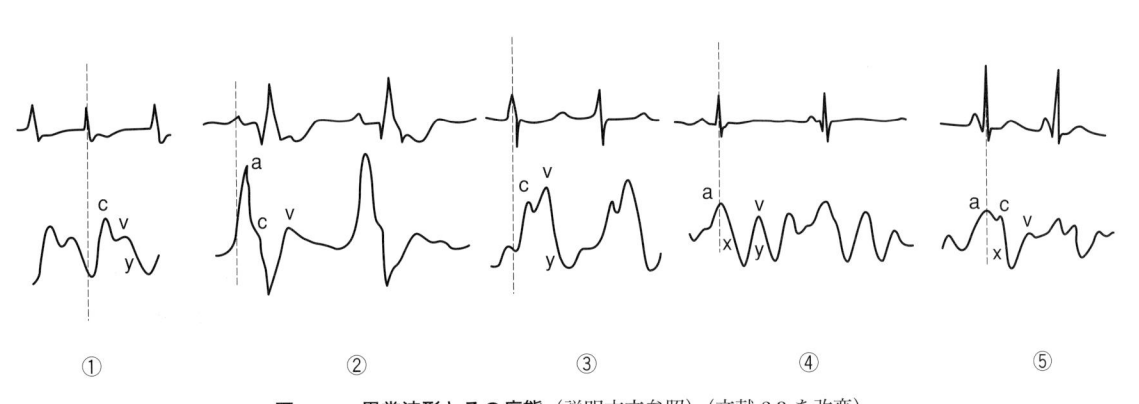

図 4-16　異常波形とその病態（説明本文参照）（文献 2,3 を改変）
①心房細動　②三尖弁狭窄　③三尖弁閉鎖不全　④収縮性心膜炎　⑤心タンポナーデ

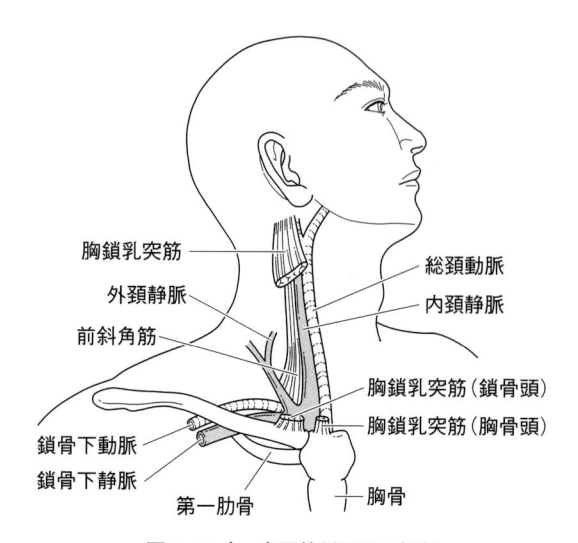

図 4-17 a) 内頚静脈周囲の解剖

胸鎖乳突筋は切断して図示してある．内頚静脈は胸鎖乳突筋の背側，前斜角筋の前方に位置し，総頚動脈の前外側を走行する．鎖骨下静脈は第一肋骨の前方を通って鎖骨の下を通り胸郭にでる．鎖骨下動脈は，鎖骨下静脈の上方・背側を走行している．

4) 大腿静脈

最も穿刺は容易で重篤な合併症はないが，留置位置まで距離が長く，会陰部に近いので刺入部を清潔に保ちにくい．麻酔科医にとって術中扱いにくいルートであり，心臓血管麻酔には適さない．鼠径靱帯の約2横指下方で大腿動脈の拍動を触れ，1横指内側を大腿動脈の走行に平行に穿刺する．

5) 腋窩肘静脈，尺骨皮静脈

合併症は少なく，穿刺手技も容易であるが，中心静脈までの距離が長く，成功率は高くない．

b．挿入器具（図 4-18）

1) カテーテルの挿入法

外套針を通して直接カテーテルを挿入するタイプと，まず穿刺針や外套針を通してガイドワイヤーを挿入し，ガイドワイヤーを利用してカテーテルを挿入する（Seldinger 法）タイプがある．

2) カテーテルの種類

a) シングルルーメンカテーテル：圧測定用ルートとして使用

b) ダブルルーメンカテーテル（図 4-18a）：圧測定と輸液（通常カテコラミンや血管拡張薬などの投与ルートとして使用される）ができる．

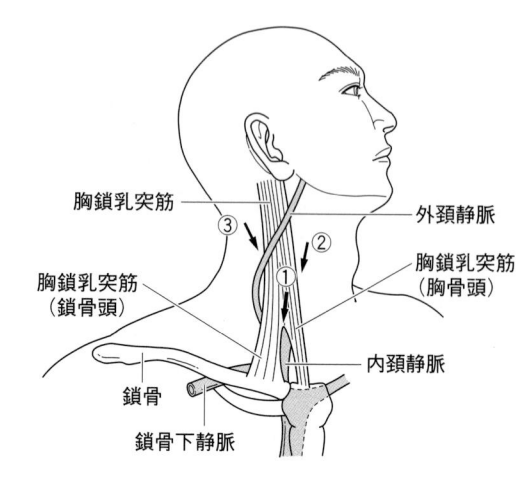

図 4-17 b) 内頚静脈穿刺法

右内頚静脈が，大静脈・右房へ直線的に走行していることから上大静脈に容易に達することができ第一選択となる（左内頚静脈穿刺は胸管損傷のおそれがある）．

① central approach：胸鎖乳突筋の鎖骨頭と胸骨頭と鎖骨で形成される三角形の頂点から同側乳頭の方向へ約 30°の角度で穿刺する．

② anterior approach：輪状甲状膜付近の外側で総頚動脈を触れ，その外側を総頚動脈の走行に平行に約 45°の角度で穿刺する．

③ posterior approach：胸鎖乳突筋後縁と外頚静脈の交点の後方から，胸骨上切痕の方向へ穿刺する．

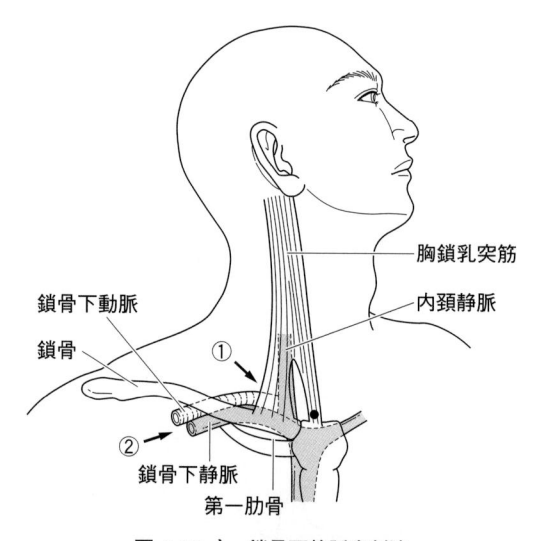

図 4-17 c) 鎖骨下静脈穿刺法

① 経鎖骨上アプローチ：胸鎖乳突筋の鎖骨頭の鎖骨付着部の外側で鎖骨より約 1cm 上方から，鎖骨の下を反対側の乳頭の方向へ穿刺する．

② 経鎖骨下アプローチ：鎖骨中点から 1 横指下方から，鎖骨の下を胸骨上切痕（黒丸）の方向へ穿刺する．

c）トリプルルーメンカテーテル（図 4-18b）：上記以外にもう 1 本ルートがあり，①大量輸液，②輸血，③混濁などの薬剤変化を起こす配合禁忌の薬品を同時投与したい時利用できる．

3．穿刺法（図 4-17b, 19）

内頚静脈穿刺法には central approach, anterior approach, posterior approach およびそれぞれの変法[4]）があるが，anterior approach について概説する．

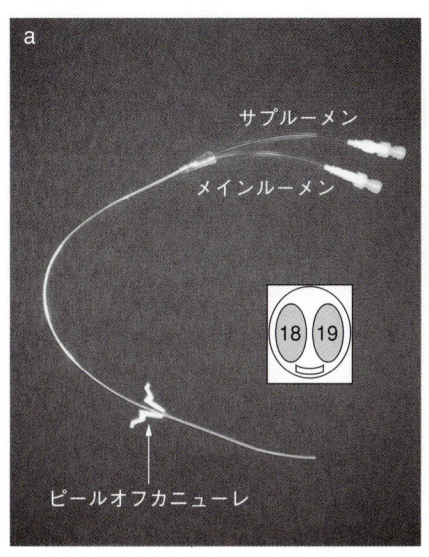

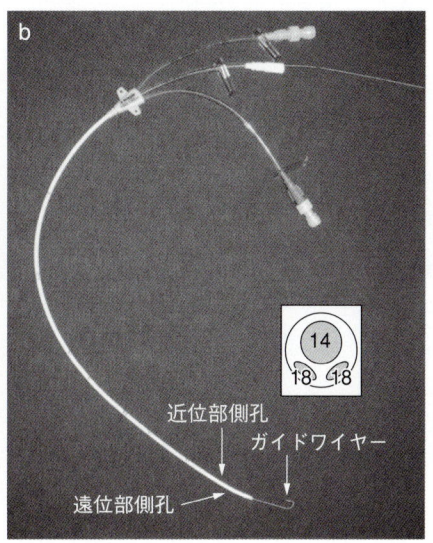

図 4-18 カテーテルの種類

a．ダブルルーメンカテーテル：太い静脈カニューレ（14G）を血管内に刺入したのち，その中をカテーテル（16G）を挿入して留置する．不要になったカニューレはピールオフすることで除去できる．18G と 19G 相当の 2 つのルーメンをもつ．

b．トリプルルーメンカテーテル：静脈カニューレ（18G）を血管内に刺入したのち，ガイドワイヤー（0.035 インチ—0.89 mm）を通してカテーテル（12G）を挿入して留置する．14G と 2 つの 18G 相当のルーメンをもつ．

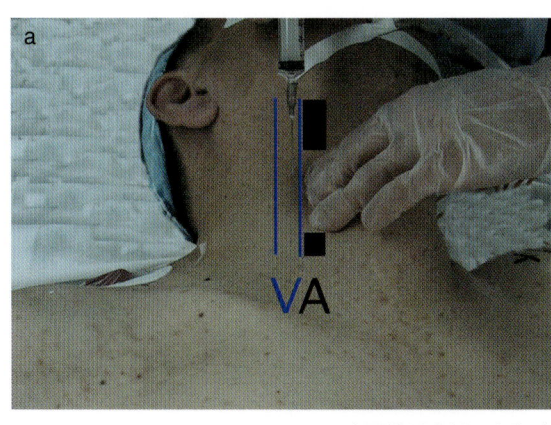

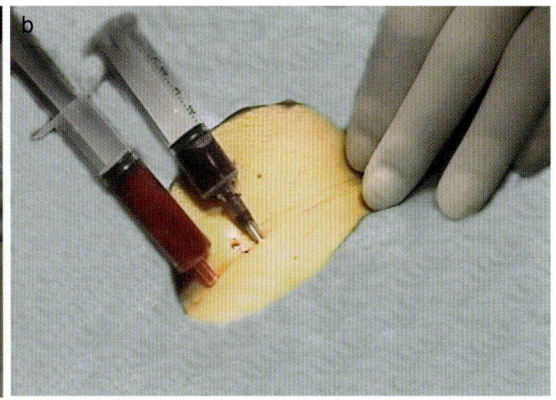

図 4-19 内頚静脈穿刺の実際（anterior approach）（説明本文参照）

a）動脈は軽く触れるだけ，決して内側へ圧排しない．内頚静脈（V）はこのレベル（輪状甲状膜）では総頚動脈（A）にほぼ平行に走行していることが多い．

b）動脈血との判別が難しくなるので，試験穿刺の注射器に生理食塩水を入れない．右が生理食塩水を針先にのみ，左は注射器に半分入れたもの．生理食塩水により明らかに鮮紅色に変化している．

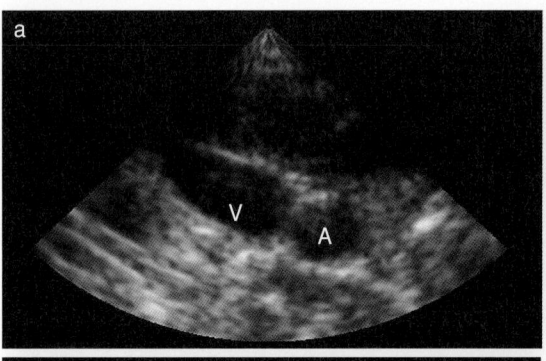

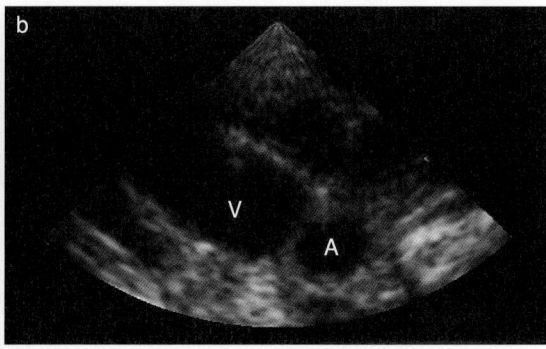

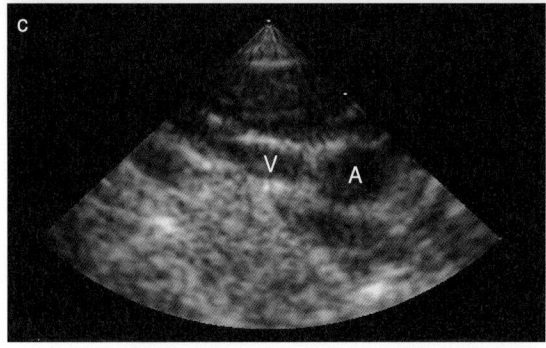

図 4-20 内頚静脈と総頚動脈の位置関係（超音波エコー図）

A：総頚動脈　V：内頚静脈

a．水平位．
b．Trendelenburg 体位：水平位と比較して内頚静脈が著明に拡大している．
c．総頚動脈を強く押さえたり，内側に圧排した場合，皮膚が緊張することで静脈が圧迫され容易に扁平化する．

1）顔を軽く挿入部と反対方向へ向け，やや後屈させる（必要なら片枕を入れる）．
2）Trendelenburg 体位にする（10〜15°）（うっ血性心不全や呼吸困難があるときは水平位）．
3）輪状甲状膜の外側で総頚動脈を触れる．
4）試験穿刺（図 4-19）
　①総頚動脈のすぐ外側を総頚動脈の走行に平行に皮膚に約 30〜45°の角度で穿刺する（22 または 23G の注射針と 5 ml の注射器）．
　②ゆっくり軽い陰圧をかけながら進める（通常 20 mm の深さまでに静脈に達する）．
5）本穿刺
　①動脈を触れている左手はそのままの状態で，試験穿刺と同様の方法で本穿刺を行う．
　②血液が吸引できたら 5 mm 程進めるが，吸引できなくても試験穿刺の深さを覚えておき必要以上に深く穿刺しない．
　③次に内筒を抜き，注射器を外套につけ軽い陰圧をかける．
　④逆流しないときは，血管を貫いている可能性があるので陰圧をかけながら外套をゆっくり引き戻してくる．抵抗なく血液が逆流するところでカテーテル（あるいはガイドワイヤー）を挿入する．
6）穿刺がうまくいかないとき
　（1）ドプラー血流計を使う：まず総頚動脈の拍動を触れるところにプローベを置き拍動音を聴取する．次に，プローベを外側へゆっくり移動させていくと，動脈の拍動音から静脈の連続音へ変化するのがわかる．静脈の連続音が最もよくきこえる位置にプローベを置きその中心から穿刺する．
　（2）エコーガイド下に穿刺を行う[5]（図 4-20）．

4．合併症

a．穿刺に伴うもの
　1）気胸　　　2）空気塞栓
　3）動脈穿刺　4）出血, 血腫
　5）血胸　　　6）動静脈瘻
　7）乳び胸　　8）神経損傷
　9）大静脈，右房の穿破

b．カテーテル留置に伴うもの
　1）感染　　　2）不整脈
　3）静脈血栓症，血栓性静脈炎

■文献

1) Sunagawa K, Sagawa K, Maughan WL. Ventricular interaction with the loading systems. Ann Biomed Eng 1984; 12: 163-89.
2) Mark JB. Central venous pressure monitoring: Clinical insights beyond numbers. J Cardiothorac Anesth 1991; 5: 163-73.
3) Lorell B, Leinbach RC, Prohost GM, et al. Right ventricular infarction. Clinical diagnosis and differentiation from cardiac tamponade and pericardial constriction. Am J Cardiol 1979; 43: 465-71.
4) Troianos CA. Intraoperative monitoring. In: Troianos CA, editor. Anesthesia for the Cardiac Patient. St Louis: CV Mosby; 2002. p.98.
5) Mallory DL, McGee WT, Shawker TH, et al. Ultrasound guidance improves the success rate of internal jugular vein cannulation. A prospective, randomized trial. Chest 1990; 98: 157-60.

［中馬理一郎］

D. 心拍出量モニタリング　1. 非侵襲的心拍出量モニタリング

a. インピーダンス心拍出量測定法

1. 原理

生体に微弱な高周波電流を流したときの電極間の電圧変動から計算できる交流電気抵抗値（電気的インピーダンス値）は生体内の生理学的変動に伴って変化する．胸郭の電気的生体インピーダンス値 thoracic electrical bioimpedance（TEB）を測定することにより非侵襲的に心拍出量を推定することができる．TEB は胸郭内水分量と関連しており，胸郭内水分量が増加するに従って TEB は低下するため，心拍出量の変化が TEB 値の変化に反映される．TEB の変化によって 1 回心拍出量を算出する方法は 1960 年代に Kubicek らが最初に報告し，現在使用されている機器は彼らの理論が基礎となっている[1]．図 4-21 のように胸郭の上部と下部に 2 極ずつ電極を貼り，外側の 2 電極間に交流電流を流し内側の 2 電極で電圧変化を検出し TEB を求める．TEB の実測値（Z）と Z を時間微分した dZ/dt の波形は図 4-22 のようになる．Kubicek らの実験によれば dZ/dt の波形は左室から上行大動脈内に血液が駆出されることにより起こる変化であり，dZ/dt の最大値は上行大動脈での血流の最大値と一致するとされる．そのため，下記の計算式より 1 回拍出量が計算でき，心拍出量は心拍数との積として算出できる[2-4]．

1 回拍出量 $= p(L^2/Z_0^2)[T \times (dZ/dt)_{max}]$

p：血液の比抵抗値（ohm cm）
L：電気的生体インピーダンス測定用電極間の距離
Z_0：胸郭の電気的生体インピーダンスの平均値
T：左心室駆出時間
$(dZ/dt)_{max}$：胸郭の電気的生体インピーダンスの変化率の最大値（ohm/cm）

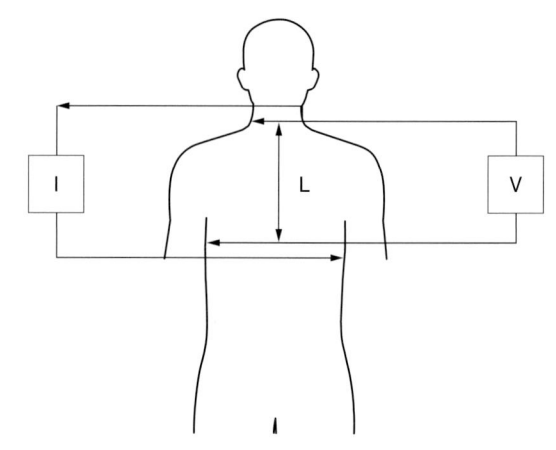

図 4-21　電極の貼り方[2]
I：交流高周波電流を通電　　V：電圧測定
L：電極間距離

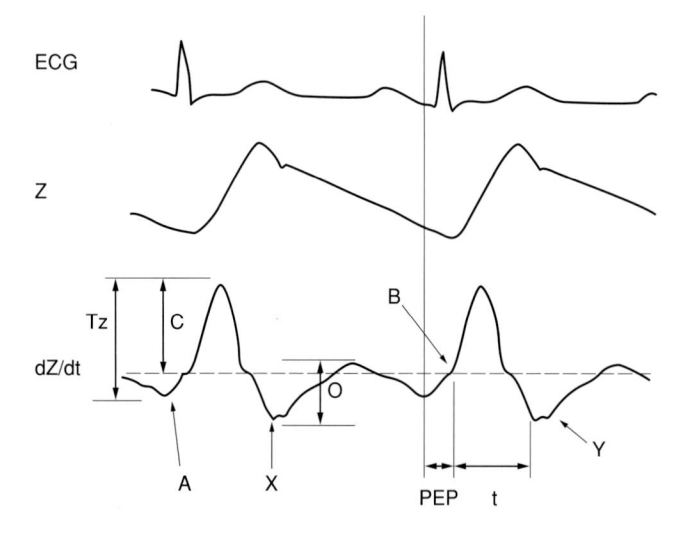

図 4-22　ECG と胸郭電気的インピーダンス波形（CTEB）[2]
Z：胸郭電気的インピーダンス
A 波：心房収縮と一致
B 点：大動脈弁が開く点と一致
X 点：大動脈弁が閉じる点と一致
Y 点：肺動脈弁が閉じる点と一致
C 波：上行大動脈への血液駆出と一致
O 波：拡張期の心房心室血流と一致
Tz：C 波と A 波の高さの合計値
PEP：前駆出時間
t：左心室駆出時間

2. 機器

種々の機器が開発されており，電極の貼り方や計算式の用い方などに少しずつ違いがあるが基本的な点は同じ上記の原理を利用している．現在，本邦で発売されているものには CIC-1000（Sorba Medical System Inc.）（図 4-23）と患者モニター用のモジュールの形で BioZ ICG（GE Marquette Medical Systems）（図 4-24）とがある．

3. 実際の測定

機器によって電極の貼り方は違うが胸郭の上下部に 2 極ずつの電極を貼ることは同じである．計算されるデータは心拍数，一回拍出量，心拍出量，心係数，前駆出時間および駆出時間，その他に有用性にはそれぞれ論議も残るが心機能を表す以下の指標も求めることができる[2]．

Heather index：C 波の高さを ECG の R 波のピークと C 波のピークとの時間間隔で割ったもの．心筋収縮力を表し心不全患者では低値をとる．

前駆出時間（PEP）/心駆出時間（t）比：心室の収縮能を表し，心室機能低下患者では増加する．

C 波/Tz 比：心駆出率を表す指標．

Acceleration index：C 波の高さを B 点と C 波のピークとの時間間隔で割ったもの．心室機能の指標．

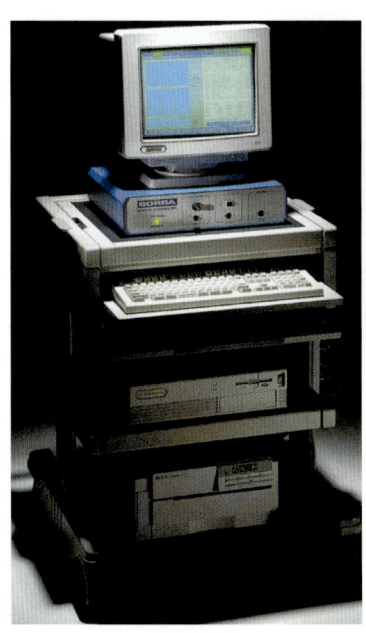

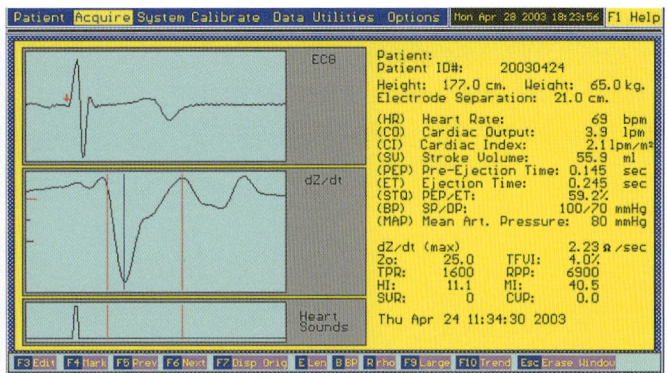

図 4-23　CIC-1000

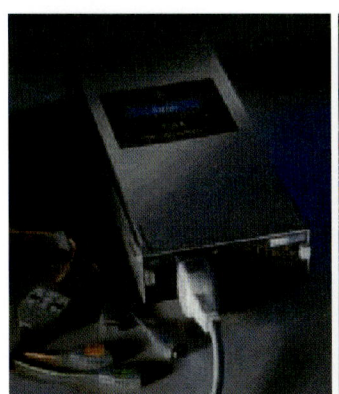

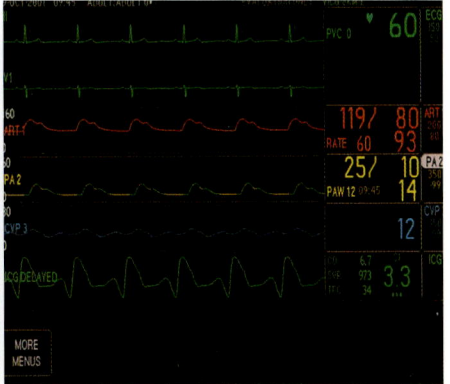

図 4-24　BioZ ICG

4．特徴

　種々の心拍出量測定法の中でインピーダンス心拍出量測定法は最も低侵襲な方法でありその点においては非常に魅力的な方法である．インピーダンス心拍出量測定法の精度については他の測定法と多くの比較検討が行われている．健常人に負荷をかけた場合の研究では非常によい相関が得られているという報告も多い[2-4]．しかし，持続的な心拍出量の評価法としては有用であるが診断的な解釈のために必要な指標としては信頼性がもう一歩であり，特に心臓病の患者では注意が必要であると結論しているメタ分析もある[5]．また，別の研究では肺水腫，胸水貯留や全身浮腫がみられるような胸腔内の水分が増加している患者においては心拍出量測定値の信頼性が低くなる傾向があるとされている[6]．現時点では非侵襲的持続的モニタリング法としては有用であるが，麻酔中や集中治療部の患者ではこの測定法における限界を知って使用すべきである．

■文献

1) Kubicek WG. Development and evaluation of an impedance cardiac output system. Aerospace Med 1996; 12: 1208-12.
2) Newman DG, Callister R. The non-invasive assessment of stroke volume and cardiac output by impedance cardiography. Aviat Space Environ Med 1999; 70: 780-9.
3) Chaney JC, Derdak S. Minimally invasive hemodynamic monitoring for the intensivist: current and emerging technology. Crit Care Med 2002; 30: 2338-45.
4) Botero M, Lobato EB. Advances in noninvasive cardiac output monitoring: an update. J Cardiothorac Vasc Anesth 2001; 15: 631-40.
5) Raaijmakers E, Faes TJ, Scholten RJ, Goovaerts HG, Heethaar RM. A meta-analysis of three decades of validating thoracic impedance cardiography. Crit Care Med 1999; 27: 1203-13.
6) Shoemaker WC, Belzberg H, Wo CJ, et al. Multicenter study of noninvasive monitoring systems as alternatives to invasive monitoring of acutely ill emergency patients. Chest 1998; 114: 1643-52.

［内山昭則］

D．心拍出量モニタリング　1．非侵襲的心拍出量モニタリング

b．連続心拍出量測定装置 PiCCO®

PiCCO®は，圧波形分析式心拍出量測定法（PCCO: pulse contour cardiac output）により，一拍毎の動脈圧波形から1回拍出量を計算する連続的心拍出量モニターである．PCCOは間歇的に熱希釈法を用いて心拍出量のキャリブレーションを行う必要があるが，その際，胸腔内血液容量，肺血管外水分量の推定値を求めることができる．

1．測定原理

a．心拍出量測定の原理

PiCCO®によるPCCO測定は，動脈圧波形のうち収縮期に相当する面積が左室1回拍出量と概ね比例する関係にあることを利用している．実際には，図4-25におけるAの面積と，コンプライアンスとdp/dtの積の和を求め，これにHRと補正係数calをかけることによりCOを求めている[1]．

補正係数calを求めるためには，実測の心拍出量を求める必要がある．PiCCO®では中心静脈より冷却水を急速注入し，大腿動脈に留置した動脈温度センサーにより熱希釈曲線を得て，Stewart-Hamilton法に基づいて心拍出量を算出している．

b．各種パラメータ算出の原理

PiCCO®では，図4-26の熱希釈曲線におけるMTt（注入部位から測定部位までの冷水の平均通過時間）とDSt（経動脈熱希釈曲線における指数降下時間）と心拍出量から図4-27に示したさまざまな容量値を算出する．

熱-色素希釈法によって得られたITBVは人工呼吸中の循環血液量の指標として，CVPやPCWPより優れていると報告されている[2]．しかしPiCCO®ではGEDVの1.25倍がITBVと推定しており，得られるEVLW[3]もあくまで推定値となる．

c．その他のデータの算出

前述のパラメータに加えて，CFI（心機能係数），SV（1回心拍出量），SVI，SVV（1回拍出量変動），SVR，SVRI，dp/dt maxが連続的に求められる（表4-1）．CFI

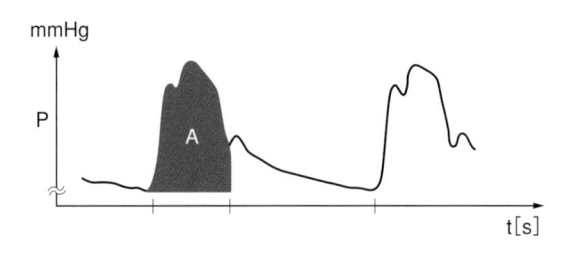

$$PCCO = cal \cdot HR \cdot \int_{systole} \left(\frac{P(t)}{SVR} + C(p) \cdot \frac{dp}{dt} \right) dt$$

patient-specific calibration factor (determined with thermodilution) / heart rate / area of pressure curve / compliance / shape of pressure curve

図4-25　PiCCOの心拍出量測定原理

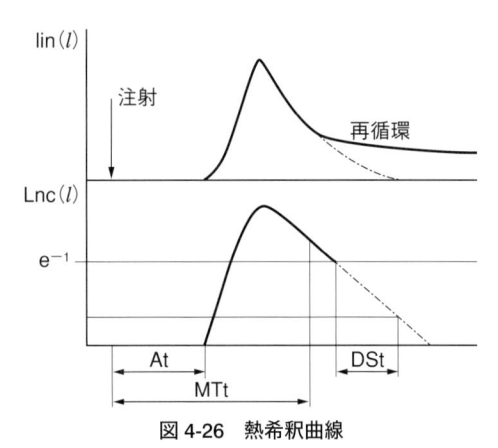

図4-26　熱希釈曲線
At：出現時間　　MTt：平均通過時間
DSt：指数降下時間

表4-1　その他のパラメーター

① CFI（cardiac function index：心機能係数）＝CO/GEDV
② SV（stroke volume：1回心拍出量）
　SVI（stroke volume index）
③ SVV（stroke volume variation：1回拍出量変動）
④ SVR（systemic vascular resistance：全身血管抵抗）
　SVRI（systemic vascular resistance index）
⑤ dp/dt max

ITTV＝CO×MTt
（intra-thoracic thermal volume：胸腔内熱容量）

PTV＝CO×DSt
（pulmonary thermal volume：肺熱容量）

GEDV＝ITTV－PTV
（global end-diastolic volume：心臓拡張終末期総容量）

ITBV＝1.25×GEDV
（intrathoracic blood volume：胸腔内血液容量）

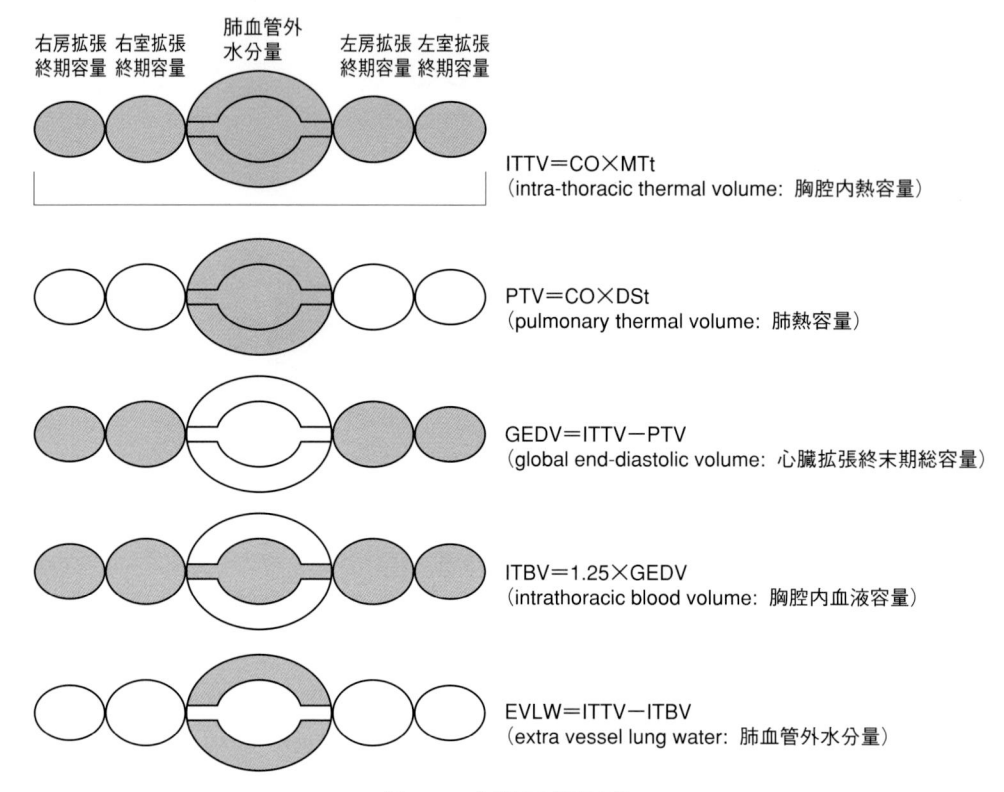

EVLW＝ITTV－ITBV
（extra vessel lung water：肺血管外水分量）

図 4-27　各容量の測定方法

は，CI と異なり前負荷に依存しない心機能を表す指数とされる[4,5]．SVV は CVP に比べてより鋭敏な前負荷の指標になるとされている[6]．

2．PiCCO® の利点と適応

PiCCO® は Swan-Ganz カテーテルに比べて，低侵襲で血小板減少がみられず，体重 8 kg 以上の小児に適用可能などの利点がある．適応疾患として，肺外水分量などの容量情報を必要とする疾患があげられる．具体的には，ショック，ARDS，急性心不全・肺高血圧症，開心術・侵襲の大きい開腹または整形外科手術，多発外傷・熱傷[7]，移植手術[8-10]などが適応となる．

まとめ

PiCCO® は心拍出量に加えて，厳重な水分管理を必要とする重症患者ケアにおいて，とくに有用なモニターと考えられる．

■文献

1) Thomas B. Monitoring of cardiac output by pulse contour method. Acta Anaesthesiol Belgica 1978；3：259-70.
2) Goedje O, Peyerl M, Seebauer T, Lamm P, Mair H, Reichart B. Central venous pressure, pulmonary capillary wedge pressure and intrathoracic blood volumes as preload indicators in cardiac surgery patients. Eur J Cardiothorac Surg 1998；13（5）：533-9；discussion 539-40.
3) Wickerts CJ, Jakobsson J, Frostell C, Hedenstierna G. Measurement of extravascular lung water by the thermal-dye dilution technique：Mechanisms of cardiac output dependence. Intensive Care Med 1990；16（2）：115-20.
4) Wisner-Euteneier AJ, Lichtwarck-Aschoff M, Zimmermann G, Blumel G, Pfeiffer UJ. Evaluation of cardiac function index as a new bedside indicator of cardiac performance. Intensive Care Med 1994；20（Suppl 2）：S21.
5) Wisner-Euteneier AJ, Lichtwarck-Aschoff M, Zimmermann G, Blumel G, Pfeiffer UJ. Evaluation of cardiac function index as a new bedside indicator of cardiac performance. Intensive Care Med 1994；20（Suppl 2）：S21.
6) Berkenstadt H, Margalit N, Hadani Y, Villa Y, Perel A. The stroke volume variation（SVV）is better than the CVP as a predictor of the response to small volume

loads in ventilated patients. Eur J Anaesthesiol 2000; 17 (Suppl 19): 49.
7) Holm C, Melcer B, Horbrand F, Henckel von Donnersmarck G, Muhlbauer W. Arterial thermodilution: an alternative to pulmonary artery catheter for cardiac output assessment in burn patients. Burns 2001; 27 (2): 161-6.
8) Goedje O, Seebauer T, Peyerl M, Pfeiffer UJ, Reichart B. Hemodynamic monitoring by double-indicator dilution technique in patients after orthotopic heart transplantation. Chest 2000; 118 (3): 775-81.
9) Della Rocca G, Costa MG, Coccia C, Pompei L, Pietropaoli P. Preload and haemodynamic assessment during liver transplantation: a comparison between the pulmonary artery catheter and transpulmonary indicator dilution techniques. Eur J Anaesthesiol 2002; 19 (12): 868-75.
10) Della Rocca G, Costa GM, Coccia C, Pompei L, DiMarco P, Pietropaoli P. Preload index: pulmonary artery occlusion pressure versus intrathoracic blood volume monitoring during lung transplantation. Anesth Analg 2002; 95 (4): 835-43.

〔片山勝之〕

c. NICO（NICOモニター）

1. NICOモニターとは

NICOはFick原理をCO_2に応用することで，心拍出量（CO）を非侵襲的，半連続的に測定するモニターである．図4-28に示すように再呼吸ループを患者の挿管チューブと呼吸器の間に組み込み，部分的に呼気を再呼吸させる．基本的にはこのループを人工呼吸器回路と患者の間に挿入するだけでCO測定ができる．再呼吸ループにはCO_2測定器，流量計，再呼吸バルブが組み込まれている．再呼吸バルブが開閉することにより，患者は一定の間隔でループへ吐き出された呼気を再呼吸する．これにより生じたCO_2産生量（$\dot{V}CO_2$）の変化，呼気終末二酸化炭素分圧（$P_{ET}CO_2$）の変化から，COを計測する．CO_2再呼吸により$PaCO_2$は通常2～5 mmHg上昇する．$\dot{V}CO_2$はループに組み込まれた流量計とCO_2センサーの測定値から計測，$P_{ET}CO_2$はカプノスタット®により測定される．

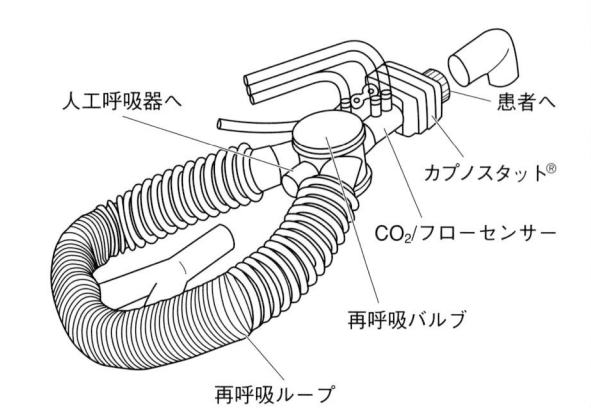

図4-28 CO_2再呼吸ループ

再呼吸ループにはCO_2測定器，流量計，再呼吸バルブが組み込まれている．ループサイズは一回換気量から決める．再呼吸バルブの開閉により，一定の間隔でループへ吐き出された呼気を再呼吸することになる．流量計とCO_2センサーの測定値から$\dot{V}CO_2$を計測し，カプノスタット®により$P_{ET}CO_2$は測定される．

2. 部分的CO_2再呼吸によるCO測定の原理

Fick原理をCO_2に応用すると次式が成り立つ[1,2]．

$$\dot{V}CO_2 = CO \times (C\bar{v}CO_2 - CaCO_2) \quad (1)$$

$C\bar{v}CO_2$および$CaCO_2$はそれぞれ混合静脈血と動脈血のCO_2含量である．NICOシステムでは1サイクル3分間のうち，60秒間の通常換気の後，50秒間（最新のversion 4.5では35秒間）のCO_2再呼吸を負荷した後，再び70秒間通常換気（version 4.5では85秒間）を行う（図4-29）．CO_2再呼吸の間もCOが一定と仮定すると，式（1）は次式に変換できる．

$$\Delta\dot{V}CO_2 = CO \times (\Delta C\bar{v}CO_2 - \Delta CaCO_2) \quad (2)$$

ここで$\Delta\dot{V}CO_2$，$\Delta C\bar{v}CO_2$，$\Delta CaCO_2$は，それぞれCO_2再呼吸前後での$\dot{V}CO_2$，$C\bar{v}CO_2$，$CaCO_2$の変化である．短時間のCO_2再呼吸であり，体内のCO_2貯蔵が大きいためCO_2再呼吸中$C\bar{v}CO_2$が一定であると考えると，式（2）は次のようになる．

$$\Delta\dot{V}CO_2 = CO \times (-\Delta CaCO_2) \quad (3)$$

さらには死腔率，肺内シャント，CO_2解離曲線の傾きなどがわからなければ，この式は解けない．死腔率は一定と仮定し，シャント率はパルスオキシメータの値から計算，CO_2解離曲線の傾きは定数としてCOを計測している．そのため測定時にFIO_2，PaO_2，$PaCO_2$，ヘモグロビン値を入力しなければならない．このように様々な仮定（$\dot{V}CO_2$，CO，死腔率が一定）のもと，COを計算している（図4-29）．

3. NICOモニターの利点

NICOモニターは，測定前にFIO_2，PaO_2，$PaCO_2$，ヘモグロビン値を入力しなければならないが，基本的には再呼吸ループを人工呼吸器回路と気管チューブの間に挿入するだけで測定ができ，他のCOモニターと比較して非侵襲的であり，使い方は非常に簡単である．測定は流量，呼気CO_2だけであるので，チアノーゼ性心疾患のように肺動脈に奇形がある患者，心内シャントがある患者などでも理論的には測定可能である．いままでは測定できなかったような患者でもCOが容易に測定でき循環管理に有用である．

4. NICOモニターの精度

NICOモニターの精度に関して，肺動脈カテーテル

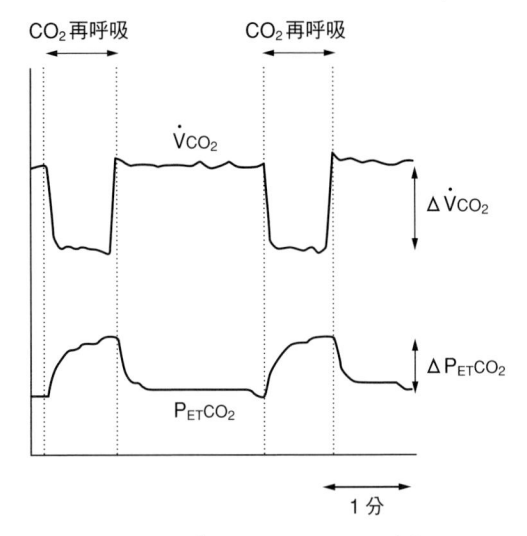

図 4-29　$\dot{V}_{CO_2}$および$P_{ET}CO_2$の変化

CO_2再呼吸による$\dot{V}_{CO_2}$（上段）および$P_{ET}CO_2$（下段）の変化．横軸は時間（2サイクルを示した）．CO_2再呼吸前後の$\dot{V}_{CO_2}$，$P_{ET}CO_2$値の変化からCOが求まる．

$C\overline{v}_{CO_2}$一定との仮定が成り立たないことが考えられる[3,5,6]．また，不規則な自発呼吸下では精度は悪化し，かつCO_2再呼吸中に呼吸負荷が増大する[5]．NICOはさまざまな仮定のもとにCOを計測しているので，上記のようにそれらの仮定が成り立たない条件下では注意が必要である．

5．NICOモニターの課題

NICOで再呼吸中にはPa_{CO_2}が上昇することは避けられない．したがって，頭蓋内圧亢進症例や重症の肺高血圧症のようにPa_{CO_2}上昇が危険な症例では使用すべきではない．1回換気量および分時換気量が不安定な場合には誤差が大きくなる．自発呼吸中にはCO_2再呼吸により呼吸負荷が増大する[5]．また呼吸障害を合併した症例における精度の検討，非挿管患者での測定，小児（1回換気量が250 ml以下）への適応拡大は今後の課題である．

との比較検討が報告されている[3,4]．規則正しい人工呼吸下では，NICOモニターによるCOは肺動脈カテーテルによる熱希釈法で求めたそれとよい相関を示し，CO変化に対してもよく追従する（図4-30）．ただし，COが高い（7 l/min以上）場合は，NICOモニターはCOを過小評価する[4]．

NICOモニターは呼吸を介してCOを測定するため，呼吸器設定や自発呼吸に左右される可能性がある．分時換気量が小さいときにはCOを過小評価する[5]．これら熱希釈法との相関が悪くなる原因として，体内のCO_2貯蔵が定常状態に達するのに長時間を要し，

■文献

1) Capek JM, Roy RJ. Noninvasive measurement of cardiac output using partial CO_2 rebreathing. IEEE Trans Biomed Eng 1988; 35: 653-61.
2) Haryadi DG, Orr JA, Kuck K, McJames S, Westenskow DR. Partial CO_2 rebreathing indirect Fick technique for non-invasive measurement of cardiac output. J Clin Monit Comput 2000; 16: 361-74.
3) Tachibana K, Imanaka H, Miyano H, Takeuchi M, Kumon K, Nishimura M. Effect of ventilatory settings on accuracy of cardiac output measurement using partial CO_2 rebreathing. Anesthesiology 2002; 96: 96-102.
4) van Heerden PV, Baker S, Lim SI, Weidman C, Bulsara M. Clinical evaluation of the non-invasive cardiac output

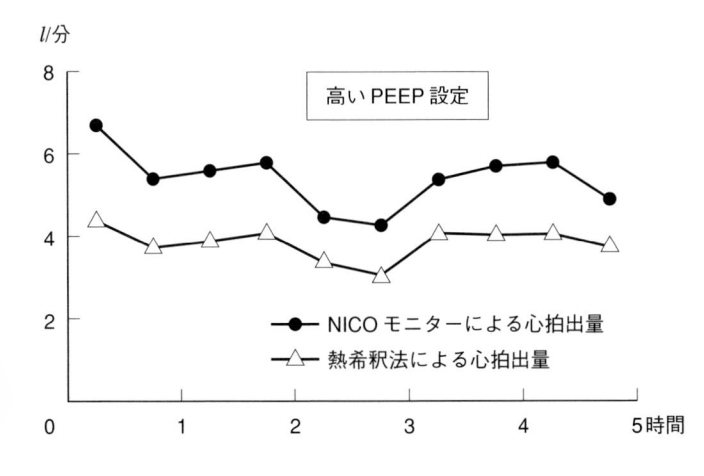

図 4-30　CO変化に対するNICOモニターの追従性

COが変化する条件下にNICOモニターと熱希釈法を比較した．横軸は時間，縦軸はCO．高いPEEPの影響でCOは低下し，PEEPを下げることによりCOは回復している．NICOモニターは実測値そのものには差があるものの，この間のCO変化に対してよく追従した．

(NICO) monitor in the intensive care unit. Anaesth Intensive Care 2000; 28: 427-30.
5) Tachibana K, Imanaka H, Takeuchi M, Takauchi Y, Miyano H, Nishimura M. Noninvasive cardiac output measurement using partial carbon dioxide rebreathing is less accurate at settings of reduced minute ventilation and when spontaneous breathing is present. Anesthesiology 2003; 98: 830-7.
6) Nilsson LB, Eldrup N, Berthelsen PG. Lack of agreement between thermodilution and carbon dioxide-rebreathing cardiac output. Acta Anaesthesiol Scand 2001; 45: 680-5.

［橘　一也，西村匡司］

d. 経食道ドプラー（Cardio Q™, HemoSonic™ 100）

経食道ドプラー法による心拍出量測定には，経食道心エコーを用いて上行大動脈の血流速度と大動脈径を測定し算出する方法と胸部下行大動脈の血流速度と大動脈径から計算する方法がある．経食道心エコーを用いて上行大動脈血流を測定する方法はエコーを用いてより正確に心拍出量を測定できる方法である．しかし，この方法は大動脈を描出，測定するには技術や時間が必要であり，エコー機材も大きく，また高価である．このため下行大動脈の血流速度と下行大動脈径から心拍出量を求めることに特化した簡便な機器が開発された．プローベを経口あるいは経鼻にて挿入して先端を胸部食道に留置し，経食道ドプラー法を用いて心拍出量を測定する装置である（図 4-31）．現在臨床使用されている Cardio Q™（Deltex Medical 社 UK：日本光電）と HemoSonic™ 100（Arrow International 社 USA：アロウ ジャパン）について解説する．

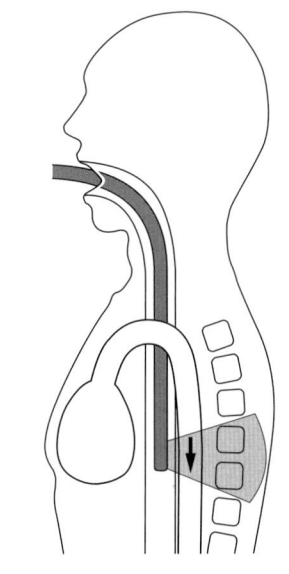

図 4-31 経食道ドプラー法を用いて心拍出量を測定

1. 測定原理

下行大動脈の血流へ向けて発射したドプラー波が赤血球に反射して得られた偏位周波数から血流速度が求められる．血流とドプラー波が直角であると食道と平行に走行している血流（赤血球）から反射波をとらえられず測定ができないため，エコー角は Cardio Q™, HemoSonic™ 100 それぞれ 45°あるいは 60°の角度がついている．

単位時間（t）当たりの血流量 Q(t) は大動脈血流速度 V(t) と大動脈血管断面積 A(t) の積で表される（図 4-32）．

$$Q(t) = A(t) \times V(t)$$

Q(t)：血流量　　V(t)：大動脈血流速度
A(t)：大動脈血管断面積　　t：時間

血流速度は収縮期には加速されピークを迎え，拡張期には移動しないというように一定でない（図 4-33）．このため，血流速度は単位時間当たりの赤血球の移動距離で表す．たとえば一心拍間に移動した距離と血管断面積の積は 1 回拍出量である．また，Q(t) を 1 分間とすると下行大動脈の分時血流量が求められる．

血管断面積は血管径から計算されるが，Cardio Q™ では臨床データから得られたノモグラムを使用して，年齢，身長，体重を入力することにより算出している．これに対して HemoSonic™ 100 は血管径測定用の M モードエコー（10 Hz）を装備しており，これにより血管径を実測する．

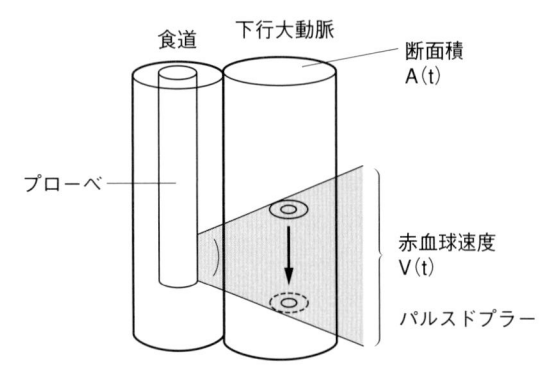

図 4-32 単位時間当たりの血流量

ここまでに求められたのは下行大動脈血流量である．心臓から拍出された血流は右腕頭動脈，左総頸動脈，左鎖骨下動脈と分岐した後に下行大動脈へと流れ

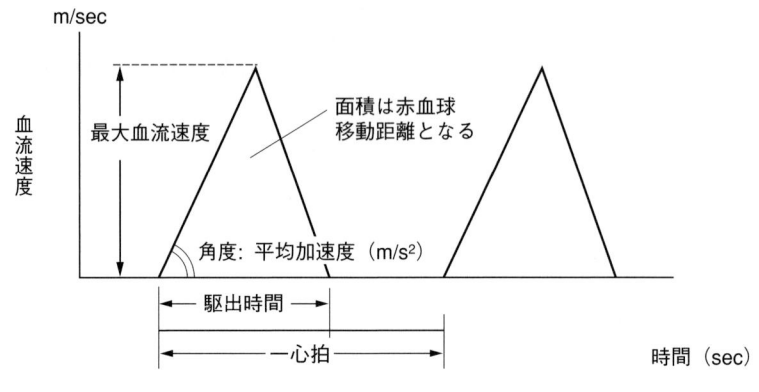

図 4-33 流血速度は一定でない

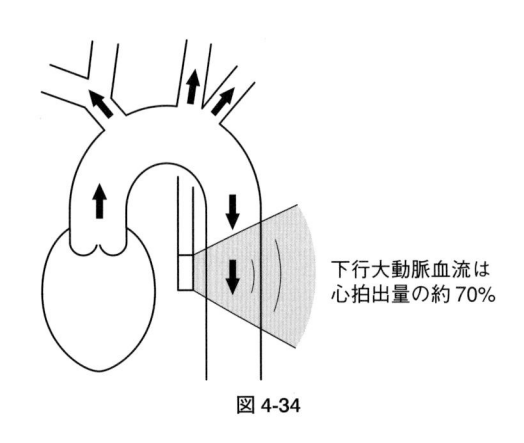

図 4-34

る．このように頭部，上肢への血流を除いた血流が下行大動脈血流であり，心拍出量を算出するためには補正が必要である（図 4-34）．

Cardio Q™ は心拍出量の内，下行大動脈への血流量は 70％ と仮定している．

CO（min）＝10/7×Q（min）

HemoSonic™ 100 は心拍出量 CO（min）を臨床データから得られた近似式を用いて

CO（min）＝0.69＋1.22×Q（min）

の計算式で心拍出量が求められる．

2．測定項目

実測されているパラメータは下行大動脈血流速度，平均加速度，最大血流速度，心拍数，左室駆出時間である．加えて HemoSonic™ 100 では大動脈径も実測されている．その他のパラメータは計算値である（表 4-2）．また，Cardio Q™ と HemoSonic™ 100 の相違を表 4-3 に示す．

3．測定項目の意義

心拍出量には収縮能，前負荷，後負荷が関与しているが，それぞれの評価の指標に経食道ドプラー法で得られたパラメータを用いることができる．
　心収縮能：加速度，最大流速，収縮時間
　前負荷：収縮時間，1 回拍出量，加速度
　後負荷：末梢血管抵抗，最大流速，収縮時間

4．適応

使用場所は術中，集中治療までをカバーすることが可能であり，術中使用としては心臓手術，心疾患患者の非心臓手術，高齢者手術，外傷手術，大量輸血が予測される症例，循環血液量不足の症例など，ハイリスク症例が適応となる．集中治療として，術後患者モニタリング，循環動態が不安定な症例，ショック，多臓器不全，呼吸機能障害症例，熱傷などに使用できる．

5．利点

非観血的なモニターであるため，肺動脈カテーテル挿入時に起こりうる合併症である，気胸，血胸，肺動脈の穿孔，肺塞栓，肺梗塞，弁損傷，心内膜炎，敗血症，不整脈などがなく，留置にかかる時間が短い．肺動脈カテーテルでは心内，肺内シャント疾患では正確な心拍出量測定はできないが，経食道ドプラー法では直接的な左室の血行動態データが得られる．また，肺動脈カテーテルに比べタイムラグが少ない連続的な心拍出量が得られる．

表 4-2 測定項目

パラメータ	Cardio Q™		HemoSonic™ 100	
心拍出量	CO	cardiac output	CO	cardiac output
心係数	CI	cardiac index	CI	cardiac index
心拍数	HR	heart rate	HR	heart rate
1回拍出量	SV	stroke volume	SV	stroke volume
1回拍出係数	SVI	stroke volume index	SI	stroke index
末梢血管抵抗	SVR	systemic vascular resistance	TSVR	total systemic vascular resistance
末梢血管抵抗係数	SVRI	systemic vascular resistance index	TSVRI	total systemic vascular resistance index
平均加速度	MA	mean acceleration	Acc	acceleration
最高流速	PV	peak velocity	PV	peak velocity
左室駆出時間	FTp	flow time (peak)	LVET	left ventricular ejection time
左室駆出時間係数	—	—	LVETi	left ventricular ejection time index
左室駆出時間（補正）	FTc	flow time (corrected)	LVETc	left ventricular ejection time (corrected)
血流速度（分）	MD	minute distance	—	—
血流速度（一心拍）	SD	stroke distance	—	—
下行大動脈血流量	—	—	ABF	aortic blood flow in the descending aorta
1回拍出量（下行大動脈）	—	—	SVa	stroke volume in descending aorta
末梢血管抵抗（下行大動脈）	—	—	TSVRa	total systemic vascular resistance in descending aorta
下行大動脈径	—	—	diameter	

表 4-3 Cardio Q™ と HemoSonic™ 100 の相違

	Cardio Q™	HemoSonic™ 100
プローベの形状	フレキシブル ディスポーザブル	フレキシブル 再使用（カバー交換）
プローベの直径	6（mm）	7（mm）
超音波トランスデューサ数	1個（パルスドプラー）	2個（パルスドプラー，Mモード）
パルスドプラー周波数	4 Hz	5 Hz
ドプラー角度	45°	60°
血流速度の計測	パルスドプラー法で実測	パルスドプラー法で実測
大動脈径の計測	ノモグラムを使用	Mモード（10 Hz）で実測
挿入経路	経口	経口・経鼻
体重制限	30〜150（kg）	15〜150（kg）
年齢制限	16〜99（歳）	なし
身長制限	149〜212（cm）	なし
小児使用	不可能（16歳以上）	可能（15 kg以上）

6．禁忌，注意

挿入困難または挿入により損傷の可能性となる食道までの形成異常，悪性腫瘍，食道狭窄，食道静脈瘤，食道炎症，食道ステント，胸部大動脈異常（縮窄，動脈瘤）などであり，胸部下行大動脈が蛇行した症例，大動脈弁逆流症，大動脈内バルーンパンピング，大動脈遮断，心房細動などでは信頼性が低い．

■文献

1) Bazett HC. An analysis of the time-relations of electrocardiograms. Heart 1920; 7: 353-64.
2) Boulnois JL, Pechoux T. Non-invasive cardiac output monitoring by aortic blood flow measurement with the Dynemo 3000. J Clin Monit Comput 2000; 16: 127-40.
3) Singer M, Clarke J, Bennett ED. Continuous hemodynamic monitoring by esophageal Doppler. Crit Care Med 1989; 17: 447-52.
4) Singer M, Bennett ED. Noninvasive optimization of left ventricular filling using esophageal Doppler. Crit Care Med 1991; 19: 1132-7.
5) Singer M. Esophageal Doppler monitoring of aortic blood flow: beat-by-beat cardiac output monitoring. Int Anesthesiol Clin 1993; 31: 99-125.
6) Weissler AM, Peeler RG, Roehill WH. Relationships between left ventricular ejection time, stroke volume, and heart rate in normal individuals and patients with cardiovascular disease. Am Heart J 1961; 62: 367-78.
7) 吉田啓子, 野村 実, 田口晶子, 尾崎 眞, 鈴木英弘. 非観血的循環動態モニター DYNEMO 3000. Cardiovascular Anesthesia 2000; 4: 63-5.
8) 山口敬介, 西村欣也, 釘宮豊城. 大動脈血流速度からの心拍出量測定（ヘモソニック 100）. 救急・集中治療 2003; 15: 359-67.
9) 長澤千奈美, 野村 実, 吉田啓子, 田口晶子, 尾崎 眞. 機器製品紹介 経食道ドプラー法 Cardio Q と HemoSonic 100. 臨床麻酔 2002; 26: 1261-7.
10) 野村 実, 高橋 薫, 近藤 泉, 吉田啓子, 長沢千奈美, 尾崎 眞. 新しいモニタリングベッドサイドの評価と治療への指針. 連続心拍出量モニタリング. ICU と CCU 2001; 25: 651-9.

［高木俊一］

D. 心拍出量モニタリング　1. 非侵襲的心拍出量モニタリング

e. 経頭蓋超音波ドプラー

1. 概要

　経頭蓋超音波ドプラー　transcranial Doppler（TCD）は1982年のAaslid Rによる開発以来広く普及し，今や頭蓋内血流診断法の一つとして，欠くことのできないものとなった[1]．装置が小型でベッドサイドで簡便に頭蓋内血流を低侵襲かつ持続的にモニタリングできることから，麻酔科領域では術中脳循環モニターとして一般化しつつある[2]．また，心臓血管外科手術後の脳神経障害の出現は手術の成否を左右する大きな要因であることから，脳血流動態をリアルタイムで把握できるTCDは心臓血管外科手術を中心に，その有用性が評価されている[3-5]．さらに，近年，血流中の微小栓子を検出できることが示唆され，術中監視において，その応用範囲は広がっている．

2. 原理と計測の実際

　TCDはドプラー効果を応用し，血流に超音波を照射し，主に赤血球から反射してくる超音波の波長変化を計測することで，血流速度を計測する[6]（測定できるのは，血流速であり血流量ではない）．

　超音波が高率に骨に吸収されるため，側頭骨（特に薄い部分をtemporal windowとよぶ），眼窩骨，大孔等の頭蓋骨の薄い部分や骨の間隙から超音波照射を行い，ウイリス輪を中心とした脳内動静脈系の血流測定を行う．図4-35に中大脳動脈 middle cerebral artery（MCA）の血流速度測定例を示す．特に術中はtemporal windowからMCA血流を計測するのが一般的で，持続モニターを可能とする固定バンドが使用される（図4-36）．ただし，血流検出には手技の習熟が必要である．また，temporal windowが厚い場合，超音波ビームが透過せず血流の検出は困難である（temporal windowの厚さは年齢，人種，性別によって差があり，女性高齢者は日本人の中でも特に厚く検出が難しい場合が多い[7]）．これに対し頭蓋内血流の代わりに，頸動脈血流を測定する場合もある．頸動脈血流は安定して測定できるので，先述の固定バンドに装着する頸動脈測定用アタッチメントも市販されている（図4-36）．

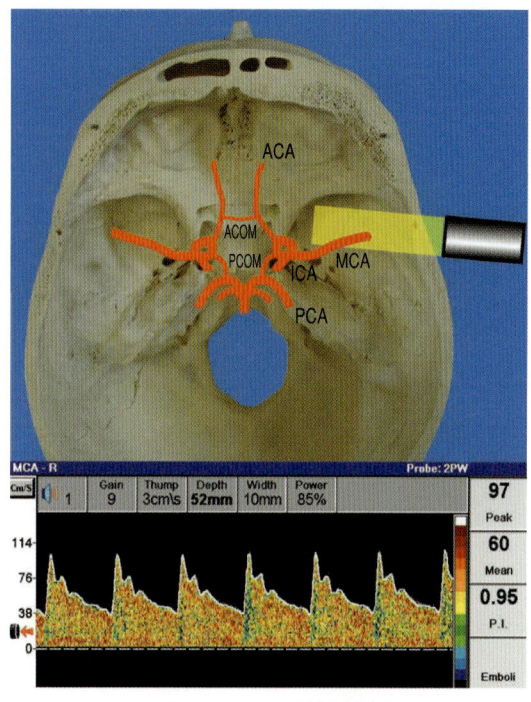

図4-35　MCA血流測定例
　右temporal windowからMCA血流測定．連続的に血流波形が表示される（peak velocity 97 cm/sec, mean velocity 60 cm/sec）．測定条件は周波数2 MHz，depth 52 mm，GAIN 9．〔Rimed社製（ISRAEL）TCD：IntraView〕

　TCDは血管径が測定できず，入射角の補正ができない．これを考慮し，絶対値では評価せず，循環動態およびヘモグロビン値が安定した体外循環開始30分前のMCAの平均流速値 time-averaged maximum flow velocity（TAMX of MCA）を100％とし，TAMX変化率の増減で脳血流変化を評価する[4]．また，MCA血流計測は，それ単独で脳全体の循環動態を反映するものではない．したがって，脳全体の循環動態を評価するには，脳波や経皮的脳組織酸素飽和度モニターなどと組み合わせることが必要である[3,5]．

3. high intensity transient signal（HITS）

　頸動脈内膜剥離術中 carotid endarterectomy（CEA）に気泡以外の固形栓子がTCD波形に検出されること

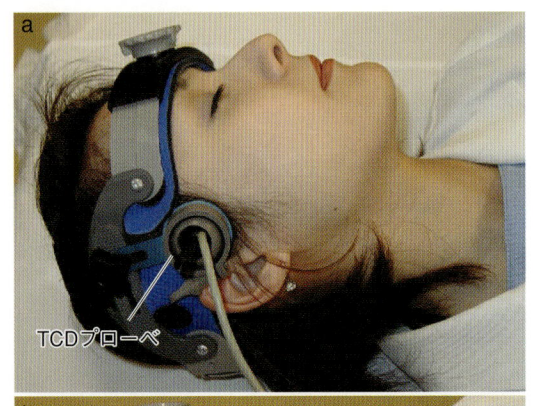

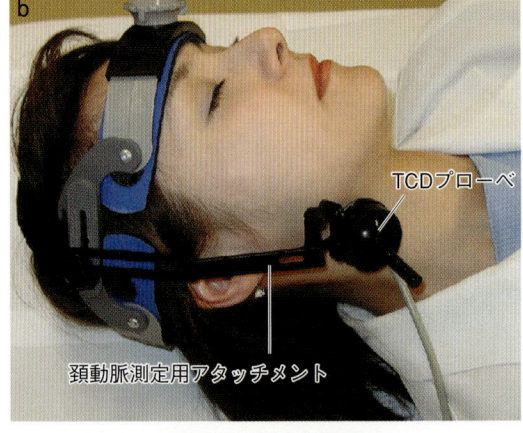

図4-36 測定の実際
a. MCA測定用固定バンド, b. 頚動脈測定用アタッチメントを用いた測定.

いずれも, TCDプローベを容易に固定することができ, 安定した血流測定を可能にする. [Nicholet Vascular社製 (USA) 固定バンド: Welder TCD Headband]

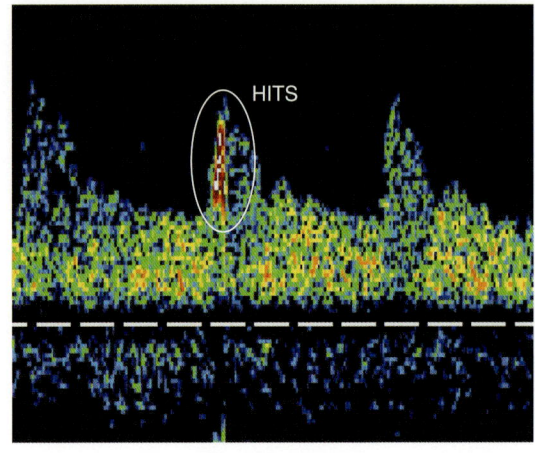

図4-37 HITS
MCAにて検出されたHITS. 一過性の血流方向と同じ方向性をもつ高強度シグナル.

が報告された. これは検出したドプラー波形に, アーチファクトとは明らかに区別される一過性の高強度シグナル high intensity transient signal (HITS) として検出される (図4-37). さらに, その栓子が脳梗塞の原因となり得ることが, 近年明らかになってきた (このシグナルは微小栓子の場合 microembolic signal (MES) とよび, HITSと区別されている). Consensus Committee of the Ninth Intracranial Cerebral Hemodynamic Symposium は MES を, ①3 dB以上の相対的信号強度で, ②300 msec未満の一過性の, ③血流方向と同じ方向性の信号で, ④chirping sound (snap, chirp, moan) を伴うシグナルとしている[9]. さらに, International Consensus Group on Microembolic Detection は MES計測のための装置設定などの測定条件を示している[10]. これらに基づき, 近年のTCD装置には HITS自動検出解析ソフトが組み込まれ, より簡便にHITS計測が行えるようになった. ただしこれらの基準は, 骨の厚い日本人には適応が難しい面もある. 本邦では日本脳神経超音波学会および日本栓子検出と治療学会が中心となって MES/HITS の検出ガイドラインを作成中で Neurosonology 2004年 vol.17に掲載予定である.

内科領域で, HITS計測は脳梗塞治療の抗凝固・抗血小板治療効果の判定などに応用されている[11,12]. 麻酔科領域では, CEAのみならず体外循環の使用に伴ったHITS観測が報告されている[13]. また, 脂肪滴が体外循環装置を通過し脳梗塞栓子となることが知られ, 体外循環時間が長ければ長いほど脳脂肪塞栓が増えることが報告されたことから[14], 心臓血管外科術中HITS計測の臨床的意義はさらに高くなりつつある.

■文献
1) Aaslid R, Markwalder TM, Nornes H. Noninvasive transcranial Doppler ultrasound recording of flow velocity in basal cerebral arteries. J Neurosurg 1982; 57: 769-74.
2) Black S, Mahla ME, Cucchiara RF. Neurologic monitoring. In: Miller RD, editor. Anesthesia. 5th ed. New York: Churchill Livingstone; 2000. p.1324-50.
3) Edmonds HL. Multi-modality neurophysiologic monitoring for cardiac surgery. Heart Surg Forum 2002; 5: 225-8.

4) 上平 聡, 森 透. 臨床応用編―心臓血管外科の術中モニタリング. In: 日本脳神経超音波研究会（現：日本脳神経超音波学会）機関誌編集委員会, 編. 経頭蓋超音波診断 TCD マニュアル. 東京: 中外医学社; 1996. p.125-9.
5) 小山照幸, 川田忠典, 遠藤慎一, 北中陽介, 山手 昇, 宮里享子, 舘田武志, 青木 正. 心臓大血管手術中のモニタリング―術中脳モニタリングの工夫. 集中治療 1996; 8: 1261-2.
6) 古幡 博. 検査のための基礎知識―原理. In: 日本脳神経超音波研究会（現：日本脳神経超音波学会）機関誌編集委員会, 編. 経頭蓋超音波診断 TCD マニュアル. 東京: 中外医学社; 1996. p.26-30.
7) 半田伸夫, 伊藤泰司, 松本昌泰, 鎌田信夫. 検査の実際―TCD 検査上の注意点. In: 日本脳神経超音波研究会（現：日本脳神経超音波学会）機関誌編集委員会, 編. 経頭蓋超音波診断 TCD マニュアル. 東京: 中外医学社; 1996. p.59-63.
8) Spencer MP, Thomas GI, Nicholls SC, Sauvage LR. Detection of middle cerebral artery emboli during carotid endarterectomy using transcranial ultrasonography. Stroke 1990; 21: 415-23.
9) Consensus Committee of the Ninth Intracranial Cerebral Hemodynamic Symposium: Basic identification criteria of Doppler microembolic signals. Stroke 1995; 26: 1123.
10) International Consensus Group on Microembolic Detection: Consensus on Microembolic Detection by TCD. Stroke 1998; 29: 725-9.
11) Goertler M, Baeumer M, Kross R, Blaser T, Leutze G, Jost S, Wallesch CW. Rapid decline of cerebral microemboli of arterial origin after intravenous acetylsalicylic acid. Stroke 1999; 30: 66-9.
12) 佐々木一裕, 及川博隆, 近藤竜史, 安田猛彦, 紺野 衆. 超音波による塞栓子の検出. Current Therapy 2001; 19: 55-9.
13) van der Linden J, Casimir AH. When do cerebral emboli appear during open heart operations? A transcranial Doppler study. Ann Thorac Surg 1991; 51: 237-41.
14) Brown WR, Moody DM, Challa VR, Stump DA, Hammon JW. Longer duration of cardiopulmonary bypass is associated with greater numbers of cerebral microemboli. Stroke 2000; 31: 707-13.

［中川清隆］

D. 心拍出量モニタリング　1. 非侵襲的心拍出量モニタリング

f. リチウム心拍出量測定法

1. 原理

静脈側から少量の塩化リチウム溶液を投与し，動脈側でリチウムの希釈曲線を求める指示薬希釈法による心拍出量測定法である[1,2]．測定ごとに動脈ルートから少量の動脈血を一定速度で採血し体外のリチウム電極でリチウム濃度を測定する．心拍出量の測定には下記の式を用いる．リチウムは主に血漿に分布するため式中にヘマトクリット値が必要である．

心拍出量（l/min）＝塩化リチウム投与量（mmol）×60×100/希釈曲線の面積×(100－ヘマトクリット値)

実測された希釈曲線はリチウムの再循環によるデータが混入することにより曲線が基線に戻らない（図4-38）．そのため，対数正規分布曲線を用いた方法によって一回目の循環によるリチウム希釈曲線を推定し心拍出量を計算するプログラムを用いている[3,4]．

2. 機器

LiDCO system として英国の LiDCO 社から販売され，本邦でもまもなく使用可能になる予定である．心拍出量計算用モニターと脱血用血流ポンプのほかに，動脈ルートに接続する使い捨てのリチウム電極付き脱血回路，中心静脈ルートに接続するリチウム投与用回路とシリンジおよび専用の塩化リチウムアンプルがセットとなっている．

3. 実際の測定

①動脈ルートに使い捨てのリチウム電極付き脱血回路を接続し脱血用の血流ポンプで一定速度（4.5 ml/min）で採血する（図4-39）．

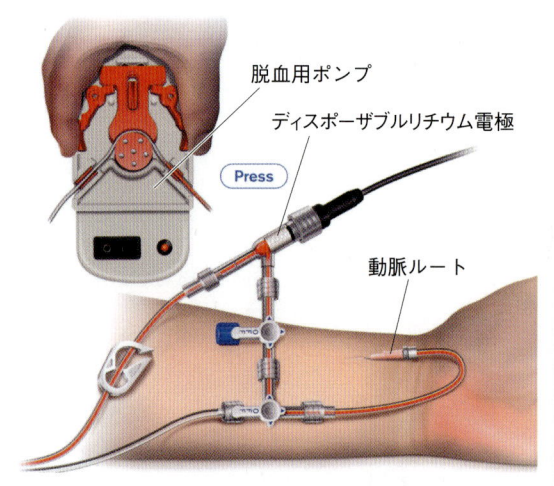

図4-39　LiDCO system 動脈側

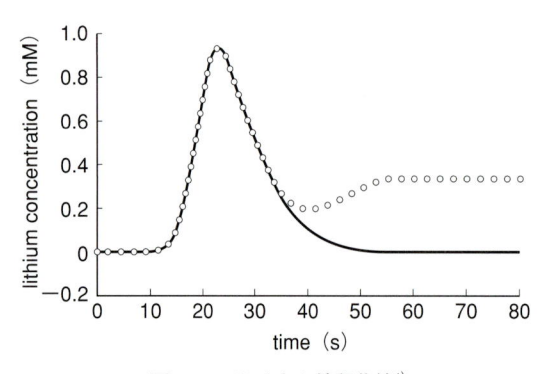

図4-38　リチウム希釈曲線[4]
点線：実測の希釈曲線
実線：対数正規分布曲線を用いて推定した希釈曲線

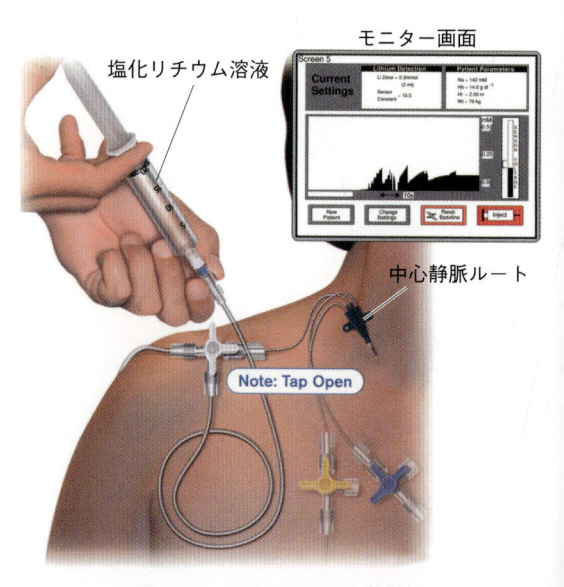

図4-40　LiDCO system 静脈側

②中心静脈ルートに接続した回路から塩化リチウム溶液（0.15 mmol/ml）を2 ml 投与する（図4-40）．

4．特徴

血漿中のリチウムの中毒濃度は1.5 mmol/l であるが，一回の測定に必要なリチウム量は0.3 mmol と微量であるため，測定に用いる投与量では薬理学的影響はほぼなく安全な測定法である．測定のための最大許容投与量は3.0 mmol とされている．連続測定には5分の間隔をあけることが推奨されている．塩化リチウムは体内には存在しないが，リチウムを投与されている患者では投与量に注意が必要であり，測定値も過大表示である可能性がある．また，リチウムは腎排泄とされており腎疾患患者では投与量に注意が必要である．リチウムの投与のための回路フラッシュには糖液ではなく生理食塩水を用いる．また，筋弛緩薬はリチウム電極に影響するため筋弛緩薬投与から測定まで30分の間隔が必要である．

測定値の信頼性についてはいくつかの検討が行われており，熱希釈法との比較でよい相関が得られている[5]．指示薬希釈法としては一回の測定に必要な採血量は5 ml と少量で，しかも機器の使用法は簡便である．このため，静脈と動脈ルートがあればさらに別のカテーテルを挿入することなく比較的簡便に心拍出量を求めることができる．特に開発中の血圧波形解析による連続的心拍出量測定法の較正法としてリチウム心拍出量測定法を用いれば肺動脈カテーテルを挿入することなく連続的に心拍出量を測定できる．

システムは体重40 kg 以上を対象としてはいるが肺動脈カテーテルを必要としないため，小児においても心拍出量を簡単に測定できる可能性がある．17人の体重2.6～34 kg の小児患者において静脈-動脈間の熱希釈法と比較した報告がある．

短所は少量であるが採血が必要なことや左右，右左シャントのある患者では正確に測定できないことである．リチウムを投与しなければならないため妊娠初期の患者では使用しないほうがよいとされている．また，現在のところセンサーの寿命は12時間程度であるとされ，継続使用が必ずしも保障されていない．

■文献

1) Linton RA, Band DM, Haire KM. A new method of measuring cardiac output in man using lithium dilution. Br J Anaeth 1993; 71: 262-6.
2) Linton R, Turtle M, Band D, O'Brein T, Jonas M. In vitro evaluation of a new lithium dilution method of measuring cardiac output and shunt fraction in patients undergoing venovenous extracorporeal membrane oxygenation measurement. Crit Care Med 1998; 26: 174-7.
3) Linton RA, Linton NW, Band DM. A new method of analyzing indicator dilution curves. Cardiovasc Res 1995; 30: 930-8.
4) Band DM, Linton RA, O'Brein TK, Jonas MM, Linton NW. The shape of indicator dilution curves used for cardiac output measurement in man. J Physiol 1997; 498: 225-9.
5) Linton R, Band D, O'Brein T, Jonas M, Leach R. Lithium dilution cardiac output measurement: A comparison with thermodilution. Crit Care Med 1997; 25: 1796-800.

［内山昭則］

D. 心拍出量モニタリング

2. 肺動脈カテーテル

　重篤な患者の循環管理上，肺動脈カテーテル（Swan-Ganzカテーテル）から得られる情報はきわめて有用である．肺動脈楔入圧（左心室の前負荷の指標），右心房圧（右心室の前負荷の指標），および心拍出量の測定から両心室機能が評価でき，輸液療法や循環作動薬投与などの治療方針決定の助けとなる．また，混合静脈血酸素含量の測定によって，肺内シャント率や酸素消費量が算出できる．さらに，心筋虚血や肺塞栓の発生が肺動脈圧などの連続測定によって検知できる．このように，肺動脈カテーテルから得られる情報は診断および治療方針決定において重要である．また，最近の肺動脈カテーテルには，先端付近に熱線コイルを備え自動的に心拍出量を測定するもの，カテーテル先端にオキシメータを備え連続的に混合静脈血酸素飽和度が測定可能なもの，右室の駆出率・心室容積を測定できるもの，また心臓ペーシングが可能なものが実用化されている．

1．肺動脈カテーテルの挿入

　肺動脈カテーテルは先端にバルーンを備え，圧変化を監視しながら右心房→右心室→肺動脈→肺動脈楔入圧測定可能な位置まで挿入可能な，透視下コントロールを必要としない右心カテーテルである（図4-41）．挿入部位としては右内頸静脈が一般的であり，穿刺による気胸などの合併症が少なく，留置後のカテーテル操作性に優れているためである．

　頭部を低位とし頸部を消毒した後，まず23 G注射針で試験的に穿刺し，内頸静脈の位置を確認する．次に20 G前後の静脈留置針で穿刺を行い，外套カニューレを残したまま静脈血の逆流を確認した後，ガイドワイヤーを挿入する．この際，ガイドワイヤーに沿い静脈カニューレを再挿入することによって静脈留置を再確認し，動脈留置を回避することが重要である．皮膚切開を加えた後，ダイレータとイントロデューサの組み合わせを留置したガイドワイヤーにかぶせて挿入する．イントロデューサを残してガイドワイヤーとダイレータを抜去し，イントロデューサの側孔からの血液逆流を確認しヘパリン加生理食塩水でフラッシュする．その後，患者を水平位に戻す．

　肺動脈カテーテルに保護カバーをかけ，バルーンに空気1.5 mlを注入し均等に膨張することを確認する．肺動脈圧および右房圧測定用内腔をヘパリン加生理食塩水で充満し，較正ずみのトランスデューサに接続する．肺動脈カテーテルをイントロデューサから約20 cm挿入し，右房圧が観察された時点でバルーンに1.5 mlの空気を注入し，右室圧波形が出現するまで約30 cm進める．さらにカテーテルを進め，肺動脈圧波形，次いで肺動脈楔入圧波形が出現するまで約50 cmまで挿入し，バルーン容量1.5 mlで肺動脈楔入圧が得られる挿入長で，保護カバーをイントロデューサに接続

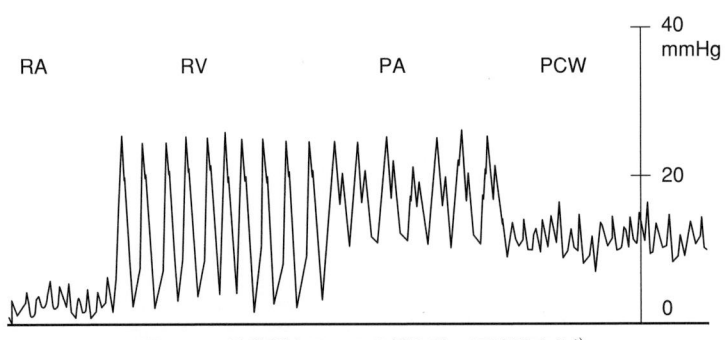

図4-41 肺動脈カテーテル挿入時の圧波形変化[1)]
RA：右心房圧　　RV：右心室圧　　PA：肺動脈圧　　PCW：肺動脈楔入圧

表 4-4 肺動脈カテーテルの適応

- 心臓手術
- 重篤な冠動脈疾患患者（特に心筋梗塞発症後 3 カ月以内，伝導障害がある狭心症）
- 重篤な弁膜症患者
- 心臓血管作動薬を必要とする心疾患患者（駆出率 0.4 未満，心係数 2 l/分/m^2 未満）
- 術中に経静脈的ペーシングが必要な患者
- 大動脈遮断を必要とする手術
- 大量の細胞外液移動が予測される大手術（肝移植，肺移植，多発外傷）
- 多臓器不全患者（敗血症，ショック，急性呼吸窮迫症候群，腎不全）
- 肺動脈塞栓患者

表 4-5 肺動脈カテーテルから得られる情報

I．圧（右房圧，右室圧，肺動脈圧，肺動脈楔入圧）
- 右および左心室の前負荷と機能の評価
- 空気または腫瘍塞栓の発見
- 心筋虚血の早期検出

II．心拍出量
- 右および左心室機能の評価
- 末梢血管抵抗の算出（体血管抵抗，肺血管抵抗）
- 酸素運搬能の評価
- 血管作動薬投与の指標

III．混合静脈血の酸素飽和度
- 酸素消費量の算出
- 心拍出量，動脈血酸素化，酸素消費量，ヘモグロビン濃度変化の指標
- 心拍出量の評価（他の因子が一定）
- 低拍出量やショックの早期警告および予後指標
- 至適終末呼気陽圧決定の指標
- 心室中隔欠損，敗血症の診断
- 三尖弁閉鎖不全症患者における心拍出量の評価

しカテーテルを固定する．最後にイントロデューサを皮膚に固定し，挿入部位をドレープで被覆する．

2．肺動脈カテーテルの適応

　肺動脈カテーテルの適応は表 4-4 に示したが，その留置により，圧・心拍出量・混合静脈血の酸素飽和度測定ができ，多くの情報が得られる（表 4-5）．

3．肺動脈楔入圧測定とその留意点

　肺動脈楔入圧は，バルーン膨張時にカテーテル先端と左心房との圧が平衡に達するため，左房圧を反映するとされている．臨床では左室拡張終期圧の測定が困難なため，肺動脈カテーテルから得られる肺動脈楔入圧が代用される．この肺動脈楔入圧が正しく左室拡張終期圧を反映するには，肺動脈から肺毛細管，肺静脈，左心房，左心室に至る過程において機械的血流障害がないこと，肺動脈カテーテルの先端が肺動脈圧＞肺静脈圧＞肺胞内圧の zone3（図 4-42）に存在すること，しかも血管内圧および心腔内圧が平衡に達するに充分な拡張時間があること，などの条件が必要である．
　頻脈では拡張期時間が不充分なため，肺動脈拡張期圧＞肺動脈楔入圧＞左房圧＝左室拡張終期圧となり，肺動脈楔入圧は左室拡張終期圧を過大評価する．僧帽弁狭窄症では肺動脈楔入圧＝左房圧＞左室拡張終期圧となり，肺動脈楔入圧は左室拡張終期圧を過大評価する．僧帽弁閉鎖不全症においては巨大 V 波のため平均肺動脈楔入圧＞左室拡張終期圧となるが，拡張期の肺動脈楔入圧は左室拡張終期圧と等しくなる．しかし，

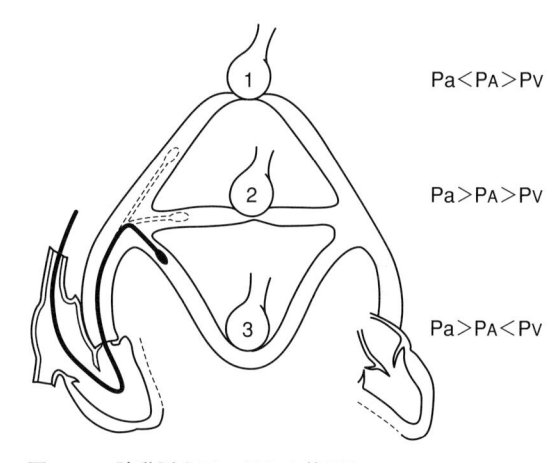

図 4-42 肺動脈カテーテルの位置と West の zone 1～3 との関係

唯一，zone 3 が Pa＞PA＜Pv であるので，肺動脈カテーテル先端と左心房との間の血液の連続性が保たれ，肺動脈楔入圧は左房圧を反映する．ところが，zone 1, 2 では肺動脈カテーテル先端と左心房との間の血液の連続性が保たれなくなり，肺動脈楔入圧は左房圧を反映しなくなる．
Pa: 肺動脈圧，PA: 肺胞圧，Pv: 肺静脈圧（文献 2 を一部改変）．

　僧帽弁閉鎖不全症では巨大 V 波のため肺動脈楔入圧を得ること自体が困難である．大動脈閉鎖不全症では拡張期に血液が左室へ逆流し僧帽弁が早期に閉鎖する

ため，肺動脈楔入圧＝左房圧＜左室拡張終期圧となり，肺動脈楔入圧は左室拡張終期圧を過小評価する．左心室のコンプライアンス低下状態（心筋梗塞，左室肥大，心筋症）では拡張期の左心房収縮が増強するため，肺動脈楔入圧＜左室拡張終期圧となり，肺動脈楔入圧は左室拡張終期圧を過小評価する．

胸腔内圧の上昇は，心拍出量を減少させ肺動脈楔入圧を上昇させる．これらの点に留意しないと，不適切な輸液制限や昇圧薬の投与を行ってしまう．肺動脈圧，肺動脈楔入圧，右心房圧などの低圧系の測定においては，胸腔内圧の変化に伴う呼吸性変動が認められる．これらの圧は，自発呼吸では吸気時に胸腔内圧が陰圧となるため過小評価され，陽圧呼吸時には過大評価される．これらの呼吸性変動を最小限にするため，さまざまな方策がとられているが，終末呼気時の胸腔内圧は比較的一定であるため，終末呼気時の肺動脈圧および肺動脈楔入圧測定が容易かつ適切である．また通常のモニター上でのデジタル表示は数拍動の平均値であるから，肺動脈楔入圧の測定は，実波形の記録から終末呼気時の数値を読むのがより適切である．

4．熱希釈法による心拍出量測定とその留意点

熱希釈法による心拍出量測定では，カテーテル先端のサーミスタによって，中心静脈測定用の近位孔から0〜5℃または室温液注入時の温度希釈曲線を描くことによって，マイクロコンピュータを備えた心拍出量計によって心拍出量を算出するものである．熱希釈源が血流量（右心拍出量）であるため，心拍出量は熱希釈曲線下面積に反比例する．

元来，成人患者では0℃，10mlの冷却液がインジケータとして広く使用されてきたが，最近では室温液10mlは再現性の面でも劣らないことが示されている．また冷却液注入後に発生する心拍数減少や肺動脈血流変化などの循環変動の程度が注入液温度と容量に依存することが確認されている．したがって，注入液は室温のものを用い，患者のサイズに合った容量のインジケータを選択すべきである．

呼吸に伴う肺動脈血液温度変化はノイズとなり，正確な熱希釈曲線面積の評価を妨げる．呼吸相を無視して測定すると測定値の再現性が低下するため，一定の呼吸相に測定する．心拍出量測定直前に室温の輸液を急速投与すると心拍出量値は過小評価される．一方，急速輸液後に混合静脈血温度が平衡に達した後，心拍出量を測定すると過大評価してしまう．これらの心拍出量測定値の誤差は末梢静脈からの輸液による血液温度に起因するから，心拍出量測定時には輸液投与速度は一定にするか，あるいは測定30秒前に急速輸液は中止すべきである．左右心内シャント患者においては，熱希釈曲線の表示なしでは左右シャントの存在を見逃してしまうことがある．一方，右左シャントの場合，インジケータの一部はサーミスタを通過せず左心系に達するため心拍出量値を過大評価してしまう．低拍出量状態を伴う肺動脈閉鎖不全症では，平坦な熱希釈曲線のため正確な曲線下面積の計算は不可能となり，誤った評価をきたす．

熱希釈法による連続的心拍出量測定では，インジケータとして冷却液のかわりにサーマルフィラメントから送られるパルス状の熱エネルギーが使用される．この測定法では，このパルス状の信号と肺動脈内のサーミスタで感知した血液温度変化の相互相関を公式にて計算し，そこから通常の熱希釈曲線を描き，心拍出量を算出するものである．しかし，この測定法の名称は「連続的」であるとされているが，実際は「非連続的」である点に留意すべきである．つまり，機器には3〜6分間の心拍出量の平均値が表示され，30〜60秒毎にデータは更新されるため，90％反応時間が約12分との報告もあり，急激な変化には追従できないのが難点である．この測定法ではインジケータを発生する熱線コイルが心腔内に位置することが必須であるため，この熱線コイルの肺動脈への移動は心拍出量の測定誤差の原因となる．また，急速輸液はS/N比を低下させ，測定誤差を増大させる．これらの欠点を補うには，連続的混合静脈血酸素飽和度のモニターによって急激な心拍出量の変動を推定するのが有用である．

5．混合静脈血酸素分圧・酸素飽和度測定とその留意点

腎臓内シャント血流のため下大静脈の酸素分圧は上大静脈のそれよりも高く，冠状静脈洞の酸素分圧は心筋の高い酸素摂取率のため低くなり，これら3つの血流は右心室で混合される．このため，混合静脈血は肺動脈から採取され，中心静脈血は混合静脈血酸素飽和度を反映しない．肺動脈カテーテルが楔入位の状態で急速に採取した血液の酸素分圧とpHは，肺毛細管の

血液が混入しているため動脈血より高く，二酸化炭素分圧は低い．このため，混合静脈血の採取は緩徐に行うべきである．オキシメータ付き肺動脈カテーテルの使用によって，連続的な混合静脈血酸素飽和度の測定ができるが，ファイバーが断裂すると異常な低値を示す．血液が希釈されると測定誤差が大きくなり，30％未満の酸素飽和度では測定値の信頼度は低下する．カテーテルの血管壁付着，カテーテル先端のフィブリン付着，長期のカテーテル留置などが測定誤差となる．

6．肺動脈カテーテルの挿入・留置に基づく合併症

主な報告を集計すると，肺動脈カテーテル挿入例の約2/3に何らかの合併症が発生している（表4-6）．このうち，肺動脈穿孔，肺梗塞，敗血症，治療を要する心室性不整脈等の重篤な合併症は約3％である．

表 4-6 肺動脈カテーテルの挿入・留置に基づく合併症

Ⅰ．静脈穿刺による合併症
- 動脈穿刺（血腫形成，血胸，大動脈解離）
- 気胸・空気塞栓
- 神経損傷（Horner症候群，声帯麻痺，横隔神経麻痺）
- その他（リンパ管穿刺，動静脈瘻孔）

Ⅱ．カテーテル挿入時および挿入後の合併症
- 不整脈（心室期外収縮・頻拍，心房期外収縮，発作性上室性頻拍，心房細動・粗動，脚ブロック，房室ブロック，心室細動・心停止）
- 血栓形成
- 血小板減少症
- 肺梗塞
- 肺動脈穿孔
- 心内膜炎・弁膜損傷
- 感染症（菌血症・敗血症，穿刺部位の感染）
- カテーテル・イントロデューサの損傷
- 結節形成（knotting）・entrapment
- その他（異常血管または部位への挿入，血栓性静脈炎，心雑音の発生，エコーの発生，肺血流シンチグラムの疑陽性）

Ⅲ．カテーテル抜去時の合併症
- 不整脈
- 肺塞栓症
- その他（肺動脈穿孔，気胸，弁膜損傷）

■文献

1) Hines RL, Barash PG. Pulmonary artery catheterization in Monitoring in Anesthesia and Critical Care Medicine. Blitt CD, Hines RL, editors. 3rd ed. New York：Churchill Livingstone；1995. p.233.
2) O'Quin R, Marini JJ. Pulmonary artery occlusion pressure：clinical physiology, measurement, and interpretation. Am Rev Respir Dis 1983；128：319.
3) 西川俊昭，土肥修司．スワンガンツカテーテル使用時の合併症と測定上の諸問題．1．カテーテル挿入・留置による合併症．呼吸と循環 1989；37：603.
4) 西川俊昭，土肥修司．スワンガンツカテーテル使用時の合併症と測定上の諸問題．2．測定上の諸問題．呼吸と循環 1989；37：835.
5) Nishikawa T, Dohi S. Errors in the measurement of cardiac output by thermodilution. Can J Anaesth 1993；40：142.
6) Nadeau S, Noble WH. Misinterpretation of pressure measurements from the pulmonary artery catheter. Can Anaesth Soc J 1986；33：352.
7) Nishikawa T, Dohi S. Slowing of heart rate during cardiac output measurement by thermodilution. Anesthesiology 1982；57：538.
8) Nishikawa T, Namiki A. Mechanism for slowing of heart rate and associated changes in pulmonary circulation elicited by cold injectate during cardiac output determination in dogs. Anesthesiology 1988；68：221.
9) Nishikawa T, Dohi S. Hemodynamic status susceptible to slowing of heart rate during thermodilution cardiac output determination in anesthetized patients. Crit Care Med 1990；18：841.
10) Haller M, Zollner C, Briegel J, et al. Evaluation of a new continuous thermodilution cardiac output monitor in critically ill patients. A prospective criterion standard study. Crit Care Med 1995；23：860.
11) Siegel LC, Hennessy MM, Pearl RG. Delayed time response of the continuous cardiac output pulmonary artery catheter. Anesth Analg 1996；83：1173.
12) Inomata S, Nishikawa T, Taguchi M. Continuous monitoring of mixed venous oxygen saturation for detecting alterations in cardiac output after discontinuation of cardiopulmonary bypass. Br J Anaesth 1994；72：11.

［西川俊昭］

E. パルスオキシメータ

1. 測定原理

分光測定法を応用して酸化ヘモグロビン（HbO_2）や還元ヘモグロビン（Hb）の光学的検出を行う．ヘモグロビンは化学反応が起こるとその構造的形状を変えるが，形状によって光の吸収パターンが異なる．660 nm（赤色光）の波長では Hb は HbO_2 より多く吸収するが，940 nm（赤外線）では HbO_2 は Hb より光を多く吸収する．この2種類の波長を交互に照射し，血管床を通過した光を発光ダイオードで感知し，HbO_2 と Hb を測定する[1]（図4-43A）．

2. パルスオキシメトリ

パルスオキシメータのプローベは通常指か耳朶に装着される．動脈の拍動は血液容量の変化を伴い，その容量変化によって光の通過量が変化する．総吸収量から静脈血のような非拍動性吸収，骨，皮下組織のものからの光量の反射で生じる減衰を除外し，動脈血の分光分析を行うことで動脈血酸素飽和度（SaO_2）を求める（図4-43B，C）．パルスオキシメータによる測定の酸素飽和度を SpO_2 とよび，呼吸器系のモニターとして使用できる[2-5]．また，脈波は呼吸性の基線の乱れが少なく，波高の大きさは末梢循環系のモニターとなる．

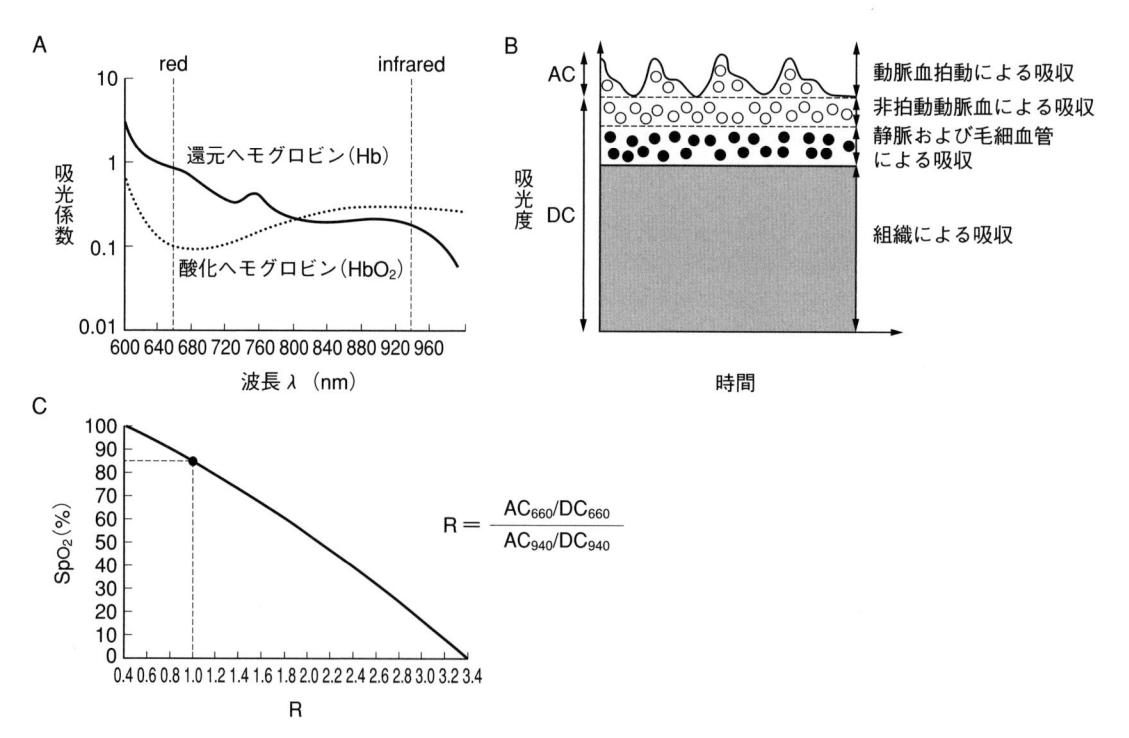

$$R = \frac{AC_{660}/DC_{660}}{AC_{940}/DC_{940}}$$

図4-43 パルスオキシメトリの原理
A. 酸化ヘモグロビン（HbO_2）および還元ヘモグロビン（Hb）の吸収スペクトル．B. 生体組織における光吸収．AC：動脈血拍動による吸収，DC：動脈血，静脈血，毛細血管および骨，皮下組織における非拍動部位における吸収．C. パルスオキシメータにおける検量曲線．パルスオキシメータは R を計算し，検量線から動脈血酸素飽和度（SpO_2）が表示される（文献2を改変）．

表 4-7 パルスオキシメータの特徴

利点	・経皮的，非侵襲的，連続的，測定・操作が簡単[6] ・本体は小型，携帯可能，移動は容易 ・使用前の較正が不要 ・動脈血酸素飽和度を正確にとらえ，安定しているため，低酸素血症を早期に検出 ・合併症が少ない（まれに熱傷）
応用	・ペースメーカ植え込み患者での電気メス使用時の心拍の確認 ・頚動脈手術時の頚動脈開存性の確認（耳朶に装着） ・アレンテスト時の応用
精度	・SaO_2 が 80〜100％の範囲では 2〜6％の誤差だが，SaO_2 が 70％以下では誤差は増大． ・酸素解離曲線は，SaO_2 が 90％（動脈血酸素分圧 $PaO_2 \geqq 60$ mmHg）を超えると曲線が水平になり，肺のガス交換異常により PaO_2 が大きく変化しても SaO_2 の変化はわずかであるため，SaO_2 が通常維持されている範囲内では SaO_2 は肺ガス交換における変化の敏感な指標とはならない[7]．
誤差	・体動 ・末梢循環不全，血管拍動の減少（低体温，低血圧，血管攣縮）[8] ・メトヘモグロビン（ニトログリセリン大量投与時など）：Hb の吸光係数に近いため過小表示させる ・貧血：低酸素血症がなければ，ヘモグロビン濃度が 2〜3 g/dl になるまで正確[9] ・COHb（火事による煙吸引など）：HbO_2 に似た吸光係数のため過大表示させる[2,3,5] ・色素：メチレンブルー，インジゴカルミン，インドシアニングリーンなど[10-12] 　マニキュア，爪白癬症なども低下させる．ビリルビンや胎児ヘモグロビンは SpO_2 に影響しない．

表 4-7 にパルスオキシメータの利点，応用，精度，誤差を示す．

■文献

1) Christian M. Alexander, Lynn E. Teller, Jeffrey B. Gross. Principles of Pulse Oximetry. Anesth Analg 1989; 68: 368-76.
2) Tremper KK, Barker SJ. Pulse oximetry. Anesthesiology 1989; 70: 98-108.
3) Severinghaus JW, Kelleher JF. Recent developments in pulse oximetry. Anesthesiology1992; 76: 1018-38.
4) Council on scientific Affairs, American Medical Association. The use of pulse oximetry during conscious sedation. JAMA 1993; 270: 1463-8.
5) Wahr JA, Tremper KK. Noninvasive oxygen monitoring techniques. Crit Care Clin 1995; 11: 199-217.
6) Johnson PA, Bihari DJ, Raper RF, et al. A comparison between direct and calculated oxygen saturation in intensive care. Anesth Intensive Care 1993; 21: 72-5.
7) Hutton P, Clutton-Brock T. The benefits andpitfalls of pulse oximetry. BMJ 1993; 307: 457-8.
8) Severinghaus JW, Spellman MJ. Pulse oximeter failure thresholds in hypotension and vasoconstriction. Anesthesiology 1990; 73: 532-7.
9) Jay GD, Hughes L, Renzi FP. Pulse oximetry is accurate in acute anemia from hemorrhage. Ann Emerg Med 1994; 24: 32-5.
10) Rais AL, Prewitt LM, Johnson JJ. Skin color and ear oximetry. Chest 1989; 96: 287-90.
11) Rubin AS. Nail polish color can affect pulse oximeter saturation. Anesthesiology 1988; 68: 825.
12) Ezri T, Szmuk P. Pulse oximeters and onychomycosis. Anesthesiology 1992; 76: 153-4.

［伊佐田哲朗，福田　悟］

F. カプノメトリ

呼気中の二酸化炭素濃度を持続的に測定するカプノメトリは換気が適正に行われていることを示すだけでなく，非侵襲的な心肺機能のモニターとしても有用である．

1. 測定原理

呼気ガス中の二酸化炭素濃度を測定する方法は主に赤外線吸光分析法が用いられているがその他に質量分析法，光音響法，ラーマン散乱法もある[1]．また呼気ガスのサンプリング方法によって，呼吸回路に直接組み込むメインストリーム方式と呼気ガスの一部を取り込み測定するサイドストリーム方式に分けられる．メインストリーム方式は呼気終末二酸化炭素分圧（以下 $P_{ET}CO_2$）と動脈血二酸化炭素分圧（以下 $PaCO_2$）の解離は少ない[2]が回路内汚染や死腔の増加といった問題がある．サイドストリーム方式はセンサーが軽く，死腔は少ない利点がある．しかし，呼吸回数が多く換気量の少ない新生児や乳児ではサンプリング量が多くサンプリングによる時間差があるため問題となる．

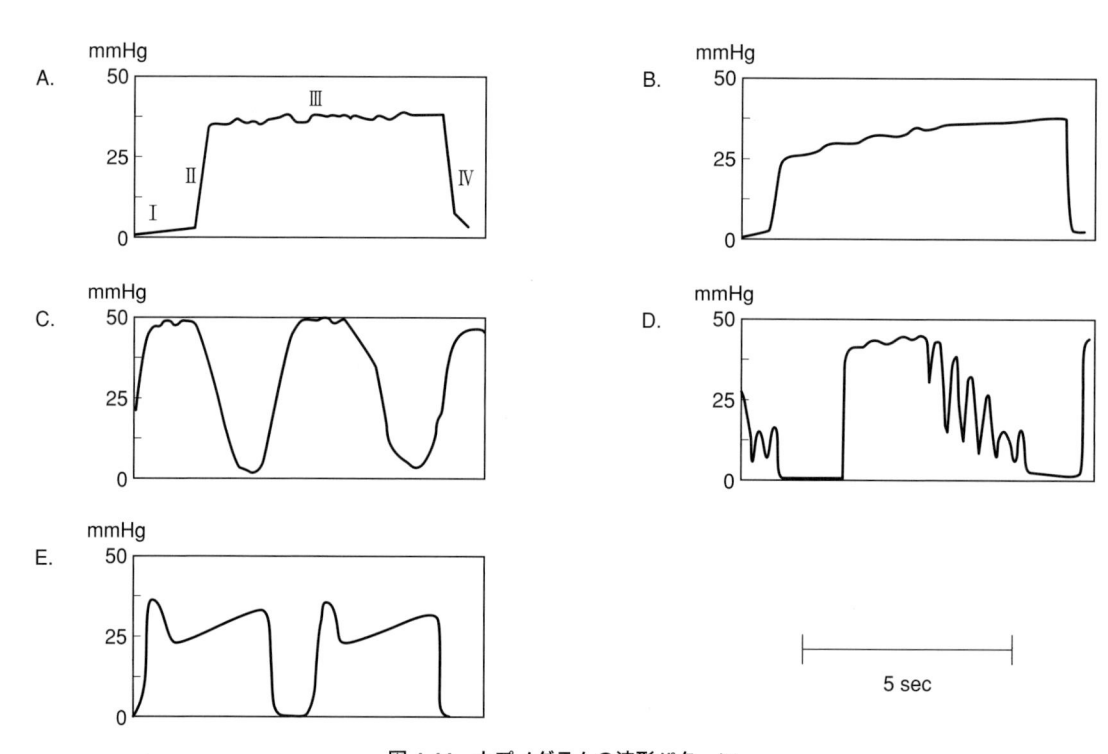

図 4-44 カプノグラムの波形パターン

A．正常パターン：呼気排出が始まると死腔ガスの排出（I）に続いて，$P_{ET}CO_2$は急激に上昇し（II），種々の肺分画からの CO_2 が混合し一定のプラトー alveolar plateau を形成する（III）．IV相は吸気の始まり．
B．気道狭窄：気管支喘息などでは第III相が右上がりに上昇する．
C．再呼吸：死腔増加や二酸化炭素吸収剤の消耗などでは吸気，呼気の両方で $P_{ET}CO_2$ が上昇する．
D．心原性拍動：肺コンプライアンスの低下例では心拍動が肺に伝搬した結果現れることがある．
E．片肺移植後（肺気腫）：移植された正常な肺によって，はじめは急峻な立ち上がりを示す．次に，残肺（肺気腫）のガスが呼出されて図のような傾斜をもった波形を形成する．

(Moon RE, Camporesi EM. Respiratory Monitoring. Anesthesia. 5th ed. New York: Churchill Livingstone; 2000. を改変)

2. 臨床的意義

a. 動脈血二酸化炭素分圧の推測

$P_{ET}CO_2$はカプノグラム上，第III相（図 4-44A）において alveolar plateau を形成した場合に $PaCO_2$ に近似し，$PaCO_2$ を非侵襲的・連続的に推測できる．また，単に $PaCO_2$ の推定のみならず，カプノグラムの波形パターン（図 4-44B～D）や $P_{ET}CO_2$ の変化（表 4-8）から，食道挿管[3]や悪性高熱などの代謝性アシドーシスの診断などさまざまな情報が得られる．

b. 肺血流量の推測

$P_{ET}CO_2$ の急激な低下は肺血流量すなわち心拍出量の低下を示す．チアノーゼ性先天性心疾患における anoxic spell[4]や肺塞栓時にみられる．肺機能が正常であれば Fick の原理を用いて心拍出量を測定でき[5]，人工心肺離脱時の指標としても有用である[6]．また，心肺蘇生の指標としても有用である[7]．

表 4-8 $P_{ET}CO_2$ に影響を与える因子

$P_{ET}CO_2$ の上昇	$P_{ET}CO_2$ の低下
1. CO_2 産生因子	
代謝亢進	代謝低下
体温上昇	体温低下
Sepsis	甲状腺機能低下
甲状腺機能亢進	
悪性高熱症	
シバリング	
2. CO_2 排出因子	
低換気	過換気
心拍出量増加	心拍出量低下
再呼吸	食道挿管
駆血帯の解除	気道閉塞
腹腔鏡下手術（気腹時）	肺塞栓，肺梗塞
二酸化炭素吸収剤の消耗	気管チューブ周囲やカフ漏れ

■文献

1) 奥田俊之，渡辺　敏．麻酔ガスモニター．臨床麻酔 1992; 16 (2): 181-7.
2) Chan KL, Chan MT, Gin T. Mainstream vs sidestream capnometry for prediction of arterial carbon dioxide tension during supine craniotomy. Anaesthesia 2003; 58 (2): 149-55.
3) Murray IP, Modell JH. Early detection of endotracheal tube accidents by monitoring carbon dioxide concentration in respiratory gas. Anesthesiology 1983; 59 (4): 344-6.
4) Short JA, Paris ST, Booker PD, et al. Arterial to end-tidal carbon dioxide tension difference in children with congenital heart disease. Br J Anaesth 2001; 86 (3): 349-53.
5) Haryadi DG, Orr JA, Kuck K, McJames S, et al. Partial CO_2 rebreathing indirect Fick technique for non-invasive measurement of cardiac output. J Clin Monit Comput 2000; 16 (5-6): 361-74.
6) Maslow A, Stearns G, Bert A, et al. Monitoring end-tidal carbon dioxide during weaning from cardiopulmonary bypass in patients without significant lung disease. Anesth Analg 2001; 92 (2): 306-13.
7) Levine RL, Wayne MA, Miller CC. End-tidal carbon dioxide and outcome of out-of-hospital cardiac arrest. N Engl J Med 1997; 337 (5): 301-6.

［江口広毅，福田　悟］

G．経食道心エコー法

1．基 礎

1．超音波のモード

経食道心エコー transesophageal echocardiography (TEE) プローベは，以前は超音波検査モードに制限があったが，最近の TEE プローベには transthoracic echocardiography (TTE) とほぼ同様の超音波モードが搭載されている．

a．Mモード法

超音波ビームの一方向におけるエコー輝度を時間軸に展開したものである．壁や弁の動きと心電図時相の関係を観察することができる．カラー M モードは，異常血流の時相を判定するのに有用である．

b．断層法（2-D）

超音波ビームをセクタ走査により，エコー輝度を 2 次元に構成したものである．壁や弁の形態や動きを観察するのに有用である．

c．パルスドプラー法

ドプラー効果を利用して，血流速度を求めるための方法である．送信と受信を交互に繰り返し，サンプルボリュームを設定することにより，設定した場所の速度波形が表示される．計測される最高速度は繰返し周波数の半分までと限界がある．

d．連続波ドプラー法

探触子に送信と受信が別個に設けられており，送信と受信を平行して連続的に行うことにより，計測できる最高速度に制限はない．計測部位は同定できず，超音波ビーム上のすべての血流情報を表示するために乱流表示となる．

e．カラードプラー法

1 走査線上に複数本の超音波ビームを送受信し，得られた各々のデータから，自己相関法により血流情報をカラーとして表示させる．探触子に近づく血流は赤色で，遠ざかる血流は青色で表示し，乱流成分の表示には緑色を混合して表示することができる．

2．プローベ操作

a．TEE プローベ挿入前処置

術中使用の場合には，麻酔導入・気管挿管後にプローベを挿入する．マスク換気後には胃・食道内に空気の貯留が起こり，その空気の存在が多重反射などの画像アーチファクトを起こし，良好な画像が得られないことがあるので，胃ゾンデなどにて吸引する（大量ヘパリン使用例では経口挿入が望ましい）．胃ゾンデが術中必要とされる症例では，胃ゾンデを糸にて TEE プローベにくくりつけておく方法がよい．

b．TEE プローベ挿入法

TEE プローベを超音波本体に接続し，電源を入力，側屈のコントロールノブを正中位で固定して，前後屈のコントロールノブをフリーの状態にしておく．患者の下顎おとがい部を挙上させ，咽喉頭部に充分な空間をつくるようにしながら，潤滑剤（キシロカインゼリー）を塗ったプローベを軽く力を入れながら，丁寧に食道方向に挿入する．抵抗が強い場合には，無理に力をいれすぎない注意が必要である．

食道内での抵抗として考えられるのは，以下の場合がある．

・気管チューブのカフによる気管膜様部を介しての圧迫
・大動脈弓による圧迫（門歯より約 25 cm，大動脈解離などで大動脈拡大がある場合に生じる可能性）
・異常血管輪の存在による食道圧迫（先天性心疾患で起こる可能性）

c．TEE プローベの操作

プローベを操作する際には，前後屈・側屈のコントロールノブをフリーの状態にしておく．基本的な操作は，①前進，後退，②左回転，右回転，③前屈，後屈，④側屈（左，右）がある．まず，前進，後退で描出したい目的の深さに進め，左右に回転させることで描出

したい方向（腹側，背側）にする．食道内にプローベがある（経食道断面）場合には，特に屈曲を必要としないが，軽い前屈操作は食道粘膜との接触がよくなり，良い画像が得られることがある．胃内にプローベがある（経胃断面）場合には，胃粘膜とよく接するためには大きな前屈操作を加える必要がある．さらにバイプレーン探触子では横走査，縦走査に切り替えができ，マルチプレーン探触子では，振動子を0°から180°まで回転させることにより任意の角度の断層図を描出することができる．側屈はプローベ位置や角度の微調整が必要なときに併用する．

d．TEE プローベの抜去・消毒

すべてのコントロールノブをフリーの状態にして，ゆっくりと抜去する．抜去後，プローベに血液などの付着がないかを確認する．まず，プローベに付着している脂肪，蛋白その他残留物をきれいに取り除く．中性洗剤にて充分洗浄した後，水で洗い流す．高レベル消毒薬（フタラール0.55％液，グルタールアルデヒド2％液）にメーカーの指示する時間浸漬する．その後，水にて充分洗い流す．コントロール部は防水でないことがあり，70％アルコール液で湿らしたガーゼで消毒する．

3．画像オリエンテーション

プローベが食道内のある場合には，基本的にプローベの位置により観察できる構造物が決定される．プローベ位置は，大きく分けて食道上部（口角より20〜25 cm），食道中部（30〜40 cm），食道下部（40 cm付近），胃内（40〜45 cm），胃内深部（45〜50 cm）に分けられる（図4-45）．バイプレーン探触子，マルチプレーン探触子の登場により，心臓や大血管に対して正確な短軸像や長軸像が容易に描出できるようになり，より正確で多彩な解剖学的情報が得られるようになっ

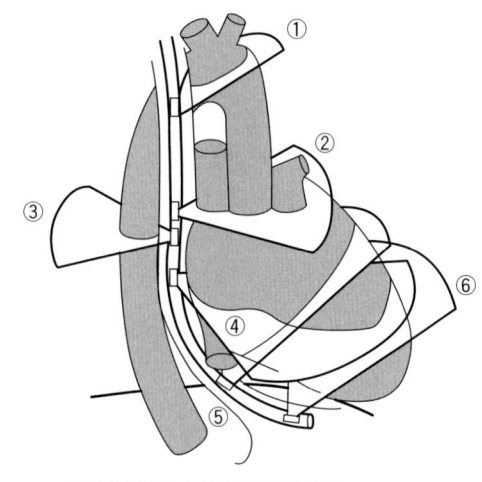

① 食道上部（大動脈弓部断面）
② 食道中部（上行大動脈，大動脈弁断面）
③ 食道中部（下行大動脈断面）
④ 食道中部（四腔断面など）
⑤ 食道下部（冠静脈洞を含む断面）
⑥ 胃内　　（左室断面）

図4-45　TEEプローベの位置と主要断面の関係

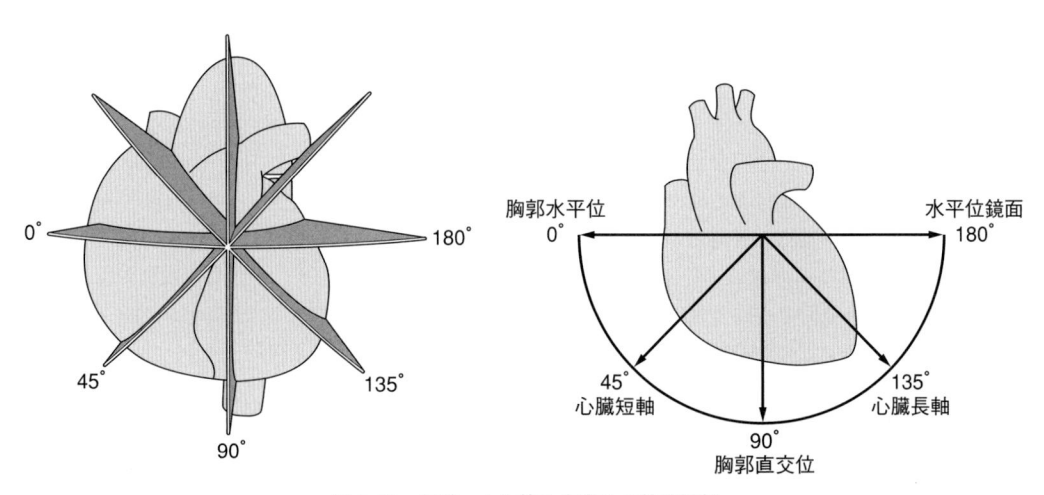

図4-46　心臓・大血管と食道との位置関係

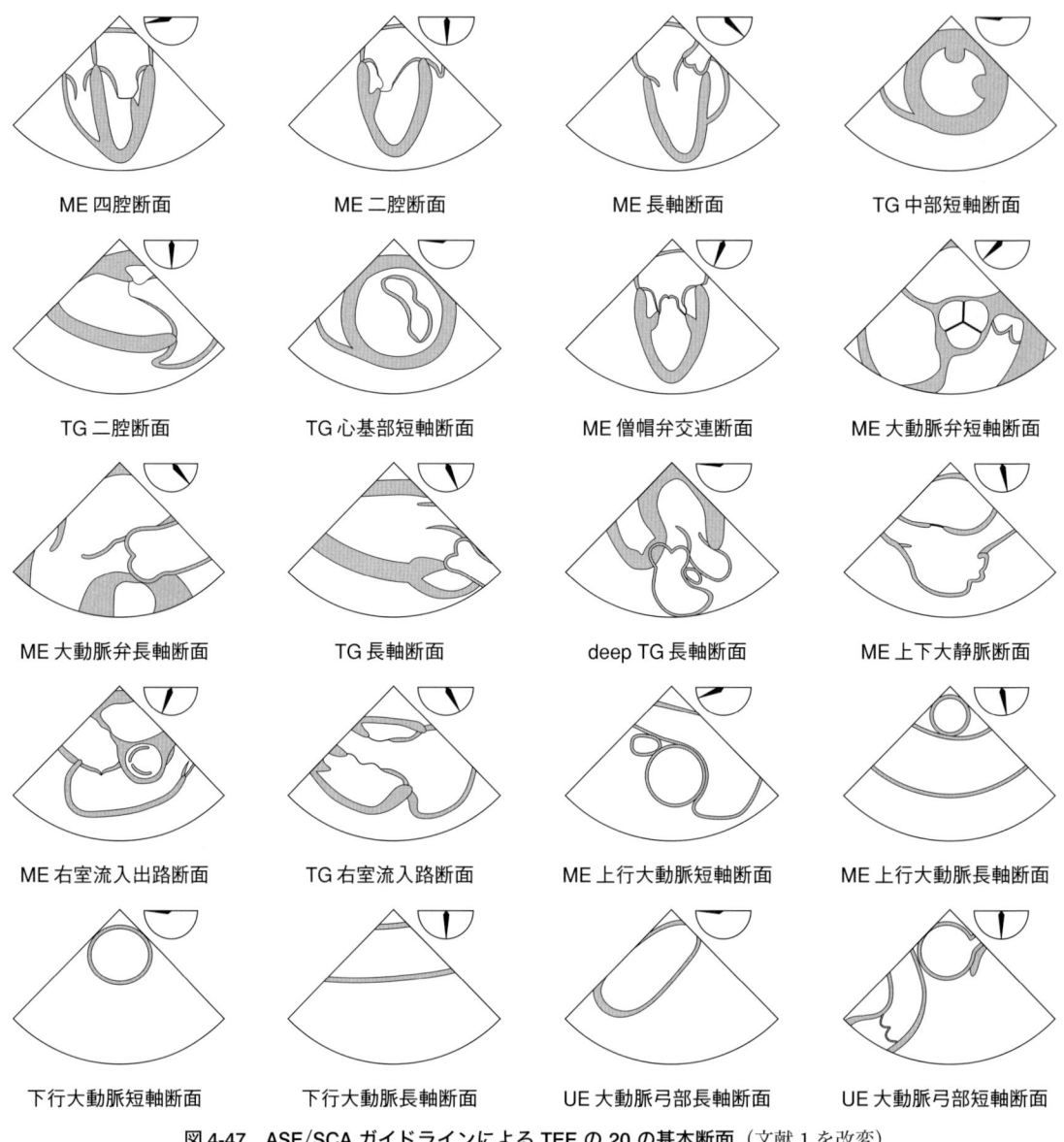

ME 四腔断面	ME 二腔断面	ME 長軸断面	TG 中部短軸断面
TG 二腔断面	TG 心基部短軸断面	ME 僧帽弁交連断面	ME 大動脈弁短軸断面
ME 大動脈弁長軸断面	TG 長軸断面	deep TG 長軸断面	ME 上下大静脈断面
ME 右室流入出路断面	TG 右室流入路断面	ME 上行大動脈短軸断面	ME 上行大動脈長軸断面
下行大動脈短軸断面	下行大動脈長軸断面	UE 大動脈弓部長軸断面	UE 大動脈弓部短軸断面

図 4-47　ASE/SCA ガイドラインによる TEE の 20 の基本断面（文献 1 を改変）
ME：mid esophageal　　TG：transgastric　　UE：upper esophageal

た．TEE においては，食道の走行と心臓の長軸は一致しない．基本的な胸郭内構造物と食道との位置関係を図 4-46 に示す．マルチプレーン探触子では，振動子の回転角度（走査角）が 30〜45°で心臓の短軸断面，135°で長軸断面が描出される．この走査角は，それぞれの患者における食道走行と心臓長軸方向の関係で違いがあるため，適正な断面設定は目的とする構造物または血流が最も明瞭に描出できる断面であるといえる．マルチプレーン探触子における基本断面については American Society of Echocardiography（ASE）と Society of Cardiovascular Anesthesiologists（SCA）による Task Force のガイドラインが提唱されており，心臓・大血管を総合的に観察する 20 の基本断面（図 4-47）として広く普及している[1]．

4．心機能評価

心ポンプ機能は，全体として心房，心室，弁機能の因子が存在し，心室においては，収縮機能のみならず

拡張機能も重要となる．心拍出量は1回拍出量と心拍数で規定され，1回拍出量は左室の前負荷，収縮能，後負荷の3つの因子に依存する．

a．前負荷，収縮能，後負荷の評価

左室の前負荷は，TEE においては左室中乳頭筋レベルの左室短軸像を描出して，左室拡張終期面積（LVEDA）が指標として有用である．前負荷は収縮前の心筋長を決定する負荷を意味するため，圧データよりも容積や面積がより直接的な指標となる．肺動脈カテーテルより得られる PCWP が前負荷の指標となるためには，拡張期の圧・容量関係が一定である必要があり，心筋虚血時や体外循環前後など圧・容量関係が著しく変化する場合に指標とするには困難である．

左室の収縮能 contractility は，前負荷，後負荷に影響されない指標であるが，臨床的には通常，駆出率 ejection fraction で代用している．駆出率は EF＝(LVEDV－LVESV)/LVEDV の式より算出するが，TEE においては面積駆出率 area EF (FAC)＝(LVEDA－LVESA)/LVEDA が多用される．拡張終期面積（EDA）は心電図の R 波のピーク，収縮終期面積（ESA）は面積が最小となる時点となる．生理的に心基部（40％）から心尖部（60％）にかけて収縮率は増大する．中乳頭筋レベルの面積駆出率は正常値で 50％程度で，他の方法でえられた駆出率とよい相関を示すと

表4-9 エコー所見による低血圧の原因鑑別

	EDA	ESA	FAC
前負荷低下	縮小	縮小	通常増加
収縮能低下	通常拡大	通常拡大	低下
後負荷低下	適度	縮小	増加

EDA: end-diastolic area　　ESA: end-systolic area
FAC: fractional area change

報告されている．

左室の後負荷は，左室収縮期の圧以外に収縮終期の左室容積や左室壁厚に影響される．後負荷の指標となる左室収縮終期壁応力（LV end-systolic wall stress）は
LV end-systolic wall stress＝0.334×収縮期血圧×左室収縮終期径／［左室収縮終期壁厚×(1＋左室収縮終期壁厚/左室収縮終期径)］
で表される．

心エコー所見のみから後負荷の変化を得ることはできないが，低血圧の原因が後負荷の低下に基づいているという判断は可能となる．

低血圧の原因が前負荷，収縮能，後負荷といずれの因子に基づいているかを鑑別するための方法を表 4-9 にまとめた．

b．拡張能評価

心不全徴候のある患者のうち，1/3 において収縮能

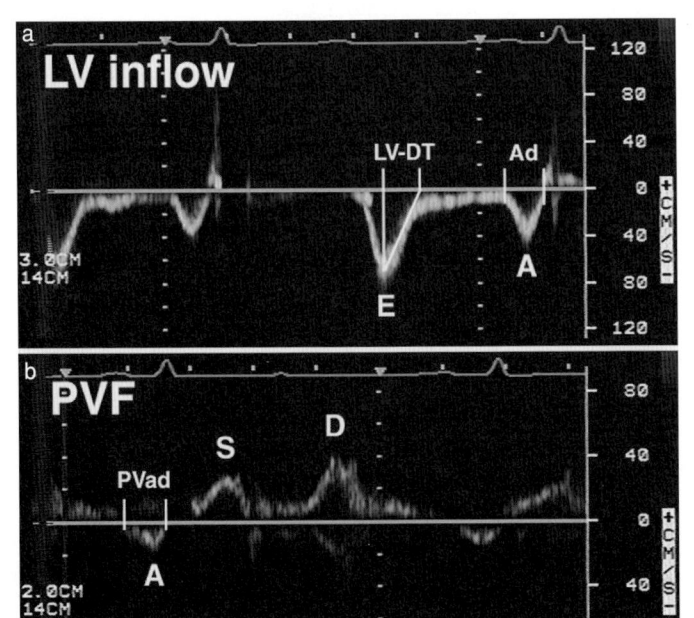

図4-48 TEE による左室流入血流速波形（a）と肺静脈血流速波形（b）の測定項目

拡張早期波最大血流（E 波）67 cm/s，心房収縮期波最大血流（A 波）35 cm/s，E/A 比 1.9，拡張早期波の減速時間（LV-DT）129 msec，A 波持続時間（Ad）120 msec.

S 波 25 cm/s，D 波 34 cm/s，S/D 比 0.74，PVA 波－12.7 cm/s，PVA 波の持続時間（PVad）140 msec.

表 4-10　左室流入血流速波形と肺静脈血流速波形の各指標による拡張不全の分類

	normal	abnormal relaxation	pseudonormal	restrictive
E/A	>1	<1	1〜2	>2
LV-DT（msec）	160〜240	>240	160〜200	<160
S/D	≧1	>1	<1	<1
PVad－Ad	<0	<0	>0	<0
PVA（cm/sec）	>−35	>−40	<−35	<−25

（山室　淳．心エコー 2000；1：11）

は正常で，拡張能障害が原因と考えられている．ドプラー法による左室拡張能評価は左室流入血流速波形・肺静脈血流速波形の双方を観察することによりなされる（図 4-48）．

1）左室流入血流速波形 left ventricular inflow（LV inflow）

左室の長軸像を描出し，サンプルボリュームを拡張早期の僧帽弁尖の先端部に設定して，パルスドプラー法にて血流速波形を得る．測定項目は，拡張早期波（E 波）の最大流速，心房収縮期波（A 波）の最大流速，E 波の減速時間（LV-DT），A 波の持続時間（Ad）である．

波形は normal, abnormal relaxation, restrictive の 3 つのパターンに分類される．Abnormal relaxation パターンは左房圧上昇を伴わない左室肥大の患者や冠動脈疾患の患者で観察される．前負荷軽減時にもこのパターンを示す．Restrictive パターンは左室拡張不全が進行して左房圧が上昇してくると認められる．収縮性心膜炎，拘束型心筋症，広範囲心筋梗塞などで拘束性変化が生じると restrictive パターンとなる．Abnormal relaxation パターンから restrictive パターンへの移行期には左室流入血流速波形の偽正常化（pseudonormalization）が認められる（表 4-10）．

2）肺静脈血流速波形 pulmonary venous flow（PVF）

肺静脈血流速とドプラービームが平行になるように，画像を描出する．マルチプレーン TEE では，右肺静脈では 70〜80°，左肺静脈では 100〜110°付近で良好な画像が得られる．サンプルボリュームは肺静脈開口部より 0.5〜1.0 cm 内方に設定する．測定項目は収縮期順行性血流（S 波）の最高血流速，拡張期順行性血流（D 波）の最高血流速，心房収縮期逆行性血流（PVA 波）の最高血流速と持続時間（PVad）である．

5．エコーによる定量評価

a．エコー計測の注意点

1）M モード法や断層法において

心内膜や心外膜は超音波上ある程度の厚みをもった境界となる．境界は超音波プローベに近い点である leading edge を用い，前後壁とも leading to leading で

表 4-11　各心内圧を計測するための血流波形と計算式

心内圧	用いる血流波形	計算式
左房圧	MR 最大血流速度	収縮期血圧−4×(MR 最大血流速度)^2
左室拡張終期圧	AR 拡張終期速度	拡張期血圧−4×(AR 拡張終期速度)^2
右室収縮期圧（肺動脈収縮期圧）	TR 最大血流速度	右房圧+4×(TR 最大血流速度)^2
肺動脈拡張期圧	PR 拡張終期速度	右房圧+4×(PR 拡張終期速度)^2
平均肺動脈圧	PR 最大血流速度	右房圧+4×(PR 最大血流速度)^2
左房圧	PFO 血流速度	右房圧+4×(PFO 血流速度)^2

MR：mitral regurgitation　　AR：aortic regurgitation　　TR：tricuspid regurgitation
PR：pulmonic regurgitation　　PFO：patent foramen ovale

表 4-12 循環指標の測定における肺動脈カテーテルと TEE の比較

項目	肺動脈カテーテル	TEE
肺動脈圧	先端ポートにて収縮期圧，拡張期圧が計測できる	三尖弁逆流波形の最大血流速度を計測して，簡易 Bernoulli 式より右室収縮期圧，肺動脈収縮期圧を算出
肺動脈楔入圧	バルーン閉塞させ，先端ポートから計測	肺動脈弁逆流波形の拡張終期流速を計測して，簡易 Bernoulli 式より肺動脈拡張期圧を算出，肺動脈楔入圧を推定
左房圧	計測できず	僧帽弁逆流波形の最大血流速度を計測して，簡易 Bernoulli 式より左房圧を推定
心拍出量	熱希釈法により測定	大動脈弁血流の時間速度積分値と大動脈弁口面積から 1 回拍出量を算出
左室前負荷	肺動脈楔入圧より判断	LVEDA から判断
右室前負荷	中心静脈圧にて判断，右室 1 回拍出量を測定できるカテーテルがあり RVEDV を算出	RVEDA から判断（右室は三日月形で詳細な判断は困難）
心筋虚血の検出	肺動脈楔入圧の上昇から判断できるが，感度は低い	局所壁運動異常から心筋虚血を検出，感度，特異度とも高い
混合静脈血酸素飽和度	近赤外線を用いて持続モニター可能	測定できず

LVEDA: left ventricular end-diastolic area　　RVEDA: right ventricular end-diastolic area　　RVEDV: right ventricular end-diastolic volume

計測する．

2）ドプラー法

波形の計測において，パルスドプラー法では流速波形の最も濃い部分，すなわち最頻値（modal velocity）を用いる．連続波ドプラー法の場合には流速波形の外側部分である最大値を用いる．

b．心内圧の測定

簡易 Bernoulli の式から求めた圧較差を用いてそれぞれの心内圧を計測できる（表 4-11）．簡易 Bernoulli の式は

$$\Delta P = 4 V^2$$

　　ΔP：圧較差（mmHg），V：最大血流速度（m/sec）

c．1 回拍出量および心拍出量

1 回拍出量（ml）
　　　＝時間速度積分値（cm）×断面積（cm^2）

心拍出量＝1 回拍出量×心拍数

TEE では，ドプラー法を用いて計測する方法として，肺動脈主幹部，僧帽弁輪部，大動脈弁下の左室流出路が用いられる．このほかに，経胃長軸像における大動脈弁での血流速度と大動脈弁短軸像における大動脈弁口面積（三角形の面積）を用いた Perrino らの方法

が容易に実施できかつ精度が高い[2]．

d．TEE と肺動脈カテーテル

TEE で得られる情報と肺動脈カテーテルで得られる情報は本質的には性質が異なる．肺動脈カテーテルは一度挿入すれば，その計測値は持続的に得ることができるのが特徴である．一方，TEE では容易に持続的な計測値は得られないが，肺動脈カテーテルでは得られない形態や機能に関する多くの情報を得ることができる．また，TEE では肺動脈カテーテルで得られる測定値を表 4-12 のように計測することが可能である．

6．心筋虚血

心筋が虚血になると心筋収縮が低下または消失する現象をとらえて，エコーにおける心筋虚血の検出の基本としている．この現象は，心筋のある一部において認められるために局所壁運動異常といわれる．心筋梗塞後などの心筋ではもともと局所壁運動異常が存在するために，心筋虚血の検出では新たに生じたいわゆる新規局所壁運動異常が重要になる．

a．局所壁運動異常の評価法

局所壁運動異常の評価では，基本的に収縮期に心内

表 4-13 TEEによる局所壁運動異常を重症度評価するための基準

score		radial shortening	wall thickening
1	normal	>30%	♯ (30〜50%)
2	mild hypokinesis	10〜30%	♯ (30〜50%)
3	severe hypokinesis	<10%	+ (<30%)
4	akinesis	absent	<10%
5	dyskinesis	outward bulging	systolic thinning

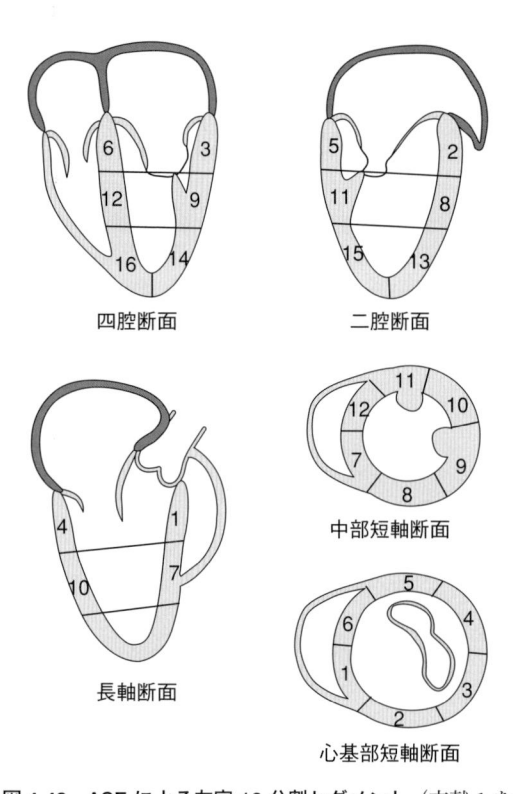

図 4-49 ASEによる左室16分割セグメント（文献1を改変）

basal segments
 1：basal anteroseptal
 2：basal anterior
 3：basal lateral
 4：basal posterior
 5：basal inferior
 6：basal septal

mid segments
 7：mid anteroseptal
 8：mid anterior
 9：mid lateral
 10：mid posterior
 11：mid inferior
 12：mid septal

apical segments
 13：apical anterior
 14：apical lateral
 15：apical inferior
 16：apical septal

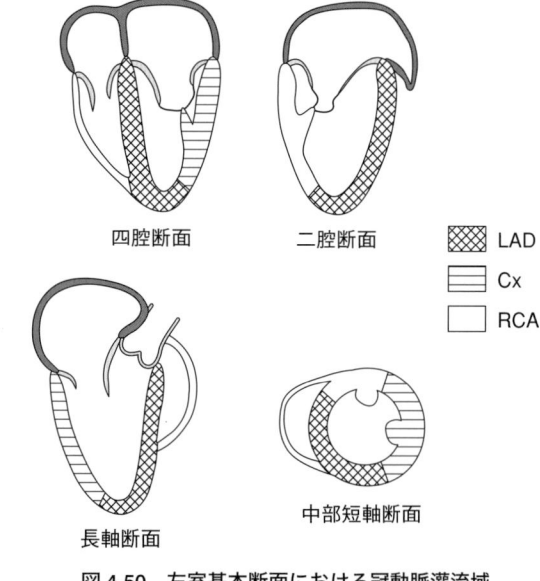

図 4-50 左室基本断面における冠動脈灌流域
（文献1を改変）

LAD：left anterior descending CX：circumflex
RCA：right coronary artery

膜が内方に移動すること (radial shortening) と収縮期に心筋壁が厚くなること (systolic wall thickening) に注目する．TEEでは壁運動異常の評価を5段階ですることが多く，5段階中2段階以上の悪化を有意としている（表4-13）．

b．心筋虚血を検出するための断面像

従来から，左室短軸中乳頭筋レベル断層図は冠動脈3分枝の支配領域を含んでいるために局所壁運動異常を検出するために最適な断面像であると考えられている．しかしながら，この断面では心基部や心尖部の心筋虚血は評価できない．Multiplaneプローベの普及によって，ASE/SCAの左室の16分画（図4-49）が提唱され，経食道断層図と経胃断層図からなる複数の断面

を観察することにより，左室全体の総合的評価が可能となる．それぞれの断面像における冠灌流領域の支配（図4-50）を理解しておくことは重要である．

c．他の心筋虚血検出法との比較

壁運動異常は動物実験やangioplastyの際の研究において，心電図変化より早期の徴候として出現することが証明されている[3]．また，肺動脈カテーテルによる肺動脈楔入圧の上昇は有用な指標とはいいがたい[4]．

d．壁運動異常を評価する際の注意点

1）心室中隔は心筋虚血以外の原因で非協調性の壁運動異常をきたすことがあり，次のような現象に注意する．①左脚ブロック，②心室ペーシング，③右心不全，④人工心肺後．このような現象では収縮期壁厚の増加は保たれる．
2）実際のエコー図では，多重反射，音響陰影，ラテラルシャドウなどのアーチファクトの影響で，すべての心内膜や心外膜を同定できない状況に遭遇する．多断面で評価することがその解決につながるが，壁運動異常を検出するために次のような変化に注目するとよい．
①心内構造物の動きに注目：左室短軸像において，正常に収縮している場合には前乳頭筋と後乳頭筋は収縮期に近づくが，収縮が低下するとそれぞれの乳頭筋の距離が収縮期に変化しなくなる．
②心内膜のくびれ curvature に注目：左室短軸像において，壁運動異常が生じていない場合には収縮終期の心内膜は正円形であるが，壁運動異常のある領域がある場合には収縮終期に正円形にならず，正常と異常の境界でくびれが生じる（図4-51A）．

7．大動脈の性状を評価する

TEEでは，上行大動脈，弓部大動脈，下行大動脈，腹部大動脈（腎動脈起始部付近まで）が描出できる．その中で上行大動脈の遠位部，弓部大動脈の近位部は食道前面に気管や気管支が位置するためにうまく描出できない blind zone が存在する．

1）上行大動脈

上行大動脈の観察では，まず大動脈弁の短軸断面を描出する．この時の走査角は約30〜60°であるが，そのままの状態でゆっくりとプローベを引き抜いてくると上行大動脈の短軸断面が描出される．正確な短軸断面はより遠位を観察するにつれて走査角は0°に近づく．5cm程引き抜くと blind zone に達して画像が得られなくなる．上行大動脈長軸断面は走査角を短軸断面と直交する断面にすることで描出される．右肺動脈を acoustic window としての長軸断面の方がより遠位の上行大動脈が観察できる．

2）弓部大動脈

走査角0°で食道中部の心臓が観察できる断面からプローベを背側に回転させると下行大動脈短軸断面が得られる．これからプローベを引いてくる（時計方向に回転させながら大動脈を画面上にとどめる）と大動脈弓部長軸断面が描出される．走査角を90°とすると正円形の弓部大動脈の短軸断面が得られる．

大動脈弓部の分枝は大動脈弓部長軸断面からプローベをやや引き抜いた状態にて画面の左下から腕頭動脈，左総頚動脈，左鎖骨下動脈が短軸像として描出できる場合がある．また，弓部短軸断面を遠位側から中枢側へプローベを回転させることにより，左鎖骨下動脈，左総頚動脈，腕頭動脈（描出は非常に困難）を長軸像として観察できる．

3）下行大動脈

プローベを背側に回転させて，下行大動脈短軸断面を描出する．長軸断面は走査角を直交させて観察する．

A. curvature（endocardium）

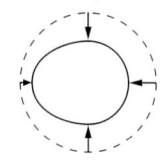

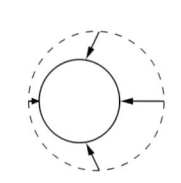

B. wall thickening（myocardium）
end-diastole
end-systole
hypokinesis　　　cardiac shift

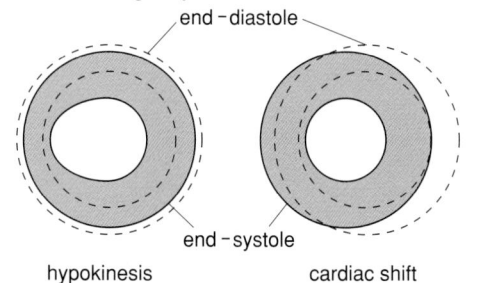

図4-51　左室局所壁運動異常と心臓の移動の鑑別
A．心内膜のくびれ curvature とB．収縮期壁厚増加 systolic wall thickening による評価法

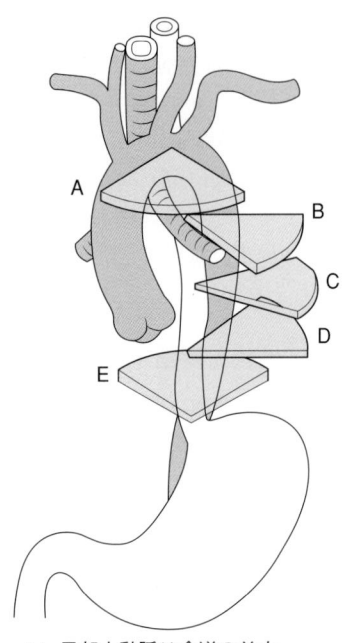

下行大動脈は，食道に沿って走行するが，位置関係は食道の左後方から後方へとねじれるように変化するので，プローベを反時計方向に回転させながらプローベをすすめて大動脈を画面上にとどめるように観察する（図 4-52）．

4）腹部大動脈

さらにプローベを胃中にいれると，大動脈は探触子から離れていく．プローベに前屈をかけながら大動脈に接するようにプローベを進めると，大動脈から分枝する腹腔動脈，上腸間膜動脈が描出される．症例によっては，さらに進めたところで左右の腎動脈が描出されるが，抵抗がある場合には無理をしない注意が必要である（図 4-53）．

動脈硬化性病変の観察

大動脈の性状を観察するために診断深度を 6〜8 cm とする．超音波において正常大動脈は内膜と外膜が高い輝度として描出され，その間に薄い透亮像が観察される．内膜側からその透亮像までの厚みは，内膜と中膜が含まれた intimal-medial thickness といわれるが，エコー上はこの厚みで内膜の肥厚を診断する．

大動脈の動脈硬化性病変は，厚み，形状，内腔への

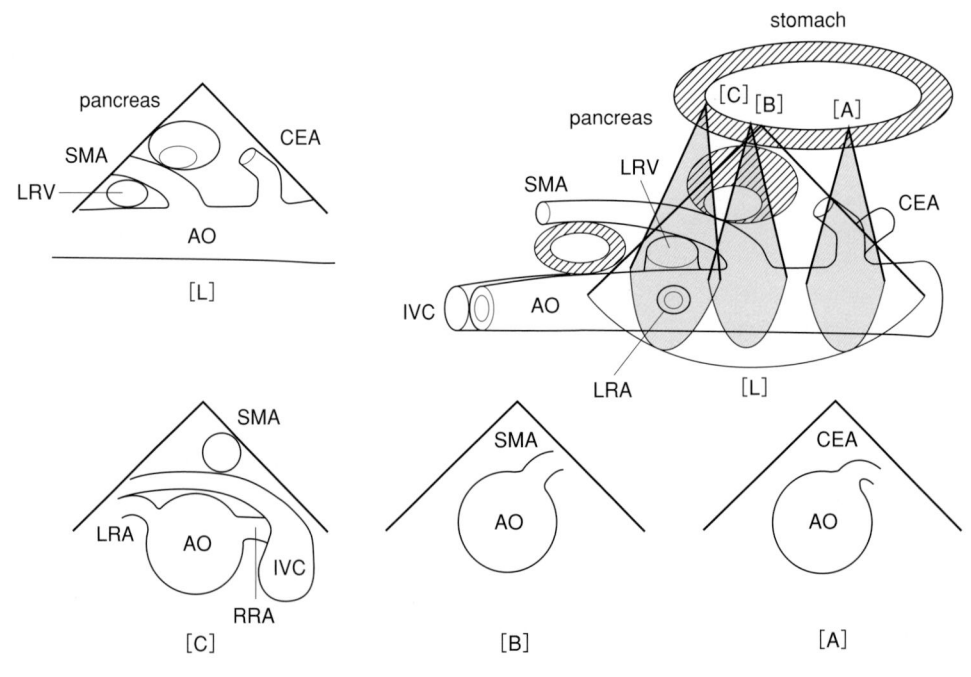

A：弓部大動脈は食道の前方
B：上部下行大動脈は食道の左前方
C：中部下行大動脈は食道の左側方
D：下部下行大動脈は食道の左後方
E：腹部大動脈は食道/胃の後方

図 4-52　弓部〜下行大動脈の食道・胃との関係

図 4-53　腹部大動脈 4 分枝の TEE での描出法
（渡橋和政．経食道心エコー法マニュアル．東京：南江堂；2000．p.112 より抜粋）

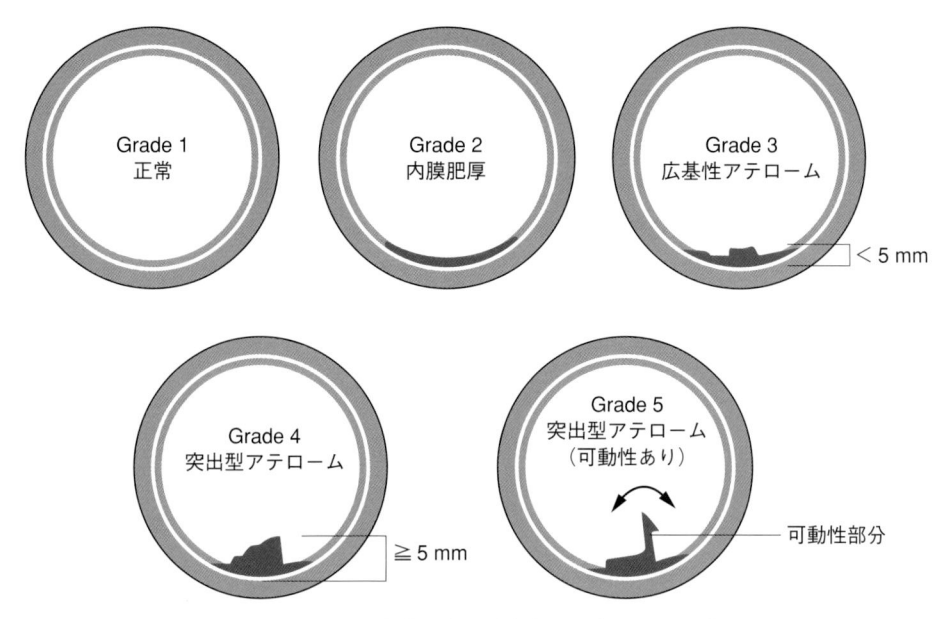

図 4-54 動脈硬化性病変の重症度分類（Katz の分類）

突出度，可動性，石灰化の有無など多様な病変が存在する．Katz らは内膜肥厚やアテロームを重症度分類（図 4-54）し，大動脈弓部の可動性のあるアテロームが人工心肺使用手術において術後脳梗塞の大きな危険因子であることを喚起した[5]．その後の研究で臨床経過や病理学的診断から，この可動性部分はアテロームに付着している血栓であると考えられている[6]．その他，潰瘍を形成している，石灰化を伴わないプラークが危険因子と考えられている．上行大動脈については，中央から遠位側のアテロームは TEE によって充分診断できないので，epiaortic エコーによる観察が必要である．その上行大動脈においては，石灰化病変は大きな危険因子にならず，内膜の肥厚（0.5 mm 以上）の広がりが大きな病変や上行大動脈の中央 1/3 の外側に存在する病変が術後脳梗塞の危険性が高いと報告されている[7]．

8．弁の評価（表 4-14）

マルチプレーン TEE においては，肺動脈弁以外は短軸像の評価が可能で，長軸像はすべての弁で評価可能である．またそれぞれの弁の流入または流出の血流速波形も測定可能である．

a．大動脈弁の評価

大動脈弁の形態を観察する像は大動脈弁の短軸断面と長軸断面がある．大動脈弁短軸像ではそれぞれ 3 つの弁尖の形態や開閉状態が観察できる．一方，大動脈弁長軸像では，弁輪径や sinotubular junction 径の計測に有用である．

大動脈弁逆流は，大動脈弁長軸断面にて逆流ジェットの幅/左室流出路径にて重症度を評価する方法が簡便で信頼性が高い（図 4-55a）[8]．逆流ジェットが左室流出路壁を沿うような形の場合には過小評価してしまう．

大動脈弁狭窄は，大動脈弁短軸断面（交連部が均等に描出できる角度）で弁口の内縁をトレースして面積を計測する（図 4-55b）．プローベの深さを微妙に調整して最小面積となる部位を採用する．高度な石灰化がある場合には音響陰影，サイドローブなどにて正確なトレースが困難となる[9]．狭窄の重症度は，大動脈弁上の最高血流速度から簡易 Bernoulli 式より圧較差としても表現できる．TEE では，超音波ビームと血流がなるべく平行となる経胃左室長軸断面や深部経胃長軸断面で計測できる．しかしながら，この最高血流速度や心臓カテーテルによる Gorlin 法は，大動脈弁を通過する血流量の影響をうけるために心機能が著しく低下した場合には，トレース法の方が正確であると考えられる[10]．

表 4-14 大動脈弁，僧帽弁疾患における代表的な重症度評価の方法 （図 4-55 参照）

	trivial	mild	moderate	severe
aortic valve				
AR（大動脈弁閉鎖不全）				
Jet 幅/LVOT 径	1〜24%	25〜46%	47〜64%	≧65%
AS（大動脈弁狭窄）				
弁口面積		mild	moderate	severe
（正常 2.6〜3.5 cm^2）		1.2〜2.5	0.75〜1.2	<0.75
mitral valve				
MR（僧帽弁閉鎖不全）	trivial	mild	moderate	severe
jet 面積（cm^2）	1〜2	2〜4	4〜8	≧8
vena contracta の幅（mm）	<2	<4	4〜5	>5
MS（僧帽弁狭窄）				
弁口面積	trivial	mild	moderate	severe
（正常 4〜6 cm^2）	2.5	1.4〜2.5	1.0〜1.4	<1.0

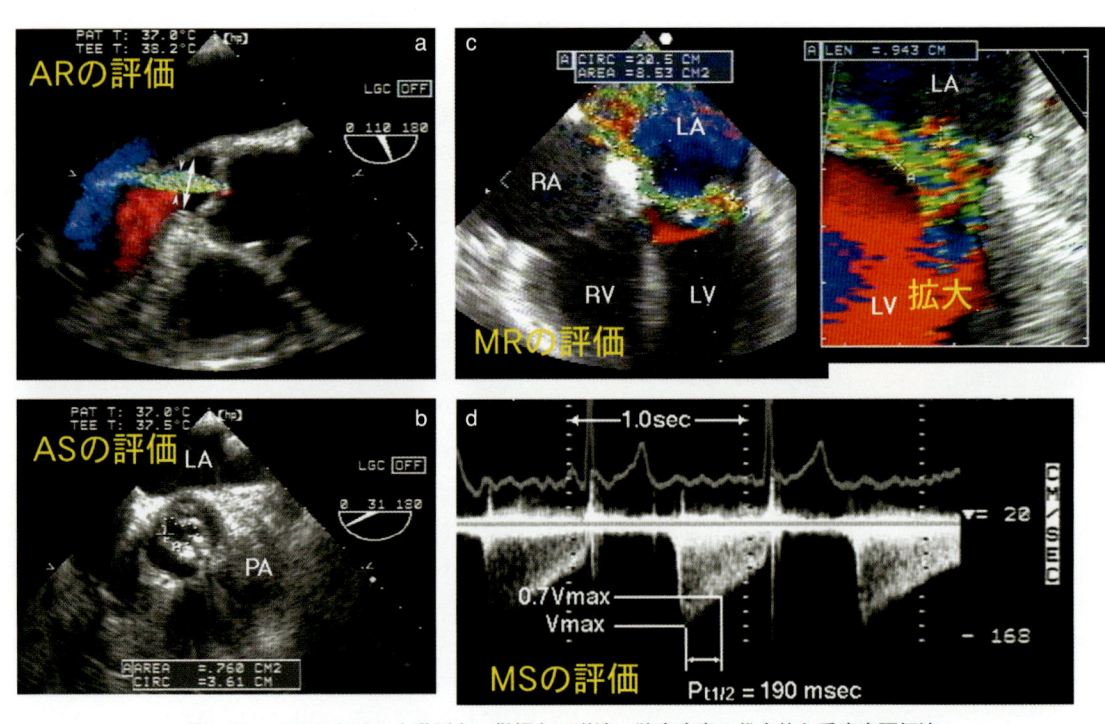

図 4-55 TEE における大動脈弁，僧帽弁の逆流・狭窄疾患の代表的な重症度評価法

b．僧帽弁の評価

僧帽弁は比較的大きい前尖と 3 つの scallop に分かれる後尖からなる．僧帽弁の観察では，①弁の形態（肥厚，疣贅），②弁葉の動き（逸脱，過剰，正常，制限），③接合状態，④弁輪部の形態（硬化，弁輪径），⑤腱索や乳頭筋などの弁下組織の形態（短縮，延長，断裂，石灰化）に注意する．僧帽弁を評価するためには，複数の断面像から立体的に病変をとらえることが重要である．図 4-56 は，基本的な断面が僧帽弁のどの部位を観察しているかを理解する上で重要である．

僧帽弁逆流が生じる病的因子は，①弁葉，②弁輪，③腱索，④乳頭筋，⑤心室壁の 5 つと考えられる．そ

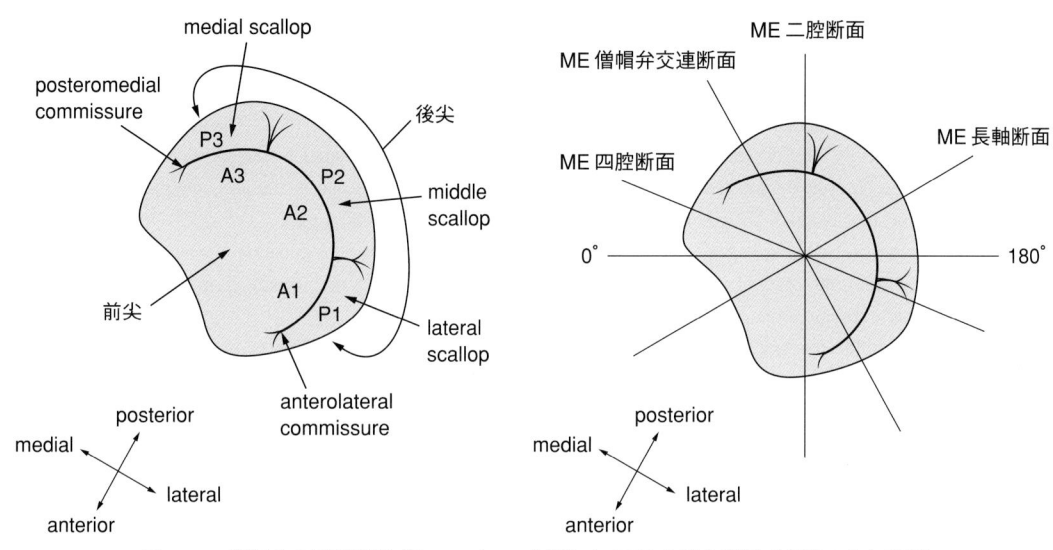

図 4-56 僧帽弁の局所解剖（Carpentier の分類）と TEE の基本断面（文献 1 より改変）
左図は後尖を前方から P1 (anterolateral)，P2 (middle)，P3 (posteromedial) の 3 つの scallop 成分に分け，それに対応するように前尖も 3 分割して表示している．右図は TEE の基本断面によってどのように観察されるかを示している．

表 4-15 ジェットの起始部，方向，弁葉の動きより判断される僧帽弁逆流の病態

ジェット起始部	ジェット方向	弁葉の動き		
		過剰	制限	正常
弁接合部	前方	後尖逸脱/flail		
	後方	前尖逸脱/flail	後尖可動制限	弁輪拡大
	中心性	両尖逸脱	両尖可動制限	弁輪拡大
交連部		交連部腱索/乳頭筋断裂		
弁葉				弁穿孔

れぞれを観察することで多くの場合にその病的原因を判断できる．また，逆流ジェットの起始部，方向さらに弁葉の動きによって，病変の同定が容易になる（表 4-15）．

僧帽弁逆流の重症度評価は，逆流ジェットの最大面積または逆流ジェット起始部の幅による方法が簡便で信頼性が高い（図 4-55c）[11]．

僧帽弁狭窄は，左室流入血流波形から求められる pressure half-time 法が頻用される．圧較差が半分になるまでの時間（$Pt_{1/2}$）（V_{max} の $1/\sqrt{2} \fallingdotseq 70\%$ 流速がポイントとなる（図 4-55d））を求め，

僧帽弁口面積（cm^2）＝$220/Pt_{1/2}$（ms）

で計算される．

c．三尖弁の評価

三尖弁は，前尖，後尖，中隔尖からなり，中隔尖は右方で心室中隔に付着している．この中隔尖は僧帽弁前尖の付着部より数 mm 心尖部寄りに付着している．三尖弁を観察する断面は大きく分けて，経食道断面（四腔断面，右室流入流出路断面）と経胃断面（右室流入路断面，三尖弁短軸断面）がある．三尖弁逆流はリウマチ熱，感染性心内膜炎，外傷，Ebstein 奇形，心内膜床欠損などで生じることがあるが，その頻度は稀である．多くの場合，左心系の疾患による 2 次的な三尖弁逆流である．三尖弁輪拡大や肺高血圧を評価する必要がある．三尖弁逆流の重症度はカラードプラーによる逆流ジェットの到達距離や面積にて評価する方法がよく用いられる．

■文献

1) Shanewise JS, et al. ASE/SCA guidelines for performing a comprehensive intraoperative multiplane transesophageal echocardiography examination: Recommendations of the American Society of Echocardiography Council for intraoperative echocardiography and the Society of Cardiovascular Anesthesiologists Task Force for certification in perioperative transesophageal echocardiography. Anesth Analg 1999; 89: 870-84.
2) Perrino AC Jr, et al. Intraoperative determination of cardiac output using multiplane transesophageal echocardiography: a comparison to thermodilution. Anesthesiology 1998; 89: 350-7.
3) Wohlgelernter D, et al. Silent ischemia during coronary occlusion produced by balloon inflation: Relation to regional myocardial dysfunction. J Am Coll Cardiol 1987; 10: 491.
4) van Daele MERM, et al. Do changes in pulmonary capillary wedge pressure adequately reflect myocardial ischemia during anesthesia? Circulation 1990; 81: 865.
5) Katz ES, et al. Protruding aortic atheromas predict stroke in elderly patients undergoing cardiopulmonary bypass: experience with intraoperative transesophageal echocardiography. J Am Coll Cardiol 1992; 20: 70-7.
6) Vaduganathan P, et al. Pathologic correlates of aortic plaques, thrombi and mobile "aortic debris" imaged in vivo with transesophageal echocardiography. J Am Coll Cardiol 1997; 30: 357-63.
7) van der Liden J, et al. Postoperative stroke in cardiac surgery is related to the location and extent of atherosclerotic disease in the ascending aorta. J Am Coll Cardiol 2001; 38: 131-5.
8) Perry G, et al. Evaluation of aortic insufficiency by Doppler color flow mapping. J Am Coll Cardiol 1987; 9: 952-9.
9) Tardif JC, et al. Effects of variations in flow on aortic valve area in aortic stenosis based on in vivo planimetry of aortic valve area by multiplane transesophageal echocardiography. Am J Cardiol 1995; 76: 193-8.
10) Tardif JC, et al. Simultaneous determination of aortic valve area by the Gorlin formula and by transesophageal echocardiography under different transvalvular flow conditions: evidence that anatomic aortic valve area does not change with variations in flow in aortic stenosis. J Am Coll Cardiol 1997; 29: 1296-302.
11) Grayburn PA, et al. Multiplane transesophageal echocardiopgraphic assessment of mitral regurgitation by Doppler color flow mapping of the vena contracta. Am J Cardiol 1994; 74: 912-7.

〔小出康弘〕

G. 経食道心エコー法

2. 成　人

1. 大動脈疾患

a. 大動脈解離

TEE の大動脈解離における診断能力は MRI や spiral CT と比較しても遜色がない．手術室においては，TEE の診断能力が充分に発揮できれば，良好な術中経過となり，合併症を避けることができる．手術中の判断の遅れが重篤な合併症を引き起こす可能性が常に存在するので，手術を先取りする形で TEE モニターを活用するように心がける必要がある．

1）体外循環前

a）大動脈解離の診断

intimal flap の存在をみつける．大動脈内の線状アーチファクト（多重反射，サイドローブ）に注意する．偽腔への血流状態により intimal flap が踊るように動くこともあるが，血流が少ない場合には intimal flap がほとんど動かない場合もある．

b）解離の範囲

Stanford 分類　A：解離が上行大動脈を含むもの
　　　　　　　　B：解離が下行大動脈に限局しているもの

TEE では，胸部大動脈（一部 blind zone がある）と腹部大動脈の中枢側までという観察に限界が存在する．一般的に，Stanford A は緊急手術の適応となり，Stanford B は降圧療法を主とした保存的な治療をすることが多い．手術適応を決定するための上行大動脈の観察は充分に行うことができる．

c）エントリー部位

エントリーの好発部位は，①上行大動脈近位部，②腕頭動脈起始部対側の小弯側，③左鎖骨下動脈起始部のやや遠位側である．エントリーが多数認められる症例もあるので注意深い観察が必要である．

d）心タンポナーデの有無（6．心膜疾患の項，176頁参照）

急性大動脈解離で外膜側に亀裂が入り，心膜内に出血することにより生じる．心膜液は echo-free space として描出される．心タンポナーデは心膜液貯留のために心臓が充分拡張できずに循環動態の異常をきたす病態である．麻酔管理に難渋するので，早期に解除することが望ましい．

e）大動脈弁逆流

大動脈解離による大動脈弁逆流のメカニズムは次の通りである．

①解離が大動脈基部まで進展して洞接合部または弁輪が拡大する．
②近位大動脈に非対称な解離が生じ，弁輪部がゆがむことにより弁尖の接合不全が起こる．
③解離によるフラップが左室流出路内に陥入する．

中等度以上の大動脈弁逆流であっても，②や③が原因の場合には弁置換術をしなくても大動脈弁逆流が改善することが多い．

f）分枝動脈の解離・血流の評価

①冠動脈

冠動脈の解離・血流低下は心筋虚血をもたらす．まず，左右冠動脈起始部と解離腔との関係を観察する．起始部より近位にまで解離が及ぶ症例では，冠動脈再建術の追加が必要となる場合がある．TEE では冠動脈近位部の観察は可能であるので，断層図やドプラ法にて解離や血流を確認する．同時に局所壁運動異常なども確認する．

②弓部3分枝（腕頭動脈，左総頸動脈，左鎖骨下動脈）

弓部3分枝の解離・血流低下は脳梗塞の原因となる．TEE による弓部の観察よりもプローベをやや引いた位置にて3分枝が描出できる．短軸像と長軸像双方で確認することが診断の向上につながるが，うまく描出できないこともある．胸骨上縁アプローチの体表エコーや頸動脈エコーで確認する方法もよい．

③腹部4分枝（腹腔動脈，上腸間膜動脈，左右腎動脈）

腹部4分枝の解離・血流低下は腸管虚血，腎不全をもたらす．TEE にて腎動脈の評価はかならずしも容易ではないが，腎実質を描出してパワードプラー法を用いて血流の有無を確認できる．

2）体外循環準備〜開始
a）送血路の選択

急性大動脈解離手術における送血路の選択は大きな問題である．送血路は大腿動脈，腋窩動脈，鎖骨下動脈，経心尖部上行大動脈送血の選択がある．従来は大腿動脈送血が多く行われていたが，この方法は，1）偽腔送血を起こす危険性があること，2）逆行性血流により下行大動脈内の debris を脳血管に吹き上げる危険性があること，3）血管内血流動態の変化によって大動脈分枝血管に虚血を起こす malperfusion の状態になる危険があることである．腋窩動脈は下行大動脈に対して順行性血流が得られるので，大腿動脈送血の危険を軽減することができる．また，完全な順行性血流を得るためには上行大動脈（経心尖部法）の選択法がある．

大腿動脈送血の場合には，①腹部大動脈や下行大動脈のプラークなどの病変，②送血開始直後に偽腔送血（具体的には下行大動脈で偽腔が拡大し，真腔が圧迫閉塞される状態）になっていないかを確認する，③腹部分枝への灌流障害はないか，を TEE にて確認する．

腋窩動脈または鎖骨下動脈送血の場合には，①弓部大動脈から鎖骨下動脈に狭窄・閉塞，遊離しやすいプラークの有無，②送血開始直後に弓部で真腔に流れるか，を TEE で確認する．

経心尖部上行大動脈送血では，①送血管が上行大動脈内にあるかの位置確認，②上行大動脈のプラークなどの病変を TEE にて確認する．

b）脱血管の挿入

脱血管は可能な限り右房より挿入するのがよいが，開胸により大動脈の破裂の恐れがある場合には，大腿静脈から PCPS 用脱血管が挿入される．この手技の際には TEE にて，①ガイドワイヤーが右房に出現するか，次に，②カテーテル先端が右房にあることを確認する．カテーテルの先端が下大静脈や上大静脈に位置する場合や心房中隔に先あたりする場合には脱血不良の原因となる．

3）体外循環離脱後

離脱時に新たな局所壁運動異常が生じていないかを確認する．冠動脈に解離が存在する場合や修復した解離腔に血腫が生じて冠動脈を圧迫している場合が考えられる．

置換していない偽腔の血栓形成の状態を観察する．偽腔が拡張して真腔が圧迫される所見がある場合には，エントリーの残存に注意をはらい，拡大手術の適応を考慮する必要がある．

b．大動脈ステントグラフト内挿術

胸部下行大動脈の瘤，解離，外傷性断裂に対して，従来の人工血管で置換する方法にかわって，ステントグラフトを留置する方法が開発されてきた．その経路は，開胸して経大動脈的に留置する方法と経大腿動脈もしくは経腸骨動脈的にシースカテーテルに充填したステントグラフトを押し出して留置する方法がある．

経大動脈的に行う方法では，下行大動脈内の様子がみえないために，TEE によるガイドが有用である．経大腿動脈的に行う方法では，X 線透視下に行われるが，透視では充分に判断できない大動脈内腔の所見や血流情報が TEE から得ることができる．

1）ステントグラフト挿入前の評価

大動脈径測定による至適グラフト径の決定，ステントグラフトを留置する部位の大動脈壁の性状の評価，エントリー部位の確認．

2）ステントグラフト挿入中のモニタリング

ガイドワイヤーやシースカテーテルが真腔に挿入されているかをチェック，シースカテーテルの先端位置の確認（瘤やエントリー部位との関係），挿入中の合併症の早期発見（図 4-57）．

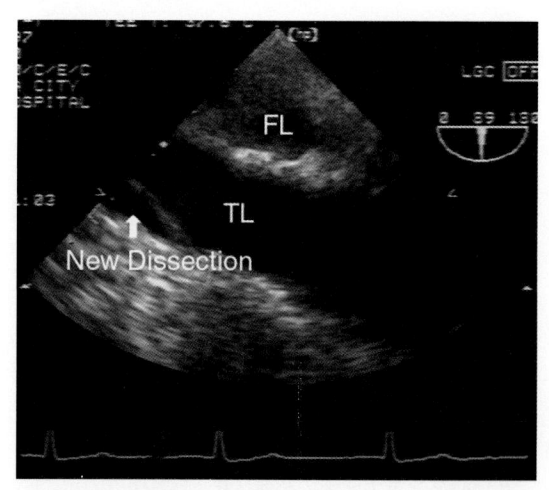

図 4-57　大動脈ステントグラフト術施行中に発生した新たな大動脈解離

腸骨動脈からガイドワイヤーを透視下にて操作しているときに生じ，TEE にて発見された．新たな解離腔内に明らかな血流は認められない．

TL: true lumen　　FL: false lumen

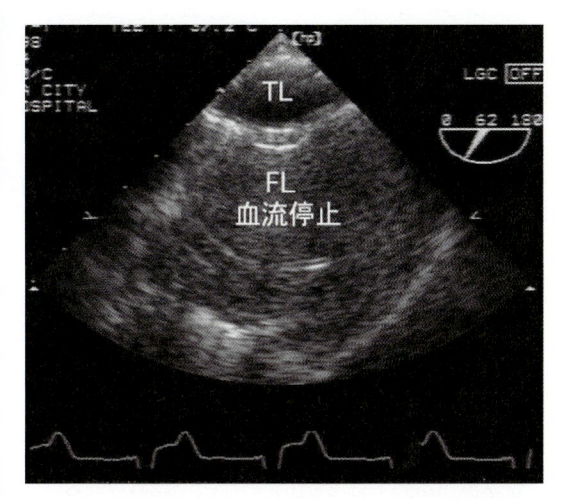

図4-58 ステントグラフトを挿入された後の解離性大動脈瘤

偽腔（FL）の内部は，エコー輝度が高くなり，モヤモヤエコーの流動性も消失して血流停止のパターンを認めた．
TL: true lumen　　FL: false lumen

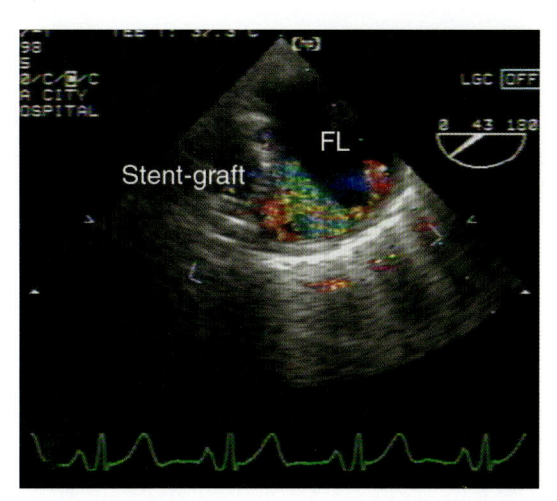

図4-59 ステントグラフトを挿入された後の解離性大動脈瘤

真腔にはステントグラフトが留置されている．偽腔内部はエコー輝度は高くなく，カラードプラー法にて endoleak のジェットが認められる．FL: false lumen

3）ステントグラフト挿入後の評価

グラフトと大動脈壁の密着が良好であるか，瘤内や偽腔の血流が消失したかを確認，瘤内や偽腔のもやもやエコーが血流停止所見となっているかを確認（図4-58），ステントグラフトの動揺性，endoleak の重症度とその原因検索（図4-59）．

2．CABG，OPCAB

a．CABG

CABG の際に心筋虚血のモニタリングの目的のみで TEE を使用することは，充分に活用しているとはいえない．心臓・大血管の全般的な把握と手術のタイミングにあわせた適切な評価が望まれる．まず，両心機能，壁運動異常，弁疾患の有無を観察する．次に，動脈硬化が進行している点を考慮して，大動脈のアテローマの観察は重要である．上行大動脈については epiaortic エコーにまかせるとして，弓部から下行大動脈のアテローマを観察する．IABP を装着するときには下行大動脈の所見は適応を判断する上で重要であり，挿入の際にはガイドをしながら適切な位置に留置するようにする．

体外循環後では心腔内空気の貯留状態をモニターして，適切な空気除去のガイド役をする．血胸や胸水の貯留は体外循環からの離脱を困難にすることがあるので，必ずチェックをする．体外循環からの離脱時には，左室短軸像を中心に前負荷の指標としながら，心機能や局所壁運動異常に注意していく．新規に局所壁運動異常が生じた場合には，周術期に心筋梗塞を起こす危険がきわめて高くなるので，迅速な対応が不可欠である．

体外循環離脱後に TEE を継続的にずっと観察していることはできないので，なにか異常を感じたときに TEE で壁運動などを観察することで，多くの場合対処可能である．

b．OPCAB

冠動脈再建術は，体外循環を使用しない off pump coronary artery bypass（OPCAB）が広く行われるようになってきた．初期には心臓前面の冠動脈の再建に限られていたが，現在では良好なスタビライザーの開発により心臓後面の回旋枝や右冠動脈末梢にもグラフト可能となり，多枝病変にも適応がある．高齢，腎機能障害，上行大動脈病変，脳血管障害，内頚動脈狭窄などリスクの高い症例が適応となっている．

TEE の観察の要点

①壁運動異常の検出

壁運動評価はスタビライザー装着などの影響で心室が変形するために評価が難しい．壁厚の変化に注目す

るとよい．また，心臓挙上をするために経胃断面は描出困難であることが多く，経食道断面で観察する方が良好である．吻合時の冠動脈遮断は，その冠動脈が閉塞してれば壁運動に異常は生じないが，狭窄の場合には側副血行の発達の状況によって，その遮断部位より末梢の灌流域では新たな壁運動異常が生じることがある．バイパス吻合後にこの領域の壁運動異常の改善が認められない場合には，吻合の問題や早期グラフト閉塞が考えられる．

②右室や左室の機能評価

心臓挙上により，右室または左室の容積に変化が生じることがある．適切な輸液管理の指標とする．また，心臓挙上によって左室や右室の流出路の圧迫が観察されることがある．

③弁の逆流評価

術中の弁逆流が悪化することがある．一つの原因は心筋虚血の進行による僧帽弁逆流の悪化である．またもう一つの原因は，心臓挙上による心室および僧帽弁輪の変形に伴う僧帽弁の逆流増大である．また，右室流出路狭窄，肺高血圧に伴う三尖弁の逆流増大が認められることがある．OPCABでは吻合中の循環維持は重要であるので，このような場合，体位や心臓挙上の方法について術者と協議して，極端な循環の悪化を生じないように配慮する．

3．弁疾患

a．僧帽弁形成術

1）僧帽弁形成術の適応

僧帽弁形成術の適応を考える上で，手術をする必要がある病変であるかということと弁形成術を施行して病変が改善できるかの2つの判断をする必要がある．僧帽弁形成術を単独で施行する対象は，主に逆流病変であり，その主たるものは変性疾患であり，その他にリウマチ性，感染性心内膜炎などがある．腱索が著しく短縮している症例や弁尖が肥厚している症例では形成術が不可能となる．僧帽弁形成術を他の心臓手術とあわせて施行する場合では，虚血性僧帽弁逆流や拡張型心筋症に伴う僧帽弁逆流が対象となる．逆流がmoderate以上が適応となる．

2）弁形成後の遺残逆流を評価

弁形成後の遺残逆流の評価については，弁尖からの逆流いわゆる接合部からのもれか，縫合部分のもれであるかをジェットの観察から鑑別する必要がある．接合部からの遺残逆流はmild程度は許容できる．リングを用いた弁輪形成術を施行した症例において，リングの外側から逆流ジェットが認められる場合には，縫合部分のもれである可能性が高いのでmildでも修復した方がよい．縫合部の遺残逆流は経時的に悪化する可能性が高い．

3）弁形成後の機能的狭窄

弁狭窄になっていないかを評価する．術直後の評価にはpressure half-time法は適当ではない．僧帽弁の平均圧較差にて評価し，6 mmHgで軽度，10 mmHg以上で高度狭窄と判断できる．

4）弁形成後の左室流出路狭窄

左室流出路狭窄は2〜10%の症例で認められる（図4-60）．左室流出路の圧較差を測定して重症度を評価す

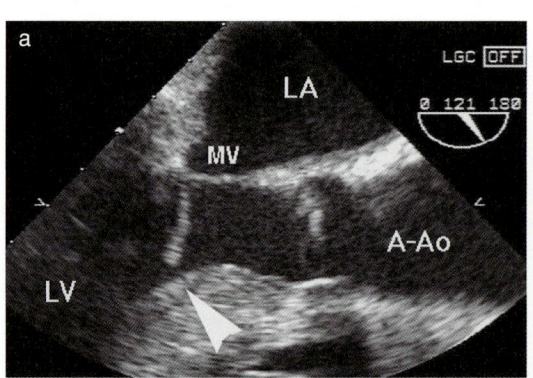

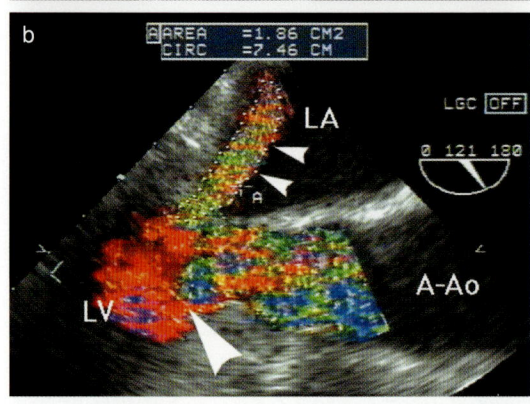

図4-60　僧帽弁（後尖）形成後の左室流出路狭窄を来した症例のTEE図

　aは僧帽弁前尖が収縮期に左室流出路に折り込まれるような形で入り込み，心室中隔との間で狭窄している．

　bはその狭窄部に一致して狭窄ジェットが認められ，左房内には後壁に沿うかたちで逆流ジェットが認められる．

LA：left atrium　　MV：mitral valve　　A-Ao：ascending aorta　　LV：left ventricle

る[1].

b．僧帽弁置換術
1）弁輪径の計測
経食道左室長軸断面と僧帽弁交連断面のほぼ直交する2つの断面にて僧帽弁輪径を計測する．

2）弁輪部・弁下部の評価
弁輪部ならびに弁下部の石灰化病変をよく観察する．弁輪部の石灰化は paravalvular leakage の原因，弁下部の石灰化は stuck valve の原因となることがある．

3）左房内血栓の有無
左房拡大例では，心房細動，左房内モヤモヤエコーを伴い，左房血栓が形成されることがある．特に，経胸壁エコーで診断困難な左心耳内血栓の観察は重要である．

4）置換後の弁機能評価
置換後に弁のディスクが正常に開閉しているかを確認する．機械弁においては可動しない状態 stuck valve に注意する．心機能が著しく低下した状態では，開放の制限，開放時間短縮，開放の不揃いが生じるのでその評価には注意が必要である．弁の leakage はリング外側から生じる paravalvular leakage とリング内側から生じる transvalvular leakage がある．paravalvular leakage は軽度でも異常所見である．transvalvular leakage は正常な弁でも認められるので，その重症度を評価して異常所見であるかを判断する．

c．大動脈弁形成術
1）大動脈弁とその周囲の形態を評価
術前評価として，弁尖の形態，逸脱部位，逆流が生じている部分をよく観察する．同時に，左室流出路，弁輪部，Valsalva 洞および sino-tubular junction 部位を観察して，径を計測する．逆流の原因，修復の方法をこれらの所見を参考に行う．

2）弁形成後の遺残逆流を評価
遺残逆流ジェットが左室流出路の壁に沿う形（eccentric jet）は弁形成が不良な所見である．中央から左室流出路の壁に沿わない形（central jet）で trivial 以下であれば良好な所見といえる．

d．大動脈弁置換術
1）弁輪径の測定
大動脈弁の弁輪径は，大動脈弁長軸断面にて収縮終期に計測する．装着する予定の大動脈弁のサイズの参考になる．

2）弁輪周囲の石灰化を観察
弁輪周囲の石灰化を取り残すと術後の paravalvular leakage の原因となるので，術前に石灰化の程度，部位を情報として外科医へ知らせる．

3）冠動脈起始部を確認
弁置換後の冠血流障害は大きな問題となる．術前に冠動脈起始部を観察して，弁輪からの距離を把握しておく．術後，体外循環離脱困難や局所壁運動異常が生じた場合には，冠血流に異常が生じていないかを確認する．

4）置換後の弁機能評価
体外循環離脱前に，機械弁では stuck valve, paravalvular leakage の有無，生体弁では異常な transvalvular leakage の有無を確認する．

e．三尖弁形成術
僧帽弁や大動脈弁手術の際に，三尖弁の形成が必要かどうかを術中 TEE にて判断を求められることがある．

1）弁輪径の測定
弁輪径が 30 mm 以上は弁輪形成術の適応がある．

2）逆流部位の同定
カラードプラー法にて，三尖弁逆流の重症度を評価する．Moderate 以上の場合に適応となる．

3）弁下組織の観察
経胃右室流入路断面にて，三尖弁の弁下組織（腱索，乳頭筋）の観察を行う．腱索が肥厚して短縮している場合には形成が困難となることがある．

4）形成後の逆流の観察
中隔尖と後尖の間を閉じる Kay 手術や弁輪全周を縫縮する De Vega 手術がある．重症例では ring を用いた縫縮術が確実である．形成後に逆流が軽減していることを確認する．

4．心筋症
心筋症の診断において超音波診断法は有用である．収縮機能や拡張機能の評価，心室肥大の形態，拡大している chamber などの所見から，心筋症は大きく3つのタイプに分類することができる．

1）肥大型心筋症
肥大型心筋症は収縮機能は正常であるが，拡張機能

は障害されており，左房や右房の拡大がみられる．左室肥大は，拡張終期の左室壁厚が 11 mm より厚い場合に診断される．高血圧による心肥大は求心性に肥大してほぼ均等であるが，肥大型心筋症は心室中隔の壁厚と後壁の壁厚との比が 1.3 以上ある非対称性心室中隔肥大の特徴を示すことが多い．また，肥大型心筋症では左室流出路狭窄（安静時圧較差 30 mmHg 以上）をきたす症例があることがもう一つの特徴である．

さらにこの左室流出路狭窄は dynamic に変化することが特徴である．周術期は前負荷，収縮機能，後負荷が大きくまた急激に変化する時期であるので，周術期に極端に悪化したり，平常時には症状や診断がなされていなくとも，形態的に非対称性に肥大がある場合に左室流出路狭窄をきたすことがある[2]．

2）拡張型心筋症

拡張型心筋症は，心房・心室ともに拡大がみられ，心室の収縮機能の低下がみられる．拡張機能の低下も認められることが多い．二次的な房室弁の逆流が高率に認められる．心室内（特に心尖部）に血栓形成が認められることがある．

3）拘束型心筋症

拘束型心筋症は，左室収縮機能は正常で，拡張機能に障害を認める．左房，右房の拡大が認められる．求心性の左室肥大が認められる．拘束型心筋症の原因疾患は，アミロイドーシス，ヘモクロマトーシス，サルコイドーシス，好酸球増加症候群などがある．

a．肥大型心筋症における心筋切除術，僧帽弁置換術

TEE による観察の要点

①心筋切除部位と範囲をガイドする

SAM（systolic anterior motion）によって，僧帽弁が接触する心室中隔の正確な位置を計測することとその部位の心筋壁厚を計測することにより，手術のガイド的役割をはたす．

②僧帽弁逆流の成因を評価する

SAM により逆流が生じているか，僧帽弁の器質的疾患を合併しているかを評価する．

③手術前後での左室流出路狭窄の改善を評価する

SAM，左室流出路狭窄の圧較差を評価して改善があるか判断する．

④手術による合併症を評価する

心室中隔穿孔，冠動脈左室瘻がないかを観察する．

b．肥大型心筋症をもつ患者の非心臓手術

TEE による観察の要点

①左室流出路狭窄の重症度を評価する

左室流出路狭窄の悪化は低血圧，左室内圧上昇による心筋虚血をもたらす．左室流出路内の乱流の有無でその存在を確認し，重症度は狭窄部の圧較差で判定する．

②前負荷，後負荷，収縮機能をモニタリングする

左室流出路狭窄を悪化させる要因は，前負荷の低下，後負荷の低下，収縮機能の亢進である．これらの所見は TEE でモニタリングすることができるので有用である．

5．血栓，塞栓に対して

a．動脈塞栓

脳，腹部臓器，上下肢の塞栓症は，心臓または大血管からの塞栓物質により生じる．塞栓症の既往，TIA の既往，心腔内血栓を疑う疾患などについては TEE でよく観察して原因検索をすることが良好な管理につながる．

1）原因検索のための TEE

TEE による診断精度が TTE と比較して格段によいのは，左心耳の観察，卵円孔開存，大動脈のアテロームである（表 4-16）．左房内血栓においては，モヤモヤエコーや左心耳内の血流低下の所見は血栓形成の危険因子となる．左心耳内の観察では，正常構造物である pectinate muscle との鑑別が重要となる[3]．

2）予防処置のための TEE

体外循環を用いる手術においては，上行大動脈，弓部大動脈のプラークや左心系の空気などが動脈塞栓症として問題となる．術中 TEE または epiaortic エコーでの診断が重要である．

大動脈プラークがある部位には，手術操作を行わない方法がとられる[4]．一つの方法としては，カニューレ，クランプ，グラフト吻合の位置変更が有効な場合がある．次にクランプをせずに循環停止で行う方法がある．さらに，ポンプを使用しない OPCAB に術式を変更する方法があり，術後脳梗塞の頻度は軽減される．大動脈弓部の内膜剝離術は術後脳梗塞の危険性が増加するので適応はきわめて限られる．上行大動脈のグラフト置換は実行可能であり，良好な結果が期待できる．

心房細動を有する患者は，左房血栓や左心耳血栓の有無を確認する必要がある．左房血栓は TTE の診断

表4-16 動脈塞栓症をきたす原因疾患におけるTEE（経食道心エコー）とTTE（経胸壁心エコー）の診断精度の比較

	TEE	TTE	注意すべき疾患
1）心腔内病変			
左室内血栓	∰	∰	心筋梗塞発症後早期，心室瘤，拡張型心筋症
左房血栓	∰	∰	僧帽弁狭窄，心房細動
左心耳血栓	∰	−	僧帽弁狭窄，心房細動
左房粘液腫	∰	∰	
疣贅	∰	＋	感染性心内膜炎，人工弁
弁 echo strands	＋	−	
2）大動脈病変			
胸部大動脈血栓	∰	＋	
胸部大動脈プラーク	∰	＋	動脈硬化症，糖尿病
3）奇異性塞栓をきたす疾患			
心房中隔欠損	∰	＋	
卵円孔開存	∰	＋	
4）その他			
心房中隔瘤	∰	＋	
僧帽弁逸脱	∰	∰	

診断精度： ∰ 非常に良い， ∰ 良い， ＋ 可能， − 不充分

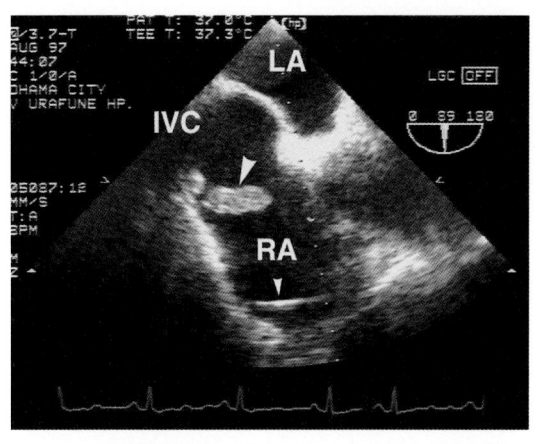

図4-61 深部静脈血栓により生じた急性肺血栓塞栓症のTEE図
右房内にヒモ状の血栓（大矢印）がゆらめくように認められた．小矢印は肺動脈カテーテルである．
LA: left atrium　　IVC: inferior vena cava
RA: right atrium

で充分と考えられるが，左心耳血栓はTEEの診断が必要である．このような背景から心房細動を除細動する前には，血栓の有無をTEEによって観察することが日常的に行われるようになってきている．

b．肺動脈塞栓

急性肺動脈塞栓によって広範な塞栓が生じた場合には，心停止を生じることがある．その原因は，下肢深部静脈血栓によるものが多いが，その他に，ガス，脂肪，羊水，腫瘍，骨セメントなどによるものが報告されている．

1）原因検索

手術室，集中治療室などで急にショック状態や心停止した場合に，急性肺動脈塞栓症をすぐに診断する方法としてTEEは有用である．

a）右心負荷の所見：間接的な所見として，左心系の前負荷減少と右心系の後負荷増大を反映して，左心室の狭小化と右心室の拡大を認める．三尖弁の逆流や心室中隔の奇異運動の所見も得られる．しかしながら，これらの間接所見による診断感度は59％，特異度77％と決して高いとはいえない[5]．

b）中枢肺動脈における血栓塞栓の検出：ショック状態になるような広範囲な急性肺血栓塞栓症では，主肺動脈や左右の肺動脈基部に血栓が浮遊している画像が多くの症例で認められる．また，右房に認められるヒモ状の血栓も診断価値がある（図4-61）．TEEによる血栓の検出による診断能力は感度97％，特異度88％と高い[5]．

c）右左シャントの診断：約30％の人に残存するといわれる卵円孔開存は，右左シャントをきたすとさらなる低酸素血症の悪化をもたらす．また，paradoxical emboliの原因にもなる．

2）予防処置

下大静脈，右房内の腫瘍や血栓の摘出術を施行する場合には，常に肺動脈塞栓の危険が伴う（図4-62，63）．腫瘍・血栓の正確な占拠部位や形状，腫瘍・血栓と血管壁や心房壁との付着状態などを評価して，塞栓を起こす危険性を判断する[6,7]．腫瘍や血栓を摘出する際に，カテーテルやバルーンを使用する場合には，そのガイドとしてTEEは有用である[8]．

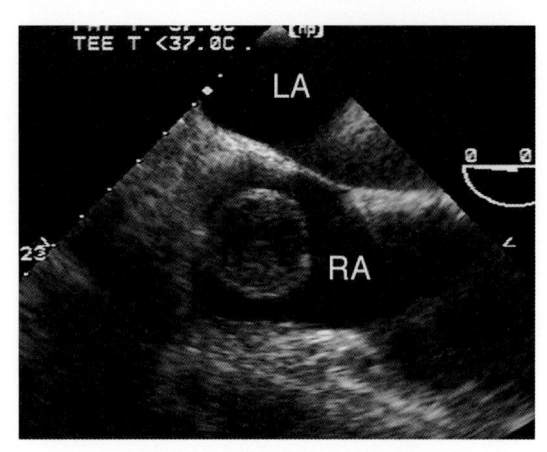

図 4-62　右房内に認める球状血栓
右房前壁に細い茎にて付着している球状血栓で可動性良好．LA：left atrium　　RA：right atrium

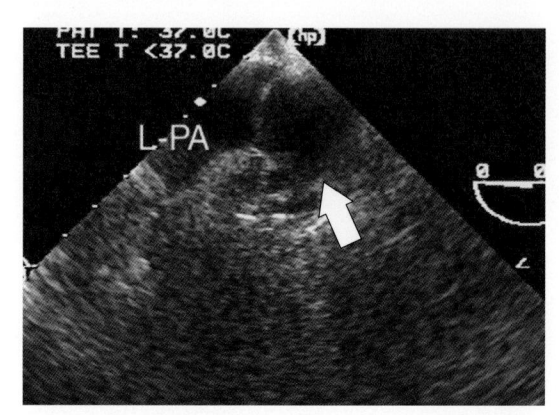

図 4-63　図 4-62 の手術中に遊離して左肺動脈に嵌頓した球状血栓
突然，右房に存在した球状血栓が消失し，TEE にて観察したところ，左肺動脈近位部に血栓が認められた．
L-PA：left pulmonary artery

6．心膜疾患

a．心タンポナーデ

心膜液は臓側心膜と壁側心膜の間に貯留し，通常心臓全体にびまん性に拡がる．心膜腔は正常で少量（5〜10 ml）の心膜液を含んでおり，心エコーにより echo-free space としてとらえることができる．

心膜液の貯留量が増加すると，この echo-free space が拡大し，この幅が 0.5 cm 未満で少量，0.5〜2.0 cm で中等量，2.0 cm 以上で多量と判断される．

心タンポナーデの病態は，心膜液貯留により心膜腔の内圧が上昇し，心内腔の拡張障害をきたし，血行動態の異常をきたすことによる．緩徐に貯留する場合には，1,000 ml という大量貯留でも心膜腔内圧の上昇はほとんどない場合もあるが，急激に貯留した場合には，たとえ 50〜100 ml という少量でも心膜腔内圧は著明に上昇する．

心タンポナーデは低圧系（右心系）が影響を受けやすく，しかも心腔内圧が最も低くなる時相にて影響を受ける．収縮早期の右房内方への偏位，ついで右室前壁での拡張早期の内方への偏位が認められる（図 4-64）．M-モード法を用いるとこの時相変化がより明らかになる．

b．開心術後の心タンポナーデ

開心術後は，心膜の癒着などが原因で，びまん性に拡がらず，貯留部位が限局することが特徴である．少

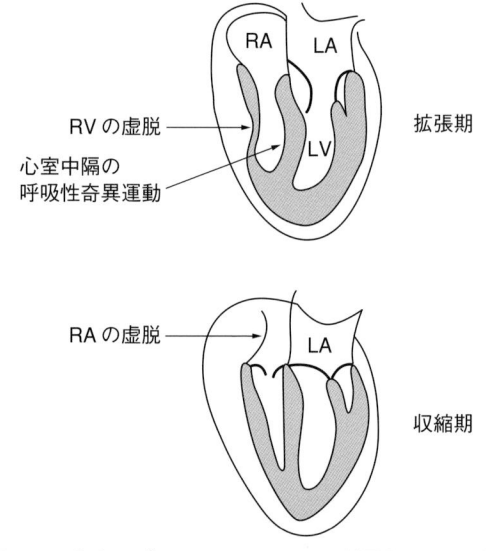

図 4-64　心タンポナーデで認められる断層心エコー所見のシェーマ

ない貯留量で重篤な血行動態を示す．心臓の後面に限局的に貯留している場合には TEE の診断的価値が高い．血管性出血では貯留速度が速く，液性タンポナーデで echo-free space として描出されるが，滲出性出血では貯留速度が遅く，凝血塊となり，高輝度エコーとなる．Chuttani らによると，開心術後の心タンポナーデでは，89％に左室拡張期虚脱を認めたのに対して，右房虚脱 16％，右室虚脱 5％にすぎず，通常とは異なる病態を示したと報告している[9]．

c．収縮性心膜炎　constrictive pericarditis

心膜の肥厚，癒着，石灰化などにより，心室の拡張障害をきたす疾患である．断層心エコーでは，心膜の肥厚や心膜から反射するエコー輝度の上昇所見が認められる．ドプラー所見では左室流入血流速波形ではいわゆる restrictive pattern を示し，肺静脈血流速波形ではA波の増高，S波の減高，D波の呼吸性変動を認める．拘束型心筋症との鑑別が重要になるが，収縮性心膜炎では左室流入血流速波形のE波や肺静脈血流速波形のD波の呼吸性変動を認めるが，拘束型心筋症ではその変化は小さい．

治療として，心膜切開，除去術が施行される．術中TEEにて，どの程度の範囲の心膜切開，除去で拡張機能の改善が認められるかを観察しながら手術を施行する．壁運動の観察による拡張障害の改善やドプラー法による拡張能改善を評価する．

■文献

1) Lee KS, et al. Mechanism of outflow tract obstruction causing failed mitral repair: anterior displacement of leaflet coaptation. Circulation 1993; 88 (part 2): 24-9.
2) Ashidagawa M, et al. An intraoperative diagnosis of dynamic left ventricular outflow tract obstruction using transesophageal echocardiography leads to the treatment with intravenous disopyramide. Anesth Analg 2002; 94: 310-2.
3) Veinot JP, et al. Anatomy of the normal left atrial appendage: A quantitative study of age-related changes in 500 autopsy hearts: Implications for echocardiographic examination. Circulation 1997; 96: 3112-5.
4) Tunick PA, et al. Atheromas of the thoracic aorta: clinical and therapeutic update. J Am Coll Cardiol 2000; 35: 545-54.
5) Steiner P, et al. Acute pulmonary embolism: value of transthoracic and transesophageal echocardiography in comparison with helical CT. Am J Roentogenol 1996; 167: 931-6.
6) Sagani PC, et al. Renal cell carcinoma extending into inferior vana cava. J Urol 1983; 130: 660-3.
7) Koide Y, et al. Intraoperative management for removal of tumor thrombus in the inferior vena cava or the right atrium with multiplane transesophageal echocardiography. J Cardiovasc Surg 1998; 39: 641-7.
8) Mizoguchi T, et al. Multiplane transesophageal echocardiographic guidance during resection of renal cell carcinoma extending into the inferior vena cava. Anesth Analg 1995; 81: 1102-5.
9) Chuttani K, et al. Diagnosis of cardiac tamponade after cardiac surgery: relative value of clinical echocardiographic, and hemodynamic signs. Am Heart J 1994; 127: 913-8.

［小出康弘］

G. 経食道心エコー法

3. 小児

　小児心臓外科手術における術中経食道心エコー transesophageal echocardiography（TEE）は，成人開心術における TEE の拡大と比較してその普及率は低い．先天性心疾患手術では形態を修復することで，心機能を増加させ，チアノーゼを修復して日常生活における活動度を増加させていることが成人心臓手術とは大きく異なる点である．この意味で，解剖学的修復が困難で，人工物が使用しにくく，将来の発達も考慮する小児心臓外科手術における，小児 TEE の果たす役割は限りなく大きく，麻酔科医が TEE の診断に直接かかわることは，臨床的意義が大きい[1-3]と考えられる．しかし，合併症やその習熟度に高度な知識が必要であり，麻酔領域でおいても最も高度な知識が必要とされる．

1. 小児 TEE プローベ留置（図 4-65）

TEE の合併症とその対策

　TEE の挿入そのものが気管や心臓血管を圧迫し血行動態を悪化させる可能性があるため[4,5]用手加圧を行いながら気道内圧，カプノグラムに注意しながらプローベを留置する．留置後も気道内圧や観血的動脈圧に注意する．特に，新生児などの体重が小さい症例では気管チューブを多少深めに留置しておくほうが，プローベ操作によるチューブの引き抜きの危険性が少なくなる．

　複雑な心臓を評価するためにはオムニプレーン omniplane プローベの描出能力が高いが，小児用プローベのサイズは細いほうがよい．我々は，アロカ社製の小児用プローベを使用しているが，現在市販されている一般的な小児用プローベはバイプレーン biplane で 8〜9 mm のサイズのものが多く，とくに 10 kg 以下の症例での使用は問題が多い．我々は，5 kg 以下は小児用シングルプレーンプローベ，5 kg 以上あればバイプレーンプローベで，体重が 10 kg 以上の児には成人用オムニプレーンプローベを使用している．挿入時の抵抗があればサイズを下げてモニタリングしている．オムニプレーンとバイプレーンプローベおよび CW 探触子の使用の有無が，現在の成人用と小児用プローベの大きな相違点であり，術式と危険性を判断してプローベの選択をする．心房や僧帽弁の評価はバイプレーンプローベでも問題ないが，大動脈弁周囲の手術（Ross 手術，大動脈弁狭窄など）や右室流出路や左室流出路の観察にはオムニプレーンプローベの 130° 前後の view が必要である．最近は小児用オムニプレーンプローベが開発されているが，まだ一般的ではない．術前より心臓外科医と相談して，予定術式と術中評価項目を把握して，至適な TEE プローベを選択することが合併症の予防に重要である．

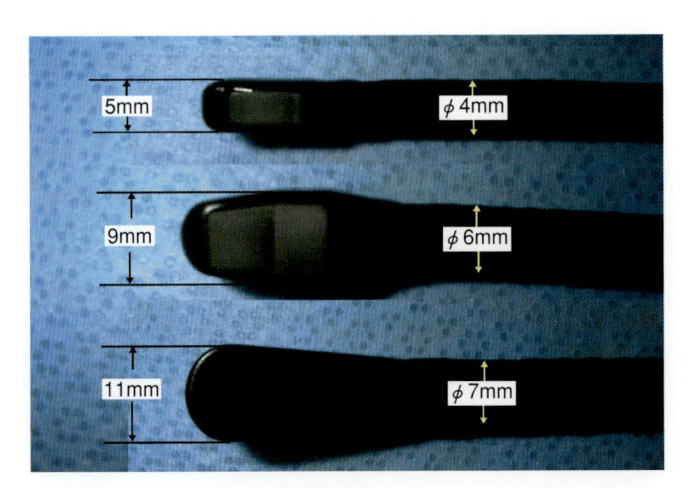

図 4-65　経食道心エコー小児用プローベ
　上段：新生児，乳児用　singleplane probe
　中段：小児用　biplane probe
　下段：小児用　omniplane probe

2. 小児経食道心エコー（TEE）による手術中の decision making（表 4-17）

我々の施設で心臓血管手術に対し TEE を施行した先天性心疾患患者（20 歳未満）の 1 年間の症例の詳細である．282 例中 207 例（73％）に小児 TEE モニタリングを行った．プローベの挿入および操作による，術中の大きな合併症は特になかったが，5 例（1.7％）に最初の留置で抵抗を生じ，プローベサイズを変更した．また，10 例（4.8％）に術後一過性の嗄声を認めたのみで，大きな周術期合併症はみられていない．207 例中 25 例（12％）で術中の TEE で手術方法の変更を行った．術式変更の内訳は，僧帽弁形成術（MVP）9 例（36％），ASD 修復（ASD closure）7 例（28％），左室流出路再建（LVOTR）2 例（8％），右室流出路再建（RVOTR）2 例（8％），部分肺静脈還流異常再建（PAPVR）2 例（8％），三尖弁形成術（TVP）2 例（8％），術後肺静脈狭窄 1 例（2％）であった．このような術式変更はあくまでも術前カンファレンスでの心臓外科医との詳細な打ち合わせの上で検討すべきであり，小児では解剖学的特徴や将来の発達，術式の難易度も充分考慮した decision making が重要である．

表 4-17 TEE を施行した先天性心疾患患者のうち新たに手術手技を加えた症例の内訳

術前診断	予定術式	追加術式
VSD	VSD closure	ASD closure
TOF	RV outflow reconstruction, VSD closure	ASD closure
BWG syndrome	translocation	ASD closure
VSD	VSD closure	ASD closure
VSD	VSD closure	ASD closure
VSD	VSD closure	ASD closure
VSD	VSD closure	ASD closure
TOF	Rastelli	TVP
TOF, pulmonary atresia	Rastelli	TVP
Fontan 術後 SAS	SAS 解除	LVOT reconsruction
SAS	VSD closure, SAS 解除	LVOT reconsruction
SRV, pulmonary atresia post BT shunt	Fontan	MVP
SRV, DORV	Fontan	MVP
SRV, post PA banding, AR	Fontan or TCPC	MVP
DORV post BAS post PA banding	Jatene	MVP
SRV, TAPVR, single	Fontan	MVP
incomplete ECD, PS	心房中隔形成，PS 解除	MVP
SRV, post BT shunt	Fontan	MVP
BWG syndrome, MR	direct implantation	MVP
MR, incomplete ECD	ECD closure	MVP
complete ECD, PS	fenestrated TCPC	PAPVR repair
SLV post PA banding	septation	PAPVR repair
TOF	心内修復術	RVOT reconstruction
TGA post Jatene, AR（IV）	AVR	RVOT reconsruction
corrected-TGA	double switch operation	left PV obstruction

AR：aortic regurgitation　　AVR：aortic valve replacement　　BAS：balloon atrioseptostomy　　BT：Blalock-Taussig　　BWG：Bland-White-Garland　　DORV：double outflow right ventricle　　ECD：endocardial cushion defect　　LVOT：left ventricular outflow tract　　MPA：main pulmonary artery　　MR：mitral regurgitation　　MVP：mitral valve plasty　　PA：pulmonary artery　　PAPVR：partial anomalous pulmonary venous return　　PS：pulmonary stenosis　　RCA：right coronary artery　　RVOT：right ventricular outflow tract　　SAS：subaortic stenosis　　SLV：single left ventricle　　SRV：single right ventricle　　TAPVR：total anomalous pulmonary venous return　　TCPC：total cavo pulmonary venous return　　TGA：transposition of the great arteries　　TOF：tetralogy of Fallot　　TVP：tricuspid valve plasty　　VSD：ventricular septal defect

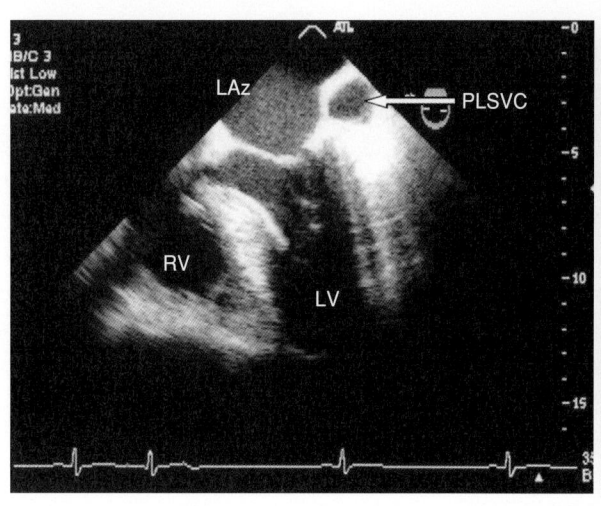

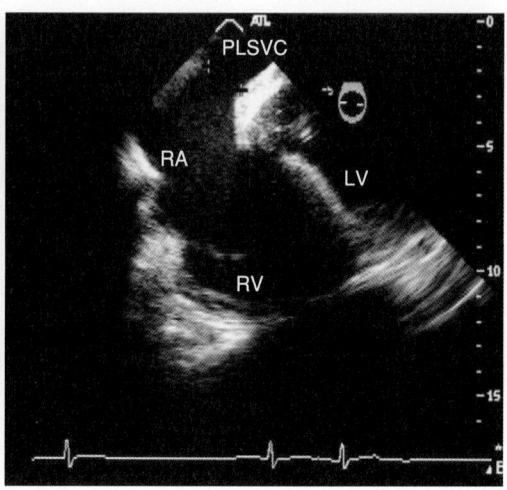

図 4-66　PLSVC

3. 小児における TEE の有用性

　成人における TEE は，弁形成や再弁置換術などで行われているが，小児では全身麻酔が必要となりその適応は非常に限定されている．小児 TEE の有用性は成人で一般的に考慮されている心機能や弁評価など以外にもさまざまな病態の把握が可能であり，術後起こりうる解剖学的修復の評価を観察する唯一の手段である．小児における TEE 診断を行うとほぼ全例に新しい知見が得られる．

4. ASD

　先天性心疾患では，上大静脈遺残症（PLSVC），肺静脈還流異常症（PAPVR），ASD が合併しやすい．術前診断や，房室弁逆流の評価なども充分に確認しておく．PLSVC（図 4-66）があるとカニュレーションの方法や術式変更が生じる．確定には，左上肢または左外頸静脈より輸液またはコントラスト造影剤などを注入して，気泡が右房と冠静脈洞のどちらにくるかなどで確定診断できる．術前診断で充分確定できない場合には，造影に必要な静脈ラインのとる場所を充分考慮しておく．ASD，PAPVR の還流の位置確認も重要であるが，上大静脈の上部に還流や欠損がある場合は TEE による確定診断はむずかしい．

5. VSD, TOF

　小児では右室圧が高い症例が多く，左室容積と右室容積の把握が血行動態維持や手術評価の重要なポイントとなる．しかし，小児心臓手術では肺動脈カテーテル留置が難しく，肺高血圧などの右心機能や心拍出量の評価ができない．TEE の左室乳頭筋短軸像の心室中隔のシフトで両心室圧や，容量負荷が推定でき，左室と右室機能，容量評価が同時に観察できる．また，三尖弁逆流カラードプラーにより右室圧や肺動脈圧および心拍出量，左室駆出率などを定量的に測定できる．このように，術前のみならず術後肺高血圧の評価と治療の量的評価に重要な情報を与えてくれる．VSD や TOF 根治術ではとくに右室流出路の狭窄が問題となる（図 4-67, 68）．

6. 弁形成術（図 4-69）

　房室弁の評価を行うことは体表の心エコーでも限界がある．TEE により弁逸脱部位の箇所と形態，逆流部位，乳頭筋や腱索の心室中隔との位置関係，左室，右室容量や左右の心機能を把握することで術式の選択に大きな情報をもたらす．体重 20 kg 以上であればオムニプレーンプローベの留置も可能であるため，我々の施設では 3D 心エコーを作製（ATL5000：フクダ電子，トムテック社 4D 解析ソフト；日本光電）して，房室弁の形態や弁形成術の評価を麻酔導入後や，人工心肺離脱後などに TEE によって行っている（図 4-69）．僧帽弁や大動脈弁の弁尖の逸脱部位の正確な同定では 2D 経食道心エコーでも限界がある．3D 心エコー解析装置は操作に慣れれば 10～15 分程度で画像が作製でき，また作製した画像を自由に回転して，僧帽弁をサージカルビューで手術視野とほぼ同一にした動画として

G. 経食道心エコー法―3. 小児

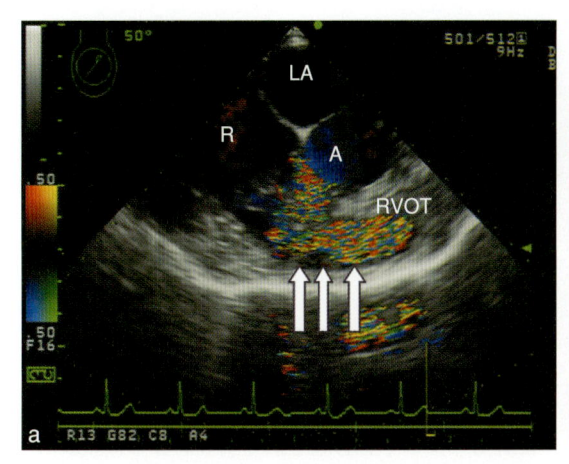

a）右室流出路（RVOT）前面の筋性肥厚による狭窄がみられる．狭窄の原因が膜性中隔瘤（MSA）によるものか，流出路前面の筋性肥厚によるものかは TEE 上判断できない．カラードプラーで VSD jet および狭窄部にもモザイクがみられ血流の加速が示唆される．

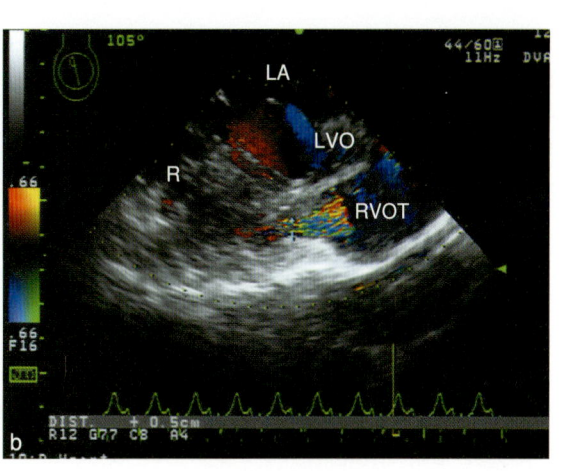

b）手術は MSA 切除，VSD のパッチ閉鎖，右室流出路の異常筋束切除が行われた．
　エコー上 MSA，VSD jet は消失したが，右室流出部の筋性肥厚が残存し，カラードプラー上モザイクがみられ圧較差が残存していることが示唆された．同時に RV 圧と狭窄部位以降の圧を直接測定し，圧較差が術前と変化がないことを確認し手術終了となった．

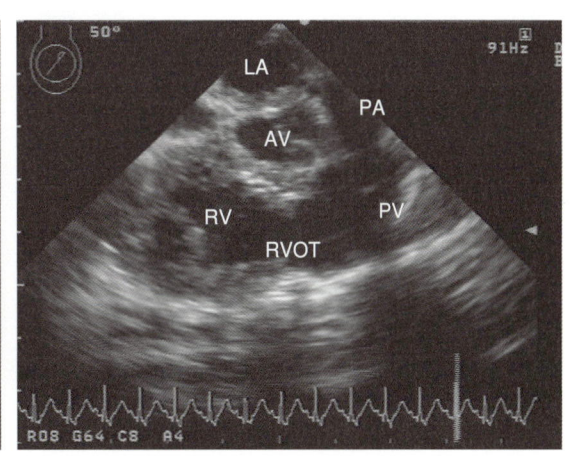

c）心室中隔シフト

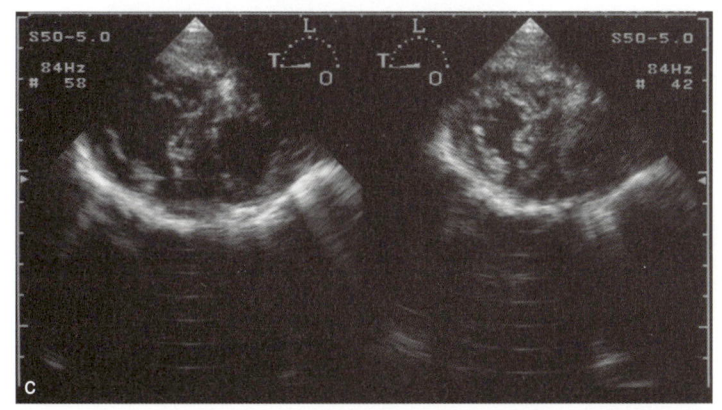

図 4-67　VSD　RVOT 狭窄

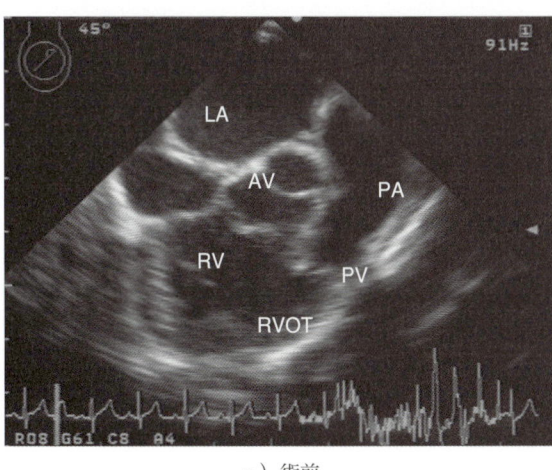

a）術前　　　　　　　　　　　　　　　　b）術後
図 4-68　TOF 手術
肺動脈弁下部狭窄．術後狭窄部位が解消された．

再生したり，大動脈弁を長軸で評価したりなど，形態評価が困難である小児領域での応用が期待できる．とくに，形態学的診断に経験の少ない麻酔科医には解剖学的診断と知識を習得する貴重な情報を与えてくれる．

7. Jatene 手術（図 4-70）

新生児の大血管転位症における一般的な手術となっているが，新生児期に手術を行うため，後負荷による血圧上昇が致命的な心筋障害となる．術前より血管拡張薬や NO などが使用されている症例は重症である．左室収縮，僧帽弁閉鎖不全はシングルプレーンプローベによる観察だけでも充分な情報を得ることができるので，人工心肺離脱のポイントになる．

8. Ross 手術（図 4-71）

若年者に対しての大動脈弁閉鎖不全症や狭窄症では弁置換術を行うと，抗凝固療法や心機能低下をきたすため，肺動脈弁を大動脈弁に移植する Ross 手術が行われることがある．しかし，本手術は冠動脈の移植や両弁のマッチングなど手術難易度が高く手術時間も長くなる．肺動脈弁はホモグラフトが入手できればよいが，本邦では一般的には心膜などで代替する．TEE におけるポイントは移植される肺動脈弁の性状が 3 弁

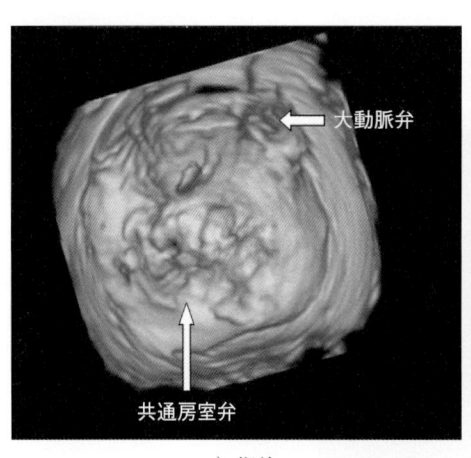

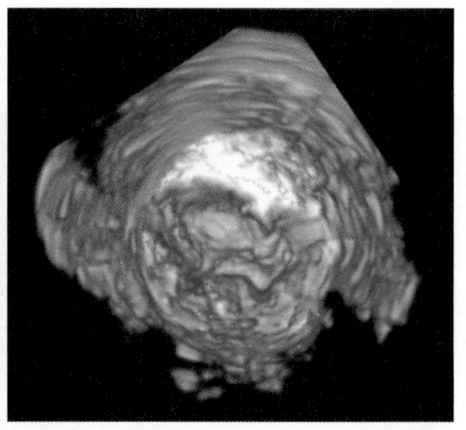

a）術前　　　　　　　　　　　　　　　b）術後

図 4-69　房室弁逆流
共通房室弁の 3 次元心エコー像．僧帽弁側に当たる弁尖の prolapse が観察される．（ECD）

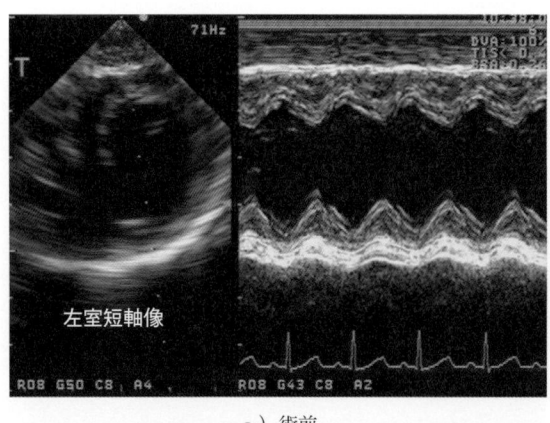

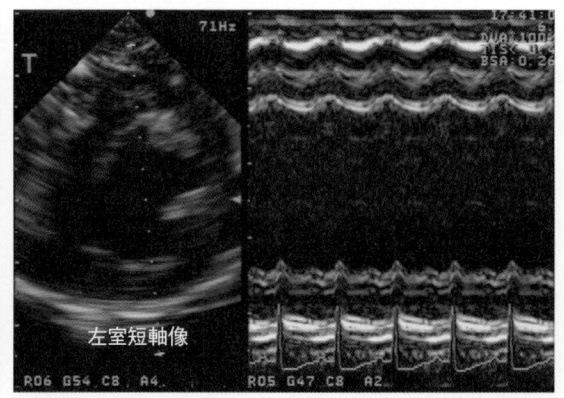

a）術前　　　　　　　　　　　　　　　b）術後

図 4-70　Jatene 手術前後
術前の TGA（Ⅱ）の症例で冠動脈異常走行症例である．術前左室機能は良好で asynergy はない．上記同症例の Jatene 後で，全体的に心筋収縮は弱いが，特に左冠動脈前下行枝領域の心筋壁運動異常が強くみえる．最終的に補助循環で人工心肺離脱となった．

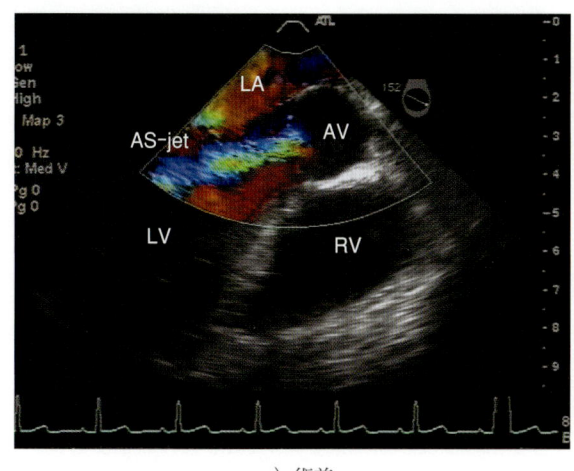

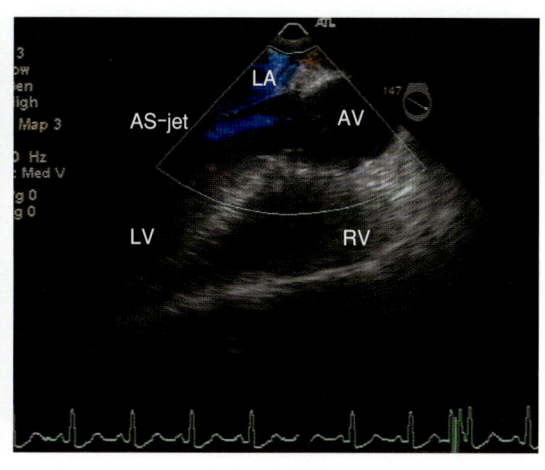

a）術前 b）術後

図 4-71　Ross 手術

で異常がないことを診断することであるが，肺動脈短軸像を描出できる症例は少なく，肺動脈弁逆流や弁の性状をよく観察する．肺動脈弁に異常があれば Ross 手術は成り立たない．また，大動脈弁輪と肺動脈弁輪の差が大きいと手術は困難となる．術後は移植された弁の逆流の診断や冠動脈血流が維持されているかなどを心筋局所壁運動異常で判断することが重要である．

9．Fontan 手術（図 4-72）

三尖弁閉鎖だけではなく，単心室などその手術適応は大きく拡大されてきている．

図 4-72a）は，肝静脈血流で，収縮期に順行性の血流があり，心房収縮時に，逆行性の血流が認められほぼ正常である．図 4-72b）は extracardiac TCPC 術後肝静脈の血流の症例であるが，基本的にほぼ定常流の順行性の血流になる．しかし人工呼吸の吸気時（陽圧）に血流が減速し一時的に逆流が生じる（図 4-72c）．肝静脈血流波形に大きな逆流波形が存在する症例は酸素化不良，人工心肺離脱困難の可能性がある．心房ロールの Fontan は pre Fontan に近い血流波形となり，より生理的と考えられる．

また，Fontan 手術では肺静脈の狭窄が起こるが，4本ある肺静脈の 1 ヵ所に起こっても血行動態に変化のないことも多い．図 4-72d）は extracardiac conduit 後面で肺静脈が狭窄になっている症例である．1.4 m/s 程度の流速でこの部分で圧較差が，約 8 mmHg となっている．小児ではプローベの圧迫で肺静脈の狭窄が起こることもあり，その評価は慎重でなければならない．

10．近未来の術中心エコー

成人心臓外科手術における TEE の導入が麻酔科医と心臓外科医の相互協力の橋わたしとなったように，小児領域での TEE の診断治療領域における有用性ははかりしれない．人工心肺後の評価は，直接手術した心臓外科医でも完全に把握できないため，その解剖学的修復がどの程度行われたかの術式の評価を行う必要がある．まず，小児 TEE をマスターする第一歩としては成人の経食道心エコーを充分マスターすることである．できるだけ多くの症例を観察できる環境を作ることが重要である．TEE における評価には，心臓外科手術，解剖学知識，生理学的知識などを総合化した知識の習得の必要がある．とくに小児領域では合併症やプローベ自体によるアーチファクトの問題など，成人 TEE よりもその適応をよく考慮しなければいけない．術後血行動態の推移などをよく理解しないと TEE 診断の overestimation や underestimation による危険性が大きい．日本心臓血管麻酔学会（http://www.jscva.org）や米国心臓血管麻酔学会（http://www.scahq.org/）の TEE workshop における TEE の初期トレーニングが必須である．2004 年 9 月には日本における経食道心エコー試験が開催されるが，小児の TEE は基本的な症例（ASD，VSD，TOF など）にその出題内容は限定される予定である．

おわりに

小児 TEE は心臓外科手術のみならず，心疾患合併

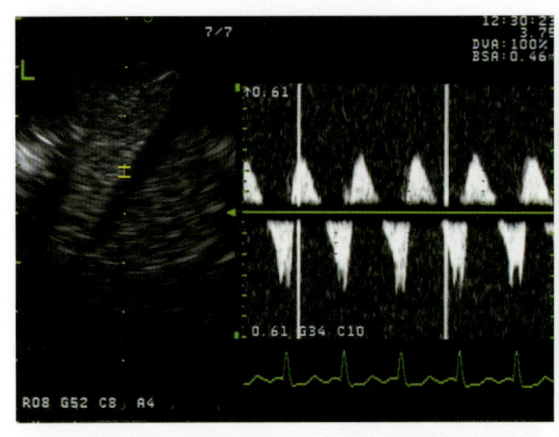

a) hepatic vein の PW 所見. A wave の流速がやや早いがほぼ正常所見である.

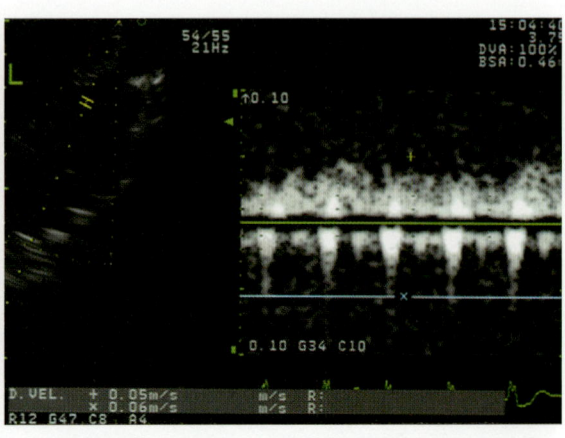

b) extracardiac conduit による TCPC 後の hepatic vein の PW 所見. 0.05 m/sec の非常に低流速の順行性の定常流が確認できる.

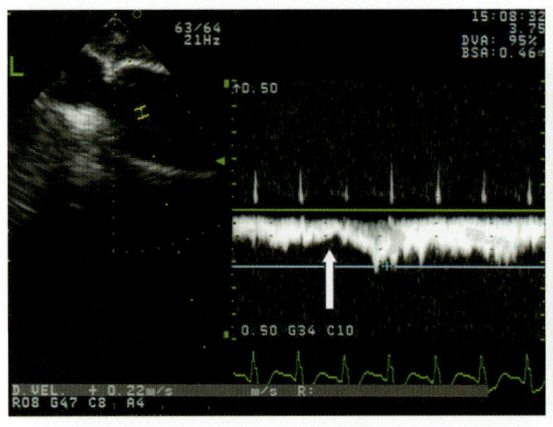

c) extracardiac conduit 内血流の PW 所見. IVC conduit 吻合部にやや狭窄がみられるが, ほぼ順行性の非常に低速の定常流が確認できる. この PW から Fontan 循環に特有の陽圧換気時の血流も流速低下も確認できる (矢印).

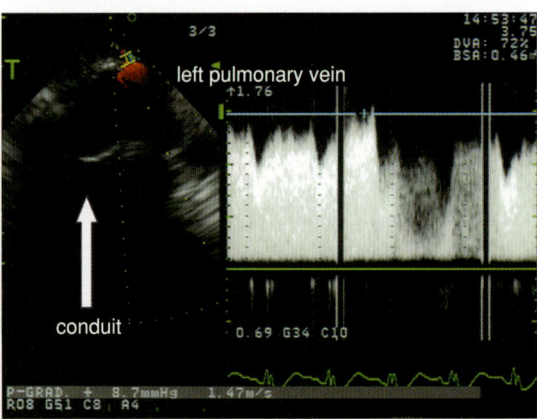

d) Fontan 術後, 特に extracardiac conduit による TCPC 後に注意すべき点は, conduit による pulmonary vein の圧迫である. この症例も PW 上, 血流の加速 1.47 m/sec が確認できたため, 術者が conduit の位置を変更して血流速の低下を確認した.

図 4-72　Fontan 手術（2 歳女，DORV, small LV, VSDⅢ, ASD 2, PS, TRⅢ）small LV, PS のため Fontan 予定患者. 術前心機能が悪く RVEF 45%, TRⅢ気管軟化症術後でもあり Fontan 手術が危ぶまれた症例である.

症例の小児外科手術などへの術中血行動態モニターとしての臨床応用が期待される.

■文献

1) Stephen E. Cyran, MD, John L. Myers, MD, John A. Waldhausen, MD, et al. Application of intraoperative transesophageal echocardiography in infants and small children. J Cardiovasc Surg 1991; 32: 318-21.
2) Muhiudeen RIA, Miller-Hance WC, Silverman NH. Intraoperative Transesophageal Echocardiography for Pediatric Patients with Congenital Heart Disease. Anesth Analg 1998; 87: 1058-76.
3) 増田裕一郎, 野村 実. 小児開心術における麻酔管理—経食道心エコーの重要性と問題点. 循環制御 2000; 21: 297-300.
4) Liu JH, Hartnick CJ, Rutter MJ, Hartley BE, Myer CM 3rd. Subglottic stenosis associated with transesophageal echocardiography. Int J Pediatr Otorhinolaryngol 2000; 55: 47-9.

5) Arima H, Sobue K, Tanaka S, et al. Airway obstruction associated with transesophageal echocardiography in a patient with a giant aortic pseudoaneurysm. Anesth Analg 2002; 3: 558-60.
6) Kececioglu D, Kehl HG, Schmid C, Deng MC, Gehrmann J, Weyand M, Scheld HH, Vogt J. Morphologic characterization and assessment of mitral regurgitation after repair of atrioventricular defects in children. Thorac Cardiovasc Surg 1997; 45: 70-4.
7) Benjamin E, Griffin K, Leibowitz AB, et al: Goal-directed transesophageal echocardiography performed by intensivists to assess left ventricular function: comparison with pulmonary artery catheterization. J Cardiothorac Vasc Anesth 1998; 1: 10-5.
8) Balaguru D, Auslender M, Colvin SB, et al: Intraoperative myocardial ischemia recognized by transesophageal echocardiography monitoring in the pediatric population: a report of 3 cases. J Am Soc Echocardiogr 2000; 13: 615-8.
9) Siwik ES, Spector ML, Patel CR, et al. Costs and cost-effectiveness of routine transesophageal echocardiography in congenital heart surgery. Am Heart J 1999; 138: 771-6.

［野村　実, 森野良蔵］

G. 経食道心エコー法

4. 人工心肺と経食道心エコー

　経食道心エコー（TEE）の導入は，心臓手術の安全管理を高めてきており[1]，心臓麻酔科医におけるTEEの知識習得は必須なものとなっている．TEEは，心機能の把握，術中血行動態の維持だけではなく，術式の決定などの診断部門にも利用されており，心臓手術の成否に対してのセカンドオピニオンをもてる麻酔科医が出現してきている．一方，心臓手術において人工心肺の安全性の重要性が再認識されており，本稿ではTEEによる人工心肺の安全管理の方法を述べる．

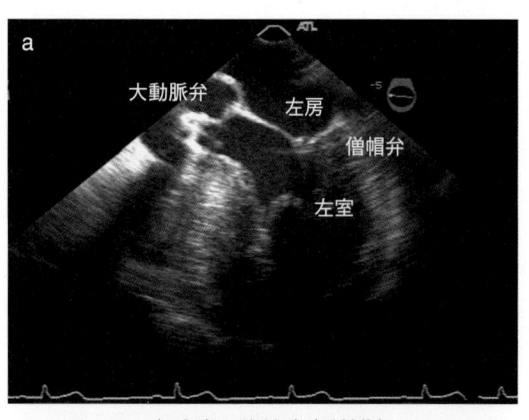

1. 麻酔導入後

　中心静脈圧や内頚静脈穿刺時のbicaval viewによるガイドワイヤの観察や肺動脈カテーテルのRV outflow-inflow viewでの観察等，カテーテル留置時もTEEは活躍する．

　麻酔導入後におけるTEEによる詳細な観察が人工心肺中の合併症を予防するfirst stepである．対象病変の診断を再確認するだけではなく，正常である部分（左室収縮，大動脈，大動脈弁，僧帽弁など）もよく観察する．たとえば，冠動脈血行再建術で中等度以上の僧帽弁逆流が発見され，弁形成術を行うことも稀ではないが，そのような症例では右房の1本脱血法ではなく上大静脈，下大静脈の2本脱血法にするよう術者に指示しておくなどはその1例である．また，心機能の把握（人工心肺離脱時のカテコラミン，弁形成術におけるsecond runの可能性），心筋壁の厚さ（図4-73）や大動脈弁逆流の有無（図4-74）（心筋保護による左室拡張），左上大静脈遺残（PLSVC）の有無（図4-75），CABGに限って（脱血管1本で手術する場合）．同時に，左房内，左室内血栓の有無の確認も重要である（図4-76）．

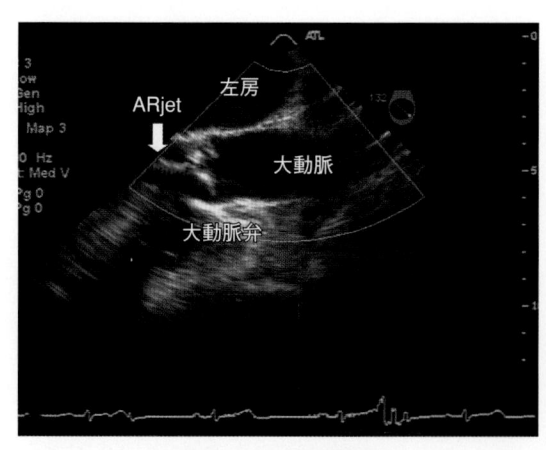

a）左室3腔断面（長軸像）

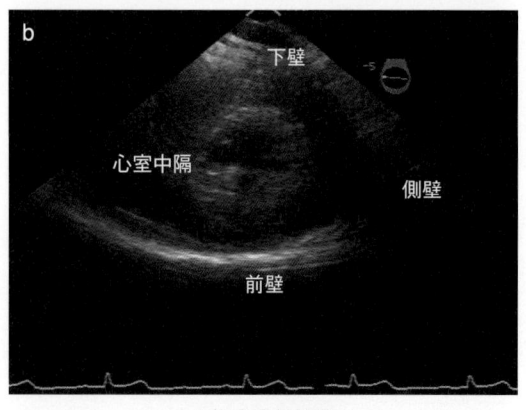

b）左室短軸像

図4-73　心筋肥厚
心筋壁が厚いと心筋保護が不充分で心筋内膜の虚血が起こりやすい．

図4-74　ARの確認
心筋保護液の逆流で左室の過膨張が起こると，心室に負荷がかかるだけでなく，心筋保護も不充分となる．このため人工心肺前にARの存在を確認する必要がある．

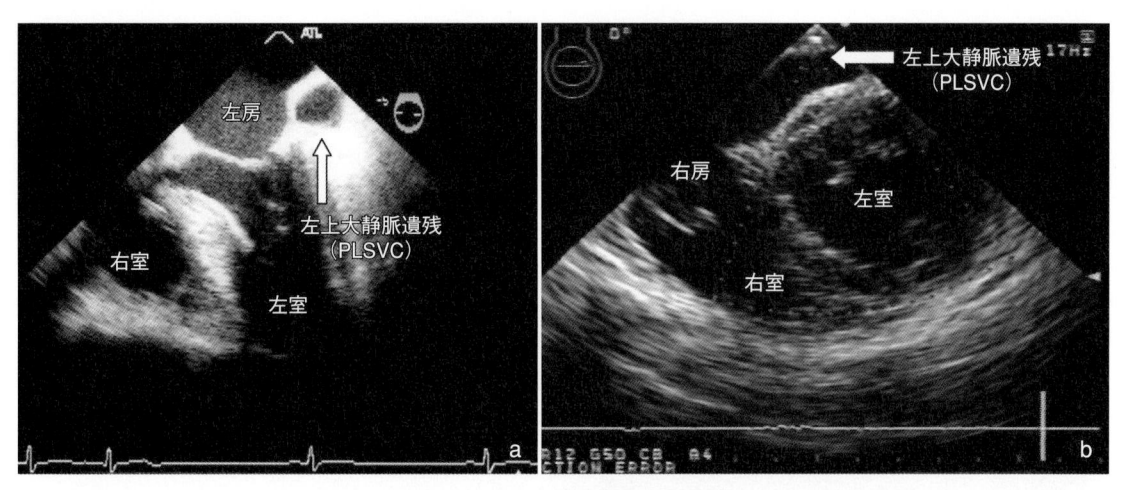

図 4-75 左上大静脈遺残（PLSVC）

冠静脈洞が拡張しているときには PLSVC の存在が示唆される（a）．左上肢の静脈点滴ラインから急速輸液を行うと，冠静脈洞に流入血流が確認できる．中部食道横断像（b）にて左心房の右側の腔は左上大静脈で，冠状脈洞に流入するため拡張する．

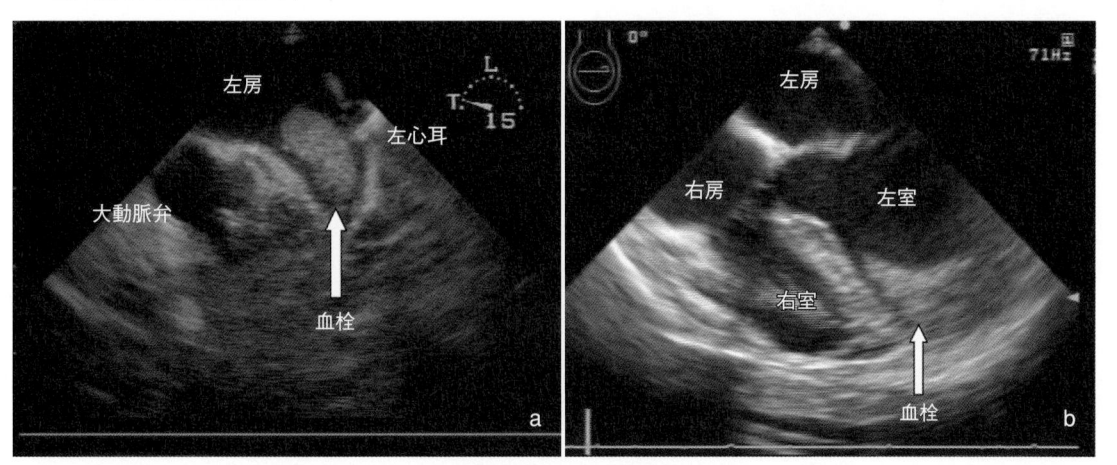

図 4-76 左房・左室血栓

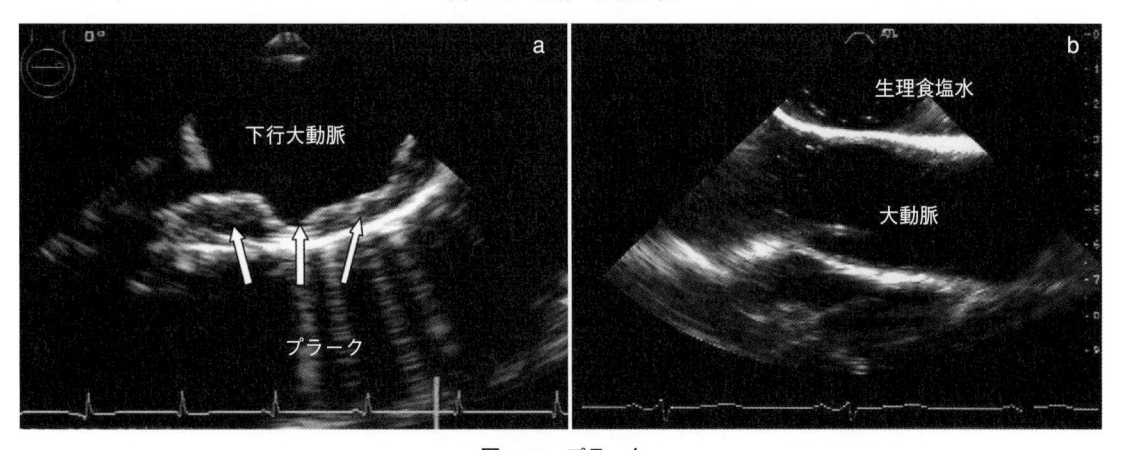

図 4-77 プラーク

下行大動脈にプラークがあると上行大動脈にも粥状硬化（a）が病変の可能性があるので確認する．TEE では上行大動脈は気管などでみえにくいため，胸壁エコー（b）を術野で用いてカニュレーションや大動脈遮断部位に粥状硬化や大動脈解離がないことを確認する．この症例ではカニュレーション部位に著明な粥状硬化は認められない．

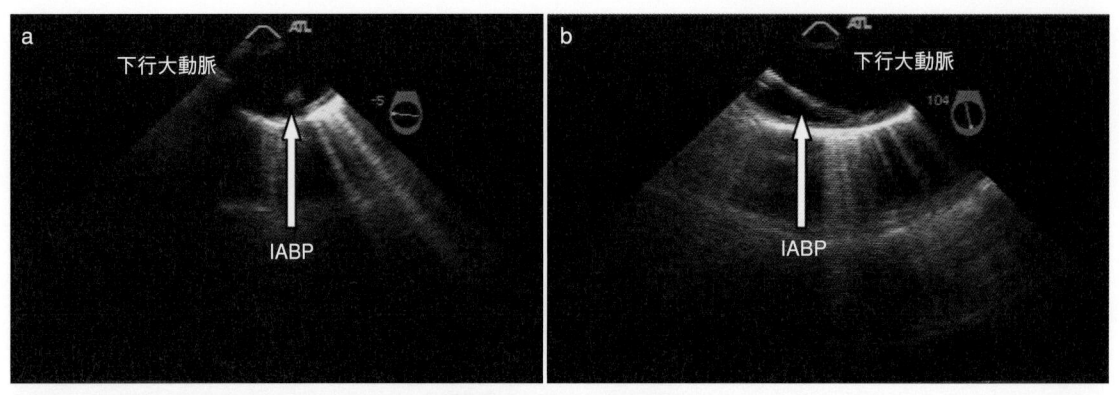

図 4-78　IABP の位置確認

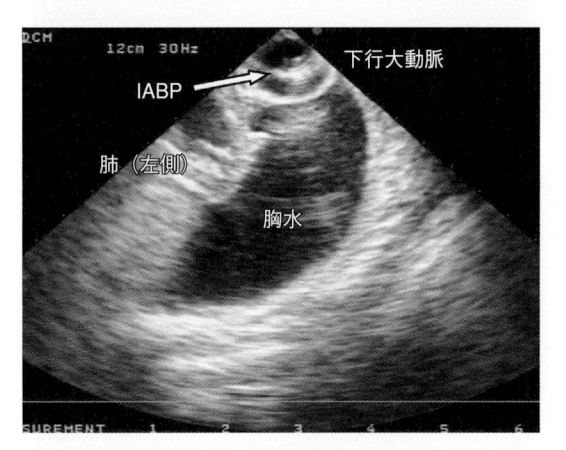

図 4-79　胸腔貯留（胸水）

術前よりの胸水の場合だけではなく，開胸による人工心肺中の血液貯留も稀ではなく，人工心肺離脱時にも確認しておく．

さらに，脳神経障害を防ぐために大動脈病変を観察して動脈カニュレーションの至適位置を決定することが重要である[2-5]．TEE では，門歯より 30〜40 cm のところから大動脈弓部，下行大動脈の動脈硬化や石灰化の程度，プラーク，動脈解離がないかを確認し（図4-77），術中に IABP 留置（図 4-78）を行うこともあるが，動脈硬化病変が強い患者では禁忌となる．さらに，130〜140°の長軸像で上行大動脈を同様に確認する．しかし，大動脈カニュレーションや大動脈遮断部位はマルチプレーン TEE でも blind zone になりやすい．上行，大動脈弓部，下行大動脈のいずれかに高度な石灰化やプラーク，動脈解離があれば 7.5〜10 MHz の胸壁エコーのプローベで術野から上行大動脈を観察する（図 4-77）．広範なアテローム特にプラークが，上行大

カテコラミン使用量：ノルアドレナリン0.15±0.03 μg/kg/min，ドパミン5.28±2.75 μg/kg/min
手術時間：302.9±86.3min
graft数：3.3±0.58
術中総バランス量：11.7±2.2ml/kg/hr

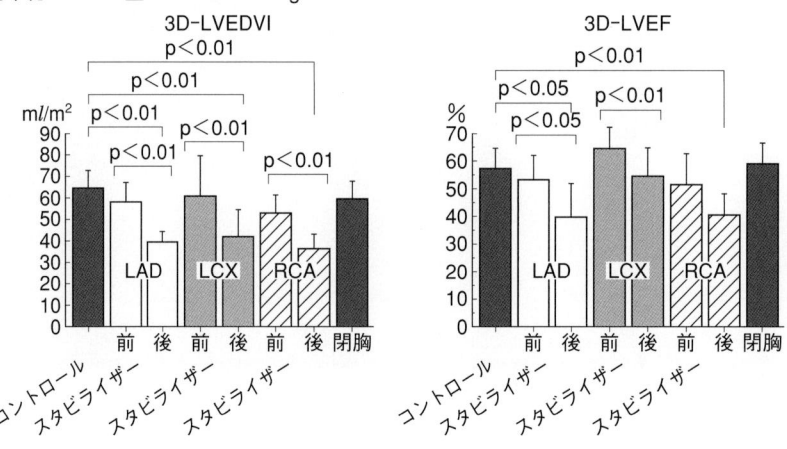

図 4-80　off pump CABG の左室容量の変化（3D TEE による解析）

動脈や大動脈弓部にあれば人工心肺の使用は脳塞栓症を起こす危険性が大きい．最近では全症例の40～50%前後が off pump CABG であるが，とくに動脈硬化病変が高度な症例では人工心肺の使用は危険である．同時に術前の胸部の胸腔内貯留の有無（図4-79）も確認する．off pump CABG 時の TEE の使用は議論が多いが，左室容量や左室駆出率の測定は中心静脈圧や肺動脈圧より感度が高く，star fish 使用時の流出路狭窄の診断は TEE のみで可能である（図4-80）．

2．人工心肺開始

SVC IVC または RA の脱血管の静脈カニュレーションの位置確認を bicaval view で行う[6]（図4-81）．ASD があると脱血管が左房に迷入することもまれではなく（図4-82），このまま右房切開を行うと左心系に空気が迷入する危険がある．上行大動脈カニュレーションの位置確認は難しいが，動脈 jet の方向は確認できる．小開胸心拍動下冠動脈バイパス術 minimally invasive direct coronary artery bypass（MIDCAB）は，主に左側または右側開胸の小切開による冠動脈バイパス術であり，左冠動脈前下行枝もしくは右冠動脈の1枝病変に適応される．人工心肺を使用せず，心拍動下に，胸腔鏡などを用いて行う冠動脈バイパス術である．

胸骨を完全に離断すると，術後早期リハビリテーションを遅らせる場合があり，切開創の美容学的問題もあるため，小切開開胸法または部分的胸骨切開法[5,6]が広く普及し，主に弁疾患に施行される．大動脈弁置換術では，胸骨を上部のみの5～7 cm 程度離断し，あとは横方向に L 字型または T 型に胸骨離断上部切開創を広げる．下大静脈のテーピングと脱血チューブおよびバルーンの位置確認を TEE で行う．ベントは肺動脈ベントのことが多く，人工心肺中でも左室が伸展拡張することがあり，人工心肺中も TEE により左室内腔の大きさを監視する．

人工心肺開始後は TEE による左室内腔の監視は必要である．左室拡大を予防するため心内ベントを左房，左室，肺動脈などに留置するが，その位置を確認する．冠動脈再建術ではその手技の容易さより肺動脈ベント

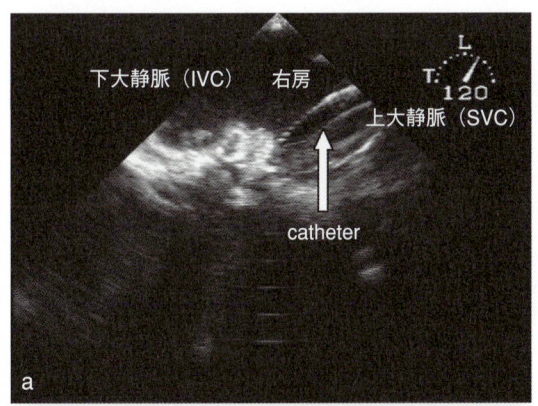

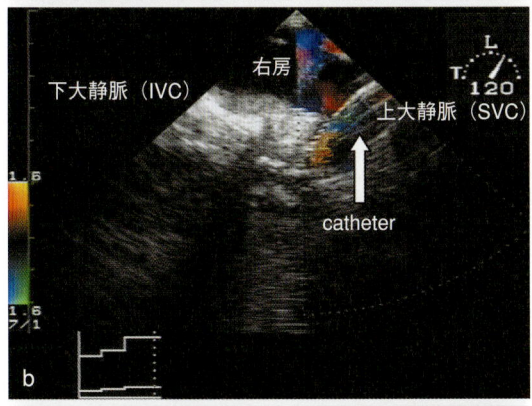

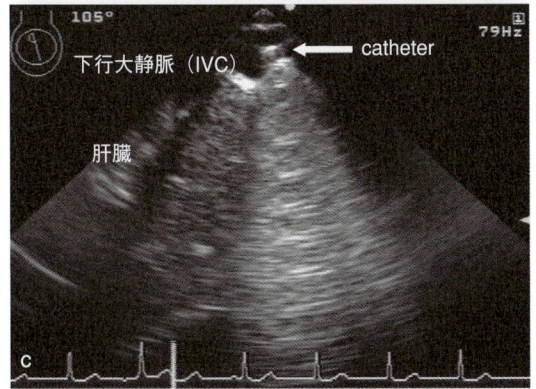

図4-81 静脈カニュレーション（SVC カニュレーション）

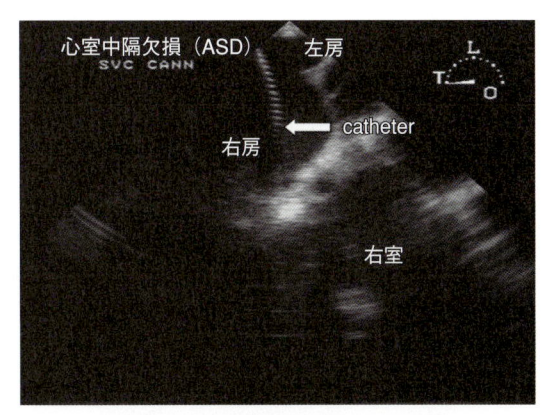

図4-82 上大静脈カニュレーション時
ASD を介して左房に入りやすい．

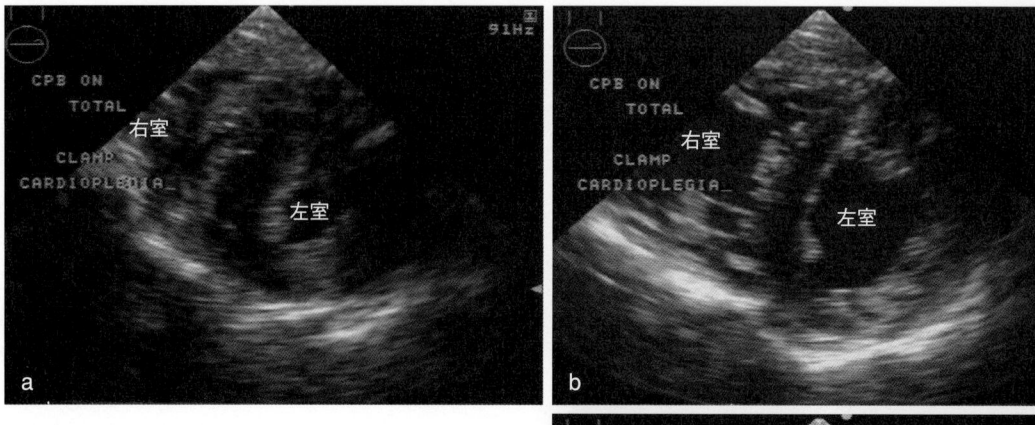

図 4-83 左室拡大（心筋保護液注入）
a．心筋保護液注入前
b．心筋保護液注入後左室と右室の拡大がみられる．
c．左室の過膨張を回避するため，術者に左室の用手加圧を依頼している．術者からは左心系の拡大はみにくい．

が多用されるが，心腔内をあけることが少ないので人工心肺中の過膨張は術後の高度心機能低下につながる．左室内腔の過膨張が危惧されればベントの回転数の増加もしくは左室の用手加圧を術者に指示する．AR 合併例では心筋保護液注入時でも同様なことが起こる（図 4-83）．

3．心筋保護

心筋保護には順行性と逆行性の両者の灌流方法がある．人工心肺を開始し大動脈遮断をするとともに心筋保護液が注入される[7]．上述した AR 合併時だけでなくベントの不良や脱血不良などで左室の過膨張が起こることがある．逆行性冠灌流は，冠動脈高度狭窄病変や大動脈弁疾患で行われるが，冠静脈洞を観察してカニューレのバルーンの位置が適正かを診断する．冠静脈洞が拡大していると PLSVC[8]が疑われ，逆行性冠灌流は無効であり，SVC に加えて PLSVC へのカニュレーションの必要もある．Port access™法では麻酔科医が逆行性冠灌流のカテーテルを冠静脈洞にいれるため，その解剖学的位置を理解しておく（図 4-84）．

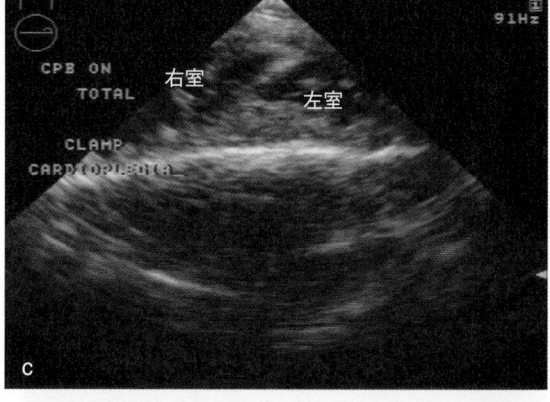

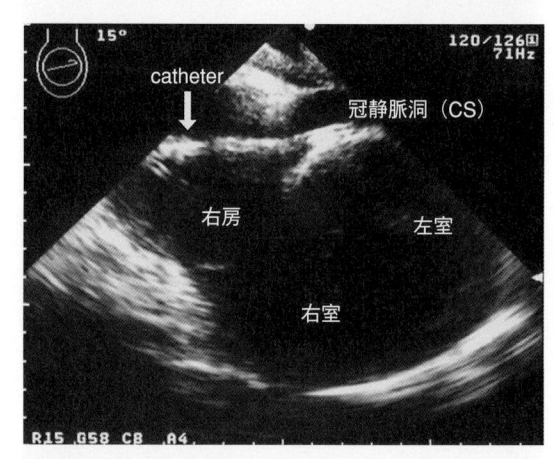

図 4-84 逆行性冠灌流（冠静脈洞カニュレーション：Heart Port™）
バルーンの至適な大きさと位置を確認する．PLSVC があると無効となる．

4．周辺組織の観察

TEE は心臓以外の周辺組織の観察も可能である．内胸動脈剝離時や胸骨切開時に偶然開胸になっているこ

ともあり，人工心肺中に血液が開胸側に流れ込むことがあるので必ず人工心肺離脱前に確認する．200〜300 ml 以上の液体成分の流れ込みがあれば，肺が描出されるが通常では肺の空気に反射され TEE では何もみえない．

5．人工心肺離脱時に注意すること

左心系の残存空気の有無を確認して，大動脈ルートベントなどにより脱気する．空気は肺静脈，心房中隔，左室内に貯留しやすい（図 4-85）．心臓が動き出し適切な心拍出が得られるようになったら，左室容量を加えて肺を加圧しながら残存空気を左室より追いだす．肺静脈では体位変換，心房中隔では中隔への用手圧迫，左室内では心臓の swing が有用である．心電図に注意し ST-T 上昇がみられたら補助循環を継続する．貯留型の空気は脳神経障害および心筋虚血などの危険性が高い．

6．人工心肺終了時に注意すること

人工弁逆流がないか，手術による血流の狭窄が起こっていないかなど，手術の評価を行い，その後人工心肺を離脱する．心室壁運動異常があった場合はしばらく人工心肺で補助する．短軸像にて心室の大きさを確認して，左心室，右心室の容量評価を行いながら，人工心肺離脱を行う．

ドパミンを使用すれば血圧，心拍出量は増加するが，過量投与すれば心筋 viability があるところのみが hyperdynamic となり，akinesis の部分はむしろそれにひきつられ全体としては dyskinesis, hyperkinesis となり心筋酸素消費量は増加し不整脈の原因となる（図 4-86）．人工心肺後は心筋保護が不充分であったり，心室中隔の奇異性運動も加わるため，TEE で全体の壁運動を観察しながら dyskinesis を生じないようにドパミン，ドブタミン投与量を調節し，ノルアドレナリンの使用も積極的に考慮する．

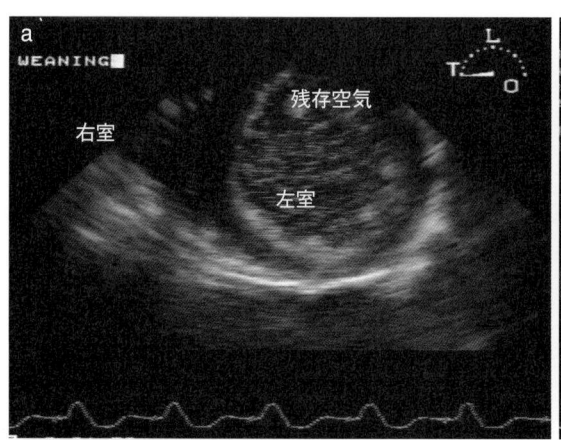

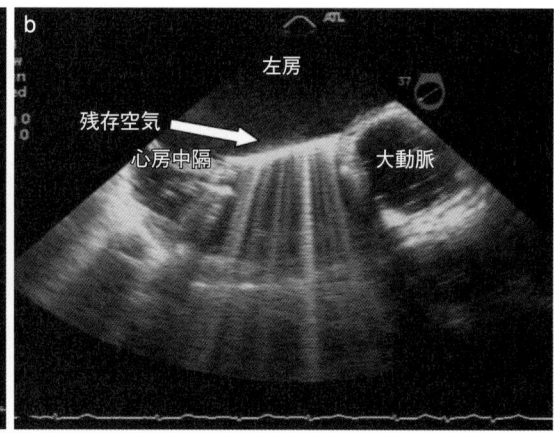

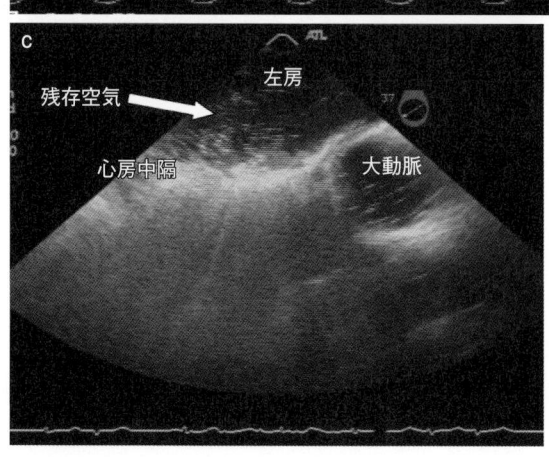

図 4-85 残存空気
a．左室内空気
b．心房中隔
c．心房中隔を用手的に圧迫

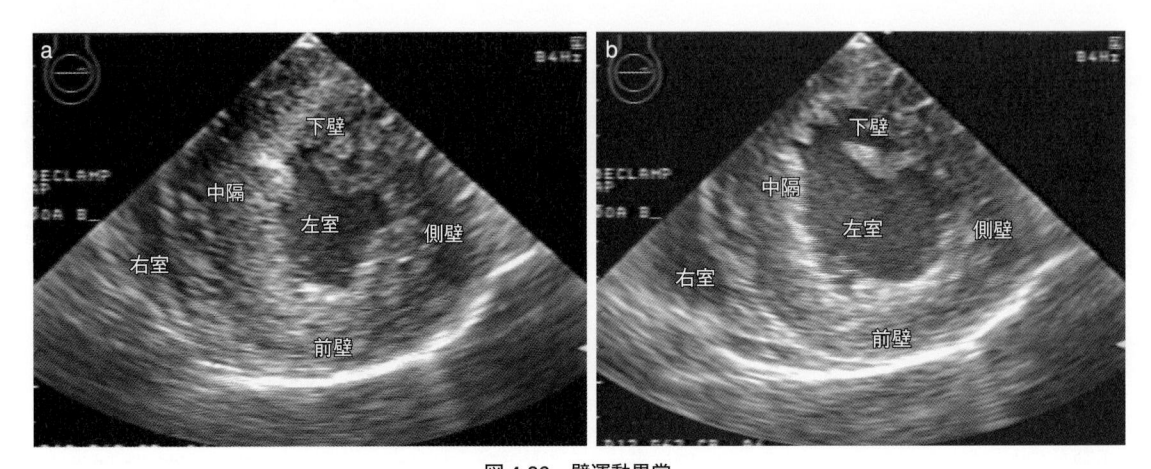

図 4-86　壁運動異常
心室中隔から下壁にかけて壁運動異常がみられる．

7．患者を守る clinical decision making

　TEE による CABG 患者の麻酔管理においては，もっとも大切なことは患者を再評価（complimentary TEE examination）して，その情報を術者に正確に伝えることである．TEE を詳細に観察することにより心臓手術の患者の予後を改善し，手術成績を向上させる可能性は大きい[9]．それには，単なる心臓麻酔や TEE の知識だけではなく，人工心肺，心筋保護，特に術式の理解が重要である．さらに，その施設における術式の方針および術者の技量が問われることはいうまでもない．一方では，TEE や心臓外科手術の不充分な知識による clinical decision making は overestimation または underestimation につながり患者の予後を悪化させることにもなりかねない．

■文献

1) 岩出宗代．麻酔中の心筋虚血モニターとしての経食道エコーの有用性．循環制御 1991；12：503-11．
2) Gaspar M, Laufer G, Bonatti J, et al. Epiaortic ultrasound and intraoperative transesophageal ecocardiography for the thoracic aorta atherosclerosis assessment in patient undergoing CABG. Surgical technique modification to avoid cerebral stroke. Chirurgia 2002；97：529-35.
3) Wilson MJ, Boyd SY, Lisagor PG, Rubal BJ, Cohen DJ. Ascending aortic atheroma assessed intraoperatively by epiaortic and transesophageal echocardiography. Ann Thorac Surg 2000；70：25-30.
4) Amir IM, Beique F. Transesophageal echocardiography of the proximal aortic arch after cardiopulmonary bypass. Ann Vasc Surg 2002；16：714-22.
5) Choukroun EM, Labrousse LM, Madonna FP, Deville C. Mobile thrombus of the thoracic aorta: diagnosis and treatment in 9 cases. Acta Anaesthesiol Sin 2002；40：85-9.
6) Kirkeby-Garstad I, Tromsdal A, Sellevold OF, et al. Guiding surgical cannulation of the inferior vena cava with transesophageal echocardiography. Anesth Analg 2003；96：1288-93.
7) Borger MA, Wei KS, Weisel RD, et al. Myocardial perfusion during warm antegrade and retrograde cardioplegia: a contrast echo study. Ann Thorac Surg 1999；68：955-61.
8) Roberts WA, Risher WH, Schwarz KQ. Transesophageal echocardiographic identification of persistent left superior vena cava: retrograde administration of cardioplegia during cardiac surgery. Anesthesiology 1994；81：760-2.
9) Fanshawe M, Ellis C, Habib S, et al. A retrospective analysis of the costs and benefits related to alterations in cardiac surgery from routine intraoperative transesophageal echocardiography. Anesth Analg 2002；95：824-7.

〔野村　実〕

H. 脳脊髄機能モニタリング

1. 脳波

脳の自発的な電気活動を頭皮上の電極から記録したものを脳波 electroencephalogram（EEG）とよぶ．その電極直下の大脳皮質神経細胞の電気活動を反映する．脳波の波形は周波数によって分類される．8～13 Hz の α 波は閉眼した覚醒患者でみられ，14～30 Hz の β 波は正常の覚醒患者でみられる．より周波数の遅い δ 波（1～3 Hz）や θ 波（4～7 Hz）は自然睡眠または病的状態でみられる．脳血流低下や脳低酸素などで，速波の消失，振幅低下，徐波の増加などがみられる．ただし，同様の変化は麻酔薬，低体温，血液希釈や $PaCO_2$ 変化によってもみられる．

通常，頭皮におく表面電極（円板状電極または針電極）を使用する（国際 10-20 法，図 4-87）．一般には 12 または 16 誘導で脳波を測定するが，術中や術後の脳波モニターで電極装着部位が限られる場合は，頭頂部（C_3, C_4 または P_3, P_4）などを選択すれば中大脳動脈領域を反映できる．特に，術中は左右の比較になるので，左右の対称性が重要である．脳波の経時的な変化を観察する場合は，脳波情報を各周波数帯域のパワー（振幅の 2 乗）に表示する power spectral analysis なども用いられる．

心臓血管手術では，頚動脈内膜剥離術などの合併手術，術中脳虚血や損傷が疑われる例での脳機能モニターとして使用されるが，脳波は麻酔深度や体温変化によって著明に影響されるため，その判定が困難な場合が多い．また，超低体温循環停止や脳保護目的でのバルビツレート使用時に平坦脳波や burst & suppression を確認するためにも用いられる．

2. 誘発電位

誘発電位は，体性感覚，聴覚，視覚などの感覚や運動野などの神経系の刺激に対する反応で，その神経路の機能評価が可能となる．刺激の種類や方法により，
1）運動誘発電位 motor evoked potential（MEP），
2）体性感覚誘発電位 somatosensory evoked potential（SEP），3）聴性脳幹反応 brainstem auditory evoked potential（BAEP），4）視覚誘発電位 visual evoked potential（VEP）などに分類される．胸腹部大

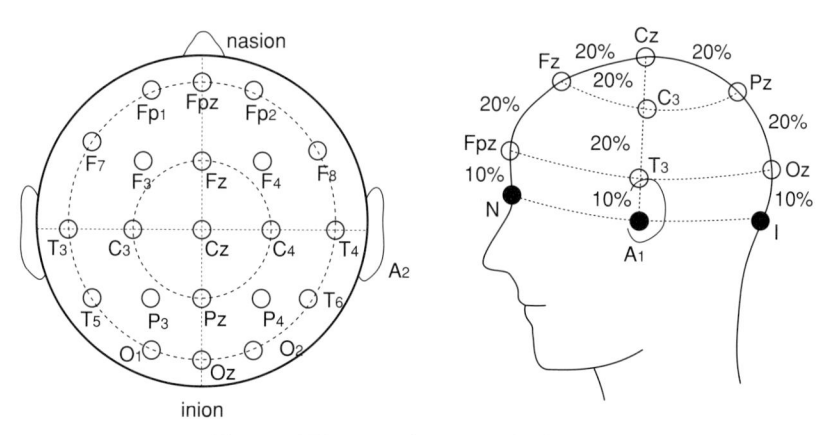

図 4-87　国際 10-20 法による脳波電極の位置

頭部正中矢状線の鼻根 nasion と後頭極 inion の中点を頭蓋頂 vertex とし，鼻根と後頭極の間を 10 等分する．また，鼻根と耳介前点，後頭極を通る周線を引き 10 等分する．さらに，頭蓋頂を中心に半径が NI の 1/10 の同心円を描き，頭蓋周線を 10 等分した点と中心を結ぶ．慣例により左側には奇数，右側には偶数が用いられる．

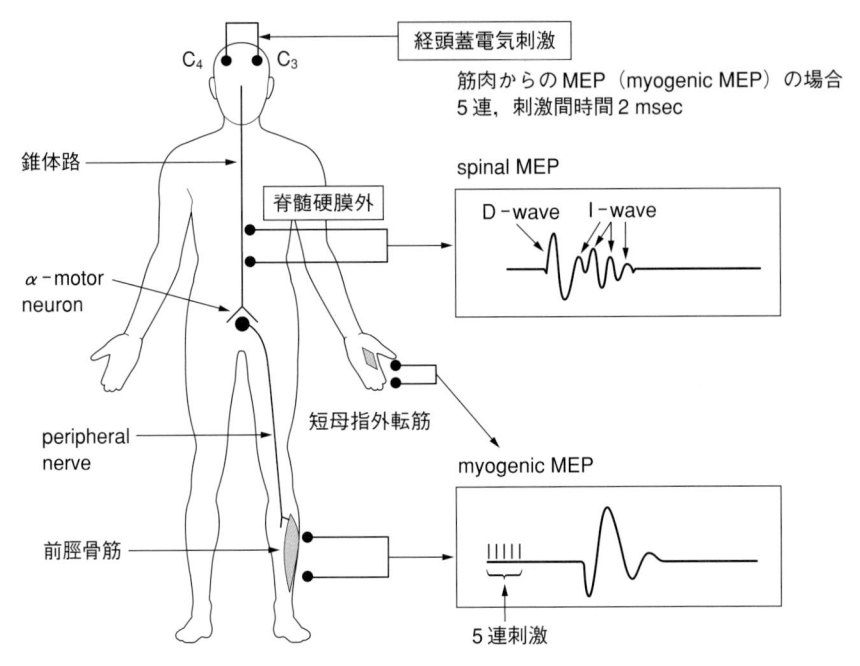

図 4-88 脊髄硬膜外または前脛骨筋で記録する場合の運動誘発電位 motor evoked potential (MEP) 測定法

動脈瘤手術時の脊髄機能モニターとしての MEP や SEP の有用性は高く，その適応は確立されている．一方，心臓血管手術中の脳機能障害のモニターとしては SEP，BAEP，VEP などが試みられているが，未だその有効性は認められていない．以下，しばしば使用される MEP および SEP について概説する．

a．運動誘発電位（MEP）

大脳運動野を刺激し，脊髄硬膜外や筋肉から記録される電位（運動誘発電位，MEP）は，術中の運動機能の指標となる（図 4-88）．MEP は麻酔薬によって著明に影響を受け全身麻酔下での記録は困難であったが，3〜5 連などのトレインパルスを用いた刺激で電位記録が可能となってきた（図 4-89）．大血管手術での運動野刺激には，トレインパルスが使用可能になった経頭蓋的電気刺激装置（Digiter 社製 Multipulse D-185）が使用されている．刺激部位としては，主に C_3-C_4 を用いる．筋肉からの電位（myogenic MEP）記録の場合は，前腕や母指球筋，前脛骨筋などさまざまな筋肉からの記録が可能である．大血管手術では，人工心肺，低体温，肝循環の変化などで麻酔深度が変化する場合が多いので，下肢筋からの MEP に加え，上肢からの MEP も同時に記録し，下肢 MEP の変化が脊髄

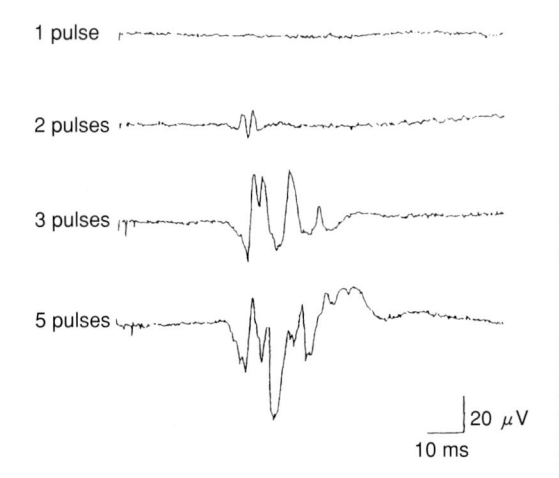

図 4-89 プロポフォール麻酔中の経頭蓋電気刺激―前脛骨筋記録での運動誘発電位

トレインパルスを用いることにより運動誘発電位の増大が認められる．

機能による変化なのか，麻酔薬などによる全身性の変化なのかを鑑別する必要がある．胸腹部大動脈瘤手術で MEP のモニタリングを施行する場合は，MEP への影響の少ないケタミンやフェンタニルなどを中心とした麻酔を選択する．MEP への影響が大きいと考えられ

る吸入麻酔薬や亜酸化窒素は使用しない．プロポフォールも胸腹部大動脈瘤手術の場合は，可能な限り少量投与にとどめる．筋弛緩薬のレベルは通常，単収縮反応 T1 が筋弛緩薬投与前の 40～50% 程度になるように調節投与する．

脊髄硬膜外から spinal MEP を記録する場合は，筋弛緩薬の使用に制限はなく，麻酔の影響も myogenic MEP よりも少ない．麻酔の影響を最も受けにくいとされる D-wave に続き，数個の I-wave が記録できる．I-wave は麻酔薬により抑制されやすい．硬膜外カテーテル電極の挿入が必要となるため，myogenic MEP の記録よりは侵襲が大きく，電位の加算が必要となる．

b．体性感覚誘発電位（SEP）

SEP とは一般に，末梢神経（正中神経，後脛骨神経など）を刺激し，頭皮上または脊髄から導出される誘発電位である．術中は主に短潜時 SEP（SSEP）が用いられる（図 4-90）．正中神経刺激の場合は，非刺激側の C_3'（C_4'）-Fpz および第 2 頚椎上で記録する．C_3'，C_4' はそれぞれ，C_3，C_4 の後方 2 cm にあたり，これは頭頂と外耳孔を結ぶ線上で頭頂から 7 cm 下方，2 cm 後方の点（Shagass の点）に一致する．頭皮状 C_3'（C_4'）記録では主に N20 のピークを，第 2 頚椎上記録では N13 のピークをモニタリングする．N20 と N13 の頂点間潜時は，CCT（central conduction time）として中枢神経内での伝導時間を反映する．後脛骨神経刺激の場合は，非刺激側の Cz'-Fpz および第 1 腰椎上で記録する．Cz' は Cz の 2 cm 後方にあたる．頭皮上 Cz' 記録では主に，P40 のピークを，第 1 腰椎上では N20 のピークをモニタリングする．頭皮上 P40 と第 1 腰椎 N20 の頂点間潜時を S-CCT（spino-cortical conduction time）とよび，脊髄から大脳皮質までの伝導時間を反映する．

心臓血管手術での SEP の使用は，胸腹部大動脈瘤手術で脊髄モニタリングとしての後脛骨神経刺激 SEP，術中に脳虚血や損傷が予想される場合の正中神経刺激 SEP が主である．一般的には，50% 以上の振幅低下または 1 msec 以上の潜時延長を異常と判断している．ただし，SEP の振幅および潜時は麻酔薬や低体温によって影響を受けるため注意が必要である．一般には，吸入麻酔薬や亜酸化窒素よりも，プロポフォール・フェンタニル麻酔の方が影響が少ない．

■文献

1) Stump DA, Jones TJJ, Rorie KD. Neurophysiologic moni-

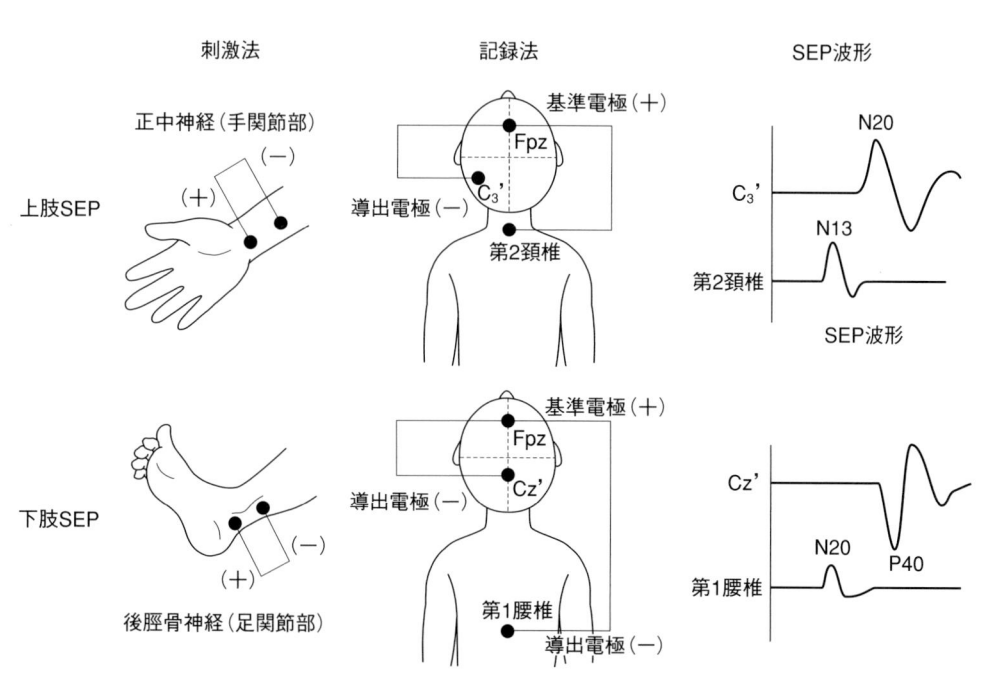

図 4-90　上肢および下肢 SEP（somatosensory evoked potential）の測定法

toring and outcome in cardiovascular surgery. J Cardiothorac Vasc Anesth 1999; 13: 600-13.
2) Guerit JM. Neuromonitoring in the operating room: why, when, and how to monitor? Electroencephalogr Clin Neurophysiol 1998; 106 (1): 1-21.
3) de Haan P, Kalkman CJ, Jacobs MJ. Spinal cord monitoring with myogenic motor evoked potentials: early detection of spinal cord ischemia as an integral part of spinal cord protective strategies during thoracoabdominal aneurysm surgery. Semin Thorac Cardiovasc Surg 1998; 10 (1): 19-24.
4) Kawaguchi M, Sakamoto T, Inoue S, Kakimoto M, Furuya H, Morimoto T, Sakaki T. Low dose propofol as a supplement to ketamine-based anesthesia during intraoperative monitoring of motor-evoked potentials. Spine 2000; 25 (8): 974-9.
5) Sloan TB, Heyer EJ. Anesthesia for intraoperative neurophysiologic monitoring of the spinal cord. J Clin Neurophysiol 2002; 19 (5): 430-43.

［川口昌彦］

I. 内頚静脈酸素飽和度（SjO₂）

1. 解剖（図4-91）

脳から還流する静脈はすべて架橋静脈から硬膜静脈洞に入る．大脳半球外側上面からは上矢状静脈洞へ，外側下前面からは海綿静脈洞へ，外側下後方からは横静脈洞へ，内側からは直静脈洞へ還流する．いずれも最終的には内頚静脈へ合流する．内頚静脈は上端と下端にやや拡張した頚静脈上球と頚静脈下球がある．この頚静脈上球が内頚静脈球部であり，この部の血液は大部分が頭蓋内から還流してきたものであるため，この部での血液酸素飽和度は，頭蓋内の脳血流と代謝のバランスを反映する．ただし，内頚静脈には咽頭静脈，顔面静脈，舌静脈，甲状腺静脈など頭蓋外からの血流も流入するため，内頚静脈球部よりも下流へ行くほど頭蓋外血流の影響が大きくなる．

2. 穿刺法（図4-92）

通常の右（左）内頚静脈の穿刺法と同様に，頭部を左（右）に向け，やや後屈させ，Trendelenburg位にする．乳様突起と胸鎖乳突筋胸骨付着部の中点を確認し（前方アプローチ），胸鎖乳突筋の内側で頚動脈を触知し，そのやや外側から外耳孔に向けて刺入する．胸鎖乳突筋の胸骨頭と鎖骨頭で形成される三角形の頂点を穿刺部位とする場合もある（中心アプローチ）．頭側にカテーテルを進めていくと，前方アプローチでは15 cm程度，中心アプローチでは17 cm程度で抵抗を感じるところがあり，これが内頚静脈球部である．この部位から0.5〜1.0 cm引き抜いたところにカテーテルを留置する．カテーテル先端が球部から2 cm以内で，緩徐（2 ml/min以下）に血液を逆流させた場合は，外頚静脈系の血液の混入は3％程度とされている．また，内頚静脈球部にfiberoptic catheterを留置すれば，連続的に内頚静脈球部酸素飽和度 jugular bulb venous oxygen saturation（SjvO₂）がモニタリングできる．カテーテル先端の位置は単純X線撮影にて確認する．カテーテル先端が，側面像で外耳孔と乳様突起先端の間に，正面像でほぼ眼窩正中にあれば，内頚静脈球部にあると考えられる．

3. 内頚静脈球部酸素飽和度

脳血流量（CBF）と脳酸素消費量（CMRO₂）の関係は，脳動静脈血酸素含量を CaO_2，$CjvO_2$ とすると，$CMRO_2 = CBF \times (CaO_2 - CjvO_2)$ と表される．（$CaO_2 -$

図4-91 頭頚部の主な静脈系

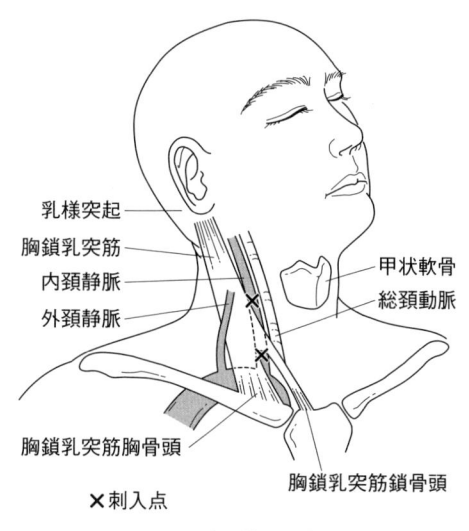

図4-92 内頚静脈の穿刺法

$CjvO_2$）は脳動静脈血酸素含量較差（$AjvDO_2$）で，$AjvDO_2 = CMRO_2/CBF$ となる．動静脈血酸素含量については，$CaO_2 = (SaO_2 \times Hb \times 1.39) + 0.0031 \times PaO_2$，$CjvO_2 = (SjvO_2 \times Hb \times 1.39) + 0.0031 \times PjvO_2$ の式で算出されるので，ヘモグロビンが一定で，動脈血の酸素飽和度が約100％の場合は，$SjvO_2$ は $AjvDO_2$ と負の相関関係になる．したがって，$SjO_2 \propto CBF/CMRO_2$ という関係が成り立ち，SjO_2 は脳血流と脳代謝のバランスの間接的指標になる．脳代謝が一定の場合，$SjvO_2$ 低下は脳血流の低下を意味し，脳血流が一定でも脳代謝が亢進すれば $SjvO_2$ は低下する．逆に $SjvO_2$ が高値を示す場合は，薬剤や低体温などで脳代謝が低下した場合，脳血流の相対的増加，脳動静脈シャント，脳死などがあげられる．カテーテルの位置異常により外頚静脈系の血液が混入した場合は $SjvO_2$ は高値を示す．

$SjvO_2$ の正常範囲は55～75％で，50％以下（desaturation）を異常と考える．一側の内頚静脈球部へは，70％は同側の，30％は反対側の半球からの血液が流入するとされ，一般には右側が優位であると考えられている．左右どちらの側に入れるかは，1）障害側に入れる，2）右側に入れる，3）優位側に入れる，などの意見があり一定の見解はない．$SjvO_2$ はあくまで全脳の酸素需給バランスのモニターであるため，局所脳虚血についてはその感受性は低い．また，テント下後頭蓋の血液の酸素化状態の指標にはなりにくい．

■文献
1) 脳静脈酸素飽和度（SjO_2）研究会．頚静脈球酸素飽和度測定マニュアル．東京：新興医学出版；1996．
2) Schell RM, Cole DJ. Cerebral monitoring: Jugular venous oximetry. Anesth Analg 200; 90: 559-66.

［川口昌彦］

J. 体温

1. 体温調節

体温の変化により多くの臓器が影響を受け，薬剤の効果も変化しうるので，麻酔中の体温は連続測定すべきである．生体の温度は，一般的には最も核心温に近似する体内の温度を中枢温としてモニタリングする．また，体温恒常性の観点からは，かなり広範囲の環境温に対して，中枢温は維持される．体温調節は，自律性体温調節と行動性体温調節に分けられる．自律性体温調節が一般的に考えられている体温調節で，ふるえ，末梢血管運動，発汗など自律神経系を主とする調節である．まず，末梢の血管運動による調節が行われ，この調節で不充分なときに，暑いときは発汗，寒いときはふるえが生じる．生体の組織の熱伝導性は低く，生体内での熱の移動は血流によっている．末梢の血管運動は，交感神経により主に収縮される．交感神経活動が抑制されると，皮膚血流が増加して，体外への熱の放散量が増加する．血管の走行形態を利用し体深部の温度変化を極力抑える方向で働く対向流性熱交換と，細動脈と細静脈の間をバイパスする動静脈吻合も，血管運動に付随する反応として体温調節に関与している．

2. 周術期の体温

全身麻酔導入後最初の1時間で，中枢温は通常0.5～1.5℃降下する．その後はゆっくりとした低下が続き，ほとんど動きのないプラトーの状態になる．このような，全身麻酔後1～2時間で生じる中枢温の低下では，体内にある熱量のそのものの減少はそれほど関与しておらず，暖かい身体核心部から冷たい末梢組織への熱の再分布の影響が大きい[1]．この再分布性低体温を防ぐには，全身麻酔導入前に加温して，末梢組織と中枢との温度差をできるだけ少なくすることが有効である．

3. 心臓外科の体温モニタリング

心臓外科の人工心肺中は，過去には低体温法がよく用いられていた．現在は，33～34℃程度の軽度低体温や，常温で人工心肺を管理する施設が増えている．しかし，弓部大動脈瘤の手術や複雑心奇形の手術では，超低体温循環停止法が用いられる．開心術が低体温で管理されている場合は，温度変化がかなり広範囲での体温測定となるため，中枢温の測定が必要となる．人工心肺周術期における中枢温の測定には，鼓膜温，食道温，鼻咽頭温，肺動脈温，前額深部温等が臨床上使用されている[2]．肺動脈カテーテルが挿入されていれば，肺動脈温がモニタリングされる．脳保護という観点から，脳の温度を知ることが重要であり，内頚動脈から血流を受けている鼻咽頭温や鼓膜温もよく用いられる．また，前額部に装着した深部体温計では，熱補償法によって測定された皮膚温が，その深部組織の脳の温度として表示され，肺動脈温とよく相関する．食道温は，心臓の裏側で温度測定を行うことになるので，血液温に近くなる．直腸温や膀胱温も厳密には中枢温とはいえないが，よく用いられる．また，膀胱温は尿量に影響されるので注意が必要である．人工心肺中の冷却や過熱時には，血液温の変化が一番早く，次に鼓膜温や鼻咽頭温が変化し，膀胱温や直腸温が遅れて変化する．

生命維持に必須な酸素消費量を減少し，循環不全による重要臓器の障害を防止するため，低体温法がよく施行されてきたが，低体温による臓器保護には異論もでてきている．人工心肺中の低体温により，筋弛緩薬や麻酔薬の作用遷延，血小板機能抑制，感染抵抗力低下，蛋白代謝抑制などが引き起こされるからである．また，術後24時間以内の心筋虚血が低体温で有意に多いという報告もある[3]．このため，最近では，常温による人工心肺や心筋保護も広く行われている．

■文献

1) Matsukawa T, Sessler DI, Sessler AM, et al. Heat flow and distribution during induction of general anesthesia. Anesthesiology 1995; 82: 662.
2) 尾崎 眞. 麻酔・集中治療領域におけるさまざまな体温研究について. 麻酔 1996; 45: 804-12.
3) Frank SM, Beattie C, Christopherson R, et al. Unintentional hypothermia is associated with postoperative myocardial ischemia. Anesthesiology 1993; 78: 468-76.

［川村淳夫］

K．近赤外線分光法（NIRS）による脳酸素化モニタリング

1．測定原理

　生体組織透過性の高い近赤外光を用いることにより，局所脳酸素飽和度（rSO_2）が非侵襲的に測定できる．ヘモグロビン（Hb）の吸光特性は酸化 Hb と還元 Hb で異なっており，複数波長の近赤外光の吸光度を同時に測定することにより酸化 Hb と還元 Hb の比が求められ，rSO_2 が得られる（near infrared spectroscopy：NIRS）．ダイオードから投射された近赤外線は生体組織により吸収散乱されながら進み，発光部から一定の距離に置かれたフォトダイオードで受光されるが，吸光度は吸光物質の濃度と発光部からの距離によって決まる（Beer-Lambert law）[1]．また測定深度は発光部と受光部の距離に規定され，成人では距離が 4 cm でモニター深度は約 3 cm となる．頭蓋外血液による近赤外線吸収が完全に除去されておらず[2,3]，また求められた rSO_2 は動脈血，静脈血を含んだ値である．

2．測定機器

　現在日本では 5 社の製品が入手可能である．基本原理は共通であり，比較した文献がいくつかみられるが[4,5]，一概に優劣はつけにくい．

　Somanetics 社 INVOS 4100（発売元 Baxter）は 2 波長の吸光度を測定し，rSO_2 を表示するとともに酸化 Hb と還元 Hb で吸光係数のほぼ等しい 810 nm の吸光度から total Hb の相対値を出し局所脳血液量の指標 blood volume index（BVI）として表示する．1 つの光原に対し 2 つの受光部があり，光原に近い受光部で骨など浅い部分，遠い受光部で深い部分と浅い部分の吸光を測定して差し引きすることにより深部（大脳皮質）のみの吸光度を測定する（米国特許）．発光部とセンサーが一体化した single use の「ソマセンサー」を用い，2 チャネル同時測定可能である．発光出力が高く，低温熱傷の可能性があるため長時間のモニタリングには適さない．

　トステック社 TOS-96 は 3 波長を用い，2 チャネル同時測定可能である．rSO_2 と Hb，酸化 Hb，還元 Hb 変化量を表示できる．発光部の出力が弱く，長期間のモニターが可能である．再利用型のセンサーを用い，滅菌可能である．ハードディスクとフロッピーディスクドライブを内蔵し，500 日以上の長期間記録保存，出力が可能である．

　浜松ホトニクス社 NIRO-300 は 4 波長の吸光度を測定し rSO_2 と Hb，酸化 Hb，還元 Hb 変化量だけでなく，細胞内情報として酸化，還元 cytochrome aa_3 の変化量が得られる．発光部，受光部が独立しており，通常はホルダーに取り付けて使用するが，はずして小児や狭い部位でも測定可能である．標準仕様は 1 チャネルだが，オプション使用により 2 チャネル同時測定も可能．現在，改良型の NIRO-200，100 も発売されている．

　島津製作所 OM-200 は 4 波長の吸光度を測定し，rSO_2 と Hb，酸化 Hb，還元 Hb 変化量を表示する．成人頭部，筋肉用の標準センサー，発光部と受光部が近い小児用センサーが用意されている．1 チャネル仕様で，再利用可能なセンサーを用いる．ハードディスクに長時間の記録が可能である．

　バイオメディカル社 PSA-IIIN は 2 波長の吸光度から rSO_2 と Hb，酸化 Hb，還元 Hb 変化量を測定する．2 チャネル仕様で，再利用型センサーを用いる．

3．臨床応用

　人工心肺を用いた心臓血管外科手術では，約 30％の症例で術後に何らかの神経心理学的症状が発生するとされ[6-8]，人工心肺の脳灌流，脳組織酸素化への影響が原因と考えられている[9,10]．したがって術中の脳循環モニターが重要であるが，NIRS は簡便でかつ有効な方法である[11-13]．ただし，rSO_2 は静脈成分の影響を大きく受けるため，低体温では Hb の酸素親和性が高くなり神経細胞の酸素化が不充分でも高値となる可能性がある[14]．この点から低体温では rSO_2 の評価のみでは不充分で，細胞内の酸素化，すなわち oxidized cytochrome aa_3（CytOx）の監視が必要である[15]．CytOx はミトコンドリア電子伝達系の最終酵素であり，ヒトで酸素消費の 90％を占める．人工心肺を用いた心臓手術で酸素化 Hb が低下しても CytOx が維持された場合，神経心理学的症状の発現はない[16]．術後に症状を発現し

た症例では術中の CytOx 低下が有意に大きい[17]と報告されている．しかし酸化 Hb と還元 Hb の吸光特性は大きく異なり，2 波長での解析で rSO_2 が求められるが，cytochrome aa_3 の吸光特性は酸化，還元型での差が小さく，多波長での解析を要する．さらに脳内濃度が Hb の約 1/10 で数値の信頼性には疑問が残っている[18]．

脳神経外科領域では頚動脈手術，頚動脈遮断試験に際し，脳虚血のモニターとして用いられている[19]．また遮断解除後の hyperperfusion の評価にはさらに有用である[20]．頭蓋内手術ではセンサーが術野に入りやすく，応用範囲は狭いが，工夫次第で血流遮断時の局所脳循環評価に応用可能である[21]．

むすび

NIRS を用いた脳局所酸素飽和度測定は非侵襲的かつ簡便であるが，その絶対値には未だ問題を残している．この点を考慮した上利用することにより手術室やICU での脳循環管理に有意義な情報を得ることができる．

■文献

1) Slavin KV, Dujovny M, Ausman JI, et al. Clinical experience with transcranial cerebral oximetry. Surg Neurol 1994; 42: 531-40.
2) Germon TJ, Young AE, Manara AR, et al. Extracerebral absorption of near infrared light influences the detection of increased cerebral oxygenation monitored by near infrared spectroscopy. J Neurol Neurosurg Psychiatry 1995; 58: 477-9.
3) Kytta J, Ohman J, Tanskanen P, et al. Extracranial contribution to cerebral oximetry in brain dead patients: a report of six cases. J Neurosurg Anesthesiol 1999; 11: 252-4.
4) Grubhofer G, Tonninger W, Keznickl P, et al. A comparison of the monitors INVOS 3100 and NIRO 500 in detecting changes in cerebral oxygenation. Acta Anaesthesiol Scand 1999; 43: 470-5.
5) Litscher G, Hadolt I, Eger E. Transcranial optical spectroscopy—A comparison of the TOS 96 and INVOS 3100 cerebral oximeters. Biomed Tech (Berl) 1998; 43: 133-6.
6) Savageau JA, Stanton BA, Jenkins CD, et al. Neuropsychological dysfunction following elective cardiac operation. I. Early assessment. J Thorac Cardiovasc Surg 1982; 84: 585-94.
7) Gonzalez-Scarano F, Hurtig HI. Neurologic complications of coronary artery bypass grafting: case-control study. Neurology 1981; 31: 1032-5.
8) Shaw PJ, Bates D, Cartlidge NE, et al. Early neurological complications of coronary artery bypass surgery. Br Med J 1985; 291 (6506): 1384-7.
9) Pugsley W, Klinger L, Paschalis C, et al. The impact of microemboli during cardiopulmonary bypass on neuropsychological functioning. Stroke 1994; 25: 1393-9.
10) Nevin M, Colchester AC, Adams S, et al. Evidence for involvement of hypocapnia and hypoperfusion in aetiology of neurological deficit after cardiopulmonary bypass. Lancet 1987; 2 (8574): 1493-5.
11) Abdul-Khaliq H, Schubert S, Troitzsch D, et al. Dynamic changes in cerebral oxygenation related to deep hypothermia and circulatory arrest evaluated by near-infrared spectroscopy. Acta Anaesthesiol Scand 2001; 45: 696-701.
12) Higami T, Kozawa S, Asada T, et al. Retrograde cerebral perfusion versus selective cerebral perfusion as evaluated by cerebral oxygen saturation during aortic arch reconstruction. Ann Thorac Surg 1999; 67: 1091-6.
13) Kadoi Y, Kawahara F, Saito S, et al. Effects of hypothermic and normothermic cardiopulmonary bypass on brain oxygenation. Ann Thorac Surg 1999; 68: 34-9.
14) Dexter F, Hindman BJ. Computer simulation of brain cooling during cardiopulmonary bypass. Ann Thorac Surg 1994; 57: 1171-8.
15) du Plessis AJ, Newburger J, Hickey P, et al. Cerebral oxygenation during hypothermic cardiopulmonary bypass: clinical findings support mathematical model. Anesthesiology 1996; 84: 1008-9.
16) Lassnigg A, Hiesmayr M, Keznickl P, et al. Cerebral oxygenation during cardiopulmonary bypass measured by near-infrared spectroscopy: effects of hemodilution, temperature, and flow. J Cardiothorac Vasc Anesth 1999; 13: 544-8.
17) Nollert G, Mohnle P, Tassani-Prell P, et al. Postoperative neuropsychological dysfunction and cerebral oxygenation during cardiac surgery. Thorac Cardiovasc Surg 1995; 43: 260-4.
18) du Plessis AJ. Near-infrared spectroscopy for the in vivo study of cerebral hemodynamics and oxygenation. Curr Opin Pediatr 1995; 7: 632-9.
19) Samra SK, Dy EA, Welch K, et al. Evaluation of a cerebral oximeter as a monitor of cerebral ischemia during carotid endarterectomy. Anesthesiology 2000; 93: 964-70.
20) 佐藤清貴，清水宏明，加藤正人．頚動脈内膜剥離術中の脳酸素飽和度と術後の hyperperfusion．臨床麻酔 2002; 26: 175-7.
21) Sato K, Shirane R, Kato M, et al. Effect of inhalational anesthesia on cerebral circulation in Moyamoya disease. J Neurosurg Anesthesiol 1999; 11: 25-30.

［佐藤清貴］

L. 麻酔深度モニター

1. 麻酔の構成要素と各麻酔薬の特性

麻酔とは，患者が疼痛や不快感を感じることなく手術が安全確実に施行されるのに必要な意識消失（鎮静・入眠）と健忘，鎮痛，筋弛緩と体動の抑制，心血管・呼吸・消化管その他の自律神経反射の抑制，ストレス反応の抑制などの複数の要素を薬理学的に実現することである[1]．臨床麻酔の場においては，麻酔が「浅い」あるいは「深い」など，ごく単純な表現で麻酔深度が評価されることが多いが，麻酔は複数の要素から成るため単一の方法で麻酔深度を判定することはできない．

全身麻酔に使用される吸入麻酔薬，静脈麻酔薬，オピオイド鎮痛薬（麻薬と拮抗性鎮痛薬）や筋弛緩薬は，担当できる麻酔要素のスペクトラムが異なる．イソフルランやセボフルランなどの吸入麻酔薬は，入眠と健忘，鎮痛，自律神経反射の抑制のいずれの効果も有し，筋弛緩効果もある程度発揮する．プロポフォール，チオペンタール，チアミラールやミダゾラム，ジアゼパムなどの静脈麻酔薬は，鎮静・入眠・健忘効果は高いが，鎮痛効果は弱いかほとんど欠き，筋弛緩効果もほとんどない．ただしケタミンは，静脈麻酔薬の中では鎮痛効果が強い．オピオイド鎮痛薬は，鎮痛効果は強力であるが，単独では大量（たとえばフェンタニルで50〜150μg/kg）投与下でも必ずしも意識の消失は保障されず，筋弛緩効果も欠く．筋弛緩薬は筋弛緩効果のみを発揮する．

麻酔で最も大事なことは患者が術中に侵害刺激を感じて動いたり，覚醒したり，術後にそれを思い出したりする事態を防止することであり，その意味で麻酔の構成要素の中では鎮静・入眠効果と鎮痛効果の2つが最も重要である．

2. 麻酔効果判定のための薬理学モデル

麻酔の深度が充分か否かは，一定の無害刺激あるいは侵害刺激（たとえば呼名，筋肉のつねり，皮膚切開，喉頭展開，気管挿管など）に対して一定の反応（たとえば呼名に対する開眼反応，侵害刺激に対する合目的体動反応や血圧上昇反応など）が生じるか否かで判定することができる[2,3]．この場合麻酔の深さが充分か否かは加えられる刺激の強さによって異なる．たとえば，多くの患者にとって肺胞気濃度0.5％のイソフルラン麻酔は，呼名に応じるには「深すぎる」（呼名に反応できない）が，皮膚切開を受けるには「浅すぎる」（皮膚切開時に体動反応を生じる）．患者個々人においては刺激に対する反応は，「全か無か」すなわち反応するかしないかのいずれかである．多数例においては，刺激に反応を示さない患者の割合（無反応率期待値：％probability of no response）は，麻酔薬濃度の低い範囲では0％であるが，その後は麻酔薬の濃度増加に伴って増加し，麻酔薬濃度が一定レベルを超えると100％に達する（図4-93）．この麻酔薬濃度と無反応率の間の関係は，強さの異なる各種の刺激のそれぞれに対して構成することが可能である．ある刺激に対する無反応率期待値が50％の時の麻酔薬濃度をCp50とよび，麻酔薬の効力の指標として用いられる（図4-93）．吸入麻酔薬における標準的なCp50は，皮膚切開に対し

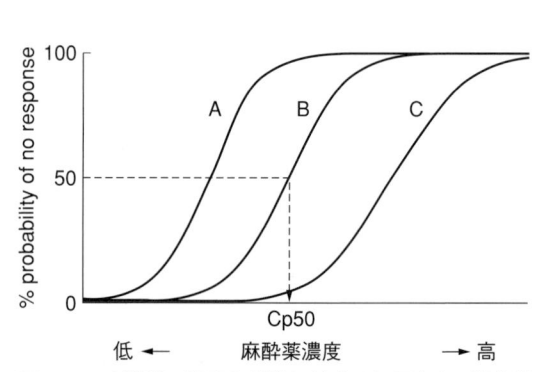

図4-93 麻酔薬の濃度と刺激に対する無反応率の期待値（％probability of no response）の関係

A，B，Cは弱（たとえば，たたく，つねる），中（たとえば，皮膚切開），強（たとえば，気管挿管や腹膜牽引）の強さの異なる刺激を示す．これらの刺激に対する反応（たとえば体動）が抑制される可能性は麻酔薬の血中または肺胞気中濃度が上昇するにつれS字状曲線状に増加する．％probability of no response が50％のときの薬物濃度をCp50とよぶ．この値が小さい薬物は効力が強く，大きい薬物は効力が弱い．

て 50％の患者が体動を示さないときの麻酔薬の肺胞濃度，すなわち最小肺胞気濃度 minimal alveolar concentration（MAC）である．

3．麻酔薬の鎮痛効果の測定

オピオイドを投与していくと，意識消失をきたす前に侵害刺激に対する体動を抑制できる．逆に静脈麻酔薬は，容易に意識消失をもたらすが，単独では大量に投与しない限り侵害刺激に対する体動を防止できない[1]．したがって侵害刺激に対する体動反応は，麻酔薬の鎮静・入眠効果よりも鎮痛効果をより強く反映している．

近代麻酔においては，筋弛緩薬が使用されることが多いので，侵害刺激に対する体動や呼吸数増加などの行動的反応を麻酔の深さの判定に使用することができない．したがって実際上は他の浅麻酔（鎮痛不足）の兆候（侵害刺激に対する血圧上昇，心拍数増加，流涙，発汗，散瞳などの自律神経反応）や逆に深すぎる麻酔の兆候（麻酔薬の過量投与による循環抑制など）に注意を払いつつ麻酔薬の投与を調節しているのが現状である．

4．麻酔薬の鎮静・入眠効果の判定

上記のように現状では麻酔薬の鎮痛効果は正確に定量できない．しかし，麻酔の鎮静・入眠効果は，Aspect 社の処理脳波計によって算出表示される bispectral index（BIS）を利用してかなり正確に定量できるようになった[4,5]．BIS とは，脳波を power spectral analysis と bispectral analysis で解析して得られる relative β ratio, bispectrum, burst-suppression ratio など複数の副指標を統合して算出される 0 から 100 までの単一数値指標である．95～100 は全覚醒，0 は脳の電気的活動停止（平坦脳波）に相当し，その間の数値は麻酔中の意識レベルによく相関する．手術麻酔中の覚醒や記憶を防止するためには，鎮静・入眠効果を有する麻酔薬（イソフルラン，セボフルラン，プロポフォール，ミダゾラムなど）を使用して BIS を 60 以下に保つ．BIS が 40 以下ならこれらの投与量を減ずることができ麻酔薬を節約できる．BIS は鎮痛効果は意識消失効果ほどよく反映しない．したがって BIS が 60 以下でも手術刺激によって体動や血圧上昇の反応が生じることもある．その場合は静脈麻酔薬でなく鎮痛作用をも

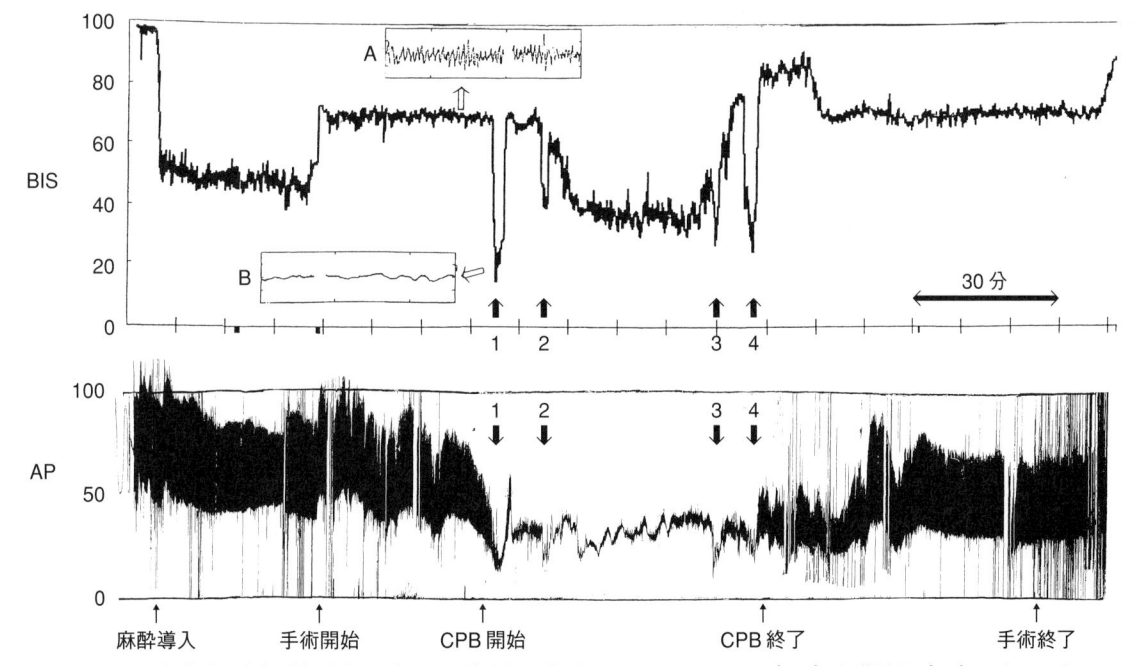

図 4-94 心室中隔欠損症根治術を受けた 3 歳小児における bispectral index（BIS）と動脈圧（AP）のトレンド
BIS は麻酔導入により低下，手術開始時に上昇，低体温人工心肺（CPB）中に低下．CPB 中加温時に大きく上昇，麻酔からの覚醒期に上昇した．それ以外に CPB 中の急性低血圧時に急激な脳波の徐波化（A→B）を反映した急激な BIS の減少を 4 回認めた（矢印 1，2，3 および 4）．これは一過性の脳虚血を示すと思われる．

つ吸入麻酔薬やオピオイドで対処する．

5．心臓麻酔中の麻酔深度のモニター

BIS は人工心肺によって変化しないが中等度低体温時には低下する[6]．逆に加温期には BIS が上昇しやすく術中覚醒の危険が最も高まる[7]（図 4-94）．心臓麻酔中は，循環動態の安定化のために通常の麻酔に比較してオピオイド鎮痛薬を多用し鎮静・入眠薬の使用を節約した麻酔を使用する傾向があるため術中覚醒が生じやすいとされるので，意識レベルのモニターは必要である[8]．さらに BIS は心臓手術中の脳虚血のモニターとしても使用できる[9,10]（図 4-94）．また，超低体温・循環停止を使用した心臓血管手術中の超低体温による脳機能の抑制や，超低体温・循環停止後の脳機能の回復を追跡する指標として使用できる可能性もある[11]．したがって心臓血管麻酔中の BIS の有用性は高い．

心臓麻酔中は皮膚切開，胸骨切開や大動脈剥離時には強い侵害刺激によって血圧が上昇しやすい反面，それ以外の侵害刺激が弱い局面では，特に循環血液量不足が重なった場合に，心膜吊り上げ，剥離のための大血管や心臓の圧迫や脱転，上下大静脈テーピングとその後のカニュレーションなどの手術操作によって思わぬ低血圧を生じることがある．心臓麻酔中，麻酔の深さを刺激の強さに応じた適正レベルに保ち，循環動態の可及的安定化を図るために最も重要なモニターは，術野で行われている手術操作を注意深く監視することである．

■文献

1) Stanski DR. Monitoring of depth of anesthesia. In: Millar RD, editor. Anesthesia. 5th ed. New York: Churchill Livingstone; 2000. p.1087-16.
2) Zbinden AM, Maggiorini M, Petersen-Felix S, et al. Anesthetic depth defined using multiple noxious stimuli during isoflurane/oxygen anesthesia l. Motor reactions. Anesthesiology 1994; 80: 253-60.
3) Ausems ME, Hug Jr CC, Stanski DR, et al. Plasma concentration of alfentanil required to supplement nitrous oxide anesthesia for general surgery. Anesthesiology 1986; 65: 362-73.
4) Rampil IJ. A primer for EEG signal processing in anesthesia. Anesthesiology 1998; 89: 980-1002.
5) Glass PS, Bloom M, Kearse L, et al. Bispectral analysis measures sedation and memory effects of propofol, midazolam, isoflurane, and alfentanil in healthy volunteers. Anesthesiology 1997; 86: 836-47.
6) Schmidlin D, Hager P, Schmid ER. Monitoring level of sedation with bispectral EEG analysis: comparison between hypothermic and normothermic cardiopulmonary bypass. Br J Anaesth 2001; 86: 769-76.
7) Laussen PC, Murphy JA, Zurakowski D, et al. Bispectral Index monitoring in children undergoing mild hypothermic cardiopulmonary bypass. Paediatr Anaesth 2001; 11: 567-73.
8) Phillips AA, McClean RF, Devitt JH, et al. Recall of intraoperative events after general anesthesia and cardiopulmonary bypass. Can J Anaesth 1993; 40: 922-6.
9) Hayashida M, Chinzei M, Komatsu K, et al. Detection of cerebral hypoperfusion with bispectral index during pediatric cardiac surgery. Brit J Anaesth 2003; 90 (5): 694-8.
10) Hayashida M, Kin N, Tomioka T, et al. Cerebral ischaemia during cardiac surgery in children detected by combined monitoring of BIS and near-infrared spectroscopy. Brit J Anaesth 2004; 92 (5): 662-9.
11) Hayashida M, Chinzei M, Fujiwara H, et al. Bispectral Index as an indicator of cerebral function during surgery using deep hypothermia and circulatory arrest. Cardiovascular Anesthesia 2002; 6 (1): 9-13.

［林田眞和］

M．筋弛緩モニター

心臓血管系手術の術中・術後管理手術に際して、筋弛緩モニターはなぜ重要であろうか．答えは、いうまでもなく「顕微鏡的手術に準じた手術操作も行われる冠動脈バイパス術などの術中には、体動を防ぐために充分な筋弛緩が得られていることを確認する必要があること」と、「術後には、残存する筋弛緩に対して抗コリンエステラーゼ投与による"リバース"をせずに抜管することが一般的であるため、筋弛緩の残存に悩む可能性があるから」である．

ここでは紙面も限られているので、心臓血管系の手術に際して利用されると思われる筋弛緩モニター方法、特にtrain-of-four（TOF）について概説し、さらに、実際に筋弛緩モニターを行う上での注意点などについて、最近の報告を交えて述べる．

1．筋弛緩モニターのための神経刺激方法とモニター結果の解釈

紙面の関係から、train-of-four（TOF）を中心に説明する．TOFは筋弛緩モニターのgolden standardである．TOF刺激を尺骨神経上で行う場合の刺激電極の張り方を図4-95に示す．通常、0.5秒ごとに施行される、0.2 msec持続する矩形波4つから構成されるが、それらは順にT1, T2, T3, T4とよばれる．刺激電流の大きさについてであるが、一般には、最大上刺激（これ以上電流を増やしても筋のレスポンスの大きさは増加しないという電流で行う刺激）がすすめられている．具体的には、30〜60 mAで刺激を行うべきである．ただし、後述のように、術後の筋力の回復を評価する際には、患者が覚醒していることが多いであろう．そのような場合には、患者にとって不快感の少ない電流、具体的には20〜30 mAで刺激を行うことが好ましい．

筋弛緩薬投与前のT1に対する筋のレスポンスの大きさをcontrolとし、T1/controlを測定し、これを筋弛緩の程度の示標の一つとする．また、T4に対する筋のレスポンスの大きさをT1に対するそれで割ったもの（T4/T1）をtrain-of-four ratio（TOFR）とするが、これも重要な筋弛緩の深さの示標となる．実際の臨床では、筋弛緩薬投与後の筋力回復過程においては、はじめはTOF刺激に対して全く筋のレスポンスが生じないが、筋力が回復するにつれて、T1, T2, T3, T4に対するレスポンスがこの順序で出現してくる．そして、前述のT1/controlやTOFRの評価を行うことになる．

TOFを施行する部位は数多くあるが、心臓血管系手術に際しては、尺骨神経を刺激して拇指のレスポンスを加速度トランスデューサなどを用いて測定する方法と、顔面神経側頭枝を刺激して眼輪のレスポンスを視診によって評価する（最近では加速度トランスデューサを用いてレスポンスの大きさを定量する報告もある）方法[1]が有用であろう．顔面神経側頭枝を刺激する上での電極の貼り方については図4-96に示す．

実際の手術中には、T1/controlを10%以下に保つことが一般には推奨されている．しかし、気管内吸引などを行うと、T1/controlが2〜3%に達するとバッキングなどの体動が生じてしまう[2]．さらに、T1/controlが0%、すなわち、TOF刺激を行っても何らレスポンスが生じないうちから、バッキングの生じる患者も多い[2]．手術中に、患者の不動化を期待するのであれば、少なくともT1に対するレスポンスが生じたら筋弛緩薬を投与するようにすべきであろう．あるいは、さらに深い筋弛緩状態をモニターする目的で、post-tetanic count（PTC）の利用や、眼輪筋における筋弛緩モニター

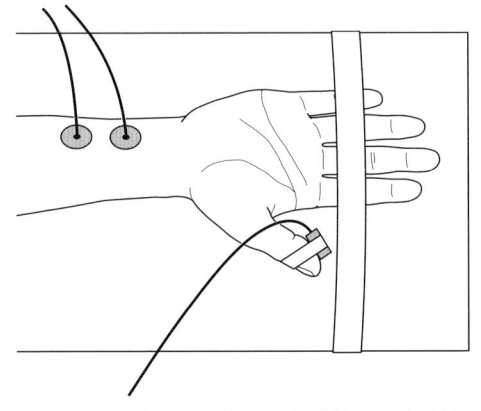

図 4-95 尺骨神経上に刺激電極を貼付して筋弛緩モニターを行う方法
拇指には加速度トランスデューサが装着されている．

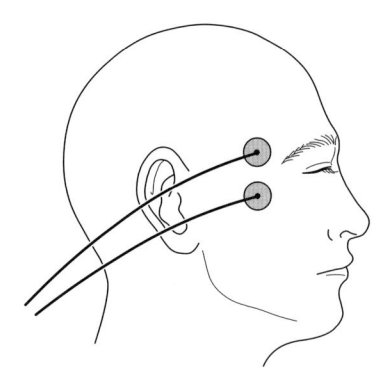

図 4-96 顔面神経側頭枝上に刺激電極を貼付して神経刺激を行い，眼輪のレスポンスを視診によって判定する方法

現在では眼輪に加速度トランスデューサを装着し，眼輪のレスポンスを定量的に測定する方法も考案されている．

も，麻酔科医であればできるようにしておくとよいであろう．これらに関しては成書を参照されたい．

術後に筋弛緩の充分な回復を知る上では，TOFR を測定することが重要である．TOFR が 90％以上に達すると，筋力は充分に回復しているとされている[3]．現在では心臓血管系の手術後に早期抜管を行う施設が増加しているが，早期抜管にあたっては，TOFR を測定して，充分な筋力の回復を確認することが望ましい．

2．実際に筋弛緩モニターを行う上での注意点

最近の心臓血管系の手術においては，人工心肺を利用せず，常温下に冠動脈の再建が行われることも多くなった．しかし，低体温下に人工心肺を利用して行われる手術もいまだに多数行われている．低体温下に人工心肺を使用した場合，ベクロニウムの必要量は，人工心肺使用前の約 30％にまで減少するという報告も多い[4,5]．低体温下に人工心肺を使用している際には，筋弛緩薬の過量投与を避ける上で，筋弛緩モニターを行う必要があろう．

カルシウム拮抗薬やニトログリセリンを投与されている場合，筋弛緩作用が遷延することは有名である．最近では逆に，筋弛緩作用を短縮させる，すなわち，筋弛緩薬投与後の筋力の回復を早める薬剤についての報告が相次いだ．具体的には，ウリナスタチン[6]（ミラクリッド®，出血性ショックであれば保険適応），ニコランジル[7]（シグマート®，狭心性・心筋梗塞で保険適応），アミノ酸輸液[8]（アミパレン®など，手術を行うというだけで保険適応），ミルリノン[9]（ミルリーラ®，急性心不全で保険適応）などである．これらの薬剤を投与されている患者においては，筋弛緩モニターの必要性は高い．

心臓血管系の手術を施行される患者の中には，糖尿病を有する患者も多いであろう．最近，糖尿病患者においては，筋弛緩モニターを行う際に高い刺激電流を要すること，ならびに筋弛緩作用が遷延することが報告された[10]．思わぬ残存筋弛緩のために術後の抜管が遅れぬよう，糖尿病患者に対しては筋弛緩モニターを施行すべきであろう．

また，肝硬変など，肝疾患を有する患者の心臓血管系の手術に立ち会うことも多いであろう．ベクロニウムは主として肝胆道系で代謝されるため，肝硬変患者ではベクロニウムの作用が延長する[11]．しかし，肝硬変患者にウリナスタチン（ミラクリッド®）を投与しておくと，ベクロニウム投与後の筋力の回復がほぼ健康な患者並みに早まるという報告もある[11]．心臓血管系の手術に限らず，肝疾患を有する患者にベクロニウムなどの筋弛緩薬を投与する場合，やはり筋弛緩モニターが必要であろう．

■文献
1) Gätke MR, Larsen PB, Engbæck J, Fredensborg BB, Berg H, Viby-Mogensen J. Acceleromyography of the orbicularis oculi muscle I：significance of the electrode position. Acta Anaesthesiol Scand 2002；46：1124-30.
2) Saitoh Y, Kaneda K, Toyooka H, Amaha K. Post-tetanic count and single twitch height at the onset of reflex movement after administration of vecuronium under different types of anaesthesia. Br J Anaesth 1994；72：688-90.
3) Kopman AF, Yee PS, Neuman GG. Relationship of the train-of-four fade ratio to clinical signs and symptoms of residual paralysis in awake volunteers. Anesthesiology 1997；86：765-71.
4) Denny NM, Kneeshaw JD. Vecuronium and atracurium infusions during hypothermic cardiopulmonary bypass. Anaesthesia 1986；41：919-22.
5) Buzzelo W, Schluermann D, Schindler M, Spillnder G. Hypothermic cardiopulmonary bypass and neuromuscular blockade by pancuronium and vecuronium. Anesthesiology 1985；62：201-4.
6) Saitoh Y, Fujii Y, Oshima T. The ulinastatin-induced effect on neuromuscular block caused by vecuronium.

Anesth Analg 1999; 89: 1565-9.
7) Saitoh Y, Kaneda K, Fujii Y, Oshima T. The effects of nicorandil on neuromuscular block caused by vecuronium. Can J Anaesth 2001; 48: 28-33.
8) Saitoh Y, Kaneda K, Tokunaga Y, Murakawa M. Infusion of amino acid enriched solution hastens recovery of neuromuscular block caused by vecuronium. Br J Anaesth 2001; 86: 814-21.
9) Nakajima H, Hattori H, Saitoh Y, Murakawa M. The effect of milrinone on neuromuscular block caused by vecuronium. Anaesthesia 2003; 58: 643-6.
10) Saitoh Y, Kaneda K, Hattori H, Nakajima H, Murakawa M. Monitoring of neuromuscular block after administration of vecuronium in patients with diabetes mellitus. Br J Anaesth 2003; 90: 480-6.
11) Saitoh Y, Kaneda K, Murakawa M. The effect of ulinastatin pretreatment on neuromuscular block caused by vecuronium in patients with hepatic cirrhosis. Anaesthesia 2002; 57: 218-22.

［齋藤祐司］

N．血液凝固モニタリング

　心臓血管外科の周術期に血液凝固線溶系は手術侵襲，人工心肺，麻酔により劇的に変化し，その異常は大量出血と血栓症の原因となりうるため，血液凝固モニターを行うことで，より安全な周術期管理が可能となる．血液凝固・線溶において，血小板，凝固因子とともに血管内皮が重要な役割を果たしている．しかし，血液凝固線溶能を生体内において測定することは不可能であり，血液凝固能検査は血管内皮の影響が部分的に除かれるという点で限界があり生体内と異なることを念頭に置かなければならない．また，採血手技によっても簡単にデータは影響を受けるため注意が必要である．心臓血管外科手術中にモニターする場合は動脈ラインや中心静脈カテーテルから採血することが一般的であるが，回路中のヘパリン加生理食塩水または輸液を充分量廃棄してから過度な陰圧を避けて採血する必要がある．動脈サンプルと静脈サンプルではトロンボエラストグラム®において，最大振幅とα角が異なることが報告されており[1]，採血ルートを選択する場合，気をつけなければならない．また，採取された血液は速やかに検査に供される必要がある．

　心臓血管手術中にベッドサイドで使用可能な血液凝固能モニターとして，活性化血液凝固時間 activating clotting time（ACT），トロンボエラストグラム®（TEG），ソノクロット®，WBA アナライザー®について概説する．

1．活性化血液凝固時間

　ACT は最も簡単に血液凝固能を測定することができる．人工心肺中には主にヘパリン投与量，プロタミンの拮抗量を決定するのに有用である．凝固活性化剤，測定方式，感知方式の違いにより，ヘモクロン®，ヘモクロン Jr. II®，ACT-II®，Hepcon®/HMS などがあり，さらにソノクロット®でも ACT（SonACT）は表示される[2]．しかし，ACT から得られる情報は，凝固活性化剤添加からフィブリン形成が起こるまでの時間のみであり，血小板，凝固・線溶因子の詳細については不明である．

　人工心肺使用手術では，抗凝固薬としてヘパリンを用いることが多い．ヘパリンの作用時間は短く半減期は 30 分程度であるが，人工心肺後の止血のためヘパリンを急速に中和する必要がある．プロタミン投与量の決定方法としては，ヘパリン投与前に測定した ACT を基準値とし，プロタミン投与後の ACT がこの値に近づくように投与量を決定する方法が行われてきた．しかし，人工心肺後の ACT は残存ヘパリンのみに影響されるものではなく，血小板，血液凝固因子などにも依存するため，プロタミンにより適切な拮抗がなされたとしても，前値には戻らない可能性が高い．そのため，この方法ではプロタミン過剰投与を起こす可能性が高く，血小板，凝固因子に対する治療も遅れ，さらにプロタミン過剰投与による凝固能悪化が加わる可能性がある．そこで，プロタミン投与量をより正確に決定するための方法がいくつか行われている．

　体外でヘパリン化血を数種類の濃度のプロタミンにより滴定し，最適なプロタミン量を決定するヘパリンプロタミン滴定法 heparin protamine titration（HPT）は Hepcon®/HMS により自動的に行うことができ，プロタミン量の決定に有用である．

　ヘパリンの抗凝固作用を消失させるヘパリナーゼを利用したヘパリナーゼ ACT（HACT）により，残存ヘパリンの影響を完全に除外することができ，プロタミン投与量の決定に役立つ．ACT II® は 2 検体同時に測定可能な ACT 装置であり，一方のカートリッジは通常の ACT と同様のカオリンのみが入っており，もう一方には最高 6 単位/ml のヘパリンを分解できる量のヘパリナーゼとカオリンが入っている．たとえ ACT が延長していても，HACT との差がなければ，それはヘパリン以外の血小板，凝固因子の異常によるものであるため，プロタミン投与は無効である．

　ACT は簡便で有用な検査であり人工心肺使用手術では必須とも考えられるが，血小板，凝固因子などの詳細な情報を得るためには以下にあげる検査法を行う必要がある．

2. ベッドサイド血小板機能モニター (WBA アナライザー)

人工心肺使用手術では血小板機能低下による術中・術後出血が起こりうるため, ACT と同時に血小板機能検査が有用である. もし, 血小板機能低下と診断されれば血小板輸血が必要とされるが, 逆に血小板機能低下が認められない場合に血小板製剤を使用することは, 感染や適正な血液製剤の使用という観点から許されるべきではない. そのためにも正確な血小板機能検査が必要とされる.

通常の血小板機能検査は全血を採血後遠心分離し, 血小板多血漿を作成した後に血小板凝集惹起物質を加え血小板機能を測定するため, 術中にベッドサイドで使用するのは困難であった. 新しく開発された血小板機能モニターである WBA アナライザー[3]は, 少量の全血採血で短時間に, かつベッドサイドで血小板機能をモニターすることが可能である. 測定方法としては, 被験者から静脈血 2 ml をクエン酸採血し, スターラーの入った 4 本の反応チューブに 200 μl ずつ分注し 1 分間の攪拌後, 4 種類の濃度のアデノシン二リン酸 (ADP) を添加し 5 分間反応させ, マイクロメッシュフィルター付きシリンジがそれぞれのチューブの血液を吸引し, その時の血小板凝集塊による吸引抵抗を血小板機能の指標とする. 結果は, グレーディングカーブ, 閾値 platelet aggregatory threshold index (PATI) ならびに PATI により判定されるグレードが表示される. 使用する ADP は, 使用濃度に希釈し分注後凍結保存しておき, 使用直前に解凍して使用するが, 活性の変化が検査結果にも影響を与えるため, 保存期間に注意が必要である. 通常我々は希釈・凍結後 1 カ月以内に使い切るようにしている. また, 解凍後は 4°C で保存し当日中に使い切る.

この検査法は簡便で有用な検査と考えられるが, たとえば全血に ADP を加えることが, 本当に血小板機能のみを反映しているのかなど現段階では未知の部分が多くさらなる研究が必要である.

3. ソノクロット®

ソノクロット® は簡単な操作で血液凝固線溶全課程の評価が可能な点で優れている[4]. 測定原理としては, 血液を凝固促進剤入りのキュベットに入れ, 自動攪拌後, その中に振動数 200 Hz, 振幅 1 μm で上下方向に振動するチューブプローブを降ろし, 血液の乾燥を防ぐためにミネラルオイルで表面を覆う. 凝固に伴って生じる振動に対するインピーダンスをチューブプローブを通して連続測定し, ソノクロットシグネチャーとして表示する (図 4-97). 凝固促進剤にはガラス粒とセライト粒があり, それぞれ正常値が異なるため注意が必要である[4]. 人工心肺使用開心術において, 抗線溶薬であるトラネキサム酸投与がソノクロットシグネチャーにおけるピーク後 15 分の減衰率を改善し, 術後出血量を減少させたと報告されており[5], ソノクロットが線溶系の指標にもなりうることが示唆されている.

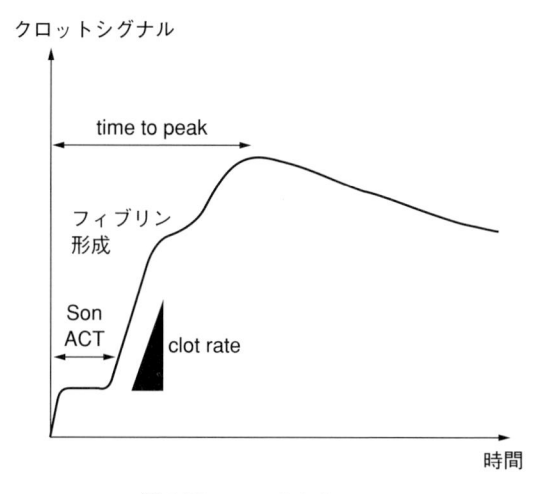

図 4-97 sonoclot signature

ソノクロットシグネチャーは, トロンボエラストグラム® に比べ複雑な波形を描くが, その機序は完全には解明されておらず, 今後の研究が待たれる.

4. トロンボエラストグラム®

ソノクロット® と同様に抗凝固剤の添加や遠心分離の必要がなく, 血液凝固線溶全課程の評価できる有用な検査である. 特に線溶系の評価に関してはソノクロットよりも優れているとされる[6]. 測定原理はソノクロット® に似ており, キュベットに血液を入れその中にピストンを降ろし, 血液表面をミネラルオイルで覆う. キュベットを一定の振幅, 振動数で回転させ, ピストンとの間でずり応力を生じさせる. 凝固が開始し血液の粘性抵抗が増大するに従ってピストンが受動的に回転し始める. ピストンの回転幅を粘性抵抗の指標として記録・印刷する (図 4-98).

A. トロンボエラストグラム（通常法）

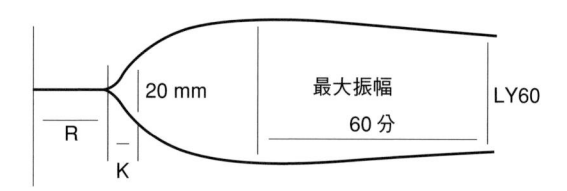

B. 活性化トロンボエラストグラム（セライト法）

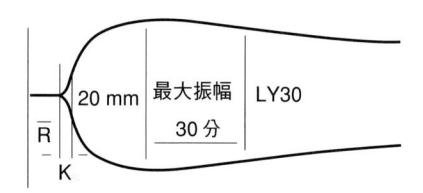

図 4-98　トロンボエラストグラム
R：反応時間（分）　　K：凝固時間
LY60：60分後線溶率　　LY30：30分後線溶率

本測定法の欠点として，測定時間の長さがあげられ，線溶率まで測定しようとすると約2時間を要する．これを解決する方法として，凝固促進剤としてセライトが充填されているキュベットを利用することにより時間短縮が可能である．この場合も凝固促進剤なしの場合と正常値が変わってくるが，線溶率は通常法と高い相関を示すと報告されており[7]，本方法は周術期のベッドサイドモニターとして利用可能である．

■文献

1) Manspeizer HE, Imai M, Frumento RJ, et al. Arterial and venous thrombelastograph variables differ during cardiac surgery. Anesth Analg 2001; 93: 277-81.
2) 北口勝康, 井上聡己, 古屋　仁. 血液凝固と麻酔モニター. 臨床麻酔 2001; 25（増）: 311-22.
3) 山蔭道明, 並木昭義. 全血血小板凝集能測定装置 WBA アナライザー. 臨床麻酔 2002; 26: 75-8.
4) 山蔭道明, 紅露伸司. 麻酔・手術と血小板・血液凝固能. 臨床麻酔 2003; 27（増）: 351-64.
5) Kamada Y, Yamakage M, Niiya T, et al. Celite-activated viscometer Sonoclot can measure the suppressive effect of tranexamic acid on hyperfibrinolysis in cardiac surgery. J Anesth 2001; 15: 17-21.
6) Spiess BD, Chang SB. Intraoperative coagulopathy. In: Thomas SJ, editor. Manual of cardiacanesthesia. 2nd ed. New York: Churchill Livingstone; 1993. p.347-73.
7) Yamakage M, Tsujiguchi N, Kohro S, et al. The usefulness of celite-activated thromboelastography technique for evaluation of fibrinolysis. Can J Anaesth 1998; 45: 993-6.

［紅露伸司］

O．心臓血管麻酔と麻酔記録の書き方

　麻酔記録は麻酔中の患者の状態，および麻酔科医が行った処置や投薬などの行為を時間軸に沿って記載した診療記録である．麻酔記録に記載された内容は，以降の麻酔管理や術後管理を適切に行うために必要な情報源である．また，麻酔記録は麻酔終了後はデータベースとして保存され，統計，研究，教育などの目的に使用される．さらに，医療訴訟が起こった場合は法的な資料とし採用されることもある．したがって，麻酔記録にはそれをもとに麻酔の状況が再現できるような正確な記載が要求される．

　麻酔記録の基本的なスタイルは心臓血管麻酔とその他の手術の麻酔で大きく異なるところはない．しかし，モニターを行うパラメータの種類，使用薬剤，体外循環など，心臓血管麻酔では麻酔記録に記入する内容が量的，質的に異なる部分もある．本項では，心臓血管麻酔に特徴的な項目を中心に麻酔記録の記入方法を説明する．次に，コンピュータを使用した自動麻酔記録について，心臓血管麻酔における有用性を絡めて概説する．

1．心臓血管麻酔における麻酔記録の記入方法

a．バイタルサインの記録

　一般に，手書きによる麻酔記録では心拍数，血圧などは5分ごとに記入する．心臓血管麻酔においてもバイタルサインの記録の基本は5分単位である．しかし，急激な変化が起こった場合は，（5分ごとのデータ以外に）その時点のデータも記入する．

　肺動脈圧，中心静脈圧，左房圧などの低圧系の記録は，記号ではなく数値で記入することが望ましい．その理由は，低圧系では圧の絶対値が小さいために，動脈圧と同じスケールを用いた場合，記号では微細な変化を表現できないからである．なお，通常の麻酔記録用紙では数値を5分ごとに記入することは物理的に困難であるので，10〜15分ごとの記入が推奨される．

　麻酔導入や体外循環離脱時などでは患者に対して行う処置が優先され，麻酔記録をリアルタイムで記入することが困難な状況もある．最近のモニター機器の多くはデータ記憶機能を装備しており，過去のデータを表形式などで画面に表示することができる（レビュー機能）．この機能を利用すれば，時間をさかのぼってバイタルサインを麻酔記録用紙に記載することも可能である．しかし，過去のデータを参照している間はモニター画面上のリアルタイム波形や数値情報の一部または全部がレビュー表示により隠れてしまい，患者監視の面からはマイナスとなる．したがって，レビュー機能を使用した麻酔記録の記入は，患者の状態が安定している時期に限定して行うべきである．

b．薬剤投与記録

　心臓血管麻酔では血管作動薬を中心に多くの薬剤が持続投与で使用される．これらの薬剤の投与記録は，開始時刻，投与量を変更した時刻，中止時刻が明確に判別できるような書式で記入する．また，単位はmg/hr，μg/kg/minなど，客観性が高いものを使用する．やむを得ずml/hrなどのように流量で表記する場合は，薬剤の希釈情報（mg/mlなど）を併記する．

c．体外循環に関連する情報

　体外循環は心臓血管手術に特有の循環補助手段であり，麻酔記録には体外循環に関連する情報も記入する．記入項目には，体外循環とそれに関連する操作の開始および終了，体外循環中の薬剤投与，体外循環中の水分および血液バランスなどが含まれる．麻酔科医が直接行わない操作や処置は体外循環担当者からの報告を転記する．

　体外循環の開始および終了，人為的心停止の開始および終了の記入方法は施設により異なり，一定の様式はない．バイタルサイン記入欄の空き領域に記入する場合は，開始（←）と終了（→）を矢印で記載することが多い．また，それぞれの時刻も麻酔記録に記入する．麻酔時間などのサマリーを記入する欄に体外循環関連の時間を記載する様式もある（図4-99）．

　麻酔関連薬を人工心肺のプライミング液や体外循環中に投与した場合は，（100）のように投与量を括弧で囲んで記入することにより通常の静脈内投与と区別できる．

Anesthesia Time	°	′	(	:	~	:	)
Operation Time	°	′	(	:	~	:	)
ECC Time	°	′	Arrest Time	°	′		

Balance	Before	During	After	Total
Blood Loss		(＋ －)		
Transfusion				
Pl. Exp.		(＋ －)		
Infusion				
Urine		( ) ECUM		

図 4-99　麻酔記録用紙の体外循環時間と水分・血液バランスの記録欄の例

d．水分・血液バランス

体外循環を使用する心臓血管手術では，体外循環前，体外循環中，体外循環後に分けて，水分（輸液と尿量）および血液（出血と輸血）バランスを表形式で記入する（図 4-99）．麻酔経過を通した総バランスはこれら三者の総和として計算する．この場合，体外循環中の尿量はそれを含んだものとして水分バランスを計算するので，総バランスの計算には含まれない（図 4-99 では体外循環中の尿量は括弧内に記入するようになっている）．また，体外循環後に人工心肺回路の残血を患者に戻す場合は，それが輸血として計上されるのか，あるいは患者に戻すものとしてバランスを計算したのかを体外循環担当者に確認して記入する．

2．自動麻酔記録

a．自動麻酔記録の歴史

自動麻酔記録は 1970 年代から研究開発が行われ，コンピュータや周辺技術の発達とともに進歩してきた．当初のシステムではミニコンピュータ[1]や初期のパソコン[2]が使用されたが，コンピュータ自体の性能に加えて画面表示機能や記録媒体の容量などに制限があり，普及するには至らなかった．わが国においても，1980 年代になると複数の先進的な施設でシステム開発と臨床評価が行われるようになった[3,4]．

1990 年代後半からはコンピュータ技術が飛躍的に進歩し，それに伴い自動麻酔記録システムの性能も向上してきた．21 世紀に入り，医療界における IT 化や電子カルテ化の追い風を受けて，自動麻酔記録は実用化の時代を迎えようとしている．

b．自動麻酔記録の利点

自動麻酔記録の最大の利点は，モニター機器が出力する情報を正確に，かつ短い周期で記録できることである．したがって，自動麻酔記録では麻酔の状況をより忠実に再現することが可能である．手書きの麻酔記録と比較すると，記録精度に関する自動麻酔記録の優位性は明らかであり，また，記入漏れも生じない[5-8]．心臓血管麻酔のように多数のバイタルサインをモニターする症例であっても，それらを一元的に記録することができる．また，麻酔中に不整脈や心停止などが起こった場合では，記録された心電図や動脈圧波形を再生して，状況を検証することができる．

記録業務の負担が軽減して麻酔科医が患者管理に専念できることも大きな利点である．自動麻酔記録の黎明期には，麻酔科医自らが記録を行わないために自動麻酔記録では麻酔の経過を記憶に留める処理が低下するとの反論もあった[9]．しかし，心臓血管麻酔は他の手術の麻酔管理と比較すると麻酔科医が行うべき処置が多く，麻酔科医の負担は大きい．自動麻酔記録システムを使用すれば麻酔科医がより多くの時間を術野やモニターの監視に費やすことができ[10]，麻酔管理の質的向上が期待できる．

自動麻酔記録ではデジタルデータとして麻酔記録が保存される．したがって，麻酔中の様々なデータを二次的に加工することが容易であり，研究や教育面からも有用性が高い．

c．自動麻酔記録システムの構成

自動麻酔記録システムでは，麻酔記録用紙と麻酔科医による手書き入力にかわり，複数の構成要素が記録および保存機能を実現している（表 4-18）．基本的な構成は，コンピュータ，モニター機器からデータを収集するための通信インターフェイス，処置や薬剤を入力するための入力装置（マンマシンインターフェイス），麻酔記録を表示するためのディスプレイ，麻酔記録データベースを保存するためのサーバである．また，記録を用紙出力するためのプリンタや手術室相互を接続するためのネットワークなどもシステムに含まれる．

表 4-18　手書き記録から自動記録への転換

バイタルサインの記録		
記号や数値の記入	→	モニター機器からの自動取り込み
波形のレコーダ出力	→	デジタル保存
処置，薬剤入力		
麻酔開始などの処置を記号で記入	→	表示選択方式，バーコードなど
薬剤投与を文字と数字で記入	→	表示選択方式，バーコードなど
非定型イベント	→	キーボードによるテキスト入力など
記録と保存		
専用の用紙に記録	→	画面表示，プリンタ出力
台帳とバインダ	→	データベース

1）通信インターフェイス

バイタルサインの数値データは自動記録システムとモニター機器を通信インターフェイスで接続してオンラインで記録を行う．モニター機器に装備されている通信インターフェイスは RS-232C が一般的であるが，その仕様は機種間で統一されていない[注1]．しかし，ほとんどの自動麻酔記録システムではシステム側で仕様の差を吸収するような設計を行っている．システムがモニター機器を自動認識できない場合は，機器の組み合わせを変更した場合にメニューなどから機器設定の変更を行う必要がある．

手書きの麻酔記録ではバイタルサインの記入は 5 分ごとが標準であるが，ほとんどの自動記録システムではバイタルサインを 1 分以下の頻度で記録を行う．心電図や観血的動脈圧などの波形もデジタルデータとして記録される．

2）マンマシンインターフェイス

薬剤や処置の入力，システムに対する操作などに使用されるマンマシンインターフェイスは自動麻酔記録システムの重要な要素である．パソコンでは標準となったキーボードとマウスは手術室内の使用には必ずしも適していない．過去にはタブレットや音声認識を使用した入力が検討された時期もあったが，現在の主流はメニューによる表示選択方式とタッチスクリーンの併用である．薬剤などの定型的な入力ではバーコードも選択肢となる[11]．

心臓血管麻酔に限らず，麻酔記録では患者の状態が急変した際の状況や処置をいかに正確に記録できるかが重要である．残念ながら，現在のインターフェイスはすべてユーザーによる入力操作を要するため，このような緊急事態の情報入力には限界がある．また，手書き記録ではコメントとして記入される麻酔中の非定型的なイベント入力も，キーボードにかわるインターフェイスの開発が期待される．

3）画面表示

現在では，ほとんどの自動麻酔記録システムの表示装置には液晶パネルが使用されている．タッチスクリーンを採用したシステムでは表示装置は入力装置を兼ねる．一般に，自動麻酔記録システムでは画面表示のフォーマットを施設や症例の状況に合わせて設定できるようになっている．心臓血管麻酔では，画面表示は手書きの記録用紙の様式に準じるのではなく，視認性が高いフォーマットを使用することが重要である．たとえば，バイタルサインの表示は 30 秒あるいは 1 分ごとに行うように設定する．SpO_2 や $EtCO_2$ などのパラメータも，数値ではなくグラフィックで表示を行うことにより変化を捉えやすくなる（図 4-100）．

4）データの保存とセキュリティ

自動麻酔記録の 1 時間あたりのデータ量は，数値や文字のみであれば 10 キロバイト以下，波形の連続記録では約 1.4 メガバイト（1 波形，200 Hz サンプリングとして）である．心電図などの波形情報に関しては，麻酔終了後に必要な部分を切り出して保存する方法がディスク容量からは実用的であるが[12]，DVD ディスクなどの大容量記録媒体の登場により全波形の保存も視野に入るようになった．

注1) ベッドサイド機器とコンピュータ間の通信の標準規格 medical information bus（MIB）があるが，現時点では MIB を搭載したモニター機器はほとんどない．

214   4. 心臓血管麻酔のモニタリング

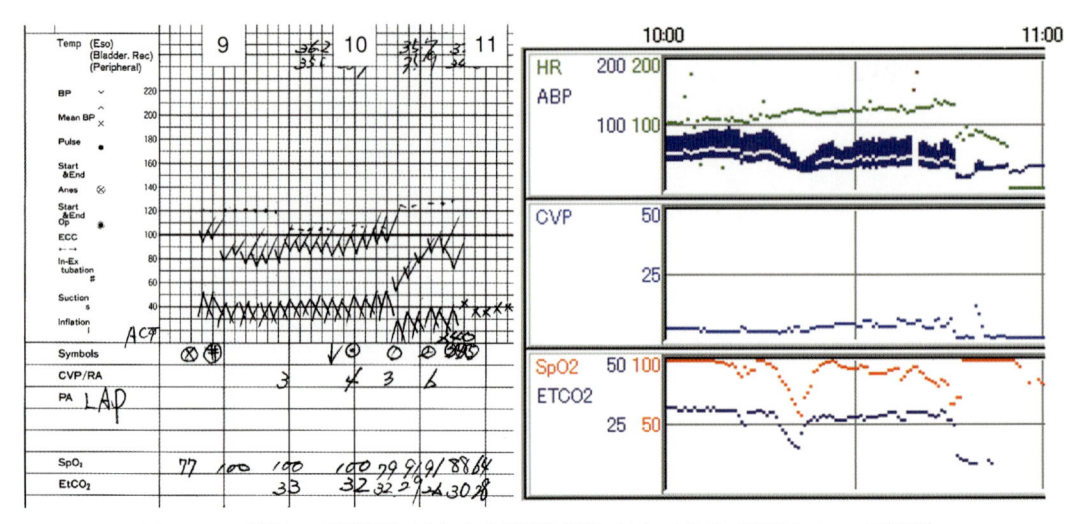

図 4-100　手書きの麻酔記録（左）と自動麻酔記録（右）の比較（症例は Fallot 四徴症）
この症例では 10:12 と 10:20 の 2 度にわたって低酸素発作が起こった．自動麻酔記録では低酸素発作の時期に SpO_2 と Et_{CO_2} の低下が克明に記録されているが，手書き記録では詳細な変化を記録から再現することはできない．

医療情報の電子化ではデータの改ざん防止とセキュリティ対策も必須である．自動麻酔記録システムの運用では，システムの使用時にユーザー認証を行い，データに対するアクセス記録も保存することが望ましい．また，ユーザーパスワードを正しく管理するように指導するなど，個々のユーザー（医師）に対する教育も忘れてはならない．

■文献
1) Block FE Jr, Burton LW, Rafal MD, et al. The computer-based anesthetic monitors: the Duke Automatic Monitoring Equipment (DAME) system and the microDAME. J Clin Monit 1985; 1: 30-51.
2) Prentice JW, Kenny GN. Microcomputer-based anaesthetic record system. Br J Anaesth 1984; 56: 1433-7.
3) 福田正人，山村剛康，原田幸二，他．心臓麻酔記録のコンピュータ化．臨床麻酔 1986; 10: 801-6.
4) 内田　整，奥村福一郎，大住寿俊，他．コンピュータによる自動麻酔記録システム─4 年間の使用経験．麻酔 1992; 41: 682-7.
5) Lerou JG, Dirksen R, van Daele M, et al. Automated charting of physiological variables in anesthesia: a quantitative comparison of automated versus handwritten anesthesia records. J Clin Monit 1988; 4: 37-47.
6) Cook RI, McDonald JS, Nunziata E. Differences between handwritten and automatic blood pressure records. Anesthesiology 1989; 71: 385-90.
7) 榊原恭子，内田　整，大住寿俊，他．麻酔記録の正確性─記入式麻酔記録と自動記録の比較．臨床麻酔 1989; 13: 385-9.
8) Reich DL, Wood RK Jr, Mattar R, et al. Arterial blood pressure and heart rate discrepancies between handwritten and computerized anesthesia records. Anesth Analg 2000; 91: 612-6.
9) Noel TA II. Computerized anesthesia records may be dangerous. Anesthesiology 1986; 64: 300.
10) Weinger MB, Herndon OW, Gaba DM. The effect of electronic record keeping and transesophageal echocardiography on task distribution, workload, and vigilance during cardiac anesthesia. Anesthesiology 1997; 87: 144-55.
11) Merry AF, Webster CS, Mathew DJ. A new, safety-oriented, integrated drug administration and automated anesthesia record system. Anesth Analg 2001; 93: 385-90.
12) 内田　整，畔　政和，田島雅彦．手術室イントラネットによる波形情報のオンライン記録とデータベース化．In：橋本保彦，他，編．麻酔・集中治療とテクノロジー 1999．東京：克誠堂出版；2000．p.41-4.

［内田　整］

5

心臓血管手術と輸血管理

A. 輸液管理法

　輸液管理の目的は体液量および体液組成の補正，栄養基質の投与である．周術期における輸液管理は，生体の恒常性の維持に必須であり，術中管理の根幹を成す．また術中輸液は，術前・術後の輸液とは異なり，水と電解質の補給が中心であり，栄養補給は重要ではない．本項では心臓血管外科手術に必要な輸液管理について述べる．

1．体液分布

　成人の体液量は体重の約60％であり，約40％の細胞内液と約20％の細胞外液に分けられる．細胞外液はさらに血漿（1/4）と間質液（3/4）に分かれる．細胞内外の水分移動は浸透圧によって調節され，血漿と間質液の間の水分移動は膠質浸透圧，静脈圧，組織圧などによって規定される．新生児，小児では体重に占める体液量，特に細胞外液量の割合が大きい．一方，高齢者では細胞数の減少により体重に占める体液量の割合が減少し，相対的には細胞外液の占める割合が増加する．両者とも成人に比べ，容易に脱水に陥りやすい．

2．周術期の体液生理

a．心不全の影響

　心不全状態においては，心拍出量の減少率を上回る腎血流量の低下が起こる．交感神経系やレニン-アンギオテンシン-アルドステロン（RAA）系が活性化され，ノルエピネフリンの分泌やアルドステロン，抗利尿ホルモンの産生が亢進し，水・ナトリウム（体液）貯留が増大する（神経内分泌反応）．これら神経体液性因子による代償反応で，循環血液量が増大し，心拍出量や腎血流量が回復に向かうが，過剰に亢進すれば，相乗的に体液貯留や心筋の傷害・リモデリングを助長し，心拡大・肺うっ血から心不全の悪循環を形成する．

b．手術侵襲や麻酔の影響

　心臓手術の侵襲に対してSIRS（systemic inflammatory response syndrome）とよばれる生体反応が起こる．すなわち侵襲刺激に対してサイトカインネットワークが誘導され，各種メディエータを介して反応が全身に波及しさまざまな体液代謝変動が起こる．サイトカインは上述の神経内分泌反応にも関与する．また手術部位を中心に毛細血管の透過性が亢進し，間質への体液移動が促進し（capillary leak），間質液が増加する．手術侵襲が少なく，体外循環を使用しない場合（心拍動下冠動脈バイパス術など非開心術）には，術後速やかに正常時の体液バランスに復するが，侵襲が過大であればcapillary leakは術後数日間持続する．

c．体外循環の影響

　体外循環の導入で，血液が膜との接触・ずり応力を受けることにより，補体系，キニン，凝固線溶系の活性化，サイトカインの産生，好中球の活性化，ラジカルの産生などが起こって上述のSIRSが増悪し，手術侵襲による影響が加速される．また，体外循環の充填液として大量の細胞外液補充液および血液・血漿製剤あるいは膠質液が用いられる結果，血液希釈が起こり，心筋保護液として高用量のカリウムやマグネシウムなどを用いるため，体液・電解質バランスが大きく変化する．

　大動脈遮断解除後の心肺虚血再灌流も，同様の機序でSIRSを増悪する原因となる．また体外循環後に左心機能の低下があれば，静水圧の上昇から肺循環でのcapillary leakが増強すると考えられる．

3．周術期の体液管理

a．体液管理の要点

　上述した周術期の影響に術中出血などが加わって，各体液コンパートメント間のバランスが大きく変化する．したがって，血管内容量や前負荷の適正維持と間質浮腫 capillary leakなどを考慮した上で，輸液・輸血量を調節する必要があり，容量管理が最重要となる．逆に血管内容量を保持することにより神経内分泌反応を軽減できるとされる．表5-1に術中輸液量に影響する因子，表5-2にアルブミンの血管透過性亢進と関連する因子を示す．

表 5-1 術中輸液量に影響する因子

- 術前の血管内容量（循環血液量）
- 術前・術中の心機能
- 麻酔方法と麻酔薬の薬理
- 手術時間・手術部位・手術方法
- 患者の体位
- 体温調節
- 血管透過性
- 腹部臓器の虚血

表 5-2 アルブミンの血管透過性亢進と関連する因子

外因	内因
手術侵襲	うっ血性心不全
体外循環	高血圧
虚血・再灌流	糖尿病
輸液負荷	感染・敗血症
カテコラミン	甲状腺機能低下症

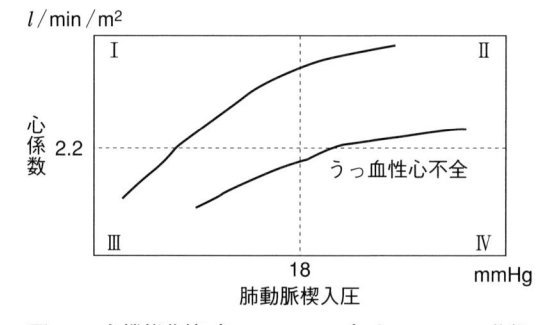

図 5-1 心機能曲線（Starling curve）と Forrester 分類

b．輸液管理と循環管理

術前の血行動態を把握した上で，血管内容量（循環血液量）と心室の前負荷を適正に管理することが心機能維持と重要臓器への灌流の基本である．中心静脈カテーテルでは中心静脈圧が，肺動脈カテーテルでは肺動脈楔入圧や心拍出量が容量管理の指標として用いられるが，心機能曲線（Starling curve）と Forrester 分類（図 5-1）を参考にすればわかりやすい．図 5-1 では左室の心機能曲線と Forrester 分類を組み合わせており，便宜上，縦軸に心拍出量として心係数を，横軸に左室前負荷として肺動脈楔入圧をとっている．なお，左室に比して右室では，コンプライアンスが高いことにより拡張末期心室圧/拡張末期心室容量比が低くな

ることや，心機能曲線が左方移動することに留意する．

心室充満圧（拡張末期心室圧）を反映する中心静脈圧や肺動脈楔入圧は，心室や血管のコンプライアンスや心機能，胸腔内圧によっては，心室前負荷に相当する拡張末期心室容量の指標としてはしばしば不適切となることに注意する．一方，経食道心エコーでは心室内容量および心室の収縮状態が直接評価できるため有用なモニターである．それに加えて，開胸中であれば術野における心房・心室の張りの程度や心室の収縮状態などに注目する．

c．無輸血手術と輸液管理

感染症，同種免疫，免疫能抑制などの合併症を避けるため，輸血はできる限り制限することが望ましい．急性貧血でも正常な循環血液量が維持される場合には，組織への酸素供給が保持されるため，出血に対しても輸液療法による容量管理の重要性は高い．しかし輸液療法にも限界があり，高度な貧血や止血困難があれば，ヘモグロビン許容限界や止血凝固機能を考慮して輸血を行う．ヘモグロビン許容限界は，個々の症例で心機能や混合静脈血酸素飽和度，血中乳酸値，酸塩基平衡などから酸素需給バランスを総合的に評価して判断する．通常は，適正な循環血液量を保持した上で，血中ヘモグロビン濃度が体外循環中で 5 g/dl，体外循環後で 8 g/dl 程度に減少すれば赤血球製剤の輸血を考慮するが，高齢者や脳血管障害，糖尿病などを合併する高リスク患者ではより早い段階での対応が必要である．また，出血傾向が著明な場合にも新鮮凍結血漿や血小板の輸血で対応する．

d．輸液の種類

1）晶質液

a）細胞外液補充液：細胞外液と等張（実際は血漿よりやや低張）で同様な組成をもつ乳酸加（酢酸加）リンゲル液がある．血管内に投与すると血漿量：間質液量の比率に従い血管外へ移行する．

b）維持輸液：Na, K, Cl を各々 35〜50, 20, 35〜50 mEq/l 程度含み，糖質添加で浸透圧を調整している．

2）膠質液

膠質液にはアルブミン製剤に加えて，代用血漿剤のデキストラン製剤やヘタスターチ製剤がある．本邦で使用できる製剤はデキストラン（平均分子量 40,000

daltons），ヘタスターチ（平均分子量 70,000 daltons）とも低分子量製剤である．

e．輸液の体液生理に与える影響と輸液選択の留意点

1）晶質液と膠質液の比較

晶質液は血管外へ容易に移行するため，膠質液は晶質液に比して少量（種々の報告があるが，約 1/2〜1/5）の投与で容量管理が可能である．また膠質液投与により膠質浸透圧が上昇し，血管内容量を維持して間質の浮腫を軽減するため，肺機能低下を改善するとされる．しかし，リンパ流の増加などの代償機序が働くため，この考え方が通用する状態は限定される．逆に，心臓外科手術のような血管透過性の亢進した状態では，間質の膠質浸透圧が上昇して体液が間質へ移行するため，肺血管外水分量が増加して肺機能が増悪するとの考え方もある．また心臓外科手術で膠質浸透圧の上昇と腎機能障害が関連しているとの報告もある．

2）膠質液：代用血漿剤とアルブミン製剤の比較

代用血漿剤では，一般的に分子量が大きい製剤ほど，凝固障害，腎機能障害，アナフィラキシー反応が強いとされる．腎機能障害については，最近ではヘタスターチ製剤の中分子量（20 万〜30 万 daltons），高分子量（30 万〜45 万 daltons）を用いている欧米の文献においてもほとんど注目されておらず，過去のヘタスターチ製剤による腎障害は，患者の背景因子や溶媒に起因すると考えられている．凝固障害については，ヘタスターチ製剤の抗凝固作用はデキストラン製剤と比較しても軽微であり，その機序は第Ⅷ因子の抑制であるとされる．ゆえに大量投与の際にも新鮮凍結血漿の併用により凝固障害を予防することが可能であり，成人で投与量の上限を 3 l としても支障はないと思われる．

一方，アルブミン製剤は代用血漿剤に比して投与量の制限が少ない，凝固障害のリスクが低い，アナフィラキシー反応の頻度が低い，投与量のモニター（血清アルブミン濃度）が容易などの点で有利である．しかし，コストの点で使用制限がある．また重症患者へのアルブミン製剤の投与と mortality については，他の輸液製剤と比較して未だ検討中で結論は出ていない．

3）体外循環前・中・後の輸液に関する留意点

晶質液（細胞外液補充液）による体外循環前の容量の補充は，水分バランスの過多や神経内分泌反応の悪化をきたしやすいとされる．体外循環の有血充填は体外循環後の肺機能障害の原因となるため，無血充填が確立されてきた．晶質液を用いた無血充填では，間質液が増大し，臓器・組織の浮腫や術後の体重増加を招くとされるが，逆に間質に移動した水分は利尿により容易に除去できるとの考え方もある．無血充填に膠質液を用いれば術後の水分貯留を軽減するとされ，体外循環後の膠質液の投与は血行動態を改善するとされる．なおアルブミン製剤は他の膠質液に比して，体外循環前中後とも血行動態，微小循環，肺血管外水分量，肺のガス交換能，止血機能などに関する利点は特に認められていない．

以上のように，輸液製剤に関しては晶質液と膠質液，膠質液間，あるいは体外循環に関して議論が多くさまざまな報告があるが，morbidity や mortality などの臨床的な観点からいえば，心臓手術周術期の容量管理に最適な輸液の基準については未だ結論が出ていない．投与時の各症例の病態に応じた individualized therapy が肝要であろう．一般的には，1）晶質液は軽度の循環血液量減少に対して第一に投与する，2）膠質液は血漿の喪失に起因する重篤で急性のショックや循環血液量減少に対して投与する，3）大量の晶質液投与を回避するためには膠質液と晶質液を併用する，などが有用と考えられる．

f．術中の輸液管理の実際

一般に尿排泄や不感蒸泄など生理的経路を介する水・電解質の喪失に対しては，術前脱水を含めた基礎水分代謝量を維持輸液で投与し，capillary leak や出血などによる細胞外液の喪失に対しては細胞外液補充液や膠質液を投与する．実際上は血管内容量や前負荷を適正に維持するための細胞外液の補充と容量管理が中心となる．

1）体外循環前

麻酔導入の際には，術前の脱水管理や絶飲食による術前脱水に加えて，血管拡張と心抑制（チアミラールやプロポフォールなどの静脈麻酔薬や揮発性麻酔薬），内因性の交感神経活動の抑制（高用量フェンタニル），筋緊張の喪失による末梢の静脈還流の減少（筋弛緩薬），左室前負荷の減少（陽圧呼吸），交感神経ブロック（硬膜外麻酔や脊髄くも膜下麻酔）に留意する．また，慢性の高血圧では末梢血管抵抗が増大しているため，血管内容量減少の傾向が強いことにも注意する．

したがって，体外循環前には主に細胞外液補充液や膠質液を中心に充分な容量負荷（10〜20 ml/kg）が必要なことが多い．ただし，心機能低下があれば，心負荷をきたさないように必要最低限の輸液量を考慮し，血管作動薬を適宜使用して血行動態を調節する．また，術中輸血量の節減のために希釈式自己血輸血を行う場合には，自己血採取（10〜20 ml/kg）に合わせて同等の膠質液を投与する．

2）体外循環後

体外循環による血液希釈のため，体外循環後の維持輸液量は少量で充分であり，血管内容量（循環血液量）や前負荷を維持するために膠質液の補充が中心となる．正常な循環血液量を維持した上で輸血の必要性を考慮する．特に長時間手術や大量出血症例では，前述した各種循環モニタリングに基づき総合的に輸液・輸血量を評価する．循環動態が改善した後には水分制限を行い，負の水分バランスを保って浮腫軽減を促す．

■文献

1) Rosenthal MH. Intraoperative fluid management--what and how much? Chest 1999; 115: 106S-12S.
2) Boldt J. Volume therapy in cardiac surgery: does the kind of fluid matter? J Cardiothorac Vasc Anesth 1999; 13: 752-63.
3) Laffey JG, Boylan JF, Cheng DC. The systemic inflammatory response to cardiac surgery: implications for the anesthesiologist. Anesthesiology 2002; 97: 215-52.
4) Groeneveld AB. Albumin and artificial colloids in fluid management: where does the clinical evidence of their utility stand? Crit Care 2000; 4 (Suppl 2): S16-20.
5) Ernest D, Belzberg AS, Dodek PM. Distribution of normal saline and 5% albumin infusions in cardiac surgical patients. Crit Care Med 2001; 29: 2299-302.
6) Treib J, Baron JF, Grauer MT, Strauss RG. An international view of hydroxyethyl starches. Intensive Care Med 1999; 25: 258-68.
7) Whatling PJ. Intravenous fluids for abdominal aortic surgery. Cochrane Database Syst Rev 2000; 4: CD000991.
8) Finfer S, Bellomo R, Myburgh J, Norton R. Efficacy of albumin in critically ill patients. BMJ 2003; 326: 559-60.
9) Bunn F, Alderson P, Hawkins V. Colloid solutions for fluid resuscitation. Cochrane Database Syst Rev 2003; (1): CD001319.
10) Wilkes MM, Navickis RJ. Patient survival after human albumin administration. A meta-analysis of randomized, controlled trials. Ann Intern Med 2001; 135: 149-64.

［高内裕司］

B. 輸血の適応

同種血輸血は，同種移植であり，同種免疫，感染症などの有害反応を完全に予防することは不可能である．さらに，免疫修飾現象 transfusion-related immuno-modulation とよばれる免疫能抑制作用が確認されており，悪性新生物患者に対する周術期輸血療法は，患者予後に悪影響を与える可能性を指摘されている．2002年には，冠動脈バイパス術では，術中・術後に輸血を受けた患者は，受けていない患者と比較して，術後5年での死亡率が2倍高いことが報告された[1]．以上から可能な限り同種血輸血を避けるか，あるいは輸血量を減少させる方策を考慮すべきであり，このためには輸血開始基準となる限界を知ることが重要となる．一般に，周術期において輸血開始を決断する理由は，ヘモグロビン値 hemoglobin level（Hb）の低下である．赤血球製剤 red blood cell（RBC）を輸血せずに，新鮮凍結血漿製剤 fresh-frozen plasma（FFP）や濃厚血小板製剤 platelet concentrate（PC）を輸血することは非常にまれである．よって，本項では，輸血の開始基準となるヘモグロビン許容限界値（critical Hb）に焦点をあてる．FFPやPCの適応に関しては§5-C．輸血製剤の選択の項で述べる（224頁参照）．小児症例に関しては，特殊な問題が多いため，本項の最後にまとめる．

1．赤血球製剤輸血の目的

RBC輸血の目的は，細胞での酸素消費量増加と血小板機能維持の2点である．

a．酸素消費量増加

RBC輸血の目的は，酸素運搬量を増加させるためとする考えが一般的であるが，この考え方は正しくない．細胞に供給される酸素が増加しても，細胞に取り込まれて有効に利用（酸素消費）されなければ無意味である．同種血輸血が心臓外科患者死亡率に影響する可能性を考慮すれば，酸素消費量増加がみられない場合には，たとえ酸素運搬量が増加しても，むやみにRBC輸血を続けてはならない．

b．血小板機能維持

一般に，"血がさらさらになると止まらなくなる"といわれるが，これは，凝固因子や血小板数が著しく低下したからだけではない．近年，血管内の流動状況下では，血小板が正常に機能するためには，ずり応力が重要であることがわかってきた．このずり応力は，特に細動脈レベルなど高ずり応力環境下での血小板機能発現にとって非常に重要である．血小板に対するずり応力は，血管内では主に赤血球により生み出されている．したがって，Hbが低下し，血小板に対するずり応力が低下すると，高ずり応力環境下での血小板機能は低下する．このように，生体内で一次止血機能を正常に保つためには，血小板だけでなく赤血球も重要な働きをしているのである．

2．適正な輸血療法のためのモニタリングの問題

a．貧血

貧血は循環赤血球量の減少と定義されるが，これをベッドサイドで測定することは不可能なため，通常Hbやヘマトクリット値 hematocrit value（Ht）で代用している．しかし，これらは循環血液量の影響を強く受ける値である．さらに，この循環血液量の測定も非常に困難であり，一般には中心静脈圧などの圧データで代用するか，エコーによる二次元画像から推定するしかない．このように，実際には貧血をモニタリングする理想的な方法はないのが現状である．

b．呼吸

各臓器における酸素の需要と供給をリアルタイムにモニタリングする方法は確立されておらず，適正な輸血療法を行う上で大きな障害となっている．個別臓器でなく全身の酸素消費量および酸素運搬量は，肺動脈カテーテル pulmonary artery catheters（PAC）で可能であるが，重症患者管理にPACを用いても予後が改善されないとした無作為化比較試験 randomized controlled trial（RCT）がある[2]．また，輸血前Hbだけでなく，PACより得た心係数および混合静脈血酸素飽和

度では，RBC輸血により酸素消費量が増加することを予測することはできない[3]．

3．人工心肺の影響

人工心肺 cardiopulmonary bypass（CPB）が必要な心臓大血管外科手術は，特殊な環境に生体がさらされる．CPBによる血液希釈によりHbは低下する．血管内皮は機能障害に陥り，血管内皮と白血球および血小板との相互作用も激しくなり炎症が増幅される．RBC輸血により，CPB後のIL-6などの炎症性サイトカインは著明に増加することが報告されている[7]．CPBを要しない他の手術と比較すると，同種血輸血による有害反応はより強く出る可能性が高い．

4．ヘモグロビン許容限界値

1999年に，重症患者であっても，従来の10/30ルール〔Hb 10 g/dl /Ht 30%〕を否定する衝撃的な論文が報告された[4]．集中治療管理を要する重症患者では，Hb 10 g/dl を輸血開始基準として10〜12 g/dl に維持するより，Hb 7 g/dl を輸血開始基準として7〜9 g/dl に維持する方が，患者の予後を改善する可能性があるとしている．たとえ重症患者であっても従来考えられていた以上に貧血に耐えられるばかりか，同種血輸血が患者予後に悪影響を及ぼす可能性が指摘されたわけである．この報告のうち，心臓血管疾患を合併している患者と人工呼吸器管理がなされた患者に対してそれぞれサブグループ解析を行った報告がある[5,6]．これら患者についてもcritical Hbは7 g/dl であり，人工呼吸管理を要する時間は，輸血により延長するがHbによらないことを明らかにしている．しかし，以上の報告は，心臓手術患者は除外された結果であった．

a．心臓手術患者のヘモグロビン許容限界値

心臓血管外科手術におけるcritical Hbに関するRCTで質の高いものは存在せず，無輸血手術を諦めて輸血を開始する基準と考えられるHbや術中術後維持するのに最適なHbは不明である．以下に当センターで参考にしている論文を紹介するが，輸血後Hbと無輸血Hbでは同じ値でも，予後に与える影響は同じとは限らないことに注意が必要である．

1）人工心肺中のヘモグロビン許容限界値

冠動脈バイパス術患者のCPB中の最低Htは14%以下になると院内死亡率が増加し，高リスク患者（ショック，腎不全，心室性不整脈，心臓手術の既往，ニトログリセリン持続静注，うっ血性心不全，腸骨動脈の狭窄性疾患，高齢者）に限ると，17%以下で増加するとしたコホート研究[8]がある．

2）心臓手術後のヘモグロビン許容限界値

集中治療室 intensive care unit（ICU）入室時のHtが死亡率や合併症発症率に与える影響を検討したコホート研究[9]によると，ICU入室時のHtは，死亡率，中枢神経障害，透析を要する腎不全，再開胸止血術には関係なかった．しかし，従来考えられていたのとは逆に，Q波心筋梗塞および大動脈内バルーンパンピングを要する重症左心機能不全はHtが高いほど増加することがわかった．不安定狭心症，緊急手術あるいは心臓手術の既往をもつ高リスク患者に限ると，Ht 34%以上の場合に死亡率が最も高く，Htが25〜33%の場合最も低かった．また，術後24時間以内の最低Hbが死亡率や合併症発症率に与える影響を検討したコホート研究[10]によると，Hbは死亡率や心筋梗塞を含めた循環動態に関する合併症および中枢神経系合併症には影響しなかった．しかし，最低Hbが低いほど腹部臓器合併症，腎合併症および入院日数が増加していた（腎合併症は65歳以上の高齢者では影響はなかった）．腹部臓器合併症，腎合併症および入院日数は，輸血量が多いほど悪化することも同時に報告されている．

b．当センターにおけるヘモグロビン許容限界値

当センターでは周術期輸血療法のガイドラインは作成していないが，通常CPB中でHb 5 g/dl 台，CPB後でHb 8 g/dl 台になれば輸血開始を考慮している．さらに，70歳以上の高齢者，脳血管障害，治療不良な高血圧症や糖尿病合併症者など高リスク患者と考えられる場合には，より早期に輸血を開始し，CPB中でHb 6 g/dl，CPB後でHb 8 g/dl 未満とならないようにしている．しかしこのような合併症を有する患者でもHbを11 g/dl 以上にする必要はなく，むしろ危険であると考えている．ただし，頻脈と循環血液量減少状態は，積極的に治療する必要があることを強調しておく．とくに循環血液量が減少した状態での低Hb血症は絶対的禁忌である．

5．無輸血手術管理の注意点

Hbは術中回収式自己血輸血やCPB回路内残血の返血などで比較的保たれるが，Hbだけでなく血小板

数のチェックも重要である．成人症例では，術前血小板数が $20.0 \times 10^4/\mu l$ 以上ある症例はまれで通常 CPB 後の血小板数は $10.0 \times 10^4/\mu l$ 以下となっている例が多い．特に大血管外科症例では，CPB による血液希釈の影響以上に血小板数が低下することが多い．成人症例では，血小板数 $5.0 \times 10^4/\mu l$ 以下では，胸骨閉鎖時のワイヤー操作での出血が激しく止血能がかなり低下していることがわかる．この場合，術後再開胸止血術が必要になる可能性が高いと考えられる．術中無輸血手術にこだわり過ぎ術後出血のため，再開胸止血術に至ると予後を著しく悪化させることになるため[11]，血小板数が $5.0 \times 10^4/\mu l$ 以下特に $4.0 \times 10^4/\mu l$ 以下では輸血を考慮した方がよい．

6．エホバの証人

信仰心から輸血療法を拒否している集団であり，未成年の自分の子供に対しても同様に輸血を拒否している．CPB を認めているため，心臓大血管外科手術を受ける可能性がある．一般に，貯血式自己血輸血は拒否しているが，血液が体外に出てもルートにより身体と連続している場合には，希釈式自己血輸血や回収式自己血輸血は認めている．また，代用血漿剤，鉄剤およびエリスロポエチンの使用は拒否していない．必要な輸血をせず死亡させた場合，刑事責任（業務上過失傷害，過失致死）が免責されるかどうか確定していない．しかし，医師が輸血をせずに治療するという決定を下して診療を開始した場合，いかなる事態になっても輸血できないという最高裁判所の判決が出ている．医師は，輸血を拒否する患者の治療を行うことに同意する必要はない．基本的には，各医師が自分の信念に基づいて判断すればよい．個人的責任問題から各医師を開放するために，施設ごとに一定の対応マニュアルを作成することは意味がある．民事責任の賠償額は，必要な輸血をせずに死亡させた場合は億単位となる可能性があるが，輸血により救命した場合は最高でも 1 千万円未満と考えられている．今後は，輸血療法が実施できなかったために，明らかに通常以上の医療費が必要となった場合，保険診療でなく自由診療で扱うことを議論すべきであろう．

7．小児症例

一般に，生後 4 カ月以降の小児の輸血適応基準は，成人と同様に考えてよい．チアノーゼ性心疾患など疾患の特徴や年齢に合わせた正常値を考慮して輸血すればよい．特殊な問題となるのは，生後 4 カ月以下，特に新生児に対する輸血療法である．

a．Ht の正常値

正常新生児 Ht 47〜60％，1 歳児 33〜42％である．

b．推定循環血液量

早期産児 95 ml/kg，満期産児 90 ml/kg，1 歳未満 80 ml/kg，1 歳以上 70 ml/kg である．

c．新生児の特徴

現在の新生児治療では，出生体重 1,000 g 以上では輸血療法を受ける可能性はほとんどなくなってきている．これに対して心臓外科症例においては 100％同種血輸血が行われている．これは，採血や侵襲的な治療による医原性貧血と CPB 使用のためである．少量輸血の場合は，新鮮な RBC を使用する必要はないが[12]，保存期間が長く赤血球 2,3 diphosphoglycerate が減少している RBC を大量に輸血すると影響が大きいと考えられている．また，血液製剤保存液中のアデニンやマンニトールは腎毒性があることが知られている．さらに，マンニトールの利尿作用により脳循環に悪影響を及ぼす可能性が指摘されている．

1）循環

正常新生児においても循環血液量が 10％低下すると 1 回心拍出量は減少するが代償性の心拍数増加はみられない．この場合は一般に RBC 輸血の適応と考えられている．

2）肝腎機能

肝代謝機能が未熟なため，血液製剤保存液中のクエン酸代謝が不充分であり，容易に低カルシウム血症やアシドーシスとなる．さらに，腎機能も未熟なためカリウムや酸の排泄が不充分である．

3）赤血球

妊娠 32 週頃から胎児 Hb から成人 Hb への移行が始まるが，満期産児においても出生時には成人 Hb が 20〜40％しかない．正常児でも生後 24 時間以内に Hb 13 g/dl 未満となっている場合は重症の貧血と考えられる．新生児早期に Hb 22 g/dl，Ht 65％以上となる場合は多血症である．Ht 50％を超えると粘稠度が急激に上昇し末梢循環レベルでの酸素供給が制限され，心機能の代償能力が限定されているため容易に心不全とな

4）血小板

血小板数は成人と同様である．早期産児でも $15.0 \times 10^4/\mu l$ 未満は病的である．新生児の血小板機能に関しては不明な点が多く今後の研究成果が待たれる．

5）凝固線溶系

構成因子は成人と同様であるが，全般的に低濃度である．このためプロトロンビン時間および活性化部分トロンボプラスチン時間は延長している．しかし，抗血栓因子も低下しており予備力が少ない範囲でバランスがとられている．線溶系は成人と部分的に異なる．このため一般に成人で心臓外科周術期に使用している抗線溶療法などは注意が必要である．

d．ヘモグロビン許容限界値

成人症例同様周術期における critical Hb は不明である．当センターでは，チアノーゼ性心疾患の代表である 7 歳未満の Fallot 四徴症根治術症例 236 名を対象としたコホート研究により，CPB 中最低 Hb は，術後 30 日での死亡率および合併症発症率に対する独立危険因子であり，CPB 中最低 Hb 6 g/dl 以上 10 g/dl 以下の患者と比較すると，6 g/dl 未満の患者で 2.6 倍，10 g/dl をこえる患者で 3.8 倍も危険であるとのデータを得ている．また，成人症例と異なり，小児症例における過度の貧血は，中枢神経の発達に影響を及ぼす可能性が危惧される．術後 5 歳の時点での IQ について検討したコホート研究では，CPB 中の最低 Ht は両心室疾患では影響しないとする報告がある[13]．しかし，最近同グループが注目すべき RCT を報告した[14]．出生児体重 2.3 kg 以上の 9 カ月未満児を CPB 中の Ht 21％と 28％の 2 群に無作為に割付け，1 歳の時点で精神運動発達について比較検討したところ，CPB 中の Ht が低い群の方が有意に悪いことを報告した．今後の研究成果が待たれる．

e．院内採血による新鮮血

§ 5-C-2d．小児症例を参照（226 項）．

f．無輸血手術管理の注意点

先に述べたとおり，過度の貧血は，中枢神経系の発達に影響を及ぼす可能性がある．たとえ単純手術で循環が安定している場合であっても危険性があることを忘れてはならない．また，成人症例と同様に Hb だけでなく血小板数のチェックも重要である．小児症例は，成人症例と異なり，術前から血小板数が $20.0 \times 10^4/\mu l$ 以下であることはまれであり，CPB 後の血小板数が $10.0 \times 10^4/\mu l$ 以上あることが一般的である．したがって，血小板数 $7.0 \sim 8.0 \times 10^4/\mu l$ 以下では術後出血の危険性が高いと考えられ注意が必要である．

■文献

1) Engoren MC, et al. Effect of blood transfusion on long-term survival after cardiac operation. Ann Thorac Surg 2002; 74: 1180.
2) Sandham JD, et al. A randomized, controlled trial of the use of pulmonary-artery catheters in high-risk surgical patients. N Engl J Med 2003; 348: 5.
3) Casutt M, et al. Factors influencing the individual effects of blood transfusions on oxygen delivery and oxygen consumption. Crit Care Med. 1999; 27: 2194.
4) Hebert PC, et al. A multicenter, randomized, controlled clinical trail of transfusion requirement in critical care. N Engl J Med 1999; 340: 409.
5) Hebert PC, et al. Is a low transfusion threshold safe in critically ill patients with cardiovascular diseases? Crit Care Med 2001; 29: 227.
6) Hebert PC, et al. Do blood transfusions improve outcomes related to mechanical ventilation? Chest 2001; 119: 1850.
7) Fransen E, et al. Impact of blood transfusions on inflammatory mediator release in patients undergoing cardiac surgery. Chest 1999; 116: 1233.
8) Fang WC, et al. Impact of minimum hematocrit during cardiopulmonary bypass on mortality in patients undergoing coronary artery surgery. Circulation 1997; 96 (supple II): 194.
9) Spiess BD, et al. Hematocrit value on intensive care unit entry influences the frequency of Q-wave myocardial infarction after coronary artery bypass grafting. J Thorac Cardiovasc Surg 1998; 116: 460.
10) Hardy JF, et al. Influence of haemoglobin concentration after extracorporeal circulation on mortality and morbidity in patients undergoing cardiac surgery. Br J Anaesth 1998; 81 (Suppl 1): 38.
11) Unsworth-White MJ, et al. Resternotomy for bleeding after cardiac operation: a marker for increased morbidity and mortality. Ann Thorac Surg 1995; 59: 664.
12) Hume H, et al. Small volume red blood cell transfusions for neonatal patients. Transfus Med Rev 1995; 9: 187.
13) Forbess JM, et al. Neurodevelopmental outcome after congenital heart surgery: results from an institutional registry. Circulation 2002; 106 (12 Suppl 1): I95-102.
14) Jonas RA, et al. The influence of hemodilution on outcome after cardiopulmonary bypass: results of a randomized trial in infants. 2002 Annual Meeting of the American Association for thoracic surgery.

［亀井政孝］

C. 輸血製剤の選択

　2001年に日本輸血学会自己血輸血小委員会から手術時輸血療法の実態についての報告があり、心臓大血管外科手術の使用血液単位数が際立って多く、無輸血症例は18%と低く、同種血輸血の割合が非常に高いことが指摘された。さらに同種血輸血の割合は、施設間での格差が非常に大きいことが報告された。このように同種血輸血の割合が非常に高い原因のひとつは、心臓血管外科手術では、術前に抗凝固、抗血小板薬を服用している患者が多いことが考えられる。しかし、最大の原因は人工心肺 cardiopulmonary bypass（CPB）の使用にある。CPBに起因する出血傾向は、凝固因子減少、線溶亢進、血小板数減少などの複合因子によって引き起こされるが、その主因は、血小板機能障害である[1,2]。このCPBによる血小板機能障害は、機械的接触が原因であると一般に考えられているが、血小板膜レセプターの解析からこの説を否定する報告も多数なされており[3]、詳細は依然として不明である。さらに、ベッドサイドでの血小板機能をモニターする方法が確立されておらず、CPBを用いた手術では、確たる基準がない状況で、新鮮凍結血漿製剤 fresh-frozen plasma（FFP）や濃厚血小板製剤 platelet concentrate（PC）を輸血することで止血を行っているのが現状である。このため院内採血による新鮮血（生血）信仰が蔓延しており、2001年の段階においても60%以上の施設で生血が使用されているという非公式データがある。

1．止血困難症例に対する国立循環器病センター輸血方針

　表5-3に止血困難症例に対する国立循環器病センター輸血方針を示す。ただし、明らかな外科的出血は、CPB下に治療することが必要である。CPB離脱直前の送血量が目安となる。大動脈ルートベントからの脱血分を除き、成人症例で500 ml/分、小児症例で50 ml/分以上の送血が必要な場合には大部分は外科的出血であり、プロタミンでヘパリンの抗凝固作用を拮抗しても出血量が減少することはまれである。また、大量出血症例に適切に対処するためには、外科、看護部、輸血部、臨床工学技士、臨床検査部、血液センターおよび麻酔科（その他集中治療室が麻酔科管理でない場合は集中治療専門医）の間でのコミュニケーションを常日頃から充分とっておくことが重要である。とっさには対応が難しいことが次々と生じる可能性があり、特に、輸血部、臨床検査部、血液センターで働く方々に対して、心臓大血管外科手術の特殊な問題について事前に教育しておくことが必要である。

1）院内採血による新鮮血は使用しない
　後記2．院内採血による新鮮血（次頁）を参照。
2）濃厚血小板製剤を積極的に使用する
　出血傾向の主因は、血小板機能障害である。
3）血小板数 $15.0×10^4/\mu l$ を目標とし、常に $10.0×10^4/\mu l$ 以上を維持する
　血小板数が $10.0×10^4/\mu l$ あってもずり応力環境下

表5-3　止血困難症例に対する国立循環器病センター輸血方針

1）院内採血による新鮮血は使用しない。
2）濃厚血小板製剤を積極的に使用する。
3）血小板数 $15.0×10^4/\mu l$ を目標とし、常に $10.0×10^4/\mu l$ 以上を維持する。
4）プロトロンビン時間および活性化部分トロンボプラスチン時間を頻回に測定し、正常化するまで新鮮凍結血漿製剤を使用する。
5）ヘモグロビン値 $10 g/dl$ を目標とし、常に $9 g/dl$ 以上を維持する。小児症例では、$12～13 g/dl$ を目標とし、常に $11 g/dl$ 以上を維持する。
6）中枢温37℃を目標とし、常に35℃以上を維持する。
7）必要に応じて、人工心肺離脱直前に新鮮凍結血漿製剤を人工心肺装置に充填する。

血小板機能が著明に低下している場合が多い．通常 $15.0\times10^4/\mu l$ 前後で止血できているが，$20.0\times10^4/\mu l$ 以上必要な症例も存在する．

4）プロトロンビン時間および活性化部分トロンボプラスチン時間を頻回に測定し，正常化するまで新鮮凍結血漿製剤を使用する

経験上，プロトロンビン時間（PT）70％前後，活性化部分トロンボプラスチン時間（APTT）40秒台まで改善する必要がある．止血困難症例ではPT40％台，APTT60秒以上では，まず止血は不可能である．

5）体外循環後ヘモグロビン値 10 g/dl を目標とし，常に 9 g/dl 以上を維持する．小児症例では，12〜13 g/dl を目標とし，常に 11 g/dl 以上を維持する

Hb 7 g/dl 台では，ずり応力環境下血小板機能が低下している症例がある．

6）中枢温 37℃を目標とし，常に 35℃以上を維持する

中枢温[4]や創部皮膚温[5]が低いほど出血量が多くなる．低体温により凝固能は障害される．以前は，血小板機能も障害される[6]と考えられていたが，現在では血小板機能は影響されず[7]，むしろ増強するという報告もある[8]．低体温により，輸血された血小板は肝臓マクロファージに捕捉される[7]．さらに低体温は播種性血管内凝固 disseminated intravascular coagulation （DIC）の原因となるとする報告もある．

7）必要に応じて，人工心肺離脱直前に新鮮凍結血漿製剤を人工心肺装置に充填する

長時間 CPB 症例では，通常成人症例で FFP 10〜12 単位充填すると CPB 離脱直後（プロタミンによるヘパリン拮抗後）で PT 40％台，APTT 40〜50 秒台となっていることが多い．

2．院内採血による新鮮血

当センターでも，以前は止血目的で生血を使用していた．我々は，CPB 使用時の血小板機能障害を測定する方法を確立し[9]，この方法により適切な血小板輸血を行えば生血を使用しないで止血は可能であると判断し，2000 年 5 月より生血の使用を禁止している．それ以後，院内死亡率に変化はなく，逆に再開胸止血術症例や創部感染症例は減少している．このことは，生血を止血目的で用いる必要は全くないばかりか危険である可能性を示唆している．生血使用を廃止するためには，以下に示す血液製剤供給体制と検査体制の確立が必須である．

a．血液製剤供給体制

24 時間体制で，夜間帯においても日中と同程度の供給体制を維持することが理想である．また，緊急時には PC はオーダー後 2 時間以内に入手できる体制が理想である．国立循環器病センターでは，大阪府赤十字血液センターのご協力により，オーダー後 30 分から 1 時間ほどで入手可能である．

b．検査体制

夜間においても検体提出後 15 分以内にヘモグロビン値，血小板数，PT，APTT の結果を出す体制を確立する必要がある．大量出血時は 15〜30 分もすれば検体採血時とは全く異なった状況となっている可能性が高い．また，DIC への移行を阻止することが重要であり，このためには夜間においても迅速な検査体制が不可欠である．

c．クリオプレシピテート製剤

現在本邦では製造が中止されている．心臓大血管外科手術では，多くの施設が生血を使用しているため，クリオプレシピテート製剤が必要とされなかったものと推測している．我々は，長時間 CPB 症例で，von Willebrand 因子（vWF）の高分子量マルチマーの低下が出血傾向の原因と考えられた止血困難症例を経験した．高分子量 vWF マルチマーは，細動脈レベルなど高ずり応力環境下での血小板機能にとって非常に重要である．表 5-3 に示したように，止血困難症例では，PT 70％前後，APTT 40 秒台程度まで回復させるために多量の FFP を使用しなければならないが，これは，FFP が高分子量 vWF マルチマーを効率よく補充しにくいことが原因であると考えている．クリオプレシピテート製剤は高分子量 vWF マルチマーを効率よく補充することが可能である．したがって，クリオプレシピテート製剤を使用できれば，PT や APTT を上記ほど回復させる必要がなくなり，FFP の使用量を著明に減少させることが可能であると考えられる．さらに，高分子量 vWF マルチマー補充により高ずり応力環境下血小板機能が亢進するため，PC の使用量も減少させることが可能であると考えている．本製剤の復活が望まれる．

d．小児症例

小児症例，特に新生児症例に対して生血を使用する目的は，止血目的と生体ホメオスターシス維持の2点が考えられている．§5-B-7．小児症例を参照（222頁）．

1）止血

表5-3に示した輸血方針に従えば，生血を使用しなくても止血で問題になることはない．小児症例において，成分輸血より生血の方が止血にとって有効であるとした代表的な論文がある[10]．この論文では，2歳未満の重症複雑心奇形症例では，生血または採血後24～48時間以内の全血を使用した方が成分輸血より術後24時間の出血量が少ないと報告した．しかし，この報告では無作為化が不充分で，多変量解析がなされていないなど，いくつかの致命的な問題がある．このうち最大の問題点は，成分輸血症例群では，盲目化目的に赤血球製剤 red blood cell（RBC）およびFFPをPCに混合し新たな全血製剤を作成し保存しており，このため血小板機能が阻害されてしまったと考えられることである．我々は，コホート研究により，生血使用例と通常の成分輸血使用例で術後出血量に差がないというデータを得ている．

2）生体ホメオスターシス維持

後記4．赤血球製剤-b．問題点（227頁）で述べているようにRBCは生体に悪影響を及ぼす可能性があり，生後4カ月以下特に新生児では影響が大きいと考えられている．さらに，血液製剤中の保存液は，長時間CPBを使用する重症患者に対して影響が大きい可能性が高い．採血後1週間未満可能であれば3日以内のRBCを使用し，高カリウム血症予防の観点から，使用当日に放射線照射するような配慮が必要と思われる．白血球除去フィルターの使用は必須である．我々は，コホート研究により，生血使用例と通常の成分輸血使用例で院内死亡率に差がないというデータを得ているが，長期予後は不明である．現在検討中である．

e．麻酔管理上の注意点

麻酔科医は，生血を使用して循環血液量のコントロールのみしていればよいという楽な時代は終わったと認識すべきである．的確な成分輸血により止血能をコントロールしながら，循環管理も同時に行う必要がある．適度な低血圧による出血のコントロールも当然必要である．低心機能患者の低血圧管理なども必要となる場合があり，循環管理の知識と豊富な経験が要求される．

3．許容される異型輸血

ABO血液型およびRh（D）抗原の一致した製剤を，交差適合試験実施後輸血するのが原則である．緊急時では，血液型適合製剤の輸血と平行して交差適合試験を実施する．しかし，超緊急時では以下の異型輸血は許容される．

a．ABO型不適合

妊娠可能な女性では，Rh型不適合血よりもABO型不適合血をまず選択する．

1）赤血球製剤

O型製剤をA型，B型およびAB型患者へ輸血する．この場合，溶血などの副作用は約1%にみられ，DICや重度貧血などの報告もある．AB型患者にA型製剤やB型製剤を輸血する．

2）新鮮凍結血漿製剤

全血液型に対し，必ずAB型製剤のみを使用する．

3）濃厚血小板製剤

可能であれば成人および小児症例ともAB型製剤を使用する．成人症例ではABO型不一致でよい．小児症例では極力避ける．小児症例でAB型製剤以外を使用する場合は，ABO型不適合血漿を除去する．

4）血液型シングルチェック

当センターでは，ABO型がダブルチェックできず，シングルチェックのみの場合，O型Rh陰性RBCとAB型FFPを使用するガイドラインを作成している．ダブルチェック後同型製剤に切りかえる．当センターでは2回の採血による血液型ダブルチェックに要する時間は約20分であり，夜間においても同等である．

b．Rh型不適合

日本人のRh（D）抗原陰性の頻度は，約0.5%である．

1）Rh陰性血をRh陽性患者に輸血

問題ない．

2）Rh陽性血をRh陰性患者に輸血

ABO型は一致させる．妊娠可能な女性や小児では極力避ける．

3）抗D人免疫グロブリン

PCなど赤血球の混入が少ない製剤では，抗D人免疫グロブリンを併用することでRh陽性血による感作

を防止することができる．しかし，RBCの200ml以上の輸血では，無効であり溶血などの有害反応が問題となる．抗D人免疫グロブリンは，静脈内注射は禁忌であり，筋肉内注射により投与する．異型輸血後24時間以内に投与すれば充分である．

c．HLA適合血小板

血小板輸血不応状態では，HLA適合PCを準備する場合があるが，この場合ABO型不適合でよい．通常時間的余裕があることから，O型ドナーでは，高力価の抗A，抗B抗体を有している可能性を考慮し，AB型血漿で置換することが望ましい．特に小児症例では重要である．

d．不適合輸血から適合血液製剤への切り替え
1）ABO型

RBCは，ABO型不適合輸血中の最新の患者血液と血液型適合製剤で交差適合試験の主試験のみ検査する．血液型適合製剤であっても，主試験で問題があれば不適合輸血を継続する．通常，赤血球MAP製剤では血漿成分が少ないため，すでに循環血液量以上に異型輸血されていても，血液型適合製剤が主試験で問題となることは少ないと思われる．PCはRBCと同様にするかAB型を継続する．FFPは適合型血液に変更またはAB型を継続する．

2）Rh型

D抗原に対する抗体産生まで約2週間を要するが，輸血された赤血球の寿命はそれより長い．抗体が産生された時点で循環血液中にRh陽性血液が存在しないようにすることが基本的な考え方である．したがって，大量輸血中にRh陰性適合血が入手できても，場合によってはRh陽性不適合血を継続する判断が必要となる．

4．赤血球製剤

赤血球MAP製剤2単位は280mlで，全血製剤2単位は456mlである．

a．ヘモグロビン許容限界値

心臓血管外科手術におけるヘモグロビン許容限界値は未だ確立されていない．§5-B．輸血の適応を参照（220頁）．

b．問題点

大きく分けて4つの問題点がある．第1の問題点は，保存中2,3 diphosphoglycerateは直線的に減少し保存後2週間でほぼ0になり，これが輸血後回復するには24時間以上を必要とすることである．この間，酸素解離曲線は左方移動しており，酸素の供給では不利な状況にある．第2の問題点は，赤血球の形状変化能が低下していることである．このため，微小循環における酸素運搬能は低下しており，とくに低心拍出量状態では影響が大きいと考えられる．つまりRBCは，実際には，組織や細胞レベルでの酸素供給には理想的とはいい難いのである．第3の問題点は，免疫修飾現象 transfusion-related immunomodulation とよばれる免疫能抑制作用があることである．*in vitro* では，NK細胞活性の低下，サプレッサーT細胞活性の上昇，マクロファージの抗原提示能の低下など多数報告されている．最後の問題点は，ヒト多形核白血球を活性化しIL-8やホスホリパーゼA_2などの炎症性サイトカインを放出させることである．以上の問題点は，保存期間が長くなるほど悪化していくと考えられている．

5．濃厚血小板製剤

PC 10単位は200mlであり，イオン化ナトリウム34 mmol，アルブミン8.0gが含まれている．使用期限は採血後3日間であるが，赤十字血液センターでNAT（核酸増幅試験）によるウイルス検査を実施しており，実質的な使用期限は24時間前後しかない．3日間という制限は，室温保存による感染予防のためであり，血小板機能保持のためではない．米国での使用期限は5日間となっている．長時間CPBとなった場合など使用期限を過ぎる可能性があるが，場合によっては，数時間の期限延長は許容範囲と考えられる．

a．禁忌

ヘパリン起因性血小板減少症，血栓性血小板減少性紫斑病は，血栓形成を助長させる可能性があるため原則禁忌である．同様にDICでは，血小板数を$3.0\sim5.0\times10^4/\mu l$程度に管理し，血栓形成を助長しないように注意する．

b．血小板輸血不応状態

§5-E-6．血小板輸血不応状態を参照（233頁）．

6. 新鮮凍結血漿製剤

FFP 1 単位は 80 ml である．このうち保存液が 20 ml 入っているため，イオン化ナトリウムは 174 mEq/l と生理食塩水液よりもかなり高く，アルブミンは 4.0 g/dl と正常生体内より低くなっている．γグロブリンなどのオプソニン蛋白や vWF などの粘着蛋白の補充が可能であるが効率は悪い．当然のことであるが FFP 使用時は PT および APTT を測定し管理すべきである．CPB 後 APTT が測定限界を超えて延長している場合には，ヘパリンリバウンドの可能性が最も高いため，プロタミンの追加投与を試みる．ヘパリンの影響は，活性化凝固時間よりも APTT を測定する方が確実である．

7. アルブミン製剤

1998 年 Cochrane Injuries Group によってアルブミン製剤が重症患者の予後を悪化させる可能性が指摘された[11]．一方，2001 年に出されたメタアナリシスではアルブミンの安全性を支持する報告が出されており[12]，今後さらにアルブミンの安全性に関する詳細な検討が必要である．現在，オーストラリアとニュージーランドが合同で大規模無作為化比較試験を実施中である[13]．

8. 白血球除去フィルター

白血球除去フィルターは，白血球を完全に取り除くわけではない．赤血球 MAP 製剤 2 単位には約 10^9/bag，PC 10 単位には 10^4/bag の残存白血球が存在しており，白血球除去フィルターは，白血球数を 99.9%（3 $\log_{10}$）以上減少させる．同種免疫，白血球が関与する感染を引き起こさないと考えられている白血球数は，10^6 未満であり，このレベルまで減少させることが可能である．心臓外科手術における血液製剤の白血球除去の重要性が報告されている[14]．大量輸血時に白血球除去フィルターを使用することは至難であることから，すでに導入の方針が決定されている保存前白血球除去の体制を早急に確立することが望まれる．

■文献

1) Harker LA. Bleeding after cardiopulmonary bypass. N Engl J Med 1986; 314: 1446.
2) Woodman RC, et al. Bleeding complications associated with cardiopulmonary bypass. Blood 1990; 76: 1680.
3) Kestin AS, et al. The platelet function defect of cardiopulmonary bypass. Blood 1993; 82: 107.
4) Despotis GJ, et al. Factors associated with excessive postoperative blood loss and hemostatic transfusion requirements: A multivariate analysis in cardiac surgical patients. Anesth Analg 1996; 82: 13.
5) Khuri SF, et al. Hematologic changes during and after cardiopulmonary bypass and their relationship to the bleeding time and nonsurgical blood loss. J Thorac Cardiovasc Surg 1992; 104: 94.
6) Michelson AD, et al. Reversible inhibition of human platelet activation by hypothermia in vivo and in vitro. Thromb Haemost 1994; 71: 633.
7) Hoffmeister KM, et al. The clearance mechanism of chilled blood platelets. Cell 2003; 112: 87.
8) Faraday N, et al. In vitro hypothermia enhances platelet GP Ⅱ b-Ⅲ a activation and P-selectin expression. Anesthesiology 1998; 88: 1579.
9) Kamei M, et al. Efficient evaluation of platelet dysfunction in patients undergoing extracorporeal circulation by ex vivo analysis with flow chamber system. Thromb Haemost 2001; July (Suppl): OC2495.
10) Manno CS, et al. Comparison of the hemostatic effects of fresh whole blood, stored whole blood, and components after open heart surgery in children. Blood 1991; 77: 930.
11) Cochrane Injuries Group. Human albumin administration in critically ill patients: systematic review of randomised controlled trials. BMJ 1998; 317: 235.
12) Wilkes MM, et al. Patient survival after human albumin administration. A meta-analysis of randomized, controlled trials. Ann Intern Med 2001; 135: 149.
13) Finfer S, et al. Efficacy of albumin in critically ill patients. BMJ 2003; 326: 559.
14) van de Watering LMG, et al. Beneficial Effects of Leukocyte Depletion of Transfused Blood on Postoperative Complications in Patients Undergoing Cardiac Surgery. Circulation 1998; 97: 562.

［亀井政孝］

D. 自己血輸血

自己血輸血により，同種血輸血に伴う副作用を回避することができる．また，同種血に対して行われる放射線照射の必要がなく，赤血球膜は安定しており輸血時の溶血が起こりづらいのも利点である．心臓血管手術では，貯血式自己血輸血，希釈式自己血輸血，術中回収式自己血輸血，術後回収式自己血輸血が行われる．

1. 貯血式自己血輸血

貧血や重篤な臓器障害がない症例の待機手術で，患者が同意・希望した場合適応となる．絶対的禁忌は，採血時に菌血症があると考えられる患者である[1]．また，歯科治療を受けた患者では少なくとも24時間は採血を避ける必要がある．歯石除去などであっても細菌が混入することが報告されている[2]．

最大手術血液準備量に見合う貯血をするのが原則であるが，患者の状態によってはそれに見合う準備量が確保できない場合もある．しかし，同種血輸血量の削減にはなるため，可能な限り行うべきである．高梨[3]は心臓血管外科領域では800 mlの術前貯血で充分であるとしているが，施設により出血量に差があることを考慮しなくてはならない．現在ではエリスロポエチンの登場により，ほとんどの患者で1,200 ml 以上の貯血が可能となった．大量の貯血を行う場合はエリスロポエチンと鉄剤の投与をしつつ，スイッチバック方式等を採用することにより初期採血分の劣化を防ぐべきである．すなわち，2回目採血時に1回目に採血した血液を輸血して，1回目の倍量を採血し，これを術前まで繰り返す．また，人工心肺使用手術では人工心肺後の血小板・凝固能低下が起こりうるため，麻酔導入後に，あらかじめ貯血してある自己血を輸血しつつ同量の新鮮血を採血し，人工心肺終了後に輸血することにより止血機能を高めることができる．

実際の方法[4]としては，循環血液量の10％あるいは400 mlを上限とする採血を週1回行い，手術予定の3日前には採血を行わない．貧血がある場合（ヘモグロビン濃度が13 g/dl 未満），採血1週間前にエスポー®24,000 IUを皮下投与し，軽度貧血（ヘモグロビン濃度が13～14 g/dl）の場合は採血時に24,000 IUを皮下投与し，採血終了まで24,000 IUを週1回投与する．エポジン®の場合は6,000 IU，週3回静脈内投与する．鉄欠乏時には鉄剤の投与は必須であり，経口鉄剤100～200 mg/日の投与を行う．エリスロポエチン投与により過剰に赤血球が増加し，血液の粘性が増すことにより心仕事量が増える可能性があるため，心機能が低下している患者では注意が必要である．また，血栓塞栓症があり血液の粘性増加により血栓形成が助長される可能性のある患者には投与しない．エリスロポエチン使用中はヘモグロビン濃度，血清鉄の測定を頻繁に行い，血圧測定，心エコーによる心機能，全身状態のチェックを怠ってはならない．

血液の保存方法としては，全血のまま4～6℃の低温で保存する方法と，採血後赤血球成分と血漿成分に分離し，赤血球成分は赤血球M・A・P（RC-MAP）として冷蔵保存し，血漿成分は新鮮凍結血漿として冷凍保存する方法がある．MAP液が開発されたことにより赤血球の保存期間が延びたが，新たにエルシニアや緑膿菌などの低温で増殖するグラム陰性菌による敗血症の問題が出てきたため[5]，現在では有効期限を21日間としている．

2. 希釈式自己血輸血

麻酔導入後に400～1,200 mlの脱血を行い，かわりに晶質液，コロイド製剤などを投与し血液を希釈することにより術中出血における血球成分の喪失を減らすことを目的とする．

Ovrumらは冠動脈バイパス術500例に，希釈式自己血輸血と術後返血法を行い，96.8％の症例で無輸血手術が可能であったと報告した[6]．一方，Casatiらは5～8 ml/kgの少量の希釈式自己血輸血では輸血削減効果はないと報告している[7]．人工心肺使用手術で同種血輸血を回避するためには，充分な採血量を確保し，他の自己血輸血法も併用することが重要である．

アメリカ輸血協会の発行するテクニカルマニュアル[8]では，1）ヘモグロビン値14 g/dl 以上，2）不安定狭心症，左主冠動脈狭窄がない，3）左室機能正常（駆出率50％以上あるいは心係数2.5 l/min/m² 以

上), 4) 呼吸機能正常, 5) 安静時心電図に虚血性変化がないことを患者の選択基準としてあげている.

術前の貧血がある場合は鉄剤, エリスロポエチンの投与により施行可能となる場合が多い. 鉄剤を連日経口投与し, 手術1週間前よりエポジン®の場合は6,000単位を隔日3回静脈内投与, エスポー®の場合は12,000〜24,000単位を単回皮下投与する[9].

血液希釈による粘性の低下で心拍出量の増加が起こるが, 心臓血管外科手術を受ける患者は心機能に障害がある場合が多く, 血液希釈に耐えうる限界は低いものと考えられる. 患者により心予備能, 全身状態は異なるため, 患者が必要とするヘモグロビン濃度に一定の基準を当てはめることは難しく, 年齢, 原疾患, 心機能, 合併症, 呼吸機能, その他の臓器の状態によって個々に検討し希釈式自己血輸血の適応, 必要なヘモグロビン濃度を決定しなければならない.

実際の採血方法としては[9], 麻酔導入後に, 採血に先立ち10〜15ml/kgの酢酸リンゲル液を約10分で投与する. この操作によって, 血圧, 心拍出量の低下を少なくすることができる[10]. 採血は浅頸静脈, 中心静脈および動脈ラインからも可能である. 目的とする採血量に到達してから, 代用血漿を投与する方法もあるが, 採血と同時に代用血漿の投与を開始する方が循環動態の安定が得られ, 採血にかかる時間を短縮することができる.

希釈に用いる膠質液によっては血液凝固系に影響する可能性がある. ハイドロキシエチルスターチは他のアルブミンや晶質液に比べ血液凝固系に及ぼす影響が大きいことが知られており[11], 大量投与には注意が必要である.

3. 回収式自己血輸血

手術中に出血した血液を術野から吸引・回収し, 洗浄赤血球 (WRC) として使用する. 回収式自己血輸血の適応は短時間で500ml以上の出血が予想される症例である. 特殊な装置が必要でコストが高く, 感染の危険性もあることが欠点である. また, 洗浄により血液凝固因子と血小板が失われるため, 凝固能の回復は期待できないばかりか, 人工心肺使用中の血液を回収してWRCを作製するため, ヘパリン等の混入により血液凝固能が悪化する可能性がある. WRCの血液凝固能におよぼす影響に関する研究では[12], 通常の方法で作製したWRCは血液凝固能を低下させ, 回収血の洗浄に用いる生理食塩水を増量し作製したWRCでは血液凝固能の低下は認められなかったと報告されている.

4. 術後回収式自己血輸血

手術後, 創部に出血した血液を回収して返血する方法である. 心臓血管外科手術では, 術後出血も比較的多いので, この方法も有用であるが, 回収した血液が汚染されていないことが必要である. 吸引パックを用いて行う方法と術中回収血輸血と同様に洗浄後に輸血する方法がある.

■文献

1) 照屋 純. 自己血輸血の種類: その利点と欠点. LiSA 1995; 2: 2-9.
2) Goldman M, Blajchaman MA. Blood product-associated bacterial sepsis. Trans Med Rev 1991; V: 73-83.
3) 高梨秀一郎. 心臓血管外科領域における自己血輸血. LiSA 1995; 2: 10-5.
4) 前田平生. 貯血式自己血輸血とエリスロポエチン. In: 高折益彦, 編. 自己血輸血マニュアル. 東京: 克誠堂; 1996. p.69.
5) Reading FC, Brecher ME. Transfusion-related bacterial sepsis. Curr Opin Hematol 2001; 8: 380-6.
6) Ovrum E, Holen EA, Abdelnoor M, et al. Conventional blood conservation techniques in 500 consecutive coronary artery bypass operations. Ann Thorac Surg 1991; 52: 500-5.
7) Casati V, Speziali G, D'Alessandro C. et al. Intraoperative low-volume acute normovolemic hemodilution in adult open-heart surgery. Anesthesiology 2002; 97: 367-73.
8) Walker RH. Technical manual. 11th ed. Bethesda: American Association of Blood Banks; 1993. p.499.
9) 高折益彦. 希釈式自己血輸血. 自己血輸血マニュアル. 高折益彦, 編. 東京: 克誠堂; 1996. p.101-21.
10) 高折益彦. 大量輸液の生理とショックの治療. 最新医学 1971; 26: 331-40.
11) 紅露伸司, 山蔭道明, 福原世世, 他. 代用血漿剤による血液希釈が血液凝固線溶系に及ぼす影響. 臨床麻酔 1996; 20: 664-8.
12) 竹田知子, 紅露伸司, 山蔭道明, 他. 開心術中の回収自己血が血液凝固線溶能に及ぼす影響. 臨床麻酔 1996; 20: 1767-70.

［紅露伸司］

E. 輸血の合併症

　同種血輸血療法は，現在では比較的安全な治療となってきているが，他の多くの医療行為と同様，依然として解決されていない危険性がある．先述したとおり同種血輸血が心臓手術長期予後にも影響を及ぼすことが報告[1]されている．輸血関連有害反応は，感染性と非感染性に分類して考えることができる．ここでは，麻酔管理上重要な非感染性有害反応のうち，特に輸血過誤，大量輸血時合併症，輸血関連移植片対宿主病，輸血関連急性肺障害，アナフィラキシー反応および血小板輸血不応状態について述べる．

1．輸血過誤

　いい古された感があるが，この問題にふれないわけにはいかない．日本輸血学会が調査した5年間にABO型不適合輸血を経験した病院は実に20%もあり，異型輸血は決してまれではなく，輸血療法上の最大の問題であることを報告した．たった4つの組み合わせを誤るという事実は，人間は必ず間違えるということを如実に示している．すべての問題は，人間の管理も含めた病院の輸血管理システムに起因している．

a．予防

　心臓血管外科患者では，緊急性をもって同種血輸血が必要となる場合が多い．したがって，いかなる緊急時においても血液型ダブルチェックを実施し，患者血液型を確定させることが重要である．そのために専門の検査技師による24時間体制での輸血検査体制を確立することが望ましい．本来この体制を確立できない施設では，心臓血管外科緊急手術をすべきではない．ダブルチェックが間に合わない超緊急時では，O型Rh陰性赤血球MAP製剤を使用する．当センターでは6単位が常時準備されている．また，異型輸血の半数以上は，血液バッグや患者の取り間違えなど，実際輸血する直前で起こっていることが指摘されている．記憶と注意力に頼る部分に対しては効率よく情報技術を活用すべきであり，このため当センターではコンピュータを用いた輸血管理ネットワークシステムが導入されている[2]．

b．ABO型不適合輸血に対する治療

　異型輸血の危険性を強調している教科書は多いが，その治療法にページをさいているものは非常に少ない．治療に関する無作為化比較試験 randomized controlled trial（RCT）は存在しないし，事実上不可能である．全身麻酔下では，ABO型不適合輸血の発見は遅れる可能性がある．説明不可能な血圧低下，血色素尿，高カリウム血症などが決め手となる．ABO型不適合輸血が判明した場合にはただちに輸血を中止し，血液型再判定のためのサンプルを確保する．異型輸血量が100 mlを越えた場合には特に危険であり，A型血をO型患者に輸血した場合に重症化しやすい．治療は対症療法が中心である．死亡原因となるショック，腎不全，高カリウム血症などに対して適切な処置を施せば大多数は回復するが，発症前から低心機能など重篤な合併症を有する患者では当然死亡率は高くなると思われる．異型輸血による免疫反応は早期に終了するため，播種性血管内凝固 disseminated intravascular coagulation（DIC）に対するヘパリン持続投与等の積極的治療は，合併症を助長する危険性がある．またステロイド大量療法および血漿交換・交換輸血の有効性は明らかではなく，循環動態が不安定な時期に血漿交換・交換輸血をするメリットはまったくない．異型輸血に限らず，溶血に対するハプトグロビン投与の有効性は大規模臨床試験で確認されておらず，その有効性を疑問視する報告もある．腎不全は，遊離ヘモグロビンが原因ではなく，補体の活性化や高サイトカイン血症が主因である．ハプトグロビンは，日本国内でのみ使用されているにすぎない．異型輸血から適合型輸血への切り替えに関しては，§5-C-3d．不適合輸血から適合血液製剤への切り替えの項を参照（227頁）．

2．大量輸血時合併症

　大量出血大量輸血時は，循環管理だけでなく，呼吸，止血機構，体液代謝，免疫能および炎症反応の管理を含めた全身管理が必須である．常に術後長期管理を念頭においた急性期管理を心がけることが重要である．以下に代表的な合併症について述べる．

a．低カルシウム血症

輸血製剤の抗凝固は，クエン酸がカルシウムと結合することによる．クエン酸が大量に輸血されることにより低カルシウム血症が起こる．イオン化カルシウム濃度を測定し，適宜補正する．総血清カルシウム濃度は，クエン酸と結合しているカルシウムも含むため役に立たない．場合によっては，塩化カルシウムの持続投与も考慮する．この場合，血液凝固の可能性から，輸血ルートとカルシウム投与ルートは別にする．

b．高カリウム血症

放射線照射後や保存日数が1週間を越える場合には，輸血製剤中のイオン化カリウム濃度が急上昇しているため，高カリウム血症が起こる可能性がある．特にアシドーシスが進行している場合や腎不全患者および小児では注意が必要である．

c．低マグネシウム血症

低カルシウム血症と同様クエン酸がイオン化マグネシウムと結合することによる．マグネシウムは細胞内エネルギー反応にとって重要な働きをしている．血漿中だけでなく細胞内マグネシウム濃度低下は重大な影響を及ぼす可能性が高い．

d．酸塩基平衡障害

輸血製剤は，赤血球の代謝産物のため酸性である．しかし，輸血製剤中の抗凝固剤として使用されているクエン酸が肝臓で代謝されることにより炭酸水素が産生されアルカローシスとなる．大量輸血時のアシドーシスは，出血による組織代謝障害によるものである．

e．低体温

低体温により，免疫機能が低下し[3]，創部感染が増加する[4]．体温保持には，対向流熱交換方式による輸血製剤加温装置や温風式患者加温装置が有効である．低体温による出血傾向に関しては§5-C-1．止血困難症例に対する国立循環器病センター輸血方針を参照（224頁）．

f．止血機能障害

凝固因子や血小板の希釈により止血機能障害となるが，最大の原因は，末梢循環不全により組織から凝固促進因子が放出されDIC様の状態を引き起こすことにある．§5-C-1．止血困難症例に対する国立循環器病センター輸血方針および2．院内採血による新鮮血を参照（225頁）．

g．免疫機能抑制

大量輸血が続くと白血球や各種オプソニン蛋白は低下する．また，同種血輸血により免疫修飾現象 transfusion-related immunomodulation とよばれる免疫機能の抑制が起こる．したがって，術中からの充分な感染症対策が必須である．低体温を予防し[4]，末梢循環を可能な限り回復させ組織酸素分圧を高く保つことが重要である[5,6]．

h．炎症

CPBを使用した患者は，すでに全身性炎症反応の状態にある．さらに，大量出血大量輸血時は，虚血再灌流障害や輸血製剤そのものにより炎症が増幅される．抗炎症療法として，大量ステロイド療法やプロテアーゼインヒビター投与および血液浄化などが考えられるが，大規模RCTにより効果が確認された治療方法はない．今後の研究成果が待たれる．

i．過剰輸血

ヘモグロビン値11g/dl以上とならないように注意する．出血量減少に伴い循環が安定し尿量が増加すると，血液は濃縮されヘモグロビン値は上昇する．重症患者では，ヘマトクリット値が34%以上となると死亡率が増加する[7]．

j．ルートトラブル

急速大量輸血時はルートトラブルに細心の注意が必要である．あやまって空気を大量に輸注すれば肺塞栓から心停止に至る可能性もある．外頚静脈ルートから輸血している場合にルートもれが発生した場合，術後人工呼吸器からの離脱に重大な影響を及ぼす可能性がある．

3．輸血関連移植片対宿主病

輸血関連移植片対宿主病 transfusion-associated graft versus host disease（TA-GVHD）の機序は充分に解明されていない．ドナーTリンパ球が拒絶されず増殖し，レシピエントの臓器を免疫学的に攻撃することが判明している．効果的な治療法は存在しないため予

防がすべてである．いったん発症すると死亡率はほぼ100％である．院内採血による新鮮血（生血），特に血縁者から供血された生血は最も危険である．現在のところ，TA-GVHD を予防する手段は血液製剤に対する放射線照射だけである．白血球除去フィルターでは発症を防ぐことはできない．赤十字血液センターが照射血の供給を開始し，2000 年以降に TA-GVHD と診断された症例はないが，未照射血が供給された場合には，輸血専門部門において照射を管理することが望ましい．これにより，未照射血の輸血を限りなく防ぐことが可能となる．他部門の医療従事者に照射を個別に管理させているような施設では，TA-GVHD を完全に予防することは不可能である．

4．輸血関連急性肺障害

輸血関連急性肺障害 transfusion-related acute lung injury（TRALI）はレシピエントが急性呼吸不全や非心臓性肺水腫を合併した場合に考慮する．以前は 2,500 回から 5,000 回の血漿含有輸血に 1 回の割合と考えられていたが，最近では 1,200 回に 1 回程度とする報告がある[8]．発症頻度は，従来考えられていた以上に多いと推定される．悪性血液疾患と心臓手術が危険因子となるが，発症は全年齢に及び性差はない．輸血後 6 時間以内特に 1～2 時間に発症することが多いが，呼吸機能障害の重症度と輸血量の関連は少ない[8,9]．ドナー血漿中に原因抗体があり，好中球抗体により発症すると考えられていたが，HLA 抗体によるとする報告もある．また，最近では抗体ではなく，レシピエントが高サイトカイン血症など好中球の血管内皮への粘着を促進する状態にあり，血液製剤保存中のドナー血球膜由来の反応性生理活性化脂質を輸血されることによるとする報告もある[8]．治療は対症療法しかないが，死亡率は 5％程度と予後は比較的良好であり，数日で呼吸機能が回復することが多い．呼吸機能障害だけでなく心臓前負荷減少による低血圧が死亡原因となることが多い．NO 吸入療法の有効性は確立されていない[9]．臨床症状は，急性呼吸促迫症候群と区別できないため，治療反応性などで鑑別するしかない．

5．アナフィラキシー反応

17 万回から 1 万 8 千回の輸血に 1 回の割合と非常にまれな輸血関連有害反応であるが，死亡の可能性がある．輸血開始後 1 時間以内特に開始後数分間は注意が必要である．アンギオテンシン変換酵素阻害剤を服用している患者では，陰性荷電の白血球除去フィルターを濃厚血小板製剤 platelet concentrate（PC）輸血時に使用した場合，同様の症状が発症することがある．このため，PC 輸血時には，PC の変更だけでなく白血球除去フィルターの変更も必要である．

6．血小板輸血不応状態

従来，PC は，血小板輸血不応状態を生じる可能性があることから，その使用にあたっては慎重さが求められてきた．しかし，現在では，PC 輸血は，以前考えられていたより格段に安全になってきたと考えられている．血小板輸血不応状態を予防するには，輸血供血者数ではなく混入するリンパ球数を少なくすることが重要であると結論した RCT の報告がある[10]．また，同種免疫は，リンパ球数 10^7 個以上の輸注で高率に成立すると考えられているが，血液成分分離装置で製造された PC は，白血球数を 10^4 以下にまで減少させることが可能である．

a．定義

統一された基準はない．血小板輸血の効果は，補正血小板増加数 corrected count increment（CCI）や予測血小板増加率 percent predicted platelet count increment を計算して評価される．CCI 1 時間値が 7,500～10,000/μl 以下の場合無効と考えられる．

b．免疫学的機序

血小板には，HLA 抗原，血小板特異抗原 human platelet antigen（HPA），ABO 血液型抗原などの同種抗原が存在する．血小板と反応する抗体は，HLA 抗体，HPA 抗体および ABO 血液型抗体に分類される．このうち最も高頻度にみられるのは，HLA クラス I 抗原に対する抗体であり（血小板に HLA クラス II 抗原は存在しない），これが血小板輸血不応状態の最大の原因となっている．HPA 抗体が血小板輸血不応状態に関与することはまれであり，自己免疫性血小板減少症などに関与している．また，血小板上の ABO 抗原量は個人差が大きいため，異型輸血された ABO 抗原量が多い血小板と O 型患者の ABO 抗体が反応し血小板輸血不応状態となることもある．

c. 非免疫学的機序

発熱，感染症，脾腫，DIC，アムホテリシンBなどの薬剤が原因となる．

d. 血小板製剤の選択

HLA抗体による免疫学的機序により発症している場合，HLA適合血小板の適応となる．実際，心臓外科再手術症例で抗HLA抗体の存在に気づかず，大量出血時に血小板不応状態となり苦慮した経験をもつ．このため，当施設では，赤血球不規則性抗体をもつ心臓血管外科待機患者では抗HLA抗体の検索を実施している．このスクリーニングによりHLA適合血小板を事前に準備し，無事に手術を終えた例もある．HLA適合血小板ドナーを確保するには，1,000〜3,000人以上のHLAタイピングが必要である．

7. 情報公開

輸血関連有害反応が発症した場合には，速やかに情報を公開し，すべての医療従事者に注意を喚起することが必要である．ここでは取り上げなかったが，感染性有害反応のうち，特に生血輸血によるヒト免疫不全ウイルスや肝炎ウイルスおよび梅毒スピロヘータ感染などの情報は公開されていない可能性が非常に高いと思われる．これら情報を共有することが，生血使用に対する本格的な感染対策を立てる糸口になると思われる．

■文献

1) Engoren MC, et al. Effect of blood transfusion on long-term survival after cardiac operation. Ann Thorac Surg 2002; 74: 1180.
2) Miyata S, et al. Network computer-assisted transfusion management system for accurate blood component-recipient identification at the bedside. Transfusion 2004; 44: 364.
3) Beilin B, et al. Effects of mild perioperative hypothermia on cellular immune responses. Anesthesiology 1998; 89: 1133.
4) Kurz A, et al. Perioperative normothermia to reduce the incidence of surgical-wound infection and shorten hospitalization. Study of Wound Infection and Temperature Group. N Engl J Med 1996; 334: 1209.
5) Greif R, et al. Supplemental perioperative oxygen to reduce the incidence of surgical-wound infection. Outcomes Research Group. N Engl J Med 2000; 342: 161.
6) Akca O, et al. Postoperative pain and subcutaneous oxygen tension. Lancet 1999; 354: 41.
7) Spiess BD, et al. Hematocrit value on intensive care unit entry influences the frequency of Q-wave myocardial infarction after coronary artery bypass grafting. J Thorac Cardiovasc Surg 1998; 116: 460.
8) Silliman CC, et al. Transfusion-related acute lung injury: epidemiology and a prospective analysis of etiologic factors. Blood 2003; 101: 454.
9) Lecamwasam HS, et al. Cardiopulmonary bypass following severe transfusion-related acute lung injury. Anesthesiology 2002; 97: 1311.
10) The Trial to Reduce Alloimmunization to Platelets Study Group. Leukocyte reduction and ultraviolet B irradiation of platelets to prevent alloimmunization and refractoriness to platelet transfusions. N Engl J Med 1997; 337: 1861.

［亀井政孝］

6

各種心臓血管手術の麻酔管理

A．冠動脈疾患（On pump）

1．冠動脈疾患

　冠動脈疾患は心筋の酸素需給バランスが保たれなくなった状態であり，冠動脈の奇形や外傷などを除けば，大部分が動脈硬化性病変に起因するものである．冠動脈疾患には心筋組織の虚血壊死をきたした心筋梗塞と心筋の虚血状態である狭心症がある．狭心症は，
1）安定狭心症：動脈硬化性病変のため，運動や感情的高揚で発症し，安静により回復するもの，
2）異型狭心症（安静時狭心症）：安静時に起こる狭心症発作で，冠動脈のスパスムを原因とすることが多い，
3）不安定狭心症：狭心症発作の回数と持続時間が増えた状態で，冠動脈の狭窄の進行による狭心症の増悪を意味し，心筋梗塞や突然死の危険性が高く左冠動脈主幹部の病変例も多いため，速やかに冠動脈の血行再建を行う必要があるもの，

に分類される．

　冠動脈の内径が50～75％閉塞すると狭心症の症状が出現する．70％の閉塞は断面積で90％の減少となり，このときその末梢側の冠動脈は最大に拡張しており，わずかの運動負荷でも狭心痛が出現する．狭窄病変の進行が緩徐であれば，側副血行路が形成され症状がみられないこともあるが，冠動脈狭窄が高度になるにつれ顕在化する．冠動脈疾患の予後を決定する因子は，1）高齢，2）狭窄冠動脈の本数と狭窄の程度，3）術前の心不全の有無や心機能の程度である．特にうっ血性心不全や高度の心機能低下を呈する症例では，体外循環からの離脱が困難であったり，離脱後に低心拍出量症候群をきたしやすく，周術期死亡率が高いことが知られている．

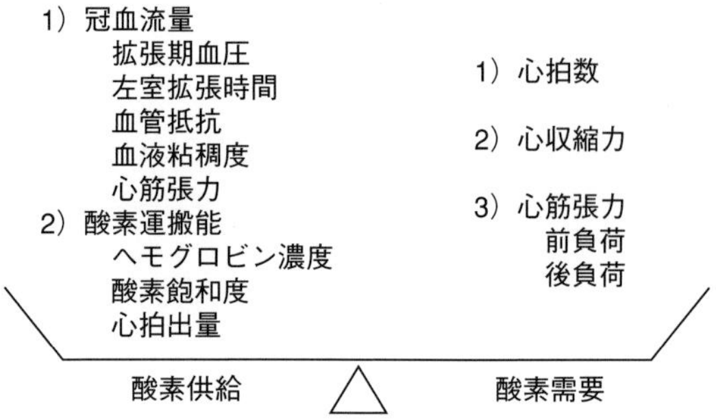

　麻酔管理のポイントは心筋の酸素需給バランス（図6-1）を考慮した麻酔法の選択，循環管理を行うことである．心筋虚血は頻脈，高血圧，低血圧などの循環動態の異常に伴って起こることが多いため，循環動態の安定化を目標とする．表6-1に循環動態と心筋酸素需給バランスを示す．特に頻脈は心筋の酸素需給バランスに最も悪影響を与えるため避けるべきである．交感神経緊張状態や浅麻酔は冠動脈スパスムの原因となりうるため注意する．

　本章では，冠動脈疾患（on pump）の麻酔管理について，1）術前評価，2）麻酔前投薬，3）モニター，4）麻酔薬（導入，維持），5）体外循環，6）体外循環離脱，7）術後管理の順に述べる．

```
1）冠血流量
    拡張期血圧              1）心拍数
    左室拡張時間
    血管抵抗                2）心収縮力
    血液粘稠度
    心筋張力                3）心筋張力
2）酸素運搬能                  前負荷
    ヘモグロビン濃度            後負荷
    酸素飽和度
    心拍出量
    酸素供給    △    酸素需要
```

図6-1　心筋酸素需給バランス

表6-1　循環動態と心筋酸素需給バランス

		酸素供給	酸素需要	酸素バランス
心拍数	増加	↓	↑	−
	減少	↑	↓	＋
前負荷	増加	↓	↑	−
	減少	↑	↓	＋
体温	上昇	→	↑	−
	低下	↓	↑↓	±
血圧	上昇	↑	↑	±
	低下	↓	↓	±
ヘモグロビン濃度	増加	↑↓	↑	±
	減少	↓↑	↓	±

2．術前評価

　術前評価では，1）冠動脈病変の評価，2）心機能（心予備力）の評価，3）全身合併症の評価：高血圧，糖尿病，腎機能障害，肝機能障害の評価ならびに治療状況の把握を行う．冠動脈病変と心機能の評価は，現

表 6-2 冠動脈病変と心機能の評価

1) 問診: 現症, 既往歴
　狭心症状: 胸痛, 呼吸困難, 易疲労性, 失神の評価（症状の強さと持続時間）
　狭心症治療の内容: 治療期間, 治療薬
　日常生活能力: 家事, 平地歩行, 階段昇降などの活動性から心予備能を評価
　合併症: 不整脈, 伝導障害など
　心筋梗塞の既往の有無

2) 検査所見
　臨床化学検査: 電解質（Na, K, Cl, Ca, Mg）, 心筋逸脱酵素〔CK（CK-MB）, LDH〕
　血液検査: 赤血球数, 白血球数, 血小板数, 凝固検査
　安静時心電図: 非特異的 ST-T 変化, 第1度房室ブロック, 脚ブロック, QT 延長など. 正常心電図を呈する冠動脈疾患患者も多い.
　胸部 X 線: 心陰影の拡大や肺血管陰影の増強は心不全を示す（心胸郭比 50% 以上は心機能低下を示唆）.
　負荷心電図: ST 低下の程度, 虚血性変化が出現するまでの時間や回復に要する時間, 血圧低下や不整脈の出現などから冠動脈病変の重症度を評価. 心機能の予備力の評価にも用いる.
　Holter 心電図: 無症候性の心筋虚血の診断に有用
　心筋シンチ: 安静時心筋シンチは心筋梗塞の場所や範囲の診断に, 負荷心筋シンチは心筋バイアビリティの検出, 特に冬眠心筋の検出を目的として行われる.
　心エコー: 左室容積の評価（拡張終期径）, 左室収縮機能（駆出率）, 局所壁運動異常, 壁エコー性状（心筋の菲薄化）, 心膜疾患や合併する弁機能障害の評価
　冠動脈カテーテル: 冠動脈病変の程度と部位の評価. 狭窄は冠動脈内径の減少率で示す（50% 以上の狭窄を有意とする）.
　心臓カテーテル（表 6-3）: 心房, 心室の内圧や心拍出量から心室機能, 弁機能（狭窄や逆流）を評価.
　左室機能低下所見: 1) 左室駆出率 <50%, 2) 左室拡張終期圧 >18 mmHg, 心係数 <2.2 $l/min/m^2$, 3) 多分節にわたる壁運動異常所見

表 6-3 心臓カテーテル検査の正常値[1)]

パラメータ	測定値	正常値
末梢動脈圧, 大動脈圧	収縮期圧/拡張期圧	≦140/90 mmHg
	平均圧	≦105 mmHg
右房圧	平均圧	≦6 mmHg
右室圧	収縮期圧/拡張期圧	≦30/6 mmHg
肺動脈圧	収縮期圧/拡張期圧	≦30/15 mmHg
	平均圧	≦22 mmHg
肺動脈楔入圧	平均圧	≦12 mmHg
左室圧	収縮期圧/拡張期圧	≦140/12 mmHg
心係数		2.5〜4.2 $l/min/m^2$
拡張終期容積指数		<100 ml/m^2
動静脈血酸素含量較差		≦5 ml/dl
肺血管抵抗		20〜130 $dynes/sec/cm^5$
体血管抵抗		700〜1,600 $dynes/sec/cm^5$

症や既往歴の問診や各種検査所見の結果から把握する. そのポイントを表 6-2 に, また心臓カテーテル検査の正常値[1)]を表 6-3 にあげる. NYHA 心機能分類（表 6-4）も狭心症の重症度や心不全や程度（心予備力の評価）を日常生活能力に基づいて評価でき, 簡便かつ有用である. 冠動脈疾患患者は高血圧と糖尿病を合併し

表 6-4 NYHA 心機能分類

Ⅰ：通常の活動では疲労，動悸，呼吸困難，息切れ，狭心症状は起きない．
Ⅱ：安静時には無症状であるが日常生活活動で疲労，動悸，呼吸困難，息切れ，狭心症状が起きる．
Ⅲ：わずかな日常生活でも疲労，動悸，呼吸困難，息切れ，狭心症状が起きる．
Ⅳ：安静時でも心不全症状，狭心症状があり，わずかな運動で症状が悪化する．

表 6-5 高血圧による器質的臓器障害

1）心臓：左室肥大，冠動脈病変（狭心症，心筋梗塞），心不全
2）脳：脳出血，脳梗塞，一過性脳虚血発作，高血圧脳症
3）眼：網膜動脈の狭小化，眼底出血
4）腎臓：蛋白尿，血漿クレアチニン濃度上昇，腎不全
5）血管：大血管（頚動脈，大動脈，腸骨動脈，大腿動脈）の動脈硬化，解離性大動脈瘤，閉塞性動脈疾患

表 6-6 糖尿病性臓器機能障害

1）心臓：虚血性心疾患，心筋症，心不全
2）腎：糖尿病性腎症，腎不全，腎性高血圧
3）眼：糖尿病性網膜症，白内障，緑内障
4）中枢神経：脳梗塞，TIA，脳出血
5）末梢神経：知覚異常，自律神経障害
6）末梢血管：間欠的歩行，Raynaud 現象，潰瘍，壊死

ていることが多く，これらの疾患に伴う全身合併症にも注意すべきである（表 6-5, 6）．同時に肥満や喫煙の程度も確認する．喫煙は動脈硬化の進行を助長し，虚血性心疾患の重大な危険因子であるため，禁煙の指導も必要である．動脈硬化性病変は冠動脈だけでなく，上・下行大動脈，腹部大動脈，腸骨動脈，大腿動脈，頚動脈，脳動脈，腎動脈などの動脈瘤や閉塞をきたすことがある．ハイリスクの症例に対しては頭部 CT スキャンや大動脈造影，脳血流シンチグラムなどを行い，術前から脳血管障害の診断がついている場合は，血圧や体外循環の灌流圧を高めに維持する必要がある．上行大動脈の動脈硬化性病変や石灰化が認められた場合は体外循環の送血部位の変更や大動脈遮断の可否を考慮する必要がある．閉塞性動脈硬化症の存在は大腿動脈からの送血や大動脈内バルーンパンピング（IABP）挿入に際して問題となる．

術前に投与されている循環作動薬は基本的に術当日まで投与する．しかし ACE 阻害薬[2]やアンギオテンシンⅡ受容体拮抗薬[3]に関しては麻酔導入時に低血圧が起きやすいとする報告があり，手術当日の投与は考慮する必要がある．一方，β遮断薬は周術期の心筋虚血の頻度を減少させるとされており[4]，急に投与を中止すると不安定狭心症が悪化し急性心筋梗塞を発症する場合があるため術当日も投与し，さらに術後も早期に投与を再開するのが望ましい．また，他に亜硝酸薬，カルシウム拮抗薬，抗凝固薬などの投与についても把握しておくことが必要である．

3．麻酔前投薬

若くて不安が強い患者の場合は，精神的緊張による狭心症発作の誘発を避けるために重めの前投薬が望ましい．前投薬は，ベンゾジアゼピン（ミダゾラム 5〜10 mg，ジアゼパム 5〜10 mg）単独か，これに麻薬（モルヒネ 5〜10 mg，ペチジン 35〜70 mg）を組み合わせて用いる．スコポラミン 0.2〜0.3 mg をモルヒネと併用して用いることもあるが，70 歳以上の高齢者では不穏状態となることがあるためスコポラミンの使用は避けるべきである．麻酔前投薬の投与量は患者の年齢，全身状態，心予備能，合併する肺疾患などを考慮して加減する．クロニジンによる麻酔前投薬も鎮静に加え，術中の心拍数，血圧を低く抑えることが可能で[5]，前投薬として有用である．

4．モニター

心電図は 2 つの誘導波形で連続的モニターを行う．よく用いられるのはⅡ誘導と V_5 誘導である．手術開始前に 12 誘導の心電図波形を記録しておくと，術中の虚血の発見に有用である．麻酔導入前に局所麻酔下で動脈カテーテルを留置し，観血的動脈圧から麻酔導入に伴う血圧変動をモニターする．橈骨動脈へのカニュレーションが通常行われるが，まれに尺骨動脈や上腕動脈が使われる．

静脈ラインは多くの薬剤を投与したり急速輸液が必要となることがあるため，複数箇所で，また太い静

ラインを確保する．中心静脈ラインは中心静脈圧を測定するだけでなく，循環作動薬を確実に投与するのに有用であり必要である．一方，肺動脈カテーテルの使用については議論が分かれている[6,7]．肺動脈カテーテルは，中心静脈圧に加え，肺動脈圧，肺動脈楔入圧，心拍出量の測定に用いるが，持続的に心拍出量や混合静脈血酸素飽和度を測定したり，右室駆出率を求めることが可能な特殊な肺動脈カテーテルも存在する．一般的には，1）心機能低下症例，2）肺高血圧症，3）複雑な手術操作を必要とする症例は肺動脈カテーテルの適応であり，心機能に問題がない症例では必要としないことが多い．左室機能低下症例では中心静脈圧は左室前負荷を反映しないため，肺動脈楔入圧の測定を必要とし，また循環管理に心拍出量の測定を必要とすることが多い．中心静脈カテーテルや肺動脈カテーテルの挿入場所は内頚静脈が最も適しているが，鎖骨下静脈，大腿静脈，尺側皮静脈からも挿入される．左脚ブロックのある患者に肺動脈カテーテルを挿入する場合，カテーテルが通過するときに右脚ブロックを起こし，完全房室ブロックとなる危険性がある．特に左脚ブロックと右冠動脈疾患を合併している場合は注意が必要である．体外循環中に肺動脈カテーテルが肺動脈の末梢に迷入すると肺動脈穿孔を起こす危険性があるため，体外循環中はカテーテルを少し引き抜くことが望ましい．

尿量モニターは必須であり，赤色尿がみられた場合は，体外循環に伴う溶血反応，もしくは異型輸血の可能性がある．原因の検索を行うとともにハプトグロビンの投与を行い，腎機能保護に努める．体温は，膀胱，直腸，食道，肺動脈（肺動脈カテーテル），咽頭，鼓膜など数カ所で同時に測定する．膀胱温と直腸温は全身の平均体温と考えられ，食道温と肺動脈温は深部温，咽頭温と鼓膜温は中枢温（脳温）を反映するとされている．

臨床検査では，1）動脈血液ガス分析，2）ヘマトクリット，3）ACT（activated clotting time），4）血漿電解質（カリウム，カルシウム，マグネシウム），5）血糖値などの測定を行う．

経食道心エコーは，非侵襲的に心臓の形態と機能を連続的に評価できる新しいモニターである[8,9]．断層心エコーでは，局所的，全体的な左室機能，心腔拡大，弁機能，心内遺残空気の評価を行い，経食道心エコーで得られる局所壁運動異常は心筋虚血の最も鋭敏な指標とされている．ドプラー心エコー法で血流速度から圧較差や弁口面積の推定を，カラードプラー法では逆流やシャントの評価を行う．経食道心エコーは肺動脈カテーテルにとって代わるとの意見もあるが，経食道心エコーと肺動脈カテーテルは得られる情報が異なることから相補うものと考える．

脳波は大脳皮質の活動を反映し，体外循環に伴う中枢神経障害のモニターの可能性をもつ．また，脳波を応用した麻酔深度（鎮静度）のモニターとして BIS（bispectral index）モニターが存在する．心臓麻酔では循環抑制の面から麻薬を使用することが多いが，麻薬の効果に個人差があるため術中覚醒の頻度が他の麻酔法に比べて多く，特に，胸骨切開時や体外循環中に多くみられる．BIS モニターにより心臓手術中の覚醒を減らすことが期待できる．

5．麻酔薬（導入，維持）

麻酔導入は，バルビツレート（チオペンタール，チアミラル），ベンゾジアゼピン（ジアゼパム，ミダゾラム），麻薬（フェンタニル），プロポフォール，ケタミンの単独もしくは組み合わせで行う．重要なことは導入薬の選択よりもその使用法である．一般の症例よりこれらの導入薬による循環抑制が強くみられ，また個人差が大きいため，観血的動脈圧を参考にして少量ずつ循環動態への影響をみながら投与する．高度の血圧低下を起こさずに，気管挿管を行うに充分な麻酔深度を得ることが重要である．フェンタニル 20〜40 μg/kg 単独による導入，もしくはフェンタニル 5〜10 μg/kg とミダゾラム 0.05〜0.1 mg/kg の併用による導入は，循環抑制も少ないため心機能が悪い症例でよく用いられている方法である．心機能が良好な症例ではチオペンタールやプロポフォールによる麻酔導入も可能と考える．引き続きベクロニウム 0.15 mg/kg を投与して気管挿管を行う．術前にβ遮断薬が投与されている症例では，フェンタニルとベクロニウムによる麻酔導入でしばしば徐脈が経験されるが，心筋の酸素需給バランスの面からも都合がよいと考える．ただし，極度な徐脈（心拍数 40/分以下）の場合にはアトロピンを投与する．

麻酔導入後は導入薬の影響で血圧は低下傾向となる．冠動脈疾患患者は術前厳しい輸液制限を受けており，脱水傾向となっているため輸液負荷が有効なことが多い．

麻酔維持に用いる薬剤には，静脈麻酔薬と吸入麻酔薬がある．安定した循環動態が得られるため，大量麻薬麻酔は従来の主流であったが，最近は麻薬だけでなく，静脈麻酔薬を組み合わせたり静脈麻酔薬と吸入麻酔薬を併用した麻酔維持が行われている．一般的に麻薬による麻酔維持は心機能が悪い症例や左主冠動脈に病変を有し軽度の血圧低下にも耐えれない症例に適し，吸入麻酔薬やプロポフォールなどの静脈麻酔は心予備力が大きい症例に用いられる．

最もよく使用されている麻薬はフェンタニルであり，心機能が悪い症例でも大量フェンタニル麻酔で安定した循環動態を保つことが可能である．ただしベンゾジアゼピンなど他の薬剤と併用した場合は，血管拡張作用や心筋抑制作用のため低血圧をきたすことがあるため注意を要す．中等量～大量フェンタニル麻酔（50～100 μg/kg）では覚醒遅延と呼吸抑制のため術後12～24時間の人工呼吸管理を必要とする．人工呼吸管理に伴う合併症を減らし，集中治療室からの早期退出を考慮した術後管理が近年試みられるようになり，心機能が保たれている症例では少量フェンタニル（10～20 μg/kg）を用い，吸入麻酔薬やプロポフォールを併用する麻酔維持が行われるようになってきた．また，麻薬主体の麻酔維持の場合はその欠点である術中覚醒を予防する目的で鎮静薬や吸入麻酔薬を少量併用することが望ましい．

吸入麻酔薬の利点はその調節性の良さで，欠点は心抑制である．心機能が良好な症例の場合，麻薬麻酔では手術刺激に対する血圧上昇や心拍数増加をコントロールすることがむずかしく，吸入麻酔薬の使用が有用なことがある．イソフルランは強い冠動脈拡張作用を有し，冠血流のスチール現象のため虚血を悪化させるとの報告[10,11]もあるが，preconditioning 作用を有すとの報告[12]もあり，心臓麻酔において最もよく使用されている吸入麻酔薬である．亜酸化窒素は体外循環中に血管内に入り込んだ空気を膨張させ空気塞栓を増悪させる危険性があるため，体外循環後には使用しない．

プロポフォールは 2～10 mg/kg/hr の持続静注が行われ，引き続き術後集中治療室での鎮静にも用いられる．血圧，心拍数ともに低下傾向を示すため，輸液や強心薬，血管収縮薬を多く必要とすることがある．

6．体外循環

体外循環開始の初期には，血液希釈により血液の粘性が低下するため体血管抵抗が低下し，著しい低血圧をきたすことがある．しかし，その後の低体温により血液粘性が増加することで代償され，血圧は上昇する．

体外循環中はヘマトクリット値で 20～25% と血液希釈される．一般的なポンプ流量は 2～2.5 l/min/m^2，灌流圧は 50～80 mmHg であるが，必要なポンプ流量と灌流圧は体温により異なり，超低体温（20℃）ではポンプ流量は 1.2 l/min/m^2，灌流圧は 30 mmHg で充分な脳血流が保たれる．灌流圧はポンプ流量と体血管抵抗で規定される．ポンプ流量を一定にして，体血管抵抗をフェニレフリンやニトロプルシドの投与により調節することで適正な灌流圧を保つ．

体外循環による薬物動態への影響も重要である．体外循環の開始により，1) 血液希釈による分布容積の増加，2) 回路への薬物の吸着，3) 血漿蛋白の減少のため薬物の血中濃度は急激に低下する．特に，筋弛緩薬の血中濃度低下と低体温によりシバリングが起きやすく，全身の酸素消費量の増大をきたす危険性があるため，筋弛緩薬の追加投与を行う．体外循環中は逆に低体温による薬物代謝の低下や肝血流，腎血流低下による排泄能の低下により薬物の血中濃度は上昇する．

体外循環中は低体温と心筋保護液による心筋保護を行うが，心筋虚血は避けられないため，大動脈遮断時間が長くなるに伴い心筋障害が問題となる．大動脈弁逆流があったり，大動脈遮断が不充分な場合は心筋保護液による心筋保護が充分になされないので経食道心エコーによる確認を行う．

7．体外循環離脱

a．離脱の手順と確認項目

・換気再開：100% 酸素で換気を行う．亜酸化窒素は用いない．

・復温：膀胱温や直腸温で 35℃ を目安とする．急激な復温は血流が多い深部と血流が不充分な末梢の温度較差を生じる．これを防ぐには復温に充分な時間をかけ，ニトロプルシドやニトログリセリンなどの血管拡張薬の投与が有効である．

・心拍数，不整脈：心拍数は 80～100 回/分が望ましい．徐脈の場合はペーシングを行う．不整脈は薬物治療を行うと同時に不整脈の原因となる低カリウム血症，高カリウム血症の補正を行う．

・臨床検査データ：pH，血清電解質（カリウム，カルシウム，マグネシウム），ヘマトクリット値の

補正を行う．ヘマトクリット値は体外循環離脱時で22〜25％，手術終了時は25〜27％を目標とする．不用意なヘモグロビン値上昇は冠動脈グラフトの閉塞を招く危険性があるため注意する．

- モニターの再チェック：トランスデューサの位置再確認，ゼロ再較正を行う．
- プロタミンの投与：体外循環から離脱し循環動態が安定したらプロタミンによるヘパリンの中和を行う．
- 心内遺残空気の除去：経食道心エコーが有用．

b．離脱時の循環管理

体外循環からの離脱時には，1）前負荷，2）後負荷，3）収縮性をモニターして循環管理を行う．左室前負荷は左室拡張末期容積もしくは左室流入圧で評価する．左室流入圧は術野から左房にカテーテルを挿入して測定することもあるが，肺動脈カテーテルによる肺動脈楔入圧で代用する．10〜15 mmHgが標準的な値である．平均肺動脈圧も前負荷の指標として有用であり20 mmHg前後に保つように輸液の調節を行う．経食道心エコーでは左室拡張末期容積そのものを測定することが可能であるため圧データに加え経食道心エコーによる左室容積も参考に左室前負荷の調節を行う．

後負荷の減少は心筋酸素需要の低下につながり，心拍出量は一般に増加する．体血管抵抗が低い場合は循環亢進状態のことが多く，血管収縮薬を投与して血圧の維持を行う．体血管抵抗が高い場合は血圧や心拍出量から循環血液量の不足か心不全の鑑別診断を行い，輸液負荷や強心薬による治療を行う．

心機能が良好な症例では，特に強心薬を使用することなく速やかに体外循環から離脱可能なことが多い．しかし心機能低下症例では，輸液負荷により心拍出量や血圧が上昇せず，左室の拡張や肺動脈圧の上昇がみられ，強心薬の投与を必要とする．術前からの心機能低下や新たに生じた心筋虚血，弁機能異常，右心不全などは強心薬のよい適応である．強心薬だけで循環管理が困難な場合は，IABPやVAD（ventricular-assist device）などの機械的循環補助が必要となる．

カテコラミンは心筋の酸素消費量を増大させ，カルシウム製剤も心筋虚血や冠動脈スパスムに関与していることが知られているため，適応を考えて使用すべきである．最もよく使用されるのはドパミンとドブタミンである．ドブタミンは肺血管拡張作用を有し，また頻脈を起こしにくいためドパミンよりよく用いられる．末梢血管拡張作用（β作用）のため心拍出量の増加に比べ血圧の上昇が少ない．ドパミンは少量投与により腎血流を増加させ，大量投与ではα作用により血圧を上昇させる．アムリノン，ミルリノン，オルプリノンはホスホジエステラーゼIIIの拮抗薬で，強心作用と血管拡張作用の両方の作用を有するinodilatorとよばれる新しい心不全治療薬である[13,14]．心筋の酸素消費量を増加させない特徴を有し，カテコラミンと併用することで相乗効果が得られる．

表6-7に心臓手術における体外循環離脱困難の原因をあげる[15]．これは体外循環離脱困難の原因を，1）心筋自体の障害，2）手術操作によるもの，3）その他の心筋抑制を起こす要因に分けて評価したものであり，体外循環離脱困難の際の鑑別診断に用いる．これ以外にも，不完全な冠動脈血行再建やグラフトの屈曲，伸展，肺による圧迫なども離脱の原因となりうる．

表6-7　体外循環離脱困難の原因（文献1を一部改変）

1）心臓自体の障害
　　1）術前からの心筋障害
　　　肥大心筋
　　　心不全：βレセプターのダウンレギュレーション
　　2）術中の心筋虚血
　　　体外循環中の心筋保護不良
　　　長時間の大動脈遮断（2時間以上）
　　　再灌流障害
　　　冠動脈塞栓症：空気，血栓，心室細動
　　　冠動脈スパスム
　　3）不整脈
　　4）見過ごされた心臓異常
2）手術操作によるもの
　　1）人工弁の機能異常
　　2）大動脈カニュレーションによる大動脈解離
　　3）房室結節の損傷，冠動脈の損傷
3）その他の心筋抑制を起こす要因
　　1）低酸素血症：ポンプによるARDS
　　　　　　　　　気胸，血胸
　　2）高二酸化炭素血症
　　3）電解質異常：高K血症，低Ca血症，低Mg血症
　　4）アシドーシス：代謝性，呼吸性
　　5）薬物：βブロッカー，カルシウムブロッカー
　　6）低体温

近年内胸動脈や胃大網動脈などの動脈グラフトの使用が増えてきている．長期開存，長期生存が動脈グラフトの利点とされている[16]が，動脈グラフトの流量は血圧依存性であるため，体外循環中や離脱後に血圧を下げすぎないように注意する．特に胃大網動脈は冠動脈入口部との圧差が 20〜30 mmHg あるため特に高い体血圧を維持する必要がある．血圧低下はグラフト血流低下から心機能低下を招き，悪循環に陥る危険性がある．具体的には，体外循環中は灌流圧を 80 mmHg 以上に，離脱後も収縮期圧を 100〜120 mmHg 以上に保つようにし，必要があればノルエピネフリンなどの血管収縮薬も積極的に投与する．

c．体外循環後の出血対策

体外循環後の止血困難の原因を表 6-8 にあげる．最も多い原因は体外循環に伴う血小板減少もしくは血小板機能異常で，凝固因子の減少が問題となることは少ない．止血困難の原因に合わせてプロタミンの追加投与や新鮮凍結血漿の投与を行う．血小板数は 10 万/mm^3 以上を維持するように血小板輸血を行う．

8．術後管理

術後管理では循環動態の安定化と術後出血への対応がポイントとなる．循環管理上よく問題となるものに，術後高血圧と不整脈がある．高血圧は心筋虚血や術後出血に悪影響を及ぼすため，鎮静薬や鎮痛薬でコントロールがむずかしい場合は，積極的に血管拡張薬を使用する．冠動脈再建術後によくみられる不整脈には心房細動があり，術後 2〜3 日目に多いとされる．上室性期外収縮から心房細動に移行していくこともあり，術後早期に上室性期外収縮が頻発する場合はジギタリスの使用が有効なこともある．心室性期外収縮は術前心筋梗塞の症例にみられることが多いが，代謝電解質異常（特に低カリウム血症），ジギタリス中毒，心不全の進行などの鑑別診断も行い治療を行う．

術後出血に関しては，術直後はある程度の出血がみられても，最初の 2 時間のドレーンからの出血量が 200 ml/hr 以下で，徐々に減少していくのであれば大きな問題になることはない．しかし，これ以上の出血がみられる場合や，術後 3 時間以降でも 100 ml/hr 以上の出血がみられる場合は再開胸止血術を考慮する必要がある．胸腔内出血では心タンポナーデに注意する必要があり，血圧や中心静脈圧をモニターし，胸部 X 線写真で縦隔陰影の拡大が認められたり，心エコーで心嚢内の血液貯留の増加がみられた場合は直ちに止血術を行う必要がある．

表 6-8　術後出血の原因

1) 出血部位の処置不良
2) プロタミンの投与量不足
3) 再ヘパリン化（再分配によるリバウンド）
4) 血小板減少
5) 血小板機能異常
6) 低体温
7) 体外循環に伴う凝固因子減少

体外循環や心筋保護法の進歩や術式の改良に伴い，大量麻薬麻酔から早期抜管（fast-track）を考慮した麻酔法が選択されてきている．早期抜管をしても呼吸抑制や無気肺などの呼吸器系の合併症を増加させることもなく，むしろ利点として，1）人工呼吸管理に伴う合併症（陽圧換気の影響，人工呼吸器のトラブル，感染など）を減らし，2）短い人工呼吸管理時間により，術後鎮静が保たれるため，ストレスによる循環動態への影響（虚血，高血圧，頻脈，不整脈など）が抑えられ，3）術後早期の意識確認，神経学的後遺症の早期発見が可能，4）食事，離床などの術後の日常生活機能の回復が速やかで，5）集中治療室滞在時間や入院期間が短縮するため，6）集中治療室の有効利用や医療費削減につながるとしている[17]．しかし，早期抜管は症例の適応や施設の体制など考慮すべき点がある．高齢や肺機能に問題があり，術後呼吸障害をきたす可能性が高い症例や，心機能低下症例で，術後循環動態の安定が期待できない場合や術中管理に大量麻薬麻酔を選択した場合などは，早期抜管は避けるべきである．

■文献

1) Martin DE, Hensley FA Jr, Chambers CE, et al. The cardiac patient. In: Hensley FA Jr, Martin DE, editors. A practical approach to cardiac anesthesia. 2nd ed. Boston; Little, Brown and Company; 1995. p3-31.
2) Coriat P, Richer C, Douraki T, et al. Influence of chronic angiotensin-converting enzyme inhibition on anesthetic induction. Anesthesiology 1994; 81: 299-307.
3) Bertrand M, Godet G, Meersschaert K, et al. Should the angiotensin II antagonists be discontinued before surgery? Anesth Analg 2001; 92: 26-30.
4) Stone JG, Foex P, Sear JW, et al. Myocardial ischemia in

untreated hypertensive patients: effect of a single small oral dose of a beta-adrenergic blocking agent. Anesthesiology 1988; 68: 495-500.
5) Ghignone M, Quintin L, Duke PC, et al. Effects of clonidine on narcotic requirements and hemodynamic response during induction of fentanyl anesthesia and endotracheal intubation. Anesthesiology 1986; 64: 36-42.
6) Borone JE, Tucker JB, Rassias D, et al. Routine perioperative pulmonary artery catheterization has no effect on rate of complications in vascular surgery: a meta-analysis. Am Surf 2001; 67: 674-9.
7) Tuman KJ, McCarthy RJ, Spiess BD, et al. Effect of pulmonary artery catheterization on outcome in patients undergoing coronary surgery. Anesthesiology 1989; 70: 199-206.
8) Thys D, Abel M, Bollen B, et al. Practice guidelines for perioperative transesophageal echocardiography. A report by the American Society of Anesthesiologists and the Society of Cardiovascular Anesthesiologists Task Force on Transesophageal Echocardiography. Anesthesiology 1996; 84: 986-1006.
9) Shanewise JS, Cheung AT, Aronson S, et al. ASE/SCA Guidelines for performing a comprehensive intraoperative multiplane transesophageal echocardiography examination: Recommendations of the American Society of Echocariography Council on Intraoperative Echocardiography and the Society of Cardiovascular Anesthesiologists Task Force of Perioperative Echocardiography. Anesth Analg 1999; 89: 870-84.
10) Diana P, Tullock WC, Gorcsan J 3rd, et al. Myocardial ischemia: a comparison between isoflurane and enflurane in coronary artery bypass patients. Anesth Analg 1993; 77: 221-6.
11) Reiz S, Balfors E, Sorensen MB, et al. Isoflurane—a powerful coronary vasodilator in patients with coronary artery disease. Anesthesiology 1983; 59: 91-7.
12) Belhomme D, Peynet J, Louzy M, et al. Evidence for preconditioning by isoflurane in coronary artery bypass graft surgery. Circulation 1999; 100: II 340-4.
13) Honerjäger P. Pharmacology of bipyridine phosphodiesterase III inhibitors. Am Heart J 1991; 121: 1939-44.
14) Butterworth JF, Hines RL, Royster RL, et al. A pharmacokinetic and pharmacodynamic evaluation of milrinone in adults undergoing cardiac surgery. Anesth Analg 1995; 81: 783-92.
15) 藤田　尚，門井雄司，後藤文夫．術中の心機能評価と管理．LiSA 1997; 4: 56-61.
16) Boylan MJ, Lytle BW, Loop FD, et al. Surgical treatment of isolated left anterior descending coronary stenosis. Comparison of left internal mammary artery and venous autograft at 18 to 20 years follow-up. J Thorac Cardiovasc Surg 1994; 107: 657-62.
17) Cheng DC, Karski J, Peniston C, et al. Morbidity outcome in early versus conventional tracheal extubation after coronary artery bypass grafting: a prospective randomized controlled trial. J Thorac Cardiovasc Surg 1996; 112: 755-64.

［山田達也］

B. 弁疾患手術

1. 総論

a. 成因と病態生理

弁疾患手術は冠動脈バイパス術とともに成人心臓手術では一般的である．しかし，冠動脈バイパス術が off pump などの低侵襲化によりその周術期死亡率が 0.3〜2%と低くなっているのに比べて，弁疾患症例の適応の高齢化や重症化に伴い周術期死亡率は 3〜8%と依然として高く，より厳密な周術期管理が要求される[1]．

弁疾患の成因として従来はリウマチ性病変が大多数を占めていたが，最近は加齢や硬化性病変に伴う弁尖の可動性退化 degenerative な変化による弁疾患が約半数を占めている．その他，炎症性病変や虚血性による弁逆流も増加してきている．また，先天性や感染性心内膜炎 infective endocarditis（以下 IE）などによる弁疾患も多くみられる．

弁病変の多くは大動脈弁と僧帽弁の左心系弁疾患が占めており，慢性的な経過をとる症例が多い．最初は弁狭窄や逆流に対して左室は代償機能が働き症状は現れにくいが，いったん破綻すると左心機能不全が生じてくる．こうした左心不全症例では冠動脈酸素需給バランスも悪化する．また，左心不全から肺高血圧や右心不全を引き起こす症例もある．三尖弁逆流の多くはこうした右心不全から生じてくる．

b. 手術適応と術前評価

一般的に施行される単独弁手術としては大動脈弁もしくは僧帽弁の手術がほとんどであり，ときに三尖弁手術が行われる．大動脈弁では弁置換手術が大多数の症例で施行されるが，最近は比較的若年者を対象に弁形成術や Ross 手術が増加してきている．僧帽弁に対しても従来は弁置換術が施行されていたが，最近は僧帽弁逆流症を中心に弁形成術が多くの症例で施行されている．三尖弁は単独手術では生体弁置換術が多いが，他の弁疾患に付随して生じる逆流症では形成術が多くを占める．

弁疾患で手術適応となるのは主にその経過と自覚症状で，弁の狭窄もしくは逆流が重症で NYHA Ⅲ〜Ⅳの症状を示す場合は手術適応となる．そのため術前評価では，まず経過と自覚症状を把握することが重要である．聴診による心雑音と体表心エコー transthoracic echocardiography（以下 TTE）は弁疾患の経過や重症度を非侵襲的に知るために重要である．また，自覚症状がなくても左室機能低下症例や冠動脈疾患合併症例は手術適応となる[2]．左室機能が大きく低下している症例では，術中循環管理に難渋する場合が多く，また弁置換術を施行しても心機能の回復が芳しくない症例が多い．手術が施行される弁自体の評価はもちろん，TTE での左室腔や壁の厚みそして FS（fractional shortening），心カテーテル検査での駆出率 ejection fraction（以下 EF），左室収縮および拡張末期容量の確認が重要である．術前に使用されている β ブロッカー，ACE 阻害薬，カルシウム拮抗薬や利尿薬の使用量も確認しておく[3]．さらに，重症弁疾患では冠動脈疾患を合併している症例が多いため，高齢者，高脂血症，高血圧などのリスクがある症例では冠動脈造影や心エコーでの壁運動異常の評価が必要となる．不整脈の種類およびその頻度，投与されている抗不整脈薬を確認しておく．

最近は弁手術の成績の向上に伴い，無症状や比較的症状が軽くて左心機能が維持されていても早期手術を施行した方が，内科的治療よりも予後良好の症例も確認されている[2]．長期的予後を考慮した全身状態の良い症例では麻酔管理は比較的容易である．

反対に，手術適応の拡大により高齢者や左心機能が大きく低下した症例も増加してきている．手術後の予後向上により，弁置換術後の症例が長期間を経て人工弁機能不全で再手術となる症例も増加してきている．再手術症例は癒着によりリスクが高く麻酔管理にも充分な準備と厳密さが要求される．急性期 IE は心不全や合併症により予後も不良である．また，最近の弁手術では複数弁で手術適応となる症例も多く，大動脈弁，僧帽弁両置換手術や僧帽弁手術時に複合して三尖弁形成術が施行される症例が増加してきている．また，上行大動脈が拡大した大動脈弁手術では上行大動脈基部

置換術が，冠動脈疾患を合併した症例では冠動脈バイパス術が同時に施行される．心房細動症例ではMaze手術が同時に施行される症例も多い．こうした複合手術ではリスクが高く，症例ごとに異なった麻酔管理が要求されることになる．

心臓以外の全身合併症の評価診断も必要である．止血機能，肝機能は術中術後出血に大きく影響するため投与されている抗凝固薬とともに評価診断しておく．腎機能は周術期の容量管理に，呼吸機能は呼吸管理に影響するため評価診断が必要である．

c．モニタリング

弁手術でのモニタリングも基本は通常の心臓麻酔と同様である．5誘導の心電図，パルスオキシメトリ，カプノメトリそして観血的動脈圧は最低限必要となる．心電図は虚血性心疾患を合併している症例が多いため，V_4もしくはV_5に正確に装着を行う．中心静脈圧モニタリングは左心系弁疾患症例で必ずしも有用というわけではない．しかし，肺高血圧や三尖弁逆流を伴う右心不全症例では貴重な情報を提供してくれるとともに循環血液量の指標の一つとなるため必要となる．さらに弁疾患手術では肺動脈カテーテルと経食道心エコーによるモニタリングおよび評価診断が多くの症例で必要となる．

1）肺動脈カテーテル

肺動脈カテーテル pulmonary artery catheter（以下PAC）の使用の有無については是非のあるところだが，原則として弁疾患では全症例で使用している．もちろん今後の医療経済の削減などを考慮すれば，肺高血圧のない左心機能が正常の僧帽弁逆流症や大動脈弁逆流症ではPACは必ず必要とはいえない．ただ，中心静脈酸素飽和度（$S\bar{v}O_2$）や心拍出量（CO）などを連続的に計測表示する機能は，左心不全症例および虚血性心疾患合併症例での麻酔中や術後管理上で貴重な情報となる．肺高血圧や右心不全で右室拡大がみられる症例では右室駆出率や右室拡張末期容量を連続的に計測する機能が付加されたPACは有用である．さらに，徐脈性不整脈や房室ブロックの症例ではペーシング機能付きPACが必要となる．反対に左房内に巨大血栓を有する僧帽弁狭窄症や，重症心不全の大動脈弁狭窄症などは肺動脈カテーテル挿入操作による不整脈誘発が致命的となる場合もある．こうした症例では上大静脈内に留置して，人工心肺離脱前に肺動脈へ挿入するなどの配慮が必要となる．

PACでは肺動脈楔入圧 pulmonary artery wedge pressure（以下PAWP）のモニタリングが左心機能の重要な情報となる．肺動脈拡張期圧を代用として連続的モニタリングを行うことは左室の前負荷や左心機能低下を判断する上でよい指標となる．しかし，肺静脈閉塞症例や肺高血圧症例ではPAWPが左房圧より高くなることを考慮する．また，僧帽弁疾患や大動脈疾患では左室拡張期圧と左房圧が一致しないことを配慮した解釈が必要である．僧帽弁狭窄症や大動脈弁狭窄症では左房から左室への流入が妨げられるため，左房圧が左室拡張期圧より高く，PAWP波形でa波の増高がみられる．僧帽弁逆流症例では左室からの逆流により左房圧が上昇するため，左室拡張末期圧は左房圧より高く，PAWP波形ではv波の増高がみられる．

COの測定により，1回心拍出量や体血管抵抗を算出することができる．心機能と後負荷の状態変化を素早く知ることができるため，状況に応じた対応が可能となる．$S\bar{v}O_2$の連続モニタリングは全身の酸素需給バランスを知ることができ，輸血やカテコラミン投与の目安となる．

2）経食道心エコー

弁疾患手術では術前評価でも心カテーテル造影検査とともにTTEによる情報が重要である．TTEは症例の経過観察にも重要な役割を果たしており，手術時期の決定に大きな役割を果たしている．術中は経食道心エコー transesophageal echocardiography（以下TEE）でモニタリングおよび評価診断を行うことが必要になる．また，TEEは術中に唯一画像診断ができる装置として，弁疾患では術中評価診断が必要となる．

術中TEEでは左室短軸像での左室容量の変化や4腔面での右室容量の変化をモニタリングすることが循環容量や前後負荷の管理に有用となる．術中評価として手術目的の弁疾患はもちろん重要となるが，虚血による僧帽弁逆流や左心系弁疾患に付随した三尖弁逆流など術中評価により追加手術が決定される症例もある．また，左房内血栓の有無，冠動脈の位置そしてPFOの有無など術前TTEでは正確に評価できていない部位も精査する必要がある．

人工心肺離脱時にはTEEにて充分な空気抜きを確認する必要がある．まだ弁置換後，弁形成後はperi valvular leakageをはじめとするさまざまな合併症を診断する必要がある．

d．麻酔管理

弁疾患では弁自体の狭窄や逆流に対応した麻酔管理とともに心機能や冠動脈疾患の合併の程度により麻酔方法を変えていくことが必要となる．カテコラミンや血管拡張薬とともに前負荷を含めた循環容量管理が重要である．また，手術適応はなくてもその他の弁や複合した合併疾患の状態に応じた的確な麻酔管理が要求される．そして，TEE や PAC を中心とした術中モニタリングと評価診断により合併症を未然に防ぐことも必要である．

弁手術においても症例の状態が許す限り，現在では早期覚醒，早期抜管を考慮した麻酔が要求される．我々の施設ではミダゾラム（0.1～0.2 mg/kg），フェンタニル（0.02～0.04 mg/kg）の間歇的静注にプロポフォール（3～6 mg/kg/hr）持続静注を基本として麻酔を行っている．吸入麻酔薬でも管理可能な症例も多いが，人工心肺中の麻酔維持を考慮する必要がある．冠動脈疾患を合併している症例ではニトログリセリン持続静注（0.3～0.5 μg/kg/min）を導入後より行う．心機能が低下している症例ではカテコラミンや PDⅢ阻害薬持続静注を考慮する．基本的に逆流疾患では血管拡張薬を，狭窄疾患では昇圧薬を適宜使用する．

同時手術で上行大動脈基部置換や Maze 手術を施行する症例，二弁置換手術では，トラネキサム酸を 1 g 静注後，10～20 mg/kg/hr での持続静注を，再弁置換手術や止血機能が大きく低下している症例ではアプロチニン持続静注（50 万単位/hr）を行うと人工心肺後の出血量を軽減できる．人工心肺開始前にヘパリン 300 単位/kg（0.3 ml/kg）静注して ACT 400 sec 以上を確認する．ヘパリンコーティング回路使用時には 150～200 単位/kg（0.1～0.2 ml/kg）静注して ACT 300 sec 以上を確保する．

人工心肺中も麻酔は必要であり，人工肺からの吸入麻酔薬持続吸入もしくはプロポフォール持続静注を行う．低体温中は使用量を軽減できるが，復温開始後は通常量を投与する．左心不全により心拍出量が低下した症例では，人工心肺開始により灌流圧が低下する症例がよくみられる．こうした症例では人工心肺中ノルエピネフリン持続静注（0.05～0.2 μg/kg/min）が必要となる．アプロチニン使用症例は人工心肺回路にもプライミング（100 万単位）を行う．

人工心肺離脱時にはドパミン（3～7 μg/kg/min）とニトログリセリン（0.3～0.5 μg/kg/min）を基本として，必要に応じてカテコラミンおよび血管拡張薬を追加投与する．心拍数が少ない場合はペーシング（70～100 beat/min）を行う．心臓内操作を行う弁疾患では心臓内微小空気が多く存在する．TEE で確認をしながら，ベント回路を利用して充分に空気抜きを行う．右冠動脈に空気が貯留すると不整脈や右心不全が生じる．プロタミン 3 mg/kg を緩徐静注して ACT の回復を確認する．止血機能が低下している症例では新鮮凍結血漿を，血小板数が 5 万/mm^{3}以下では濃厚血小板輸血を行う．重症心不全症例や複合手術では人工心肺離脱困難となる症例もある．大動脈バルーンパンピング intra aortic balloon pumping（以下 IABP）や経皮的心肺補助装置 percutaneous cardiopulmonary support（以下 PCPS）の操作にも精通しておく必要がある．

2．弁疾患で施行される人工弁，弁形成術および複合手術

弁疾患ではさまざまな手術が施行される．単弁置換術でも，使用される弁の種類は多種多様であり症例に応じて使い分けられるし，弁形成術も増加してきている．また，付随してさまざまな手術が同時に施行される症例も多い．そうした手術の術式や起こりやすい合併症を把握しておくことは麻酔管理上必要である．

a．弁置換手術で使用される人工弁（表 6-9）（図 6-2）

1）機械弁置換術

現在使用されている機械弁のほとんどは二葉弁であり，数社より市販されている．それぞれコーティングや弁葉部の湾曲などにさまざまな工夫がなされ特徴があるが長期予後に大きな差異はない[4]．Orifice ring が回転可能なタイプが増加してきており，装着後に至適方向へと弁葉部を動かすことができる．また各社とも縫合部のカフを取り除くことで，弁輪部上部 supra annular に装着可能としたタイプを市販している[5]．この弁を使用することにより狭小化した大動脈弁ではワンサイズ有効弁口面積が大きな弁を使用することが可能となる．術後にワルファリンなどの抗凝固療法が必要となるが，耐久性は 20 年程度と優れているため，大動脈弁，僧帽弁ともに比較的若い年齢の症例を中心に日本での弁置換の多くは機械弁が使用されている．術後は抗凝固療法による出血，血栓塞栓症や血栓弁などの合併症が起こりやすい．サイズは奇数単位で 17～

表 6-9 よく使用される人工弁

機械弁		
	St Jude Medical	1977 年と最も古くから市販されている．
		世界で一番よく使用されているカーボン二葉弁．
		orifice が回転するマスターズシリーズがある．
		supraannular タイプ（SJM-HP）もある．
	ATS	カーボン二葉弁でリーフレットが凹形となっている．
		ring の内側で回転可能
		偶数サイズの supraannular タイプ（ATS-AP）がある．
	Carbomedics	カーボン二葉弁で orifice はチタンで補強されている．
		orifice は回転可能
		supraannular タイプとして Top Hat 弁がある．
	Sorin Bicarbonate	チタン合金をカーボンでコーティングしている．
		リーフレットは凹形
生体弁（ステント付き）		
	Carpentier Edwards	ウシ心膜弁とブタ大動脈弁がある．
		ウシ心膜弁は圧較差が比較的少ない．
		ブタ大動脈弁は supraannular タイプが主流
	ハンコックⅡ	ブタ大動脈弁
		ステントにデルリンを使用
	Medtronic モザイク	ブタ大動脈弁
生体弁（ステントレス）		
	Medtronic フリースタイル	ブタ弁で aortic root が付いている．
		流出路部位にはダクロン布で補強している．
	SJM トロント弁	ブタ弁 aortic sinus をダクロン布でカバーしている．
	Edwards Prima プラス	aortic root 付きブタ弁
ホモグラフト		ヒト大動脈弁を冷凍保存

33 mm が市販されている．supra annular タイプには偶数単位で 16〜22 mm もある．大動脈弁では 18〜27 mm，僧帽弁では 25〜31 mm が多く使用される．

2）生体弁（ステント付き）置換術

生体弁としてステントに三葉のブタ大動脈弁もしくはウシ心膜を縫着して，グルタールアルデヒドで処理を行ったステント付き生体弁が機械弁に次いでよく使用されている．生体弁の利点として，術後の抗凝固療法が厳密には必要でないことがあげられる．したがって出血傾向のみられる症例，血栓塞栓のリスクがある症例，70 歳以上の症例そして妊娠を希望する女性などの大動脈弁および僧帽弁で使用されることになる．また，生体弁は機械弁の同サイズに比べて有効弁口面積が若干広い利点ももち合わせている．欠点としては石灰化や変成により弁機能不全が起こりやすく耐久性が機械弁に比べて悪いこと，弁の長さがあるため手術に伴う合併症頻度が若干高いことがあげられる[1]．三尖弁置換では低流速からの血栓塞栓の問題からステント付き生体弁が多くの症例で用いられる．サイズは奇数単位で 19〜33 mm が市販されている．三尖弁では 29〜33 mm が多く使用される．

3）ステントレス生体弁

同じ生体弁でもステントを使用しないタイプが最近，大動脈弁置換術に使用される機会も増えてきた．ステントレス生体弁はブタ大動脈弁を加工処理している．ステントレス生体弁では狭小化した弁輪部に対しても有効弁口面積を大きく維持できる利点がある[6]．多くは通常の弁置換と同様に冠動脈は触らない sub-coronary 法で使用される．aortic root の付いたステントレス生体弁では，上行大動脈が拡張した AAE（annu-

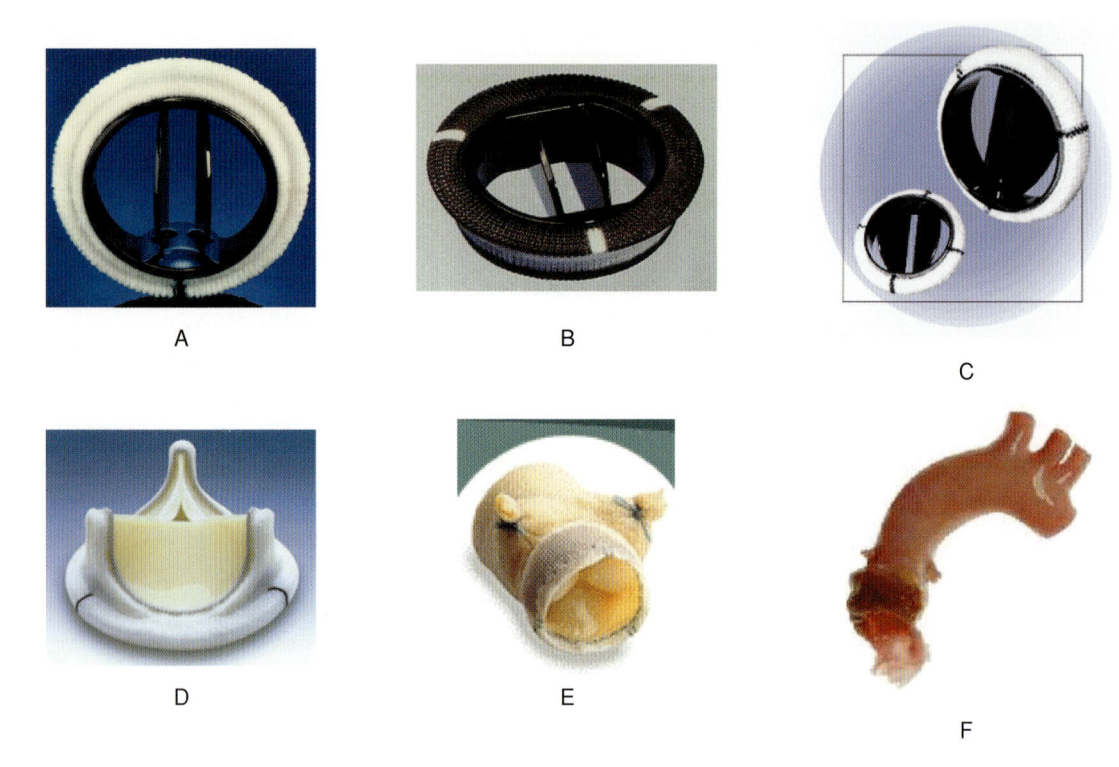

図6-2 弁置換術で使用されるさまざまな人工弁
A～Cに各社の機械弁(二葉弁)を表示．Cはsupraannularタイプ．Dはステント付き生体弁，Eはステントレス生体弁，Fはホモグラフト．

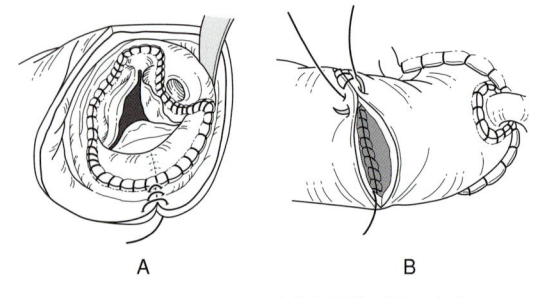

図6-3 ステントレス生体弁置換手術の方法
Aは通常の弁置換として行われるsubcoronary法を，BはValsalva洞からST(sinotubular)junction置換もかねるtotal root replacement法を示す．

loaortic ectasia)症例などでの左右の冠動脈を移植するroot replacementに使用して良い成績を残している[7]（図6-3）．サイズが選べるため，日本では手に入りにくいホモグラフトの代用としても使用されることが多い．サイズは奇数単位で19～29 mmが市販されている．

4) ホモグラフト置換術
−196℃で冷凍保存したヒトの大動脈弁(ホモグラフト)は感染に強く，血栓塞栓がほとんどないため急性IE (infectious endocarditis) などの感染症例における大動脈弁および基部置換手術やRoss手術での肺動脈弁として使用される[8]．問題は需要に対して供給の絶対数が少ないこととサイズが選択できないことである．

5) Ross手術
比較的若年者(50歳以下)で，高度の大動脈弁輪拡大や僧帽弁疾患を合併していない大動脈弁症例で適応となる．Ross手術では自己肺動脈弁を大動脈弁として使用して，肺動脈弁をホモグラフトもしくは生体弁(人工導管)で再建することになる．最近は僧帽弁症例に対して自己肺動脈弁を使用するRoss II手術も施行されている[9]．

b．弁形成術で施行される術式
1）大動脈弁形成術

比較的若年者で，弁尖部石灰化がない AR 症例に対して大動脈弁形成術が試みられる症例が増加してきている．しかし，大動脈弁は僧帽弁に比べて，より高圧系であることと弁下部に腱索という支持組織がないため形成術は難しくなる．commissure 部位の縫縮つり上げ，弁尖部形成そして弁輪縫縮などが試みられるが成績はあまり芳しくない．最近は弁下部の形成縫縮が良いとの報告もある[10]．また，大動脈形成術は先天性二尖弁 AR 症例に対しても多く施行されており，raphe 切除縫合や三尖弁化などの方法が有効となる．

2）僧帽弁形成術

僧帽弁形成術はその長期予後の良好さから，僧帽弁逸脱症をはじめとする僧帽弁逆流症例の 70～80％で施行されている．術後の抗凝固療法が不要になることと腱索が保持されるため左心機能低下が起こりにくいことが利点となる．弁下部組織が維持されていることと弁尖の石灰化や肥厚が比較的少ないことが条件となる．commissure の縫縮，逸脱部位切除，弁尖部分縫合や人工腱索再建などが試みられる．後尖の逸脱では逸脱部位の切除が，前尖の逸脱では人工腱索による再建が試みられる場合が多い．最近は長期予後の経過からほとんどの症例で人工 ring 装着が追加施行される．ring には柔軟な（flexible）タイプと固い（rigid）タイプがある．rigid タイプでは形成術後の僧帽弁前尖の収縮期前方運動 systolic anterior movement（以下 SAM）から左室流出路狭窄が生じる可能性があることから，最近は可動性のよい flexible タイプが多く使用されている．また，ring には全周性と 2/3 周程度の band タイプの 2 種類がある．25～30 mm の大きさがよく使用される（図 6-4）．

僧帽弁狭窄症でも石灰化や弁下部変性の程度によっては交連部切開術が施行される．同時に弁下部腱索切開や弁尖肥厚に対する slicing や rasping が行われる場合もある．

3）三尖弁手術

三尖弁形成術は左心系，特に僧帽弁疾患に付随して施行される症例が多い．手術方法としては，後尖を縫縮してしまう Kay 法もあるが，長期予後から弁輪全体を縫縮する De Vega 法が一般的によく施行される[11]．弁尖の接合が悪く，severe な逆流を認める症例では全周性 ring を使用して縫縮する方法が施行される．

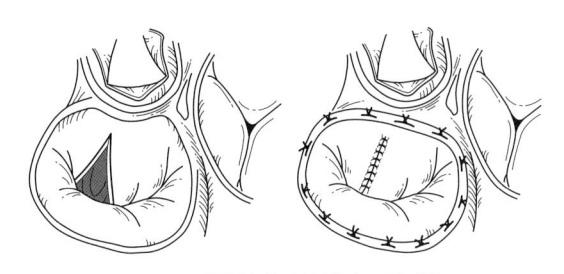

図 6-4 僧帽弁後尖逸脱症の形成術
逸脱部位を方形に切除縫合して ring を装着する．

c．弁手術に複合して施行される手術
1）上行大動脈基部置換術

a）Remodeling，Reimplantation：大動脈解離や AAE（annuloaortic ectasia）症例など大動脈弁輪部拡大により逆流を生じている症例で，弁尖機能が比較的保持されている症例では人工血管により上行大動脈を基部置換し，自己大動脈弁尖を温存して弁輪部を縫縮する手術が行われる．自己弁尖のため血栓塞栓は起こりにくいが，技術的にはむずかしく長期的成績は一定していない．remodeling は弁輪部位を温存してその上部に人工血管を装着する方法で，reimplantation では弁尖および交連部を人工血管内に装着する方法である．最近は reimplantation が長期予後の良さから Marfan 症例を中心に多くの症例で行われている[12]．

b）上行大動脈グラフト置換手術：上行大動脈や Valsalva 洞が拡大している症例では大動脈弁置換手術とともに人工血管で上行置換を施行する必要がある．aortic root の付いたステントレス生体弁やホモグラフトが使用される場合もある．Valsalva 洞から上行大動脈まで拡大変成している症例では人工弁を直接グラフトに装着した Bentall 手術が施行される．

2）Maze 手術

僧帽弁疾患を中心に心房細動を合併している弁疾患も多い．Maze 手術は心房での re-entry を切断することにより心房細動を抑制することを目的として施行される．心房細動の既応が 10 年未満の症例で，心房機能がある程度保持されている症例では弁手術と同時に Maze 手術が施行される場合が多い．最初は左右両心房を切り込み，再縫合を行う手術が施行されていたが術後出血に難渋する症例もみられた．最近は冷凍凝固や電気凝固により代用される術式に変わってきている．また，術前の電気生理情報により右房のみや左房のみの Maze 手術も増加しており，比較的簡便に追加

施行できる手術となってきている[13].

3）冠動脈バイパス術

冠動脈狭窄病変を合併した弁疾患は増加してきており，特に大動脈弁疾患では同時手術が10％以上で施行されている．リスクは高く，周術期死亡率は3～4倍高くなる．大伏在静脈を使用する場合は遠位側吻合，弁手術，近位側吻合の順に施行される．最近は内胸動脈や橈骨動脈などの動脈グラフトが使用される症例が増加している．同時に冠動脈バイパス術が必要となる症例では周術期死亡率や合併症が大きく増加する[14].

3．各論

a．大動脈弁狭窄症

1）成因と病態生理

従来は大動脈弁狭窄症 aortic stenosis（以下 AS）の多くをリウマチ性が占めていたが，現在は加齢に伴う石灰化病変をもち合わせた動脈硬化による狭窄症例が半数以上を占めている．また，先天性二尖弁も多くみられる．

AS では狭窄の増強に伴い，後負荷が増大し左室内腔の狭小化と左室心筋の代償性肥大が起こる．この時点では，心収縮力など心臓ポンプ機能は維持されており，心駆出率は増加している．肥大した心筋および収縮期時間の延長に対しては冠動脈血流を増加させて対応する．易疲労性や息切れなどを訴える場合もあるが，特に目立った自覚症状はみられない．

しかし，AS が進行してくると，心筋収縮力と左室内圧のバランスが破綻し，いわゆる後負荷ミスマッチから左室拡張期圧上昇，左室コンプライアンス低下が起こる．左室拡張能低下から1回心拍出量低下が起こり，代償的に頻脈となる．心筋重量に対する相対的冠血流量は拡張期圧上昇に伴い不足して心内膜虚血がみられるようになる．左室流出路部位での異常な心筋肥厚から流出路狭窄症状を示す場合もある．労作時呼吸困難，胸痛発作そして失神発作などを訴える症例が増加してくる[15].

さらに左室拡張障害が進行すると左室拡張期圧上昇から左房腔拡大や心収縮力低下そして絶対的冠血流量の低下がみられ左心不全となってくる．症状が進行すると左室内腔の拡大や心筋壁の非薄化がみられ，AS にもかかわらず左室腔が拡大した心臓となる[16].

2）手術適応と術前評価

AS では原則として弁置換手術が適応となる．弁口

表 6-10 AS の重症度分類

	mild	moderate	severe
弁口面積	1.0～1.5 cm²	1.0～0.75 cm²	0.75 cm² 以下
最大圧較差	50 mmHg 以下	50～80 mmHg	80 mmHg 以上
平均圧較差	30 mmHg 以下	30～50 mmHg	50 mmHg 以上

面積 0.75 cm² 以下，最大圧較差 80 mmHg 以上（平均圧較差 50 mmHg 以上）は severe とされ，胸痛発作，失神，呼吸困難などの自覚症状がある場合は手術適応となる（表 6-10）．こうした症状は心筋肥厚に伴う冠血流減少が原因であるため，冠動脈造影検査での評価診断を的確に把握しておく．左心機能が低下してくると冠動脈狭窄が約 30％の症例でみられ，自覚症状がなくても冠動脈バイパス手術との同時手術の適応となる．また，上行大動脈径が狭窄後の代償により拡大している症例では大動脈基部置換手術が同時手術の適応となる．左室拡張末期壁径 15 mm 以上に肥厚している症例，反対に左室駆出率 50％以下や左室収縮末期径が拡大してきている症例は自覚症状がなくても手術適応となる[16].また我々の施設では，自覚症状がなくても弁口面積 0.6 cm² 以下の症例は突然死のリスクがあるため手術適応としている．前投薬として自覚症状や冠動脈狭窄がある症例では塩酸モルヒネ 10 mg 筋注を行う．反対に重症左心不全症例では前投薬はベンゾジアゼピン系経口投与程度とする．

3）術中 TEE による評価診断

AS の大動脈弁での圧較差は重症度の指標となる．TEE での長軸像より大動脈弁直上に continuous wave Doppler（CW）を設定して計測を行う．流速方向と CW の方向が一致するように留意する．簡易 Bernoulli 法より $4V^2$〔単位は mmHg, V は CW による流速（m/sec）〕が圧較差となる．術中は最大圧較差でモニタリングを行う方法が簡便で有用性がある．圧較差は1回心拍出量により左右されるため，心拍出量の増加は圧較差を増大させることになるし，圧較差の減少は心拍出量低下や頻脈を意味することになる．弁口面積は大動脈弁口部短軸像からトレースする方法（プラニメトリ法）が簡便であるが，石灰化の強い AS 症例では正確に測定できない場合もある．連続の式（大動脈弁口部での断面積と流速の積が左室流出路の断面積と流速の積に

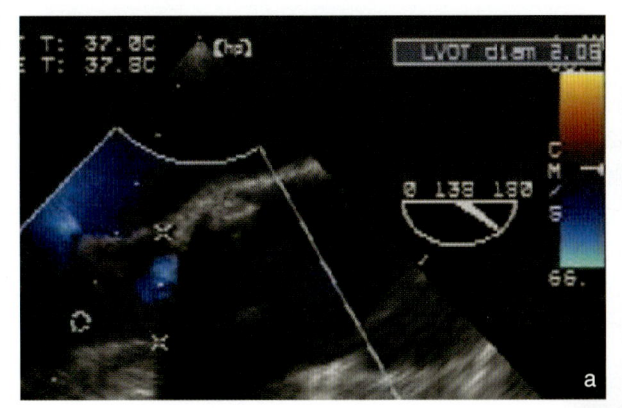

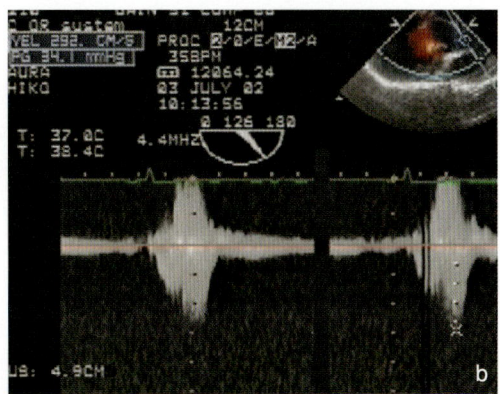

図6-5 連続の式による大動脈弁口面積の計測

弁口面積は（LVOT 直径/2）²×3.14×LVOT の VTI/弁口部の VTI で求められる.

a．左室流出路（LVOT）直径
b．continuous wave Doppler（CW）による左室流出路（LVOT）でのトレースによる VTI（velocity time integral）の計測
c．CW による弁口部での VTI の計測

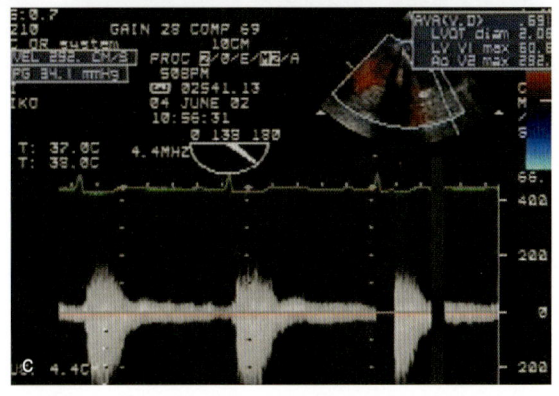

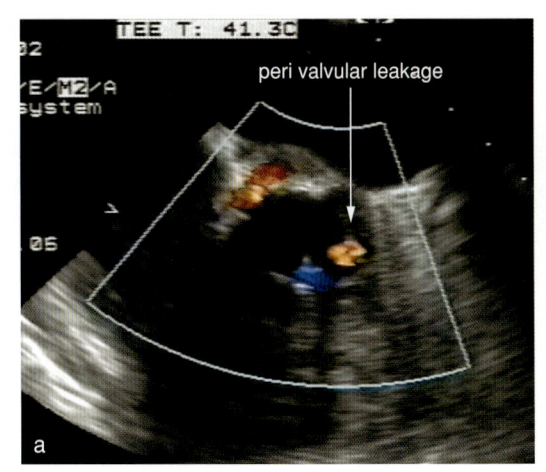

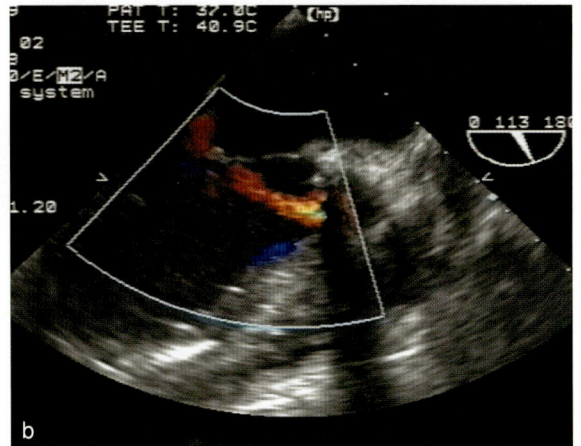

図6-6 AVR（生体弁）後の peri valvular leakage

長軸像（b）では trans と区別がつかないが，短軸像（a）より peri であることがわかる.

等しいとの概念を利用している）は多少煩雑であるが精度よく弁口面積を算出できる（図6-5）.

AS の術中評価は，最初に弁の形態および石灰化の程度を確認する．TTE で評価されていない二尖弁や弁輪上部石灰化病変に遭遇することも多い．大動脈弁輪径を収縮末期に最大に弁尖が開放された状態で計測を行う．使用可能な弁サイズの確認は弁輪部が狭小化した AS 症例では重要となる．また，冠動脈起始部の位置確認も，冠動脈損傷を防止する上で重要となる．mild 以上の弁逆流の合併も 30～40％程度の症例でみられる．

弁置換術後は人工心肺離脱前に人工弁の状態を確認

する．perivalvular leakage や生体弁置換後の transvalvular leakage は AS 症例でよく遭遇する合併症であり，逆流量が多い場合には修復が必要となる（図6-6）．その他，冠動脈の血流や壁運動異常の有無も確認が必要である．心室内の微小空気が多い場合には右冠動脈への空気塞栓を注意する．心筋が肥厚した AS 症例では心筋保護液が多量に投与されているため，人工心肺離脱時の TEE での壁収縮力が低下している場合がある．TEE での観察を続けて，収縮力の回復がみられてから離脱を試みるようにする．

4）麻酔管理とモニタリング

AS の麻酔は低血圧，頻脈を避けること，そして不整脈誘発を防止することが基本となる．左室心筋が肥大し左室腔が狭小化した心臓は麻酔や血管作動薬による体血管抵抗減少により容易に低血圧となる．低血圧では心内膜虚血や冠血流減少が生じるため，充分かつ適切な容量負荷が必要となる．心室容量は TEE 短軸像から管理するのが簡便である．また，大動脈弁での圧較差を連続的にモニタリングしておくと左室負荷の目安となる．麻酔導入時などの血圧低下にはメトキサミン 1 mg やノルアドレナリン 10 μg の静注で対応する．反対に浅麻酔での挿管操作や執刀では頻脈となりやすい．頻脈では拡張期時間が短縮して心筋酸素需給バランスが悪化するため，肥厚した心筋内膜は虚血になりやすい．また，後負荷の増大による高血圧は左室拡張末期圧上昇，後負荷ミスマッチによる1回拍出量低下から肺動脈圧上昇や心筋虚血を引き起こすため防止しなければならない．人工心肺までは充分な麻酔深度を維持する必要がある．肺動脈カテーテル PAC による CO や $S\bar{v}O_2$ 低下は後負荷ミスマッチの判断に有用である．不整脈は血圧や心拍出量低下を起こすため速やかに対処する必要がある．上室性頻脈や心房細動への移行は左心房機能による充満がなくなるため，心筋の肥大した左室腔には不利となる．除細動やフレカイニド，短時間作用性 β ブロッカー緩徐静注にて治療を行う．

特に自覚症状のない AS では吸入麻酔薬を併用することも勧められる．体血管抵抗減少による低血圧や過度の心収縮力抑制は肥厚した AS の心筋にとって不利となるため注意して使用する．反対に重症心不全状態や左室腔の拡大がみられる AS 症例ではプロポフォール持続静注でも血圧低下が生じることがあるため大量フェンタニル麻酔が勧められる．

左室機能が大きく低下した AS 症例では循環血液量が低下している症例が多い．貧血がみられる症例，PAC での $S\bar{v}O_2$ が 60％以下を示す症例では人工心肺前でも積極的に輸血を行う必要がある．PDⅢ阻害薬のような血管拡張薬少量持続投与も有用な場合もあるが，低血圧に注意する．低血圧が改善しない場合には少量ノルエピネフリン（0.02〜0.05 μg/kg/min）もしくはドパミン（3〜5 μg/kg/min）持続静注を追加する．

心機能が保持された AS では弁置換後は圧較差が減少するため，人工心肺後は肥大した心筋による血圧上昇に注意する．特に大動脈石灰化病変が強い AS 症例や基部置換術などが同時に施行された AS 症例では体血圧上昇は基部吻合部からの出血を増長する．充分な麻酔深度，適切な容量負荷そして徐脈を避けることが必要となる．少量のドパミンもしくはドブタミンとニトログリセリン持続静注を開始する．心拍出量を増加させたいときにはペーシング（80〜100 beat/min）を行うほうが心内膜虚血防止にも有利である．体血圧上昇時には吸入麻酔薬などで一時的に対応する．循環血液量減少は左室腔狭小化から心内膜虚血を引き起こすため充分に前負荷して対応する．反対に，左室容量許容範囲が少ないため過剰な容量負荷や後負荷増大は，容易に肺動脈圧や左室拡張末期圧上昇からの心不全を引き起こすので避けなければならない．人工弁のサイズが 19〜21 mm の場合は圧較差が 15〜25 mmHg 程度は残存していることも留意する．

左心機能が低下し，左室壁が非薄化した AS では弁置換後の人工心肺離脱時にドパミンに加えてエピネフリンなどのカテコラミンが必要となる症例もある．充分な前負荷とともに後負荷軽減も考慮する．PDⅢ阻害薬やドブタミン持続投与で対処する．エピネフリン 0.1 μg/kg/min 以上持続静注しても心拍出量が維持できない場合には IABP（intraaortic balloon pumping）の挿入を考慮する．

b．大動脈弁逆流症
1）成因と病態生理

大動脈弁逆流症 aortic regurgitation（以下 AR）の成因は多岐にわたる．AAE（annuloaortic ectasia），Marfan 症候群，大動脈炎症候群や上行大動脈瘤などに伴う上行大動脈基部拡張や Valsalva 洞動脈瘤による症例が約半数を占める．加齢に伴う弁尖の炎症性変化からの逸脱による逆流も多く，その他にはリウマチ性や先天性

二尖弁などがあげられる．上行解離性大動脈瘤，弁尖の逸脱そして急性 IE に伴う AR は逆流に対して左室が対応できないため急性心不全で発症することになる．

慢性 AR では逆流量増加により容量負荷されて左室腔が拡大している．逆流量を加えた左室駆出量は増大し，収縮期圧負荷は増大することになる．代償期では内腔の拡大に比例して左室壁肥厚が起こり収縮力は維持されるため，左室駆出率や拡張末期圧は正常範囲内に維持される．体収縮期圧は血流維持のため上昇して左室仕事量は増大するのに，体拡張期圧が低下するため冠血流供給は制限される．

AR が進行して左室腔拡大が高度になると，左室拡張末期圧や心室容量の上昇がみられ，左室駆出率も軽度の低下を示す．体収縮期圧はさらに増加して，心拍出量を維持しようとする左室との間で後負荷ミスマッチが生じる．前負荷を増大して代償しようとするため左房圧が上昇する．AR で左心機能が低下し始めると，左室腔拡大により心仕事量は増加し，駆出時間も延長するため冠動脈需給バランスは急激に悪化する．症例によっては自分の動脈拍動を末梢で感じるようになり，頭痛，労作時呼吸困難や易疲労性を訴えるようになる．

左室拡張障害が進行すると左室拡張期圧がさらに上昇し，後負荷ミスマッチより前行性心拍出量および駆出率は低下し，左室壁は非薄化して左心不全となる．頻脈により代償しているが，左房圧上昇から肺静脈圧上昇，肺浮腫が生じてくると胸痛発作や呼吸困難を訴えるようになる．左心機能が大きく低下した AR 症例は AS 症例よりも突然死の可能性が強い．

急性 AR では急激な逆流発症に対して左室拡張期容量の増加が追いつかないため，左室拡張期圧が急激に上昇する．そのため程度に差はあるが左房圧，肺静脈圧が上昇して肺うっ血から呼吸困難を訴えてくる．1回拍出量は減少するため，頻脈で代償が行われる．さらに逆流が進行してくると，左室内圧が上昇し相対的冠血流減少により急性左心不全となる．

2）手術適応と術前評価

慢性 AR 症例では 60％以上の逆流量を認める場合 severe とされ，呼吸困難や胸痛発作を訴える症例は手術適応となる．慢性 AR では自覚症状に乏しい症例が多いため，ドブタミンなどの負荷試験で手術適応が決定される症例も多い．また，左室心機能低下は AS に比べて予後不良の症例が多いとされている[17]．左心機能低下症例では冠動脈の精査も必要である．慢性 AR での左心機能が手術により回復することが明らかとなってきたため，左室駆出率 50％以下や左室収縮末期径 45 mm 以上の左心機能低下症例は自覚症状がなくても手術適応となる．また，経過観察により逆流量増加，左室駆出率低下や左室収縮末期径増大が確認される症例では適応基準に達していなくても早期に手術が施行される傾向にある[18]．若年者では弁形成術や Ross 手術の適応が検討される．反対に，自覚症状から発見された左室駆出率 35％以下，左室収縮末期径 60 mm 以上の重症左心不全症例では弁置換手術を施行することである程度長期予後は改善するが，術後心機能回復は悪い症例が多い．冠動脈狭窄症例ではバイパス手術が，AAE や瘤などにより上行大動脈径が 50 mm 以上に拡大した症例では大動脈基部置換手術が同時に施行される．通常，前投薬は経口ベンゾジアゼピン系など比較的軽めでよいが，左心不全症例はモルヒネ 2.5～5 mg に少量鎮静薬などを考慮する．

急性 AR では左心不全により内科的に治療不可能な症例が緊急手術の適応となる．術前より PDⅢ阻害薬やドブタミン持続静注されている症例が多い．左室拡張末期圧は上昇して冠血流は減少し，心室性不整脈がみられる[19]．肺浮腫のため，呼吸不全となっている症例も多い．前投薬は原則として投与しない．

3）術中 TEE による評価診断

術中 AR の評価は半定量的な color Doppler での評価が簡便である．逆流の到達距離が左室乳頭筋を越えると severe である．また，左室流出路に対する逆流 jet の幅の割合や単純な jet 幅から評価する方法もある[20]．逆流が増加する場合は，後負荷増大もしくは前負荷増大が考えられる（表 6-11）．

術中 TEE で最初に弁の形態性状を確認する．大動

表 6-11 TEE の color Doppler による AR 評価

	mild	moderate	severe
逆流到達距離	僧帽弁前尖まで	乳頭筋まで	乳頭筋以上
逆流 jet の幅	5 mm 以下	5～7 mm	7 mm 以上
左室流出路に対する jet の幅	40％以下	40～60％	60％以上
逆流量	30％以下	30～60％	60％以上

脈弁短軸像では逸脱弁から逆方向に逆流 jet が確認される．弁尖および弁下部の性状が保持されている若年者では弁形成術が可能となる．弁輪径の測定と冠動脈起始部を確認する．AAE や炎症性による Valsalva 洞拡大症例では，弁輪部から冠動脈起始部までの距離が長い症例もある．ST sinotubular 接合部や上行大動脈の拡大がないかどうかを確認する（図 6-7）．IE 症例では疣贅 vegitation 付着部位や感染が弁輪部や Valsalva 洞などで波及していないかどうか確認する．

弁形成後は，残存逆流の有無を確認する．弁尖中央より trivial 以下の逆流でないと術後経過は芳しくない．弁置換後は perivalvular leakage がないことを確認する．左室短軸像で左室拡張末期径や FS（fractional shortening）が人工心肺前より改善されていることを確認するとともに，容量負荷の目安とする．

大動脈二尖弁

先天性心疾患の中で大動脈二尖弁はもっとも一般的であり，約 1％に発症するとされている．左と右冠尖が癒合した型が最も多く，AR と AS が同程度みられる（図 6-8）．次いで右と無冠尖が癒合した型が多く，AS が比較的多くみられる．左と無冠尖が癒合した型はまれである．逆流は癒合した冠尖の逸脱により生じる場合が多く，癒合部には raphe がみられる．加齢とともに石灰化や狭窄が生じてくるため，70 歳以上では約半

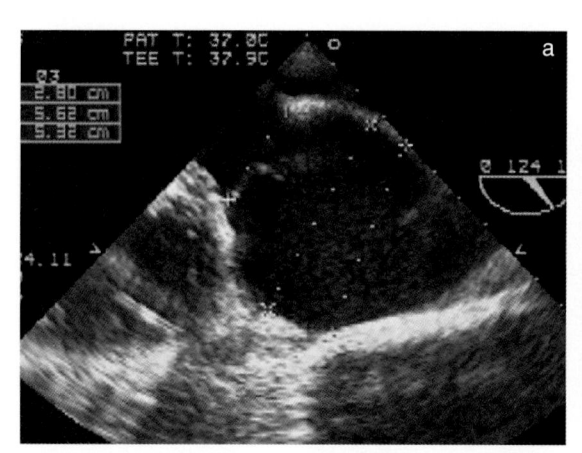

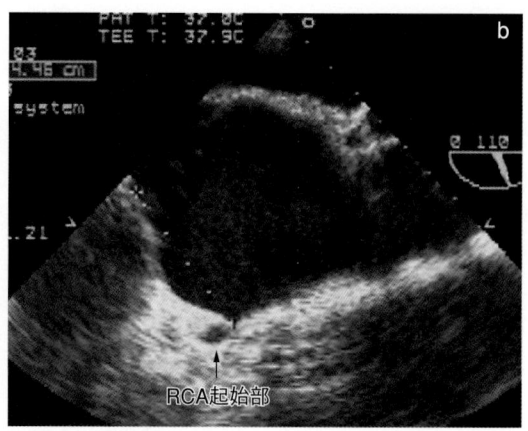

図 6-7 AAE（annuloaortic ectasia）症例
弁輪部は 28 mm であるが，Valsalva 洞および ST junction は 50 mm 以上に拡大している．右冠動脈起始部も大動脈弁輪部より 40 mm 以上離れている．

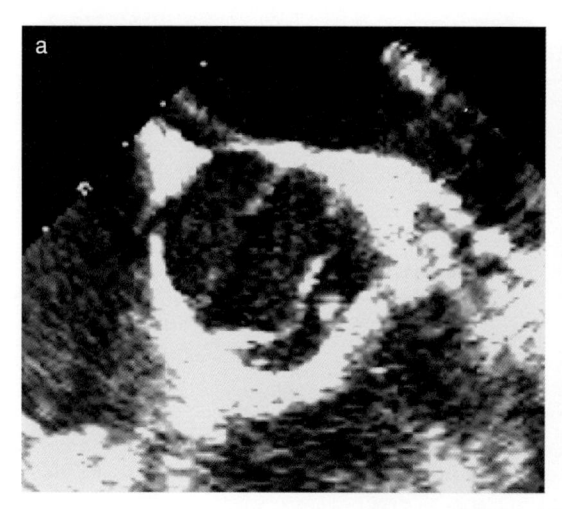

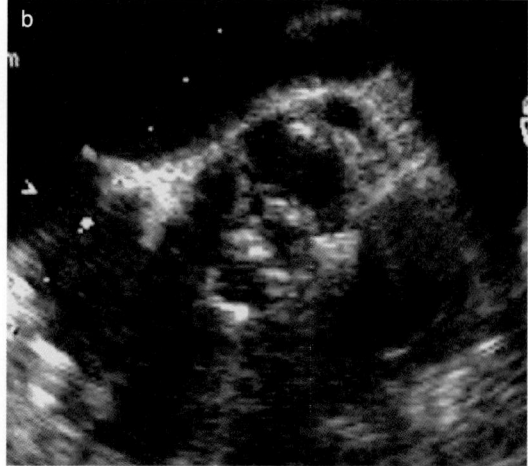

図 6-8 大動脈二尖弁
右と左冠尖が癒合した AR 症例（a）と右と無冠尖が癒合した AS 症例（b）．

数で手術適応があるともいわれている．二尖弁でのASでは比較的弁口面積が維持されていても，その形態のため圧較差や症状が強くみられる場合が多い[21]．石灰化のみられない若年者の二尖弁では弁形成術が試みられる場合がある．二尖弁では冠動脈起始部が通常の位置にない症例が多いので，特にBentall手術など上行大動脈を操作する手術では確認が重要である．

4）モニタリングと麻酔管理

a）慢性AR：慢性ARの麻酔管理の基本は徐脈および低血圧を避けること，後負荷の軽減を図ること，そして冠動脈酸素需給バランスを適切に維持することが基本となる．左室収縮力が維持されている症例では心拍数を増加させることにより，心拍出量は変化せずに左室拡張容量を減少させることができる．後負荷を軽減することにより，心拍出量が増加して逆流量および左室拡張期圧が減少する．PACでのPAWPは左室拡張末期圧より低いことを考慮して，慎重な容量負荷を行う．ARでの左心機能の予備力はさまざまであり，症例に応じた麻酔方法が選択される．基本的にはフェンタニル，プロポフォール中心の麻酔が施行されるが，左室機能が維持された症例では吸入麻酔薬併用も後負荷軽減に有利である．左室駆出率が極端に低下した症例では大量フェンタニル麻酔がすすめられる．

ニカルジピン（0.2～0.5μg/kg/min）やプロスタグランジン（0.02～0.05μg/kg/min），ニトロプルシド（0.5～1.0μg/kg/min）の持続静注は，体動脈系を拡張させて後負荷を軽減するため有用である．ニカルジピンには軽度の心抑制があるため左心機能が保持された症例に限定される．ニトログリセリン（0.3～1.0μg/kg/min）は主に静脈系を拡張させるが，冠血流を増加させること，前負荷を軽減させることからしばしば併用される．極端な低血圧は拡張期体血圧低下から冠血流減少を引き起こすため避ける必要がある．PACでのCOやS$\bar{v}$O$_2$の低下が起こらないように管理する．麻酔導入時の低血圧には輸液負荷とともにエフェドリン4～10mg静注で対応する．心拍数が少ない場合には硫酸アトロピン静注や心房ペーシングを考慮する．極端な頻脈は左室拡張期圧上昇を引き起こすため避ける．左室機能が低下した症例では，PDIII阻害薬やドブタミンの持続静注が有用な場合もある．左室拡張末期圧は左房圧より高いため，肺動脈圧が上昇しないように慎重な輸液負荷を行う．心仕事量を増加させない至適心拍数（80～100 beat/min）でのペーシングも有用となる．

弁修復後は体拡張期圧上昇により冠血流が増加するが，左室腔は拡大した状態である．ドパミン，ニトログリセリンの持続静注を開始する．心拍数は70～80 beat/minをペーシングなどで確保する．PAWPはやや低めで人工心肺からの離脱を試みる．徐々に容量負荷を行い，体血圧が維持されてきたら，少量の血管拡張薬の持続投与を開始する．PACによってCOやS$\bar{v}$O$_2$を維持する．低血圧が持続する場合には少量のノルエピネフリン投与を行う．左心機能が低下している症例ではPACでのS$\bar{v}$O$_2$を目安として，積極的に輸血やカテコラミン増量を行い冠血流維持に努める．エピネフリン持続静注やIABPが必要となる症例も多い．

b）急性AR：急性ARでは呼吸状態が悪化している症例が多い．充分な酸素濃度，換気条件を設定する．解離性大動脈瘤に伴う急性ARでは急性左心不全とともに冠動脈への解離の波及が問題となる．特に右冠動脈が解離や閉塞していることが多い．房室ブロックや上室性不整脈に注意する．麻酔導入時の血圧上昇は防止しなければならない．充分な麻酔薬投与やニカルジピン持続投与を行う．急性IEに伴うARでも，麻酔導入時の血圧上昇は疣贅 vegetationの飛来を起こすため避けなければならない．その他の急性ARでも血管拡張薬投与は後負荷軽減に有利であるが，左心不全となっているためドパミンやエピネフリンが必要となる症例が多い．急性ARでは逆流jetが僧帽弁閉鎖後も持続するため，左室拡張期圧は左房圧やPAWP圧よりもかなり高い場合が多い．拡張期冠血流は大きく低下するため，心筋虚血症状を示す症例も多い．

弁手術後は軽度のPEEPを併用した適切な換気条件を設定する．心機能は比較的回復する症例が多く，ニトログリセリンとドパミン持続静注で開始する．

c．僧帽弁狭窄

1）成因と病態生理

僧帽弁狭窄（MS）の成因の半数以上はリウマチ性が占めている．その他では硬化性石灰化病変や感染，炎症によるものが多く，まれに先天性や腫瘍，三心房などがあげられる．

MSの進行はゆっくりであり，自覚症状が現れてくるのも比較的遅い．MSが進行してくると左房圧が上昇し，次いで肺静脈圧上昇が起こる．左房は拡大し始め，次いで肺血管抵抗上昇から肺上部の血流が増加して肺高血圧となり，易疲労性を訴え始める．左室腔は

正常よりも減少してくるが心拍出量は維持されている場合が多い．

症状が進行すると，心房細動，粗動をはじめとする上室性不整脈が約半数でみられる．肺高血圧が悪化すると右室圧が上昇して代償的に右室肥大がみられる．進行すると右室拡大から右心不全，三尖弁逆流や右房圧上昇，右房拡大がみられ始める．心房細動を合併したMSでは高頻度で左房内，左心耳内血栓がみられる．頻脈になると左室拡張時間が減少するため心拍出量は低下する．左房内血栓からの全身性の塞栓症状はMSに特徴的である．肺は慢性のうっ血状態となり，肺動脈楔入圧は25～30 mmHgと上昇する．動悸を訴えだし呼吸困難となる症例も出てくる．また，MSの約40％の症例でmoderate以上の僧帽弁逆流を合併している[2]．

末期には左室は虚血症状を示し心拍出量は大きく低下する．重症MSの20％程度は虚血性心疾患を合併している．肺高血圧からの右心不全，三尖弁逆流が悪化して肝機能低下もみられる．呼吸困難が多くの症例でみられ，肺水腫や重症肺炎などを起こす症例もある．

2）手術適応と術前評価

MSは進行がゆっくりとした症例が多く，弁口面積1.5 cm^{2}以下の時点で，左房内血栓がない症例では経皮的バルーンによる弁切開術 valvotomyが試みられる症例が多い．また，弁尖の石灰化や可動性が維持されている症例では弁形成手術が試みられる場合もある．MSに対する弁形成術は外科医の熟練が必要であることとMRが生じる問題がある．最近は人工弁の長期予後が向上しているため弁置換術が最初より選択される症例が増加している．正常の僧帽弁弁口面積は4～6 cm^{2}とされており，弁口面積1.0 cm^{2}以下や肺動脈収縮期圧60 mmHg以上の症例は弁置換の適応となる．また，弁口面積1.5 cm^{2}以下で呼吸困難や動悸を訴えている症例，moderate以上のMRを併せもつ症例そして弁輪部高度石灰化や弁下部線維化が強い症例も弁置換の適応となる[22]．心房細動歴が10年未満の症例はMaze手術が同時に施行されることが多い．前投薬は心機能を考慮した軽めが望ましく，冠動脈疾患が認められる症例では塩酸モルヒネ5 mg筋注が，その他の症例は経口ベンゾジアゼピン系が選択される．心拍数を考慮するとスコポラミンの方がアトロピンより望ましい．

3）術中TEEによる評価診断

MSでの弁口面積は左室短軸像僧帽弁レベルでのトレース（プラニメトリ法）から計測できるが，TEEで正確に僧帽弁輪断面像が描写できるのは2/3程度である．TEEでは左房から左室への流入部位にcontinuous wave Doppler (CW) を設定してPHT (pressure half time) 法で弁口面積を計測するのが簡便かつ精度が良く有用である[23]（図6-9）．心房細動症例では3～5心拍計測して平均化を行う．弁口面積1.0 cm^{2}以下は重症

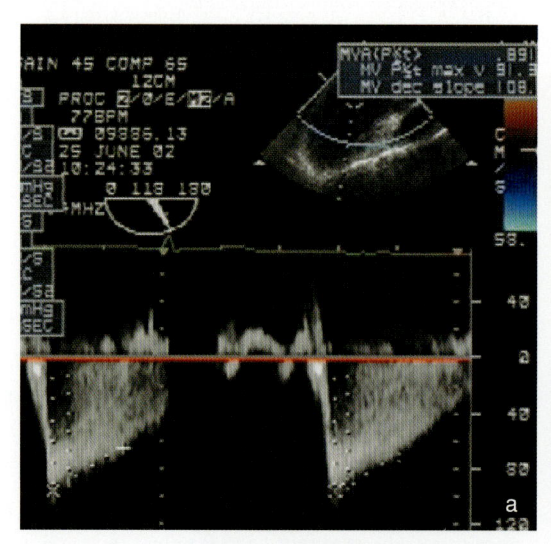

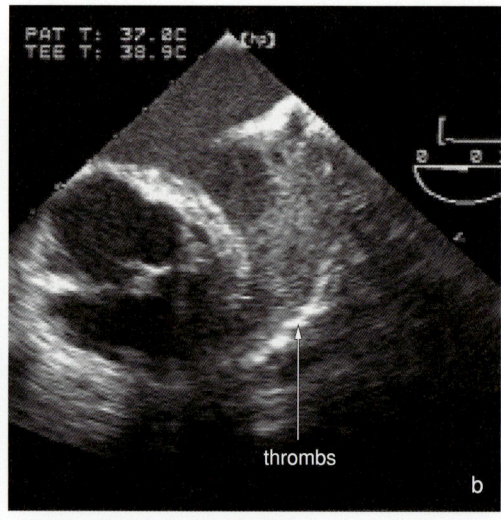

図6-9 MS症例におけるPHT（pressure half time）法での弁口面積計算
220/PHTで弁口面積が求められる（220は経験値による）(a)．
PHTは僧帽弁通過血流波形の最大流速が$1/\sqrt{2}$（≒0.7）になる時間

のMSである（表6-12）．PWによる左室流入最大速度は左房から左室への圧較差を示すため，モニタリングとしても有用となる．

MS症例での術中TEEでは，まず左房内血栓の有無を確認する．特に左心耳内は術前TTEでは正確に検索できていない症例が多いので精査する．次いで弁輪部の石灰化の程度を確認するとともに，弁輪径をcommisure像と長軸像の2方向から計測する．また，後尖の弁下部組織の肥厚短縮や石灰化が強い症例では弁尖温存した弁置換術は不可能となるため精査する．弁尖の可動性の確認も重要である．MSでは左室腔が減少している症例が多いので，左室短軸像で心室拡張径とFSを計測する．また，右室拡大や三尖弁逆流の有無も確認する．

弁置換術後は，perivalvular leakageに注意する．color Dopplerでの逆流面積が3.0 cm²以上は修復が必要といわれている．生体弁置換後のtransvalvular leakageや機械弁置換後のstuck valveにも注意する（図6-10）．僧帽弁は大動脈弁に比べて流速が遅い部位のため，stuck valveが比較的多くみられる．いずれにしても最終判断は左室が充分に駆出した人工心肺離脱直前に行う．

4）モニタリングと麻酔管理

MSではまず頻脈および極端な徐脈を避けること，そして肺高血圧を悪化させないこと，心房細動をはじめとする不整脈をコントロールすることが麻酔管理の基本となる．頻脈は左房左室間の圧較差を増大させることになる．浅麻酔からの頻脈，体血圧上昇は心筋虚血や肺高血圧を増悪させることになるし，左房内血栓が飛来する可能性もあるため避けなければならない．短時間作用性βブロッカー静注は頻脈調節に有用であ

表6-12 MSの重症度分類

	mild	moderate	severe
弁口面積	1.5〜2.5 cm²	1.0〜1.5 cm²	1.0 cm²以下
平均圧較差	6 mmHg以下	6〜12 mmHg	12 mmHg以上

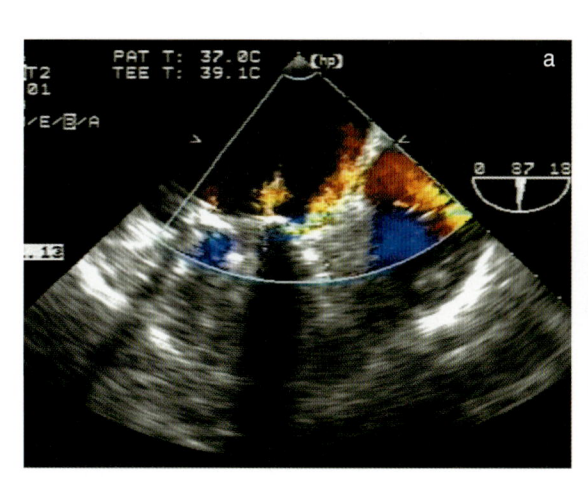

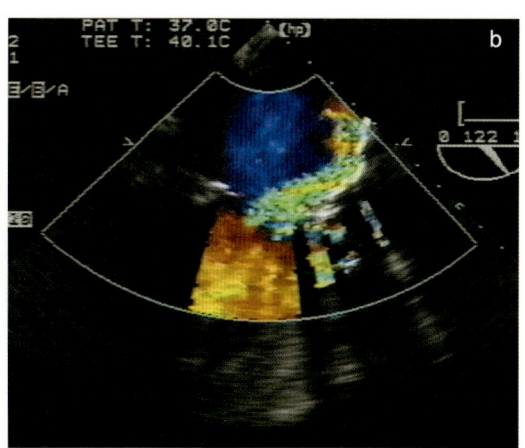

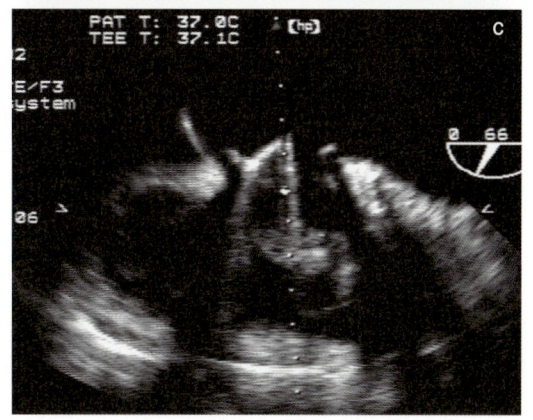

図6-10 弁置換術後の症例
　a．機械弁置換後のperivalvular leakage
　b．生体弁置換後のtransvalvular leakage
　c．機械弁置換後のstuck valve

る．心房細動移行による頻脈も心拍出量低下，冠動脈血流低下を引き起こすため避けなければならない．MS 症例では左室拡張能が低下しているため，左室流入に対する心房収縮の効果は 40％以上に及ぶとされている[2]．心房細動には電気除細動やフレカイニドやシベンゾリンの静注で対応する．ジギタリス製剤が術前より経口投与されている心房細動症例では，血清カリウムに注意してジギタリス静注によるコントロールが頻脈に有効となる．

フェンタニル，プロポフォールを基本とした麻酔が頻脈を避けるために推奨される．しかし，術前より β ブロッカーやジギタリス製剤が投与されている症例が多く，麻酔導入時にブロックなどの徐脈性不整脈で難渋する場合もある．極端な徐脈は左室容量が小さい MS では心拍出量を大きく低下させるため，硫酸アトロピンや少量のエフェドリン静注で対応する．筋弛緩薬にパンクロニウムを選択する方法もある．

PAC での PAWP は左室拡張期圧よりかなり高くなる．しかし，TEE での左室流入部位での圧較差計測を加味することにより左室拡張期圧の推測はある程度可能となる．こうした数値と中心静脈圧，そして TEE での左室径や PAC による CO や $S\bar{v}O_2$ をもとに必要充分な容量負荷を行うことが頻脈を改善してくれる．肺高血圧症例では呼吸状態やアシドーシスの補正を行い，ニトログリセリン持続静注を行う．MR を合併した肺高血圧症例ではプロスタグランジン E_1 や PDIII 阻害薬持続静注により肺動脈圧低下とともに心拍出量増加が期待できるが，重症 MS 症例での動脈系血管拡張薬投与は左室流入圧較差を増加させることに留意する．右心不全や三尖弁逆流を合併した重症例ではドブタミンの併用を考慮するとともに $S\bar{v}O_2$ が低下する症例では有効な前負荷を行うために早めに輸血を行う．右室駆出率や右室拡張末期容量を表示する PAC は右心不全症例で有用である．

弁置換後のもっとも重篤な合併症に左室後壁破裂がある．狭小な僧帽弁輪に大きめのサイズの人工弁，特に生体弁置換を施行した症例や左室腔が小さい症例で生じやすい．左室裏面よりの大量出血がみられる場合には早めに確認して修復する必要がある．

人工心肺離脱時にはニトログリセリンとドパミンの持続静注を開始する．心房細動から洞調律に回復した症例は心機能が大きく改善される．ペーシングで 70〜90 beat/min の心拍数を維持する．左室容量が少ない症例が多いため，過剰な輸液負荷は避けなければならない．肺高血圧がみられる症例では気管内吸引を愛護的に行うとともに軽度の PEEP を加えた換気条件として，NO 吸入を開始する[24]．プロスタグランジン E_1 持続静注も肺高血圧改善が期待できる．必要なら左房圧のモニタリングを行う．右心不全症例では TEE で右室腔拡大と左室腔狭小が確認される．ドブタミンや PDIII 阻害薬持続静注を慎重に開始しながら容量負荷を施行して心拍出量維持に努める．

左心機能が大きく低下した症例では，左室容量が少ないことから低心拍出量と成りやすい．ペーシングで心拍数 100 beat/min 以上が必要となる症例もある．肺高血圧を合併していると PAC での CO や $S\bar{v}O_2$ はさらに低下する．エピネフリン持続静注も考慮する．

d．僧帽弁逆流症
1）成因と病態生理

僧帽弁逆流症（MR）の成因の約半数は加齢に伴う弁尖の degenerative な病変が占め，多くは逸脱を伴っている．僧帽弁逸脱 mitral valve prolapse（以下 MVP）は腱索断裂を伴う場合が多い．その他ではリウマチ性病変や IE があげられる．また，心筋虚血に伴う左室拡張からの弁輪部拡大による MR も多くみられる．心筋梗塞に伴う乳頭筋断裂や腱索断裂も急性 MR を引き起こす．その他，心筋症や心筋炎に伴う MR もみられる．

慢性 MR では左室の拡大および左房圧上昇がみられるが，自覚症状は比較的少なく易疲労性ぐらいしかみられない場合が多い．左房は拡大してくるが逆流を吸収するため，肺浮腫や肺血管抵抗上昇はあまりみられない．左房リエントリーによる上室性不整脈がみられてくる．左室駆出率は通常 60％以上維持されている．

MR が進行してくると，左房はさらに拡大して心房細動となる症例が増加する．左室拡張末期圧上昇から左心不全がみられてくる．逆流量が増加して 60％以上となり，肺うっ血症状がみられてくる．症例によっては左室駆出率低下や肺高血圧症が起こってくる．

感染性心内膜炎や心筋梗塞に伴う乳頭筋断裂など急性 MR では左房での緩衝がないため，肺高血圧や肺浮腫が生じる場合が多い．心拍出量は低下して左心不全症状を示す．

2）手術適応と術前評価

最近は MVP や加齢による degenerative な変化による MR など 60～80% の MR 症例で僧帽弁形成術が選択される[25]. また，リウマチ性や虚血性などで弁置換術が選択される症例でも術後左心機能保持に有利であることから，腱索を含めた後尖弁下部組織を温存する方法が選択される[26]. 後尖弁下部組織の萎縮もしくは石灰化病変が強い症例では，弁輪部組織をすべて取り除いて弁置換手術が施行されることになる．

慢性 MR では比較的，自覚症状は現れにくい．呼吸困難などの自覚症状がある重症 MR 症例は手術適応となるが，左室駆出率 60% 以下や左室収縮末期径 45 mm 以上の左心機能低下症例は自覚症状がなくても手術適応となる．左室機能が大きく低下した症例では弁疾患の中でも術後の生存率が悪い．肺動脈収縮期圧 50 mmHg 以上の肺高血圧や心室性不整脈がみられる症例も手術適応となる．慢性 MR での肺高血圧は左心不全から生じる場合と MVP 症例などで左心機能は維持されているが比較的新しく腱索断裂が起こり急性肺高血圧となる症例がある．また，左心機能低下や肺高血圧などの症状がみられなくても，最近の弁形成術の経過が良好なことから，後尖の逸脱など形成術により確実に改善が予測される症例では左心機能が悪化する前に積極的に手術適応とされている[27].

前投薬は左心機能が維持されている症例ではベンゾジアゼピン系経口など軽めでよい．左心機能が低下している症例ではモルヒネ少量筋注とする．

急性 MR で左心機能不全からの呼吸不全や疲労を訴えている症例はすべて手術適応となる．ほとんどの症例で肺高血圧を認め，心拍出量は低下し，代償的に頻脈となっている．前投薬は原則なしとする．

3）術中 TEE による評価診断

術中 MR の評価は半定量的に color Doppler での逆流から評価する．単純に到達距離や逆流面積の程度で評価する方法が簡便である．ただし，MR の color Doppler での評価は持続時間や左房圧の状態により変わってくること，壁に沿った逆流が過小評価されるなどの問題もある[28]（表 6-13）.

MVP 症例では逸脱部位，腱索断裂部位などを評価する．弁輪径や弁口面積の評価も弁形成術の情報として役に立つ．color Doppler での逆流 jet は逸脱部位から反対方向へと向かう．commissure の形態も観察しておく（図 6-11）.

弁形成術後は残存 MR の程度を評価する．color Doppler で $2.0 cm^2$ 以上あれば修復が必要である．また，逆流 jet が人工リングに直接あたる状態や，リング外からみられる場合も溶血の可能性があるため修復する必要がある[29]. 弁形成術後に僧帽弁前尖が収縮期に前方へ移動（systolic anterior movement：SAM）することにより，左室流出路狭窄がみられる場合がある[30]. 弁置換後は perivalvular leakage や stuck valve の有無を評価する．

a）僧帽弁逸脱症 mitral valve prolapse（以下 MVP）：MVP は一般的によくみられ，弁疾患の約 5% を占める．家族性や Marfan 症候群のような結合組織疾患が原因となる症例が多いが，リウマチ性や虚血性心疾患での合併もよくみかける．後尖の逸脱が 2/3 であり，残りの 1/3 が前尖の逸脱である．逸脱部位の腱索が断裂や伸展してくると MR と同様の症状が現れてくる．ほとんどの症例で僧帽弁形成術が適応となる．術中 TEE による逸脱部位や腱索断裂の評価診断が重要となる．

表 6-13　TEE の color Doppler による MR 評価

	mild	moderate	severe
逆流到達距離	3.0 cm 以下	3.0～4.5 cm	4.5 cm 以上
逆流 jet の幅	5 mm 以下	5～7 mm	7 mm 以上
逆流面積	$4 cm^2$ 以下	$4～8 cm^2$	$8 cm^2$ 以上
逆流量	30% 以下	30～50%	50% 以上

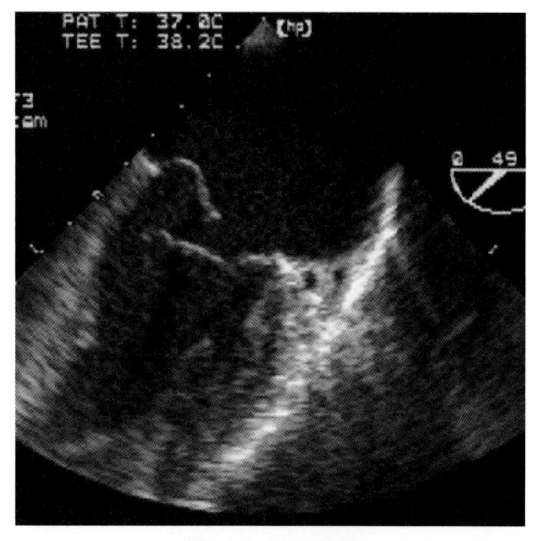

図 6-11　MVP 症例

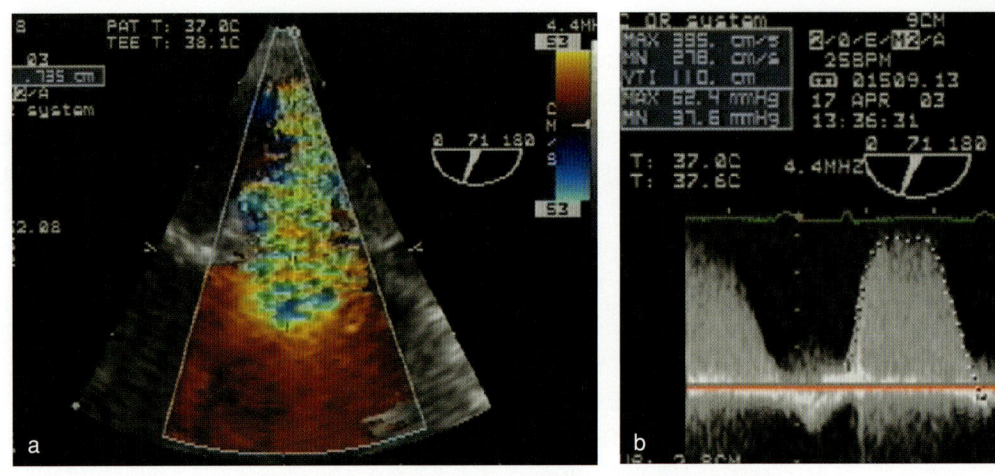

図6-12 PISA法による逆流量の計測逆流有効弁口面積 (ERO)＝$2\pi r^2 \times$ Vr/Vm. 逆流量＝ERO×VTI. rは逆流部位半径, Vr＝aliasing velocity, Vm＝max velocity, TVI＝Time velocity integral

b）**虚血性MR**：虚血による弁輪拡大，左室機能不全から生じるMRに対する手術適応はまだ明確ではない．冠動脈バイパス術を施行することにより，左室機能が回復するとMRが減少する症例も多い．冠動脈バイパス手術時に同時に弁輪形成術を施行する選択もある．しかし，最近は人工心肺を使用しない拍動下バイパス手術が増加しているため，僧帽弁手術を同時に施行することは人工心肺使用というリスクを増加させることになる．術中TEEにて充分な麻酔下，適切な容量負荷状態で観察を行うと術前評価より明らかにMRが減少している症例が多い．

術中TEEによる評価で形成術を追加施行するかどうかの判断が求められる場合も増加している．充分な麻酔深度および制限した前負荷の状態で，前尖と後尖の接合性を確認する．明らかな弁尖の短縮や変性によりずれや隙間が確認され，color Dopplerで弁輪中央および交連部からmoderate以上の逆流が認められる場合には弁形成術適応があると考えている[31]．PISA (proximal isovelocity surface area) 法で逆流量が30〜40 ml以上みられる症例では形成術を考慮する（図6-12）．

4）モニタリングと麻酔管理

a）**慢性MR**：慢性MR症例での麻酔管理は，後負荷増大と肺高血圧を避けること，そして左室心機能を保持することが基本となる．しかし，MR症例は左心機能低下，肺高血圧そして冠動脈疾患を合併している

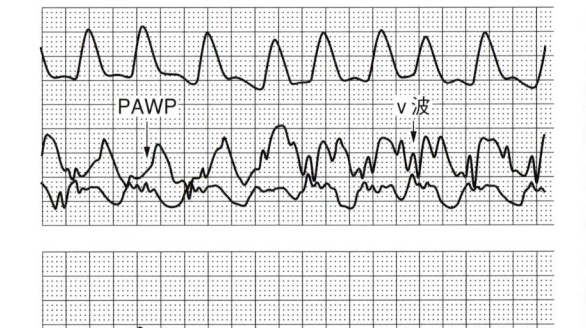

図6-13 逆流量が多い症例の肺動脈波形

かどうかで麻酔管理は大きく異なってくる．

慢性MRの約半数の症例では左心機能が低下する前に予防的に施行される．こうした症例では麻酔管理は比較的容易である．後負荷軽減のために，充分量のフェンタニルとプロポフォールを投与するとともに，吸入麻酔薬併用が有用となる．ニトログリセリン持続静注は後負荷軽減，肺高血圧防止そして冠血流維持に有効となる．術中にPACでのCOやS$\bar{v}$O$_2$，そしてTEEでの壁収縮力から左室機能が維持されているかどうかを確認する必要がある．MRではPACでの

PAWPでv波がみられ，逆流量が多い症例では肺動脈波形でもv波が確認できる（図6-13）．多くの症例で弁形成術が施行され，術後の左心機能も保持されるため，人工心肺後もカテコラミンが必要とならない症例も多い．過剰な前負荷に注意するとともに少量の血管拡張薬を持続投与する．

肺高血圧がみられる症例では，換気条件を整えた上でプロスタグランジン E_1 もしくはPDⅢ阻害薬持続静注を開始する．逆流量が増加してくると左室拡張期圧が左房圧より高くなるため，必要最低限の輸液負荷とする．低血圧となる場合にはノルエピネフリン $10\mu g$ やメトキサミン 1 mg 静注で対応する．人工心肺離脱時にはドパミンおよびニトログリセリン持続投与を加える．肺血管収縮反応抑制効果を考慮したステロイド静注も追加される．

左心機能低下症例ではフェンタニル中心の麻酔を考慮する．ニトログリセリン持続静注を行う．過剰な輸液負荷は逆流量を増加させるのみである．心拍数（90〜110 beat/min）により心拍出量を維持することになるが，極端な頻脈は逆流量増加，左室拡張末期圧上昇そして心筋酸素需要増加を引き起こすため避ける必要がある．左心機能低下から肺高血圧が生じている症例ではドブタミンやPDⅢ持続静注追加も考慮する．PACでのCOや $S\bar{v}_{O_2}$ が低下しないようにする．右心不全や三尖弁逆流を合併した症例では，左室腔は減少し，心拍出量は大きく低下している．適切な容量負荷を行うとともに軽度過換気やNO吸入が有効となる場合もある．人工心肺離脱時にノルエピネフリンやエピネフリン持続静注が必要となる場合もある．IABP挿入も早めに考慮する．

虚血性心疾患に合併して弁輪拡大からMRを起こしている症例では，過剰な輸液負荷を避ける必要がある．ニトログリセリン持続投与を行い，低血圧持続や心拍出量低下時にはドパミン持続投与を追加する．弁輪部形成後の人工心肺離脱時には，ドパミン，ドブタミン，PDⅢ阻害薬持続静注を行う．

b）急性MR：急性心筋梗塞やIEからの乳頭筋もしくは腱索断裂による急性MRでは，心拍出量は限界まで低下し，左室拡張末期圧が急上昇した重症左心不全状態であり，緊急手術で施行される．ドブタミン，ドパミンやPDⅢ阻害薬が持続静注されている症例がほとんどであるが，体血圧維持のためノルエピネフリン持続投与が必要となる場合が多い．麻酔は少量の

フェンタニルとミダゾラム投与で導入維持することになる．弁修復後は心機能が改善される症例が多い．

c）肥大型閉塞性心筋症に伴うMR：左室流出路狭窄を伴う肥大型心筋症 hypertrophic obstructive cardiomyopathy（以下HOCM）では，流出路狭窄解除のため僧帽弁置換術や形成術が適応となる症例もある．HOCMでは収縮期に肥厚した中隔が左室流出路を狭窄するとともに，SAMにより狭窄症状が悪化する症例がある[32]．こうした症例では僧帽弁前尖は肥厚し，腱索が延長することによりMRが生じるため，肥厚した中隔の心筋切開切除術とともに僧帽弁置換もしくは形成術が施行される．

血行動態的にはASに準じた麻酔管理となる．心収縮力増加による流出路狭窄からの体血圧低下はベラパミル（1〜2.5 mg）もしくはジソピラミド（20〜40 mg）を緩徐静注することで改善される．充分量の前負荷を行うとともに吸入麻酔薬や短時間作用性β遮断薬持続投与で心抑制を行うことで予防する．

e．三尖弁逆流症
1）成因と病態生理

三尖弁逆流症 tricuspid regurgitation（以下TR）単独の原因としては，感染性心内膜炎，Ebstein奇形をはじめとする先天性心疾患そしてリウマチ性などがあげられるが，多くは左心系弁疾患や肺高血圧などから二次的に生じる．

TRでは三尖弁の弁輪部拡大がみられる．重症のMRやMS症例では約半数に severe な TR が観察され，肺高血圧がみられる症例も多い．右室腔拡大は心室中隔を圧迫することになるため，左室コンプライアンスが低下することになる．肺高血圧症例では肺うっ血症状がみられる．また，多くの症例が心房細動を合併してくる．

TRがさらに進行すると肝血流をはじめとする体静脈系うっ血により，肝機能低下による黄疸や末梢四肢浮腫などがみられてくる．

2）手術適応と術前評価

TR単独手術が適応となる症例は少なく，severe な TR で収縮期肺動脈圧 60 mmHg 以上の症例や右心不全により呼吸困難や末梢浮腫などの明らかな症状がみられる症例に限定される．こうした症例の予後は手術を行っても不良である．僧帽弁疾患に伴う TR では，明らかな弁輪拡大に伴う症例が形成術の適応とな

る[33]．最近は術中経食道エコーでの評価診断により適応が決定される症例も多い．TR 単独手術症例では肝機能低下などを考慮した軽度のベンゾジアゼピン系とする．

3）術中 TEE による評価診断

三尖弁単独手術症例では，右室腔拡大による左室腔の狭小化が観察される．重症の三尖弁逆流症による右房拡大や下大静脈径拡大がみられる．三尖弁弁尖では特に中隔尖は短縮して他の弁尖との間に隙間が生じている．

左心系弁疾患に伴う TR では四腔面で三尖弁が中央やや左側に位置するように描写し，長軸像になるまで multiplane で観察を行う．弁輪部の 40 mm 以上の拡大が認められ，弁尖に隙間やずれが確認される症例は形成術の適応となる．また，弁輪部拡大に color Doppler で moderate 以上の逆流が認められる場合も形成術が適応となる（図 6-14）．PISA 法で逆流量 40 ml 以上認められる場合には形成術を考慮する．

4）モニタリングと麻酔管理

三尖弁単独手術では，心拍出量は大きく低下している症例がほとんどである．麻酔は肝機能低下を考慮した中等量フェンタニルが好ましい．肺高血圧を合併した症例ではニトログリセリン持続静注を行う．PAC による肺動脈圧および S$\bar{v}$O$_2$ の連続モニタリングは有用である．中心静脈圧は上昇しているが，拡大した右房が三尖弁逆流量をある程度吸収してしまうため右室拡張末期圧は必ずしも反映しない．右室圧や右室拡張末期容量のモニタリングが役に立つ．右心不全や肺高血圧のため左室への容量は減少している．体血圧を維持するためには，TEE による右室と左室の容量比をモニタリングしながら充分量の前負荷により左室容量を増加させるしかない．少量のプロスタグランジン E$_1$ 持続投与や NO 吸入が有効な場合もある．

人工心肺中はプロスタグランジン E$_1$ 少量持続投与して肝血流維持に努める．人工心肺離脱時には PEEP をかけた軽度過換気の換気条件として，NO 吸入を考慮する．ドブタミン，ドパミン，ニトログリセリン持続投与を開始する．止血機能が低下しているため早めに新鮮凍結血漿をはじめとする輸血で容量負荷を行う．少量エピネフリンやノルエピネフリン持続投与や追加が有効な場合もある．心拍出量が維持できない場合には IABP や右心バイパスなどの機械的補助も考慮する．

f．重症弁疾患

弁疾患手術では単純な単弁疾患ばかりではない．現在ではさまざまな複合手術が施行される症例が半数近くを占めている．特に麻酔管理に難渋する弁手術を以下に述べる．

1）再弁置換術

弁置換手術症例の増加により人工弁不全による再弁置換術が増加してきている．人工弁不全では人工弁の種類による違いもあるが，麻酔管理的には慢性と急性で異なってくる．慢性人工弁不全は，比較的長期間経過して弁自体が耐久性を越えた場合と，抗血栓療法が不充分な場合や perivalvular leakage などが考えられる．急性人工弁不全は IE，血栓塞栓症や弁の剥離などが原因としてあげられる（表 6-14）．

急性人工弁不全は，逆流症が多く全て緊急手術となる．もとの弁疾患も時に問題となるが，緊急 AR，MR に準じた麻酔管理が要求される．癒着剥離に時間を要するため，大量出血への対応とともに左心不全や肺高血圧への対応に難渋する症例が多い．体血圧維持のためエピネフリンやノルエピネフリンが必要となる症例も多い．症例によっては大腿動静脈アクセスによる PCPS での麻酔導入も考慮する．人工弁再置換術後も外科的合併症が多いため TEE で充分に評価診断を行う必要がある．

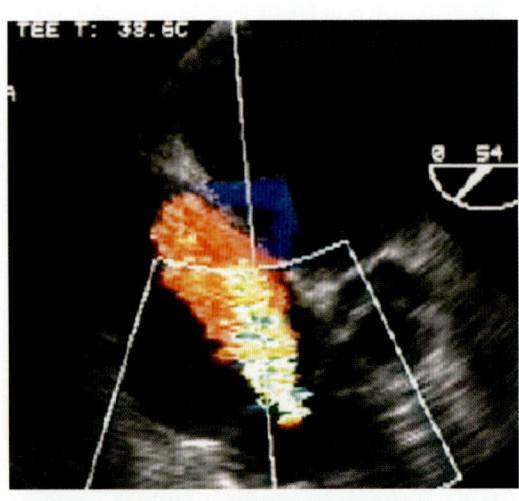

図 6-14 MS 症例に伴った TR
弁輪部拡大により，moderate 以上の逆流が認められる．PISA 法での逆流量も 50 ml を越えていたため De Vega 法を施行した．

表 6-14　人工弁不全症の原因

慢性	人工弁耐久性の限界	生体弁石灰化，変成による狭窄
		生体弁可動性不良による逆流や狭窄
		機械弁機能不全による逆流
		肉芽組織形成による機械弁狭窄や逆流
	人工弁に伴う合併症	生体弁亀裂による逆流
		pannus 形成による機械弁狭窄や逆流
		perivalvular leakage による逆流
		人工弁による左室流出路狭窄
急性		感染性心内膜炎
		人工弁周囲膿瘍による弁離脱
		人工弁縫合部仮性動脈瘤や瘻孔，穿孔
		血栓塞栓弁による狭窄

慢性人工弁不全では，心拍出量は大きく低下している症例がほとんどである．充分な前負荷を行い，癒着剝離中の出血に対応する．左心機能が保持されていれば麻酔管理はもとの心疾患に準じる．左心機能が低下した人工弁不全症例では PAC での CO や $S\bar{v}O_2$ をモニタリングしながら，少量の血管拡張薬とカテコラミンで心拍出量維持に努める．いずれにしても大量出血とそれに応じた大量輸血が必要となることや，外科的合併症が多いためリスクは高い．

2）活動期の感染性心内膜炎（IE）

IE は弁組織外膜が損傷を受けた部位に何らかの原因で感染菌が血中に入り込んでくると発症する．したがって人工弁置換後の perivalvular leakage や心房，心室中隔欠損など高速流量や乱流を生じた部位に発症しやすい．MVP や左室流出路狭窄などの部位にも発症する．損傷を受けた弁やその周囲に菌が付着し，膿瘍，血栓や疣贅 vegetation を起こしてくる．vegetation や血栓は飛来して，さまざまな重要臓器に血栓塞栓症状を引き起こす．特に脳には出血性塞栓や感染性脳動脈瘤破裂を引き起こし重篤な症状をもたらす．また，冠動脈への飛来により心機能が大きく低下している症例や腎動脈閉塞による腎不全発症症例も多くみかける．術前 TTE では vegetation の有無や付着部位が同定できていない症例も多いため，術中 TEE での確認が必要となる（図 6-15）．

IE 活動期には内科的な抗菌治療が中心となるが，心不全症状が生命予後に影響する場合には緊急的手術となる．手術では感染部位の完全な除去と修復が必要となる．麻酔管理は vegetation などの飛来を防ぐため，

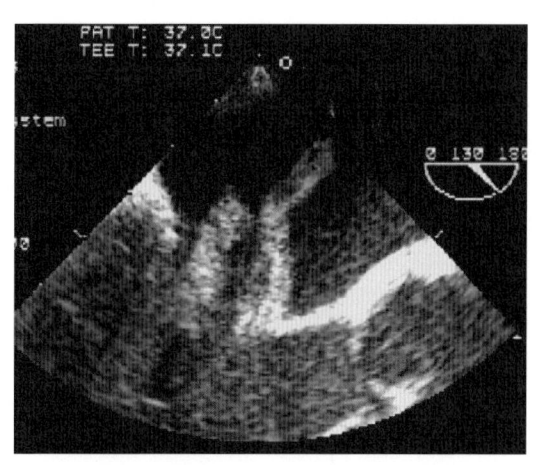

図 6-15　僧帽弁に付着した巨大 vegetation
脳神経症状発症のため緊急 MVR 手術が施行された．

充分な麻酔深度を維持するとともに，心機能を維持する必要があり難渋する症例も多い．ニトログリセリンなどの血管拡張薬とカテコラミンを使い分けて管理を行う．人工心肺中も含めた脳保護への配慮が重要となる．人工心肺ではヘパリンコーティング回路を使用して，脳出血防止策を講じる．同定された菌に対する大量抗生物質投与も術中に必要となる．

弁置換，形成後は perivalvular leakage や逆流残存症例が多いため TEE で詳細な確認が必要となる．

3）複合弁膜症

リウマチ性心疾患では 2 弁，3 弁同時に手術が必要となる症例も多い．また，最近は加齢に伴う硬化性病変でも大動脈弁と僧帽弁同時に手術適応となる症例が増加してきている．麻酔管理はそれぞれの弁疾患への

対応を組み合わせた配慮を行う必要があるためより厳密な管理が必要となる[34]．たとえばリウマチ性ではMS，ARの組み合わせはよく遭遇するが，頻脈は僧帽弁での圧較差を増大させて冠血流を減少させるため避ける必要がある．左室拡張期圧増大を防止するため適度な後負荷軽減が必要となる．過度の前負荷増大は肺高血圧や左房圧上昇を引き起こすため避けなければならない．こうした状態に高度の三尖弁逆流や右心不全が加わると麻酔管理はより複雑となる[35]．適切な換気条件のもとでニトログリセリン持続静注やNO吸入と適度の前負荷，そしてカテコラミンをうまく組み合わせて対処することになるが予後は芳しくない．

ASにMRが合併した症例も多くみかける．左室内圧は上昇しているにもかかわらず左室腔は拡大している．冠血流も減少して心内膜下虚血の状態となっている．低血圧は避けなければならないが，容量負荷はMRを増強させるだけであり肺高血圧の原因となる．麻酔深度を維持して，さらに適度な後負荷軽減が必要となる．カテコラミンも体血圧維持に必要となる症例が多い．手術は大動脈弁置換術と僧帽弁形成術が心機能保持と長期予後には適している[36]．

複数の弁手術では長時間の人工心肺となるため，人工心肺離脱時も難渋する症例が多い．左心機能低下や冠動脈疾患を合併している症例ではなおさらである．さらに大量出血への準備対応も必要である．手術でのリスクは単弁置換手術の3～4倍以上となる．

■文献

1) Hammermeister K, Sethi GK, Henderson WG, et al. Outcomes 15 years after valve replacement with a mechanical versus a bioprosthetic valve: Final report of the veterans affairs randomized trial. J Am Coll Cardiol 2000; 36: 1152-8.
2) Bonow RO, Carabello B, de Leon AC, et al. Guideline for the management of patients with valvular heart disease. Executive summary A report of the American college of cardiology/American heart association task force on practice guidelines (Committee on management of patients with valvular heart disease. Circulation 1998; 98: 1949-84.
3) Gaasch WH. Diagnosis and treatment of heart failure based on left ventricular systolic or diastolic dysfunction. JAMA 1994; 271: 1276-80.
4) Autschbach R, Walther T, Falk V, et al. Prospectively randomized comparison of different mechanical aortic valves. Circulation 2000; 102: III1-4.
5) Noera G, Pensa P, Lamarra M, et al. Hemodynamic evaluation of the Carbomedicus R, St Jude Medical HP and Sorin-Bicarbon valve in patients with small aortic annulus. Eur J Cardiothorac Surg 1997; 11: 473-6.
6) Bach DS, Cartier PC, Kon ND, et al. Impact of implant technique following freestyle stentless aortic valve replacement. Ann Thorac Surg 2002; 74: 1107-14.
7) Doty JR, Doty DB. Stentless xenografts for aortic valve replacement. J Cardiothorac Vasc Anesth 2003; 17: 240-51.
8) Niwaya K, Knott-Craig CJ, Lane MM, et al. Cryopreserved homograft valves in the pulmonary position: Risk analysis for intermediate-term failure. J Thorac Cardiovasc Surg 1999; 117: 141-7.
9) Ross DN. Replacement of aortic and mitral valves with a pulmonary autograft. Lancet 1967; 2: 956-8.
10) Rao V, Van Arsdell GS, David TE, et al. Aortic Valve repair for adult congenital heart disease a 22-year experience. Circulation 2000; 102: III40-3.
11) Chidambaram M, Abdulali SA, Baliga BG, et al. Long-term results of De Vega tricuspid annuloplasty. Ann Thorac Surg 1987; 43: 185-8.
12) David TE, Ivanov J, Armstrong S, et al. Aortic valve-sparing operation in patients with aneurysms of the aortic root or ascending aorta. Ann Thorac Surg 2002; 74: s1758-9.
13) Nakajima H, Kobayashi J, Bando K, et al. The effect of Cryo-Maze procedure on early and intermediate term outcome in mitral valve disease: Case matched study. Circulation 2002; 106: I46-50.
14) Akins CW, Hilgenberg AD, Vlahakes GJ, et al. Results of bioprosthetic versus mechanical aortic valve replacement performed with concomitant coronary artery bypass grafting. Ann Thorac Surg 2002; 74: 1098-106.
15) Selzer A. Changing aspects of the natural history of valvular aortic stenosis. N Engl J Med 1987; 317: 91-8.
16) Pellikka PA, Nishimura RA, Bailey KR, et al. The natural history of adults with asymptomatic hemodynamically significant aortic stenosis. J Am Coll Cardiol 1990; 15: 1012-7.
17) Chaliki HP, Mohty D, Avierinos JF, et al. Outcomes after aortic valve replacement in patients with severe aortic regurgitation and markedly reduced left ventricular function. Circulation 2002; 102: 2687-93.
18) Bonow RO, Epstein SE. Is Preoperative left ventricular function predictive of survival and functional results after aortic valve replacement for chronic aortic regurgitation? (Editorials) J Am Coll Cardiol 1987; 10: 713-6.
19) Ardehali A, Segal J, Cheitlin MD. Coronary blood flow

19) reserve in acute aortic regurgitation. J Am Coll Cardiol 1995; 25: 1387-92.
20) Evangelista A, del Castillo HG, Calvo F, et al. Strategy for optimal aortic regurgitation quantificartion by Doppler echocardiography: Agreement among different methods. AM Heart J 2000; 139: 773-81.
21) Sabet HY, Edwards WD, Tazelaar HD, et al. Congenitally bicuspid aortic valve: a surgical pathology study of 542 cases (1991 through 1996) and a literature review of 2715 additional cases. Mayo Clin Proc 1999; 74: 14-26.
22) Rahimtoola SH, Durairaj A, Mehra A, et al. Current evaluation and management of patients with mitral stenosis. Circulation 2002; 106: 1183-8.
23) Thomas JD, Weyman AE. Doppler mitral pressure half-time: A clinical tool in search of theoretical justification. J Am Coll Cardiol 1987; 10: 923-9.
24) Fullerton DA, Jones SD, Jaggers J, et al. Effective control of pulmonary vascular resisitance with inhaled nitric oxide after cardiac operation. J Thorac Cardiovasc Surg 1996; 111: 753-63.
25) Cooper HA, Gersh BJ. Treatment of chronic mitral regurgitation. Am Heart J 1998; 135: 925-36.
26) Rozich JD, Carabello BA, Usher BW, et al. Mitral valve replacement with and without chordal preservation in patients with chronic mitral regurgiation. Circulation 1992; 86: 1718-26.
27) Starling MR, Kirsh MM, Montgomery DG, et al. Impaired left ventricular contractile function in patients with long-term mitral regurgitation and normal ejection fraction. J Am Coll Cardiol 1993; 22: 239-50.
28) Agricola E, Oppizzi M, Maisano F. Detection of mechanisms of immediate failure by transesophageal echocardiography in quadrangular resection mitral valve repair technique for severe mitral regurgitation. Am J Cardiol 2003; 91: 175-9.
29) Flameng W, Herijgers P, Bogaerts K. Recurrence of mitral valve regurgitation after mitral repair in degenerative valve disease. Circulation 2003; 107: 1609-13.
30) Freeman WK, Schaff FH, Khandheria BK, et al. Intraoperative evaluation of mitral valve regurgitation and repair by transesophageal echocardiography: Incidence and significance of systolic anterior motion. J Am Coll Cardiol 1992; 20: 599-609.
31) Sheikh KH, Bengtson JR, Rankin JS, et al. Intraoperative transesophageal Doppler color flow imaging used to guide patients selection and operative treatment of ischemic mitral regurgitation. Circulation 1991; 84: 594-604.
32) Lin CS, Chen KS, Lin MC, et al. The relationship between systolic anterior motion of the mitral valve and the left ventricular outflow tract Doppler in hypertrophic cardiomyopathy. Am Heart J 1991; 122: 1671-82.
33) Wong M, Matumura M, Kutsuzawa S, et al. The valve of Doppler echocardiography in the treatment of tricuspid regurgitation in patients with mitral valve replacement. Perioperative and two-year postoperative findings. J Thorac Crdipvasc Surg 1990; 99: 1003-10.
34) Galloway AC, Grossi EA, Baumann FG, et al. Multiple valve operation for advanced valvular disease: Result and risk factor in 513 patients. J Am Coll Cardiol 1992; 19: 725-32.
35) Gash AK, Carabello BA, Kent RL, et al. Left ventricular performance in patients with coexistent mitral stenosis and aortic insufficiency. J Am Coll Cardiol 1984; 3: 703-11.
36) Hamamoto M, Bando K, Kobayashi J, et al. Durability and outcome of aortic valve replacement with mitral valve repair versus double valve replacement. Ann Thorac Surg 2003; 75: 28-34.

［大西佳彦］

C. 先天性心疾患

1. 非チアノーゼ疾患

1. 血行動態把握のポイント

先天性心疾患患者の麻酔管理を行う上で，病態生理の理解は不可欠である．まず，血行動態を把握する上では

1) 心臓の内外にシャントが存在するか否か？　存在する場合はそのシャント方向は左右なのか右左なのか？
2) 血流を妨げるような狭窄・閉塞病変あるいは弁逆流が存在するか否か？
3) 結果として肺血流は多いのか少ないのか？

が重要なポイントである．

これらのシャントや狭窄病変などの血行動態的特徴に応じて心臓には圧負荷や容量負荷が加わり，負荷のかかった心腔あるいは血管の肥大・拡大をきたし，各疾患に特有の病態生理を呈することになる．

2. 非チアノーゼ性心疾患

上記のポイントに従って非チアノーゼ性心疾患について考えてみると，非チアノーゼ性心疾患とは左右シャントを有する疾患群とシャントはなく狭窄病変や弁閉鎖不全を有する疾患群に大別され[1]，一般的に前者では肺血流は増加し，後者では正常もしくは低下を示す．左右シャントの有無および肺血流量の観点から表 6-15 に非チアノーゼ性心疾患をまとめた．

一方，発症時期に注目すると，出生直後から成人期に至るまで多岐にわたっている．これにはメカニズムと疾患の重症度が大きく関与している．新生児期に発症する非チアノーゼ性心疾患では体循環が確立できないことが成因であり，大動脈縮窄症 coarctation of aorta (CoA) や大動脈離断症 interruption of aortic arch (IAA) がこれに該当する．乳児期早期には肺血管抵抗が低下するが，これに伴い心室および大血管に大きな欠損を有する疾患では，肺血流量の増加が起こり，左室および肺への容量負荷が増大して心不全症状を呈するようになる．大きな心室中隔欠損症 ventricular septal defect (VSD)，太い動脈管開存症 patent ductus arteriosus (PDA)，VSD の大きな房室中隔欠損症 atrioventricular septal defect (AVSD) や大動脈肺動脈窓 aorto-pulmonary window が代表的な疾患である．狭窄病変や弁閉鎖不全では，その程度に依存して成長に伴い必要とされる心拍出量増大が障害され，さらに慢性

表 6-15　左右シャントの有無および肺血流量からみた非チアノーゼ性心疾患の分類

疾患名	左右シャント	肺血流
心室中隔欠損症	＋	↑
心房中隔欠損症	＋	↑
動脈管開存症	＋	↑
心内膜床欠損症	＋	↑
大動脈肺動脈窓	＋	↑
大動脈縮窄症	－（大動脈縮窄複合は＋）	→（大動脈縮窄複合は↑）
大動脈離断症	＋	↑
大動脈弁狭窄症	－	→
大動脈弁閉鎖不全症	－	→
僧帽弁狭窄症	－	→
僧帽弁閉鎖不全症	－	→
肺動脈弁狭窄症	－	→もしくは↓
三心房心	－	→
動脈輪症	－	→

的な容量負荷や圧負荷により心拡大・心肥大をきたす．乳幼児期に運動量増大に伴い，運動時呼吸促迫，易疲労性などの症状が顕性化する場合，学童期以降に狭窄病変や弁閉鎖不全の進行や心筋変性に伴う不整脈などが問題となる場合がある一方で，重症大動脈弁狭窄症 critical aortic stenosis のように新生児期に発症する場合もある．

3．非チアノーゼ性心疾患の麻酔管理

このように非チアノーゼ性心疾患に分類される疾患といっても，血行動態，発症時期は幅広いスペクトラムを示す．患児の血行動態を充分理解した上で麻酔計画を立てるが，その際，疾患重症度，患児年齢，さらに施行手術に特異的な注意点を考慮に加える必要がある．ここではまず一般的な麻酔管理の要点を術前回診，麻酔導入，麻酔維持，ライン，モニタリングの順に概説し，その後にいくつかの代表的な非チアノーゼ性心疾患の解剖，血行動態の特徴および麻酔管理について簡単に記す．

a．術前診察および麻酔前投薬

まず，現病歴，既往歴，家族歴を把握する．特に最近の身体活動度，心不全兆候の有無や呼吸器感染の既往をチェックする．診療録から多くの情報は得られるが，必ず家族および患児本人から詳しく聴取する．また，心エコー・心臓カテーテル検査時の鎮静薬とその効果，気道閉塞所見の有無を調べておくと，麻酔前投薬を指示する上で参考になる．

検査データでは一般的な血算，血液生化学，尿一般検査の他，心エコー検査，心臓カテーテル検査所見をチェックする．可能なら実際にシネフィルムをみることは患児の血行動態の理解に役立つ．胸部X線写真では気管・気管支形態および太さ，心拡大と肺血管影に注意しておく．

児の診察は短時間に的確にすませる．四肢の動脈触知，ライン確保できそうな静脈は必ず確認しておく．また，気道確保や中心静脈穿刺が困難になるような外表奇形を合併することもあるので，顔貌など注意して観察しておく．絶飲食の必要性，麻酔導入の手順，一般的な経過やカットダウンの可能性も含め合併症の可能性について説明し，保護者の理解を得ておく．患児の協力が得られるよう充分なコミュニケーションをはかり，理解が得られる場合には，患児にも麻酔導入の

表6-16 絶飲食および麻酔前投薬指示（乳幼児）

1．絶飲食

	固形物	母乳・ミルク	清澄水
6カ月未満		4時間	2時間
6カ月以上3歳未満	8時間	4〜6時間	2時間
3歳以上	8時間		2時間

2．前投薬

注腸	アトロピン	0.03 mg/kg
	ミダゾラム	0.3 mg/kg
	ケタミン	5 mg/kg
	生食で総量2〜3 ml として注腸	
坐薬	RA坐薬[注1]	20 mg/kg
経口①	ミダゾラム	0.5 mg/kg
②	トリクロフォス	1.0 ml/kg

上記のいずれかの方法で手術室入室30〜60分前に投与（著者は強い鎮静効果を期待して注腸を好んで使用している．学童期以降は患児の状態により主に経口①あるいは"前投薬なし"とし，筋注は行わない．）

注1）院内製剤：チオペンタール・アトロピン坐薬 RA（200）（チオペンタール200 mg/アトロピン0.3 mg）とRA（400）（400/0.6）の2種類があり，患児体重にあわせてカットして使用している．RA坐薬はトリクロフォスと併用する場合もある．

手順などを説明しておく．

非チアノーゼ性心疾患の児の多くはジギタリス，利尿薬を内服しているが，基本的には手術前日に中止する．心不全に対するカテコラミンや動脈管開存のためのプロスタグランジン製剤の注入は続行する．

われわれの施設での絶飲食[2]および麻酔前投薬の指示を表6-16に示す．人見知りをしない児であっても，空腹などで激しく啼泣することもまれでないため，われわれは比較的強力な前投薬を好んで使用している．ただし，気道確保の困難が予想される児や心不全の強い児では軽めにしている．

b．麻酔導入

静脈路の確保されている児や心不全が高度な児を除いて，酸素-亜酸化窒素-セボフルラン（GOS）で緩徐導入している．静脈路を確保し，アトロピン0.01 mg/kg，筋弛緩薬（パンクロニウム0.15 mg/kg or ベクロニウム0.2 mg/kg），フェンタニル（5 μg/kg）を静注し

た後，気管挿管する．患児の就眠を確認したら，微小気泡混入の可能性を考慮して亜酸化窒素を中止し，かわりに空気（O-air-S）で吸入酸素濃度（FIO_2）を調節する．

静脈路があれば，アトロピン静注後，ミダゾラム（0.1～0.3 mg/kg）で導入する．緩徐導入時と同様に筋弛緩薬，フェンタニルを投与した後，挿管する．

気管チューブの固定はしっかり行う．経食道心エコー transesophageal echocardiography（TEE）プローベ操作に伴い，小児ではチューブ位置異常やアクシデンタルな抜管が起こりうる[3]．われわれは以前，全例に経鼻挿管していた．固定性は良好で上記 TEE 合併症はなかったが，まれではあるが術後加療を要する鼻出血をきたすこともあり，現在では全例経口挿管している．しっかりした固定（図 6-16）と口腔内でのチューブと TEE プローベの交差を避けることでリスクは最小限にとどめられる．

左右シャント量の多い児では，肺動脈血流増加および肺動脈圧上昇により末梢気道閉塞をきたし，一方で肺静脈還流量増加に伴う左房圧上昇により肺うっ血や間質浮腫などをきたす．このため肺コンプライアンスの低下，気道抵抗上昇が起こる[4]．このような児が導入時，興奮し激しく啼泣するとさらに肺血流量が増加するとともに口腔内分泌物が増加し，結果として換気困難になることがあり注意を要する．

c．麻酔維持
1）CPB 確立まで

原則的にフェンタニルとミダゾラムを主体に維持し，人工心肺 cardio-pulmonary bypass（CPB）確立まで血行動態にあわせてセボフルランを補助的に適宜使用する．心臓手術では術操作に伴う血行動態変動が大きく，セボフルランを主体に安定した麻酔深度を得ることはむずかしい．非チアノーゼ性心疾患では，比較的心肺機能が良好に保たれている児も多く，術後早期に抜管を目指す．この場合，フェンタニル投与量は総量で 10～20 μg/kg 程度にとどめるが，肺高血圧症 pulmonary hypertension（PH）を合併した左右シャント疾患で，術後 PH crisis のリスクが高い場合には，これを予防する目的で大量のフェンタニル（≧50 μg/kg）を使用する[5]．いずれにしても，充分な麻酔深度の維持と血行動態の安定をはかることが大切であり，早期抜管にこだわるあまり極端にフェンタニル使用量

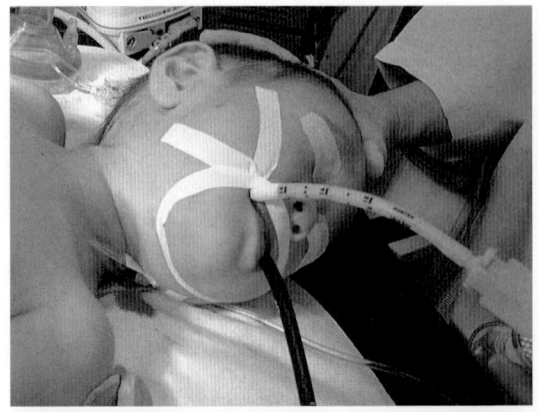

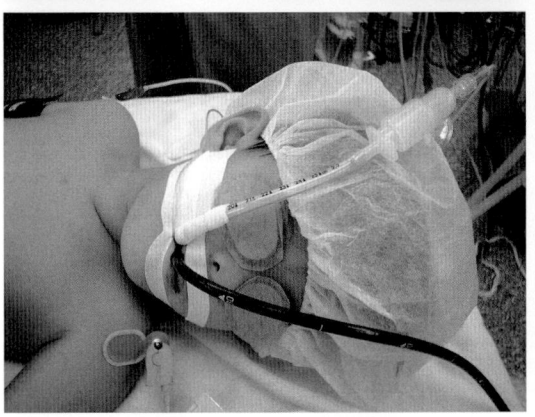

図 6-16　気管チューブ固定例

を制限するべきではない．また，学童期以降の比較的大きな児では，ミダゾラムのかわりにプロポフォールを使用している[6]．

われわれは硬膜外麻酔は患児体重が 15 kg 以上，完全ヘパリン化をしない，側開胸アプローチの条件を満たし，早期抜管が期待される場合にのみ併用する．つまり年長児以降の PDA 手術が主に対象となる．

左右シャント疾患ではシャント流量は欠損孔の大きさと欠損孔を挟む部位の圧較差あるいは肺体血管抵抗比によって規定される．大きな欠損孔がある場合には，肺血管抵抗減少あるいは体血管抵抗増加により肺血流過多となり，心不全を助長する．これを防ぐ目的で CPB 確立までは FIO_2 を低く保ち，過換気を避けてむしろ低換気気味にし，必要があれば PEEP をかける．われわれは大きな VSD などでは，SpO_2 が低下しない限り room air で換気している．

2）CPB 中

部分 CPB が開始されたら換気量を減らし，完全 CPB となったら換気を中止し，気道に低圧をかけるこ

とで肺の虚脱を防止する．CPB 開始に伴う希釈，CPB 回路への吸着により，フェンタニルおよびミダゾラムの血中濃度は低下する[7]ため，CPB 開始時に追加投与する．CPB 時間が長く浅麻酔による灌流圧上昇が疑われる場合や復温時に脳波活動の活発化が認められる場合にも追加投与する．

3）CPB 離脱以降

充分な復温を確認したら，カテコラミン投与を開始する．われわれは直腸温 35.0℃を目安として，ドパミン≧5 μg/kg/min を第一選択としている．心不全の強い例ではドブタミン≧5 μg/kg/min やエピネフリン≧0.1 μg/kg/min を併用する．新生児や左室容量の小さい場合にはイソプロテレノール≧0.01 μg/kg/min を使用する．血管拡張薬としてはニトログリセリンやホスホジエステラーゼⅢ阻害薬などを使用するが，いずれにしても手術内容，病態などを考慮した薬剤選択が重要である．

心拍再開前には経心房中隔左房ベント挿入部や心尖部から左心系の空気抜きを行うが，この時期，呼吸再開，自己心拍出量増加に伴い，肺静脈内に潜んでいた空気が左心系へと排出されてくる．TEE で残存空気の充分な監視を行い，心腔内での貯留に注意する．右 Valsalva 洞は好発貯留部位の 1 つであり，右冠動脈空気塞栓はしばしば起こりうる．虚血性心電図変化の他，ブロックを認めることがある．TEE で右冠動脈領域の壁運動低下，心筋エコー輝度上昇を認める[8]．通常は一過性であり，冠灌流圧を高めに維持しながら循環補助することで問題なく改善する（肺静脈からの気泡排出を認める時期に，大動脈基部の心筋保護カニューレ挿入部から空気抜き目的でベンティングが成されるが，TEE により下行大動脈に飛散する気泡が確認されることから，著者はこの方法単独での気泡型空気に対する空気抜き効果には限界があると感じている）．

CPB 停止後，血行動態が安定していること，外科的出血がコントロールされていることを確認した後，プロタミンを投与する．プロタミン投与に伴うショック，血圧低下とともに PH 患児では PH crisis 発生にも注意を要する[9]．PH crisis のリスクのある児では，まず充分な麻酔深度を保ち，気管内吸引などの刺激にも注意を要する．CPB 前とは対照的に F_{IO_2} を上げ過換気味にし，気道内圧を上げない呼吸管理とし，CPB 離脱に先立ってニトログリセリン 1〜3 μg/kg/min，プロスタグランジン E_1 0.03〜0.1 μg/kg/min やホスホジエステラーゼⅢ阻害薬（ミルリノン 0.5 μg/kg/min など）の投与を開始しておく（肺高血圧症に対するプロスタグランジン E_1 の使用は保険適用外であるが，臨床的に有効である）．実際に起きてしまった場合には，100％酸素で用手的に過換気とする．これらの血管拡張薬の他に，NO 吸入が即効性があり有用である[10]．

近年，CPB 回路の低容量化により，より低体重児でも無輸血手術が可能となってきた．その適応については，許容される最低ヘモグロビンおよびヘマトクリット値などを含めて明確な基準がないのが現状である．現在，われわれの施設で行っている無輸血手術症例の最低体重は 5〜6 kg 程度である．高度な貧血状態で CPB を離脱することになり，利尿薬により大量の尿流出が起こるため hypovolemic，hyperdynamic な循環になりやすい．末梢への酸素供給の観点から hyperdynamic な循環はむしろ好ましく，積極的なペーシングやカテコラミン補助を行う．CPB 回路内の血液を返血バッグに回収するまでの血管内容量負荷・早期貧血改善の目的に，あらかじめ CPB 血を 50 ml シリンジに数本充填してもらい手元に置いておく．また，比較的体重の大きい左右シャントのある児で CPB 前に希釈式自己血採血を行う際には，貧血に伴う肺血流量増加に注意を払う必要がある．

集中治療室 intensive care unit（ICU）への移送時には心電図，観血的動脈圧，SpO_2 を監視する．この時期，尿流出による hypovolemia に対して容量負荷できる血液製剤や輸液を確保しておくこと，体温保持につとめることなどに注意する．必要があればミダゾラムなどで鎮静する．

d．ライン

末梢静脈路は急速な容量負荷に耐えうるものを 1 本確保する．再手術などでは 2 本確保し，開胸時の無名静脈損傷あるいはテーピングを考慮して左手を避ける．回路の接続時には気泡混入防止に細心の注意を払う．点滴セットは 100 ml の定量筒を使用し，乳児では 20〜30 ml ずつ追加する．新生児ではシリンジポンプを使用し微量注入することもあるが，点滴漏れがあっても注入されてしまうので，刺入部が直視できる状況で使用することが望ましい．体重 20 kg 以上の児では成人用点滴セットを使用する．

観血的動脈圧ラインは左上肢を第一選択としている．CoA，IAA，PDA では右上肢に留置し，大動脈の再

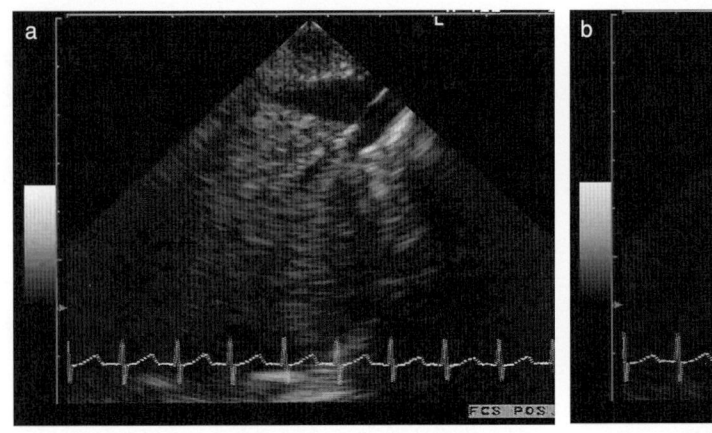

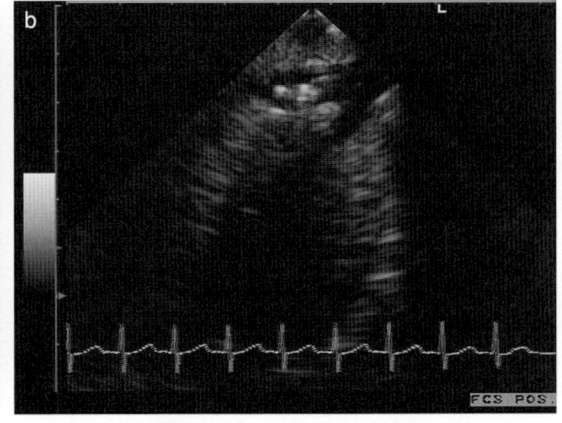

A．cannula 先端が hepatic vein 内に留置　　B．TEE ガイド下に IVC 内に再挿入

図 6-17　TEE による IVC cannula 位置確認

建をする CoA, IAA では遮断中の末梢側の圧モニターおよび再建後の圧較差評価のため下肢にも留置する．

中心静脈カテーテルは右内頚静脈を第一選択とし，トリプルルーメンカテーテルを挿入する．われわれはカテコラミンと血管拡張薬は別々の lumen から投与し，中心静脈圧 central venous pressure（CVP）は proximal lumen でモニタリングしている．また左上大静脈遺残 persistent left superior vena cava（PLSVC）がある場合には左外頚静脈にカニューレを留置して PLSVC 圧の参考値としている．

e．モニタリング

心電図，パルスオキシメトリ（SpO_2 および脈波），麻酔ガスモニター〔FIO_2，呼気終末二酸化炭素（$ETCO_2$）および麻酔ガス濃度〕，非観血的血圧，観血的動脈圧，CVP，体温（直腸温および食道温），尿量および TEE をモニタリングする．

左室肥大や冠動脈に術操作が及ぶなど心筋虚血のリスクがある場合には四肢誘導の他に胸部誘導（V_5）も装着する．パルスオキシメトリは脈波を表示できるものを使用し，支配動脈が処理されることなく常に血流が維持される部位に装着する．末梢循環不全により脈波が検出不能となることもまれでなく，プローベは 2 カ所につけておく．特に大動脈再建を行う CoA, IAA や PDA では，上下肢に別個に装着することで灌流状況の把握や処理する血管の同定に役立つ．$ETCO_2$ 値は必ず血液ガス分析の結果と比較して，換気の目安とする．CoA, IAA では下肢にも動脈ラインを留置するが，多くは新生児期の手術となるため，われわれの施設では術者が清潔野から大腿動脈に留置している．上大静脈からの脱血不良は頭蓋内圧亢進，脳灌流圧低下をきたし，不可逆的な脳障害を起こしうるため，これを早期に検出する目的で上大静脈での CVP モニターは意義が高い[11]．下大静脈への脱血カニューレ挿入はほとんどの児で TEE により適正位置の確認ができる（図 6-17）ため，われわれの施設では Fontan 手術以外は下大静脈での CVP はモニターしない．CVP は心膜吊り上げやカニュレーションによっても上昇する．CPB 離脱時には CVP を容量負荷の指標とするため，変動分を加味しなければならず，たとえわずかな上昇であっても把握しておく必要がある．TEE では心機能，つまり弁機能，心室充満および心室収縮が術中リアルタイムに評価できる．CPB 前には術前診断を再評価するが，このとき新たな異常を診断し，手術方針の変更や追加手術が必要になることもあり[12]注意を要する．CPB 後には，手術が適切であったか評価し，必要があれば再修復を決定する．具体的にはシャントが遺残していないか，狭窄が解除されたかあるいは弁機能が改善したかなどを評価する．PH crisis のリスクが高い症例では肺動脈圧をモニタリングする．われわれの施設では清潔野から外科医が大腿静脈よりアプローチし肺動脈にカテーテルを留置している．

4．各論

代表的な非チアノーゼ性心疾患として VSD, ASD, PDA, AVSD, CoA, IAA, AS を取り上げて，血行動

態・麻酔管理の特徴について簡単に記す．

a．心室中隔欠損症（VSD：ventricular septal defect）

1）解剖

VSD の部位による分類には，Kirklin 分類，Soto 分類，女子医大心研分類などがあるが，ここでは漏斗部欠損（Ⅰ），膜様部欠損（Ⅱ），心内膜床型欠損（Ⅲ），筋性部欠損（Ⅳ）に分ける Kirklin 分類に従う（図 6-18）．頻度としてはⅡ型が最も多く，Ⅰ型は東洋人に多いとされ，本邦における剖検例での検討ではⅡ型に次いで多い[13]．

2）病態

VSD の病態は左右シャントによる肺血流量増加に伴う左心系容量負荷である．シャント量は欠損孔が大きい場合には肺体血管抵抗比に，小さい場合には体血管抵抗の変動に依存する．Ⅰ型では大動脈弁右冠尖が逸脱し右室側へ引っ張られることにより大動脈弁閉鎖不全や Valsalva 洞破裂が生じうる．

3）手術

手術適応は体重増加不良などの臨床症状，肺高血圧症合併，肺体血流比および大動脈冠尖逸脱などの血行動態をもとに決定される．手術はⅡ型，Ⅲ型は右房，Ⅰ型は肺動脈および右房経由のアプローチでパッチを使用した欠損孔閉鎖が行われる．パッチ閉鎖に伴い，Ⅱ型，Ⅲ型では三尖弁中隔尖の可動性低下による三尖弁閉鎖不全，Ⅰ型では大動脈弁閉鎖不全や右室流出路狭窄が起こりうる．

4）麻酔

心不全の強い児では吸入麻酔薬を使用しない．肺血管抵抗低下，体血管抵抗増加を避け，肺血流量を増加させない．CPB 後，中等度以上の PH 合併患児では PH crisis 防止策を講じる．TEE で遺残シャントの有無とともに三尖弁閉鎖不全，大動脈弁閉鎖不全の悪化あるいは新たな出現や右室流出路狭窄になっていないことを確認する[14]．房室結節近傍に術操作が及ぶ場合，房室ブロックが起こる可能性を念頭に置く．

b．心房中隔欠損症（ASD：atrial septal defect）

1）解剖

欠損孔が中心部に位置する二次孔欠損が最も多い．静脈洞欠損では部分肺静脈還流異常を合併することが多く，術中に TEE で気づくこともある．

2）病態

ASD の病態は右心系の容量負荷であるが，通常は小児期に右室機能低下や左室容量減少をきたすことはない．

3）手術

欠損孔が大きい場合や部分肺静脈還流異常合併がある場合を除いて直接縫合閉鎖が成される．

4）麻酔

心停止時間は短く，CPB 後のカテコラミン補助もほとんど必要としない．しかし，左室容量の小さい症例では術後左室容量負荷増大に伴い心不全をきたす可能性があり，心拍出量維持のためにカテコラミンやペーシングを必要とする場合もある．早期覚醒・早期抜管を考慮する．われわれはフェンタニル使用量を 10〜15 μg/kg 程度にとどめ，多くの症例は手術室で抜管している．

c．動脈管開存症（PDA：patent ductus arteriosus）

1）病態

PDA の病態は収縮期，拡張期を通した大動脈から肺動脈へのシャントに伴う肺動脈血流量増大，左心系容量負荷である．大動脈拡張期圧は低下し，脈圧は大きくなる．太い PDA では乳児期早期に心不全をきたし早急に手術が成されるが，中等度以下の太さでは心不全を生じない．

2）手術

側臥位で開胸下に結紮または切離がなされるが，最

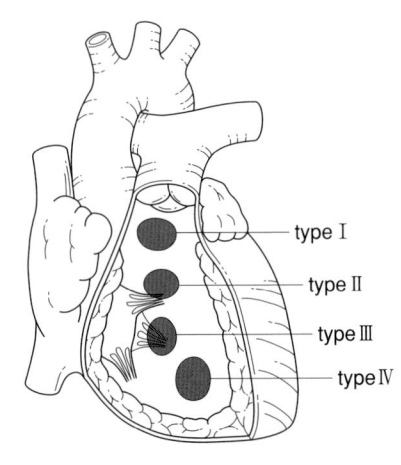

図 6-18　VSD の Kirklin 分類

近では胸腔鏡下手術やカテーテルによるコイル塞栓術も行われる．

3）麻酔

結紮時には拡張期血圧上昇と下肢での脈波検出を確認する．TEE で主肺動脈内のシャント血流消失，下行大動脈血流パターンを観察する．通常，出血は少ないが，大血管を損傷すると一瞬に大量出血が起こりうるので，血液の準備は怠らない．新生児では肺圧迫に伴い換気不全，肺内出血などが起こることがあり注意を要する．また術後に反回神経麻痺，横隔神経麻痺がまれに起こる．

d．房室中隔欠損症（AVSD：atrioventricular septal defect）

1）解剖

房室弁の形態から共通房室弁型と二房室弁型に分類され，一般的に前者は大小 VSD を伴い，Down 症に合併する心疾患として頻度が高い．後者は VSD を伴わないものが多く，左側房室弁に cleft がある．

2）病態

二房室弁型では ASD と同様で肺動脈血流増加と右室容量負荷であり，これに cleft による左側房室弁閉鎖不全が進行すると肺うっ血が認められるようになる．共通房室弁型では心房・心室レベルでの左右シャントと房室弁閉鎖不全が起こり，乳児期より心不全，PH を呈する．

3）手術

二房室弁型では一次孔欠損パッチ閉鎖と cleft 修復，共通房室弁型では一次孔欠損および VSD のパッチ閉鎖と房室弁の分離および形成が行われる．

4）麻酔

共通房室弁型では中等量〜大量のフェンタニルを使用する．CPB 後は PH，房室弁機能不全（特に左側房室弁逆流），ブロックが問題になるため，血管拡張薬などの PH 対策を必ず行う．TEE では遺残シャント有無の他に房室弁機能（閉鎖不全および狭窄）評価が特に重要である．

e．大動脈縮窄症（CoA：coarctation of aorta）

1）解剖

大動脈峡部下端つまり動脈管接続部に起こる後壁の突出による限局性の狭窄であり，通常は大動脈峡部の低形成を合併する．70％に心奇形を合併し，その多くは PH を伴う VSD である（大動脈縮窄複合）．

2）病態

PDA 開存，合併心奇形に依存する．左室後負荷増大に加え，大動脈縮窄複合では肺血流量増加による左心系への容量負荷，PH による右室圧負荷をきたす．PDA 閉鎖が起これば下半身への血流が著しく低下し，いわゆる ductal shock を呈する．

3）手術

端々吻合，鎖骨下動脈フラップ，パッチ形成などにより CoA を解除する．大動脈縮窄複合では一期的に開心根治術を行う場合と二期的にまず CoA 解除と肺動脈絞扼術を行う場合がある．

4）麻酔

高度な心不全症例は大量フェンタニル麻酔とし，プロスタグランジン投与は CoA 解除まで続行する．遮断中に注意すべきことは上半身の高血圧，アシドーシス，脊髄虚血である．血管拡張薬は側副血行による血液供給低下の可能性を考慮し，慎重に使用すべきである．遮断中は軽度低体温として，過換気を避け $PaCO_2$ を正常範囲に維持する．縮窄遠位の動脈圧が低い場合には（1 歳以上では 45 mmHg 以上に維持），一時的なシャント造設や左心バイパスが考慮される[15]．

f．大動脈離断症（IAA：interruption of aortic arch）

1）解剖

離断部位により左鎖骨下動脈遠位部，左総頚動脈-左鎖骨下動脈間，腕頭動脈-左総頚動脈間で離断しているものを，それぞれ A 型，B 型，C 型と分類する（図 6-19）．99％以上に心内奇形を合併し，その大半は VSD である．円錐部中隔の malalignment により左室流出路〜上行大動脈の低形成を合併することがある．

2）病態

大動脈縮窄複合と同様の血行動態を示す．

3）手術

合併奇形などを考慮して一期的根治術もしくは二期的手術（まず大動脈弓再建と肺動脈絞扼術）を行う．

g．大動脈弁狭窄症（AS：aortic stenosis）

1）解剖

狭窄部位により大動脈弁下狭窄，弁性狭窄，弁上狭窄に分類される．

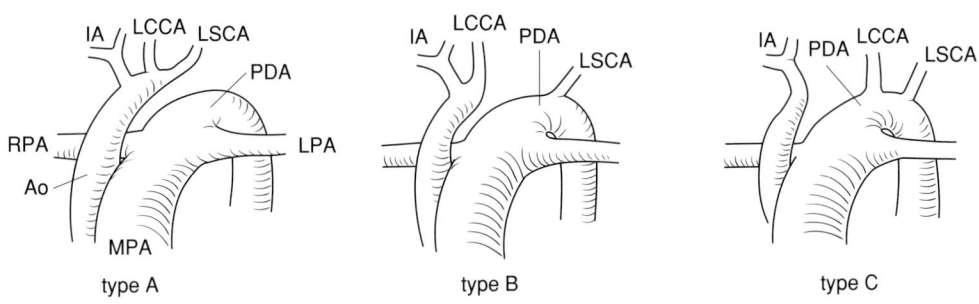

type A　　　　　　　　type B　　　　　　　　type C

IA：innominatel artery, LCCA：left common carotid artery, LSCA：left subclaviar artery,
Ao：aorta, MPA：main pulmonary artery, RPA：right pulmonary artery,
LPA：left pulmonary artery, PDA：patent ductus arteriosus

図 6-19　大動脈離断症 interruption of aortic arch（IAA）の分類

2）病態
左室圧負荷により求心性肥大をきたす．相対的な冠血流低下のため心内膜下虚血をきたす．新生児・乳児期に発症する重症 AS では後負荷増大に心筋肥大が追従できずに心不全を呈する．

3）手術
弁下狭窄では狭窄切除や心室中隔を開き拡大する Konno 法，弁性狭窄では交連切開術，弁置換や Ross 手術，弁上狭窄では主にパッチ拡大が施行される．

4）麻酔
重症 AS では大量フェンタニル麻酔とし，小児期以降の収縮性が正常に維持されている場合にはセボフルランなどの吸入麻酔薬を併用する．交連切開術は短時間で終わるが，Ross 手術や Konno 手術では CPB 時間は長くなり，強力なカテコラミン補助を必要とすることもある．左室肥大の著明な児では，肥大心筋の灌流圧維持は重要であり，ノルエピネフリン投与を必要とする場合もある．TEE では心室壁運動，心室充満を監視し，左室前負荷および収縮性の指標とする他，狭窄解除や新たな大動脈弁閉鎖不全の出現などを評価する．

■文献
1) 羽鳥文麿. 2. 非チアノーゼ性心疾患の麻酔管理. 臨床麻酔 1997; 21: 1205-11.
2) Ferrari LR, Rooney FM, Rockoff MA. Preoperative fasting practice in pediatrics. Anesthesiology 1999; 90: 978-80.
3) Stevenson JG. Incidence of complications in pediatric transesophageal echocardiography: experience in 1650 cases. J Am Soc Echocardiogr 1999; 12: 527-32.
4) Hickey PR, Wessel DL, Reich DL. Chp 21 Anesthesia for treatment of congenital heart disease. In: Caplan JA, editor. Cardiac anesthesia. Philadelphia: WB Saunders Co; 1993. p.681-757.
5) 森田　潔, 竹内　護, 多賀直行. 小児心臓麻酔と肺循環管理—PH crisis. 臨床麻酔 1997; 21: 1196-204.
6) Braithwaite P, Dowson S, Entress A. Propofol and fentanyl infusions for cardiac surgery in children. J Cardiothoracic Anesth 1990; 4 (Suppl): 126.
7) Gedney JA, Ghosh S. Pharmacokinetics of analgesics, sedatives and anaesthetic agents during cardiopulmonary bypass. Br J Anaesth 1995; 75: 344-51.
8) Orihashi K. Chp 13 Detection of air. In: Omoto R, Oka Y, editors. Transesophageal echocardiography. Tokyo: Shindan-to-chiryosha; 2000. p.225-31.
9) Horrow JC. Protamine: a review of its toxicity. Anesth Analg 1985; 64: 348-61.
10) Ralley FE. The use of nitric oxide for managing catastrophic pulmonary vasoconstriction arising from protamine administration. Anesth Analg 1999; 88: 505-7.
11) Ploechl W, Cook DJ, Orszulak TA, et al. Intracranial pressure and venous cannulation for cardiopulmonary bypass. Anesth Analg 1999; 88: 329-31.
12) Greely WJ. Chp 6 Pediatric echocardiography. In: Lake CL, editor. Pediatric cardiac anesthesia. East Norwalk: Appleton & Lange; 1993. p.49-66.
13) 門間和夫. 心室中隔欠損. 高尾篤良, 門間和夫, 中澤誠, 中西敏雄, 編. 臨床発達心臓病学. 東京: 中外医学社; 1997. p.434-42.
14) Valdes-Cruz LM, Cayre RO. Chp 10 Ventricular septal defects. In: Valdes-Cruz LM, Cayre RO, editors. Echocardiographic diagnosis of congenital heart disease. Philadelphia: Lippincott-Raven; 1999. p.199-213.
15) Rosen DA, Rosen KR. Chp 20 Anomalies of the aortic arch and valve. In: Lake CL, editor. Pediatric cardiac anesthesia. East Norwalk: Appleton & Lange; 1993. p.347-74.

［黒川　智］

C. 先天性心疾患

2. チアノーゼ疾患

1. チアノーゼ性先天性心疾患の生理学

　チアノーゼを伴う先天性心疾患はその血行動態から，低肺血流型と高肺血流型の2群に大きく分けられる[1]．低肺血流型は Fallot 四徴症 tetralogy of Fallot（TOF）や肺動脈狭窄 pulmonary stenosis（PS）あるいは閉鎖 pulmonary atresia（PA）を伴う単心室症 single ventricle（SV）にみられるように肺血流の減少，あるいは同時に右左短絡が存在するために動脈血の酸素飽和度の低下をきたす疾患である．この型は短絡による心不全を伴わないのが通常である．高肺血流型は，完全大血管転位症 transposition of great arteries（TGA），両大血管右室起始症 double-outlet right ventricle（DORV）などにみられるように，高肺血流にもかかわらず肺静脈血が体血流に交わらない平行循環や，右左短絡のためにチアノーゼと心不全を生じるものである．チアノーゼ性先天性心疾患をみたときに，その疾患が心不全を起こしやすいかどうか，また肺血流はどうなっているか，チアノーゼのメカニズムはどうなっているかといった観点からまとめたものを表6-17に示す[2]．これらの疾患を治療体系によって分類すると，血行動態的に根治ではない姑息術と，血行動態を正常化する根治術に大別される．根治術は左室と右室を用いて修復する両心室修復群と，心室を体心室としてのみ用いる単心室修復（右心バイパス術）群に分けられる．麻酔管理的には，この分類に人工心肺 cardiopulmonary bypass（CPB）を用いる開心術かどうかという分類も加わるので，まず術前回診（前投薬を含む），術中モニター，麻酔法，開心術におけるCPB中の管理，術後管理などの一般的な解説を実際に即して行い，その後おもな疾患に適応される術式の注意点を述べる．

2. 術前回診（前投薬を含む）

　チアノーゼ性の心疾患であっても，術前の診察は小児の一般的な必要事項に立脚して行う．すなわち小児麻酔科医は，こどもと友達になることから仕事が始まるということを銘記し，麻酔科医は手術室用の着物と帽子で術前回診を行い[3]，患児と仲良くなることを心がけ，患児の信頼を勝ち取るよう努める．チアノーゼ性の心疾患では新生児期の手術も多いが，2から3年にわたる多期的な手術も多く，精神の庇護を心がけた患児の診察は重要である．医学記録のチェックでは，現病歴，家族歴，麻酔歴，心肺疾患歴，挿管歴（気道の変形などに注意）を調べ，胸部X線写真をよく観察しておく．検査では血液一般，尿所見，肝機能，感染症などをチェックし異常があれば主治医と相談の上，予定手術は延期する．緊急手術では，所見異常に伴う

表6-17 チアノーゼを呈する先天性心疾患のメカニズム（文献2を一部改変）

疾患名	心不全	肺血流	メカニズム
Fallot 四徴症		減少	右左短絡
肺動脈狭窄症	起こす	減少	流路閉塞，右左短絡
肺動脈閉鎖症		減少	必須の右左短絡
三尖弁閉鎖症		減少	必須の右左短絡
大血管転位症		不変	平行循環
DORV＋PS	起こす	不変，減少	動静脈血混合
総動脈幹症	起こす	増加	動静脈血混合
総肺静脈還流異常症	起こす	増加	動静脈血混合
単心房または単心室症	起こす	増加	動静脈血混合
HLHS	起こす	増加	右左短絡，動静脈血混合

DORV：両大血管右室起始症，PS：肺動脈狭窄症，HLHS：左心低形成症候群

表 6-18 小児の前投薬（福岡市立こども病院麻酔科）

注腸：塩酸ケタミン（筋注用ケタラール 50®）………	0.1 mL/kg（5 mg/kg, 最大 2 mL まで）
ミダゾラム（ドルミカム®）…………………	0.1 mL/kg（0.5 mg/kg, 最大 2 mL まで）

この 2 剤を手術室搬入 30 分前に病棟にて注腸投与．
または 20％抱水クロラール ……………… 0.3 mL/kg 搬入 30 分前に病棟にて注腸投与．

内服：エスタゾラム（ユーロジン®）………………	0.1 mg/kg（最大 4 mg まで）2 時間前
ニトラゼパム（ベンザリン散®）………………	0.3 mg/kg（最大 10 mg まで）2 時間前
5％抱水クロラールシロップ ………………	1.0 mL/kg（最大 10 mL まで）1 時間前
トリクロホスナトリウム（トリクロリールシロップ®）………	1.2 mL/kg（最大 20 mL まで）1 時間前

いずれか 1 剤を手術室搬入の上記のタイミングで病棟にて経口投与．

ベラドンナ剤（アトロピン，スコポラミン）の筋注は使用しない．扁桃肥大やアデノイドなどの気道閉塞をもつ患児では，その程度に応じて前投薬の量を控えめにする．

リスクの増加を家族，主治医に充分説明し，麻酔を行う．心疾患患児では特に現在の投薬内容（強心薬，利尿薬，抗凝固薬，プロプラノロールなどのβブロッカー等）に注意し，続行または中止の指示を確実に行う．βブロッカー，抗凝固薬などの投与を受けている患者では状態が安定していれば術前 1 週間前に中止すべきであるが，状態が不安定であれば手術当日まで服用させる．診察を確実に行い，急性感染症は手術延期（例えば咳・鼻汁，発熱，胸部ラ音が揃えば手術延期）とする．挿管困難を伴う特殊な症候群（Pierre Robin 症候群，Treacher-Collins 症候群など）を見落とさないようにする．点滴確保や動脈確保に難渋した場合，頭部の剃髪や皮膚切開による確保もありうることを術前に説明し，保護者の了解を得ておく．

人見知りの始まる 6 カ月以降は前投薬が必要であり，空腹による術前の啼泣が激しいと考えられる児では，6 カ月以前でも投与する．ミダゾラムの経口投与[4]もすすめられているが，我々は体重 20 kg を一つの境として考え，表 6-18 に示すように体重 20 kg（または 6 歳）未満は注腸投与，それ以上は内服投与（この基準より大きな児でも，確実な効果を期待する場合は注腸の方がよい）としている．

3．術中モニター

心電図（ECG），パルスオキシメータ（SpO_2），麻酔ガスモニター（呼気終末二酸化炭素分圧測定を含む），非観血自動血圧計，体温（食道，直腸，足などの末梢），食道聴診器，中心静脈圧 central venous pressure（CVP），直接観血動脈圧，脳波記録，可能であれば経食道心エコーなど．CVP，動脈圧は，確保した部位（CVP では右または左の内頚静脈，鎖骨下静脈，大腿静脈など，動脈圧では右または左の橈骨動脈，後脛骨動脈，浅側頭動脈など），使用したカテーテルや針のゲージ数，挿入長，穿刺や切開の別，および施行者名を麻酔記録用紙に記録しておくと，次回の手術や同様な症例の手術時に大いに参考になる．

4．麻酔法[5]

導入は術前から静脈路が確保されている症例以外は亜酸化窒素-酸素-セボフルラン[6]（GOS）の緩徐導入で行い，静脈路の確保後，筋弛緩薬（パンクロニウム 0.1 mg/kg など）を静注し挿管する．術中の加湿は人工鼻を用いて行う．静脈路は末梢から 2 本と CVP を確保する．CVP は内頚静脈や鎖骨下静脈を選択する場合は，左上大静脈の有無のチェックが必要である．Glenn 手術や Fontan 手術では大腿静脈 femoral vein（FV）からの CVP も追加して確保する．輸液は輸液量が直感的にわかるようにボトルから直接ではなく 100 mL の定量筒を使いる．輸液の内容と定量筒にあらかじめ満たしておく量，および CVP や動脈ラインのサイズならびに穿刺部位については，前日に担当麻酔科医が手術室担当看護師に連絡しておくと，手術当日スムーズに麻酔が開始できる．GOS 緩徐導入後，麻薬（フェンタニル 20〜30 μg/kg など）の持続点滴を行い，患児の状態をみながら GOS＋麻薬のバランス麻酔に移行する．非開心術では手術終了までこの麻酔を維持し，出血には膠質液や血液製剤の投与，末梢 SpO_2 の変化には吸入酸素濃度を変化させて対応し，必要に応じて CVP からドパミン（5 μg/kg/min から），イソプロテレノール（0.02 μg/kg/min から），エピネフリン（0.02 μg/

kg/min から）などのカテコラミンやニトログリセリン（TNG 2～3 μg/kg/min から），クロルプロマジン（CPZ 0.5 mg/kg/hr から）などの血管拡張薬を持続静注にて投与する．手術終了後，ECG，直接動脈圧，SpO_2 を移送用モニターに付け替え，バッグ人工呼吸下に患児を集中治療部 intensive care unit（ICU）へ移送する．体格の大きい児では移送時の鎮静として，プロポフォールを用いてもよい．

5．人工心肺（CPB）中の管理

開心術では，主麻酔薬としてフェンタニル 20～40 μg/kg（当日抜管症例では 30 μg/kg まで）を用いる．手術開始後 CPB までは GOS＋麻薬のバランス麻酔で維持する．血圧の低下や SpO_2 の低下が起これば，GOS を空気または純酸素とする．カニュレーション直前は，空気栓塞の可能性もあるので亜酸化窒素は中止する．完全 CPB 中は 5 cmH_2O の圧を気道内にかけ続ける．手術台の傾きは，大動脈遮断解除時は頭低位とし，空気塞栓の危険性が高いときは一時的に総頸動脈を圧迫し左心系の微小気泡が脳へ流入するのを防ぐようにするが，適当な時期に水平に戻す．血圧の上昇や脳波活動の亢進など浅麻酔の兆候が現れれば，プロポフォール[7]や鎮静薬などを使用して麻酔を維持する．

6．術後管理

ICU 退室まで担当麻酔科医は心臓外科の主治医と共同で患者管理を行う．血液ガスを採血し，吸入酸素濃度（FIO_2），呼吸回数などの調節，電解質の補正を行う．ICU における術後呼吸管理は，患児の年齢に応じて人工呼吸器を選択する．人工呼吸器は，新生児はゼクリスト，乳児から体重 30 kg 未満はニューポートを使用している．通常の ICU 一泊入院では，不整脈・大量のカテコラミン使用・無気肺などのない，状態の良い患者（TOF 根治術など，Glenn 手術や Fontan 手術などの右心バイパス手術では特に）では，ICU 入室後 3 時間くらいを目標に換気量が充分あることを確認後，術当日抜管を行う．当日抜管では加温加湿器を使用せず，術中使用した人工鼻を ICU でも使用する．それ以外の患者（肺高血圧症例などの状態の悪い患者）では翌日以降に抜管を行う．チアノーゼ性心疾患の姑息術後の症例（肺動脈絞扼術など）では，動脈血酸素分圧（PaO_2）が低いからといって FIO_2 をいたずらに高く保つようなことはせず，PaO_2 が 30～40 torr 台となるように FIO_2 を調節する．長期人工呼吸となった症例では，人工呼吸回数を 4～5/分までウィーニング後，抜管する．術後も肺高血圧症が改善されなかった症例では，肺血管抵抗減少を目的として，抜管後も高濃度酸素や一酸化窒素 nitric oxide（NO）を 2～3 ppm で鼻カニューレを用いて投与する[8]．

7．チアノーゼ性心疾患に用いられる代表的な術式[9]

各術式の実際的なシェーマなどは，安井らの手術書[10]など各種成書を参考にするとより理解が得られやすい．

a．姑息術
1）Blalock-Taussig シャント（BT シャント）

肺血流の増加により動脈血酸素飽和度の上昇を目的とするとともに，肺動脈や左心系の発育を促す体動脈-肺動脈シャント手術．手術前にプロスタグランジン製剤の投与や，バルーン心房中隔欠損作成術（BAS）が行われていることが多い．適応疾患としては TOF, PS, PA, 三尖弁閉鎖症，TGA（PS をもつもの），DORV, 総動脈幹症，SV などがあり，体動脈-肺動脈シャント手術の代表的な術式である．鎖骨下動脈を用いる原法は，シャント血管の発育により長期開存が期待できることであるが，根治術までの低酸素の改善と肺血管の発育を主眼とする現在では，人工血管を用いた変法が行われることが多い．変法では鎖骨下動脈または腕頭動脈の側面に人工血管を縫合し，これを同側の肺動脈に端側吻合する．いずれの方法にしても，心内操作を行う術式（主に根治術）よりも侵襲は少ないので，心臓の直接圧迫以外手術による心機能低下をきたすことは少ない．しかし，緊急的に行われることも多く，この術式を行う疾患はもともと状態が悪く，術中は側臥位によって換気が障害されやすく，またシャント血管と肺動脈の吻合時は肺動脈を一時的に遮断する必要があり，低酸素症が高度となり呼吸性・代謝性アシドーシスが進行しやすい．パルスオキシメータによる酸素化の監視と，呼気終末二酸化炭素分圧測定により適正な換気を保つ．モニターとしては ECG, SpO_2, 呼気終末二酸化炭素分圧（$ETCO_2$）測定，直接動脈圧，CVP, 体温，尿量などが必要である．麻酔は気管挿管全身麻酔で，GOS＋フェンタニルで総計 20 μg/kg 程度用いるが，状態が悪ければ減量する．

2）肺動脈絞扼術　pulmonary artery banding（PAB）

肺血流量の著明な増加による心不全状態の症例（大きな心室中隔欠損，総動脈幹症，TGA，DORV，SV など）に対して，肺血流を減少させ，左心負荷の軽減および肺血管閉塞性病変（すなわち肺高血圧症）の進行予防を目的とする．肋間開胸または胸骨正中切開で，肺動脈本幹を剝離し，その周囲にテープを回し固定する．モニターは BT シャントと同様に行う．肺動脈絞扼の効果判定に影響しないように，F_{IO_2}はできるだけ一定に保つ．この術式は長期的には肺血管閉塞性病変の進行を予防し，患児の状態を好転させるものであるが，短期的には低酸素症は増大するなど状態は悪化しやすく，カテコラミン投与の時期などの判断が重要である．左心低形成症候群 hypoplastic left heart syndrome（HLHS）には従来次項の Norwood 手術が第 1 段階の手術として行われてきたが，近年，状態の悪い新生児には両側肺動脈の絞扼術のみを行い（すなわち CPB を使用しない），1～2 カ月後に Norwood 手術と両方向性 Glenn 手術を併せて行うことにより，新生児期の術前状態の悪い HLHS 症例においても救命率を向上させる試みがなされている．

3）Norwood 手術

HLHS に対する第 1 段階の開心姑息術．HLHS は高肺血流型であることが多い．術前，この高肺血流によって心不全の進行がみられる症例では，低酸素と高 CO_2 環境が心不全を軽減するという報告[11]もあるので，ヘッドボックスの中に窒素を流し吸入気酸素濃度を 19％台程度に低く保ち，かつ少し CO_2 を溜め気味で管理すると状態も安定する（図 6-20）．この手術における問題点としては新生児であること，ライン確保（特に動脈）の制限などがあげられる．動脈は上半身に確保しなければならないが，通常使用される橈骨動脈では脳内の灌流の指標とならない．そこで動脈ラインは送血ラインの圧を直接受けず，かつ左総頸動脈を含む大動脈弓部を鉗子で閉塞したときにも Willis 動脈輪を介して脳内動脈圧を反映する左浅側頭動脈に確保する．Norwood 手術は，CPB 中の循環停止下での手術[12]や，術直後 ICU において肺血管抵抗と体血管抵抗のバランスを取るために吸入気酸素濃度の細かい調節が必要であるとされていたが，近年，体外循環法の工夫により腕頭動脈と横隔膜直上からの下行大動脈送血によって循環停止を全く用いずに行えるようになったこと，および自己組織のみによる大動脈再建と右室-肺動脈間の心外導管による肺血流路再建などにより，かなり術後管理しやすくなっている[1]．しかし本法は通常胸骨は開放して皮膚のみ縫合していることが多く，2～3 日後に状態の安定を待って二期的な胸骨閉鎖術を行う必要がある．そこでこの間は，深鎮静（フェン

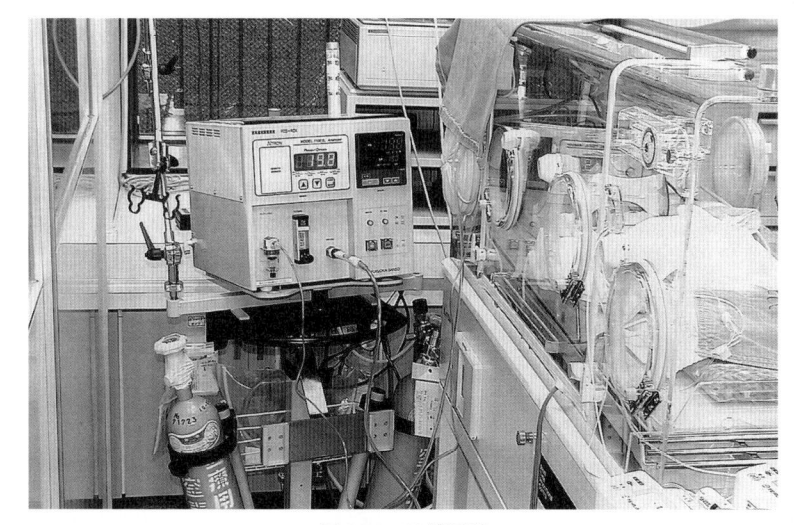

図 6-20　N_2流量計
左心低形成症候群（HLHS）において，術前の患児を低酸素環境（酸素濃度 19％台程度）において管理する場合，保育器内をこの装置を用いて設定の酸素濃度になるように N_2 流量を制御する．

タニル 4 μg/kg/h＋ベクロニウム 0.08 mg/kg/h で持続静注）下に NO 吸入回路を組み込んだ人工呼吸を行い，二期的胸骨閉鎖後に，腎機能などの改善を待って 7〜10 日後に人工呼吸器からの離脱を行う（参考：通常 HLHS に対しては，第 1 段階として Norwood 手術を，第 2 段階として 2〜3 カ月後に両方向性 Glenn 手術を，第 3 段階として 1 歳前後に Fontan 型手術を行って血流的には根治となる）．

b．根治術
1）両心室修復術
a）Fallot 四徴症（TOF）根治：TOF は低肺血流型の典型である．麻酔管理上の問題点としては，導入時や手術操作によるスペル様発作があげられる．前投薬が必要な年齢では舌根沈下せず，かつ興奮しない程度のどちらかといえばヘビーな投薬を行う．導入は GOS の緩徐導入で行い，挿管する．モニターは ECG, SpO$_2$, 麻酔ガスモニター（ETCO$_2$ を含む），非観血自動血圧計，体温，直接観血血圧計（動脈圧，中心静脈ラインなどを接続）などを用いる．麻酔維持は GOS＋麻薬を使用．麻薬の使用量は，フェンタニル 20〜40 μg/kg（当日抜管症例では 30 μg/kg まで）である．血圧の低下と SpO$_2$ の低下（いわゆるスペル様発作）が起これば，呼吸は純酸素で過換気とし，5％アルブミン液などの急速投与で容量負荷を行い，フェニレフリン（1 回量 2〜3 μg/kg の反復投与）などで末梢抵抗を増加させ，血圧上昇と肺血流増加を図る．これでも回復しないときは術野から大動脈を軽くつまんで肺血流を増加させるか，CPB にすぐ移行する準備を行う．すなわちスペル様発作の予防は，肺血管抵抗を上げない，体血管抵抗を下げないことである．CPB 開始までは吸入麻酔薬でなくケタミンの持続静注を行うと血圧低下が少ないという報告[13]もあるが，我々は用いていない．CPB 後は純酸素で換気し，必要に応じて中心静脈ライン（CVP）からドパミン（5 μg/kg/min から）などのカテコラミンやニトログリセリン（TNG 1〜2 μg/kg/min）などの血管拡張薬を持続静注する．ICU における術後呼吸管理は，患児の年齢に応じて人工呼吸器を選択する．状態の良い患者では，ICU 入室後 3 時間くらいを目標に術当日抜管[7]を行う．

b）Jatene 手術（TGA に対する動脈スイッチ手術）：TGA は本来平行循環に分類されるが，実際は高肺血流型が多い．この手術における問題点としては，大部分が新生児症例であるので静脈，動脈ラインなどの確保が困難であること，移植した冠動脈のねじれや縫合線が長くかつ縫合した血管の裏側が確認しにくいための出血などがある．出血量減少を目的として我々は，アプロチニン[14]（CPB 前に 2 万単位/kg を持続静注，CPB 充填液中に 2 万単位/kg, CPB 後に 1 万単位/kg を持続静注する）を使用している．麻酔の導入，維持は TOF 根治術の管理と同様になされるが，新生児期の Jatene 手術では，術後 ICU で肺高血圧発作（PH クリーゼ）を防止するため，1〜2 日間の深鎮静（前出，Norwood 手術）下の人工呼吸を行い，状態が安定してから人工呼吸器からの離脱を行う．

c）総肺静脈還流異常症（TAPVD）根治：TAPVD では高肺血流型が多い．麻酔管理は新生児が多いことから，Jatene 手術と共通したところが多い．この手術における問題点としては術前の肺うっ血があげられる[9]．新生児期に手術されることが多く，また術前の状態悪化を防ぐために心臓カテーテル検査がなされていないことが多いので，TAPVD 以外の解剖学的異常の可能性を考えておく必要がある．出血量減少を目的として，TAPVD 根治術でも，Jatene 手術の項で示したプロトコールでアプロチニンを使用している．新生児期の TAPVD 根治術では，術後の PH クリーゼを予防するため，Norwood 手術の項で示したプロトコールで深鎮静下の人工呼吸を ICU にて行い，状態が安定してから人工呼吸器からの離脱を行う．

2）右心バイパス術（両方向性 Glenn 手術，Fontan 型手術）
この手術の対象疾患（PA，三尖弁閉鎖症，SV，HLHS など）は高肺血流型が多い．麻酔管理の基本は，TOF 根治術の管理と共通するところが多い．問題点としては，この術式の患者は Jatene 手術や TAPVD 根治術よりも年齢が高く体重も増えているが，頻回手術であることが多く，静脈，動脈ラインおよび CVP の挿入部位の選択に苦労することが多い．術前回診時に各種ラインの確保予定部位をよく観察しておく．右心バイパス手術では CVP は上大静脈と下大静脈からの 2 本必要である．CPB 離脱時から麻酔回路に組み込んだ接続部から，肺動脈圧を低下させる[8]目的で NO を 20 ppm で吸入を開始し，状態を観察しなら 10 ppm, 5 ppm と下げていく[15]．TNG（1〜2 μg/kg/min）の持続投与もあわせて行い，ICU で抜管まで人工呼吸器の回路に組み込んだ NO の吸入を行う．術後の人工呼吸は肺への静

脈血還流を妨げるので，循環動態が安定していればなるべく早く（ICU 入室後 3 時間くらいを目標）気管チューブを抜去する．抜管後も鼻カニューレで NO を 2〜3 ppm で吸入させる．

■文献
1) 塩川祐一，安井久喬．9 チアノーゼを伴う小児の先天性心疾患．篠山重威，矢崎義雄，編．循環器疾患最新の治療 2002-2003．東京：南江堂；2002．p.236-40．
2) Rung GW, Samuelson PN, Myers JL, et al. Anesthetic management for patients with congenital heart disease. In: Hensley FA, Martin DE, editors. The practice of cardiac anesthesia. Boston: Little Brown and Company; 1990. p.386-440.
3) Krane EJ, Davis PJ, Smith RM. Preoperative preparation. In: Motoyama EK, Davis PJ, editors. Smith's Anesthesia for Infants and Children. 6th ed. Mosby: St. Louis; 1995: p.213-28.
4) Levine M, Hartley EJ, Macpherson BA, et al. Oral midazolam premedication for children with congenital cyanotic heart disease undergoing cardiac surgery: a comparative study. Can J Anaesth 1993; 40: 934-8.
5) Steward DJ（宮坂勝之，山下正夫，訳）．心臓外科手術および心臓内科領域の麻酔．小児麻酔マニュアル．改訂 4 版．東京：克誠堂出版；1997．p.303-51．
6) Russell IA, Hance WCM, Gregory G, et al. The safety and efficacy of sevoflurane anesthesia in infants and children with congenital heart disease. Anesth Analg 2001; 92: 1152-8.
7) Cray SH, Holtby HM, Kartha VM, et al. Early tracheal extubation after paediatric cardiac surgery: the use of propofol to supplement low-dose opioid anaesthesia. Paed Anaesth 2001; 11: 465-71.
8) Kadosaki M, Kawamura T, Oyama K, et al. Usefulness of nitric oxide treatment for pulmonary hypertensive infants during cardiac anesthesia. Anesthesiology 2002; 96: 835-40.
9) 髙木　治．チアノーゼ性心疾患手術の麻酔．In: 奥村福一郎，編．心臓・血管麻酔ハンドブック．東京：南江堂；1992．p.124-49．
10) 各論．In: 安井久喬，監修．先天性心疾患手術書．東京：メジカルビュー社；2003．p.21-229．
11) Tabbutt S, Ramamoorthy C, Montenegro LM, et al. Impact of inspired gas mixtures on preoperative infants with hypoplastic left heart syndrome during controlled ventilation. Circulation 2001; 104 (12 Suppl 1): 1159-64.
12) Drinkwater DC Jr, Aharon AS, Quisling SV, et al. Modified Norwood operation for hypoplastic left heart syndrome. Ann Thorac Surg 2001; 72: 2081-6.
13) Tugrul M, Camci E, Pembeci K, et al. Ketamine infusion versus isoflurane for the maintenance of anesthesia in the prebypass period in children with tetralogy of Fallot. J Cardiothorac Vasc Anesth 2000; 14: 557-61.
14) Dietrich W, Barankay A, Hahnel C, et al. High-dose aprotinin in cardiac surgery; three years' experience in 1,784 patients. J Cardiothorac Vasc Anesth 1992; 6: 324-7.
15) Gamillscheg A, Zobel G, Urlesberger B, et al. Inhaled nitric oxide in patients with critical pulmonary perfusion after Fontan-type procedures and bidirectional Glenn anastomosis. J Thorac Cardiovasc Surg 1997; 114: 867-8.

［秦　恒彦］

D. 特殊な心疾患

1. 肥大型心筋症（HCM）

1. HCM（hypertrophic cardiomyopahy）の概念と病態

HCMは，高血圧や心臓弁膜症といった明らかな原疾患がないのにもかかわらず心室の壁が肥厚し，左心室内腔が狭くなる病態である．βミオシン重鎖，心筋トロポニンT，ミオシン結合蛋白Cを中心とした遺伝子の変異が原因となることが知られており[1]，小児から高齢者まであらゆる年齢層で発症しうる．心筋壁の肥厚のパターンにより対称性肥厚と非対称性肥厚に分けられるが，多くは非対称性肥厚である．非対称性肥厚は心室中隔肥厚，心室中部閉塞性肥大型心筋症および心尖部肥厚型心筋症に分類される[2]．左室流出路狭窄の有無により，閉塞性肥大型心筋症（hypertrophic obstructive cardiomyopathy：HOCM あるいは idiopathic hypertrophic subaortic stenosis：IHSS）と非閉塞性肥大型心筋症とに分類することもできる．左室流出路の主たる閉塞部位は大動脈弁下のレベルで（図6-21），心室中隔中部レベルで認められる場合もある[2]．麻酔管理上特に注意を要するのはこの左室流出路の狭窄を呈するHOCMであるが，HCMに占める割合はそれほど多くはない．一部のHOCMは，左室流出路狭窄が消滅し，拡張型心筋症へ移行する．また突然死の原因となる頻脈性不整脈の予防と治療も臨床的に重要なポイントといえる．

2. 診断

a. 心エコー（図6-22）

診断には心エコーが有用であるが，所見としては左室壁の肥厚（正常値：＜12 mm）と壁運動の亢進，心室内腔の狭小化である．壁の肥厚が心尖部肥厚型心筋症のように分節的である場合もある．左室自由壁よりも心室中隔の肥厚が著明な場合が多く，心室中隔/左心室後壁＞1.3の心室中隔の肥厚は非対称性心室中隔肥厚とされる．

HOCMでは，左室腔の狭小化とともに収縮期前方運動 systolic anterior movement（SAM）とよばれる動きを示し，収縮期に肥大化した中隔に僧帽弁の前尖が接触し，僧帽弁逆流を生じる（図6-21）．大動脈弁の収縮期中期半閉鎖 mid-systolic semiclosure といった所見も認められる．

b. 心臓カテーテル検査

HCMでは，心室のコンプライアンス低下により，左室拡張終期圧は上昇しているが，心拍出量は正常に保たれていることが多い．左室造影では狭小化した左室内腔を認め，壁運動は正常かむしろ亢進している．HOCMでは流出路狭窄のため，左室の心尖部寄りの部位と流出路寄りの部位とに収縮期圧較差（＞20 mmHg）を生じ，カテーテルの引き抜きにより確認で

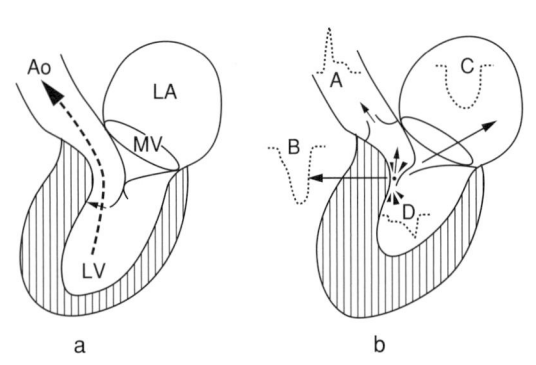

図6-21 HOCM（subaortic type）における左室流出路狭窄と僧帽弁閉鎖不全をきたす機序[10]

a．心室収縮早期．左室の流出路が左室側の心室中隔の肥厚によって狭窄している．さらに乳頭筋の肥大と前方への変位により僧帽弁腱索が弛緩し，僧帽弁が前方に変位している．弁尖は延長しており，前尖は先端ではなく中よりの部分で後尖と接触する．

b．僧帽弁前尖の心室中隔への接触．大動脈への駆出によるVenturi効果で僧帽弁の閉鎖部位は前上方へ引き寄せられ（systolic anterior movement：SAM），これによって大動脈弁下狭窄と僧帽弁逆流をきたす．

Ao：大動脈，LV：左室，MV：僧帽弁，LA：左房
A〜D：それぞれの部位におけるドプラ血流速度．
A：大動脈，B：僧帽弁と中隔の接触部位，C：左房，D：左室．
Aの大動脈血流の急速な減衰に対し，Dの左室腔内の血流速度のピークは遅れる．

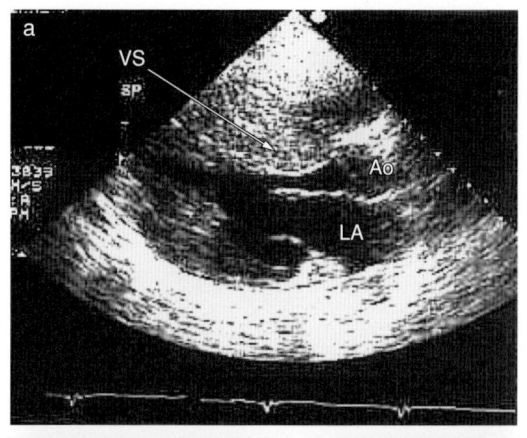

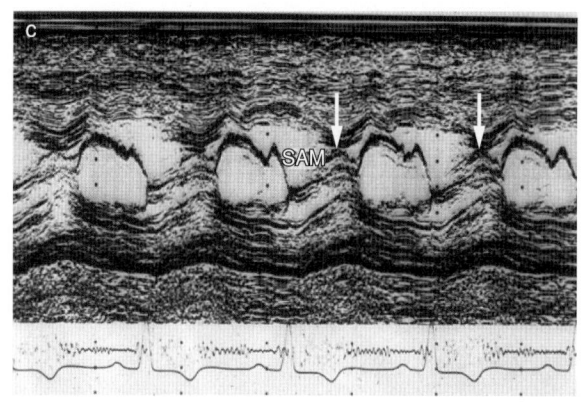

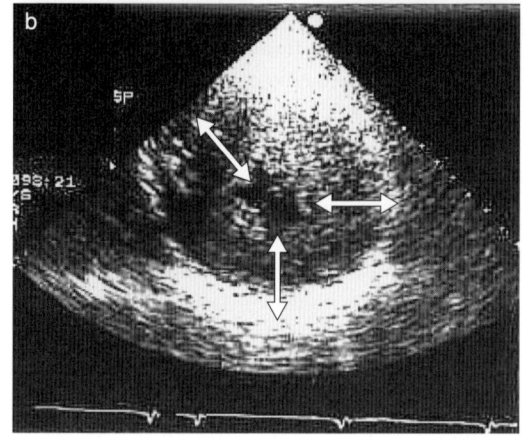

図 6-22 HCM の心エコー
a．中隔の著明な肥大（非対称性心室中隔肥厚）
　VS：心室中隔，Ao：大動脈，LA：左房
b．心尖部に近いレベルの短軸像：求心性肥大に近い著しい心肥大
c．僧帽弁の systolic anterior movement（↓SAM）：（M-mode）

きる．安静時に圧較差が認められない場合でも，イソプロテレノールやドブタミンを負荷すると，圧較差を認めることができる．

c．心筋シンチグラフィ

虚血性心疾患との鑑別に用いられる．胸痛のような心筋虚血症状は心筋内の微小冠動脈の壁肥厚によることがあり，この場合冠動脈造影では検出できない．不整脈の精査には Holter 心電図検査が有用である．胸部誘導の巨大陰性 T 波は，心尖部肥厚型心筋症に認められ，虚血性心疾患との鑑別が必要になる．

3．麻酔上注意すべきリスクファクター

HCM の病態や程度は多彩であり，自覚症状もなく日常生活を送っているものが少なくない．常染色体優性遺伝であり，家族性発症をきたす場合がある．したがって病歴にて本症や突然死の家族歴を有する場合には精査しておく必要がある．HCM に合併する病態としては，1）心房細動（20～25％）と左房内血栓，2）心室頻拍発作，3）うっ血性心不全と心筋虚血である[3]．

軽症例も含めた HCM における麻酔管理の調査では，術前因子と周術期合併症との相関は証明されていない[4,5]．しかし突然死の危険因子として知られている，1）心停止の既往，2）家族歴に HCM に関連した突然死や若年死がある，3）心室頻拍の既往，4）失神発作の既往，5）運動時の血圧低下（50 歳以前で），6）思春期，若年成人での 30 mm 以上の肥厚を有する症例[6,7]，それ以外には心不全の既往を有する症例では注意が必要かもしれない．さらに不整脈の治療や抗凝固療法などの有無も把握しておく．HCM に対する内科的治療は陰性変力作用をきたす β 遮断薬，ベラパミルと抗不整脈薬であるプロカインアミド，アミオダロンが使用される場合が多い[2,8,9]．これらは手術当日まで内服を継続する．外科的ないし経皮的治療としては中隔心筋の外科的切除術や左冠動脈中隔枝からのアルコール注入による経皮的焼灼術などが行われる．心房

内血栓に対して施行される抗凝固療法は，アスピリンやパナルジンなどの抗血小板薬については1週間前より，ワルファリンについては3日前より中止する．これらは手術部位からの止血状態に応じて再開する．

4．麻酔管理

a．麻酔管理上の一般的注意事項

長時間手術，侵襲の大きい開胸・開腹手術は，周術期の心不全や不整脈などの心合併症の危険性が高くなることが知られている[4]．このような大きな手術やハイリスク症例については，動脈ライン，中心静脈ライン，必要に応じて肺動脈カテーテルや経食道心エコーを挿入して術中術後の綿密なモニタリングを行う．

麻酔管理で重要なことは，心筋収縮力を高めたり，頻脈をきたしたりしないようにすることである．左室後負荷および前負荷の低下も避ける．したがって，麻酔中にしばしば使用される薬剤の中では，麻酔薬としてケタミン，アトロピンをはじめとするベラドンナアルカロイド，亜硝酸剤などの血管拡張薬，陽性変力作用を有するカテコラミンとホスホジエステラーゼⅢ阻害薬の使用はなるべく避ける．また脱水やhypovolemiaも避けなければならない．

b．前投薬

アトロピンは禁忌である．普段内服しているβブロッカー，Ca^{2+}ブロッカーは手術当日も継続する．前投薬としての鎮静薬や鎮痛薬は，麻酔や手術の侵襲をふまえた上で，充分に施す．

c．麻酔導入と維持

麻酔導入時，特に気管挿管時のストレスは軽減する．フェンタニルなどのオピオイドを併用し，カテコラミンの放出を抑えて頻脈や心筋収縮力の増加をきたさないようにする．吸入麻酔薬は心筋収縮力を抑える点で問題はないが，イソフルランは左室後負荷の低下をきたし，頻脈をきたすので好ましくない．

全身麻酔と硬膜外麻酔や脊髄くも膜下麻酔などの局所麻酔を比較した場合，局所麻酔が予後や合併症の軽減の上で有利であるという証拠は得られていない[4]．脊髄くも膜下麻酔を控えるべきとの意見もあり[5]，前負荷や後負荷の急激な低下をきたしうる脊髄くも膜下麻酔や硬膜外麻酔では輸液負荷やα刺激薬などを用いて慎重に対応する必要がある．

■文献

1) Roberts R, Sigwart U. New concepts in hypertrophic cardiomyopathies, PartⅠ. Circulation 2001; 104: 2113-6.
2) Wigle ED. Cardiomyopathy: The diagnosis of hypertrophic cardiomyopathy. Heart 2001; 86: 709-14.
3) Maron BJ. Hypertrophic cardiomyopathy: a systematic review. JAMA 2002; 13; 287: 1308-20.
4) Haering JM, Comunale ME, Parker RA, et al. Cardiac risk of noncardiac surgery in patients with asymmetric septal hypertrophy. Anesthesiology. 1996; 85: 254-9.
5) Thompson RC, Liberthson RR, Lowenstein E. Perioperative anesthetic risk of noncardiac surgery in hypertrophic obstructive cardiomyopathy. JAMA 1985; 254: 2419-21.
6) Elliott PM, Poloniecki J, Dickie S, et al. Sudden death in hypertrophic cardiomyopathy: identification of high risk patients. J Am Coll Cardiol 2000; 36: 2212-8.
7) McKenna WJ, Behr ER. Hypertrophic cardiomyopathy: management, risk stratification, and prevention of sudden death. Heart 2002; 87: 169-76.
8) Roberts R, Sigwart U. New concepts in hypertrophic cardiomyopathies, PartⅡ. Circulation 2001; 104: 2249-52.
9) Spirito P, Seidman CE, McKenna WJ, et al. The management of hypertrophic cardiomyopathy. N Engl J Med 1997; 336: 775-85.
10) Wigle ED, Rakowski H, Kimball BP, et al. Hypertrophic Cardiomyopathy Clinical Spectrum and Treatment. Circulation 1995; 92: 1680-92.

［中沢弘一］

D. 特殊な心疾患

2. 心房細動（Af）

1. Af（atrial fibrillation）の病態

Afは，毎分300回以上の心房の律動であり，有効な心房の収縮が欠如する．その機序として，多数の電気的興奮が心房筋内で旋回するという多数波興奮旋回説やたとえば肺静脈などに由来する異所性刺激生成説が唱えられている[1]．心臓の収縮と拡張に連動した心房から心室への血液供給はなくなり，左室の拡張のみに依存する．さらに心房の興奮のごく一部が不規則に心室に伝わるために，心室の充満も心室からの駆出もまちまちとなり，頻脈や徐脈をきたすと，心拍出量が著明に減少する．心拍出量の低下は弁疾患，虚血性心疾患，心筋症などではさらに著しい．Afが臨床的に問題となるのは，左房内血栓形成とレートコントロール不良に陥った場合の心拍出量低下の2点である．左房内血栓は，脳梗塞や一過性脳虚血発作，下肢動脈閉塞をはじめとする種々の動脈血栓症の原因となる．頻脈は心筋虚血や低血圧，ときに左心不全による肺水腫をきたしうる．Afのリズムそのものは良性であり致命的なものではないが，付随する病態やこれらに対する治療はしばしば生命予後に影響を及ぼし[2]，麻酔管理にも大きく影響する．

2. Af患者の麻酔方針

頻脈をきたしうる精神的・肉体的ストレスを避けるか，軽減するように配慮する．気管挿管や手術侵襲といった侵襲によってカテコラミンの放出をきたさないよう充分な麻酔を確保する．左室駆出量を維持するには，拡張期を充分にとる必要があるが，実際には通常の脈拍数よりやや速めの90/分程度に保つ．脈拍数のコントロールに加えて，脱水や出血などに対応した適正な輸液管理を行うことが左室拡張を保つ上で重要である．

a. 術前評価（表6-19）
1）Afの危険因子の有無

Afは高齢者に多く，60歳を超える年代で頻度が増加し，75歳以上では12％にのぼる[3]．危険因子は，1）虚血性心疾患，2）甲状腺機能亢進，3）僧帽弁疾患，4）心房中隔欠損症，5）心筋症，6）肺炎などの感染である[4]．そのほか，慢性肺疾患，高血圧，WPW症候群，心外膜炎，急性アルコール中毒なども原因となる．これらの危険因子の存在とAfとの因果関係を明らかにし，術前にコントロールできれば理想的である．

表6-19 術前評価と検査

病歴	合併症：	虚血性心疾患，弁疾患，高血圧，甲状腺機能亢進症，心筋症，心房中隔欠損症，アルコール摂取，感染症
	症状：	呼吸困難（心不全），動悸，欠神発作，片麻痺 → 心機能の精査，左房内血栓の検索と治療
	家族歴：	突然死，若年死　→ WPW症候群，肥大型心筋症
治療	抗不整脈薬：	当日まで服用
	抗凝固薬，抗血小板薬：	アスピリン・チクロピジンは1週間前にワルファリンは2〜3日前に中止し，適宜ヘパリンを用いる．
検査	胸部X-P：	心肥大，左房肥大，肺うっ血
	心電図：	発作性Afに対してHolter心電図
	心エコー：	左室収縮能，左房径，左房内・左心耳内血栓，弁機能，心嚢液
	生化学：	血清カリウム・マグネシウム
	血液：	出血時間，プロトロンビン時間，活性化部分トロンボプラスチン時間，INR
	その他：	TSH，T3，T4，ジギタリス血中濃度

2）術前検査

心機能の低下を合併している場合には治療内容の把握のほか，心エコー，必要に応じて冠動脈造影や心筋シンチグラフィによる心機能や心筋虚血の評価を行う．弁疾患についてはその種類や程度により，輸液管理や循環系作動薬の使用法も大きく異なってくる．さらに，左心房内の血栓の探索や左心房の内径の計測も心エコーで行っておく．

3）治療内容の把握

Afに対する基本的治療方針は，①リズムコントロール（正常洞リズムに保つ），②レートコントロール（心拍数を適正に維持する），③抗凝固療法（抗血小板薬，抗凝固薬）の3つである．

①Afに伴う合併症を防止するためには，リズムコントロールが有効である．持続性Af，慢性Afに対してはClass IIIのアミオダロンやIcのピルジカイニドが使用される．リズムコントロールに成功していると思われる症例でも，自覚症状がなく発作性にAfを起こしているケースもある．これらの薬剤は当日も内服させる．アミオダロンは，間質性肺炎などの肺合併症を引き起こす場合があるので注意する．薬物療法以外の治療法として，カテーテルアブレーションや外科的治療（Maze手術）も行われる．

②レートコントロールとしては，ジギタリス，Ca^{2+}チャネルブロッカー，βブロッカーなどが使用される．ジギタリスは現在でもしばしば用いられており，慢性心不全を合併したAfの治療として有用である．しかし，Afの停止および発作性Afの予防に対して有効性は示されていない[5,6]．有効血中濃度の安全域が狭いので，かつては手術当日には中止するといわれていたが，術中に血清カリウム値に注意を払うことを前提に手術当日も内服させておいたほうがよい．その他の薬剤についても内服させておく．

③抗凝固療法として，抗血小板薬（アスピリン），抗凝固薬（ワルファリン）が使用される．75歳以下での脳梗塞発症リスクの少ない症例では抗血小板薬が，それ以上の高齢者や弁膜症などのハイリスク患者ではワルファリンが用いられる傾向にある．ワルファリンによる凝固能のコントロールはプロトロンビン時間のINR 2.0～3.0をおおよその目標にしている．抗凝固薬や抗血小板薬はいつから中止すべきかについて定説はないが，抗血小板薬は1週間前より，ワルファリンは3日前より中止し，必要に応じて，数時間前までヘパリンの持続投与を行う．術後の投与再開についても，手術部位とその止血状態を優先的に決めればよいと思われる．

b．前投薬

Afでは，硫酸アトロピンなどのベラドンナアルカロイドの使用を避ける．精神的・肉体的ストレスを軽減するために，必要充分な鎮静を図る．

c．麻酔法

1）モニター

心電図では，V誘導が最もf波を検出しやすく，次いでII，III誘導が検出しやすい．特に合併症がなく，侵襲の少ない手術では心電図のみ，開腹手術や開胸手術ではそれに加えて観血的動脈圧測定，出血の見込まれる症例や心不全の既往，Af以外の重篤な合併症のある症例ではさらに中心静脈圧測定を加える．心臓手術や弁疾患合併例など心機能低下例では肺動脈カテーテルや経食道心エコーを用いる．左房内とりわけ左心耳血栓の疑わしい症例でも，胸壁上からのアプローチよりも経食道心エコーで検出したほうが優れている．その他，電解質のコントロールやガス交換が適切に行われているかどうかも監視する．ジギタリス投与を受けている症例では，低カリウム血症をきたさないよう注意を払う．

2）麻酔法

麻酔薬として使用禁忌となるものはないが，ケタミンは好ましくない．パンクロニウムも比較的注意が必要かもしれない．吸入麻酔薬それ自体は洞結節の自動能の抑制，房室結節の不応期延長，房室伝導抑制などの作用を有し，抗不整脈効果があるといえる[4]．重要なことは手術侵襲による交感神経の緊張を高めないよう，適切な麻酔深度を保つことである．心拍数をコントロールするには吸入麻酔薬単独よりは硬膜外麻酔などの局所麻酔やオピオイドを併用したほうが好ましい．しかし，硬膜外麻酔や脊髄くも膜下麻酔は仮に術前に抗凝固療法を中止していても，臨床的な出血傾向や凝固異常を認める場合には施行しない．硬膜外麻酔を施行する場合には硬膜外腔への局所麻酔薬の投与は持続で緩徐に開始する．硬膜外麻酔や脊髄くも膜下麻

酔で急激に血圧を低下させたり，出血，脱水をきたしたりすると，循環虚脱を招くので適切な輸液管理を行い，必要に応じて，フェニレフリン，メトキサミンなどのα刺激薬を併用する．

3．麻酔中に発症したAfの治療

麻酔や手術をきっかけにAfを発症する場合も多く，開胸・開心術，痛み・発熱・低酸素血症・出血・脱水に伴う交感神経の緊張，低カリウム血症・低マグネシウム血症といった電解質異常，電気ショック療法などが誘引となる．そのうち可能なものについては治療の前にまず補正しておく．マグネシウムには伝導時間や心房・房室結節の不応期を遅延させる作用があるが，心房性不整脈に対する効果については一定の見解が得られていない[7]．しかしAfを発症した場合，測定可能であれば注目しておくべきパラメータであり，補正の余地があるなら試みる価値がある．

a．リズムコントロール

麻酔中に発症したAfはできればリズムを正常化したい．Afは時間経過とともに電気的リモデリングが進行し，リズムコントロールが困難になる[8]．発作性のAfは一過性である場合も多く，麻酔中の場合，原因を除去することで治癒することもある．しかし，電気的除細動や薬剤による除細動を早めに考慮することも，除細動成功と合併症予防の決め手になるので状況に応じた判断が必要である．

1）電気的除細動

急性あるいは発作性のAfで，発症48時間以内では電気的除細動が適応である．特に，虚血心や心筋症，大動脈弁狭窄症，僧帽弁狭窄症などで心機能の低下した症例では即効性のある電気的除細動が第一選択である[4,9]．ただしジギタリス中毒例では難治性の心室性不整脈を誘発するので禁忌である．さらにAf発症から48時間以上経過し，血栓形成が明らかな症例やその可能性のある症例においても，血栓を遊離し，塞栓を起こすので禁忌である．体外式除細動の場合，200J以上のエネルギーでQRSに同期させて施行するが，最近使用できるようになったbiphasic waveの除細動器はそれ以下のエネルギーでも有効である[10]．非同期で施行すると，心室細動を起こすので注意が必要である．除細動に成功しても，心房筋は機能しない場合があり，4週間程度の抗凝固療法を考慮しなくてはならないの

で専門医に相談すべきである．

患者に意識がある場合は，プロポフォール（1～2 mg/kg）やチアミラール（3～5 mg/kg）で就眠させ，呼吸補助を行いながら除細動する．電気的除細動の効果は70ないし90％であるが，発症間もないほど，除細動の成功率が高く，明らかな原因を除去しておかないと再発する．3年以上の慢性例，左房肥大（たとえば左房径＞60 mm）では成功率は低くなるといわれている[9]．

2）静注薬による除細動（表6-20）

発作性のAfで最も有効なものは，Icのピルジカイニド（サンリズム®），フレカイニド（タンボコール®）であり，ついでClass Iaのプロカインアミド（アミサリン®），ジソピラミド（リスモダン®）である．IIIのアミオダロン，イブチリドなども海外では用いられているが，本邦に注射薬はない．Ia，Icでは循環抑制や伝導障害に注意が必要である．しかしこれらの薬物による治療効果は必ずしも確実なものではない．除細動によるリズムコントロールが困難な場合には，レートコントロールに専念する．抗不整脈薬による除細動においても，左房内血栓の遊離の可能性はあるので注意が必要である．

b．レートコントロール

頸動脈洞マッサージは上室性頻脈と異なり効果がない．薬物によるレートコントロールとしては，表6-21にあげるような薬剤が用いられる．ジギタリスは作用発現までに時間（1時間以上）かかることが欠点であり，心不全を合併している場合に限ったほうがよい．最近はIaやIc以外に，IIのエスモロール（ブレビブロック®）や塩酸ランジオロール（オノアクト®）といった即効性を有し，短時間作用型のβブロッカーの注射薬が使用できるようになった．後者は，比較的血圧低下が少ないといわれており期待できる．

最近，Afに対する治療としてリズムコントロールとレートコントロールの比較対照試験が行われ（AFFIRM study），適切な抗凝固療法を行えばレートコントロールでも必ずしも予後は悪くないことが示された[2]．リズムコントロールが困難な症例では，副作用の強い抗不整脈薬を使用するよりはレートコントロールに専念し，術後早期に抗凝固療法を図ることが重要であるということかもしれない．

表 6-20 麻酔中に発症した心房細動に対するリズムコントロールに使用される薬剤（Vaughan Williams 分類による）

Class ならびに作用	薬剤	用量（用法）	注意・副作用
Ia Na チャネル抑制 活動電位持続時間延長	プロカインアミド（アミサリン®）	100 mg を 2 分かけて 5 分ごとに必要に応じて 1,000 mg まで	血圧低下
	ジソピラミド（リスモダン®）	2 mg/kg を 5 分かけて最大 150 mg まで	伝導障害，心筋抑制，抗コリン作用
	シベンゾリン（シベノール®）	1.5 mg/kg を 5 分かけて静注	心室性不整脈，ショック
Ic Na チャネル抑制 活動電位持続時間不変	フレカイニド（タンボコール®）	2 mg/kg を 10〜30 分で最大 150 mg	不整脈，心筋抑制
	ピルジカイニド（サンリズム®）	0.75 ないし 1 mg/kg を 10 分で	心室性不整脈
III 持続活動電位延長	アミオダロン（アンカロン®）	国内では経口のみ	間質性肺炎や肺線維症などの呼吸器障害，torsade de pointes など催不整脈作用，肝障害

表 6-21 心房細動のレートコントロールに使用される薬剤（Vaughan Williams 分類による）

Class ならびに作用	薬剤	用量	注意・副作用・特徴
II β受容体ブロッカー	エスモロール	1 mg/kg を 30 秒間	心機能低下例，低血圧，気管支喘息では注意
	塩酸ランジオロール	0.125 mg/kg/min を 1 分，その後 0.01 から 0.04 mg/kg/min	同上
IV Ca^{2+} チャネルブロッカー	ベラパミル（ワソラン®）	2.5〜5 mg を 2〜3 分で	WPW 症候群では禁忌，心筋抑制に注意
	ジルチアゼム（ヘルベッサー®）	0.25 mg/kg を 2 分で	
その他 強心配糖体	ジゴキシン	0.25 mg，効果がなければ 4〜6 時間おきに 0.25 mg（最大 1 mg）	WPW 症候群では禁忌

■文献

1) Trohman RG. Supraventricular tachycardia: implications for the intensivist. Crit Care Med 2000; 28: N129-35.
2) Atrial Fibrillation Follow-up Investigation of Rhythm Management (AFFIRM) Investigators. A comparison of rate control and rhythm control in patients with atrial fibrillation. N Engl J Med 2002; 347: 1825-33.
3) Nattel S, Hadjis T, Talajic M. The treatment of atrial fibrillation: an evaluation of drug therapy, electoerical modalities and therapeutic consideration. Drug 1994; 48: 345-71.
4) Nathanson MH, Gajraj NM. The peri-operative management of atrial fibrillation. Anaesthesia 1998; 53: 665-76.
5) Falk RH, Knowlton AA, Bernard SA, et al. Digoxin for converting recent-onset atrial fibrillation to sinus rhythm: a randomized, double-blinded trial. Ann Intern Med 1987; 106: 503-6.
6) Rawles JM, Metcalfe MJ, Jennings K. Time of occurrence, duration, and ventricular rate of paroxysmal atrial fibrillation: the effect of digoxin. Br Heart J 1990; 63: 225-7.
7) Chung MK. Cardiac surgery: postoperative arrhyth-

mias. Crit Care Med 2000; 28: N136-44.
8) Fuster V, Ryden LE, Asinger RW, et al. ACC/AHA/ESC guidelines for the management of patients with atrial fibrillation. J Am Coll Cardiol 2001; 38: 1231-65.
9) Van Gelder IC, Tuinenburg AE, Schoonderwoerd BS, et al. Pharmacologic versus direct-current electrical cardioversion of atrial flutter and fibrillation. Am J Cardiol 1999; 84: 147R-51.
10) Mittal S, Ayati S, Stein KM, et al. Transthoracic cardioversion of atrial fibrillation: comparison of rectilinear biphasic versus damped sine wave monophasic shocks. Circulation 2000; 101: 1282-7.

［中沢弘一］

D. 特殊な心疾患

3. Wolff-Parkinson-White（WPW）症候群

1．概念

正常の心臓では心室と心房との間には筋層が介在しておらず線維輪で隔離され，房室結節から His 束への特殊心筋のみが正規の伝導路として機能している．心房と心室を結合する心筋組織としては他に Kent 束，James 束，Mahaim 線維などが知られているが（図 6-23），これらはいずれも胎児期の遺残組織で早期興奮症候群の原因として知られ，正規の房室伝導系とリエントリー回路を形成して上室性頻脈をきたしうる．Kent 束は心房と心室を結合する心筋線維であり，正規の房室伝導系をバイパスする（房室副伝導路）．James 束は，房室結節の一部または全部をバイパスする（結節内副伝導路）．Mahaim 線維は房室結節あるいは His 束・脚枝から固有心筋に入る副伝導路である（結節心室副伝導路あるいは束枝心室副伝導路）[1]．WPW 症候群はこのうち Kent 束を副伝導路とするもので，発作性上室性頻拍（PSVT）と発作性心房細動/粗動（PAF）を引き起こす原因となる．とりわけ PAF は副伝導路を介した心房からの多くの刺激を心室に伝導することになり，心室頻拍や心室細動への移行の危険性があるため危険である．WPW 症候群の頻度は 0.1 ないし 0.3％程度で[2]，成人のみならず小児にも認められる．

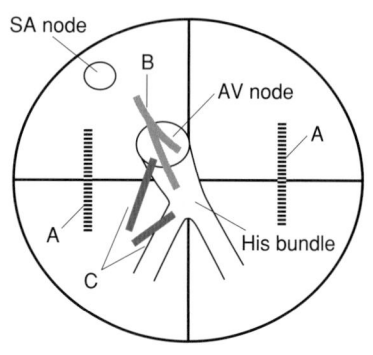

図 6-23 伝導路の部位
A：Kent 束（房室副伝導路），B：James 線維（結節内副伝導路），C：Mahaim 線維（結節・心室副伝導路，束枝・心室副伝導路）

2．心電図所見とその機序

典型的な WPW 症候群（A 型）の心電図所見の特徴は，A) デルタ波の出現，B) PR 間隔の短縮（＜0.12 秒），C) QRS 間隔の延長（＞0.12 秒）であり，しばしば ST-T 変化を伴う（図 6-24）．

デルタ波は，正常の房室伝導系（田原結節-His 束系）の興奮と副伝導路である Kent 束を通った興奮の癒合したものである．正常の刺激伝導系を通る興奮は，左

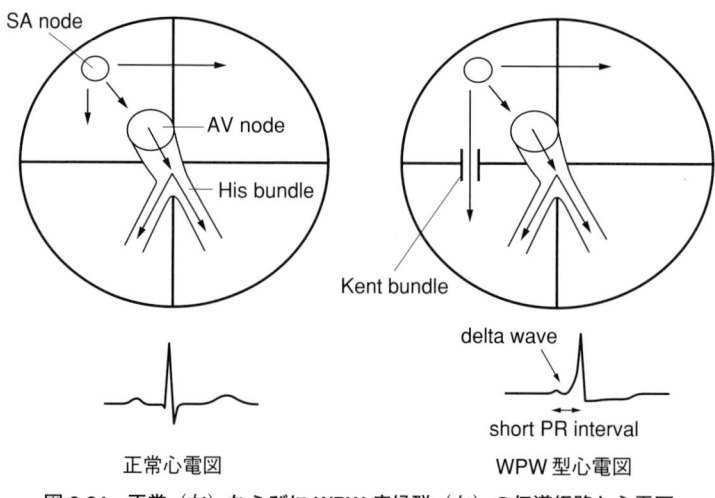

図 6-24 正常（左）ならびに WPW 症候群（右）の伝導経路と心電図

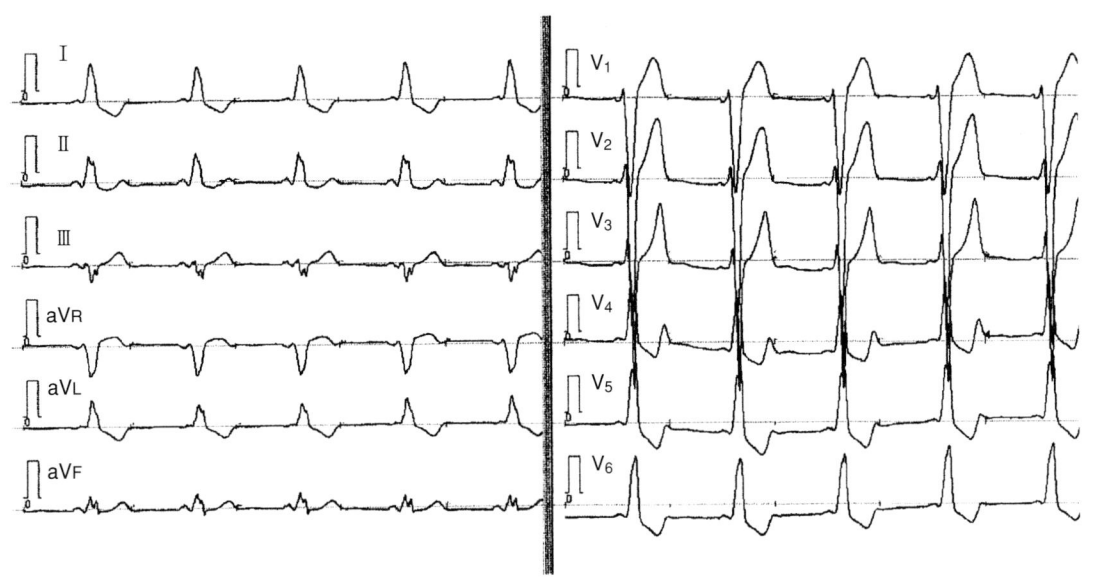

図 6-25 B 型 WPW 症候群の 12 誘導心電図
V_1 誘導にて rS パターンを示す.

右心室にほぼ同時に伝わり，QRS 間隔は狭い（0.05〜0.10 秒）．しかし WPW 症候群の場合は副伝導路を介する一部の心室筋が早期興奮する一方で，正常房室伝導系を介する心室筋の興奮はそれに遅れる．したがって早期に興奮する部分と合わせると心室興奮時間は長くなる（QRS の延長）．実際には Kent 束は左右の自由壁や心中隔部などに存在し，その部位によって心電図波形も異なってくる．たとえば A 型 WPW 症候群では左室後基部に副伝導路があり，V_1〜V_2 で高い R 波を示し，右室側壁に副伝導路が存在する B 型では，左室の興奮が右室の興奮に遅れるので，V_1 誘導で rS パターンを示し，左脚ブロックを示す（図 6-25）．

また Kent 束は順行性伝導，逆行性伝導のいずれの機能ももちうるが，どちらか一方の機能しかもたない場合もある．WPW 型心電図が薬物やさまざまな操作により正常心電図に変化する場合があるが，副伝導路の不応期が長い場合には，正常房室伝導系のみが機能し心電図は正常化する．心電図波形が正常になったり，WPW 型化したりする症例は間欠的 WPW 症候群とよばれている．Kent 束が心房→心室への順行性伝導を伝えず，心室→心房のみの逆行性興奮を伝える場合にも心電図は正常であり，電気生理学的検査を行わないと副伝導路を検出できない．このタイプは潜在型 WPW 症候群とよばれ，間欠型とともに上室性頻脈をきたす原因となる．

3．麻酔管理

a．術前評価と管理

WPW 症候群が PAF や PSVT といった頻脈性不整脈を発症すると失神や突然死につながる危険性があるが，実際には WPW 症候群の多くは無症候性であり，たまたま心電図検査でみつかるケースが多い．無症候性の場合，特に治療を行う必要はない．Ebstein 心奇形，僧帽弁逸脱症などの心疾患で合併する場合がある．術前評価では，1) 病歴（頻脈発作の有無とその治療），2) 心電図（あるいは電気生理学検査）所見を把握しておく．頻脈発作の治療としては，Vaughan-Williams 分類の I a，I c といった抗不整脈薬が主であるが，欠神発作を有する症例や副伝導路の不応期の短い症例に対してはカテーテルアブレーションにより，副伝導路の遮断を行い[3]，術前に根治しておくことが必要である．麻酔管理のポイントは，安定した麻酔を提供すること，術中に生じた頻脈発作に対していかに対処することがポイントであろう．

b．前投薬

普段使用している抗不整脈薬は当日も内服させておく．

表 6-22 WPW の頻脈性不整脈に使用される薬剤と使用を注意すべき薬剤（太字）

薬剤	適応	副作用
ジソピラミド	PSVT, Af	・催不整脈 ・伝導障害
プロカインアミド	PSVT, Af	・伝導障害 ・低血圧
シベンゾリン	PSVT, Af	・心室性不整脈, ショック ・徐脈
アデノシン	PSVT に対して **PAFには禁忌**	・心室興奮 ・PAF を誘発
ジゴキシン	PAF では禁忌	・副伝導路の順行性伝導を促進し, VF を誘発
ベラパミル	PAF では禁忌 PSVT では注意	・副伝導路の順行性伝導を促進し, VF を誘発
リドカイン	WPW 症候群の頻脈性不整脈に誤投与しない	・副伝導路の不応期を短縮し, 伝導を促進する可能性

硫酸アトロピンは房室結節の伝導を促進し，頻脈をもたらす．房室伝導の促進は必ずしも WPW 症候群における頻脈発作の機序とは異なるが，あえて使用しない．

c．頻脈発作の治療

麻酔中に起こった発作の評価と治療について概説する．

1）PSVT 発作の機序と治療

WPW 症候群における PSVT は，興奮が心房→房室結節→心室→副伝導路→心房という房室リエントリー経路を回旋するものが多い[4]（orthodromic type）．orthodromic type では QRS は幅が狭い．逆に副伝導路を順行し，房室伝導路を逆行し頻脈をきたす場合もあるが（antidromic type），この場合には wide QRS を呈し，PSVT，心室頻拍，PAF の鑑別が困難になるので注意が必要である．副伝導路の不応期を短縮する薬剤（例：リドカイン）は禁忌である．ジゴキシン，ベラパミル，ATP は PSVT には有効だが，そのうち作用時間が長いジゴキシンとベラパミルは，次に述べる PAF に移行した際に不利になるので使用しない．麻酔中の PSVT に対してとられる処置はまず，迷走神経刺激，そして電気的除細動，プロカインアミドである．

a）迷走神経刺激：迷走神経を刺激する方法としてまず，頸動脈洞マッサージを試みる．最初は右，無効の際は左の頸動脈洞マッサージを行う．頸動脈の動脈硬化性病変を有する症例では避けたほうがよい．他の方法として眼球圧迫も試みるが，どちらか一方の眼球を圧迫し，決して両眼を圧迫してはならない．強く圧迫すると網膜剥離を起こすのでこれにも注意が必要である．

b）薬物治療（表 6-22）：薬物治療としてプロカインアミド（アミサリン®），ジソピラミド（リスモダン P®），シベンゾリン（シベノール®）の静注を施行する（用法は心房細動の項を参照のこと）．

c）その他：循環虚脱の際には電気的除細動を直ちに施行する．

2）PAF

WPW 症候群の PAF は副伝導路の不応期が短い場合，副伝導路を順行するために QRS の延長した心室頻拍様の波形を呈する．この場合，早いリズムで心室が興奮するため，心臓のポンプ作用は失われ，循環虚脱をきたし，心室細動に至る場合がある[5]．antidromic type の PSVT と似た心電図所見であるが，PAF ではリズムが不規則で，QRS 幅もさまざまであることから鑑別できる．心室細動を生じる可能性が高い症例は，頻脈発作の既往があるもの，複数の副伝導を有するもの，心房細動時の RR 間隔の短いものがあげられる[1]．治療はプロカインアミドが第一選択である．そのほか上記のジソピラミド，シベンゾリン，ピルジカイニド（サンリズム®）のいずれかを使用してもよい．ジギタリスは房室結節の伝導を抑えるが，副伝導路の不応期

を短縮させてしまい，心室頻拍をきたすので使用しない[6]．房室結節の伝導を抑えるカルシウム拮抗薬（特に静注）も WPW 症候群の PAF では副伝導路を亢進し，心室レートの増加や心室細動をきたす場合があるのでやはり使用しない[7]．βブロッカーも副伝導路を介するものには無効である．薬物療法に反応がないか，循環虚脱をきたしている場合には，直ちに電気的除細動を施行する．

■文献

1) 比江嶋一昌．WPW 症候群．臨床生理学シリーズ 1．心臓．東京：南江堂；1988. p.154-70.
2) Trohman RG. Supraventricular tachycardia: implications for the intensivist. Crit Care Med 2000; 28: N129-35.
3) Jackman WM, Wang XH, Friday KJ, et al. Catheter ablation of accessory atrioventricular pathways (Wolf-Parkinson-White syndrome) by radiofrequency current. N Engl J Med 1991; 324: 1605-11.
4) Chakko S, Mitrani R. Recognition and management of cardiac arrhythmias: part I. general principles and supraventricular tachyarrhythmias. J Intensive Care Med 1998; 13: 15-31.
5) Klein GJ, Bashore TM, Sellers TD, et al. Ventricular fibrillation in the Wolff-Parkinson-White syndrome. N Engl J Med 1979; 301: 1080-5.
6) Fuster V, Rydén LE, Asinger RW, et al. ACC/AHA/ESC guidelines for the management of patients with atrial fibrillation: executive summary: a report of the American college of cardiology/American heart association task force on practice guidelines and the European society of cardiology committee for practice guidelines and policy conferences (committee to develop guidelines for the management of patients with atrial fibrillation) developed in collaboration with the North American Society of Pacing and Electrophysiology. Am J Col Cardiol 2001; 38: 1231-65.
7) Prystowsky EN, Benson DW, Fuster V, et al. Management of patients with atrial fibrillation. A Statement for Healthcare Professionals. From the Subcommittee on Electrocardiography and Electrophysiology, American Heart Association. Circulation 1996; 93: 1262-77.
8) Garratt C, Antoniou A, Ward D, et al. Misuse of verapamil in pre-excited atrial fibrillation. Lancet 1989; 1 (8634): 367-9.

［中沢弘一］

E. 大動脈瘤

1. 弓部，上行，下行，腹部大動脈瘤

　大動脈手術を受ける患者は，一般に高齢で動脈硬化性病変をもつことが多く，大動脈手術の既往，脳血管障害，虚血性心疾患，閉塞性肺疾患や腎機能障害，糖尿病，高血圧を合併することも少なくない．また，病変により，再建範囲や体外循環法，送脱血部位，大動脈遮断の有無や遮断部位，脳保護や脊髄保護の必要性，など複雑であり個々の症例について，術前から外科医と連繋をよくしておくことが重要である．

A．弓部，胸部大動脈

　胸部大動脈瘤は発生部位により基部，上行，弓部，下行，胸腹部大動脈瘤に，成因により，真性，解離性，仮性に分類される．

　胸部大動脈瘤の大部分は無症状で，検診や他疾患検査時にたまたまみつかることがあるが，破裂例や急性解離は重篤な症状を生じる．

1. 真性大動脈瘤（図 6-26　胸部下行大動脈の動脈硬化性病変）

　形状（嚢状，紡錘状）や部位（上行，弓部，下行，胸腹部）による分類がある．

　以前は感染性によるものが多かったが，近年，退行性（アテローム硬化性）によるものが大部分である．症状は一般的に無症状なものも多く，検診などで偶然にみつかることも多いが，動脈瘤による圧迫による反回神経麻痺により嗄声や気管支圧排により無気肺を生じることもある．動脈瘤は進行性に拡大し，破裂症例での予後がきわめて不良であること[1]より，手術時期の決定はきわめて重要である．

2．解離性大動脈瘤

a．分類（図 6-27　DeBakey 分類，図 6-28　Stanford 分類，図 6-29　弓部大動脈の解離，図 6-30　血栓閉塞した大動脈解離：胸部下行大動脈）

　何らかの原因で大動脈の内膜に亀裂が生じ（entry），血液が流入し中膜層で大動脈は本来の血管腔である真腔 true lumen と偽腔 false lumen に解離する．Marfan 症候群や他の結合織疾患，高血圧，動脈硬化，妊娠等，まれに医原性（開心術中，大動脈内バルーンポンプ）により起こる．DeBakey 分類[2]が有名であるが，緊急手術適応は 1970 年に Daily らにより報告された Stanford 分類[3]により決定されることが多い．また，発症より 2 日以内の超急性期，2〜14 日以内の急性期，それ以降の慢性期に分類される．

1）DeBakey classification of aortic dissections（図 6-27）

　Type I：上行大動脈から解離が始まり（intimal tear：内膜亀裂）下行大動脈，腹部大動脈にまで進展したもの．臨床上，最も多い型である．

　Type II：上行大動脈から解離が始まり，上行大動脈に限局したもの．

　Type IIIa：下行大動脈から解離が始まり，横隔膜上まで．

　Type IIIb：下行大動脈から解離が始まり，腹部大動脈まで及ぶもの．

2）Stanford classification of aortic dissections（図 6-28）

　Stanford A：Intimal tear の場所は問わず，解離腔が上行大動脈にあるもの．

　Stanford B：Intimal tear の場所は問わず，解離腔が

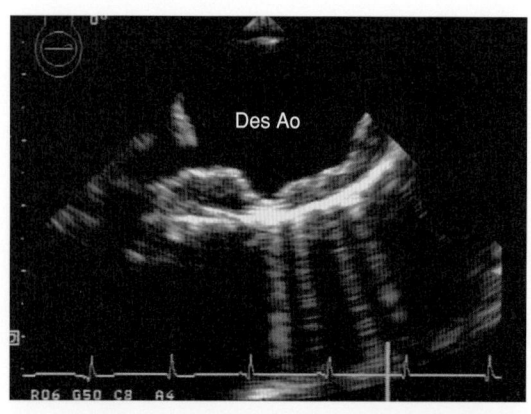

図 6-26　術中 TEE 所見：胸部下行大動脈の動脈硬化性病変
Des Ao：胸部下行大動脈

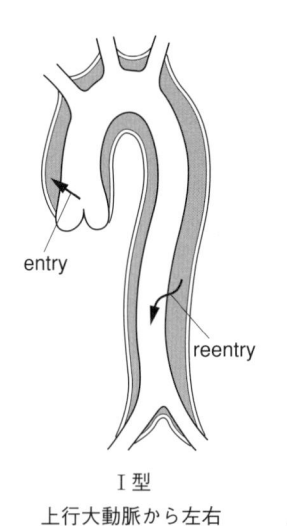

E. 大動脈瘤-1. 弓部, 上行, 下行, 腹部大動脈瘤

I型	II型	IIIa型	IIIb型
上行大動脈から左右腸骨動脈に至る解離	上行大動脈のみの解離	胸部下行大動脈の限局性解離	胸部下行大動脈解離が横隔膜を越えたもの

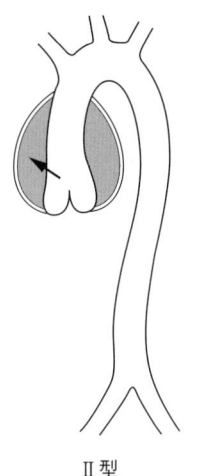

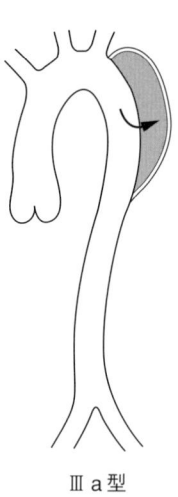

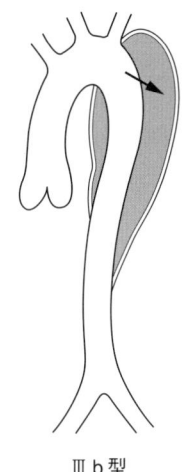

図6-27 DeBakey 分類

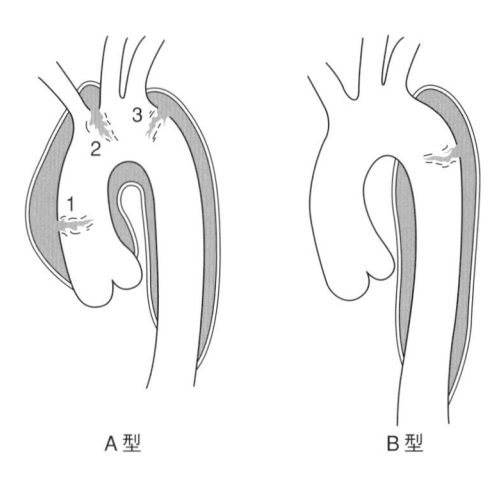

図6-28 Stanford 分類

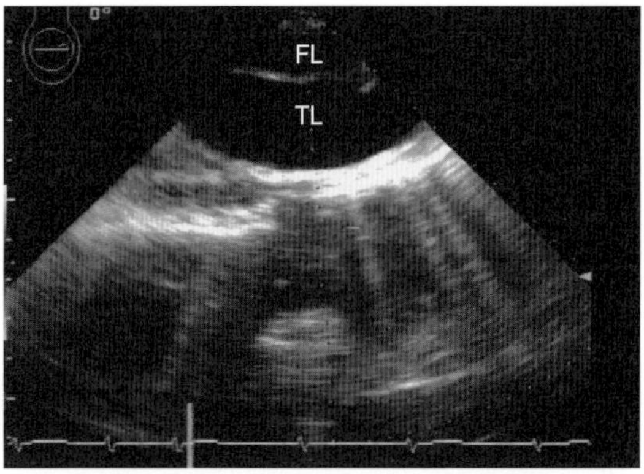

図6-29 術中 TEE 所見:弓部大動脈の解離
TL:真腔, FL:偽腔

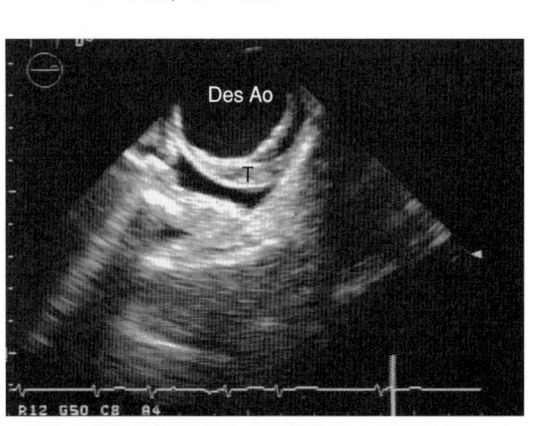

図6-30 術中 TEE 所見:血栓閉塞した大動脈解離(胸部下行大動脈)
Des Ao:胸部下行大動脈

上行大動脈にないもの.

b. 症状と診断

急性解離は急激に発症し, 中枢側, 末梢側に進み, 解離の及ぶ範囲, 部位により種々の症状 malperfusion が起こる.

①心タンポナーデ:心膜内に出血
②大動脈弁閉鎖不全症:解離が弁輪部に及ぶ.
③心筋梗塞, 狭心症:冠動脈入口部を閉塞
④胸腔内出血
⑤脳虚血:弓部分枝の閉塞により起こり, 症状としては脳梗塞から, 一過性脳虚血発作に至る.

⑥対麻痺
⑦腹腔内臓器虚血
⑧腎梗塞
⑨下肢虚血
⑩上下肢血圧の左右差出現

上記の臨床所見に加え，解離性大動脈瘤の診断は大動脈造影，造影 CT，超音波検査，MRI 等にて行われるが，迅速な診断が求められる．つまり，救命のための緊急手術が必要か否かの判断が重要である．このうち TEE による診断は気管による blind zone が存在するものの，感度，特異度ともに優れ，ベッドサイドで迅速に行うことができ有用である．特に術前に充分な検査ができず手術になった急性解離症例では，術中TEE による entry 部位の特定，解離の範囲，頚部分枝評価，冠動脈評価，大動脈弁閉鎖不全の評価が有用である．また，解離性大動脈瘤は偽腔灌流の可能性があるため，体外循環中は動脈圧モニターの変動に加え，TEE による真腔圧排の観察が必要である．

c．治療

原則として急性期 Stanford A 型は緊急手術の適応となり，entry resection および拡大した解離腔を摘除するため人工血管置換術が行われる．人工血管置換は entry の部位により上行大動脈置換や大動脈弓部部分置換術，全大動脈弓部置換術が行われる．

また，大動脈基部にまで解離が及び，大動脈弁閉鎖不全症や冠動脈口の閉塞を伴っているものは大動脈基部置換，形成も行われる．

1）上行大動脈置換

胸骨正中切開にて行われる．腕頭動脈近位部で遮断可能なものは，通常の体外循環方法であるが，人工血管の末梢吻合時に open distal anastomosis 法を行う場合は後述する脳保護が必要となる．

a）前投薬

前投薬はスコポラミン 0.2〜0.4 mg 筋注（高齢者は不穏を起こすことがあり避ける）＋モルヒネ 0.1 mg/kg 筋注（喘息患者は禁忌）/or メペリジン 1 mg/kg 筋注が基本であるが，麻薬は循環抑制や呼吸抑制があるため，特に慢性閉塞性肺疾患，心機能低下症例，高齢者，動脈瘤破裂症例や急性解離などの緊急手術症例に投与する場合は注意が必要であり，術前に充分な評価を行って投与量の調節をする．また，高血圧は解離を進行させたり，破裂を引き起こす可能性があるため，鎮静を含めた術前からの血圧コントロールは重要である．

b）麻酔

左橈骨動脈にカテーテル挿入後，ミダゾラム，フェンタニル，もしくはプロポフォール，フェンタニルにて挿管し，維持はプロポフォール，フェンタニルもしくは吸入麻酔薬，フェンタニルで行う．挿管，胸骨切開の刺激による高血圧には充分に注意が必要である．導入後に TEE，右内頚静脈より肺動脈カテーテル，中心静脈カテーテルを挿入する（他の心疾患合併により心機能の低下した症例や，緊急手術できわめて循環動態が不安定な症例には導入前に挿入している）．

2）弓部大動脈置換

基本的には 3 分枝付きグラフトによる置換術が行われるが，動脈瘤の部位により，弓部分枝の再建範囲と遠位部の置換範囲を確認しておく．弓部大動脈への到達は胸骨正中切開（＋左前側方開胸）と左後側方開胸法がある．弓部大動脈再建の最大のポイントは，いかに中枢神経合併症を起こさずに手術を行うかであり，再建中の脳保護法，debris や空気による塞栓症の回避が重要である．

現在，一般的に行われている脳保護法には超低体温循環停止法 deep hypothermic circulatory arrest（DHCA），選択的脳分離体外循環法 selective cerebral perfusion（SCP），逆行性脳灌流法 retrospective cerebral perfusion（RCP），がある．

a）超低体温循環停止法[4]

人工心肺で患者体温を超低体温（16〜18 度）まで低下させ，循環を停止させ手術を行うものである．遮断を必要とせず，煩雑な手技や回路が不要，術野がドライであり，debris，血栓を飛ばす可能性が少ない，といった利点がある一方，欠点は許容時間があることで安全限界は 18 度で 30〜40 分[5]，16 度で 45〜60 分とされている．

b）選択的脳分離体外循環法

選択的脳分離体外循環法は DeBakey らにより報告された方法だが[6]，DHCA のような，時間制限が少ないため，本邦で最も普及している脳保護法である．脳灌流送血方法，灌流量，灌流圧，血液温，など各施設により方法は異なるが，左総頚動脈，右腋窩動脈または腕頭動脈にカニュレーションを行い，独立したポンプで順行性に送血する．利点としては DHCA と違い時間的制限が少ないことであるが，欠点としてはカニュ

レーションが多いため，操作や術野が煩雑となること，分枝にカニュレーションをするため debris 塞栓症のリスクを生じることであるが，SCP による脳保護法での優れた成績も報告されている[7]．

c）逆行性脳灌流法

本邦の上田ら[8]により提唱された脳保護法である．体外循環確立後，全身を 16～18℃まで冷却し，上大静脈から逆行性に低温の酸素化された動脈血を灌流する方法で，超低体温循環停止法に併用される．我々の施設では，脳浮腫予防のため内頚静脈圧 20 mmHg 以下，灌流量 100～130 ml/min で行っている．利点は SCP のような各分枝にカニュレーションする必要がないため煩雑な操作を必要とせず，動脈からの洗い出しにより debris や空気による塞栓症のリスクを軽減する．RCP 併用による脳保護効果の根拠は今だ解明されてはいないが，組織への酸素供給と代謝物の洗い出し，脳低温維持により[9] DHCA の許容時間を延長させると考えられている．

麻酔：前投薬は上行大動脈置換と同様である．術中モニターは通常の心臓麻酔時のモニターに加え，内頚静脈球部酸素飽和度（SjO_2）測定を行っている．橈骨動脈にカテーテル挿入後，ミダゾラム，フェンタニルもしくはプロポフォール，フェンタニルにて挿管し，維持はプロポフォール，フェンタニルもしくは吸入麻酔薬，フェンタニルにて行う．

動脈圧のモニターは左右橈骨動脈，大腿動脈で行っている．導入後に TEE，内頚静脈より肺動脈カテーテル，また，脳循環代謝モニタリングとして逆行性に頚静脈球部酸素飽和度（SjO_2），測定用[10]に 5.5Fr の肺動脈カテーテル（オプティカテーテル）を挿入している．SjO_2 測定（55～71％）はオンラインで持続的に行っているが特に循環停止直前，また急速復温は脳酸素受給バランスに悪影響をもたらす可能性がある[11]ため，復温時の脳循環モニターとしているが，SjO_2 は全脳モニターで局所脳虚血は反映しないため，注意が必要である．また超低体温循環停止中や逆行性脳灌流中は SjO_2 が使用できないため局所脳酸素飽和度も使用している．脳保護のために循環停止前にバルビツレート，カルシウム拮抗薬，ステロイドやマンニトール投与も推奨されているが，有効性については未だ不明である．気管内チューブは動脈瘤が遠位弓部に及び，操作に開胸術が必要となる場合は分離肺換気用チューブを挿管する．体外循環からの離脱には原則としてドパミン，ドブタミンで行い，出血が予想される場合はノルエピネフリンの追加を考慮する．

また，超低体温は血液凝固機能を低下させるため，止血には血小板，新鮮凍結血漿の投与も行う．

3）胸腹部大動脈置換（Crawford の分類）（図 6-31）

胸腹部大動脈瘤の病型分類として Crawford の分類[12]が有名である．病因では動脈硬化性病変によるものが最も多く，他に解離性，炎症性，感染性，大動脈炎などがある．動脈硬化性病変による胸腹部大動脈患

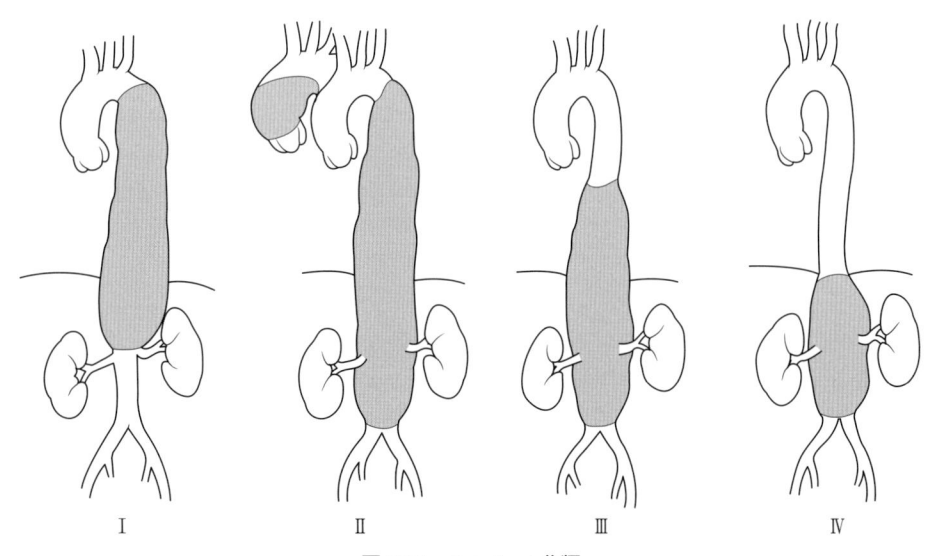

図 6-31 Crawford 分類

者は高齢者が多く，術前より虚血性心疾患や高血圧，脳血管障害，高血圧，閉塞性肺疾患，腎機能障害，他の動脈瘤手術の既往などの合併症も多く術前よりのコントロールと合併症評価が重要である．

また，一般的に手術侵襲は胸部，腹部と広範囲にわたり，剥離，吻合，再建箇所が多く，症例によっては腹部主要分枝の再建も行われるため，手術時間の延長と，出血量増加，後述する脊髄，腹部臓器保護など，問題点が多い．

胸腹部大動脈瘤手術における合併症には PMI（perioperative myocardial ischemia：周術期心筋梗塞）や呼吸不全[13]，腎機能障害[14]，遠隔期の再手術などがあるが，術後患者の QOL に大きくかかわるものとして対麻痺があげられる．脊髄障害の原因は胸腹部大動脈遮断による脊髄虚血に起因するものであるが，腹部大動脈瘤でも報告がある．脊髄障害の機序は多様であり脊髄虚血，再灌流障害，活性酸素，遮断中の脊髄代謝，側副血行路の状態，などの要因が考えられる．また緊急手術症例や遮断時間の延長[15]，病変の拡がりや置換範囲（広範囲置換の Crawford EXTENTII），病因（解離性大動脈瘤）[16]，術中低血圧が，リスクファクターと考えられる．

臓器の虚血障害防止，特に脊髄障害に対する spinal cord protection として，現在までに多くの方法が提唱されてきた[17]．これらの方法は単一でなく，他の方法と併用して行われることが多いが，完全に保護する方法は未だ確立されていない．

a）Distal aortic perfusion

Crawford 法[18]のように，何ら補助手段を用いずに単純遮断を行い，許容時間内に手術を終了する方法もあるが，現在では，大動脈遮断に対する末梢灌流〜脊髄保護と腹部臓器の灌流，遮断による末梢側のアシドーシス防止，declamping shock 防止，遮断近位側の血圧コントロールなど循環動態の安定，加温，急速輸液輸血等[19]を目的として distal aortic perfusion が行われている．

①Shunt：遮断中枢側より末梢側にシャントチューブ（Gott shunt, Anthron tube など）や人工血管を置く．中枢側は上行大動脈，左右腋窩動脈，左鎖骨下動脈，遮断より近位の下行大動脈に置かれ，末梢は大腿動脈等に留置されるが，流量の調節が困難である，脳梗塞，シャント留置に時間を要する，などの問題がある．

②遠心ポンプによる left atrial to femoral artery bypass：左房より脱血し，遠心ポンプで大腿動脈に送血する．人工肺を使用しないため，ヘパリン使用量は少量でよい．Estera ら[20]は脳脊髄ドレナージを併用することにより，良好な成績を報告している．

③部分体外循環 femoral vein-femoral artery bypass：人工心肺回路を使用した大腿動-静脈バイパス．全身ヘパリン投与が必要となるため，単純遮断，左心バイパス法と比較して出血が問題となる．

b）低体温法

代謝抑制目的のために低体温法が応用されている．脊髄保護には最も有効な方法の1つである．

①局所冷却法

②Epidural cooling

③超低体温循環停止法：Kouchoukos らによって報告された超低体温循環停止法は脊髄保護の面で優れた方法であるが，許容時間があることや循環停止による脳障害，凝固系破綻，など症例は限られる[21]．

④中等度低体温法：von Segesser[22]らは前述した部分体外循環下に 29℃の低体温を併用し，常温（36℃）に比較して遮断時間の延長が可能で予後が良好であったと報告している．

c）Cerebrospinal fluid drainage（CSFD）

大動脈遮断により脳脊髄圧は上昇し，末梢側血圧が低下することにより脊髄灌流圧が減少する．脳脊髄圧が遮断末梢側の血圧と同じか，もしくは凌駕した場合には対麻痺が起こる．CSFD は他の脊髄保護法を併用することにより，脳脊髄圧を低下させ，遮断末梢側の血圧を上昇させ，脊髄灌流圧を上げる目的で行われる[23,24]．

d）肋間動脈再建[25]および分節遮断

肋間動脈の再建に関しては，血液の逆流が多いものを再建する，太い肋間動脈から再建する，などいろいろがあるが，できる限り多くの肋間動脈を再建することが脊髄の血流を維持する上で重要である．しかし，そのために遮断時間が長くなり，脊髄や腹部臓器の虚血のリスクが増し，手術時間も延長する．このため，大動脈を分節的に遮断する，somatosensory evoked potential（SEP），evoked spinal potential（ESP），motor evoked potential（MEP）をモニターし再建する，などの方法がとられている．

e）Adamkiewicz 動脈の同定

術前に造影や spiral CT，MRA などにより Adamkiewicz 動脈の同定を行い，再建する方法も行われつつ

f）薬物投与

CSFDと併用したくも膜下パパベリン[26]，ナロキソン[27-29]をはじめ，カルシウムチャネル拮抗薬，マンニトール，ステロイド，マグネシウム，プロスタグランジンE_1も検討されている．

麻酔：病型によっては広範な剥離が必要となり，肋間動脈再建に加え腹部主要分枝の再建も行われるため，手術時間が延長し，出血も増加する．このため，術前に大動脈の置換範囲，再建法，大動脈遮断中に補助循環を使用する場合は，どの方法を用いるのか，体温管理，脊髄モニターについて理解しておく必要がある．前投薬は上行大動脈置換と同様である．

導入前に橈骨動脈に動脈圧ラインを挿入し，フェンタニル，ミダゾラムもしくはフェンタニル，プロポフォールで挿管する．維持はフェンタニル，プロポフォール，もしくは吸入麻酔薬，フェンタニルで行う．手術は左開胸で行われるため，良好な術野確保と，術操作による肺損傷やヘパリン使用による肺出血からdependent lung を保護するためにも分離肺換気を行う．分離肺換気にはダブルルーメンチューブ，もしくはシングルルーメンチューブ（気管支ブロッカー付きのチューブ，気管支ブロッカー）の方法がある．大動脈瘤の大きさによっては気管支を圧迫している場合があるため，特に左用のダブルルーメンチューブを進めることにより動脈瘤の破裂を起こしたり，チューブの挿入が困難になる場合もあり，その場合は途中でファイバースコープで気管や左主気管支を確認してから，チューブを進める．また，動脈瘤による外部からの圧迫により，気管にびらんを起こしている症例には右用のダブルルーメンチューブを使用する[30]．導入後，右内頸静脈より肺動脈カテーテル，中心静脈カテーテルを挿入し，その後，TEEを挿入する．動脈圧は右橈骨動脈の他に大動脈遮断中の末梢側血圧測定のため，大腿動脈圧も同時にモニタリングする．TEEは術中の心筋虚血の検索や前負荷の評価，遮断時の心機能評価に重要である．術式が胸腹部大動脈の広範な置換術になる場合は，大量出血が予測されるため，できる限り太い静脈ライン（14G）を確保し（症例によっては2本），自己血回収洗浄装置（Cell Saver®）や，新鮮凍結血漿，血小板の準備もしておく．大量輸血や自己血回収洗浄装置の使用，体外循環による血液希釈はdilutional coagulopathy を，脊髄保護のための低体温は一方で凝固系障害，血小板機能異常[31]を引き起こす．脊髄灌流には60～70 mmHg以上の平均動脈圧が必要であり[32]脊髄障害を防止するため，周術期低血圧に注意し，特に大動脈遮断中は遮断末梢側の血圧を下げ過ぎないように注意する．大動脈遮断による近位側の高血圧に対しニトロプルシドを使用する場合は遠位側の血圧低下により，脊髄の虚血を引き起こす可能性があるため，注意が必要である[33]．また，高血糖は脊髄障害を増悪するため術中の血糖値に注意する[34,35]．術中出血は胸部大動脈瘤手術後の主要な早期死亡原因である[19]．distal aortic perfusion よりの離脱前は血管拡張薬を停止し，充分な循環血液量を維持しておく．また，充分量の輸血，さらに低体温法や広範囲に及ぶ置換を行った症例には血小板，新鮮凍結血漿の準備も行う．大量輸血は dilutional coagulopathy や dilutional thrombocytopenia，低カルシウム血症を引き起こす．

薬物による腎保護としては低用量ドパミンやプロスタグランジンE_1，マンニトール，フロセミド，などの投与を行う．

B．腹部大動脈瘤

腹部大動脈瘤は動脈硬化性によるものが多いため，高齢者が多く，高率に虚血性心疾患，高血圧症，糖尿病，腎機能障害，閉塞性肺疾患，脳血管障害（頸動脈狭窄も含む）を合併する．そのため術前のこれら合併症の評価，コントロールが重要となる．特に，冠動脈疾患は50％近くの患者に合併するといわれ，また一方で術前の冠動脈造影で，無症状であっても，手術予定患者の約30％に1枝以上の有意狭窄がみつかったとの報告もあり[36]，さらに心筋梗塞は周術期死亡率の50％近くを占める[33]ということからも，冠動脈病変の精査（薬物負荷心筋シンチ，陽性の場合に冠動脈造影）と心エコーによる心機能検査は必須である．有意な冠動脈病変がみつかった場合には PCI（percutaneous coronary intervention）もしくは冠動脈バイパス術を先行するが，最近では off-pump coronary artery bypass との同時手術も行われている．）

手術適応は一般に大動脈瘤径で決定されるが，紡錘状では5 cm以上，囊状では大動脈瘤径にかかわりなく，手術適応となる．

瘤へのアプローチには腹部正中切開と傍腹直筋切開，腹膜外到達法とがあり，正中切開は視野が得られ，

瘤への到達が容易であるが，腸管癒着，イレウスなどの可能性がある．腹膜外到達法は癒着などの心配もなく，早期の経口摂取が可能であり，回復が早いが，反対側の腸骨動脈へのアプローチが困難など，視野の確保に問題がある．大動脈瘤はほとんどの症例で腎動脈下で大動脈遮断が可能であるが，傍腎動脈瘤，上腎動脈瘤では腎動脈上で大動脈遮断を行うため，臓器保護として我々の施設では冷却したリンゲル液（500 ml）にメイロン（炭酸水素ナトリウム）5 ml，マンニトール10 ml，ヘパリン1 ml を加えたもので，腎動脈灌流を行っている．

麻酔：前投薬は上行大動脈置換（294頁）と同様である．

橈骨動脈に観血的動脈ラインを挿入後，ミダゾラム，フェンタニル，もしくはプロポフォール，フェンタニルで挿管し，プロポフォール，フェンタニルもしくは吸入麻酔薬，フェンタニルで維持する．

挿管後に右内頸静脈より中心静脈カテーテルを，心機能の低下症例では肺動脈カテーテルも，同時に挿入する．また，我々の施設では心筋虚血検索（壁運動異常）と心機能評価に全例 TEE を挿入している．虚血性心疾患合併症例では，ニトログリセリン（$0.5\sim2\,\mu g/kg/min$），もしくはイソソルビド（$0.5\sim2\,\mu g/kg/min$）やニコランジル（$2\sim6\,mg/hr$）の持続静注を行う．

硬膜外麻酔を併用する場合は術当日はヘパリンを使用するため，手術前日に T10 前後からカテーテルを挿入し，執刀前に局所麻酔薬を投与している．腹部大動脈遮断前にヘパリン（我々の施設では 100 IU/kg）を投与する．

手術に伴う大動脈遮断と解除は循環動態に劇的な変化を与える．大動脈遮断により，心拍出量減少，後負荷の増大，血圧上昇，代謝性アシドーシス，カテコラミンの上昇，レニン-アンギオテンシン系活性などの変化を生じる．また，腎動脈下の遮断であっても腎血流は30％低下し，さらに腎血流の不均衡は（特に腎皮質の血流低下）は遮断解除60分後も持続する．このような変化とともに一時的に glomerular filtration rate も低下する[37]．遮断中は腎保護として，マンニトール（0.3 g/kg），低用量ドパミン（$3\sim4\,\mu g/kg/min$），循環血液量維持，プロスタグランジン E_1，フロセミドなどの投与を行う．大動脈遮断解除に伴い，血管抵抗低下，虚血部位への再灌流による central hypovolemia によって引き起こされる血圧低下，虚血部位から種々のメディエータや二酸化炭素を含んだ血液が還流されるなど，の変化を生じる．遮断解除前には充分な循環血液量を確保すること，血管拡張薬の中止，カテコラミンや塩酸フェニレフリン（ネオシネジン®）投与，アシドーシスの補正を行い，外科医には遮断解除をゆっくり行ってもらう．

■文献

1) Shimizu H. Surgical treatment for a ruptured thoracic aneurysm. Jpn J Thorac Cardiovasc Surg 2001; 49: 62-6.
2) Debakey ME, Cooly DA, Creech O Jr. Surgical considerations of dissecting aneurysm of the aorta. Ann Surg 1955; 142: 586-612.
3) Daily PO, Truebl OOD, HW Stinson EB. Management of acute aortic dissections. Ann Thorac Surg 1970; 10: 237-47.
4) Griepp RB, Stinson EB, Hollingsworth JF, et al. Prosthetic replacement of the aortic arch. J Thorac Cardiovasc Surg 1975; 70: 1051-63.
5) Coselli JS, Crawford ES, Beall AC Jr, et al. Determination of brain temperatures for safe circulatory arrest during cardiovascular operation. Ann Thorac Surg 1988; 45: 638-42.
6) DeBakey ME, Crawford ES, Cooly DA, et al. Successful resection of fusiform aneurysm of aortic arch with replacement of homograft. Surg Gynecol Obstet 1957; 105: 657-64.
7) Kazui T, Washiyama N, Muhammad BAH, et al. Extended total arch replacement for acute type A aortic dissection: experience with seventy patients. J Thorac Cardiocvasc Surg 2000; 119: 558-65.
8) Ueda Y, Miki S, Kusyhara K, et al. Surgical treatment of aneurysm or dissection involving the ascending aorta and aortic arch, utilizing circulatory arrest and retrograde cerebral perfusion. J Cardiovasc Surg 1990; 31: 553-8.
9) Griepp RB, Juvonen T, Grieep EB, et al. Is retrograde cerebral perfusion an effective means of neural support during deep hypothermic circulatory arrest? Ann Thorac Surg 1997; 64: 913-6.
10) Kurth CD, Steven JM, Nicolson SC. Cerebral oxygenation during cardiopulmonary bypass in children. J Thorac Cardiovasc Surg 1997; 113: 71-9.
11) Nakajima T, Kuro M, Hayashi Y, et al. Clinical evaluation of cerebral oxygen balance during cardiopulmonary bypass: On-line continious monitoring of venous oxyhemoglobin saturation. Anesth Analg 1992; 74: 630-5.
12) Crawford ES, Crawford JL, Safi HJ, et al. Thoracoab-

dominal aortic aneurysms: Preoperative and intra operative facters determing immediate and long-term results of operations in 605 patients. J Vas Surg 1986; 3: 389-404.
13) Money SR, Rice K, Crockett D, et al. Risk of respiratory failure after repair of thoracoabdominal aortic aneurysms. Am J Surg 1994; 168: 152-5.
14) Schepens MA, Defauw JJ, Hamerlijnck RP, et al. Risk assessment of acute renal failure after thoracoabdominal aortic aneurysm surgery. Ann Surg 1994; 219: 400-7.
15) Katz NM, Blackstone EH, Kirklin JW, et al. Incremental risk factors for spinal cord injury following operations for acutely traumatic aortic transection. J Thorac Cardiovasc Surg 1981; 81: 669-73.
16) Crawford ES, Crawford JL, Safi HJ, et al. Thoracoabdominal aortic aneurysms: Preoperative and intra operative facters determing immediate and long-term results of operations in 605 patients. J Vas Surg 1986; 3: 389-404.
17) Wan IY, Angelini GD, Bryan AJ. Prevention of spinal cord iscaemia during descending thoracic and thoracoabdominal aortic surgery. Eur J Cardiothorac Surg 2001; 19: 203-13.
18) Crawford ES, DeNatale RW. Thoracoabdominal aortic aneurysm: observations regarding the natural course of the disease. J Vasc Surg 1986; 3: 578-82.
19) O'Connor CJ, Rotenberd DM. Anesthetic considerations for descending thoracic aortic surgery: Part II. J Cardiothorac Vasc Anesth 1995; 9: 734-47.
20) Estera AL, Miller CC, Huynh TTT, et al. Neurologic outcome after thoracic and thoracoabdominal aortic aneurysm repair. Ann Thorac Surg 2001; 72: 1225-31.
21) Kouchoukos NT, Wareing TH, Izumito H, et al. Elective hypothemic cardiopulmonary bypass and circulatory arrest for spinal cord protection during operations on the thoracoabdominal aorta. J Thorac Cardiovasc Surg 1990; 99: 659-64.
22) von Segesser LK, Marty B, Mueller X, et al. Active cooling during open repair of thoraco-abdominal aortic aneurysm improves outcome. Eur J Cardiothorac Surg 2001; 19: 411-6.
23) Estera AL, Rubenstein FS, Miller CC, et al. Descending thoracic aneurysm: Surgical approach and treatment using the adjuncts cerebrospinal fluid drainage and distal aortic perfusion. Ann Thorac Surg 2001; 72: 481-6.
24) Safi HJ, Campbell MP, Miller CC 3rd, et al. Cerebral spinal fluid damage and distal aortic perfusion decrease the incidence of neurological deficit: the results of 343 descending and thoracoabdominal aortic aneurysm repairs. Eur J Vasc Endvasc Surg 1997; 14: 118-24.
25) Safi HJ, Miller CC 3rd, Carr C, et al. Importance of intercostals artery reattachment during thoracoabdominal aortic aneurysm repair. J Vasc Surg 1998; 27: 58-68.
26) Svensson LG, Stewart RW, Cosgrove III DM, et al. Intrathecal papaverine for prevention of paraplesia after operation on the thoracic or thoracoabdominal aorta. J Thorac Cardiovasc Surg 1988; 96: 823-9.
27) Tefera G, Acher CW, Wynn MM. Clamp and sew techniques in thoracoabdominal aortic surgery using naloxon and CSF drainage. Semin Vasc Surg 2000; 13: 325-30.
28) Acher CW, Wynn MN, Archibald J. Naloxon and spinal fluid drainage as adjuncts in the surgical treatment of thoracoabdominal and thoracic aneurysm. Surgery 1990; 108: 755-62.
29) Acher CW, Wynn MN, Hoch JR. Combined use of cerebrospinal fluid drainage and naloxon reduces the risk of paraplesia in thoracoabdominal aneurysm repair. J Vas Surg 1994; 19: 236-46.
30) O'ConnorCJ, Rotenberg DM. Anesthetic considerations for descending thoracic aortic surgery: Part I. J Cardiothorac Vasc Anesth 1995; 9: 581-8.
31) Valeri CR, Cassidy G, Khuri S, et al. Hypothemia-induced reversible platelet dysfunction. Ann Surg 1987; 205: 175-81.
32) Wadou F, Wadouh R, Hartman M, et al. Prevention of paraplesia during aortic operations. Ann Thorac Surg 1990; 50: 534-52.
33) Shine T, Nugent M. Sodium nitroprusside decreases spinal cord perfusion pressure during descending thoracic aortic cross-clamping in the dog. J Cardiothorac Anesth 1990; 4: 185-93.
34) Hemmilia MR, Zslenok GB, D'alency LG. Post ischemic hyperglycemia worsens neurologic outcome after spinal cord ischemia. J Vasc Surg 1993; 17: 661-8.
35) Drummond JC, Moore SS. The influence of dextrose administration on neurologic outcome after temporary spinal cord ischemia in the rabbit. Anesthesiology 1987; 70: 64-70.
36) Kwitka G, Kidney SA, Nugent M. Thoracic and abdominal aneurysm resections. In: Kaplan JA, editor. Vascular anesthesia. New York: Churchill Livingstone; 1991. p.363-94.
37) Gelman S. The pathophysiology of aortic cross-clamping an unclamping. Anesthesiology 1995; 82: 1026-60.

［長沢千奈美］

E. 大動脈瘤

2. ステントグラフト内挿術

1. 歴史と展望

大動脈瘤に対する低侵襲手術であるステントグラフト内挿術 transluminally placed endovascular prosthetic grafts（TPEGと略す）は，1991年にアルゼンチンのParodiらにより，腹部大動脈瘤に初めて臨床応用された[1]．その後，Dakeらを中心とするStanford大学グループにより，胸部大動脈瘤に対し初めての臨床応用が行われ，1994年にその初期成績が発表された[2]．わが国では1995年頃よりTPEGが導入され，現在では多数の施設で施行されている．

TPEGは人工血管置換術と比べて，①手術創が鼠径部の小切開のみであり，開胸・開腹を必要としないため，侵襲が少ない，②手術時間が短い，③出血量が比較的少ない，④大動脈遮断を行うのは，胸部下行大動脈瘤の術中における脊髄虚血テスト（オクルージョンバルーンの拡張による）時のみであり，腹部大動脈瘤では必要としない，⑤胸部大動脈瘤において，分離肺換気や人工心肺が不要である，⑥術後疼痛が少ない，⑦術後の平均在院日数が短い，などの多くの利点がある．米国において，腹部大動脈瘤に対するTPEGの手術件数は，認可初年度の1999年が約3,000件であったが，2002年は約24,000件と飛躍的に増加しており，わが国でも今後，手術件数の増加が見込まれる．

2. 術式

大腿動脈から挿入したシースカテーテルを透視下で瘤の位置まで誘導し，シース先端部に折りたたんだステントグラフトの上下端を，瘤の中枢側から末梢側の健常部位まで拡張固定させ，瘤への血流を遮断し血栓閉塞を起こさせ，瘤内の減圧と血行再建を図るものである（図6-32）．このステントグラフトは，人工血管グラフト（ポリエステル製やPTFE製など）の中に，円筒形で網目状の金属製ステントを通したものである．ステントはその拡張方式により，自己拡張型とバルーン拡張型に大別される．分枝つきステントグラフトの開発も進んでおり，左鎖骨下動脈を含む遠位弓部や，総腸骨動脈などの分岐部にかかる大動脈瘤にも臨床応用されてきている．

しかしTPEGは，新しい手術であるため遠隔期成績が不明であること，ステントグラフトの耐久性や生体との長期適合性および血管内でのズレの問題などを抱えている．これらが解決されれば，将来的に，本手術が大動脈瘤に対する第一選択となるものと思われる．

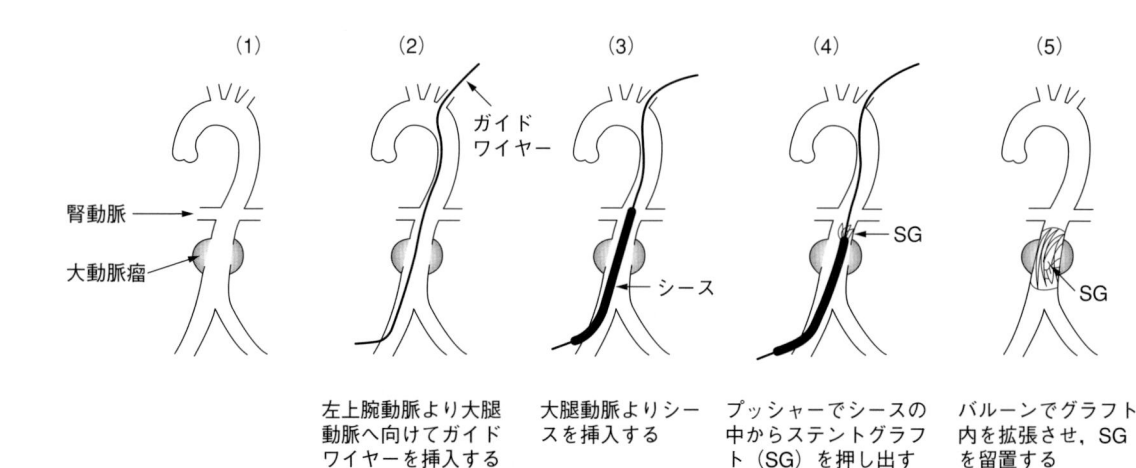

図6-32 腹部大動脈瘤に対するステントグラフト内挿術の手技手順

(1) 腎動脈／大動脈瘤
(2) 左上腕動脈より大腿動脈へ向けてガイドワイヤーを挿入する
(3) 大腿動脈よりシースを挿入する
(4) プッシャーでシースの中からステントグラフト（SG）を押し出す
(5) バルーンでグラフト内を拡張させ，SGを留置する

3．適応[3]

本手術の適応は，大動脈瘤の形態，患者の術前合併症とその重症度，患者の社会的活動性などに左右される．

a．解剖学的適応

遠位弓部大動脈瘤，胸部下行大動脈瘤，腎動脈以下の腹部大動脈瘤．ただし瘤径が4cm以上（6cm以上は絶対的適応），もしくは1年間で0.5cm以上の瘤の拡大を認める症例で，ステントグラフトの上下端の固定部位が15mm以上あることが必要条件となる．

b．病態的適応

真性動脈瘤のほとんどは動脈硬化性であり，よい適応である．わが国では，entry閉鎖により解離腔への血流遮断を期待して，大動脈瘤解離の症例も多い．この他，人工血管置換術の成績が不良の炎症性動脈瘤，再手術時のリスクが高い人工血管置換術後の吻合部仮性動脈瘤なども適応となる．

4．麻酔

a．術前状態の評価

TPEGは人工血管置換術に比べ，外科的侵襲がはるかに少ない．そのため従来の人工血管置換術に適応のなかった患者が対象に多く含まれ，一般的にTPEGを行う患者の術前リスクは高い[4,5]．

大動脈瘤の患者の一般的特徴として，高齢，虚血性心疾患，高血圧，糖尿病，呼吸機能障害，腎機能障害などの術前合併症が多いことがあげられ，TPEGの麻酔の際には綿密な術前評価を行い，麻酔計画をたてる．特に心機能の評価は重要であり，術前に心エコーを施行するのが望ましい．また虚血心精査のための運動負荷テストは禁忌であり，ドブタミン・ジピリダモールなどの薬物負荷による心電図・心筋シンチグラフィなどの検査が有用である．

b．麻酔法の選択

TPEGの麻酔法は，気管挿管などによる確実な気道管理を基本とした全身麻酔が第一選択である．その理由として，①ステントグラフト留置の際，呼吸停止をはじめ患者の確実な不動化が必要であること，②術中の患者のストレス（血管造影用ベッドに数時間仰臥位をとり続けることや，造影剤ボーラス投与時の胸部不快感など）の軽減，③大動脈瘤の穿孔など術中の危機的合併症に対し，開胸・開腹術へ迅速に移行できること，などがあげられる．

なお，切開創が片側の上腕動脈と大腿動脈の部位のみですむため，重度の心疾患，呼吸器疾患を有する患者で全身麻酔に耐えられない症例では，局所浸潤麻酔法やそれに軽い鎮静を加える方法などを選択することもある．また硬膜外麻酔[6,7]や，脊髄くも膜下硬膜外併用麻酔（CSEA）[8]などによる麻酔管理の報告もある．

c．麻酔管理の実際

1）麻酔導入

麻酔導入ではプロポフォール，ミダゾラム，チアミラールなどにフェンタニルを適宜併用し，吸入麻酔薬を投与し充分な麻酔深度を得た後に，喉頭展開や気管挿管を慎重に行う．挿管困難が予想される場合は，ラリンジアルマスク（LMA）を挿入してもよい．麻酔管理中は，瘤破裂や心筋虚血を避けるため，とくに血行動態の変化に注意する．昇圧薬（エフェドリンやフェニレフリンなど）や降圧薬（ニカルジピンなど）はすぐに使えるように必ず準備しておく．

2）麻酔維持

亜酸化窒素と酸素に，セボフルランやイソフルランなどの吸入麻酔薬およびフェンタニルを併用するものや，プロポフォール持続静注とフェンタニルとの併用などさまざまな麻酔法の報告がある[4,5,9,10]．血行動態を安定させるためにオピオイドを併用することが多い．プロポフォール，フェンタニル，ベクロニウムで導入し，亜酸化窒素，酸素，セボフルランに100～200μg程度の少量フェンタニルを併用する麻酔法を基本にしている．重症呼吸不全患者の場合，自発呼吸を残したままで，局所浸潤麻酔に鎮静薬プロポフォールを2～4 mg/kg/hr程度投与し，ステント位置決め時のみスキサメトニウムを投与し一時的に呼吸停止させ，その後マスク換気を行うこともある．

d．モニタリング

1）心電図

術中の心筋虚血に備え，Ⅱ誘導の他に，V_4またはV_5誘導をモニターする．

2）観血的動脈圧測定

術中の血圧管理と瘤穿孔の早期発見のため必ず施行

する．できれば上下肢の2カ所で計測する．上肢の動脈圧はステントグラフトの中枢側の血圧を経時的にモニターするために必須であり，下肢の動脈圧はステントグラフト挿入前後の末梢側の血流を反映するので，ステントの状態をみるうえで有用である．胸部大動脈瘤の場合はガイドワイヤーを右上腕動脈から挿入し，腹部の場合は左上腕動脈が用いられる．このため，瘤の位置により上肢の観血的動脈圧測定は左右逆となる．

3）脊髄保護

胸部下行大動脈症例では，ステントグラフトによるAdamkiewicz動脈の閉塞が原因で脊髄虚血が起こり，対麻痺発生の可能性（約3%）があるため，脊髄誘発電位の測定を行う．手術前日に2本の硬膜外電極（C_{6-7}, $T_{12}-L_1$）を挿入し，波形の再現性をあらかじめ確認しておき，術中のオクルージョンテストに用いる[5]．

4）体温管理

TPEGでは保温部位が両下肢のみであり，低体温になりやすく，覚醒遅延や術後のシバリングの原因となる．輸液加温器を用いたり，室温を高く保つなど積極的な加温を行う．

5）その他

パルスオキシメータやカプノグラフィなど，通常の全身麻酔時のモニタリングを行う．重症例では経食道心エコーを用いたり，中心静脈カテーテルや肺動脈カテーテルを麻酔導入後に留置し，心機能評価ならびに輸液負荷の指標とすることもよい．

5．麻酔管理上の注意点

a．血行動態のコントロール

TPEGの麻酔管理で最も重要なことは，ステントを目的部位へ正確に留置するために血行動態をいかにコントロールするかということである．ステントのわずかなズレが瘤への血管内リークの原因になったり，他の血管の閉塞へとつながる．ステント留置の際，腹部症例では，平均血圧を60～80 mmHg程度に低下させたり[9,10]，胸部症例ではATP（アデノシン三リン酸）を投与し一時的に洞停止させたり[11]，平均血圧を50 mmHg程度に低下させて行う[12]などの方法が報告されている．東京医科大学病院では胸腹部症例ともに，ステント拡張時には吸入麻酔薬の濃度を高くしたり，ニカルジピンを用いるなどして収縮期血圧を80～90 mmHgまで低下させ，さらに，人工呼吸を十数秒間停止させるなどの処置をとってきた．現在ではスタビライザーが改良され，遠位弓部症例を除き，血圧を低下させることなく，収縮期血圧100～120 mmHg程度の維持で充分ステントの留置が可能となった[5]．しかしながら，ステントグラフト位置決め時の血圧・心拍数コントロールの有無は，ステントの種類や術者の手技習熟度によるところが大きい．外科サイドからの要望に対しては，患者の安全を第一に考えながら，麻酔科医としてできる限り対処したい．

b．ACT（活性化凝固時間）のコントロール

術中はヘパリンの全身投与（50単位/kg程度）を行い，ACTを200～250秒程度にコントロールする．一時間毎にACTを測定し，必要に応じヘパリンを追加する．ステントグラフト留置後は，プロタミンによる中和を行う．

6．術中，術後の合併症

TPEG症例はハイリスク患者が多く，また術中，術後の合併症は致命的になる危険性が高く，合併症の予防と対策は重要な課題である．

a．大動脈瘤穿孔

シース操作中の瘤穿孔により急激な出血性ショックをきたすことがある．術中合併症の中では最も致命的であり，開胸，開腹術への迅速な移行が必要となる．あらかじめ上腕動脈よりガイドワイヤーを挿入する上肢と反対の手に，18G以上の太い針で輸血用の静脈ラインを確保しておくと，術中の出血にすばやく対処できる．Gieseckeは腹部大動脈瘤症例のTPEGの際に，最低2単位以上の濃厚赤血球の準備を勧めている[13]．アルブミン製剤も直ちに使用できるように準備しておく．

b．心筋虚血，異常高血圧，不整脈

大動脈瘤患者は，術前より心疾患を合併する症例が多く，循環器系のイベントが起きやすい．冠血管拡張薬である硝酸薬（ニトログリセリン，イソソルビド）を予防的に投与する．また，降圧薬や抗不整脈薬を適宜投与する．

c．塞栓症

大動脈瘤を有する患者の背景として，動脈硬化や壁

在血栓を有する症例が多く,注意を有する.経食道心エコーで壁在血栓が4 mm以上あると,塞栓症の危険性が高いため,場合により術式変更を考慮する.

d. 腎不全

TPEG症例では術前より,腎機能の低下している患者が多い.また術中,大動脈の走行やステントの位置決め,TPEG後の血管内リークの確認などの際に,造影剤を多量に使用することから,腎障害に注意を要する.術中,術後は定期的に尿量を観察し,尿量の低下には,輸液の負荷,ドパミンやフロセミドの投与を行い,積極的に利尿を促し,造影剤の排泄,腎不全の予防につとめる.

■文献

1) Parodi JC, Palmaz JC, Barone HD. Transfemoral intraluminal graft implantation for abdominal aortic aneurysms. Ann Vasc Surg 1991; 5: 491-9.
2) Dake MD, Miller DC, Semba CP, et al. Transluminal placement of endovascular stent-grafts for the treatment of descending thoracic aortic aneurysms. N Engl J Med 1994; 331: 1729-34.
3) 江里健輔, 星野俊一, 石丸 新, 他. ステントグラフトと大動脈疾患. 東京: 医歯薬出版; 1999. p.40-3.
4) 近江明文, 一色 淳. 大動脈に対するstentingの麻酔管理. Cardiovasc Anesth 1999; 3: 95-9.
5) 荻原幸彦, 一色 淳. 大動脈瘤ステントグラフト内挿術の麻酔管理—脊髄機能モニタリングを含む250症例での検討. 日臨麻会誌 2002; 22 (2): 80-3.
6) Chuter TAM, Reilly LM. Surgical reconstruction of the iliac arteries prior to endovascular aortic aneurysm repair. J Endvasc Surg 1997; 4: 307-11.
7) 吉川公彦, 打田日出夫, 居出弘一, 他. 腹部大動脈瘤に対するstent graft留置術の功罪. 脈管学 2000; 40: 809-13.
8) Aadahl P, Lundbom J, Hatlinghus S, et al. Resional anesthesia for endovascular treatment of abdominal aortic aneurysms. J Endvasc Surg 1997; 4: 56-61.
9) Greiff JMC, Thompson MM, Langham BT. Anaesthetic implications of aortic stent surgery. Br J Anaesth 1995; 75: 779-81.
10) 山下敦生, 石田和慶, 荒武香寿, 他. 腹部大動脈瘤に対するステントグラフト内挿術の周術期管理. 麻酔 2000; 49: 987-94.
11) Tanito Y, Endou M, Koide Y, et al. ATP-induced ventricular asystole and hypotension during endovascular stenting surgery. Can J Anaesth 1998; 45: 491.
12) Mitchell RS, Dake MD, Semba CP, et al. Endovascular stent-graft repair of thoracic aortic aneurysms. J Thorac Cardiovasc Surg 1996; 111: 1054.
13) Giesecke NM. Endovascular stent repair of abdominal aortic aneurysms. Newsletter of Am Society of anesthesiologists 1999; 63: 12-3.

［近江明文］

F．頚動脈血管内膜切除術

1．病態と手術適応

内頚動脈の狭窄は頚動脈分岐部に限局性に生じやすく、病理学的には粥状硬化病変である。一般的には内頚動脈狭窄部の末梢側の血管構造は正常に保たれることが多く、限局性の病変が完全に除去されれば、充分な血行再開が期待できる。内頚動脈狭窄により脳梗塞を生じる機序は2つ考えられている。一つは血流低下によるもの（hemodynamic stroke）で、他の一つはアテローム性プラーク（粥腫）や血栓の剥離に伴う塞栓によるもの（thromboembolic stroke）である。一般的には、後者が原因となることが圧倒的に多いと考えられている。プラーク内の出血によりプラークが破綻し、その一部が流出する可能性や、プラークの潰瘍形成により潰瘍部に形成された壁在血栓が剥離する可能性が考えられている。

頚動脈血管内膜切除術 carotid endarterectomy（CEA）の適応は、症候性患者（一過性脳虚血発作とnon-disabling stroke）では、70％以上の狭窄があれば手術適応であり、50から69％の狭窄では手術による合併症の危険が少ないと考えられれば適応がある。症候性患者でも、日常生活が介助なしには困難な disabling stroke 症例は、狭窄の程度にかかわらず保存的対処が原則である。一方、無症候性患者では60％以上の狭窄で手術による危険が少ないと考えられれば適応がある。手術適応に関しては施設の技術レベルが重要で、CEAの有効性が確実に得られるためには、手術の危険性は症候性患者で6％、無症候性患者では3％以下であることが必要である。術後に脳梗塞あるいは死亡する危険因子として、75歳以上、高血圧、狭窄部の不整、一過性黒内障発作、対側頚動脈閉塞、同側の梗塞巣の存在などが重要である。危険因子をもつ患者の手術では、手術適応、患者への説明、周術期管理を慎重に行う必要がある。

2．術前評価

動脈硬化は全身に及んでいると考えるべきである。動脈硬化の原因となる高血圧症や糖尿病、動脈硬化の結果として生じる頭蓋内血管病変、冠動脈疾患、腎機能低下に注意して行う必要がある。逆に、下肢の閉塞性動脈硬化症と冠動脈疾患の患者のそれぞれ約20％と10％に頚動脈狭窄が合併している。したがって、これらの手術を受ける患者の術前診察では、頚動脈狭窄を念頭に、頚動脈の聴診を必ず行うべきである。頚動脈雑音 carotid bruit は甲状軟骨上方の頚動脈分岐部を中心に聴取される。聴取率は狭窄度50％以上で約70％といわれているが、狭窄度が90％以上になると乱流の減少により雑音はかえって減少する。

1）心筋虚血

North American symptomatic carotid endarterectomy trial（NASCET）の結果では外科手術を受けた患者1,415人中16人（1％）に心筋梗塞が発症し、うち5人が死亡している。しかし、CEA患者の冠動脈疾患合併率は約40％との報告もあり、心筋虚血に対しては細心の注意が必要である。冠動脈疾患を合併している患者ではCEAと冠動脈のバイパス手術のどちらを先に行うべきか議論がある。頚動脈狭窄症が症候性であれば、米国ではCEA優先か一期的手術が原則とされているが、脳外科医と心臓外科医の技量が予後を大きく左右するので、施設により判断基準は異なると思われる。

2）高血圧

CEA手術患者の約60％にみられる。拡張期圧が110 mmHg以上の患者では周術期脳梗塞や心筋梗塞などの術後の合併症が多い。また、高血圧患者では、術後の高血圧を生じやすく、高血圧により脳の hyperperfusion を助長する可能性がある。収縮期血圧180 mmHg、拡張期血圧110 mmHg以上の患者では血圧をコントロールしてから手術を行うことが望ましい。

3）腎障害

高血圧や糖尿病が原因で腎機能が低下することがあるが、腎機能が低下した（血清クレアチニン≧1.5 mg/dl）患者ではCEA後の神経学的合併症や心血管系合併症の頻度が高い。これは腎機能低下患者の方が冠動脈や頭蓋内血管病変が強いためではないかと推測されている。

4）糖尿病

糖尿病患者と非糖尿病患者でCEA術後の神経学的合併症や心血管系合併症を長期間（平均44カ月）にわたって比較した研究では，両群間にほとんど差はなかった．しかし，高血糖は虚血性神経障害を増悪するので，麻酔中の血糖コントロールは厳重に行うべきである．

3．麻酔方法

患者と脳外科医と麻酔科医の連携がうまくいけば局所麻酔（深部頚神経叢ブロック＋浅部頚神経叢ブロック）でCEAを行うこともできる．局所麻酔で行えば，手術中に患者の意識レベルなどを確認しながら手術が行える利点があるが，深部頚神経叢ブロックの手技は難しく，上頚部の充分な鎮痛を得ることが難しい．また，頚部硬膜外麻酔を併用すると低血圧や徐脈を生じる可能性がある．以下，全身麻酔について述べる．

a．麻酔前投薬

術後の早期覚醒が望まれるため，前投薬は最小限にとどめる．

b．モニター

1）循環モニター

冠動脈狭窄が存在する可能性が高いので，II誘導とV_5誘導をモニターする．虚血性心疾患の存在が明らかな場合や心機能が低下している場合は，肺動脈カテーテルや経食道心エコーなどのモニターを考慮する．手術と反対側の内頚静脈穿刺を行う場合は，頚動脈の誤穿刺に注意が必要である．

2）呼吸モニター

過換気にすると，脳全体としては脳血流量が減少するが，脳血管の二酸化炭素反応性が保たれた正常領域から虚血領域へ血流がシフトし，虚血領域の脳血流量が増加する可能性も理論的には考えられる．しかし，個々の症例での脳血流の変化の予測は困難と思われるので，麻酔中動脈血二酸化炭素分圧は正常範囲を維持すべきである．

3）中枢神経モニター

単独のモニターで評価するのは困難で，いくつかのモニターを組み合わせる必要がある．

a）脳波：

大脳皮質の神経活動をリアルタイムにモニターできる．脳血流量が正常値の50％以下になると周波数が減少し，振幅が低下し始める．Power-spectrum analysisなどの処理脳波は感度が落ちるが，脳波判読に慣れていないものにとって解釈は容易となる．ただ，鋭敏にモニターしようとすれば記録電極数を多く用いる必要があり，操作が煩雑である．また，麻酔深度や体温の影響を受けやすい．

b）体性感覚誘発電位 somatosensory evoked potential（SEP）：

脳幹部や大脳感覚野の血流変化を反映する感覚系モニターである．正中神経を刺激し，導出電極はC_3'，C_4'（それぞれC_3，C_4の2 cm後方）および第2頚椎棘突起上におく．N20/P25の振幅（皮質知覚野起源）かN13-N20時間（脊髄灰白質から皮質知覚野までの伝導時間）をモニターする．通常，N20/P25の振幅が50％以下になるか，N13-N20時間が1 ms以上延長する場合に虚血と判定する．SEPは脳波に比べ電極数が少なく設置が容易であり，4チャネル脳波よりsensitivityが高いとする報告もあるが反論もある．脳波と同様に麻酔深度や体温の影響を受ける．

c）経頭蓋ドプラー transcranial Doppler（TCD）：

中大脳動脈の血流速度をモニターすることにより，内頚動脈遮断時あるいはCEA後の血流評価が可能である．頚動脈遮断時の血流速度が遮断前の60％以下に低下すると虚血の可能性がある．CEA後にpeak flow velocityが1.5倍以上あるいはpulsatility index＝（peak flow velocity−end-diastolic velocity）/mean flow velocityが2倍以上になる場合には過灌流症候群を生じる危険がある．TCDでは，手術操作時の塞栓の検出micro-embolic signal（MES）もできる．時間当たり50個以上のMESは塞栓性合併症の危険が高い．MESは，一方向性の短時間の強い信号（概ね100 msec以下のもの）で，少なくともバックグラウンドより3 dB以上大きい信号，ピュッ，ボッ，ピコッ，プッ，ボソッなどの特徴的な音を伴う，心周期に対しランダムに出現するなどの特徴がある．

d）近赤外分光法 near-infrared spectroscopy（NIR）：

前額部で脳組織酸素飽和度を無侵襲で連続的に測定できる．しかし，値に個人差が多く，安全限界が不明である．特異度は低いが感度は高いので，他のモニターで異常が検出されたときの判断の助けにはなる．

e）内頚動脈断端圧 stump pressure：

内頚動脈遮断時の遮断部位より末梢側の圧のことで，Willisの動脈輪を介しての側副血行を反映すると考えられる．しかし，stump pressureの安全域に関しては25から70

mmHgと意見の一致をみていない．これは，CEA後の神経障害の原因が低灌流だけではなく塞栓による場合が多いためと考えられる．

f）内頚静脈の酸素飽和度 jugular venous oxygen saturation（$SjvO_2$）：Fiber optic catheterを術野から内頚静脈球部まで挿入することで，連続的に$SjvO_2$を測定できる．内頚動脈遮断により脳の酸素需給バランスが悪化すると$SjvO_2$が低下する．ただし，$SjvO_2$はglobalな酸素需給バランスを反映しているので，局所の酸素需給バランスはわからないことと，fiber optic catheterが高価なことが欠点である．

c．麻酔導入と維持

全身麻酔導入前に局所麻酔下に直接動脈圧ラインを確保する．麻酔導入はチオペンタール，ミダゾラム，プロポフォールのいずれでも可能である．気管挿管時に高血圧が予想される場合は，フェンタニルを1～2 $\mu g/kg$併用する．降圧薬も適宜使用するが，気管挿管時の高血圧を危惧するあまり，フェンタニルや降圧薬を使用しすぎると，気管挿管後に血圧低下を生じる．気管挿管時の高血圧対策として，気管挿管前に気管内に4％リドカインを2～3 ml噴霧して，2～3分後に気管挿管を行えば，降圧薬の使用量を減らすことができる．通常は経口気管挿管でよいが，病変が高位に及ぶ場合は，下顎をより挙上し術野を確保するために経鼻挿管を行う必要がある．

麻酔維持は安定した循環動態と術後の速やかな覚醒を念頭に，麻酔科医の慣れた方法で行うのがよい．ただし，揮発性吸入麻酔薬に関しては，頚動脈遮断中虚血性脳波変化を生じる脳血流閾値は，イソフルランとセボフルランの方がハロタンと比較して低いと報告されているので，イソフルランかセボフルランを選択すべきであろう．亜酸化窒素の併用も可能であるが，内頚動脈のシャント造設時や遮断解除時には頚動脈内に空気が侵入する可能性があるので亜酸化窒素の使用を一時的に中止する．プロポフォールとフェンタニルを用いた静脈麻酔はSEPに及ぼす影響が比較的少ない利点があるが，徐脈と低血圧を生じやすい欠点がある．また，プロポフォールは吸入麻酔薬に比較して，脳代謝の抑制以上に脳血流が低下するので，内頚静脈酸素飽和度を低下させる．術後早期に神経学的所見を確認する必要があるのでフェンタニルの過量投与に注意する必要がある．

頚動脈遮断前にはヘパリンを0.75～1 mg/kg投与する（ACT 250～300秒）．頚動脈遮断時の脳虚血対策としては，薬物による脳保護のみに期待するのは困難で，遮断により脳虚血のモニターで異常が検出されればシャントの使用を考慮すべきである．虚血領域の脳血管は自己調節能を失い脳血流量は血圧に依存するので，内頚動脈遮断中の血圧は軽度高血圧がよいとする意見もある．しかし，側副血行の少ない虚血領域では軽度高血圧にしても脳血流の増加はあまり期待できず，昇圧薬による全身の末梢血管抵抗の増加は心筋酸素需給バランスを悪化させる．したがって，術前の平常血圧を保つのがよいと思われる．頚動脈遮断により血圧が上昇する場合，20％以内の上昇であれば特に治療を必要としないが，それ以上の上昇に対しては積極的に降圧をはかる．術中に軽度低体温が試みられているが，手術時間が普通は約2時間なので，復温に手間取る．体温管理は高体温にしない方針でよいと思われる．

頚動脈洞の外科的操作により圧受容体反射が生じ，高度徐脈，低血圧を生じるが，頚動脈分岐部に1％リドカインの浸潤を行えば，反射を防ぐことができる．ただし，浸潤により術後の高血圧の頻度は増えるといわれている．

遮断解除後は全ての患者で高血圧にならないように厳重な血圧コントロールが必要である．特に，麻酔覚醒時，気管チューブの抜管時の高血圧は短時間作用性のβ遮断薬などで積極的に治療する．抜管後は高血圧あるいは低血圧に悩まされることが多い．高血圧は圧受容体の機能不全により，低血圧はプラークの除去により圧受容体が過剰に反応するためと考えられている．高血圧は術前のコントロールが不充分な患者で生じやすい．

4．合併症

術後の死亡の主な原因は重症脳梗塞と心筋梗塞である．

1）脳虚血

頚動脈遮断による脳低灌流によるものと脳塞栓によるものがある．脳塞栓は頚動脈の剥離操作，シャントの挿入・抜去操作，CEA後の血管壁に形成される血栓により生じると考えられる．特に，CEA後の血管壁に形成される血栓による脳塞栓は術後（5～6日以内）に症状が出るので慎重な観察が必要である．

2）過灌流症候群

慢性的な虚血により自己調節能が低下している領域に，CEA後の急激な血流の増加が生じると，毛細血管の透過性が亢進し，脳浮腫や脳出血を生じる．発生頻度は0.3～1.2％と低いが時に致命的な合併症となりうる．遮断解除後に3～5日以内に頭痛，神経脱落症状，痙攣，脳内出血などを呈すれば要注意である．過灌流症候群の危険因子としては，高度狭窄例，側副血行不良例，対側頚動脈閉塞例があげられる．過灌流症候群の監視にはTCDが有用である．β遮断薬などの脳血管拡張作用が少ない薬物で血圧をコントロールすべきであるが，コントロールが困難な場合は鎮静量のプロポフォールなどの併用も効果があると報告されている．

3）創出血

縫合糸の断裂によることが多い．血腫や軟部組織の浮腫により気道閉塞をきたすことがある．気道狭窄が疑われたら，迅速な対応が必要である．

4）神経損傷

脳神経損傷が約10％の患者に生じるが，片側であれば臨床上大きな問題にはなりにくい．舌下神経，迷走神経，反回神経が障害を受けやすい．反回神経麻痺は嗄声のみでなく呼吸困難を生じる可能性があるので注意が必要である．

まとめ

今後はCEAと並んでステント留置術やバルーン拡張術などの血管内手術が増加するであろう．血管内手術の利点としては，創が小さく創出血の頻度が少ない，心筋梗塞あるいは脳神経損傷の頻度が少ないなどの利点がある．また，最近の報告では，中枢神経系の合併症の発生率はCEAと差がない．現在，国際規模でのCEAとの比較試験（carotid revascularization endarterectomy vs stent trial：CREST）が進行中であり，その結果が待たれる．

■文献

1) 島 健，山根冠児．頚動脈内膜剥離術：手術．In：坂部武史，編．脳神経外科手術と麻酔．東京：真興交易医書出版部；2002．p.296-308．
2) 宮脇 宏，瀬尾勝弘．頚動脈内膜剥離術：麻酔．In：坂部武史，編．脳神経外科手術と麻酔．東京：真興交易医書出版部；2002．p.309-17．
3) 古井倫士．頚動脈病変と頚動脈内膜剥離術．東京：南山堂；2003．
4) North American symptomatic carotid endarterectomy trial collaborators. Beneficial effect of carotid endarterectomy in symptomatic patients with high-grade carotid stenosis. N Engl J Med 1991; 325: 445-53.
5) European carotid surgery trialists' collaborative group. Randomised trial of endarterectomy for recently symptomatic carotid stenosis: final results of the MRC European carotid surgery trial (ECST). Lancet 1998; 351: 1379-87.
6) North American symptomatic carotid endarterectomy trial (NASCET) collaborators. The north American symptomatic carotid endarterectomy trial: surgical results in 1415 patients. Stroke 1999; 30: 1751-8.
7) Executive committee for the asymptomatic carotid atherosclerosis study. Endarterectomy for asymptomatic carotid artery stenosis. JAMA 1995; 273: 1421-8.
8) North American symptomatic carotid endarterectomy trial collaborators. Benefit of carotid endarterectomy in patients with symptomatic moderate or severe stenosis. N Engl J Med 1998; 339: 1415-25.
9) Paciaroni M, Eliasziw M, Kappelle J, et al. Medical complications associated with carotid endarterectomy. Stroke 1999; 30: 1759-63.
10) Ballotta E, Giau GD, Renon L. Is diabetes mellitus a risk factor for carotid endarterectomy? a prospective study. Surgery 2001; 129: 146-52.
11) Hamdan AD, Pomposelli FB Jr, Gibbons GW, et al. Renal insufficiency and altered postoperative risk in carotid endarterectomy. J Vasc Surg 1999; 29: 1006-11.
12) Ackerstaff RGA, Moons KGM, van de Vlasakker CJW, et al. Association of intraoperative transcranial doppler monitoring variables with stroke from carotid endarterectomy. Stroke 2000; 31: 1817-23.
13) Messick JM Jr, Casement B, Sharbrough FW, et al. Correlation of regional cerebral blood flow (rCBF) with EEG changes during isoflurane anesthesia for carotid endarterectomy: critical rCBF. Anesthesiology 1987; 66: 344-9.
14) Grady RE, Weglinski MR, Sharbrough FW, Perkins WJ. Correlation of regional cerebral blood flow with ischemic electroencephalographic changes during sevoflurane-nitrous oxide anesthesia for carotid endarterectomy. Anesthesiology 1998; 88: 892-7.
15) Roubin GS, New G, Iyer SS, et al. Immediate and late clinical outcomes of carotid artery stenting in patients with symptomatic and asymptomatic carotid artery stenosis: a 5-year prospective analysis. Circulation 2001; 103: 532-7.

［松本美志也］

G. 末梢血管手術

1. 術前管理

末梢血管手術には急性疾患と慢性疾患がある．急性疾患には血栓塞栓症や大腿動脈穿刺後の仮性動脈瘤があり，不可逆的組織障害を予防するために，4〜6時間以内に診断治療しなければならない．一方，慢性疾患の診断には ankle/arm index (AAI) がよく用いられる．通常，AAI は 1.0 以上であるが，間欠性跛行を呈する患者では 0.6 以下であり，安静時疼痛を呈する患者では 0.25 以下である．血管造影検査で閉塞部位や形状を評価し，血管形成術や血栓溶解療法を行うこともある．末梢血管手術を予定している患者は，血栓溶解薬や抗凝固薬を投与されていることが多いので，脊髄くも膜下麻酔や硬膜外麻酔を施行する際には注意が必要である．一般に，大腿動脈-膝窩動脈バイパス術では，人工血管や大伏在静脈が使用される．大動脈-大腿動脈バイパス術が困難な患者では，より侵襲の少ない腋窩動脈-大腿動脈バイパス術や大腿動脈-大腿動脈バイパス術が選択される．β遮断薬は周術期心筋虚血の頻度を減少させるので，手術当日の朝まで内服させる[1]．

2. 術中管理

観血的動脈圧測定は，冠灌流圧やグラフト血流の評価，術中の動脈血採取のため必須である．腎機能障害や心機能低下患者を除いて，通常中心静脈カテーテルは不要である．同様に，末梢血管手術では出血量や third space への喪失は多くないため，重症心不全や不安定狭心症患者でない限り，肺動脈カテーテルは不要である．心筋虚血の診断のためには，ST トレンドモニターが有用である．

重症呼吸器疾患患者では，気管支攣縮や肺炎の危険性を考えると，全身麻酔より脊髄くも膜下麻酔や硬膜外麻酔の方が安全であるといえる．また，血栓摘除術や仮性大腿動脈瘤では，局所麻酔と静脈麻酔で充分である．しかし，抗凝固薬や血栓溶解薬を投与されている患者では，硬膜外血腫などの危険性が高いため，脊髄くも膜下麻酔や硬膜外麻酔を選択するべきではない．硬膜外カテーテルを挿入した場合も，術後抗凝固療法を中止するまで，カテーテルの抜去は控えた方がよい[2]．血管手術における周術期心合併症の頻度は，非心臓手術の 10 倍といわれている[3]．しかし，全身麻酔と脊髄くも膜下・硬膜外麻酔を比較した場合，周術期心合併症の頻度に有意差を認めた報告は，Tuman ら[4]を除くとほとんどない．ここで興味深いことは，全身麻酔の方が術後 1〜3 日目のグラフト閉塞率が 5 倍以上高いことである[4,5]．これは，全身麻酔では，plasminogen activator inhibitor やフィブリノーゲンが増加する[4]ことにより，術後早期に凝固亢進状態になるのに対し，脊髄くも膜下・硬膜外麻酔はこの凝固亢進状態を弱めることに起因する[6]．さらに，痛みなどのストレスの減少に伴うカテコラミンや血小板活性の減少[7]や，交感神経遮断による下肢血流の増加も関与している[8]．一方で，術中の血行動態を安定させることにより，このストレス反応を抑えれば，麻酔方法による周術期心合併症の頻度の差はなくなる[5]．

全身麻酔の場合，一般的にオピオイド，吸入麻酔薬，亜酸化窒素，筋弛緩薬を用いる．通常手術室内で抜管するので，高用量のオピオイドは避けるべきである．脊髄くも膜下麻酔では，手術時間の延長に対応できないことや，麻酔高の調節の困難さ，低血圧の発生などより，硬膜外麻酔が併用されることが多い．皮膚切開部位の神経支配は L_1〜L_4 であるため，腰部硬膜外カテーテルを挿入する．T_{10} までのブロックで充分なので，10〜12 ml の局所麻酔薬を注入し，以後は必要なときに追加するとよい．末梢血管手術患者は概して高齢であるため，高位ブロックになりやすく，その場合には輸液負荷より，フェニレフリンのようなα刺激薬で対処する方が望ましい．

3. 術後管理

術後心筋虚血予防のためには，患者の疼痛と不安を除去することが大切である．血管内容量を保ち，血中ヘモグロビン濃度を 9.0 g/dl 以上にして，心拍数や血圧をコントロールする．定期的に足背動脈を触知し，グラフトの開存を確認し，必要ならば抗凝固薬や再手術を考慮する．術後鎮痛は patient controlled analgesia

（PCA）を用いたオピオイドの静脈または硬膜外投与と，持続と PCA を用いた局所麻酔薬の硬膜外投与が有効である．例として，0.0625％のブピバカインとフェンタニル $5\,\mu g/ml$ を，$2\,ml/h$ で持続投与し，PCA は $2\sim4\,ml$（ロックアウト時間 10 分）とするとよい．

■文献

1) Mangano DT, Layug EL, Wallace A, et al. Effect of atenolol on mortality and cardiovascular morbidity after noncardiac surgery: Multicenter study of perioperative ischemia research group. N Engl J Med 1996; 335: 1713-20.
2) Horlocker TT, Heit JA. Low molecular weight heparin: Biochemistry, pharmacology, perioperative prophylaxis regimens, and guidelines for regional anesthetic management. Anesth Analg 1997; 85: 874-85.
3) Mangano DT. Perioperative cardiac morbidity. Anesthesiology 1990; 72: 153-84.
4) Tuman KJ, McCarthy RJ, March RJ, et al. Effects of epidural anesthesia and analgesia on coagulation and outcome after major vascular surgery. Anesth Analg 1991; 73: 696-704.
5) Christopherson R, Beattie C, Frank SM, et al. Perioperative morbidity in patients randomized to epidural or general anesthesia for lower extremity vascular surgery: Perioperative ischemia randomized anesthesia trial study group. Anesthesiology 1993; 79: 422-34.
6) Rosenfeld BA, Beattie C, Christopherson R, et al. The effects of different anesthetic regimens on fibrinolysis and the development of postoperative arterial thrombosis. Anesthesiology 1993; 79: 435-43.
7) Rosenfeld BA, Faraday N, Campbell D, et al. Hemostatic effects of stress hormone infusion. Anesthesiology 1994; 81: 1116-26.
8) Haljamae H, Frid I, Holm J, et al. Epidural vs. general anesthesia and leg blood flow in patients with occlusive atherosclerotic disease. Eur J Vasc Surg 1988; 2: 395-400.

［金子高穂］

H．肺動脈塞栓症手術

　肺動脈塞栓症（肺塞栓症）は主に深部静脈血栓によって引き起こされ，ロングフライト症候群が話題になるなど，近年本邦においても確実に増加傾向にある．肺塞栓症には急性と慢性があり，手術の適応となるのは急性の広範囲性と慢性の反復性の塞栓症であり，各々について述べるがその区別は厳密には困難である場合が多い．

1．急性肺塞栓症の診断と治療

　急性肺塞栓症は早急の診断と治療を必要とする．表 6-23 に診断の手順を示す．治療は循環呼吸管理，抗凝固療法，血栓溶解療法，カテーテルによる肺血栓除去術，開胸手術による外科的血栓除去術が中心となる．

　肺塞栓症と診断されれば血栓形成抑制のため直ちに抗凝固療法（ヘパリン 100 U/kg を 1 回投与し 200 U/kg/day の持続投与，activated clotting time を 150 秒前後に維持）を行う．抗凝固療法にても肺塞栓症の増悪が認められる場合，血栓溶解療法，カテーテルによる肺血栓除去術，開胸手術による外科的血栓除去術の適応となる．Goldhaber[1]は不安定な血行動態，中等度以上の右心不全，心筋損傷の兆候（troponin の上昇），肺塞栓の高リスク患者の場合これらの適応があるとしている．血栓溶解療法にはウロキナーゼと保険適応外であるが t-PA（tissue plasminogen activator）が用いられる．ウロキナーゼは 40 万〜60 万 U/day の投与が一般的である．t-PA はより速い血栓溶解効果を有し，日本ではアルテプラーゼ（グルトパ注®，アクチバシン注®）は 1,200 万 IU を 2 時間で静注し 2〜3 日間投与，モンテプラーゼ（クリアクター注®）は 27,500 IU/kg を 2 分間で単回投与とされている[2]．また，血栓溶解療法中の頭蓋内出血の頻度は約 3.0％とされている[3]．血栓溶解療法の禁忌症例には，術後患者，くも膜下出血，脳出血，脳腫瘍等の頭蓋内疾患患者，外傷後患者等がある．

　カテーテルによる肺血栓除去術は比較的呼吸循環動態の安定した症例に対して行われる．外科的血栓除去術の適応は血栓溶解療法またはカテーテルによる肺血栓除去術の無効症例，禁忌症例，右心系に血栓が残存する症例，呼吸循環が急速に悪化し，ショック状態が持続する症例，心肺蘇生が必要な症例がある[4]．Tschirkov[5]らは手術適応としてショック，PaO_2＜65 mmHg，アシドーシス，平均肺動脈圧＞30 mmHg，中

表 6-23　肺塞栓症の診断

1．臨床症状
　　突然発症で急激に進行，労作時の呼吸困難，胸痛，咳，失神，発熱，血痰，胸内苦悶
2．検査所見
　　胸部 X 線：心陰影の拡大，肺門部肺動脈の拡大，局所的肺野での透過性亢進
　　心電図：右室負荷所見（V_1〜V_3 の ST 上昇，陰性 T，右軸変位，右脚ブロック），不整脈，頻脈
　　血液ガス：低酸素血症
　　血液化学検査：白血球増加，LDH，CRP，FDP，D-dimer 上昇
　　モニタリング：呼気終末二酸化炭素分圧低下，SpO_2 低下，肺動脈中心静脈圧上昇，心拍出量低下，血圧低下
3．画像診断
　　心エコー（経胸壁および経食道）：心腔内および肺動脈内の血栓の確認，右室負荷所見（右室，右房の拡大，左室の圧排，右室圧，肺動脈圧の上昇）
　　CT，MRI：血栓像の確認
　　肺シンチグラム：肺血流シンチでの血流欠損像，肺換気シンチや胸部 X 線との換気/血流不一致の確認
　　肺血管造影：肺血管の中断像　cut off や欠損像　filling defect

（下線部は特に術中に有用）

表 6-24 Greenfield の肺塞栓症の分類

Class	Signs	Occlusion (%)	MPAP (mmHg)
I	なし	<20	normal
II	頻呼吸	20〜30	<20
III	低酸素血症	30〜50	>20
IV	ショック，低酸素血症	>50	>25〜30
V	慢性肺塞栓による肺性心	>50	>40

心静脈圧の上昇，左右の主肺動脈の 50％以上の閉塞としている．表 6-24 に Greenfield の肺塞栓症の分類[6]を示す．Class IV 以上が手術適応としている．急性肺塞栓症手術での死亡率は 30％前後で心肺蘇生後では 60％とされている[7]．また，いずれにおいても下肢エコー，CT，MRI，下肢静脈造影等の診断で深部静脈血栓の残存が疑われる場合，さらなる肺塞栓の予防のため一時的下大静脈フィルター（TF）の留置が必要である．TF は内頸，鎖骨下，肘，大腿静脈のいずれかから透視下に挿入し，腎静脈のうっ帯を防ぐため腎静脈分岐部の末梢側にフィルター部分を留置（第 1-2 腰椎部分）する．表 6-25 に主な TF を示す[8]．

2．急性肺塞栓症手術の麻酔管理

急性肺塞栓により発生する病態を図 6-33 に示す[9]．急性肺塞栓の場合，右心不全の管理が最も重要となる．肺動脈圧の管理には積極的にニトログリセリン，硝酸イソソルビド，プロスタグランジン E_1 等の血管拡張薬

表 6-25 主な一時的下大静脈フィルター

	有効長 (cm)	シース径 (Fr)	フィルター最大外径 (mm)
ニューハウスプロテクト（東レ・メディカル）	60	8	35
アンテオフィルター（ボストン・サイエンテフィックジャパン）	85 or 65	7	31
セルサ VENACAVA フィルター（ビ・ブラウン）	最大 150	10	28
ギュンターテンポラリーフィルター（クック）	50	9.5	30

循環器系
　肺血管
　　●肺高血圧 ← 血栓による閉塞による血管床の減少や続発する血管攣縮
　　●肺内シャントの増大

　心機能
　　●右心不全 ← 右室後負荷の増大 ← 肺高血圧 ← 左室前負荷の減少
　　　　　↓　　　　　　　↓　　　　　　　　　　　　　　　↓
　　　　CVP 上昇　　　右室拡大　　　　　　　　　　　頻脈
　　➡　心拍出量低下 → 動脈圧低下

　冠循環
　　●心筋虚血 ← 冠血流量低下 ← 動脈圧低下，右房圧上昇

呼吸器系
　　● PaO_2 低下 ← 換気血流比の不一致 ← 無気肺，肺内シャントの増大
　　　　　　　　　← 気道出血
　　　　　　　　　← 混合静脈血酸素飽和度低下 ← 心拍出量低下
　　　　　　　　　← コンプライアンス低下，気管支攣縮

図 6-33 急性肺塞栓により発生する病態

を用いる．さらに心筋保護のためニコランジルを用いる場合もある．また，カテコラミンはα作用が強い場合肺血管を収縮させる可能性があるためβ作用を優位な形で用いる方がよい．ドパミン，ドブタミン，エピネフリンを用いるが，動脈圧の維持のためノルエピネフリンなどの血管収縮薬を用いざるを得ない場合が多い．カテコラミンに対する反応性が不充分な場合，さらにホスホジエステラーゼ阻害薬（アムリノン，ミルリノン，オルプリノン）やコルホルシンダロパート（アデール注®）を用い，さらにショック状態が持続する場合や PaO_2 の維持が困難なものに対しては PCPS（percutaneous cardiopulmonary support）の導入が必要となる．麻酔はフェンタニルを用い極力循環動態に影響が少ない方法を選択する．手術は人工心肺を用い行われるが，早急の導入が必要とされる．術中のモニターとして通常の心電図，観血的動脈圧測定，呼気二酸化炭素分圧，パルスオキシメトリ，尿量，中枢温，末梢温の他に，経食道エコー，肺動脈カテーテルが特に有用である．肺動脈カテーテルは肺動脈に存在する血栓のためカテーテルによる肺動脈の閉塞や肺動脈への挿入が不可能な場合もあり注意が必要である．急性肺塞栓手術の術後の予後に影響する最大の因子は術前の心肺蘇生の有無であり，他には人工心肺時間，肥満，他の心肺合併症，過去の肺梗塞の既往，ショック状態の時間，高齢，初発症状発生から手術までの時間がある[10-12]．

3．慢性肺塞栓症手術の麻酔管理

肺梗塞が慢性化し反復して発症を繰り返し，右心不全の悪化がみられ，内科的治療が無効な症例に対し外科的塞栓除去術が適応となる．慢性肺塞栓症患者の場合，手術適応として末梢の肺血管床の開存性が重要であるとされている[13]．したがって血栓除去後の肺動脈圧の低下は予後の指標となる．術中のモニターは急性肺塞栓症手術と同様である．麻酔管理上の要点は低酸素血症，肺高血圧，右心不全，肺損傷，気道出血に対する管理である[14]．肺高血圧や右心不全の管理は基本的には急性肺塞栓症手術と同様である．手術は通常人工心肺下に行われるが，塞栓除去が片肺のみの場合，肺動脈遮断のみで行われることもあり，手術操作による肺損傷や気道出血に対する対処からも気管チューブは二腔チューブ double-lumen tube が望ましいと考えられる．

■文献

1) Goldhaber SZ. Modern treatment of pulmonary embolism. Eur Respir J 2002; 19 (35): 22-7s.
2) 国枝武義．肺塞栓症診療のポイントーどんなとき疑い，予防，初期治療をどう行うか．東京：医学書院；2002.
3) Aklong L, Williams CS, Byrne JG, Goldhaber SZ. Acute pulmonary embolectomy. A contemporary approach. Circulation 2002; 26: 1416-9.
4) Tayama E, Ouchida M, Teshima H, Takaseya T, et al. Treatment of acute massive/submassive pulmonary embolism. Circ J 2002; 66: 479-83.
5) Tschirkov A, Krause E, Elert O, Satter P. Surgical management of massive pulmonary embolism. J Thorac Cardiovasc Surg 1978; 75 (5): 730-3.
6) Greenfield LJ, Langham MR. Surgical approaches to thrombo-embolism. Br J Surg 1984; 71: 968-70.
7) Jakob H, Vahl C, Lange R, Tanzeem A, Hagl S. Modified surgical concept for fulminant pulmonary embolism. Eur J Cardio-thorac Surg 1995; 9: 557-61.
8) 謝 慶一，古家 仁．深部静脈血栓症，肺血栓塞栓症．総合臨牀 2002; 51 (8): 2402-7.
9) Torbicki A, Beek EJR, Charbonnier B, Meyer G, et al. Guideline on diagnosis and management of acute pulmonary embolism. European Heart J 2000; 21: 1301-36.
10) Bauer EP, Segesser LK, Carrel T, Turina MI. Early and late results after surgery for massive pulmonary embolism. Thorac Cardiovasc Surgeon 1991; 39: 353-6.
11) Stulz P, Schlapfer R, Feer R, Habicht J, Gradel E. Decision making in the surgical treatment of massive pulmonary embolism. Eur J Cardiothorac Surg 1994; 8: 188-93.
12) Ullmann M, Hemmer W, Hannekum A. The urgent pulmonary embolectomy: mechanical resuscitation in the operating theatre determines the outcome. Thorac Cardiovasc Surg 1999; 47: 5-8.
13) Sabiston DC, Wolfe WG, Oldham HN, Wechsler AS, et al. Surgical management of chronic pulmonary embolism. Ann Surg 1997; 185 (6): 699-712.
14) 古家 仁，奥村福一郎．慢性肺動脈塞栓症に対する塞栓除去術の麻酔．麻酔 1986; 35 (2): 324-9.

［謝 慶一，古家 仁］

I. 脳保護法

　人工心肺を用いる手術，特に超低体温循環停止を必要とするような弓部置換術では，脳の保護が重要である．脳保護に有用とされる方法や薬物を表6-26に示す．本章ではこのうち，とくに重要と思われるものに焦点をあてて，理論的基礎および臨床応用について述べる．

1．中枢神経系合併症の頻度と患者の予後

　心臓血管手術においては，心臓合併症だけでなく，中枢神経系合併症が起こり，そのために患者の生命予後や機能予後が悪化することもしばしばある．心臓手術後に脳卒中を起こす頻度は加齢とともに上昇し，65歳未満の患者では頻度は1％未満であるのに対し，65歳以上では5％，75歳以上では7～9％と報告されている[1]．脳卒中を起こした場合には，死亡率は36％に達すると報告されている．心臓手術後には明らかな脳卒中だけでなく，ごく軽度の神経学的異常や，精神異常，行動異常が高い頻度で起こる．冠動脈バイパス術（CABG）に限っても30～79％もの患者で，そのような軽度の精神神経障害が起こると考えられている[2]．

2．脳神経細胞死に至る共通カスケード

　脳虚血，低酸素症，低血糖などから脳細胞死に至るまでの細胞内カスケードは同様である（図6-34）．脳神経細胞の脱分極，グルタミン酸のような興奮性アミノ酸の過剰放出と N-methyl-D-aspartate（NMDA）受容体や，α-amino-hydroxymethyl-isoxazole-proprionic acid（AMPA）/kinate 受容体などの興奮性アミノ酸受容体の過剰な活性化[3]，エネルギー欠乏によるナトリウムやカリウムイオンポンプ失調とイオン動態の変化，特に細胞内カルシウム濃度の異常増加，異化に関わる酵素系の活性化と細胞膜脂質の過酸化，そしてフリーラジカルの生成である（図6-34）[4]．細胞浮腫が起こり，そのために局所灌流が障害され，さらに悪循環が進行する．

　脳虚血が起きても脳神経細胞死が必ずしも起こるわけではない．再灌流による脳細胞機能が回復する．しかし，再灌流後に白血球が微小循環に凝集し，局所微

表6-26　脳保護に有用と考えられている方法

人工心肺技術
　○低体温（≦35℃）：脳代謝率減少，興奮性アミノ酸放出抑制など
　○動脈フィルタの使用：塞栓の除去，20μmが40μmより有効
　○大動脈遮断や操作の回避：動脈グラフトの使用
　○膜型肺の使用：気泡型肺の使用回避によるガス塞栓の減少
　　ヘパリンコーティングした人工心肺回路：炎症反応の減少
　○超低体温循環停止時間の短縮
　○超低体温循環停止中の脳循環の維持
　　選択的脳灌流
　　逆行性脳灌流
　　人工心肺時間の短縮
　　α-stat による pH 管理：低体温人工心肺中に二酸化炭素を負荷しない

薬理学的方法
　静脈麻酔薬（チオペンタール，プロポフォール）：脳代謝率減少
　吸入麻酔薬：脳代謝率減少
　NMDA 受容体拮抗作用をもつ薬物：ケタミン，マグネシウム
　NMDA 受容体拮抗薬：antiganel, lamotrigine
　コルチコステロイド
　血管拡張薬
　○高血糖の治療：インスリンなど
　　抗炎症作用をもつ薬物，物質
　　補体（C3a, C5a など）やサイトカインなどに対するモノクローナル抗体

分子生物学的方法
　アポトーシス遺伝子抑制
　アンチセンス
　プロテアーゼ
　修復遺伝子発現促進

注）○：臨床的有用性があると考えられるもの，
NMDA：N-methyl D-aspartate

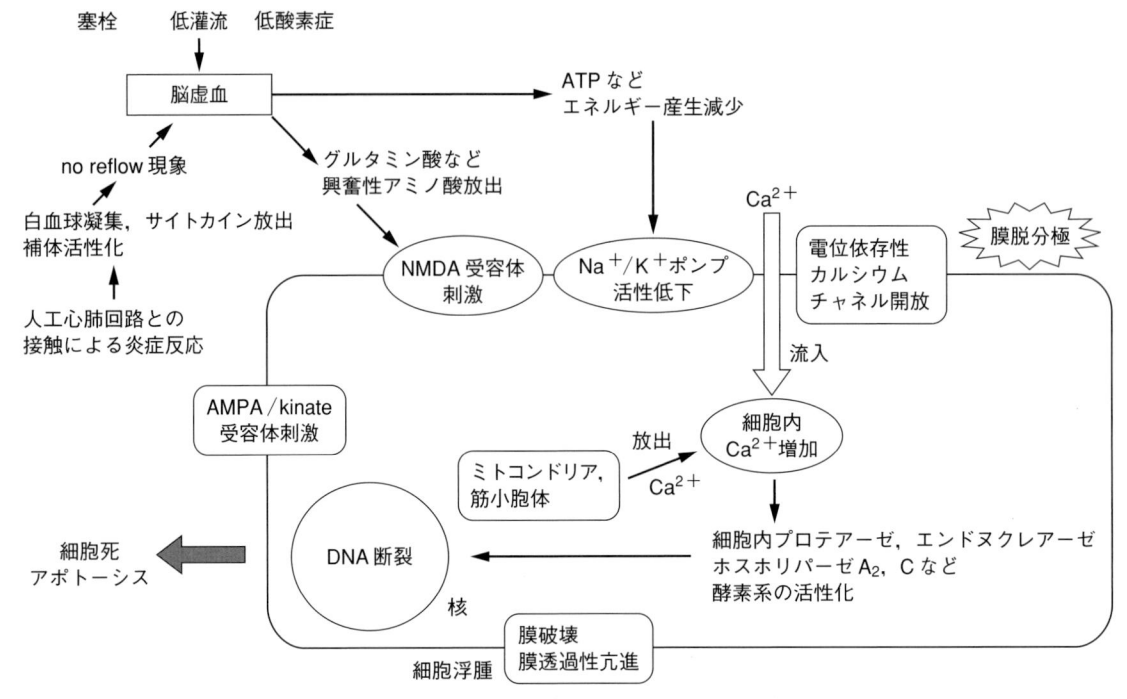

図 6-34 細胞死，アポトーシスに至る共通経路
NMDA：N-methyl-D-aspartate　　AMPA：α-amino-hydroxymethyl-isoxazole-proprionic acid

小循環が障害される可能性がある．また，再灌流によりフリーラジカルが産生され，細胞浮腫が増悪し，微小循環が障害される可能性がある．これが，no reflow現象である．このような状況では，神経細胞機能は回復しない．

脳保護を行うためには，この共通カスケードをどこかで停止，抑制する必要がある．

3．脳の酸素需給バランス

脳を保護するためには，脳の酸素需給バランスを良好に保つ必要がある．したがって，脳保護について理解するためには，脳の酸素需給バランスについて考える必要がある．脳酸素消費量と脳血流量はカップリングしており，脳酸素消費量が増加すれば，脳血流量も増加して，脳酸素需給バランスは保たれる．しかし，病的な状態や，薬物投与などの特殊な状況では，両者のカップリングは失われる．

a．脳酸素消費量
1）アデノシン三リン酸産生

脳細胞は主としてブドウ糖を栄養源として，酸化的リン酸化によりエネルギー源となるアデノシン三リン酸（ATP）の生産を行っている．その他，クレアチンキナーゼによるホスホクレアチンとアデノシン二リン酸（ADP）からのATP産生や，アデニレートキナーゼによるADPからのATP産生なども関与している．

2）脳酸素代謝率

脳酸素代謝率（$CMRO_2$）は 3.2〜3.5 ml/脳組織 100 g/min である．脳全体として 40〜70 ml/min 程度の酸素を消費していることになる．$CMRO_2$ の 40％は脳細胞の構築の維持に，60％は電気的活動のために用いられている．したがって，脳波が平坦になるような状況では，$CMRO_2$ は通常の半分程度にまで低下する．一方，痙攣が起きているような場合には，$CMRO_2$ は増大する．

$CMRO_2$ は，皮質と髄質というように脳の部位によっても，その部位の活動性によっても異なっている．

3）温度による脳酸素代謝率の変化

温度が低下すると，細胞内の酵素反応を含め，化学反応に要するエネルギー量は減少する．速度定数 K は，以下の式が示すとおり温度（T）とともに指数関数的に減少する．

$$K = Ae^{(-E/RT)}$$

表 6-27 脳温と脳酸素代謝率

脳温（℃）	脳酸素代謝率（37℃を100%）
30	50%
25	25%
20	15%
15	10%

T：絶対温度　　A：定数　　R：気体定数
E：活動エネルギーを表現する定数

脳に関しては，電気的活動が停止（平坦脳波）する18〜21℃では，$CMRO_2$ は大きく減少する（表6-27）．20℃では $CMRO_2$ は85％減少し，15℃では90％減少する．

4）薬物による脳酸素代謝率の変化

麻酔薬を含む薬物によっても，脳酸素代謝率は変化する．チオペンタールをはじめ，プロポフォール，ミダゾラムなどの静脈麻酔薬は，$CMRO_2$ と脳血流量を減少させる．しかし，ケタミンは $CMRO_2$ も脳血流量も増加させる．イソフルランやセボフルランといった揮発性麻酔薬は，$CMRO_2$ は減少させるが，脳血流量は増加させる．

b．脳への酸素供給

脳傷害を防ぐためには，$CMRO_2$ に見合った酸素供給量が必要である．脳への酸素供給量を保つためには，血液酸素含量が充分であることや，脳血流量が充分である必要がある．脳全体への血流量だけでなく，局所への脳血流も充分である必要がある．例えば，脳塞栓や，脳血管攣縮により局所の脳虚血が起こる．

1）動脈血酸素含量

動脈血酸素含量（CaO_2, ml/dl）は，以下の式で計算される．

$CaO_2 = Hb \times 1.31 \times SaO_2/100 + 0.003 \times PaO_2$

Hb：ヘモグロビン濃度（g/dl）
SaO_2：動脈血酸素飽和度（％）
PaO_2：動脈血酸素分圧（mmHg）
1.31：ヘモグロビン1gに結合する酸素量（ml/g）

したがって，高度の貧血や，動脈酸素飽和度の低下があれば，動脈血酸素含量は高度に低下し，脳への酸素供給が不充分になる可能性がある．

高度の貧血となれば，脳血液量が増加して，脳への酸素供給を保つ．しかし，頭蓋内圧上昇し頭蓋内コンプライアンスが低下している場合，脳血流量増加によりさらに頭蓋内圧が上昇すると，脳血流量の増加そのものが限定される．それは，

脳灌流圧＝平均血圧－頭蓋内圧
（頭蓋内圧が充分に低ければ，脳灌流圧＝平均血圧－中心静脈圧）

という式から理解できる．

2）脳血流量

脳全体の血流量は，50〜55 ml/脳100 g/min である．しかし，脳血流量は灰白質と白質で異なっており，前者は75 ml/100 g/min であり，後者は25 ml/100 g/min である．

脳血流には自己調節能がある．平均動脈圧が70〜150 mmHg の範囲内では脳血流量は一定に保たれる．より正確には，平均動脈圧ではなく，脳灌流圧として議論すべきである．脳灌流圧は平均動脈圧と頭蓋内圧あるいは中心静脈圧のどちらか高い方との差として定義される．正常の状態では頭蓋内圧を10〜15 mmHg 以下なので，脳血流量を保つためには，脳灌流圧として55〜60 mmHg 必要ということになる．

脳灌流圧が自己調節能の範囲を超えて低下すれば，脳血流量は減少する．ただし，脳血流量が正常の50 ml/100 g/min より低下しても，直ちに脳神経細胞機能が低下するわけではない．脳波の徐波化や高振幅化といった大脳皮質の電気的変化は，脳血流量が22 ml/100 g/min 程度まで低下してようやく出現する．

3）微小塞栓

人工心肺中には血液微小凝集塊や，細かな気泡による微小塞栓が起こる可能性がある．空気や酸素による微小塞栓は，心腔内にトラップされた空気，酸素化器（特に気泡型），復温時の血液と加温した血液の温度差などからのものである．その他，術野吸引からの脂肪滴なども微小塞栓の原因となる．

4）塞栓

大動脈カニュレーションや遮断により大動脈から剥離したプラークや，心腔内血栓，大きな空気泡により脳塞栓が起こりうる[5]．心腔を開ける開心術では，CABG など心腔を開けない手術よりは，空気塞栓の頻度が高い．

4．最大の脳保護法は予防である

心臓手術における脳合併症の発生に大きく関与しているのが，大動脈の石灰化や内膜肥厚である[6]．上行

大動脈や下行大動脈に石灰化がある症例では，脳合併症を起こす率が高い．頸動脈狭窄は危険因子であるが，頸動脈狭窄は大動脈石灰化の指標であるとする考え方もある．

上行大動脈に石灰化があるような症例では，大動脈遮断や，静脈グラフトの大動脈への吻合の際にプラーク剥離を起こし，脳動脈塞栓を起こす可能性がある．超音波検査を行い上行大動脈の石灰化が強い症例におけるCABGでは，大動脈遮断をせず，人工心肺も用いないoff-pump CABGとすることを考慮する．グラフトは左右の内胸動脈や，胃大網動脈などの動脈グラフトを使用する．これらの動脈グラフトに橈骨動脈グラフトや静脈グラフトなどを吻合して，長さを増すことも考えられる．このように大動脈への操作を行わないnon-touch techniqueは，大動脈石灰化プラーク剥離による脳合併症を予防すると考えられる．

もし，静脈グラフトを用いる場合には，大動脈への吻合の際に，部分遮断を行わず，自動吻合器を用いることも考えられる．

5．人工心肺管理

a．灌流圧

脳灌流を保つためには，充分な脳灌流圧が必要である．脳灌流圧は，頭蓋内圧が正常の状態では，前述したように，脳灌流圧＝平均動脈圧－中心静脈圧と考えられる．通常の場合は，脳灌流圧は55 mmHg以上は必要である．心臓脱転時などに中心静脈圧が上昇し脳灌流圧が低下しないように注意しなければならない．

人工心肺中も，理論的には同様の脳灌流圧が必要と考えられる．灌流圧を保つことも重要であるが，脱血不良により中心静脈圧が上昇しても脳灌流圧が低下するので注意が必要である．低体温人工心肺中の研究では，脳灌流圧が20 mmHgでも脳血流量は保たれるとされている（図6-35）[7]．灌流圧を高く保った症例では全身合併症の発生率は高かったが，脳合併症発生率は変化がなかったという報告もある[8]．灌流圧と脳合併症の間には相関がないという報告が多い[9]．

b．灌流量

人工心肺灌流量と脳障害との間にも明らかな相関は認められていない．中等度低体温と非拍動流を用い，灌流圧を45～70 mmHgに保った報告では，人工心肺からの灌流量1～2 $l/min/m^2$ の間では，脳血流量は有

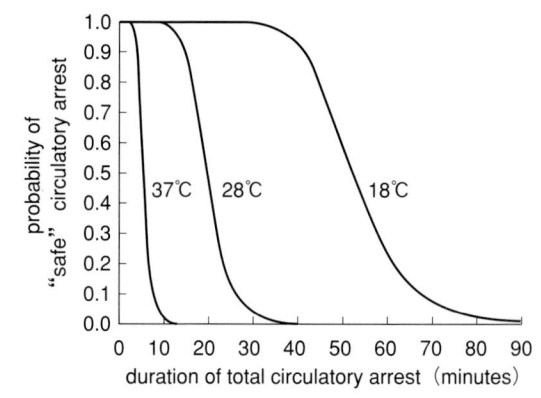

図6-35 体温と循環停止時間

体温（図では鼻咽頭温）が低下すると，合併症を起こさずに循環停止が行える時間が延長する．しかし，一定時間を越えると合併症を起こす確率は急速に増加する．

(Kirklin JW. Cardiac Surgery. New York: Churchill Livingstone; 1993. p.61-127)

意に変化しないと報告されている[10]．

c．体温管理
1）低体温

以前は，人工心肺中は低体温法が用いられる場合が多かった．人工心肺中は，血液希釈が起こり，血液酸素運搬量は減少する．それに対抗するために，低体温による $CMRO_2$ の減少が必要とされた．血液希釈は，低体温による血液粘性の増加を防止し，末梢循環を改善する作用もある．

低体温は $CMRO_2$ を減少させることにより脳保護作用を発揮すると考えられる．しかし，体温が正常である大動脈カニュレーション時にプラークが剥離して脳塞栓を起こした場合に，その後の低体温が脳保護的にどれほど有効であるかは明らかではない．

低体温による脳保護作用は $CMRO_2$ 減少によるものだけではない．低体温による興奮性アミノ酸放出減少も，細胞死・アポトーシスへの進行阻止に寄与していると考えられる．

最近では低心拍出量症候群の減少や，よりよい心機能回復，全身機能の維持といった点から常温人工心肺が用いられる機会も増加してきた．常温人工心肺により脳卒中の頻度が増すか否かについては議論がある[11,12]．ただし，人工心肺中の温度を28℃，32℃，37℃とした場合の検討では，32℃以下にした症例の方が37℃とした症例よりも，術後認知機能の低下が少な

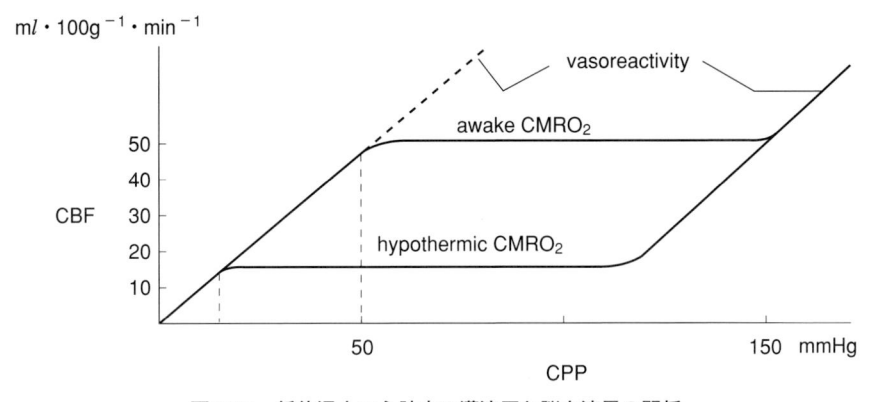

図 6-36　低体温人工心肺中の灌流圧と脳血流量の関係
CMRO$_2$：脳酸素代謝率　　CBF：脳血流量　　CPP：脳灌流圧
低体温人工心肺中も，脳酸素代謝率と脳血流量のカップリングは保たれる．

かったと報告されている[13]．

2）超低体温循環停止法

最も，極端な低体温法は，脳温を 15〜18℃程度の低体温にする超低体温法である．超低体温循環停止法を用いた場合の，脳灌流途絶許容時間は 45 分程度と報告されている．図 6-36 に示すように，脳温が低下するに従い，脳障害を起こさずに循環停止できる時間は延長する．小児では脳傷害を起こさずに循環停止できる時間はさらに長く，核心温度が 18〜20℃では 60〜90 分と報告されている．

3）復温時の注意

低体温人工心肺では，復温する必要がある．復温速度が速いと，脳酸素飽和度が低くなるという報告がある[14]．しかし，復温速度と脳障害との関係については，議論がある．心臓手術中に低体温人工心肺を用いた際に，復温速度が速いと頸静脈酸素飽和度が低下しやすく，術後に精神神経機能が低下することが報告されている．Grigore らは，CABG を 28〜32℃の低体温人工心肺のもとに行った患者を，復温時に鼻咽頭温と灌流液の温度差を 4〜6℃とする従来からの方法（0.56±0.22 ℃/min）と，その差を 2℃未満に保つ緩徐復温群（0.49 ℃/min）とに分け，術後 6 週間の神経認知機能について検討した[15]．緩徐復温群では，従来からの方法に比較し，神経認知機能障害の頻度が低かったと報告している．一方，CABG を受ける糖尿病患者において，鼓膜温と灌流液の温度差を 4〜5℃に保った標準復温群（0.46±0.09℃/min）と，その差を 1〜2℃に保った緩徐復温群（0.22±0.07℃/min）の間には，復温時の頸静脈酸素飽和度低下や術後 4 カ月してからの認知機能には差がなかったという報告もある[16]．両研究の差がどこに由来するのかは明確ではないが，後者の標準復温群の復温速度は，前者の緩徐群の復温速度よりもさらに遅いことも関係しているのかもしれない．

高体温では，脳障害は助長される[17]．高体温は，視床，海馬，線条体の血液脳関門障害を増悪することが組織学的に示されている．

d．器具

人工心肺に用いる器具によっても，塞栓症の頻度に差がでる．気泡型酸素化器では，膜型肺を用いたよりも塞栓を起こしやすい．動脈フィルターを用いることでも，塞栓量は減少する．40 μm よりも 20 μm の方が，塞栓量減少に対して有効性が高い．

e．脳灌流の維持

循環停止中も，脳循環だけは保ち，脳への酸素供給を充分に保つことが行われる．

1）選択的脳灌流法

弓部置換術では，頸動脈にカニュレーションを行い，循環停止中も脳灌流を保つことが行われる．

2）逆行性脳灌流

循環停止中，上大静脈から頸静脈を経て，逆行性に脳循環を保つこともある．

f．薬理学的方法

脳細胞死が起こるまでには，前述したようにいくつ

かの相がある（図6-34）．脳への酸素供給，血液供給が障害される第一相，興奮性アミノ酸受容体活性化が起こる第二相，そして，再灌流が起こりフリーラジカルが産生される第三相に分けて考えることができる．第一相においては，$CMRO_2$を減少させるチオペンタールやプロポフォールなどの静脈麻酔薬，セボフルランやイソフルランなどの揮発性麻酔薬が有用である可能性がある．第二相では，興奮性アミノ酸受容体活性化を抑制するようなケタミンやNMDA受容体拮抗薬が有用である可能性がある．第三相においては，フリーラジカルスカベンジャーが有用である可能性がある．

このように脳酸素消費量を保ったり，脳細胞死に至るカスケードを途中で停止するような薬物が用いられる場合がある．しかし，脳保護において有効性が確認されている薬物は現在のところ存在しない．

1）バルビツレート

バルビツレートは，局所性脳虚血障害の軽減のために有用であることが示されている．バルビツレートは脳波の群発抑止さらには平坦化をもたらし，$CMRO_2$を減少させる．脳の電気的仕事（シナプス間伝達）は$CMRO_2$の60％を占めている．したがって，チオペンタールにより平坦脳波となった状態では，$CMRO_2$は50〜60％程度減少する．バルビツレートはそのほか，興奮性アミノ酸の放出を抑制したり，フリーラジカルスカベンジャーの作用ももつことが示唆されているが，これらの作用の臨床的意義は明確ではない．

チオペンタールの大量投与（40 mg/kg）で人工心肺後の脳障害が減少したという報告はあるが，この報告では気泡型酸素化器と軽度低体温法が用いられ，塞栓の原因となる微小凝血塊を取り除く動脈フィルターを使用していなかったといった条件があった[18]．実際，膜型肺，動脈フィルターを用い，28℃の低体温人工心肺を用いた症例では，同等量のチオペンタールを用いても脳保護作用は認められなかった[19]．また，チオペンタール大量投与では循環抑制が起こりカテコラミンの投与が必要になることが多く，人工呼吸時間が延長するなどの問題も起こる．

2）プロポフォール

プロポフォールも$CMRO_2$を減少させる．しかし，プロポフォールの脳保護作用については議論があり，臨床的な意義も明確になっていない[20]．

3）揮発性麻酔薬

イソフルランやセボフルランといった揮発性麻酔薬は$CMRO_2$を減少させるとともに脳血流量を増加させる．イソフルランにより平坦脳波となった場合，$CMRO_2$は50％減少する．しかし，揮発性麻酔薬による脳保護作用についての臨床的な意義は明確ではない．また，動物実験ではイソフルランやハロタンによる脳保護作用が示唆されているが，それは，$CMRO_2$の減少によるものではなく，脳虚血に伴う脳温上昇を揮発性麻酔薬が抑制するためであろうと考えられている[21]．

g．高血糖の治療

高血糖により虚血性脳傷害が悪化する可能性が指摘されているが，その機序については議論がある[22]．低酸素症に高血糖が加わることで嫌気性代謝が進行し，乳酸が産生される結果，細胞内アシドーシスが進行する．そのために細胞内代謝経路が障害され，虚血性変化を受けやすくなると考えられている．

低体温では血糖値が上昇する．また，高血糖となっても低体温にすることにより，脳傷害が減少することも示されている．

いずれにしろ，脳傷害を増悪させないために，ブドウ糖を含む輸液を行わないなど高血糖にならないよう予防するとともに，高血糖はインスリンで積極的に治療する必要がある．

■文献

1) Mora CT, Murkin JM. The central nervous system: responses to cardiopulmonary bypass. In: Mora T, editor. Cardiopulmonary bypass: Principles and techniques of extracoroporeal circulation. New York: Springer Verlag; 1995. p.114-46.
2) Shaw PA, Pates D, Cartlidge NEF, et al. Early intellectual dysfunction following coronary artery bypass surgery. QJ Med 1986; 58: 59-86.
3) Lipton SA, Rosenberg PA. Excitatory amino acids as a final common pathway for neurological disorders. N Engl J Med 1994; 330: 613-22.
4) Choi DW, Manulucci-Gedde M, Kriegstein AR. Glutamate neurotoxicity in cortical cell culture. J Neurosci 1987; 7: 357-68.
5) Pugsley W, Klinger L, Paschalis C, et al. Microemboli and cerebral impairment during cardiac surgery. Vasc Surg 1990; 1: 34-43.
6) Lynn GM, Stefanko K, Reed JF 3rd, et al. Risk factors for stroke after coronary artery bypass. J Thorac Cardiovasc Surg 1992; 104: 1518-23.

7) Murkin JM, Farrar JK, Tweed WA, et al. Cerebral autoregulation and flow/metabolism coupling during cardiopulmonary bypass: The influence of $PaCO_2$. Anesth Analg 1987; 66: 825-32.
8) Gold JP, Charlson ME, Williams-Russo P, et al. Improvement of outcomes after coronary artery bypass. A randomized trial comparing intraoperative high versus low mean arterial pressure. J Thorac Cardiovasc Surg 1995; 110: 1302-11.
9) Aren C, Blomstrand C, Wikkelso C, et al. Hypotension induced by prostacyclin does not increase the risk of cerebral complications. J Thorac Cardiovasc Surg 1984; 88: 748-53.
10) Govier AV, Reves JG, McKay RD, et al. Factors and their influence on regional cerebral blood flow during nonpulsatile cardiopulmonary bypass. Ann Thorac Surg 1984; 38: 592-600.
11) The Warm Heart Investigators. Randomized trial of normothermic versus hypothermic coronary bypass surgery. Lancet 1994; 343: 559-63.
12) Martin TD, Craver JM, Gott JP, et al. Prospective, randomized trial of retrograde warm blood cardioplegia. Myocardial benefit and neurologic threat. Ann Thorac Surg 1994; 57: 298-304.
13) Ragragui I, Birde I, Izzat MB, et al. The effects of cardiopulmonary bypass temperature on neuropsychologic outcome after coronary artery bypass operations.: a prospective randomized trial. J Thorac Cardiovasc Surg 1996; 112: 1036-45.
14) Nakajima T, Kuro M, Hayashi Y, et al. Clinical evaluation of cerebral oxygen balance during cardiopulmonary bypass: on-line continuous monitoring of jugular venous oxyhemoglobin saturation. Anesth Analg 1992; 74: 630-5.
15) Grigore AM, Grocott HP, Mathew JP, et al. The rewarming rate and increased peak temperature alter neurocognitive outcome after cardiac surgery. Anesth Analg 2002; 94: 4-10.
16) Kadoi Y, Saito S, Goto F, et al. Slow rewarming has no effects on the decrease in jugular venous oxygen hemoglobin saturation and long-term cognitive outcome in diabetic patients. Anesth Analg 2002; 94: 1395-401.
17) Chopp M, Welch KMA, Tidwell CD, et al. Effect of mild hyperthermia on recovery of metabolic function after global cerebral ischemia in cats. Stroke 1988; 19: 1521-5.
18) Nussmeier NA, Arlund C, Slogoff S. Neuropsychiatric complications after cardiopulmonary bypass: cerebral protection by a barbiturate. Anesthesiology 1986; 64: 165-70.
19) Zaidan JR, Klochany A, Martin M, et al. Effect of thiopental on neurologic outcome following coronary artery bypass grafting. Anesthesiology 1991; 74: 406-11.
20) Ridenour T, Warner D, Todd M, et al. Comparative effects of propofol and halothane on outcome from temporary middle cerebral artery occlusion in the rat. Anesthesiology 1992; 76: 807-12.
21) Warner DS, McFarlane C, Todd MM, et al. Sevoflurane and halothane reduce focal ischemic brain damage in the rat. Possible influence of thermoregulation. Anesthesiology 1993; 79: 985-92.
22) Lanier W. Glucose management during cardiopulmonary bypass: cardiovascular and nerulogic implications. Anesth Analg 1991; 72: 423-7.

［稲田英一］

7

心臓移植手術の麻酔管理

A．臓器移植手術と麻酔科医の役割

　本稿では臓器移植手術の中で心臓移植が行われるケースを想定して脳死患者からの臓器摘出および臓器移植に至るなかでの麻酔科医の役割について述べる．

　実際の臓器移植術の麻酔管理は当然のことながら，臨床的に脳死と判断された場合の正式な脳死判定および脳死ドナーからの臓器摘出術の麻酔管理が移植医療における麻酔科医の役割といえる．さらに麻酔科医が病院によっては救急部門を統括しているケースも決してまれではないので，重症脳障害の患者の救命医療にも携わる機会もあるものと思われる．これまで日本においても10例以上の心臓移植が行われているが，報道などからの情報でもわかるようにそれぞれのケースがすべて円滑に問題なく行われたわけではない．特に最初の数例の中には医学的には脳死判定の方法の不備等が報道されたり，社会的には脳死ドナーのプライバシーの問題もまた新聞紙上にとりあげられた．これらの事例を参考とし移植医療における麻酔科医としての役割を考えてみたい．

1．高知での事例

　1999年2月に臓器移植法のもとで行われた国内最初の心臓移植の場合はドナーの救命医療にあたった主治医が麻酔科医であったこと，さらにドナーからの臓器摘出時の麻酔管理が結果的にドナーの主治医によって行われたことが後々問題視された[1]．これ以降，ドナーの主治医および脳死判定に関与した医師は臓器摘出時の麻酔管理を行わないことが取り決められた．これにより後で述べるが臓器提供施設では複数の麻酔科医が必要となった．

2．脳死判定と麻酔科医

　法的脳死判定マニュアルによると脳死判定医の条件として，1）脳神経外科医，神経内科医，救急医または麻酔・蘇生科・集中治療科で学会専門医または学会認定医の資格をもつ者，2）脳死判定に関して豊富な経験を有する者，3）臓器移植に関わらない者，の3条件が示されている．その中で救急医は患者の治療に関与している場合，脳死判定への参加はできない．したがって脳死判定に麻酔科医が関わる可能性はきわめて高いといえるだろうし，これまで脳死判定に麻酔科医が中心的な役割を担ったこともあった．脳死ドナーの提供施設の麻酔科医は脳死判定医師に指名されることを前提に準備を怠りなくしておく必要があるだろう．

　脳死判定を受ける患者が救命のための治療においてさまざまな鎮静薬，鎮痛薬，ときには筋弛緩薬を投与されていることがある．これらの薬剤の影響がないことが脳死判定の必要条件であるため，これらの薬剤について，意見を求められることもあるだろう．これは脳死判定に直接関与するわけではないが，脳死判定を始めることの是非を決めるため，ある意味では脳死判定を下す以上に重要な役割を担うことになる．現在救命治療において用いられるこれらの薬剤のヒトの血中濃度を判断に耐えうる感度ですぐに測定できれば，客観的なデータとして薬剤の影響がないことを示すこともできるだろう．しかしながら，我々が麻酔管理によく用いる麻薬であるフェンタニルやモルヒネの血中濃度，特にフェンタニルの濃度測定は容易でなく測定可能な病院は皆無であろうと思われる．ベンゾジアゼピン系のジアゼパムやミダゾラム，バルビツレートであるチオペンタール，チアミラール，局所麻酔薬であるリドカインやブピバカインは液体クロマトグラフィを用いて，かなりの高感度での測定が可能であるが，常時測定できる体制を有する施設もほとんどないのではなかろうか．筋弛緩薬についても同様である．血中濃度がすぐには得られないという状況下で薬剤の影響がない，つまり脳死判定を進めてもよいとの判断を下すためにはそれぞれの薬剤のpharmacokineticsおよびpharmacodynamicsを充分理解したうえで，薬剤の影響を多角的に検討できる知識がなくてはならない．マニュアルのある脳死判定よりもむしろ残存薬剤の影響の検討の方が麻酔科医にとってはむずかしい課題となるかもしれない．記憶に新しいところでは愛知県での事例で麻酔科医が脳死判定の段階で筋弛緩薬の残存の可能性を指摘して，脳死判定をやり直すことになったことがある[2]．この症例では腎機能の低下が要因の一

つと考えられているが，筋弛緩薬の作用が非常に遷延し脳死判定の中断を余儀なくされた．肝臓や腎臓の機能低下があるとき，薬剤の pharmacokinetics に影響を与えることはまずまちがいなかろうが，それがいつまでそしてどの程度の影響があるかの判断，それものちのちの検証に耐えうる判断を下さなくてはならない．日本人の場合，脳死後 90％のケースで 8 日までに心臓死に至るといわれている[3]．また脳死に陥ってから時間が経つにつれて臓器障害も進む．臓器移植の成功を重視するならば，脳死判定はできる限り速やかに行うことが望ましく，それがドナーの厚意にこたえる道ともいえる．しかし，脳死判定を焦るあまり残存薬物の検証を充分に行わなければ，脳死判定に多大な支障をきたし移植医療の根幹をゆるがす事態になりかねない．この一見相反する 2 つを満たすようにしなければならないところに麻酔科医の苦悩があると思われる．

3．臓器摘出時のドナー管理と麻酔科医

ドナーからの臓器摘出時の麻酔管理は移植医療において臓器移植の麻酔より以上に重要な役回りといえる．脳死と判定されれば，時間を追うごとに移植臓器の障害は進んでいく．その中で移植臓器の機能維持をいかに行うかは移植の成否にかかわるといっても過言ではなかろう．本来ドナーの麻酔管理は提供施設の麻酔科医によってなされるが，先に述べたように患者の救命治療にかかわった医師，脳死判定にかかわった医師はドナーの麻酔管理には関与できない．したがって，提供施設の麻酔科専門医の数によってはドナーの麻酔管理をする麻酔科医がいなくなるケースも想定される．現在，ドナーの麻酔管理を行う麻酔科医が提供施設にいない場合は心臓の臓器提供を受ける施設の麻酔科医が提供施設に出向いて麻酔管理を行う．もし，心臓の摘出がないときは肝臓の提供を受ける施設の麻酔科医と定められている．臓器移植を実施できる施設は限定されているため，このような状況下で慣れない施設に出向いて麻酔管理を行う可能性がある麻酔科医は少数である．ただ今後移植実施施設が増えることが予想されるので，新たな実施施設では移植の麻酔に加え，ドナーの臓器摘出時の出張麻酔を行うことも想定しておく必要がある．

■文献

1) 高須俊明，竹内一夫，洪　祖培，水野　正，高瀬暢彦．我が国で行われた臓器提供のための脳死判定に対するコメント．In：高須俊明・林　成之，編．脳蘇生治療と脳死判定の再検討．東京：近代出版；2001. p.217-47.
2) Kainuma M, Miyake T, Kanno T. Extremely prolonged vecuronium clearance in a brain death case. Anesthesiology 2001; 95: 1023-4.
3) Takeuchi K, Takeshita H, Takakura Y, Shimazono Y, Handa H, Gotoh F, Manaka Sh, Shigai T. Evaluation of criteria for determination of brain death in Japan. Acta Neurochir 1987; 87: 93-8.

［林　行雄］

B. 臓器摘出手術のドナー管理

1. ドナー管理の背景と概略

1997年10月の臓器移植法制定以来，脳死体からの臓器摘出術は未だ数多くないものの，各施設において施行されている．今回，麻酔科の立場としてのドナー管理を中心に概説する．厚生労働省研究班が作製した臓器摘出の標準的手順[1]では，ドナー管理を依頼するのは移植コーディネータであり，原則として摘出チーム側（心摘出チーム）が準備することになっている．ドナー発生施設は手術室とその備品を提供すればよく，摘出手術時にはドナー発生施設の立ち会いが必要であるが，それも手術室のことを熟知した手術室看護師でよい．反面，ドナー管理には提供される臓器の機能をできるだけ良い状態に保つべく種々の条件が提示されており，実際にその管理は決して容易ではない．脳死後のドナー管理は適切な臓器灌流を保つことに集約されると考えるが，脳死に伴う不安定な循環動態，不整脈や尿崩症，電解質異常，体温管理など多くの専門分野にわたった対応が求められる．

2. 脳死に引き続いての集中治療管理

法的脳死判定[2]が施行された後には，ドナー管理は主治医の手を離れ，麻酔科医をはじめとした集中治療担当医に委ねられる．すなわち，現在の日本においては2回目の脳死判定がなされたところで，これまで行われてきた脳保護を目的とした救命管理にかわって，ドナー臓器の機能を維持する管理が行われる．

脳死の原因，あるいは結果として低酸素血症，低血圧，不整脈，低体温が生じる[3,4]．社団法人日本臓器移植ネットワークは，「臓器提供についてのマニュアル」を配布して，脳死体の臓器保存についての要望を出している[1]．それによると，心拍数 60〜120/min，収縮期血圧 90 mmHg 以上，平均血圧 60 mmHg 以上，中心静脈圧 8〜12 cmH$_2$O，体温 36〜38℃，尿量 1〜2 ml/kg/h，PaO$_2$ 70〜100 mmHg，PaCO$_2$ 35〜45 mmHg，SaO$_2$ 95%以上，動脈血 pH 7.35〜7.45，ヘマトクリット値 30%以上，血糖値 60〜150 mg/dl に維持することが望ましいとされている．また，Gelbら[3]は "Rule of 100" として，収縮期血圧 100 mmHg 以上，尿量 100 ml/hr 以上，PaO$_2$ 100 mmHg 以上，ヘモグロビン濃度 100 g/l 以上を満たすことが重要であるとしている．

そのため吸入気酸素濃度やPEEPの調整（肺移植がある場合にはFIO$_2$が0.4以下，PEEPが7.5 cmH$_2$O以下が望ましい），輸液負荷や昇圧薬が必要になる．ドパミン（2〜5 μg/kg/min）が臓器血流の点で推奨されており，フェニレフリンは好ましくない．心筋障害や電解質，pH異常，脳圧の上昇などにより，不整脈特に徐脈やブロックが起こりえる．これらはアトロピンには反応せず[5]，イソプロテレノールなど直接心変時作用をもった薬物が必要となる．体温調節中枢の障害による中枢温の低下には積極的に対処する．体温の低下は心機能には抑制的に働き，心不全の原因にもなる．早期より室温の調整やブランケットの使用，輸液の加温などにより，中枢温を34℃以上に保つようにする．内分泌系の異常として尿崩症や高血糖，高 Na 血症がみられる．1時間に1度のペースで測定して pH を含めその補正に努める．しかしながら，時間の経過とともに臓器機能が低下することに留意するべきである．

3. 臓器摘出の手術手順

ドナーからの摘出手術でまず考慮しなければならないのは，臓器運搬スケジュールに合わせて手術開始時間を設定することである．手術に先立って綿密な打ち合わせが必要となる．手術におけるポイントは臓器の虚血時間と外科手技による障害を最小限にすることである．一人のドナーから複数の臓器が摘出される場合は，皮膚切開は胸骨切痕から恥骨に至る正中切開で行う．心膜切開，上行大動脈，肺動脈を剥離し，すべての摘出予定臓器の剥離が終わったら，ヘパリンを300単位/kg投与し，灌流用のカニューレを挿入する（図7-1）．心臓用に上行大動脈へ，肝臓用に下腸間膜静脈より門脈系を介して，その他の腹部臓器用には腹部大動脈へカニュレーションを行う．このとき中心静脈カテーテルおよび肺動脈圧カテーテルがあれば心臓摘出に先立って引き抜く必要がある．大動脈を遮断して心

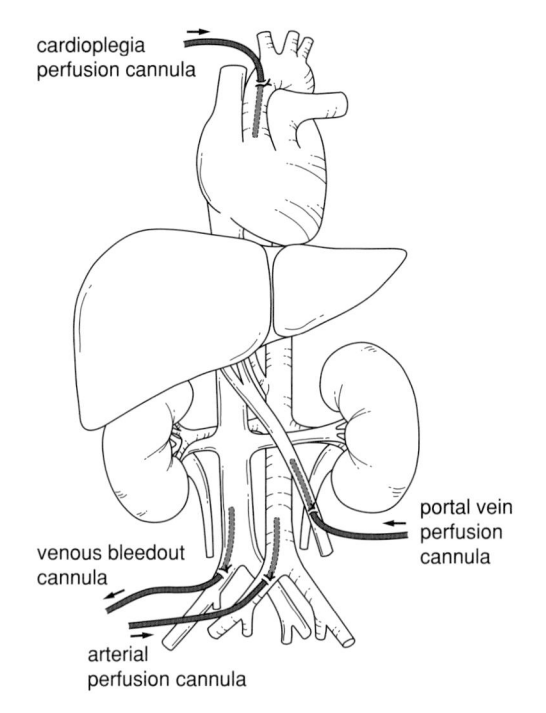

図 7-1 Sites of cannulas for in situ perfusion during multi-organ procurement[3]

表 7-1 脳死下臓器摘出術におけるドナー管理上の問題点と対策

低血圧：	輸液，輸血による容量負荷．CVP 10〜12 mmHgを目安．カテコラミン，バソプレシンの使用，T_3，コルチゾール，インスリンの補充[10]
低酸素血症：	FIO_2 と PEEP の設定．SaO_2 を95％以上に保つ．
不整脈：	伝導障害，徐脈対策
低体温：	ブランケットや室温，輸液温の管理を早期より行う．
尿崩症：	晶質液輸液，バソプレシン
高血糖：	インスリンの補充
尿量低下：	輸液，フロセミド，ドパミンの使用

筋保護液を注入し，同時に各臓器に対する灌流も開始する．心臓停止が確認されたら人工呼吸は停止するが，肺が摘出される際はそれに引き続き肺動脈から保護液が注入され，その間肺を呼吸器から手動でゆっくりと換気したのち停止する．また通常，右心房直下の下大静脈を切開し，血液を右胸腔へドレナージする．術野を常時ドライに保つため術中常に吸引が必要であり，2つ用意する必要がある．こうしてまず心臓チームが心臓を摘出，その後各臓器へと続き，数種のチームが臓器摘出にあたり，各チームの外科医，コーディネータと多くの人員が手術室を出入りする．このため，広い手術室，また各チーム間でのあらかじめの手術予定，方法などについてのコミュニケーションが大切となる[1,6]．

4．手術（麻酔）管理

脳死ドナーの麻酔管理にあたっては，その臓器摘出までいかに適正，良好な状態で維持するかがポイントとなる[7]．本邦の臓器提供意志カードによると，脳死の判定に従い，脳死後移植のために提供する臓器として，心臓，肺，肝臓，腎臓，膵臓，小腸，眼球があげられている．それゆえこれらの臓器への血流を維持し，臓器を hypoxia から守ることが目的となる．

手術室での臓器摘出術施行中は，前記脳死後の集中治療室における全身管理を引き続き行うことになるが，大量輸液，輸血が必要になることも多いので準備が必要である．麻酔中のモニターとしては，心電図，中心静脈圧，観血的動脈圧，尿量，中枢温，呼気終末二酸化炭素濃度，経皮的酸素飽和度である．準備薬剤として，ドパミン，エピネフリン，ノルエピネフリン，イソプロテレノールなどのカテコラミンのほか，抗不整脈薬としてのリドカイン，またフロセミドやマンニトール，ヘパリン，尿崩症に対してのバソプレシンが必要である．

脳死の診断が下されているため，麻酔薬は不要とされているが，脊髄体性反射による筋収縮は残ることが多く筋弛緩薬を用いる．同様に，手術刺激に伴って，脊髄反射，交感神経反応が生じるために血圧，脈拍の上昇がみられることはよく知られており[8]，これらの循環動態の変動にはニトロプルシドやニトログリセリンなどの血管拡張薬で対応できる．吸入麻酔薬は必要でないとする意見もあるが，循環動態のコントロールのためにはその簡便さゆえに使用しやすい[9]．モニタリングを含めた麻酔管理は大動脈の cross-clamp と各臓器の灌流までである．表 7-1 に問題点と対策について列記した．

5．臓器摘出術への対応の実際

手術中には各臓器摘出チームの外科医，コーディネータと多くの人員が手術室を出入りすることにな

る．そこでドナー発生施設と移植実施施設の医師，コーディネータ，看護師相互間の敬意と協力が必要と考える[6]．著者の所属施設においては，これまでに開催された脳死判定委員会などにより，麻酔科の数名がドナー管理を中心に担当することが決定されており，これに従っている．また日本麻酔科学会倫理委員会では，会員に対して，脳死個体からの臓器摘出の際には脳死判定およびドナー管理に積極的に参加するのが望ましいと勧告している．

以下に当院においての臓器摘出術施行症例の流れを示す．

対象は22歳，女性．交通外傷による硬膜外出血により脳死となった．移植コーディネータとの打ち合わせで，臓器毎の各摘出チームの到着次第，その代表がベッドサイドで診察を行い，残りのスタッフは手術室内での準備後，カンファレンスルーム（手術室内）で待機した．

a．術前

麻酔担当医による患者の経過，全身状態，管理の把握を行った．

血圧 141/70 mmHg，心拍数 90〜100 bpm，体温 36.0℃，中心静脈圧 8 mmHg，尿量 500〜700 ml/2h，尿比重 1.015，換気条件 FIO_2 0.4 で 550 ml，12回，PEEP 4 cmH_2O で PaO_2 を 100 mmHg に管理した．

移植コーディネータおよび麻酔科医，手術部看護師，麻酔科医により使用予定手術室の確認と必要機材，薬剤の確認を行った．基本的には各摘出チームが持参するものが多いが，当病院で用意したものは後日，コーディネータへ請求することを確認した．手術部よりバイオクリーンルームの使用の提案と了承があり（コーディネータからは必ずしもクリーンルームは必要ではないとのこと），臓器別バックテーブルの他，特に2台の吸引管の充実は必須と確認した．

手術部内のカンファレンスルームで，移植コーディネータが司会，進行のもと，摘出各チーム，麻酔科医，手術部看護師が集合して打ち合わせを行った．

・術前に抗生物質（セファメジン 2 g）とメチルプレドニゾロン（ソルメドロール® 1 g）静注．

b．術中

・執刀前に全員での合掌，黙祷あり．
・酸素-空気-セボフルランおよびフェンタニル，ベクロニウムの投与．
・血圧 90〜130/40〜70 mmHg，心拍数 90〜110 bpm で経過．
・血圧低下を避けるため，輸液を充分に行った（本症例では肺摘出の予定なし）．CVP 15〜20 mmHg．
・ドパミン 10 $\mu g/kg/min$ で開始，術中 7 $\mu g/kg/min$ へ減量．
・不整脈なし．
・FIO_2 0.5 で調節呼吸下で PaO_2 221.8 mmHg，$PaCO_2$ 33.2 mmHg．
・血糖値 150 mg/dl
・体温 36.0°C
・輸液量 2,250 ml，輸血量 0 ml，尿量 150 ml
・手術時間 2 時間 07 分．

c．術後

手術室から直接霊安室に移動した．担当麻酔科医，手術部看護師らはご焼香を行った．

d．問題点

最後に臓器摘出術への対応の問題点としては以下のようなことがあげられる．

・手術室を含めた当該施設，設備について他施設から来院する臓器摘出チームに知識を提供する必要性．
・摘出術に際して，関係するメンバー（摘出チーム，ドナー管理チーム，移植コーディネータ，病院事務など）が討議を行えるスペースを確保する必要性．
・臓器摘出術は単独の手術ではなく，臓器移植術との関連で考慮すべきであり，レシピエントとの連携が重要である．遠隔地への臓器搬送を含め，臓器摘出施設，レシピエント施設の手術スケジュールの調整など問題が多い．

そしてもっとも重要なことは，死体を対象とした医療に携わることで，医師としての倫理観とドナーへの尊厳に留意すること，さらに呼吸循環を含めた全身管理の能力をもつことが必要であろう．

■文献
1) 臓器提供施設マニュアル．厚生省厚生科学研究補助金免疫・アレルギー等研究事業（臓器移植部門）「脳死体からの多臓器の摘出に関する研究」．平成11年度報告

書. 厚生省；1999.
2) 法的脳死判定マニュアル. 厚生省厚生科学研究費特別研究事業「脳死判定手順に関する研究班」. 平成 11 年度報告書. 厚生省；1999.
3) Gelb AW, Robertson KM. Anaesthetic management of the brain dead for organ donation. Can J Anaesth 1990; 37: 806-12.
4) Firestone L, Firestone S. Organ transplantation. In: Miller RD, editor. Anesthesia. Chapter 59. New York: Churchill Livingstone Inc; 1994. p.1986-9.
5) Logigian EL, Ropper AH. Terminal electrocardiographic changes in brain-dead patients. Neurology 1985; 35: 915-8.
6) MacLean A, Dunning J. The retrieval of thoracic organs: donor assessment and management. Br Med Bull 1997; 53: 829-43.
7) 林 行雄, 妙中信之. 脳死ドナーの麻酔管理. 臨床麻酔 2000; 24: 513-8.
8) Watzel RC, Setzer N, Stiff J, et al. Hemodynamic responses in brain dead organ donor patients. Anesth Analg 1985; 64: 125-8.
9) Burns AM. Anaesthesia for transplantation surgery and management of the organ donor. In: Nimmo WS, et al, editors. Anaesthesia. Chapter 57. New York: Churchill Livingstone Inc; 1994. p.1166.
10) Novitzky D. Donor Management: State of the Art. Transplantation Proceedings 1997; 29: 3773-5.

［北村　晶］

C. 心臓移植手術の麻酔管理

1999年2月に臓器移植法案成立後,日本で初めての心臓移植が施行されてから4年以上が経過した.心臓移植も一般的手術として定着しつつあるが,移植施行症例数は2004年2月までの5年間で19症例と予定よりかなり少ない状態である.また,小児は対象とされていないこともあり,この間に海外で移植を受けた症例は30症例を越えている.日本での末期重症心不全症例は年間200〜600人程度発症していると推測されている.心臓移植登録レシピエント症例は常時60症例前後で推移しており,多くの症例が移植前に亡くなられているのが現状である.心移植適応の可否は各施設の症例検討により,日本循環器学会適応検討小委員会の審査および本人と家族のインフォームドコンセントを経て日本臓器移植ネットワークの移植待機リストに登録される(表7-2).欧米での移植登録症例は虚血性心疾患と重症心不全が約半数ずつであるが,日本での特徴は移植登録症例の大多数を末期心筋症による重症心不全が占めている点があげられる.また,移植登録後の経過が長いため,多くの症例で左室補助装置(LVAS)が装着されていることも特記される.麻酔管理方法はLVAS装着症例とされていない症例で多少異なってくる.

1. 術前管理

手術室入室までに麻酔科医が行うポイントは,術前準備,術前評価そして術前説明である.

a. 術前手順および準備

脳死ドナー発症の情報が移植対策室に入り次第,担当内科医,外科医,麻酔科医,重症心不全室,手術室に連絡が行われる.心臓移植レシピエントは血液型,status順位,体格などから選択される(表7-3).この時点で担当麻酔科医がよばれ,打ち合わせ会議を行い,レシピエントの決定およびスケジュールのうち合わせが行われる.手術室はclass 100の清潔手術室を使用することになる.予め必要器材を搬入して,室内は強酸性電解生成水噴霧および清拭にて消毒を行う.室内空調は高速回転とし,時間的余裕があるときには紫外線照射を行う.用意する機材としては,通常の麻酔準備以外に経食道エコー,体表エコー,インターリンクそ

表7-2 心臓移植レシピエントとして登録される症例

- 1年生存率が50%前後と推測される,末期重症心不全症例であること
  - βブロッカーやACE阻害薬での治療でもNYHA III〜IVの症例
  - いかなる治療でも無効な致死性重症不整脈を有する症例
- 本人およびその家族が移植を受け入れ同意していること
- 年齢60歳以下であること
- 悪性腫瘍や重症自己免疫疾患(サルコイドーシスなど)を合併していないこと
- 肝腎の不可逆的障害がないこと
- 活動期感染症(サイトメガロウイルスなど)がないこと
- 肺高血圧を合併していないこと(6 wood単位以下)
- 薬物依存性(アルコール性障害含む)や精神神経症がないこと

表7-3 心臓移植登録症例での優先順位

1. ドナー心虚血時間が4時間以内の施設(日本国内ではほとんど適合)
2. 医学的緊急度による分類(Status 1を優先)
   - Status 1 左室補助装置(LVAS),IABPが使用されている症例
     人工呼吸中の症例
     ICU,CCUにてカテコラミンが持続使用されている症例
   - Status 2 上記以外の末期重症心不全
   - Status 3 上記の症例で全身感染症や肝腎もしくは脳の一時的障害を受けている者
3. ドナーとのABO血液型の一致,適合
4. ドナーと体格(−20〜−30%以上の体重差)が一致するかどうか
5. パネルテスト,抗T細胞抗体陰性
6. 同条件の症例が複数存在するときは医学的緊急度(Status 1)がより長期間の症例

して血漿用白血球除去フィルタなどがあげられる．麻酔器回路はディスポザブルとしてバクテリアフィルタを装着する．

b．術前情報収集

心移植待機患者の多くは精神的ストレスにより少なからず不穏状態の症例が多く，普段より向精神薬を服用している症例が多い．また緊急的に入室時間が決定する場合が通常であり，前投薬は原則はなしとする．必要ならば末梢静脈ラインより H_2 ブロッカーをゆっくりと静注する．担当精神科医がいる場合には，日常の状態や使用されている抗不安薬などの情報を得ると有用となる．レシピエントの術前情報は時間に限りがあるため，速やかに収集を行う必要がある．普段より移植登録症例の現状を把握しておくと便利である．現病歴，既往歴，心機能，補助手段および投薬中の薬剤など通常の心臓麻酔に準じた術前評価を行う．特に不整脈の種類と頻度，肺血管抵抗，肝腎機能は詳細に調べる．LVAS装着症例では癒着剥離からの大量出血が予測されるため，凝固機能の情報が重要となる．また，心臓移植を受ける症例ではアナフィラキシー反応が起きやすいため，輸血歴やアレルギーなどの既往歴も確認しておく．また，周術期に使用する免疫抑制薬や抗生物質を担当専門医と打ち合わせ確認をしておく．従来は免疫抑制薬を術前もしくは術中に投与を行っていたが，現在はステロイドを除いて術後より開始される．輸血部に照射ずみのサイトメガロウイルス陰性血液製剤の依頼を行う．LVAS装着症例では濃厚赤血球，新鮮凍結血漿ともに20単位以上および血小板製剤の準備が必要となる．

ドナー心の情報としては，カテコラミン使用量やエコーによる評価そして年齢，合併症などが重要である．ドナーの進行状況は移植対策室より麻酔科医および手術室に連絡されてくる．

c．術前説明

心臓移植手術に対しては，未だ社会面からの批判もあるため，厳密かつ適切な手順が要求される．移植担当責任者および担当外科医がレシピエント本人および家族へ術前説明を行うときに担当麻酔科医も同席し説明および同意書を書面で得る必要がある．充分な麻酔説明とともに，全身麻酔導入後に移植手術が中止になる可能性も説明する必要がある．また，できれば輸血承諾書やNO使用説明書も麻酔科医が説明して承諾書を得る．

2．人工心肺までの麻酔管理

手術室での時間調節，速やかなライン確保，感染対策そして出血への対応が人工心肺までの麻酔管理のポイントとなる．時間調節はLAVS装着症例では若干異なってくる．また，室内清潔を保持するため麻酔科医は3名以内とする．

a．LVASが装着されていない症例での麻酔管理

入室時間は，当然ドナー心摘出手術の進行状況によって決定されることになる．一般的にはドナー執刀の情報を確認して，レシピエントを手術室へ入室させる（図7-2）．手術室内ではこうしたドナー情報は麻酔科医が中心となって受け取り，時間調節を行うことが必要となる[1]．

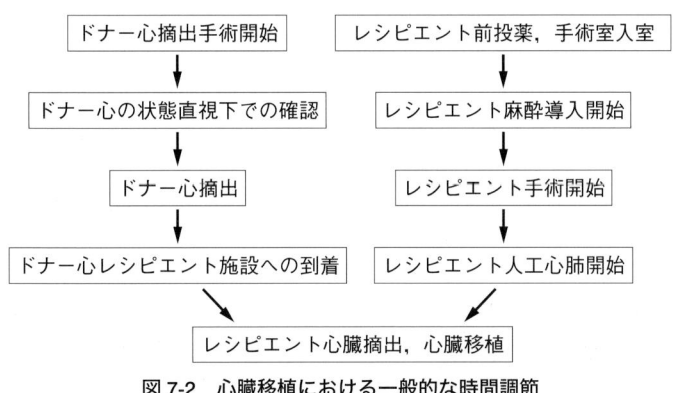

図7-2 心臓移植における一般的な時間調節

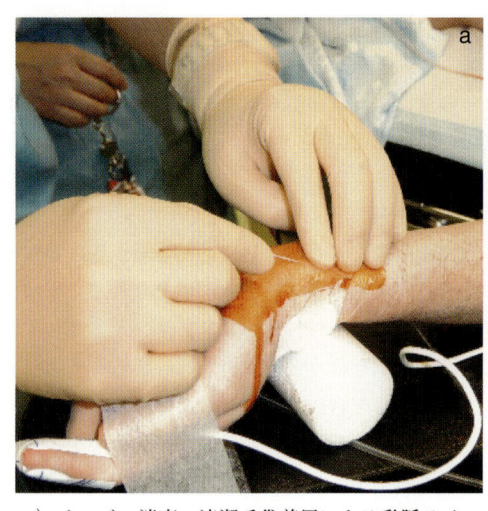

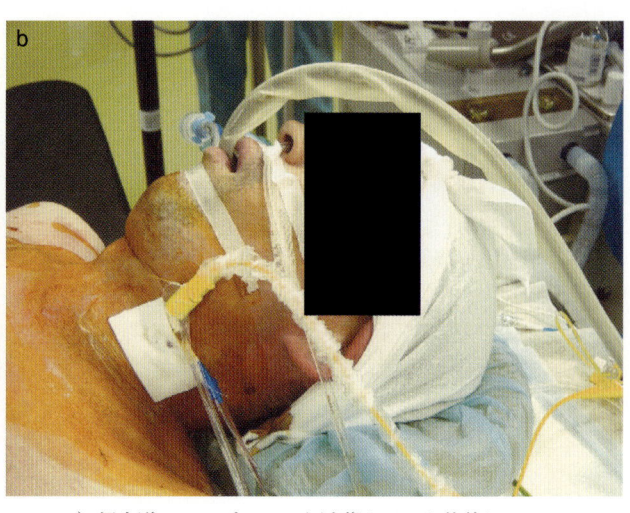

a）イソジン消毒，清潔手袋着用による動脈ラインの確保．

b）経食道エコープローベも滅菌カバーを装着している．

図 7-3　清潔操作によるライン類の確保

　手術室入室後，心電図とパルスオキシメータを装着して，静脈ラインおよび動脈ラインをイソジン消毒の局所麻酔下で，清潔手袋をした麻酔科医が確保を行う．体外式除細動のパドル装着を行う．次に左内頚静脈よりイソジン消毒，局所麻酔下に，清潔ガウンおよび手袋を装着した麻酔科医が穿刺して中心静脈ラインの確保を行う（図7-3）．長期間カテコラミンなどが投与されている症例では内頚静脈が狭窄している症例も多い．あらかじめ体表エコーで確認する．5 mm 以下に狭窄している症例ではエコーガイド下に穿刺を行うか，外頚静脈もしくは右内頚静脈に変更する．時間的な余裕がないため素早く決断する．肺動脈カテーテル（PAC）については感染の問題から使用には議論のあるところではあるが，術後管理や右心不全を考慮して現在までは全症例で挿入を行っている．PAC は混合静脈血酸素飽和度，連続的心拍出量測定そして右室駆出率測定機能が付いたカテーテルが術後管理に有用となる．肺動脈まで進めるときには不整脈誘発に注意する．重症心不全状態の心臓では致命的となる場合もあるため，難しいときには経食道エコー（TEE）ガイド下に進める．PAC にはシースカバーを装着しておく．中心静脈ライン類にはすべてインターリンクを装着して感染予防に努める．

　ドナー心の状態を直視下で確認の報告を受けてから，レシピエント麻酔導入を開始する．麻酔はフェンタニル（0.015～0.03 mg）とミダゾラム（2～4 mg）を緩徐静注して導入する．重症心不全状態および厳密な水分制限を受けている心臓ではプロポフォール少量静注でも血圧が低下する症例もあるので注意して使用する．中心静脈圧（CVP）と TEE での心室腔をモニタリングして充分量の輸液負荷を行う．体血圧低下時にはノルエピネフリン 10 μg もしくはメトキサミン 1 mg 静注で対応する．挿管操作も滅菌ブレードと清潔手袋で行う．胃管チューブもイソジン®にて鼻腔洗浄後に挿入する．滅菌カバーを被せた TEE プローベの挿入を行う．麻酔導入後にメチルプレドニゾロン 500 mg を緩徐静注する．利尿薬投与のため，低カリウムや低マグネシウムの症例が多い．電解質や血液ガスを検査して，必要ならば補正を行う．

　ドナー心摘出の情報を確認後，手術が開始される．麻酔維持はフェンタニルとミダゾラム適宜静注を中心に行う．血圧低下がなければプロポフォール少量持続静注（2～4 mg/kg/h）を開始する．ドパミン（3～5 μg/kg/min）やミルリノン（0.3～0.5 μg/kg/min）持続静注も必要に応じて行う．低心拍出量や体血圧低下は重要臓器の機能低下を引き起こすため避けなければならない．必要ならエピネフリン持続投与（0.03～0.1 μg/kg/min）を追加する．感染対策室と打ち合わせて，広域抗生物質の緩徐静注を行う．肺動脈圧上昇に注意しながら，前負荷としての輸液を充分行う．心室性不整脈は重症心不全状態の心臓では致命的となる場合があるため避けなければならない．リドカインやアミオダ

ロン持続静注が有効な症例もある．PACにて心拍出量を計測し，肺動脈血管抵抗を計算しておくと人工心肺後管理に有用である．上大静脈へのカニュレーション前にPACは上大静脈まで抜いておく．

b．LVAS装着症例での麻酔管理

現在まで日本で施行された心臓移植19症例のうち13症例でLVASが装着されていた．日本でのLVAS装着期間は長く，1年以上装着した症例が心臓移植のほとんどを占める．LVAS装着症例では癒着剝離に時間を要するため余裕をみた時間調節が必要となる．また，LVASが長期間装着された症例では精神的に不安を訴える症例も多く，特に若年者では頸部静脈穿刺時に不穏となる症例もある．

LVAS装着期間や感染の程度により，癒着剝離にかかる時間は異なってくる．ドナー心の虚血耐性時間が4時間であることを考慮した時間設定が必要となる．移植対策室および外科医と相談して麻酔導入時間を決定する．我々の施設では若干早めに手術室へ入室させて，ドナー執刀を確認後，すぐに頸部体表エコーにて内頸静脈を確認して，最初に全身麻酔導入を行っている．LVAS装着症例では左心不全はある程度軽減されているため，充分量の麻酔薬を投与して導入する．むしろ全身麻酔や抗不安薬既往歴などから麻酔薬への抵抗性が強い症例が多いので術中覚醒に注意する．プロポフォール持続静注（4～6 mg/kg/h）もしくは吸入麻酔薬が必要となる．麻酔導入後は速やかに内頸静脈確保を行う．LVAS装着症例では意識下穿刺時に体動する精神的不安定な症例が多いので，この手順の方が時間短縮に有利と考えている．TEEでは左室内や左房内の血栓の有無をまず確認する．心臓内血栓が存在する症例では，麻酔深度を深くするとともに，癒着剝離をより慎重に行う必要がある．

LVAS装着症例ではグラム陰性菌や真菌が検出されている症例も多いため，抗生物質は感染対策室と相談して適切な薬剤を選択する．ワルファリンにてPT-INR 2.5～3.5にコントロールされているため，K_2（20～30 mg）の緩徐静注を行う．止血対策としてトラネキサム酸（1 g静注．以降10～40 mg/kg/h持続静注）の投与も有用である．アプロチニン持続投与（50万単位/h）はより有効性が高いが，アナフィラキシー反応による血圧低下や肺高血圧を誘発する可能性もある．

ドナー心直視下での確認後，手術を開始する．癒着による出血に対しては積極的に輸血を行う．輸血時には新鮮凍結血漿を含めてすべて白血球除去フィルターを使用する．LVAS装着症例ではほとんどの症例で輸血歴があるため輸血時のアナフィラキシー反応に注意が必要である．アルブミン製剤投与時にみられることもある．急激な血圧低下に対してはH_1およびH_2ブロッカーの静注やエピネフリン持続投与で対応する．

3．人工心肺中の管理

ドナー心が病院に到着したら，人工心肺が開始される．LVAS装着症例では人工心肺開始直後に駆動を止め，LVAS装置の送脱血管を遮断切除する．ときに灌流圧の急激な低下をみることもあり，ノルエピネフリン大量持続投与（0.1～0.3 μg/kg/min）が必要となる症例もある．到着したドナー心は洗浄とトリミングが行われる．一般的には同所心臓移植が施行されるため，レシピエントの心臓が，左心房後面の肺静脈開口部を残して取り出される．自己心臓を残して右胸腔に循環補助としてドナー心を植え込む異所性心臓移植は現在まで日本では行われていない．

a．心臓移植の手術手技

同所心臓移植の手術では左房，右房，肺動脈，大動脈の順序で吻合される．虚血時間短縮のため大動脈，肺動脈の順で吻合される場合も多い．右房吻合には2種類の方法がある．Lower-Shumway法ではレシピエントの右房および左房後面を残してそこに右房切開したドナー心を吻合する．手術操作が若干簡便なことと虚血時間を短縮できる利点がある．しかし，術後の右房機能，不整脈や血栓の問題がある．Bicaval吻合法ではレシピエント右房は取り出され，ドナー心を左房吻合後に下大静脈，上大静脈の順で右房吻合が行われる．Bicaval法では，右心房機能が維持されやすいため心機能回復がよく，三尖弁逆流や不整脈が少ないとされている[2-4]．最初は上大静脈吻合部での狭窄が懸念されていたが，最近の報告では問題ないとされている[5]（図7-4）．

b．吻合後の麻酔管理

大動脈吻合が終了した時点で，メチルプレドニゾロン500 mgおよびリドカイン100 mg静注を行う．冠動脈に再灌流障害予防のために白血球除去フィルターを通した自己血液が注入されて心拍が再開する．ドナー

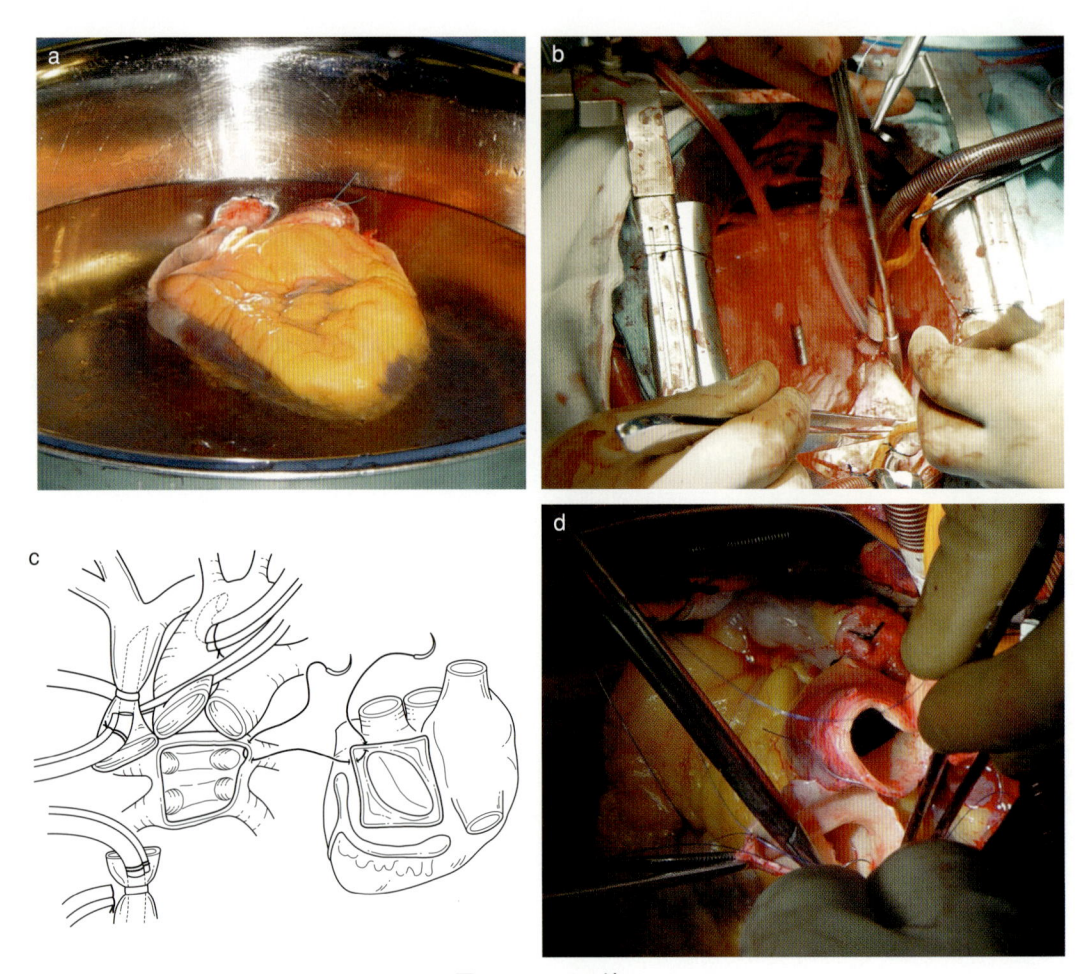

図 7-4 Bicaval 法
トリミングされたドナー心 (a)．レシピエント心が取り出され，左房後壁，上下大静脈のみが残された胸腔 (b)．ドナー心の左房，下大静脈，上大静脈の順に吻合が施行される (c)．続いて大動脈，肺動脈の吻合が施行される (d)．

心を取り出す前の遮断から心拍再開までが虚血時間となり，4時間以内を原則としている．

再灌流直後の接合部調律，徐脈に対しては心室ペーシングおよびイソプロテレノール少量持続投与（0.005〜0.01 μg/kg/min）を開始する．日本人はイソプロテレノールに対する感受性が欧米人より強い印象がある．復温されたらドパミンもしくはドブタミン持続投与（3〜5 μg/kg/min）を追加開始する．

TEE にて心室内の残存微少空気を確認し，充分に除去を行う．心拍再開後，60分程度は人工心肺を継続して心機能回復を待つ．この間に PAC を TEE ガイド下に肺動脈まで進める．TEE では PFO（patent foramen ovale）残存，弁逆流や吻合部の状態を確認する．レシピエント心とドナー心の大きさが異なる場合には左房吻合部や上大静脈吻合部が狭小化している症例や三尖弁逆流を生じている症例もある．

4．人工心肺後の管理

人工心肺離脱後の管理としては，心拍数を含めた左心機能保持はもちろん，右心不全および肺高血圧への対応，大量出血への対策および腎不全の防止などがあげられる．

a．心拍数および左心機能への対応

TEE で心臓内残存空気の除去が充分確認されたら，心拍数を 90〜120/min 程度にイソプロテレノールもしくは心室ペーシング（VVI）でコントロールする．TEE 短軸像で左室および右室腔の大きさや壁運動異

表7-4 除神経心（denervation）での留意点

1. 心拍出量は前負荷に依存するため，循環血液量低下は容易に低血圧となる．低血圧での反射性頻脈は減弱もしくは消失している．
2. 交感神経や迷走神経を介しての間接的作用は消失するため，アトロピンによる頻脈，エフェドリンによる昇圧，メトキサミン，フェニレフリンによる徐脈などの作用は消失する．
3. 交感神経終末からのノルエピネフリン遊離が消失することと血中濃度の上昇により，カテコラミンでのα作用は減弱する．

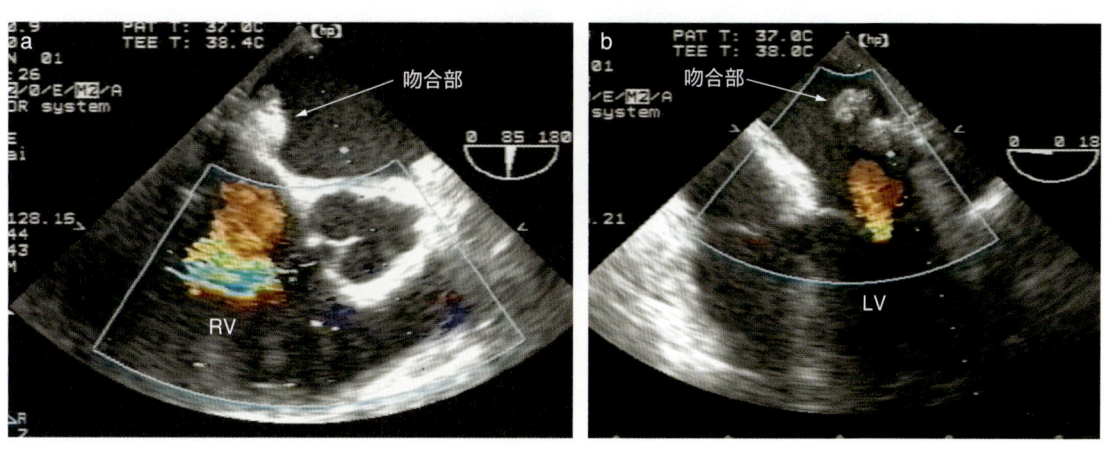

図7-5 移植心における心不全状態
高度の三尖弁逆流（左図）と僧帽弁逆流（右図）を認める．エピネフリン持続静注，NO 持続吸入により人工心肺より離脱した．左房内には移植心吻合部を認める．

常がないことを確認する．また，左右胸腔内貯留液の有無を観察する．除神経心 denervation では心拍出量が前負荷と心拍数で左右されるため，充分量の容量負荷（CVP 7〜8 mmHg 前後）を TEE での左右心室腔の大きさと PAC での肺動脈圧をモニタリングして施行する（表7-4）．体血圧が低い場合には心房心室ペーシング（DDD）を行い，ドパミンを 5〜10 µg/kg/min へと増加する．多くの症例は移植心の心機能は良好であり，問題なく経過する．

ドナー心が大量カテコラミンを投与されていた状態が悪い心臓（marginal heart）の場合，TEE で心機能や弁逆流を観察して，カテコラミンを増量していく．心不全から僧帽弁や三尖弁逆流がみられる場合もある（図7-5）．エピネフリン持続投与（0.05〜0.2 µg/kg/min）を施行しても体血圧が維持できない症例ではPCPS による一時的な循環補助も考慮する．

b．右心不全および肺高血圧への対応
CVP 10 mmHg 程度の容量負荷により PAC での肺動脈圧が上昇し，TEE で右室腔が拡大してくる症例では，100％酸素下で換気を行い，アシドーシスや高二酸化炭素血症を補正した後，愛護的に気管内吸引を行う．軽度過換気で，PEEP（3〜5 cmH$_2$O）の人工呼吸設定とする．人工心肺前に計算した肺血管抵抗から一時的な肺血管収縮の可能性も考慮する．肺高血圧が持続する場合には NO 吸入（3〜5 ppm）を開始する．プロスタグランジン E$_1$ では体血圧も低下するため NO ほど肺高血圧対策に効果的でないとされているが[6]，少量の持続投与（0.01〜0.02 µg/kg/min）は肺再灌流障害抑制に効果がある[7]．PDIII阻害薬（ミルリノン 0.3〜0.5 µg/kg/min，オルプリノン 0.2〜0.3 µg/kg/min 持続静注）も同様に肺血管抵抗低下と心拍出量増加が期待できるが体血圧は軽度低下する[8]．TEE での左右心腔の比率や PAC での肺血管抵抗をモニターして慎重に使用する（図7-6）．右心不全から高度の三尖弁逆流がTEE で確認されることもある．心拍出量や体血圧が維持できない症例では，冠血流減少から右心不全が増強してくるため，エピネフリンもしくはノルエピネフリ

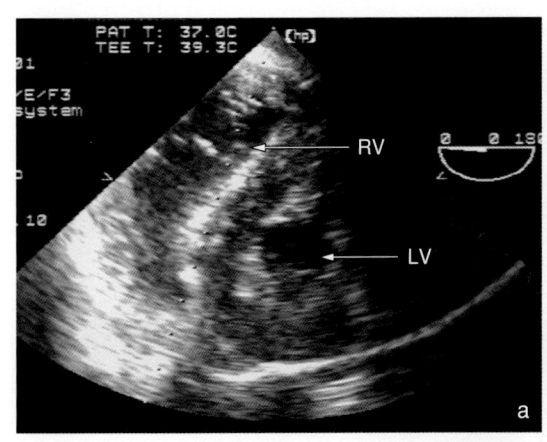

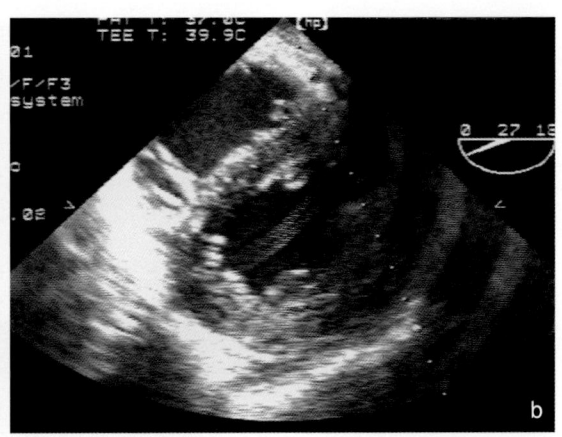

図 7-6　移植後の肺高血圧からの右心不全
容量負荷により右室腔拡大は認めるが左室腔は狭小化した状態である（a）．NO 持続吸入およびミルリノン持続静注により改善を認め，人工心肺より離脱した（b）．

ン持続投与（0.03〜0.2 μg/kg/min）を併用する．場合によっては一時的な右心補助や IABP 挿入を考慮する．

c．大量出血および腎不全への対応

LVAS 装着症例では剝離面からの大量出血がみられる症例も多い．また装置除去時にも多くの出血がみられる．移植心では前負荷の減少により容易に低血圧を引き起こすため，充分量の輸血負荷で補う．新鮮凍結血漿や血小板製剤もすべて照射血で準備して白血球除去フィルタを使用する．人工心肺前よりアプロチニンやトラネキサム酸を持続静注している症例では継続する．電解質を調べて，適宜カルシウムやカリウムの補正を行う．

心移植を受ける症例では体内水分量は増加し，腎機能はある程度低下している症例が多い．術後の免疫抑制療法に大きく影響するため，術中の尿量維持に注意する．人工心肺中もマンニトールやフロセミドで利尿をはかるとともに限外濾過で水分除去を積極的に行う．人工心肺後もマンニトール，フロセミドで利尿を維持する．ヒト心房性利尿ペプチド（hANP）持続投与（0.05〜0.1 μg/kg/min）も尿量維持に有用と考えられる[9]．

5．術後管理

手術終了後は挿管人工呼吸のまま ICU の無菌室へと搬送を行う．心臓移植で成績を左右するのは早期死亡で，移植心機能不全，感染，拒絶反応があげられる．

感染予防を考慮して，抜管はほとんどの症例で 8 時間以内に行われている．また PAC カテーテルも 1 日以内に抜去される．中心静脈カテーテルもカテコラミンが中止され，2〜3 日以内に抜去される症例が多い．5〜10％の症例で房室ブロックの持続がみられるため，一時的ペーシング抜去は慎重に行う．予防的抗生物質投与を術中と同様に施行する．サイトメガロウイルスや真菌感染への対応も考慮する．hANP はリバウンドがあるため慎重に漸減中止する．

術後の心機能評価は，当日は PAC を中心に，翌日以降は体表心エコーで評価診断を行い，心機能の急変や急性拒絶反応に備える必要がある．急性心不全により，大量カテコラミンや IABP 補助が必要となる可能性もある．場合によっては，PCPS や LVAS 装着を考慮することになる．

免疫抑制薬は腎機能に問題がなければ術直後より，シクロスポリン，ミコフェノール酸モフェチルム，プレドニゾロンの三者療法が選択される（表 7-5）．血中濃度を測定して，適宜投与量が決められる．

術後 1 週間目から，3 カ月程度まで定期的に心筋バイオプシーを施行して心機能評価と拒絶反応がないことが確認される．カテーテル挿入は右内頚静脈が選択されるが，我々の施設では穿刺からカテーテル挿入までは麻酔科医が担当している．毎週の穿刺により内頚静脈が狭窄する症例も少なくない．体表エコーによる穿刺前の確認は有用となる．

表 7-5　心臓移植で使用される免疫抑制薬

心臓移植後の免疫抑制薬としてはシクロスポリン，プレドニゾロン，ミコフェノール酸モフェチルの三者療法が基本となっている．従来は術前よりの経口投与もあったが，麻酔中は血中濃度上昇が遅れることや一定しないことより，現在はプレドニゾロンの術中投与を除いて原則として術直後より投与開始される．

1．シクロスポリン（ネオラール®）
　免疫抑制療法の中心となる薬であり，経口（挿管中は経鼻チューブもしくは静注）投与される．ネオラール®の導入により血中濃度の日内変動も改善されてきた．副作用として腎毒性があるため腎機能低下症例では OKT-3 が用いられる．最近は心臓移植術直後より開始される．血中濃度を計測しながら 6 mg/kg/day から適宜減量して継続される．

2．プレドニゾロン（メチルプレドニゾロン，プレドニン）
　抗炎症作用の強いステロイドとして，すべての症例で術中より使用される．副作用は副腎皮質機能低下，感染，消化性潰瘍など多岐にわたる．また，拒絶反応時にもパルス療法として使用される．適宜減量して，経過が良好であれば中止する．

3．ミコフェノール酸モフェチル（セルセプト®）
　リンパ球 DNA 合成阻害薬として効果を発揮する．副作用として骨髄抑制があげられるがアザチオプリンより副作用が弱いため，多くの症例で使用されている．

4．ムロモナブ-CD3（オルソクローン OKT3®）
　T リンパ球表面抗体 CD3 に対するモノクローナル抗体で，腎機能障害がみられる症例でシクロスポリンのかわりに使用される．アナフィラキシー反応を起こしやすく，無菌性髄膜炎や肺水腫などの合併症を生じることもある．

5．アザチオプリン（イムラン®，アザニン®）
　6-メルカプトプリン誘導体でプリン拮抗薬として T 細胞や B 細胞増殖を抑制する．血液障害，間質性肺炎や肝機能障害などの合併症がみられる．肝機能障害がある症例ではセルセプトがかわりに使用される．

まとめ

心臓移植は多くの協力者と医療チームによって成立している．麻酔科医もその一員としてドナーチーム，移植対策室，外科医，輸血部，感染対策室，ICU などと早期より密に連絡を取る必要がある．特に手術室では時間調節を取りまとめる役割を担うことになる．また，術中だけでなく，術前，術後そして心筋バイオプシーと麻酔科医として協力できることは積極的に行うことが重要である．

■文献

1) 大西佳彦，高内裕司，亀井政孝，他．心臓移植 2 症例の術中管理の経験．麻酔 2000；49：523-9．
2) Grant SCD, Khan MA, Faragher EB, et al. Atrial arrythmias and pacing after orthotopic heart transplantation: bicaval versus standard atrial anastomosis. Br Heart J 1995; 74: 149-53.
3) El-Gamel A, Deiraniya AK, Rahman AN, et al. Orthotopic heart transplantation hemodynamics: Dose atrial preservation improve cardiac output after transplantation? J Heart Lung Transplant 1996; 15: 564-71.
4) Peteiro J, Redondo F, Calvino R, et al. Differences in heart transplant physiology according to surgical technique. J Thorac Cardiovasc Surg 1996; 112: 584-9.
5) Sze DY, Robbins RC, Semba CP, et al. Superior vena cava syndrome after heart transplantation: Pericutaneous treatment of a complication of bicaval anastomosis. J Thorac Cardiovasc Surg 1998; 116: 253-61.
6) Rajek A, Pernerstorfer T, Kastner J, et al. Inhaled nitric oxide reduces pulmonary vascular resistance more than prostaglandin E (1) during heart transplantation. Anesth Analg 2000; 90: 523-30.
7) Vincent JL, Carlier E, Pinsky MR, et al. Prostaglandin E_1 infusion for right ventricular failure after cardiac transplantation. J Thorac Cardiovasc Surg 1992; 103: 33-9.
8) Stobierska-Dzierzek B, Awad H, Michler RE. The evolving management of acute right-sided heart failure in cardiac transplant recipients. J Am Coll Cardiol 2001; 38: 923-31.
9) 大西佳彦．心臓移植レシピエントの麻酔．日臨麻会誌 2001；21：296-9．

［大西佳彦］

D. 心肺移植レシピエントの麻酔管理

脳死からの心臓移植，肺移植はすでに我が国でも行われているが，心肺移植はまだ行われていない．心肺移植は外科手技的には心臓移植，肺移植よりもむずかしいとはいえないが，ドナーの選択の問題や，レシピエントの状態が重症であることが多く，その周術期管理は困難をきわめる．欧米でも心肺移植の1年生存率は60〜70%前後で，単独の心臓移植，肺移植よりも低く[1,2]，呼吸器依存性，男性，40歳以上のドナーの場合危険性が高い．初期の問題点は，出血，拒絶反応であるが，長期的には感染症，気管支炎などが予後を左右し，再移植の予後は28%ときわめて悪い[3]．本人や家族の同意が必須な現行法においてはドナー不足が深刻であり，より適応が限定される心肺移植の状況はきびしい．

1．ドナーの麻酔管理

心肺移植のドナーの至適条件を示す（表7-6）．心臓移植と肺移植の両方の条件を備えている必要があるので，適応はより限定される．脳死となった時点から心機能低下が進行していることを認識し，脳死後の血行動態変化を把握する．

5分以上の心停止は心肺移植ドナーの除外条件である．脳死では初期には脳圧亢進により血圧上昇，神経原性肺水腫を起こす可能性がある．脳浮腫改善の治療を行い，適宜降圧薬を使用する．平均血圧70 mmHg以上，中心静脈圧15 mmHgを目安として輸液を行い，血圧が安定した後は尿量1 ml/kg/hr以上を維持し，適宜利尿薬を投与する．電解質組成（特に，カリウム，ナトリウム，マグネシウム，カルシウム）や代謝性アシドーシスの補正も必要である．Ht 30%以下，Hb 10 g/dl以下の貧血があれば輸血する．昇圧薬の第一選択薬はドパミン5〜15μg/kg/minとし，アドレナリン，ノルアドレナリンは極力避ける．PDⅢ阻害薬（アムリノン，ミルリノン，オルプリノン）は心拍出量維持や肺動脈圧上昇を抑制するので積極的に使用してよいが，必要最低限の容量負荷を行いながら血圧を維持する必要がある．

呼吸管理での問題点は肺水腫，肺炎，無気肺によるガス交換能の低下であり，特に低酸素血症の持続や肺炎は心肺移植には致命的である．血液ガス分析データを参考に適正換気を維持する．100%酸素，1回換気量12〜15 ml/kg，必要に応じて呼気終末陽圧（PEEP）2.5〜5.0 cmH$_2$Oを付加するが血圧低下に注意する．また，下垂体機能不全による尿崩症が存在する場合は抗利尿ホルモン0.4単位/hr（5 ml/hr）を開始する．血糖値を150 mg/dl以下に管理するように，適宜インスリン投与を行う．脳死では体温調節機能の喪失のため低体温になるが，過度の低体温は不整脈，心室細動，心停止の原因となるため，膀胱温（直腸温）を35℃以上に維持する．

モニターは，通常の心臓麻酔に準じる．ラインは末梢静脈（輸液，輸血），動脈圧（橈骨動脈），中心静脈カテーテルでよく，肺動脈カテーテルを留置する必要はないが，すでに留置されていれば心係数2.2 l/min/m^{2}を維持する．可能なら経食道心エコーをモニターするのもよい方法である．

心・肺の保存は，心臓は大動脈基部から，肺は主動脈から保存液を注入し血液成分を保存液で置換した後に4℃に冷却した保存液に単純浸潤法で保存することが一般的である．この方法では心，肺ともに臨床的には6時間の虚血保存が可能である．同様の方法で肝臓が24時間，腎臓が48時間以上保存可能であるのに対して，心，肺の虚血時間は短くドナー手術とレシピエント手術のタイミングを合わせることが大切である．

表7-6　心肺移植ドナーの条件

1. 年齢50歳以下
2. 心肺疾患の既往がない．
3. 正常心電図，正常胸部X線写真
4. 心エコーにて形態，機能に異常がない．
5. ドパミン15μg/kg/min以下で収縮期血圧90 mmHg以上を維持できる．
6. 気管支鏡検査で異常を認めない
7. FIO$_2$ 1.0でPaO$_2$ 300 mmHg以上

2．レシピエントの麻酔

a．術前問題点

心肺移植の適応症例は，両心不全を病態とすることがほとんどであり，さらにチアノーゼの合併が病態を悪化させることが多い．心房細動がしばしば認められ，心筋虚血を伴わない心室性不整脈も合併する．心内腔の拡大は，壁在血栓の原因となり肺梗塞，脳梗塞の予防から抗凝固療法が行われていることが多い．ヘパリンの長期使用は血小板減少や血小板機能不全の原因となり，人工心肺後の出血に対し，充分な血小板などの血液製剤の準備が必要である．

術前のチアノーゼ合併によって肺内毛細血管の増殖と側副血行路が発達し，術前の喀血を伴うことがある．肺うっ血を伴う症例では，肺間質水分量の増加により機能的残気量は低下し，末梢気道閉塞を増強させ酸素化を抑制する．気道抵抗の上昇と肺のコンプライアンス低下は呼吸仕事量を増加させるため，少量の鎮静薬の使用で呼吸不全が顕在化する．ドナー肺の条件は術前検査で推測できないことも多く，また肺容量のミスマッチングによる換気血流分布の適正化を考慮する必要がある．

レシピエントの適応は，肺高血圧症，先天性心疾患，肺嚢胞症などが多く，自宅あるいは一般病棟待機中から集中治療管理下（大動脈内バルーンパンピング IABP，左室補助循環装置 LVAD 等の補助循環や人工呼吸器使用中）までさまざまである．特に呼吸機能は肺機能検査ではわかりにくい部分が多く，血液ガスを頻回に測定して時々刻々と変化する病態を把握する．誤嚥があれば心肺移植や肺移植の適応にはならない．

b．実際の手順[5,6]

レシピエント入室はドナー心到着2時間前とし，術前の薬物療法，補助循環は原則として継続する．通常ドナー心到着1時間前までには挿管が必要であるが，ドナー心の評価がすむまでは挿管しない．導入が早すぎるとレシピエントの体外循環前の時間が長くなり，導入が遅すぎるとドナー心の虚血時間が長くなるため麻酔導入のタイミングのとりかたがポイントである．麻酔導入後執刀前の抗生物質を投与する．手術室入室後，心電図電極（四肢誘導，V_5），非観血的血圧，経皮的酸素飽和度モニター（SpO_2）などを装着し術前所見に異常のないことを確認する．

表 7-7 心肺移植の準備薬剤

前投薬	
塩酸メペリジン	1 mg/kg im, 30 min before
スコポラミン	0.008 mg/kg im, 30 min before
H_2 拮抗薬	
アザチオプリン	4 mg/kg 経口
術中血管作動薬	
ドパミン	5〜15 μg/kg/min
ドブタミン	5〜15 μg/kg/min
PDIII阻害薬	
ミルリノン	0.25〜0.5 μg/kg/min
オルプリノン	0.25〜0.5 μg/kg/min
ノルアドレナリン	0.01〜0.1 μg/kg/min
ニトログリセリン	0.01〜0.1 μg/kg/min
プロスタグランジン E_1	0.01〜0.05 μg/kg/min
一酸化窒素（NO）	20〜40ppm

1）術前準備（表 7-7）

手洗い，術衣を着用して局所麻酔下にラインを清潔に留置する．末梢静脈路，観血的動脈圧モニターとして橈骨動脈カテーテル，左内頸静脈より肺動脈カテーテルの留置を行う．やむを得ない場合には通常の右内頸静脈を使用するが，心筋生検時に右内頸静脈を使用するため，できるだけ避ける．肺動脈カテーテル留置後，各々の血行動態の測定を行う．また入室時の患者状態により肺動脈カテーテルの挿入は導入後に行う場合もある．術後の肺高血圧，右心不全が本手術の最も大きな早期合併症であるため，右室駆出率測定可能な肺動脈カテーテルもよい適応である．

肺動脈カテーテルのシースは上大静脈カニュレーションの邪魔にならないようにできれば短いものを使用する．感染の危険性や合併症の危険性が高くなるため，中心静脈カテーテルのみで管理したほうがよいとする考え方もあるが，心肺移植では肺高血圧，右心不全が問題となるため，肺動脈カテーテルの留置が望ましい．

2）麻酔導入

ミダゾラム 0.1〜0.2 mg/kg，またはプロポフォール 10〜20 mg/kg/hr，フェンタニル 2〜5 μg/kg，筋弛緩薬は，フェンタニル大量使用による徐脈に対して心拍数上昇作用のあるパンクロニウム 0.08〜0.1 mg/kg を用いて導入し経口気管挿管を行う．最近は，TCI によ

る導入も行われる．この際は予想血中濃度 2.5 μg/ml を目安とする．3.0 μg/ml では心機能低下が著しく，また 2.0 μg/ml では就眠に 15 分以上かかる．挿管したのちラインを確保したりするなど執刀までの時間がかかる場合には，挿管後 TCI を 1.0～1.5 μg/ml に減量する．BIS をモニターしている場合には，BIS 40～60 に維持するようにプロポフォール濃度を調節し，血圧低下が著しい場合にはヘッドダウンや，ドパミン投与を開始する．レシピエントはフルストマックの可能性が高いため，輪状軟骨を圧迫しながら導入する．フルストマックの疑いが強ければベクロニウム 0.15 mg/kg で素早く挿管するのもよい．胃管はサイクロスポリンを吸引してしまうので使用しない．麻酔導入前に制酸薬，H_2 受容体拮抗薬を投与する．

気管挿管後経食道心エコープローベを食道内に挿入し，左心機能や弁逆流の有無，胸水などを観察する．左心機能低下が高度な場合には，上記投与量より麻酔導入薬量を減らし，臨床症状により血管拡張薬（ニトログリセリン），カテコラミン（ドパミン，ノルアドレナリン，ドブタミン）の併用を行う．術前より補助循環やカテコラミンが高濃度症例ではその濃度を少し増量したうえで麻酔導入を行う．一時的に血管拡張薬を停止してもよい．

3）執刀

手術開始はドナー心到着 30 分前とし，ドナーチームが航空機利用の場合は着陸の連絡があってからとする．麻酔導入後から胸骨切開までは 1 回換気量 8～10 ml/kg，呼吸回数 10～12 回/分で Sat O_2 97～100%，呼気終末二酸化炭素 30～45 mmHg になるように管理する．執刀後血圧を観察しながら，胸骨切開までに，フェンタニルを合計 10～20 μg/kg 投与する．プロポフォールは 5～10 mg/kg/hr，または，TCI 2.5～3.0 μg/ml 程度で維持するかイソフルラン，セボフルランなどの吸入麻酔薬を併用する．吸入麻酔薬の使用量が 1 MAC 以上，心拍出量の低下，経食道心エコー上左室駆出率の低下を認めた場合は吸入麻酔薬の使用を減らし，フェンタニルを追加投与する．胸骨切開時は他の胸骨切開下開心術と同様に切開中の呼吸は停止する．呼吸開始時は用手にて換気を行い肺の状態を観察する．

ドナー心到着後，カニュレーションをするために，ヘパリン 200 単位/kg を静注する．

上大静脈脱血カニュレーション前に肺動脈カテーテルを 10～15 cm くらいまで引き抜く．肺動脈吻合時（大動脈遮断解除前）にメチルプレドニゾロン 1,000～1,500 mg を点滴静注する．

c．人工心肺離脱

人工心肺離脱前よりプロポフォール 2～3 mg/kg/hr またはミダゾラム 5～10 mg，フェンタニル 100～300 μg の追加投与を行う．心機能の良好な症例は術後早期抜管をするため大量のフェンタニル使用は避ける．この時期は TCI ではプロポフォールの人工心肺回路内の吸着により不正確となるので，むしろ 2～3 mg/kg/hr の持続投与がよい．予測血中濃度は意味をもたない．BIS はこの時期でも有用であるが，心室ペーシングやノイズによるアーチファクトによりその値の解釈に注意する．

除神経された移植心では，アトロピンで心拍数は増加しないが，末梢での迷走神経遮断作用は正常である．したがって，心直接作用の薬剤のみ有効であるが，人工心肺離脱直後は β レセプタのダウンレギュレーションや心停止の影響が強く薬剤感受性は大きく低下している．心内ベントで補助循環を行うが，心拍がでたら少量のドパミン，ドブタミン（3～5 μg/kg/min）と PDIII 阻害薬（ミルリノン 0.25～0.5 μg/kg/min など）を投与し，加温とともに経食道心エコーによる心機能を観察しながら増量する．30 分～1 時間補助循環を行いながら，TEE により両心室機能を観察する．ドパミン，ドブタミンなどを 10 μg/kg/min，PDIII 阻害薬などの薬剤投与においても充分な心機能の回復がみられなければ，IABP を考慮する．

人工心肺直後は，肺高血圧による右心不全が最も問題である．過換気や適度な PEEP も有効な補助手段であり，肺移植と同様に肺血管抵抗を上昇させない呼吸管理が重要である．過度の PEEP や大きな 1 回換気量，呼気時間の過大な延長は避ける．移植直後は肺コンプライアンスが低く，auto PEEP がかかりやすい状態である．もし，肺血管抵抗が正常なら適切な輸液負荷を行い，ドブタミンや PDIII 阻害薬などの強心薬を適宜投与する．右冠動脈血流を維持するために，α_2 アゴニストを投与することがよいことがある．肺高血圧に対してはプロスタグランジン E_1 0.05～0.15 μg/kg/min を投与する．NO（20～40ppm）の投与を考慮しなければいけない症例もある．陽圧換気による圧損傷，気胸などの可能性は常に頭に入れておく．

保存血などで使用期限が近いものでは放射線照射による高カリウム血症が起こるので, 腎機能低下例では注意を要する. 通常の開心術と同様に大量アプロチニンも有効である[8]. 出血量が多い場合や術前より血液凝固障害や血小板低下を示す症例では, 新鮮凍結血漿や血小板を積極的に使用する.

おわりに

心肺移植の麻酔管理の要点は, 心臓移植と肺移植の両者の管理の複合である[9]が, さらにその周術期管理は困難を極め, 再移植率も高い. 心臓移植や肺移植は確立された医療として定着してきた感があるが, 心肺移植に関してはいまだに大きな問題点があり, 心肺移植後の道のりも決して安易なものではない[10,11]. しかし, 本方法でしか救命できない患者特に小児の患者が多く[12], 今後の心肺移植施設の認定とともに, これからの大きな社会的な課題となっていくと思われる.

■文献

1) Bennett LE, Keck BM, Daily OP, et al. Worldwide thoracic organ transplantation: a report from the UNOS/ISHLT International Registry for Thoracic Organ Transplantation. Clin Transpl 2000; 14: 31-44.
2) Hosenpud JD, Novick RJ, Benett A, et al. The registry of the International Society for heart and Lung Transplantation; Thirteenth official report-1966. J Heart Lung Transplant 1996; 15: 655.
3) 布田伸一. 心臓移植前より移植後まで 渡航移植例からの経験. 心臓 2000; 32: 855-69.
4) 松田 暉. 臓器移植 移植医療の定着を図る 臓器移植の現況と将来 心臓移植・心肺移植について. 日本内科学会雑誌 2000; 89: 877-82.
5) 坂東 興, 中谷武嗣, 小野安生, 他. 心肺移植及び肺移植と心内修復合併症の適応と問題点. J Thorac Cardiovasc Surg 2000; 48 (増刊): 147.
6) 川合明彦. 小児における心臓・肺・心肺移植—小児の心臓・肺・心肺移植患者の看護. ハートナーシング 2000; 13: 965-9.
7) 川合明彦. 心, 肺, 心肺移植 ドナー手術の手技と要点. 医学のあゆみ 2000; 193: 648-9.
8) Royston D. High-dose aprotinin therapy; A review of the first five year's experience. J Cardiothor Vasc Anesth 1992; 6: 76.
9) Sale JP, Patel D, Duncan B, et al. Anaesthesia for combined heart and lung transplantation. Anaesthesia 1987; 42: 249-58.
10) Myles PS, Hall JL, Berry CB, et al. Primary pulmonary hypertension: prolonged cardiac arrest and successful resuscitation following induction of anesthesia for heart-lung transplantation. J Cardiothorac Vasc Anesth 1994; 8: 678-81.
11) Shaw IH, Kirk AJ, Conacher ID, et al. Anaesthesia for patients with transplanted hearts and lungs undergoing non-cardiac surgery. Br J Anaesth 1991; 67: 772-8.
12) 小野安生, 福嶌教偉, 佐野哲也, 他. 小児循環器学会移植委員会及びワーキンググループによる心・肺及び心肺移植の実態調査. 日本小児循環器学会雑誌 1999; 15: 199.

［野村　実, 向井詩保子］

E．術後管理

　我々の施設では，1999年から2003年末までに8例の心臓移植を経験した．この経験をふまえ心臓移植手術の術後管理について概説する．

1．手術

　原疾患は8例とも拡張型心筋症で，うち6例で左心補助人工心臓装着術を施行していた[1]．心臓移植術式は標準的術式（Lower-Shumway法）[2]1例，両大静脈吻合法（bicaval anastomosis法）1例，同変法（modified bicaval anastomosis法）[3]6例であった．左心補助人工心臓装着例では癒着のため術中出血量が多く，全体では術中出血量2,470 ml（中央値），術中輸血量3,900 mlであった．

2．循環管理

　移植心の機能は基本的に正常であるので，通常の開心術に準じた循環管理で充分である．ただし移植心の虚血時間が長い場合や，レシピエントが肺高血圧症を合併している場合，術後に心不全，特に右心不全徴候が現れることがある．この場合強心薬や血管拡張薬，一酸化窒素吸入が必要となる．典型的な経過を図7-7に提示する．

　我々の具体的な循環管理方針を表7-8にあげる．まず，心不全の予防を目的として少量のカテコラミンと血管拡張薬を投与する．次に，移植心は除神経心であるため，徐脈に陥りやすく心拍数の維持が大切である．心拍数維持のため心臓ペーシングに加え，イソプロテレノール（7例）を投与することで洞性リズムの増加，房室結節伝導の促進をはかる．Swan-Ganzカテーテルや心臓超音波検査から心収縮力に大きな問題がないと判断できる場合，比較的早期にカテコラミン投与を減量・中止する（図7-8）．

　Swan-Ganzカテーテルは循環管理に有用であるが，感染や血栓などの合併症を避けるため短期間に限るべきである．ほかに冷水注入を避け持続的心拍出量モニターを用いる，混合静脈血酸素飽和度を持続モニターする，などの対策がある．

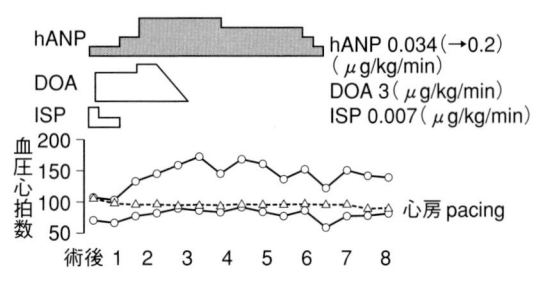

図7-7　心臓移植術後の循環管理の一例
hANP：ヒト心房性ナトリウム利尿ポリペプチド
DOA：ドパミン　　ISP：イソプロテレノール

表7-8　心臓移植術後の循環管理方針

・心不全の予防
　DOA 3.2 μg/kg/min　　（8例，中央値）
　NTG 0.48 μg/kg/min　　（6例）
・除神経心での心拍数維持
　心臓ペーシング　　（8例）
　ISP 0.022 μg/kg/min　　（7例）
・腎機能の保持
　hANP 0.058 μg/kg/min　（8例）

DOA：ドパミン　　NTG：ニトログリセリン
ISP：イソプロテレノール
hANP：ヒト心房性ナトリウム利尿ポリペプチド

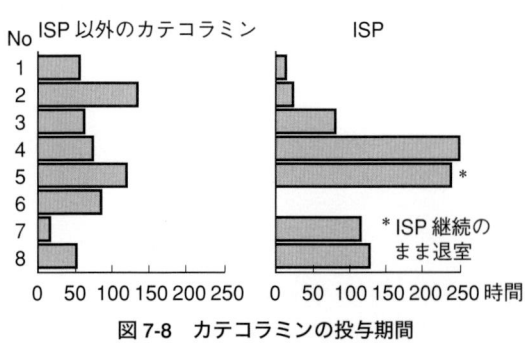

図7-8　カテコラミンの投与期間
ISP：イソプロテレノール

3. 腎機能

術前の心不全の影響，術後に用いる免疫抑制薬の副作用のため，心臓移植術後に腎機能が一時的に低下することがあり充分注意しなければならない．腎機能の保持のために，全症例で少量のヒト心房性ナトリウム利尿ポリペプチド（hANP）を持続投与している（表7-8）．hANPが著効した2症例を図7-9に提示する[4]．症例1ではICU入室直後，輸液負荷やドパミン増量に抵抗して腎機能が低下しつつあったが，hANP増量の後血清クレアチニン値は低下に転じドパミンを減量・中止しても腎機能は良好に保たれた．症例2ではhANPの中断と一致して急激に尿量減少，クレアチニン値上昇が認められ，逆にhANP再開により腎機能が急速に回復した．この症例以降，全例にhANPを投与しており，減量も慎重に行っている．その結果8例中5例ではhANP投与のままICUを退室した．

hANPが心臓移植術後に有用である理由はいくつか考えられる．心臓移植後は，容量負荷に対するhANPの分泌反応が鈍く[5]，hANPの日内変動が消失する[6]．また腎臓が術前のhANP過剰状態に馴れhANPに反応しにくくなっている[7]．つまり心臓移植術後hANPの相対的不足状態が起こっていると考えられる．

4. 感染対策

術後は，ICUクリーンルームに収容し，接触する医療従事者を制限し，清潔手技を徹底する．さらに，早期抜管，ルートの早期抜去に心がけ，早期離床，リハビリテーションを積極的に行う．ルートの挿入期間を表7-9にまとめる．

あらかじめ術後管理マニュアルを作成しておくことが大切で，抗生物質・抗ウイルス薬の予防投与もマニュアルに従って実施する．心臓移植術の患者の多くはすでに左心補助人工心臓を装着しており感染準備段階にある．多剤耐性ブドウ球菌などグラム陽性球菌感染の治療または予防目的に，抗生物質はバンコマイシンとアズトレオナムを第一選択とする．肝腎機能が障害されている場合，バンコマイシンを避け，カルバペネムやセフォチアム，アミカシンを用いる．

表7-9 感染対策

ルートの早期抜去		
気管チューブ	9	（時間，中央値）
Swan-Ganzカテーテル	22	
ドレーン	63	
中心静脈カテーテル	82	
尿道バルーン	136	
動脈ライン	182	
早期離床		

図7-9 心臓移植後のhANP

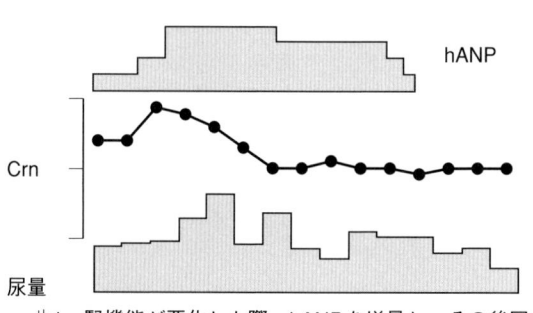

#1 腎機能が悪化した際，hANPを増量し，その後回復に転じた．

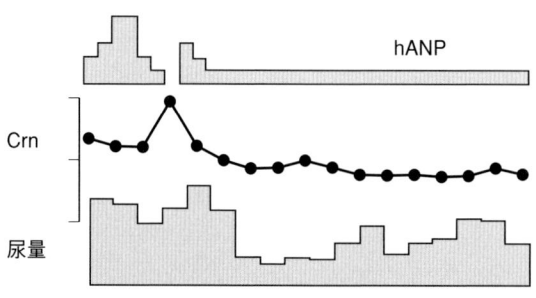

#2 hANPを中止した直後，尿量減少とCrn上昇が起こり，hANPを再開すると回復した．

hANP: ヒト心房性ナトリウム利尿ポリペプチド
Crn: 血清クレアチニン値

5. 免疫抑制薬

肝腎機能に問題がない症例では，シクロスポリン，ミコフェノール酸モフェチル，ステロイド（メチルプレドニゾロン静脈内投与，次いでプレドニゾロン経口服用へ切り替え）の三者併用療法を行う（表7-10）[8]．肝腎機能障害を呈した患者では，免疫抑制薬はムロモナブ-CD3（オルソクローンOKT3®），メチルプレドニゾロンで導入し，肝腎機能の正常化を確認しながら三者併用療法へ切り替えていく．術後1週間後に心内膜心筋生検法を実施し，拒絶反応がないことを確認したのち，心不全病棟のクリーンルームに退室する．

表 7-10　免疫抑制療法

三者併用療法
- シクロスポリン
- ミコフェノール酸モフェチル
- ステロイド

肝腎障害例では
- オルソクローン OKT3®
- ステロイド
  →肝腎機能回復とともに三者併用療法へ

6．呼吸管理

呼吸管理が問題になることは少なく，通常の術後管理で充分である．早期抜管により肺炎の予防をはかる．幸い ICU 入室後 3〜19 時間で抜管することができ，肺炎や無気肺などの合併症は経験していない．

7．精神管理

左心補助人工心臓装着患者では，長期入院に伴うストレス反応や軽度不安，焦燥感が現われることがまれではない．その結果心臓移植術後に，ストレス反応の悪化，鎮静薬に対する離薬症候群がしばしば起こる．抜管した直後に筋緊張と努力性呼吸が認められたある症例では，少量の鎮静薬（ミダゾラム 2.5 mg，クロルプロマジン 3 mg）の静脈内投与により過緊張状態，呼吸様式が著明に改善した．いずれにせよ術後にも，精神科医の定期的な往診が大切であり，必要に応じて鎮静薬・向精神薬を投与する．

■文献

1) 中谷武嗣，花谷彰久．体外式補助人工心臓．特集ライフサポートとしての補助循環法救急・集中治療 2002; 14: 1049-56.
2) McCarthy PM, Smith JA, Siegel LC, et al. Cardiac transplant admission, anesthesia, and operative procedures. In: Smith JA, McCarthy PM, Sarris GE, et al, editors. The Stanford manual of cardiopulmonary transplantation. New York: Future Publishing Company Inc; 1996. p.31-61.
3) Kitamura S, Nakatani T, Bando K, et al. Modification of bicaval anastomosis technique for orthotopic heart transplantation. Ann Thorac Surg 2001; 72: 1405-6.
4) 今中秀光，宮野博史，公文啓二，他．心臓移植術後 2 症例の急性期管理の経験．日本集中治療医学会雑誌 2000; 7: 365-72.
5) Dussaule FC, Nitenberg A, Tavolaro O, et al. Effect of plasma volume expansion on hemodynamics and atrial natriuretic factor release in heart-transplant recipients. Am J Cardiol 1990; 66: 477-83.
6) Cugini P, Lucia P, Scibilia G, et al. Twenty-four-hour pattern of atrial natriuretic peptide in heart transplantation: evidence for lack of circadian rhythm. Temporal inter-relationship with plasma renin activity, aldosterone and cortisol. Int J Cardiol 1993; 42: 7-14.
7) Mertes PM, de Talance N, Carteaux JP, et al. Endocrine response to plasma volume expansion during the early postoperative period in heart transplant recipients. J Heart Lung Transplant 1993; 12: 1001-8.
8) 中谷武嗣，花谷彰久，北村惣一郎．胸部移植プロトコール集　シクロスポリンによる免疫抑制療法．東京：メジカルビュー社; 2003. p.15-27.

［今中秀光］

8

低侵襲性心臓血管手術の
麻酔管理

A．MICS，MIDCAB

1．MICS（minimally invasive cardiac surgery）とは[1]
1）人工心肺（CPB）を用いない．
2）全胸骨切開を行わない．
3）その両方のいずれかの条件を満たすものである．

2．MIDCAB（minimally invasive direct coronary artery bypass grafting）とは[2]

上の条件3）に当たり，主に心拍動下に左内胸動脈（LITA）と左冠動脈前下行枝（LAD）を吻合する冠動脈バイパス術をいう．その他，右内胸動脈（RITA）と右冠動脈（RCA），胃大網動脈（GEA）と各冠動脈を吻合する場合，橈骨動脈（RA）や下腹壁動脈（IEA）をグラフトとして用いる場合もある．MIDCABの利点を表8-1に示すが，CPBを使用しないこと，胸骨切開を行わないことに起因する．しかし，心臓の露出部位が少なく吻合部位，本数が限られ，多枝バイパスが困難なため，現在はMIDCABからOPCAB（off-pump coronary artery bypass）に移行している．

表8-1　MIDCABの利点

1）CPBの合併症（脳神経・精神障害，低体温，低心拍出量症候群，肺・腎障害，出血傾向など）が避けられる．
2）出血量が少なく，輸血が避けられる．
3）胸骨感染や縦隔炎の危険が少ない．
4）美容面で優れる．
5）心臓再手術におけるリスクの軽減
6）入院期間が短縮でき早期に社会復帰，医療費の節約

3．MIDCABの適応[2,3]
1）1枝病変．
2）CABG後のLAD閉塞に対する再手術．
3）多枝病変であるが，LAD以外は軽症．
4）多枝病変であるが，LAD以外はPTCA適応者．
5）ハイリスク患者（高齢者や腎不全，脳血管障害，悪性腫瘍合併，多発性動脈硬化などの重症例）．

術後の脳血管障害や呼吸不全などの合併症が回避できる．

4．MIDCABの外科的手技

麻酔導入後，軽度右側臥位で左第4,5肋間に6〜10 cmの小切開をおき，開胸する．分離肺換気下で直視下あるいは内視鏡下にLITAを第2〜5肋間まで剝離し，その遠位端をLADと吻合する．

5．MIDCABの麻酔管理[4-10]

麻酔管理のポイントを表8-2に示す．1）心筋の酸素需要と供給のバランスを適正に保つことと，2）虚血の早期発見と対応が重要である．

表8-2　MIDCABの麻酔管理のポイント

重要	1）心筋の酸素需要と供給のバランスを適正に保つ．
	2）虚血の早期発見と対応
具体的なポイントは	
	1）早期抜管を目指す．
	2）LITA剝離・LITA-LAD吻合時の分離肺換気
	3）心拍数のコントロール
	4）術後の疼痛管理
	5）術中不測事態（心室細動や血圧低下など）への対応

a．術前評価
通常のCABGと同様．
・冠動脈病変の部位・狭窄や閉塞の状態，側副血行の有無．
・心機能評価，日常の心拍数・血圧変動，運動耐容能，NYHA分類．
・合併症，既往歴．
術前に投与されている循環系薬は基本的には手術当日まで続行する．

b．前投薬
硫酸アトロピン0.5 mgとミダゾラム2〜5 mgを筋注する．不安が強い場合は麻薬系の鎮静薬を使用する．

c．麻酔

必要な物品を表8-3，薬剤を表8-4に示す．BISモニターは必須ではないが，麻酔深度の評価に有用である．

麻酔導入はBIS値が90以上であること，全身状態が安定していることを確認後に開始する．プロポフォールはTCI (target controlled infusion) で目標血中濃度を2.5〜3.0 μg/ml とし，フェンタニル 2〜4 μg/kg，ベクロニウム 0.1 mg/kg とともに投与する．プロポフォールはTCI開始時に急速に投与されるので，心機能低下例ではその目標血中濃度を 1.5〜2.0 μg/ml と低くするか，プロポフォールのかわりにミダゾラム 0.05〜0.1 mg/kg を使用する．

麻酔維持はBIS 40〜60となるようにプロポフォールの目標血中濃度 2.0〜3.0 μg/ml とし，フェンタニルは適時追加する．フェンタニルは胸骨切開を行わないので，大量投与する必要はなく総投与量は 15 μg/kg 程度である．プロポフォールでなく，セボフルランやイソフルランなどの吸入麻酔薬とフェンタニルの組み合わせでもよい．基本的にはプロポフォールは抜管直前まで使用する．術後1〜3時間で抜管できる．手術室で抜管しない場合はユニベントチューブ®か終了後にブロッカーを抜去できる通常チューブの使用が術後，チューブの入れかえの必要がなく便利である．

d．術中管理

心筋虚血予防と治療のためにジルチアゼム 0.5〜2 μg/kg/分 とともにニトログリセリン 0.5 μg/kg/分 またはニコランジル 2〜6 mg/時間を麻酔導入時から投与する．心拍数はスタビライザーの進歩により高度の抑制は必要なく，酸素の需要供給バランスから 60〜80/分程度に保つ．

麻酔深度が充分にもかかわらず頻脈の場合は短時間作用型β遮断薬で対処する．日本ではランジオロールとエスモロールが市販されている．前者は 0.125 mg/kg を1分で静注後，0.01〜0.04 mg/kg/分を持続投与するか，2.5 mg ずつ静注する[11]．後者は 1 mg/kg を1分で静注する．

また，施設によっては心筋虚血の予防のため ischemic preconditioning を行っている．具体的には心拍出量を低下させた後，近位冠動脈を狭窄し約5分間虚血，その5分後に再灌流する．心筋が短時間の冠動脈遮断に耐えられないと左心室機能低下，不整脈，低血圧などが起こる．このような場合は大動脈内バルーンパンピング (IABP) や経皮的心肺補助 (PCPS)，CPBなどによる循環補助が行えるよう準備しておく必要がある．また，最近は吻合部位にシャントチューブを使用し，虚血の予防と無血術野を得ていることが多い．

血圧はグラフト吻合時，80〜110 mmHg を維持するようにフェニレフリン 0.05〜0.1 mg，ノルエピネフリン 0.05 mg 静注やドパミン・ドブタミン・ノルエピネフリンの少量持続投与を行う．特にハイリスク患者では高度の低血圧は脳梗塞や腎機能障害の危険が増すので，充分に注意が必要である．動脈グラフトの流量は血圧に依存するので吻合後は 120 mmHg 前後を保つようにする．

循環系作動薬の投与や輸液量は経食道エコー (TEE)

表8-3 麻酔時必要なもの

モニター	パルスオキシメータ
	カプノメータ
	心電図（5点誘導）
	観血的動脈圧（橈骨動脈）
	肺動脈カテーテル（持続的心拍出量モニター，混合静脈血酸素飽和度）
	経食道エコー（TEE）
	BISモニター
緊急時の対応	体外式DC・ペースメーカー
分離肺換気	LITA剥離時，LITA-LAD吻合時に必要．下記のいずれか
	・気管支ブロッカー付きシングルルーメンチューブ（ユニベントチューブ®）
	・ダブルルーメンチューブ（ブロンコキャス®）
	・通常のシングルルーメンチューブに気管支ブロッカーチューブ（クーデック気管支ブロッカーチューブ®）

の所見を参考に決定する．TEE は麻酔導入直後に挿入し術前の心臓の状態，冠動脈支配領域に一致した壁運動異常（RWMA：regional wall motion abnormalities）を観察しておく．導入直後は血圧が低下しているため，RWMA は過小評価されるので，執刀後の血圧や心拍出量上昇時に再評価する．吻合時はスタビライザーによる圧迫で冠動脈吻合領域の RWMA の評価は難しいが，心電図や持続的心拍出量モニター，血行動態よりも早く異常が発見でき，さらに全体の心筋収縮力も判断できる．

ヘパリンは心膜切開後，冠動脈遮断前に 100 IU/kg を投与し ACT300 程度を維持する．冠動脈吻合後，等量のプロタミンでヘパリンを中和する．

e．術後鎮痛管理

MIDCAB は胸骨正中切開よりも術後疼痛が強い．痛みによる血圧上昇や頻脈，呼吸制限による無気肺形成，血液ガスの異常などを避けるためにも鎮痛は重要である．硬膜外麻酔は手術中にヘパリンを使用するため硬膜外血腫の危険に注意する．経静脈的にモルヒネやフェンタニルによる PCA（patient controlled analgesia）は優れていると思われる．その他，ブピバカインで肋間神経ブロックを行う場合もある．第 4～6 肋間に行うと 6～12 時間程度の鎮痛が得られる．

最近は MIDCAB にかわり，多枝バイパスが可能な OPCAB が頻繁に行われている．しかし，LAD のみの病

表 8-4　術中管理に必要な薬剤

	一般名	商品名	投与量
麻酔導入	プロポフォール	ディプリバン® 1%プロポフォール注「マルイシ」®	TCI で目標血中濃度を 2.5～3.0 μg/ml（心機能低下例 1.5～2.0 μg/ml）
	ミダゾラム	ドルミカム®	0.05～0.1 mg/kg
	フェンタニル	フェンタネスト®	2～4 μg/kg
	ベクロニウム	マスキュラックス®	0.1 mg/kg
麻酔維持	プロポフォール	ディプリバン® 1%プロポフォール注「マルイシ」®	TCI で目標血中濃度 2.0～3.0 μg/ml
	フェンタニル	フェンタネスト®	麻酔総投与量 15 μg/kg（導入時使用量も含む）
	セボフルラン	セボフレン®	0～2%
	イソフルラン	イソフルラン®	0～2%
心筋虚血の予防・治療	ジルチアゼム	ヘルベッサー®	0.5～2 μg/kg/分
	ニトログリセリン	ミリスロール®	0.5 μg/kg/分
	ニコランジル	シグマート®	2～6 mg/時間
頻脈の治療	ランジオロール	オノアクト®	0.125 mg/kg 静注後 0.01～0.04 mg/kg/分または 2.5 mg ずつ静注する
	エスモロール	ブレビブロック®	1 mg/kg を静注
血圧コントロール	フェニレフリン	ネオシネジン®	0.05～0.1 mg 静注
	ノルエピネフリン	ノルアドレナリン®	0.05～0.1 mg 静注や少量持続投与
	ドパミン	イノバン®	少量持続投与
	ドブタミン	ドブトレックス®	少量持続投与

変や PTCA と併用するハイブリッド法として MID-CAB も行われている．

■文献

1) 四津良平, 申 範圭, 又吉 徹, 前原正明, 山田達也, 川田志明．内視鏡支援下僧帽弁手術―Video-assisted Mitral Valve Surgery―JSES．内視鏡外科 1998；3：274-82．
2) Elefteriades JA. Mini-CABG: A step foreword or backword? The "Pro" point of view. J Cardiothoracic Vasc Anesth 1997; 11: 661-8.
3) Calafiore AM, et al. Minimally invasive coronary artery bypass grafting. Ann Thorac Surg 1996; 62: 1545-8.
4) 野村 実, 他．経食道エコーによる開心術の管理―冠動脈バイパス手術症例を中心に―．臨床麻酔 2001；25：1111-21．
5) 高内裕司．心臓手術の麻酔．臨床麻酔 2002；26（増）：399-412．
6) 野村 実, 他．成人心臓・大血管麻酔の新たな展開 II MIDCAB の麻酔管理：私はこう考える 1. MIDCAB の麻酔管理．臨床麻酔 1998；22：314-9．
7) 山田達也．MIDCAB 麻酔管理のコツとポイント．LISA 1998；5：920-4．
8) Menon AK, et al. Occlusion versus shunting during function and quality of anastomos. Ann Thorac Surg 2002; 73: 1418-23.
9) Heres EK, et al. Minimally invasive direct coronary artery bypass: anesthetic, monitoring, and pain control considerations. J Cardiothoracic Vasc Anesth 1998; 12: 385-9.
10) 稲田英一．チームとしての低侵襲手術．In：許 俊鋭, 編．心臓血管低侵襲手術．東京：メディカルビュー社；2002．p20-31．
11) 坂本篤裕．ランジオロール（オノアクト 50®注）．臨床麻酔 2002；26：157-9．

［深田智子］

B．Off pump CABG（OPCAB）の麻酔

1．OPCABの普及

　本邦において off pump CABG（OPCAB）が従来の人工心肺を用いた CABG にかわって広く用いられるようになったのはこの数年のことであるが，その背景にはいわゆるオクトパス®に代表される吸引式のスタビライザー（図 8-1）や吻合中に用いるシャントチューブなどの手術器具の進歩さらに心臓を拍動下に脱転させることを可能にした深部心膜牽引糸 deep pericardial retraction suture やストッキネットを用いた吻合技術等の外科手技の進歩があげられる．OPCAB の最大の利点は当然のことながら人工心肺を用いずに行うため，従来から指摘されていた人工心肺に伴う全身の炎症反応や凝固系の異常，中枢神経障害などのさまざまな有害な生体反応[1]を回避できることにある．それにより手術後の心機能が問題なければ速やかな麻酔からの覚醒が可能であり，早期抜管を意識した麻酔管理が要求される．

2．OPCABの麻酔管理

　OPCAB の麻酔管理に特殊な方法があるわけではなく，従来の人工心肺を用いる CABG の麻酔管理と基本的な考え方はかわらない．ただし，先に述べたように人工心肺を用いず心臓を脱転したり，スタビライザーで心筋を圧迫，固定しなければ手術ができない．さらには吻合中はシャントチューブを用いるものの，吻合部位の近位側と遠位側に糸をかけるなどの操作が伴うため一過性ではあるが虚血に陥るリスクも皆無ではない．手術操作中の循環動態の維持にはときとして難渋することがあり，通常の心臓麻酔に比べてより綿密な術者とのコミュニケーションが要求される．

a．麻酔前投薬

　従来の人工心肺を用いた CABG と同様でよく，特に特別なものはない．たとえば麻酔導入 1 時間前に硫酸アトロピン 0.5 mg，塩酸モルヒネ 10 mg 筋注が我々がよく用いる方法であり，高齢者ではモルヒネの投与量を減じる．

b．麻酔導入

　患者入室後，胸痛等の狭心症状がないこと，心電図を装着し虚血性変化のないことを確認する．麻酔導入に先立ち局所麻酔下に橈骨動脈にカニュレーションして観血的動脈圧を得る．なお左橈骨動脈をグラフトに使用する例が多いので，その場合は右橈骨動脈から行う．観血的動脈圧を得た後，フェンタニル（0.3〜0.5 mg）およびミダゾラム（5 mg）にて患者の入眠を確認し，ベクロニウムで筋弛緩を得た後気管挿管を行うが，このとき血圧が高ければセボフルランを吸入させ血圧の低下を待って気管挿管を行う．早期抜管を目指すためフェンタニルをさらに投与することはない．

c．麻酔維持

　麻酔維持はフェンタニル，プロポフォール，セボフルランで行う．フェンタニルの総投与量は $10\,\mu g/kg$ を目安とすることで術後早期抜管が可能である．プロポフォールは 3〜5 mg/kg/hr で持続投与し，循環動態に応じて随時セボフルランの投与濃度を調整する．ベンゾジアゼピン系の鎮静薬は導入時のミダゾラム以外の投与はしない．術後の早期の抜管を意識すれば麻酔が浅くなり，術中覚醒のリスクを伴う．できればセボフルランが吸入濃度で 0.5％以上維持されていれば，筆者の経験から術中覚醒はない．手術中はときに循環動

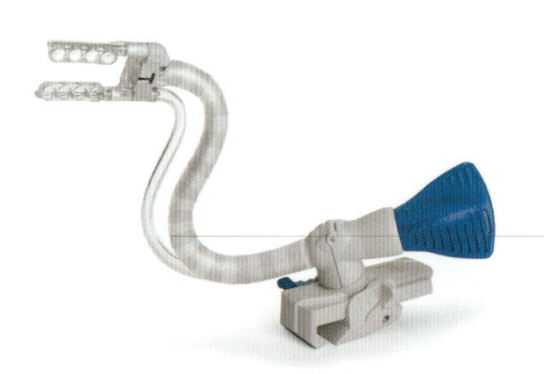

図 8-1　阪大病院で用いているスタビライザー（オクトパス®）（写真は日本メドトロニクスより提供）

態の維持がむずかしいケースもあるが，カテコラミンをいくらか増量してでもセボフルランの吸入を継続することも第一と考えている．亜酸化窒素は通常用いないが，心機能のよいケースでは胸骨切開などの手術侵襲に伴う血圧上昇，脈拍上昇は珍しくなく，セボフルランによるコントロールが不充分であれば，一過性に用いることもある．筋弛緩薬はベクロニウムを通常通りに用いる．OPCABの麻酔維持に硬膜外麻酔を併用することは，術後の鎮痛効果をにらんで有効であるとの意見もあり，OPCABの麻酔管理において有力な手段と思われる[2]．ただし，OPCABではグラフト吻合時に凝固能を抑制する目的でヘパリンを投与するため，硬膜外チューブの留置は手術直前に行わず，前日にこの処置を行わなければならない．

d．モニタリング

通常の心臓麻酔に準じたモニタリングを行う．心電図（II，V_5），パルスオキシメータ，呼気終末二酸化炭素濃度，観血的動脈圧，中心静脈圧，肺動脈カテーテルによる肺動脈圧，心拍出量，混合静脈血酸素飽和度，経食道心エコーを用いる．OPCABに対して特有なモニタリングはない．後で述べるが特に経食道心エコーは人工心肺を用いたCABGに比べるとその役割は格段に大きい．OPCABにおける肺動脈カテーテルの有効性については今でも議論がある．特に手術操作に伴う循環動態の変化が急激であるのに対して，その持続的な心拍出量のモニタリングはその応答時間が長すぎるがゆえに実践的でない．むしろ混合静脈血酸素飽和度の変化はほぼリアルタイムであり，急峻な循環動態の変化でもそれをよく反映するので，実際の麻酔管理においては持続的な心拍出量の測定より有効なモニターである．

e．実際の麻酔管理

手術開始から胸骨切開，グラフトの採取まではこれまでの人工心肺を用いたCABGと同様である．

1）血管拡張薬

CABGの麻酔管理では冠動脈の拡張作用や冠スパズムに対する予防効果を期待して，亜硝酸薬やCa^{2+}チャネル遮断薬の持続投与がよく行われてきたが，OPCABの麻酔管理においても同様にニトログリセリンおよびジルチアゼムの持続投与を行う．さらに冠動脈吻合中のpreconditioning（後述）による心筋保護作用を目的としてATP感受性Kチャネル開口薬であるニコランジルの持続投与を行う．これら血管拡張薬のOPCAB時の投与量については画一的で明確な基準はない．これら薬剤の予防投与の有効性についても確固たる証拠が得られていないのが現状であり[3]，慣習的側面が大きいことは認めねばならない．今後の臨床データの集積により改訂されることもありうるだろう．現在我々は初期投与量としてニトログリセリン $0.5\,\mu g/kg/min$，ジルチアゼム $1.0\,\mu g/kg/min$，ニコランジル $1.0\,\mu g/kg/min$ を使用し，循環動態の変動に対応してフレキシブルに投与量を増減している．

2）冠動脈吻合時の留意点

冠動脈の吻合に先立ち，ヘパリンを投与して凝固能を一過性に抑制するが，activated clotting time (ACT) は初回投与後は300秒以上が望ましい．その後30分ごとにACTを検査し，250秒以下にならないように随時ヘパリンを追加する．

OPCABの場合では通常冠動脈の吻合は左前下行枝より行う．吻合血管を固定させるためにスタビライザーを用いるが，前述のように吸引式のスタビライザーが普及し，前下行枝の固定ではさほど循環動態に支障はきたさなくなった．しかし個人差が大きく，前下行枝の固定のみでも血圧低下や心拍出量の低下，中心静脈圧や肺動脈圧の上昇を招く症例もあるので，充分な観察と循環動態の悪化に対する対策を準備しておく必要がある．前下行枝の固定で循環動態の悪化を招く原因として，スタビライザーによる心収縮能および拡張能の低下があげられるが，これ以外にスタビライザーにより左室の形状が変化し，結果的に僧帽弁の逆流が生じることがある[4]．後者の場合は経食道心エコーを用いれば容易に診断が得られる．対策はまず容量負荷および体位をヘッドダウンにして前負荷を増加させることが一般的である．これにより血圧および心拍出量の回復が充分でないなら（具体的には中心静脈圧や肺動脈圧が増加するにもかかわらず血圧や心拍出量があまり改善されない場合）カテコラミンの投与を開始すべきである．また，僧帽弁の逆流が大きいときはスタビライザーの位置を少し変えることやベッドをローテーションさせることで改善されるケースもあるため術者とはコミュニケーションを密にしておきたい．

前下行枝の吻合に続いて右冠動脈，回旋枝の吻合が行われるが，特にこれら冠動脈の末梢部位の吻合では

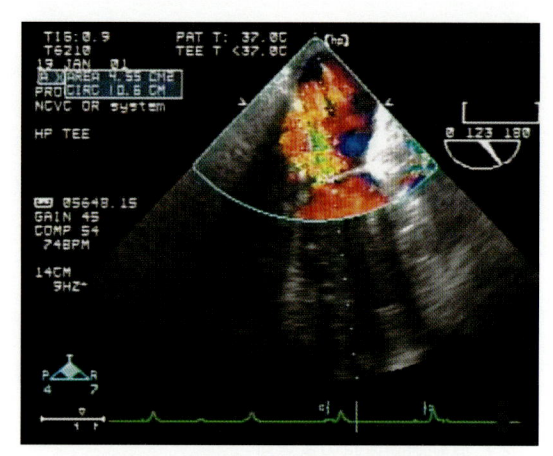

図 8-2 心臓脱転時に発生した僧帽弁逆流
(写真は国立循環器病センター麻酔科 大西佳彦先生より提供)

心臓を脱転させ吻合部位をスタビライザーで固定という一連の手術操作が行われる．この手術操作は前下行枝の吻合時に比べて循環動態への影響は大きい．まず心収縮能，拡張能の障害は前下行枝の吻合時より大きいことは容易に想像できる．また前下行枝への吻合時と同様に僧帽弁の逆流さらには三尖弁の逆流が起こる．これに加えて心臓の脱転による右室流出路および左室流出路の狭窄を招く可能性もある．これらの所見は経食道心エコーを用いることで評価しうる．心臓を脱転している場合は経食道心エコーでは充分な画像が得られないとの意見もあるが，プローベの操作で比較的容易に僧帽弁および三尖弁の逆流については評価に耐えうる画像が得られる（図 8-2）ので，試みる価値はあると考えられる．ただ，経食道心エコーの操作および評価を麻酔管理と併行して行うことはほぼ不可能であるので，麻酔管理を行うものと経食道心エコーを操作するものと複数の麻酔科医が必要となる．

循環動態の変化としては，血圧の低下，心拍出量の減少（混合静脈血酸素飽和度の低下）であるが，このとき中心静脈圧が低下しているようであればまず容量負荷および体位をヘッドダウンにして前負荷を増加させる．この処置では肺動脈圧の変化に注意を払う必要がある．前負荷の増加により中心静脈圧が上昇しているのにかかわらず肺動脈圧が変化せず，血圧の改善もみられないような場合は右室流出路の狭窄や三尖弁の逆流が疑われる．これに対しては術者と相談して心臓の脱転の仕方を少し変えてもらうことで改善すること

もあるし，右心バイパスを置くことでも改善する．臨床的には肺動脈圧の上昇にかかわらず血圧や心拍出量の改善が得られない場合が一番よく見受けられるケースである．心機能の抑制が背景にあることに疑いはないので，カテコラミンの投与を行う．第1選択としてはドパミンであるが，投与量は 7～10 μg/kg/min を限度とし，これでも血圧低下が改善しなければノルエピネフリンを加える．ノルエピネフリンの投与量としては 0.05 μg/kg/min から始めるが，0.1 または 0.2 μg/kg/min を投与することも珍しくない．これらの処置と併行して僧帽弁の逆流の評価は重要である．僧帽弁の逆流が大きくなると血圧の改善が不充分なまま肺動脈圧だけが上昇するという結果[4]となり，麻酔管理に難渋する．ベッドを左右にローテーションしたり，ストッキネットによる操作を少し変えてみるなどにより心臓の脱転の方向を変えることやスタビライザーの位置を変えるなどの操作を術者に要請することで改善することもあるので積極的に術者に働きかけることが肝要である．しかし，それでも血行動態の改善がなければ，off pump での手術を断念することも視野に入れる必要がある．臨床的にもっとも厄介なケースとしては，すでに吻合操作を始めてしまって後戻りできないときである．麻酔管理としては吻合が終了し，心臓の脱転が解除されるまで血行動態をできる限り維持するしかない．このような場合ではエピネフリンの投与を躊躇すべきでない．エピネフリンにより心収縮力は疑いなく改善し血圧の上昇が得られる．しかしその反面，僧帽弁の逆流は増悪し，肺動脈圧も上昇する．しかし，これらの変化は吻合が終了すれば，速やかに改善されるので，それまで血圧を上昇させ，冠動脈への灌流圧を維持することを第1とし他の好まざる変化については目をつぶることで切り抜ける必要がある．

心臓を脱転しているときは心電図の波形が信用できない．最も循環動態の不安定な時期に心筋虚血のモニターが役に立たないことは重大であるが，残念ながらそれを補う虚血モニタリングの方法はない．心臓の脱転を解除した途端に心電図上著明な ST 変化がみられることも珍しくない．このような場合 ST 変化を発見したら速やかに冠拡張薬の増量，カテコラミンの増量などで血圧を保ちつつ冠血流量を増加させる．多くの場合，心臓の脱転が解除され循環動態が安定すれば，徐々に虚血変化も改善される．

3）吻合終了後の麻酔管理

人工心肺を用いないため前述したごとくOPCABの麻酔管理の最大の特徴は早期抜管が可能である点にある．吻合が終了し，心臓の脱転，圧迫などが解ければ循環動態は安定し，カテコラミンの投与量も随時減量できる．早期抜管をめざすために循環動態の安定が得られれば積極的に尿量の確保を行い，術中の水分バランスで＋1,000～1,500 ml程度としたい．また体温は重要でブランケットなどで体温維持にあたらなければならない[5]．フェンタニルの投与量を10 μg/kg程度に留め，麻酔維持をセボフルラン，プロポフォールで行うことで通常の一般外科の麻酔と同様に手術室内で抜管することも可能であるが，ICUへの入室が確保されているのであれば，あえて手術室内での抜管にこだわらずプロポフォールによる鎮静下にICUに搬送し，循環動態の安定を待って術後3～4時間をめどに抜管することで充分早期抜管の利点を得られる．従来の心臓麻酔に比べ，麻薬の投与量が少ないため，術後の鎮痛はいままで以上に配慮されなければならない．術前より硬膜外チューブが留置されていれば，術後鎮痛が効率よく行いうる．

3．preconditioning

1986年Murryらにより提唱された概念であり[6]，短時間の虚血にさらされた心筋がそうでない心筋に比べてその後の長時間の心筋虚血による障害が軽減される現象をいう．preconditioningのメカニズムについてはいまだすべてが明らかとなったとはいえない．これまでの多くの研究により，preconditioningの形成に貢献しているいくつかの因子が明らかとなっている（図8-3）[7]．虚血に伴いATPからアデノシンが産生されるが，これがA1受容体を介してG蛋白（Gi）を活性化，さらにprotein kinase C（PKC）の活性化を促す．活性化されたPKCは何らかの蛋白のリン酸化によりpreconditioning効果をもたらす．PKCのターゲットとして有力なのが，ATP感受性Kチャネルである．おそらくK$^+$チャネルの開口に伴い心筋の活動電位時間が短縮し，エネルギー消費が軽減されると考えられる．OPCABが導入された初期にはグラフト吻合の直前に短時間の虚血を行うことで心筋の虚血耐性を高めることが行われたが，シャントチューブなどの導入により現在はあまり一般的でなくなった．ニコランジルはpreconditioningのターゲットであるATP感受性K

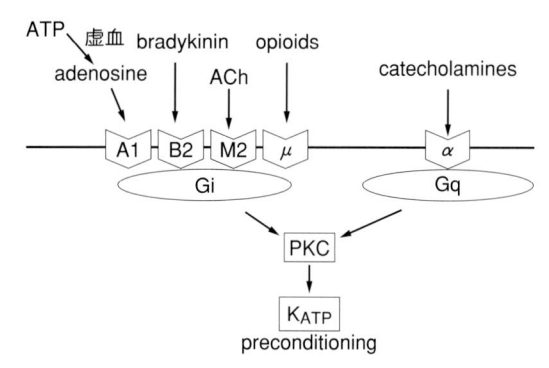

図8-3　Preconditioningのメカニズムの概略[7]
A1: adenosine 1 receptor　　B2: bradykinin 2 receptor　　M2: muscarinic 2 receptor　　Gi: Gi protein　　Gq: Gq protein　　PKC: protein kinase C　　K$_{ATP}$: ATP-sensitive K channel

チャネルの開口薬であり，preconditioning効果を期待して用いているがOPCABにおける効果は未だ未知数である．

4．OPCABの利点

人工心肺を用いないので先に述べたようにさまざまな炎症性反応や凝固能異常[1]は回避できるため各臓器の障害を軽減できることが大いに期待がもてる．しかしながら，実際の臨床においてその効果を具体的なデータとして確立するにはもう少し時間を待たねばならないと思われる．OPCABの歴史は浅く，ようやく臨床データの蓄積が始まったところである．確かに神経障害や肺障害を軽減できる可能性を示す研究もあるため今後データの蓄積で確固たる証拠がえられるのではないかと考えている[2]．一方腎障害についても軽減されるとの期待もあったが，腎機能への利点はあまりないとする報告もあり[8]，今後の議論に注目したい．

■文献
1) Hall RI, Smith MS, Rocker G. The systemic inflammatory response to cardiopulmonary bypass: thophysiological, therapeutic, and pharmacological considerations. Anesth Analg 1997; 85: 766-82.
2) Heames RM, Gill RS, Ohri SK, Hett DA. Off-pump coronary artery surgery. Anaesthesia 2002; 57: 676-85.
3) ACC/AHA guideline update for perioperative cardiovascular evaluation for noncardiac surgery—Executive sum-

mary. A report of the American college of cardiology/ American heart association. Task force on practice guideline (Committee to update the 1996 guidelines on perioeprative cardiovascular evaluation for noncardiac surgery). Anesth Analg 2002; 94: 1052-64.
4) Ohnishi Y, Nakatani S, Ito H, Kuro M. Relationship between pulmonary hypertension and mitral rgurgitation during off-pump coronary artery bypass grafting: Intraoperative echocardiographic study. Anesthesiology 2001; 87: A255.
5) Djaiani GN, Ali M, Heinrich L, Bruce J, Carroll J, Karski J, Cusimano RJ, Cheng CH. Ultra-fast-track technique facilitates operating room extubation in patients undergoing off-pump coronary revascularization surgery. J Cardiothorac Vas Anesth 2001; 15: 152-7.
6) Murry CE, Jennings RB, Reimer KA. Preconditioning with ischemia: a delay of lethal cell injury in ischemic myocardium. Circulation 1986; 74: 1124-36.
7) Kloner RA, Bolli R, Marban E. et al. Medical and cellular implications of stunning, hibernation, and preconditioning: An NHLBI workshop. Circulation 1998; 97: 1848-67.
8) Gamoso MG, Phillips-Bute B, Landolfo KP, Newman MF, Stafford-Smith M. Off-pump versus on-pump coronary artery bypass surgery and postoperative renal dysfunction. Anesth Analg 2000; 91: 1080-4.

［林　行雄］

C. ポートアクセスシステムを用いた心臓手術

ポートアクセス（Port-Access™）とは，米国 Heartport 社（現在は，Johnson & Johnson 社に M & A 済）によって開発された，開胸操作を必要とせずに心停止下の体外循環と心筋保護を可能にするシステムである．このシステムを用いることにより，小切開による低侵襲心臓手術や，鏡視下操作のみによる低侵襲心臓手術，さらには Zeus™ や DaVinci™ といった手術ロボットによる低侵襲心臓手術が実現した[1-3]．

1．適応

冠動脈疾患，弁膜症，心房中隔欠損症，心室中隔欠損症など，多くの心疾患が適応となる．ただし，上行大動脈内に血流遮断用のバルーンカテーテルが留置されること，および大腿動脈からの逆行性送血となることから，動脈硬化病変を有する患者は動脈解離や脳塞栓症の危険があるために絶対的禁忌である．また，基本的な技術的課題として，バルーンカテーテルによる大動脈遮断が不充分なため心筋保護が確実に行えない可能性を考慮し，術前心機能の悪い症例は相対的禁忌と考えるべきである．その他，利用できるカテーテルおよびカニューレ類のサイズにより，このシステムが適応できる患者の体格が制限される．

中学生以上の心房中隔欠損症，心室中隔欠損症などは，通常，術前心機能に問題がないため，このシステムを用いた低侵襲心臓手術による美容的なメリットが生かせるよい適応である．

2．システム構成

Port-Access™ では，下記の 5 種類のカテーテルおよびカニューレを用いて体外循環と心筋保護を行う（図 8-4）．

a．endovenous drainage cannula（EVD）

人工心肺の脱血用カニューレ．術野にて外科医が，大腿静脈から右心房内まで挿入する．

b．endoarterial return cannula（EARC）

人工心肺の送血用カニューレ．術野にて外科医が，

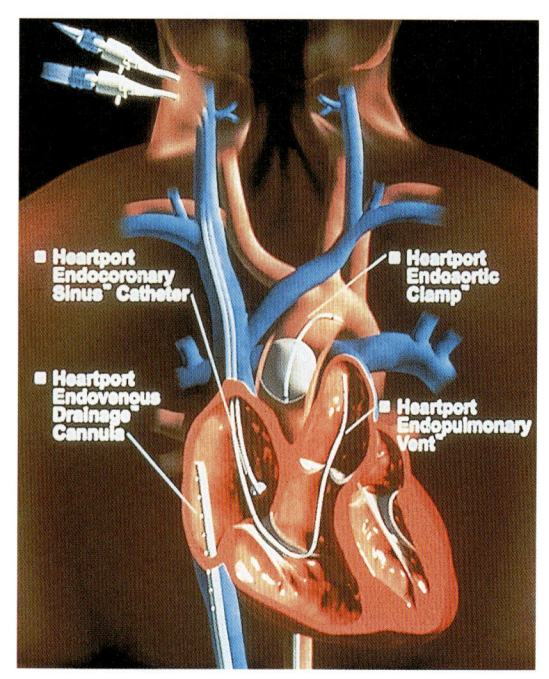

図 8-4　Port-Access™ システムの概略とカテーテルおよびカニューレ挿入例（提供：Heartport 社，米国）

大腿動脈に挿入する．Y 字型のコネクターを装着し，次の endoaortic clamp catheter（EAC）の挿入にも用いる．

c．endoaortic clamp catheter（EAC）

大動脈遮断用のバルーンカテーテル．術野にて外科医が，endoarterial return cannula（EARC）に装着した Y 字型コネクターを介して挿入する．カテーテル内部に，バルーンインフレート用のルーメン，先端圧（ルート圧）測定用のルーメン，心筋保護液注入用ルーメンを有する．大動脈遮断中は常にバルーンインフレート用ルーメンを用いてバルーン内圧をモニタリングする．また，心筋保護液注入用ルーメンは体外循環終了時にはルートベントとして利用する．

d．endopulmonary vent catheter（EPV）

肺動脈ベント用のカテーテル．麻酔科医が，右内頸静脈から主肺動脈まで挿入する．挿入はカテーテル内部に挿入した flow-directed balloon catheter（FDBC）を用いて，一般的な Swan-Ganz カテーテルと同様の手法にて行う．

e．endocoronary sinus catheter（ESC）

心筋保護液注入用のカテーテル．麻酔科医が，右内頸静脈から冠状静脈洞まで挿入する．カテーテル内部に，バルーンインフレート用のルーメン，心筋保護液注入用ルーメン，圧測定用ルーメンを有する．挿入には，経食道心エコーと X 線透視装置によるイメージガイドが必要である．

3．麻酔とモニタリング

このシステムを用いた心臓手術の麻酔の種類に特別な制約はないが，低侵襲手術のメリットを生かすために早期覚醒をめざした麻酔方法が好まれる．手術によっては術野を確保するために分離肺換気の必要があるので，その場合はダブルルーメン気管チューブなどと気管支ファイバースコープを準備する．プロポフォールとフェンタニルを併用した麻酔方法はこれらの条件に適した方法の 1 つである．

観血的動脈圧は，左右の橈骨動脈から同時モニタリングすることが望ましい．順行性心筋保護液注入時に endoaortic clamp catheter（EAC）の位置が末梢側にずれて腕頭動脈を閉塞した場合，左右の橈骨動脈に圧較差が生じるため，その発見が容易だからである．よって，麻酔科側の圧トランスデューサは，①右橈骨動脈用，②左橈骨動脈/肺動脈圧用，③大動脈ルート圧用，④中心静脈圧/心筋保護液注入圧用の 4 チャネルを準備する必要がある．

このシステムを用いた心臓手術を遂行するにあたっては，各カニューレおよびカテーテルを正しい位置に留置することが最も重要であり，そのためには経食道心エコーと X 線透視装置によるイメージガイドが必須である．さらに，これらの画像情報と先に述べた複数の圧モニターから得られた情報を統合して，速やかに状況判断する能力が必要とされる[4]．

その他のモニタリングに関しては，一般的な心臓手術に準じればよい．

4．経食道心エコーの活用

このシステムによる心臓手術中に麻酔科医が担当すべき経食道心エコーの操作を次に掲げる[5]．

1）右内頸静脈からの endocoronary sinus catheter（ESC）を冠状静脈洞に挿入するためのガイドとして用いる．同時に X 線透視装置も用いるが，経食道心エコーの方が有用である．冠状静脈洞は短軸断面にて four chamber view が得られる位置からやや超音波プローベを挿入し，右房と三尖弁が描出される深さにてよく描出できる．

2）endoaortic clamp catheter（EAC）のバルーンインフレート容量を求めるために，上行大動脈径の測定を行う．同時に，大動脈弁と大動脈の観察を行い，弁機能や動脈の異常の有無を評価しておく．マルチプレーンの超音波プローベにて約 120° の位置で左室流出路から大動脈の縦断面がよく描出できる．

3）endovenous drainage cannula（EVD）挿入時，ガイドワイヤーが下大静脈内を上行していること，および，EVD 先端が右房入口部に留置されたことを確認する．

4）endoaortic clamp catheter（EAC）挿入時，ガイドワイヤーが大動脈内を上行していること，および，EAC 先端が上行大動脈起始部に留置されたことを確認する．

5）endoaortic clamp catheter（EAC）のバルーンをインフレート後，留置位置を常時観察する．送血圧によりバルーンは大動脈弁側に移動しやすく，場合によっては冠状動脈を閉塞したり，大動脈弁を超えて左室腔内に逸脱する可能性がある．一方，順行性心筋保護液注入時には，注入圧により逆方向に移動する．このとき，バルーンによる腕頭動脈閉塞を防止するために，左右の橈骨動脈圧の較差に注意する．

6）順行性心筋保護液注入時には，冠状動脈口を描出すると心筋保護液が冠状動脈へ流入する様子が観察される．

7）逆行性心筋保護液注入時には，endocoronary sinus catheter（ESC）の先端のバルーンが冠状静脈洞に留置されていることを確認する．

8）体外循環離脱時には，通常の心臓手術時と同様に，心腔内の空気遺残や心機能のモニタリングを行う．

5．その他の注意

日本へのシステム導入時に，当時の Heartport 社が麻酔科医，外科医，体外循環技士，看護師を含めた手術チームとしてトレーニングを実施したことからも，このシステムを用いた心臓手術では，各職種のメンバーが密に連携を取り合ってチームとして機能することが必須である．中でも，麻酔科医には，通常の心臓手術の知識と技術に加えて，分離肺換気，経食道心エコーによるモニタリングやX線透視画像，多チャネルの圧モニタリングなどが求められ，チームの中での責任は重要である[6]．

6．補足

このシステムでは，大腿動脈から挿入した endoaortic clamp catheter（EAC）の留置位置のずれによる不充分な大動脈遮断と心筋保護の不確実性が最大の課題であった．その後 Heartport 社は，より確実な大動脈遮断と心筋保護が得られる手技として，ENDODIRECT System™ を市場に提供した．この方法では，左右いずれかの第一肋間に小切開を加えて DIRECTFLOW arterial return cannula を直接上行大動脈に挿入することによって，ENDOCLAMP occlusion balloon のずれを最小限に抑えることができる．

しかしながら，胸骨部分切開による低侵襲心臓手術や体外循環を使用しない冠動脈バイパス術の急速な普及により，Port-Access™ システムの需要は減少し，現在本邦においてはこれらの製品群の市場への供給は行われていない．

■文献

1) Schwartz DS, Ribakove GH, Grossi EA, Buttenheim PM, Schwartz JD, Applebaum RM, Kronzon I, Baumann FG, Colvin SB, Galloway AC. Minimally invasive mitral valve replacement: port-access technique, feasibility, and myocardial function preservation. J Thorac Cardiovasc Surg 1997; 113: 1022-31.
2) Schwartz DS, Ribakove GH, Grossi EA, Stevens JH, Siegel LC, St Goar FG, Peters WS, McLoughlin D, Baumann FG, Colvin SB, Galloway AC. Minimally invasive cardiopulmonary bypass with cardioplegic arrest: a closed chest technique with quivalent myocardial protection. J Thorac Cardiovasc Surg 1996; 111: 556-60.
3) Stephenson ER Jr, Sankholkar S, Ducko CT, Damiano RJ Jr. Robotically assisted microsurgery for endoscopic coronary artery bypass grafting. Ann Thorac Surg 1998; 66: 1064-7.
4) Siegel LC, St Goar FG, Stevens JH, Pompili MF, Burdon TA, Reitz BA, Peters WS. Monitoring considerations for port-access cardiac surgery. Circulation 1997; 96: 562-8.
5) Falk V, Walther T, Diegeler A, Wendler R, Autschbach R, van Son JAM, Siegel LC, Pompili MF, Mohr FW. Echocardiographic monitoring of minimally invasive mitral valve surgery using an endoaortic clamp. J Heart Valve Dis 1996; 5: 630-7.
6) Ortega R, Hesselvik JF. The art of communication during port-access cardiac surgery procedures. J Cardiothorac Vasc Anesth 1999; 13: 114.

［高階雅紀］

D. ロボット手術

1. ロボット手術の特徴

　ロボット手術は低侵襲性手術の最終段階ともいえる形であり，小さな切開創から挿入したアームによる内視鏡手術を行うものである．ロボット手術といってもロボットが術者にかわって手術をするわけではなく，コンピュータが介在して術者の動きを正確に術野で再現するシステムである（図8-5）．この概念はロボットを遠隔操作することから遠隔手術として戦場などでの手術を可能にするシステムとして開発されたものである．現在，臨床に応用されているロボットには Intuitive Surgical 社の da Vinci™ Telemanipulation System（図 8-6）と Computer Motion 社の Zeus™ Robotic Surgical System の 2 機種がある．ロボットアームとロボット操縦用の装置からなり，執刀医は患者から離れてロボット操縦用装置に座って，術野の三次元高解析画像をみながら手術を行う．

　従来の内視鏡手術の欠点として，1）指先の微妙な感覚がなく，2）二次元画像のため深度感覚が失われ，3）内視鏡のアングルも限られるため視野に限度があり，4）術野の展開にも制限があることがあげられる．ロボット手術はこれらの欠点を一部補うものであり，術野の三次元画像に加え，手振れ補正回路を搭載し，手術の状況に合わせて 10 倍までの縮尺を自由に選択可能なロボットアームにより細やかな手術操作を可能にしている（図 8-7）．欧米ではすでに臨床応用され，ポートアクセス低侵襲性心臓手術とロボット手術を組み合わせで行っている[1,2]．本邦ではまだロボット手術は治験段階であるが，将来的にはロボット手術が低侵襲性心臓血管手術に応用される可能性がある．

　低侵襲性心臓血管手術の利点は，1）傷が小さいた

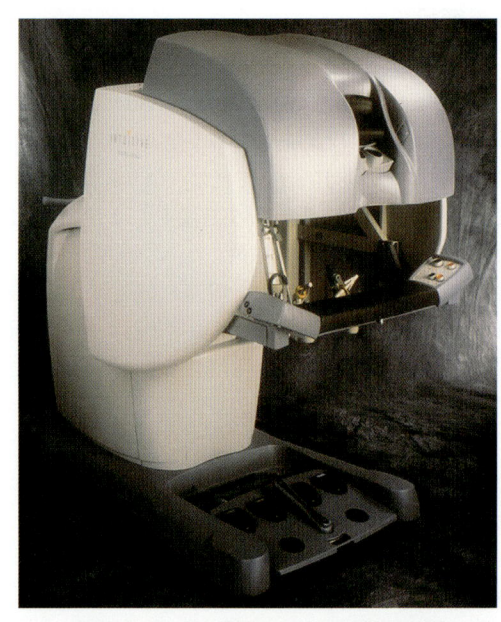

図 8-6　da Vinci™のロボット操縦用装置

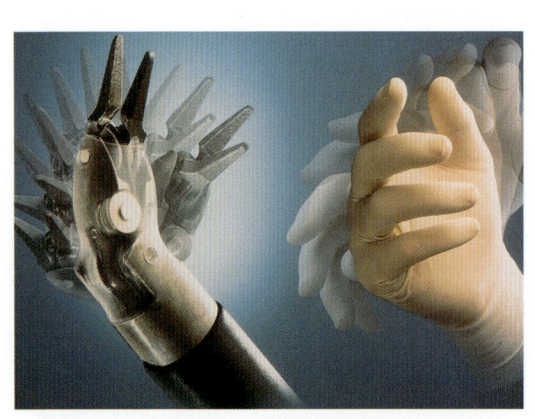

図 8-5　術者の動きを再現するロボットアーム

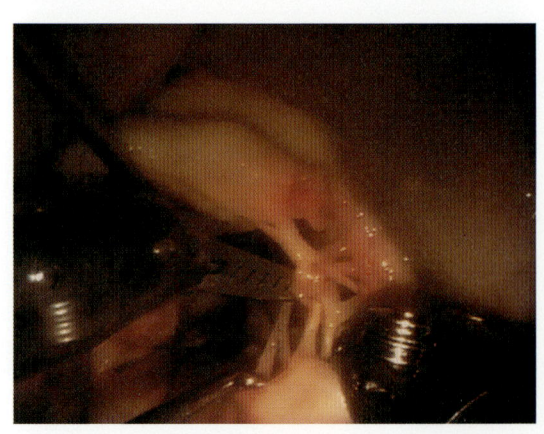

図 8-7　術野におけるロボットアームの手術操作

め術後の疼痛が少なく，2）美容面で優れるため，3）患者の肉体的，精神的負担が少ないうえ，4）術後の回復が早い．また，5）胸骨感染や縦隔炎の合併症が減少し，5）心臓再手術におけるリスクが軽減されることである[3,4]．ロボット手術は，小さい切開創を介した細かい手術操作をより正確に行うことが可能であり，低侵襲性心臓血管手術の利点を生かした手術の確立につながると考えられる．ロボット手術は，ポートアクセス低侵襲性心臓手術の最終目的である，心臓手術の全操作を非開胸で行うことを可能にする技術と考えられる．

2．麻酔法

麻酔前投薬や導入，維持については普通の心臓手術と基本的に同じである．麻酔の維持については，低侵襲性心臓手術の特徴である術後の早期離床に合わせて，早期抜管 fast track を考慮した麻酔法を選択する．少量フェンタニル（10～20μg/kg）に吸入麻酔薬やプロポフォールを併用した麻酔維持を行う．しかし，早期抜管は症例の適応や施設の体制など考慮すべき点があり，高齢や心機能，肺機能に問題があり，術後呼吸循環系の障害をきたす可能性が高い症例では避けるべきである．

3．麻酔管理のポイント

麻酔管理のポイントとしては，1）先にあげた早期抜管（fast-track）に合わせた麻酔法の選択に加え，2）気管支内チューブ（ダブルルーメンチューブ）の使用，3）経食道心エコーによる術中モニターの使用などがあげられる[5,6]．

気管支内チューブは，体外循環中に片肺を膨らませることにより心臓を偏位させ心臓手術操作を容易にし，術操作後の止血確認のための視野を確保する目的で用いる[7]．気管支内チューブを用いる場合には，片肺換気に伴う低酸素血症や無気肺の発生に注意し，それらを考慮した麻酔管理を行う必要がある．また，術後に通常の気管チューブに入れかえる際には，体外循環の頭頸部や上気道への浮腫の影響を考慮して慎重に行う．

経食道心エコーは，その有用性ゆえ心臓手術で広く用いられるようになってきている．特に低侵襲性心臓血管手術では，経食道心エコーは必要不可欠な術中モニターとなっている．左室機能（局所的，全体的）や弁機能の評価，圧較差や弁口面積の推定，逆流やシャントの評価だけでなく，低侵襲性心臓血管手術では困難とされる心内遺残空気の除去に有用である．また，低侵襲性心臓血管手術では，従来の上行大動脈送血と右房脱血による体外循環にかわり，大腿動脈送血管と大腿静脈や内頸静脈脱血による体外循環を行う．これらの送・脱血管の挿入は経食道心エコーのモニター下に行う．

また，ハード面で注意しなくてはならない点として，da Vinci™の場合，ロボットアームが患者の体内に挿入されている状況での手術台の移動（回転，上下，左右）は，ロボットアームによる荷重が切開創に加わる可能性があるため，厳禁である．執刀医は術野の三次元画像をみながら手術を行っているため，無理な体位や機械による圧迫など，患者全体の状況を把握することが困難となる．麻酔科医は循環管理だけでなく，広い意味での患者の全身状態も監視する必要がある．

4．ロボット手術の将来

ロボット手術は，まだ始まったばかりでまだ完全に確立されたものでなく，解決すべき問題点として，1）トレーニングシステムの確立，2）患者選択の基準，3）コストの問題，4）長期成績などがある[8,9]．治療の低侵襲化は，心臓手術に限らず医学的必然であると同時に，社会的要請でもあり，ロボット工学のさらなる進歩により，ロボット手術が一般的なものとなる可能性がある．

■文献

1) Mohr FW, Falk V, Diegeler A, et al. Computer-enhanced "robotic" cardiac surgery: experience in patients. J Cardiovasc Surg 2001; 121: 842-3.
2) Vanerman H, Wellens F, De Geest R. Video-assisted Port-Access mitral valve surgery: from debut to routine surgery. Semin Thorac Cardiovasc Surg 1999; 11: 223-4.
3) Cosgrove DM 3rd, Sabik JF. Minimally invasive approach for aortic valve operations. Ann Thorac Surg 1996; 62: 596-7.
4) Lin PJ, Chang CH, Chu JJ, et al. Video-assisted mitral valve operations. Ann Thorac Surg 1996; 61: 1781-7.
5) Mehta N, Goswami S, Argenziano M, et al. Anesthesia for robotic repair of the mitral valve: A report of two cases. Anesth Analg 2003; 96: 7-10.
6) D'Attellis N, Loulmet D, Carpentier A, et al. Robotic-

assisted cardiac surgery: anesthetic and postoperative considerations. J Cardiothorac Vasc Anesth 2002; 16: 397-400.
7) Minale C, Reifschneider HJ, Schmitz E, et al. Single access for minimally invasive aortic valve replacement. Ann Thorac Surg 1997; 54: 120-3.
8) Awad H, Wolf RK, Gravlee GP. The future of robotic cardiac surgery. J Cardiothorac Vasc Anesth 2002; 16: 395-6.
9) Czibic G, D'Ancona G, Donias HW, et al. Robotic cardiac surgery: present and future applications. J Cardiothorac Vasc Anesth 2002; 16: 495-501.

［山田達也，四津良平］

9

体外循環

A. 体外循環とは

　生体自身の循環を維持できない状態ないしは一時的に停止しなければならない状態に際して，自己肺と自己心を一時的に代行するために人工の肺や人工の心臓を用い，全身の臓器血流を維持する方法である．すなわち，心臓大血管手術に際して用いられる狭義の体外循環に加え，心臓機能や呼吸のみを補助する体外循環，さらに血液透析なども広義の体外循環に含まれる．本稿では心臓大血管手術に際しての体外循環に的を絞り概説する．

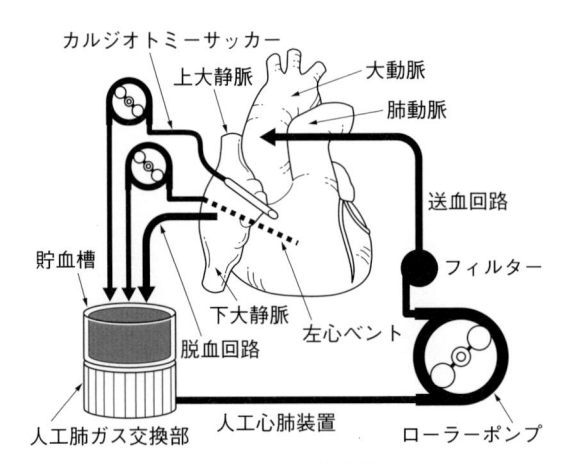

図 9-1　ECC 概略図

表 9-1　血液ポンプの種類とその特徴

種類	特徴
往復動型	気体，液体，モーターなどを媒体として剛性容器内の弾性膜を往復運動させ，拍動流を発生させるポンプ．血液の入口および出口に一方向性弁が装着されている．プッシャープレート型，ダイアフラム型，サック型，チューブ型に分類される．
ローラーポンプ	半円形の剛性容器の中で複数の剛性ローラーが回転し，チューブ内の血液を押し出すことによって無拍動流を発生させるポンプ．血液の吸引はチューブの弾性力による．
フィンガーポンプ	平面板と複数のカムの間にチューブを挟み，カムがチューブを時相をずらして順次押しつぶしていくことによって無拍動流を発生させるポンプ．血液の吸引はチューブの弾性力による．
遠心ポンプ	円錐形の剛性容器内で，わずかに小さな円錐形の剛体を高速で回転させることによって無拍動流を発生させるポンプ．回転させられた液体が遠心力によって容器内の最外層に集積し圧力が発生する．
軸流ポンプ	円筒形の剛性容器内で羽根車を回転させて，液体の揚力により血流を発生させるポンプ．羽根の上下面でそれぞれ液体の加速と減速が生じ圧力が発生する．

B．人工心肺装置と回路

　心臓大血管手術に際して用いられる体外循環には人工肺と人工心臓（血液ポンプ），さらに心腔内等の血液を一時的に貯血する貯血槽，および手術野から血液を貯血槽に導く吸引回路，血液を冷却したり加温したりする熱交換器，その他の付属部分からなる．その概略図を図9-1に示したが，原理は全身から還ってきた静脈血を人工肺で酸素化し，それを血液ポンプにより肺以外の全身重要臓器に送る単純なものである．

1．人工心臓（血液ポンプ）

　血液ポンプの種類とその特徴を表9-1に示した．心臓大血管手術に際して頻用されるものはローラーポンプと遠心ポンプである．ローラーポンプは確実に流量を確保できる利点があるが，無拍動流であり，自己心の拍動パターンと大きく異なり非生理的であると同時に，長時間にわたると溶血をきたす欠点を有する．一方，遠心ポンプの送血も無拍動流であるが，送血量が回路抵抗に大きく左右されるため，血管抵抗が上昇したときに，ローラーポンプほど確実に流量を維持することができない欠点を有するが，長所として血液に優しく，溶血が少ないことがあげられる．

2．人工肺

　人工肺はその開発の歴史から気泡型人工肺と膜型人工肺に大別される．気泡型人工肺は酸素ガスの気泡を直接血液内に送り込み血液の酸素化を得る方法である．一方，膜型肺は血液と酸素の間に膜を介在させ，その膜のガス透過性を利用して血液の酸素化を図る方法である．膜型肺は生体の肺により近いことから，現在の人工肺の主流であるが，これにはフィルム型と中空糸型とがあり，フィルム型にはコイル型と積層型，中空糸型には内部灌流型と外部灌流型とがある．その特徴を表9-2に示した．

3．貯血槽

　体外循環中に要する適切な血液量を調節するために必要な血液量を貯留させるところ（主貯血槽）と，吸引回路からの血液を貯血させるところ（心腔内血液貯血槽）に分類されるが，貯血の目的以外に，混入した空気気泡の除去を行う役割も担う部分である．

表9-2　膜型人工肺の種類とその特徴

フィルム型	積層型人工肺	ガス交換のための透過膜（シート状）を積層させ，ガス交換面積を確保した人工肺．透過膜の積層を増やすことによってガス交換面積を増大させることが可能で，かつ均一な品質を保てることが長所である．
フィルム型	コイル型人工肺	透過膜をコイル状に巻き，ガス交換面積を確保した人工肺．シリコン膜を用いており血液損傷が少ないこと，血漿漏出が少なく長時間の使用に耐え得るためECMOなどに利用できることが長所である．一方，圧力損失が大きいこと，プライミング時の気泡除去が困難で二酸化炭素充填を行う必要がある．
中空糸型		多数のホローファイバーを束ねて両端を固定した構造で，ガス交換効率が高いため小型の人工肺が可能である．血液の灌流方式として内部灌流型と外部灌流型があり，前者は血液損傷が少ない反面，圧力損失が大きいこと，プライミング時の空気除去が煩雑である欠点があるが，後者はファイバーの外部を灌流するため圧力損失が小さくプライミングも早くできる．

C. 体外循環手技

1. 人工心肺回路の組み立て

　人工肺および主貯血槽（現在では一体化しているものが多い）をローラーポンプを擁する器械本体に装備された人工肺のホルダーに固定した後，清潔に維持した回路を手術野に渡し（清潔術野から人工心肺回路をおろす施設もある），これを人工肺や主貯血槽にコネクトする．送血回路にあるラテックスチューブをローラーポンプにセットし，吸引回路なども同様にローラーポンプにセットする．回路を組み立てたら，回路内を炭酸ガスで充填し，生理食塩水で洗浄，洗浄液を破棄した後，その後充填液を充填する．充填液充填後回路内を循環させ，体外循環開始直前に回路を離断，動脈カニューレを挿入後，送血側回路と接続し，側枝から空気気泡の除去を行う．脱血カニューレを挿入後同様に脱血側回路に接続し，体外循環を開始する．

2. 体外循環の管理

a. 灌流量

　常温37℃における適正灌流量は $2.2 \sim 2.4\, l/\min/m^2$ を目安に維持するが，低体温を用いる場合はその温度により灌流量を低下させる．その目安として，混合静脈血の酸素飽和度を参考にするが，いずれの温度においても60%以上維持することが望ましい．実際に生体を確実に灌流することが重要であり，体内や回路内でのシャント量が多い場合は，これを加味して送血量を増加させることが肝要である．たとえばチアノーゼ性心疾患の患者の場合は，側副血行路からの心内還流量等を加え送血量を決定すべきである．

b. 灌流圧

　平均動脈圧 $60 \sim 80$ mmHg を目標にする．尿量などを指標にし微調節を行う．80 mmHg を超えた場合は適宜末梢血管拡張薬を使用する．体外循環中に使用され

表 9-3　血管拡張薬

一般名	用量，投与方法	作用，使用目的
ニトログリセリン	$0.5 \sim 2.0\, \mu g/kg/\min$．シリンジポンプ使用． 原液または希釈（生理食塩水，5%ブドウ糖液）して使用．	冠血管拡張作用 末梢血管拡張作用
硝酸イソソルビド	$0.5 \sim 2.0\, \mu g/kg/\min$．シリンジポンプ使用． 原液または希釈（生理食塩水，5%ブドウ糖液）して使用．	冠血管拡張作用 末梢血管拡張作用
ニトロプルシドナトリウム	$0.5 \sim 2.5\, \mu g/kg/\min$．シリンジポンプ使用． 5%糖液で $0.6 \sim 1$ mg/ml に希釈して使用．	血管平滑筋弛緩作用（動・静脈）
メシル酸フェントラミン	$1 \sim 5\, \mu g/kg/\min$．シリンジポンプ使用． 希釈して使用．	交感神経 α 遮断作用 末梢血管拡張作用
プロスタグランジン E_1	$0.01 \sim 0.2\, \mu g/kg/\min$ シリンジポンプを使用．	血小板凝集抑制作用 末梢血管拡張作用
塩酸クロルプロマジン	$0.1 \sim 0.5$ mg/kg 静注，または体外循環回路内投与．	交感神経 β 作用 末梢血管拡張作用 沈静，催眠，鎮吐作用
ニカルジピン	$0.5 \sim 6\, \mu g/kg/\min$ 原液または希釈（生理食塩水，5%ブドウ糖液）して使用．	血管平滑筋弛緩作用

る拡張薬の特徴およびその使用開始量などを表 9-3 に示した．

c．体温

臓器保存の大きな武器は低温による保護作用であることから，体外循環時の体温は可及的に低温にしておくほうが安全との考え方が主流であったが，低温特に，直腸温 20℃前後の deep hypothermia においては，細胞膜の変化により細胞内外のイオン交換の変化が生じたり，酵素活性の変化によりエネルギーの需要供給が変動したり，各種薬物の効果が失効したり，酸素解離曲線の移動により組織への酸素供給が低下したり，viscosity の変化により微小循環の阻害が生じたりするという現象からむしろ有害な面もあることが指摘されている[1-5]．そのため，最近は可及的に低体温を避ける体外循環管理が叫ばれている．特に外科医にとっては低体温による凝固系異常に起因する出血傾向が助長されるという点からも，体外循環中の体温管理は循環停止などを要したり，心腔内還流血が多く全身の灌流が適切に行えない場合のような特殊例以外では，32～34℃を目安としている．一般的には体外循環が 3 時間以内であれば直腸温は 32～34℃，体外循環が 3 時間を超える場合は 26～28℃，体外循環が 3 時間を超え循環停止を併用する場合は 20℃で管理するのが一般的な目安である．

d．ヘパリンおよびプロタミン投与

送血管を挿入する直前にヘパリンを投与するが，その量は体重 1 kg あたり 300 単位を目安として投与する．通常 2, 3 分で ACT は 400 秒を超えるが，超えない場合は 60 単位/kg 程度の追加を行い，ACT が 400 秒を超えていることを確認して送血管を挿入することが望ましい．体外循環中，適宜 ACT を測定するが，ヘパリンの追加投与は 1 時間毎に 100 単位/kg で行っている．体外循環が終了し，脱血管を除去した後，外科的に処置を要するような出血がないことを確認してプロタミンの投与を行う．その投与量は使用したヘパリンと同量のプロタミンを投与する．投与後 ACT を測定し，130 秒以上の場合はプロタミンを追加投与し，ACT の値を正常値（100～120 秒）に維持するように努める．プロタミンの追加投与はプロタミン総投与量を考慮しながらヘパリン初回投与量の 1/10 量を目安とする．

e．特殊な体外循環

大動脈手術を施行する場合の体外循環法は，大動脈のどの部分の手術かにより若干異なる．すなわち，上行大動脈のみに手術操作を加える場合は通常の心臓手術に準じた体外循環法が行われるが，大動脈弓部に手術操作を加える場合は，脳分離体外循環かあるいは，循環停止法にて手術を行う．弓部以下の下行胸部大動脈に手術操作を加える場合は，下行大動脈を遮断する必要があるため，部分体外循環法を用いることが多い．

1）脳分離体外循環

弓部ならびに弓部分枝に手術操作を加える場合は，何らかの形で脳血流を維持する必要性が生じる．この場合，腕頭動脈，左総頸動脈，左鎖骨下動脈に血液を送るべく何らかの対処を余儀なくされる．送血方法としては 3 分枝に直接カニューレを挿入して脳灌流を行う方法がとられてきたが，近年バルーン付の送血用カニューレが市販されるようになり，大動脈を切開して内腔から挿入して送血することが可能となった．送血部位も 3 分枝すべての送血を採用する施設もあるが，我々の施設では，腕頭動脈と左総頸動脈を灌流している．腕頭動脈のみで充分という施設もあるが，Willis 動脈輪の発育不全ないしは欠如する症例がまれながら存在することから，両側の脳血管に送血するほうが安全と思われる．また，送血の際に内腔からカニューレを挿入するかわりに，鎖骨下動脈や腋窩動脈に人工血管を縫着してそこから送血管を挿入，または直接挿入して脳血流を維持する方法もある．

この際の下半身送血であるが，下行大動脈に鉗子をかけて遮断する方法をとるならば大腿動脈からの送血路を確保し，腹部重要臓器の血流を維持することも可能である．下半身送血を行う場合は通常の体外循環に準じた温度管理でよいが，下半身送血を行わない場合は，直腸温を 25℃あたりに維持するほうが安全である．弓部大動脈の手術において循環停止を用いる場合は，直腸温を 20℃以下に維持するが，この方法での脳循環停止の限界は 40 分とされ，これ以上必要とされる場合は，脳に送血するかあるいは上大静脈からの逆行性脳灌流などの補助的手段を併用する必要がある．

2）部分体外循環法

大腿動脈送血―大腿静脈脱血に代表される方法で，下行大動脈を遮断する必要のある場合に用いる方法である．大腿静脈から右心房まで脱血カニューレを挿入し，大腿動脈に送血カニューレを挿入し下行大動脈を

遮断して手術を行う方法である．遮断部より中枢側は自己の心臓で灌流し，遮断部より末梢側は人工心肺を用いて灌流する方法である．自己心の拍出を用いることから34℃以下に体温を下げるのは心室細動を誘発する可能性が高いことから危険である．

3）左心バイパス法

左房にカニューレを挿入し，ポンプにより大腿動脈ないしは下行大動脈に送血して手術を行う方法であり，部分体外循環と似ているが，人工肺を必要としない閉鎖回路で利用できるという利点がある．最近は遠心ポンプによる左心バイパス法は頻用されるようになってきた．

4）補助脱血体外循環

本来，再手術や小切開手術の際に，脱血管が右心房近くまで挿入できない状況が生じ，通常の落差脱血が困難となる状況が生じうることから，脱血に際して何らかの補助を行い体外循環を維持しようとする方法である．現在この方法が有効な手術としては，ポートアクセス法を含む低侵襲心臓手術，大腿静脈脱血下心臓大血管手術，小児心臓手術があげられる．この方法を通常の開心術に用いる場合，回路内充填量の軽減化や脱血管の低サイズ化が見込めることからそれなりに有利な面もあるが，操作が煩雑であることから一般的でない．

a）陰圧吸引補助脱血法：通常の落差脱血体外循環に比べ若干複雑なシステムを必要とする．吸引設備，陰圧表示可能な圧力モニター，専用の陰圧コントローラ，安全弁（陽圧および陰圧用）大気開放ラインつき陰圧吸引補助ライン，結露トラップが必須である．その回路図を図9-2に示した．この方法は陰圧脱血が正常に作動しないと，体外循環が維持できなくなることから，臨床使用する前に事前に修練を積み，その特性を充分に理解しておくことが肝要である．安全に本法

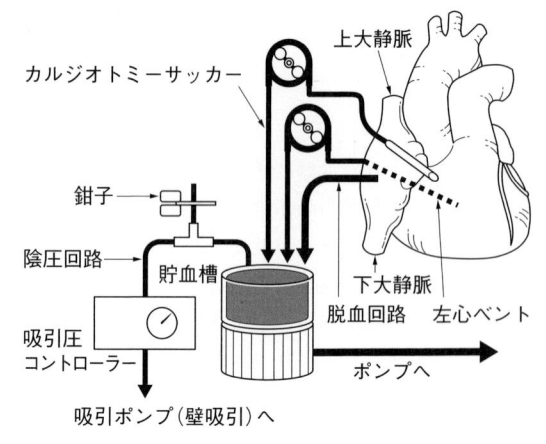

図 9-2　陰圧吸引補助脱血回路の概略図

表 9-4　安全に陰圧吸引補助脱血を行うための注意点

1. 静脈貯血槽のポート確認
2. 陽圧開放弁に装着
3. 吸引ラインの装着（大気圧開放用の分岐付）
4. 圧モニターの装着（陰圧表示が可能なもの）
5. 壁吸引の確認
6. 吸引圧コントローラの確認
7. 陰圧開放弁の確認（−80〜−100 mmHg）
8. 静脈貯血槽の密閉度の確認
9. 陽圧開放弁の確認（＋5〜＋10 mmHg）
10. 使用カニューラの確認（陰圧と脱血流量の関係を把握）

体外循環と補助循環（1999年日本人工臓器学会セミナーテキスト）より改変

を行う場合の注意点を表9-4に示した．

b）ポンプ補助脱血法：遠心ポンプやローラポンプを用いて強制脱血を試みる方法である．主としてポンプによる陰圧を利用した脱血法であることから，操作が煩雑であることに加え，溶血等の問題がある．

D. 体外循環の合併症

　体外循環に起因する臓器障害は術前の重要臓器の機能障害の有無，体外循環時間，術後の心機能などにより臓器障害の出現頻度およびその程度は大きく左右される．

1．肺障害
　主としてガス交換能の障害である．体外循環による血液希釈に起因して血漿浸透圧，膠質浸透圧の低下やケミカルメディエータの産生により発生するとされている．特に，人工心肺回路という異物に血液が接触し，補体の活性化が生じ，好中球が活性化され好中球由来の活性酸素 superoxide anion が発生，肺障害の発生が生じるとされている．後に述べる SIRS（systemic inflammatory response syndrome）との関連も存在する．

2．腎不全
　体外循環中に腎血流量が不充分になった状況があれば発生するが，この対策として充分な灌流量を維持するのみならず，適切な灌流圧の維持に努め，体外循環中の尿量を最低 $1 \sim 2 \, ml/kg/h$ を維持すべく管理する．尿量低下が生じた場合は，利尿薬の投与を積極的に行う．

3．肝不全
　術前に肝機能が維持されておれば，体外循環後に重篤な肝機能障害を生じることはほとんどない．術前に存在する肝硬変やうっ血肝による障害が重篤であれば，手術適応からはずれる場合もあることを念頭に置かなければならない．術後肝機能障害が重篤となり高ビリルビン血症などが生じた際には，血液浄化療法にて対処する．

4．脳障害
　原因の主たるものに，塞栓，低酸素血症，低二酸化炭素血症があげられる．
　塞栓の原因としては，送血管挿入部からのアテロームの遊離やもともとアテローム変性の強い血管を有する患者で大腿動脈送血など逆行性に送血した場合アテロームがはがれ脳血管に送られ脳障害を生じることがある．また，心腔内の空気除去が不充分な状態で，上行大動脈から心臓に拍出を余儀なくさせるとこれらの空気が脳血管に送られ脳障害の原因となることがある．空気塞栓の原因としてはこれ以外に，リザーバのレベルが急激に下がり，送血側から空気を送ったりすることなどがある．これに対する対策として，リザーバーにレベルセンサーが装着されたり，送血ライン内に空気除去フィルターの装着などがなされるようになって以来, 空気塞栓による事故は激減した感がある．

低酸素血症
　血液の酸素化が何らかの過誤により行われていないような状況以外めったに起こりえない．低二酸化炭素血症等も最近動脈血の血液ガス分析が持続的にモニターされるようになり激減した．こういった脳障害に対する対策としては，低体温療法や薬物による脳保護などを行う．

5．大動脈解離
　送血管挿入部での解離発生が最も多く，粗暴な送血管挿入は危険である．いったん解離が発生し，解離腔に送血されると，解離が瞬く間に大動脈全体に広がり，臓器灌流が不適切になる．特に大動脈弓部分枝に解離が及ぶと，脳虚血状態となり，短時間に重篤な脳障害を惹起する．動脈圧のモニター上では低血圧，送血時の回路内抵抗は上昇，脱血不良等が生じ，上行大動脈に解離が生じた場合は，その所見が肉眼でみえることから容易に診断される．解離が発生したら，送血管の挿入部位を変え，外科的に解離腔の閉鎖を行う．解離発生に気づいた場合，解離腔がどの程度の広がりを有するかについての診断は容易でないが，経心表面ならびに経食道エコーは強力な診断法となる．

6．出血傾向
　ヘパリンの使用により血小板機能が低下することに加え，体外循環中の物理的血小板減少，希釈による血

小板減少等の作用により出血傾向が生じる．ACT の頻回の測定により術後プロタミンによる適正中和を試みるが，ACT の測定によるプロタミン中和は理論的にもヘパリンの血中濃度を必ずしも反映していないため，適正な中和を得にくいのが現状である．そこで，ヘパリンの血中濃度を測定し，適切なプロタミン中和量を判断できるヘプコンというシステムが開発されている．

7．機械的溶血

ローラーポンプや吸引等により機械的に溶血が生じる．こういった場合，血漿成分が赤色化したり，ヘモグロビン尿が生じることから発見は容易である．重篤な溶血を放置した場合，全身重要臓器の障害を惹起する恐れがあることから，ハプトグロビンを成人であれば 4,000 単位静脈内投与する．

免疫能低下

体外循環中は希釈や物理的要因により免疫グロブリンやリンパ球の減少が指摘されており，こういった変動が術後の免疫能を低下させるということが指摘されている[6,7]．こういった因子以外に，術後の合併症発生の一因に SIRS（systemic inflammatory response syndrome：全身炎症反応症候群）なる概念が提唱されて

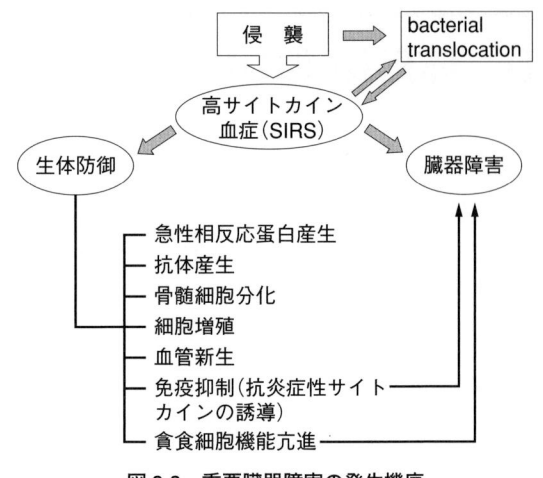

図 9-3 重要臓器障害の発生機序

いる．体外循環中は血液が異物と接触を繰り返すことから，補体が活性化されることが指摘されているが，この補体活性化により白血球，特に好中球の活性化が生じ，炎症性サイトカインの産生，マクロファージの活性化などによりプロテアーゼの活性化や活性酸素の産生を生じ，臓器障害を生じるとされている．こういった病態がいかに SIRS と関連するかは定かでないが，体外循環中の種々の chemical factor の変動の報告は，こういった概念の存在を示唆している（図 9-3）．

E．心筋保護

1．心筋保護法の変遷ならびにその概念

体外循環下心停止下の手術成績の向上は，心筋保護法の導入，改良によりもたらされたといっても過言ではない．1930年代のHookerやWiggerによる基礎的研究に端を発し，1955年のMerloseらのelective cardiac arrestなる概念の導入により，高カリウム心停止液の導入がなされたが，高カリウムそれ自体や，クエン酸による心筋障害のため再考される事態となるが，心筋障害のメカニズムの解明が進むにつれ，至適カリウム濃度に関する研究に焦点があわされ，同時に心停止による心筋障害のメカニズム解明がなされるに至った．1980年代に入ると，再灌流障害の発生メカニズムの解明に焦点があわされ，心筋保護法の概念として，(1) 高カリウムによる急速心停止，(2) 低温による代謝抑制による心筋の保護，(3) 再灌流障害に対する対策がkeyとされるに至った．

a．高カリウムによる心筋保護

高カリウムによる心停止の目的は瞬時に心臓を停止させることにより，心停止までに消費される高エネルギーリン酸化合物の不必要な消費を可及的に防ぐことである．図9-4に虚血心停止，高カリウム心停止，カルシウム除去心停止の心停止までの時間的経過を示し

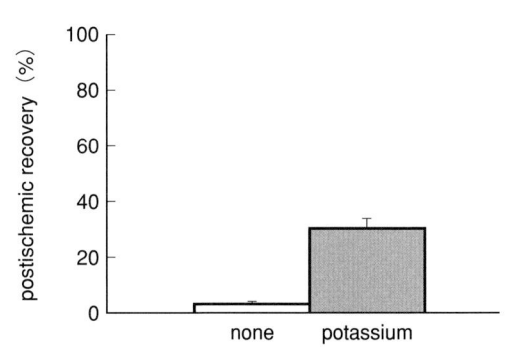

図9-5 高カリウム心停止の心機能回復率に対する効果

表9-5 各種薬物の心筋保護液添加時における温度依存性

心筋温度		37℃	20℃
添加薬剤	Ca	有効	有効
	diltiazem	有効	無効
	ryanodine	有効	無効
	tBuBHQ	有効	無効
	nicorandil	有効	無効
	amiloride	有効	―
	RH-SOD	有効	無効
	nafamostat mesilate	有効	有効
	FOY	有効	有効
	CoQ 10	有効	無効

注1：（―）実験未施行
注2：本実験はラット摘出心から得られた結果である．St. Thomas（II）液に各種薬剤を添加したときの心機能回復率，CK遊出量から判定した．薬剤の作用発現時期に関して，虚血中に薬物の作用が発現するのか，あるいは再灌流中に発現するのかは必ずしも同一ではなく，あくまでも心筋保護液に添加した際に上記指標が改善した場合を有効，不変ないし増悪した場合を無効とした．

Ca：calcium濃度（37℃で1.2 mM，20℃で0.6 mM），diltiazem：calcium channel blocker（37℃で1.0 μM），ryanodine：sarcoplasmic reticular（SR）calcium channel inhibitor（37℃で1.75nM），tBuBHQ：SR calcium ATPase inhibitor（37℃で0.25 μM），nicorandil：K$_{ATP}$ channel opener（37℃で0.3〜3.0 mM），amiloride：Na/H exchange inhibitor（37℃で0.3 mM），RH-SOD：recombinant human superoxide dismutase（37℃で1,000,000 units/l），FOY：Gabexate Mesilate（37℃で0.05 μM，20℃で0.05 μM），CoQ10：coenzyme Q10（37℃で60 μM）

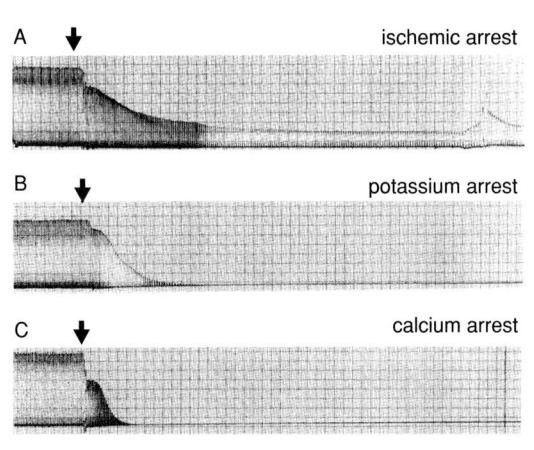

図9-4 心停止法

た．心停止までの時間は無カルシウム液での心停止が最も時間的に短いものの，Ca^{2+}-paradox の発生が懸念されることからむしろ禁忌である．高カリウムによる心停止では，虚血心停止による場合と比較して，ATPの保存状況は良好に維持され，虚血後の心機能回復率も 0%から約 30%にまで増加することがラットの実験結果から証明されている（図 9-5）．

b．低温による心筋保護

臓器保存には欠くことのできない方法であり，特に長時間（3 時間以上）の保存に関しては必須の方法である．しかしながら，28℃あたりで，細胞膜の膜流動性（membrane fluidity）が変化する lipoprotein phase transition が生じるとされ[8,9]，この温度以下では低温保護は強力に現われるが，これ以上の温度では低温による保護作用はこれ以下の温度のときより減弱する．一方，心筋保護効果を示す薬物の作用に関しては，温度依存性があるとされ，その概略を表 9-5 に示した．これらの薬物を心筋保護液に至適濃度添加した場合，常温虚血ではその保護作用は惹起されるが，20℃の低温ではその有効性は消失することが報告されている．この温度依存性も lipoprotein phase transition が関与していると考えられる．

c．虚血再灌流障害防止

再灌流障害の発生機序の詳細は必ずしもすべてが解明されているわけではない．さまざまな機序が指摘されているが，その中でも細胞内 Ca^{2+}-overload が主たる役割を演じていることは諸家の認めるところである．図 9-6 にその概要を示すが，近年，その前に生じる細胞内 Na^+ 過負荷が問題であることが指摘され[10]，これに対する対策が重要である．すなわち，虚血中に細胞内 Na^+ 過負荷が生じ，再灌流された際に，主として Na^+/Ca^{2+} 交換系の作用により Ca^{2+} 過負荷が生じ，この Ca^{2+} 過負荷が種々の細胞障害の原因を惹起するとされている．

2．心筋保護法の最近の動き

このような背景の中，現在，基本的心筋保護液の組成に関しては，施設により若干の違いがあるものの，晶質液であれば St. Thomas 液や Bretshneider 液，血液加心筋保護液であれば Buckberg 液が代表的なもの

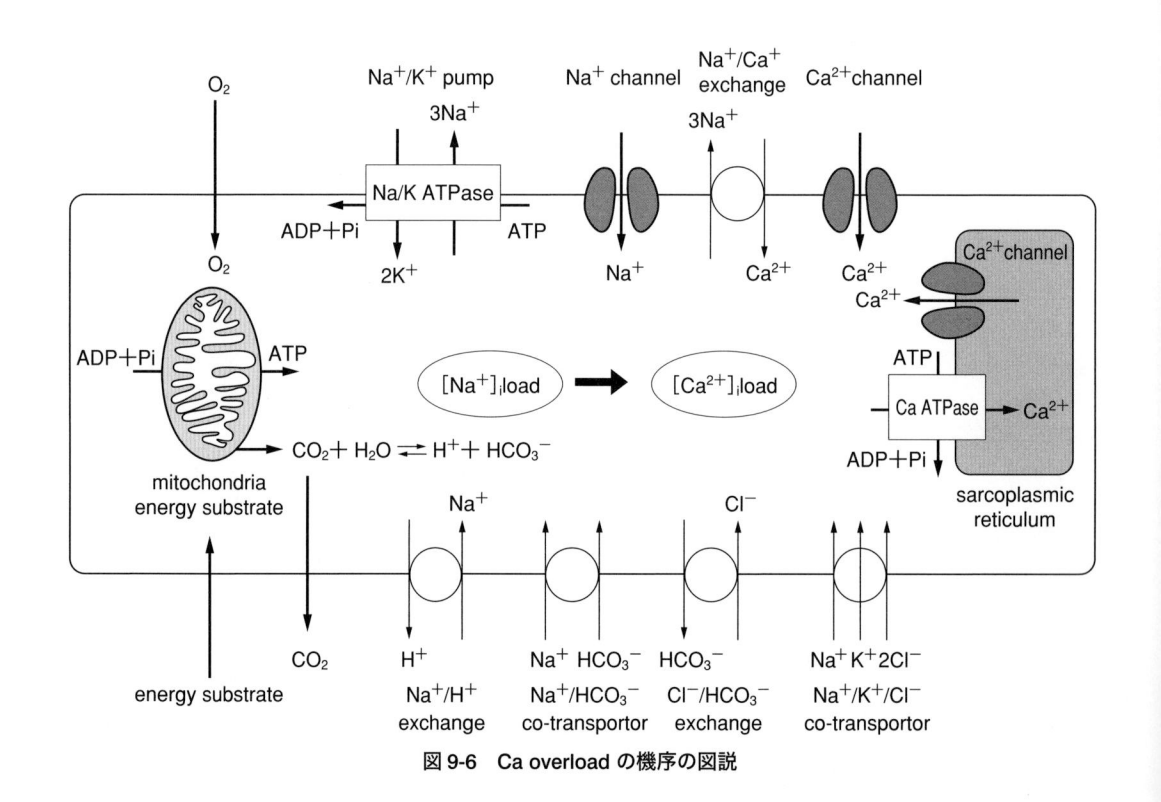

図 9-6 Ca overload の機序の図説

である．その組成を表9-6に示した．この基本的心筋保護液に各施設がさまざまな薬物を添加して，臨床応用し，いずれの施設においても現在では3時間以内の心停止であれば臨床上ほとんど問題ないとされている．

一方，低温によるさまざまな弊害が指摘され[11]，低温それ自体による心筋障害の可能性が示唆され，さらに，常温のほうがむしろ，低温より有利な面もあることから，必ずしも低温による保護にこだわらなくなってきた．すなわち体外循環中の深部温を高く設定し，それに加え心筋温も高く設定する，warm heart surgery が限られた施設ではあるものの行われるようになってきた．表9-7に我々の施設での体外循環ならびに心筋保護法，ならびにその心筋保護液の組成を示したが，大動脈遮断時間と hFABP（human fatty acid binding protein）の遊出量との関係をみると，tepid cardioplegia は心停止時間が150分以内であれば，これまでの心筋保護法に勝るとも劣らない保護力を有するものと思われる（図9-7）．最も重要なことは tepid blood cardioplegia においては，添加薬物による心筋保護能力の増大に加え，低温という強力な保護能力を欠いていることから，確実に心筋に保護液がいきわたっていることが重要である．そのため，我々の施設では，次の項で紹介するような，逆行性注入を併用することによりこの目的を達成している．

表9-6 代表的心筋保護液の組成

成分	濃度
Bretshneider 心筋保護液	
（320 mOsm/kgH$_2$O, pH 5.5〜7.0）	
sodium chloride	12.0 mM
potassium chloride	10.0 mM
magnesium chloride	2.0 mM
procaine chloride	7.4 mM
D-mannitol	239.0 mM
St. Thomas（II）心筋保護液	
（324 mOsm/kgH$_2$O, pH 7.8）	
sodium chloride	110.0 mM
potassium chloride	16.0 mM
magnesium chloride	16.0 mM
calcium chloride	1.2 mM
sodium bicarbonate	10.0 mM
Buckberg 血液心筋保護液	
（355 mOsm/kgH$_2$O, pH 7.7, Ht 20％）	
血液	1 l
potassium	30.0 mM

表9-7 秋田大学心臓血管外科における標準的心筋保護法

Tepid 血液心筋保護法（Tepid Blood Cardioplegia）

・混合前の晶質液

1 液	乳酸リンゲル液	500 ml	（ラクテック® 500 ml）
	KCl	25 mmol	（K.C.L.® 注 12.5 ml）
	塩酸ジルチアゼム	0.75 mg	（ヘルベッサー® 0.75 ml）
	ACD※-A 液	5 ml	
2 液	乳酸リンゲル液	500 ml	（ラクテック® 500 ml）
	KCl	25 mmol	（K.C.L.® 注 12.5 ml）
	塩酸ジルチアゼム	1.25 mg	（ヘルベッサー® 1.25 ml）
	ACD※-A 液	5 ml	

※ACD：acid-citrate dextrose

・液温：29℃に冷却．

・注入方法

　初回は血液：1 液＝7：3 の割合で混合．20 ml/kg を順行性に 1/3，次いで順行・逆行両方向性に 1/3，さらに逆行性に 1/3 量を注入．

　2 回目以降は血液：2 液＝4：1 の割合で混合．10 ml/kg を順行性または逆行性に注入．

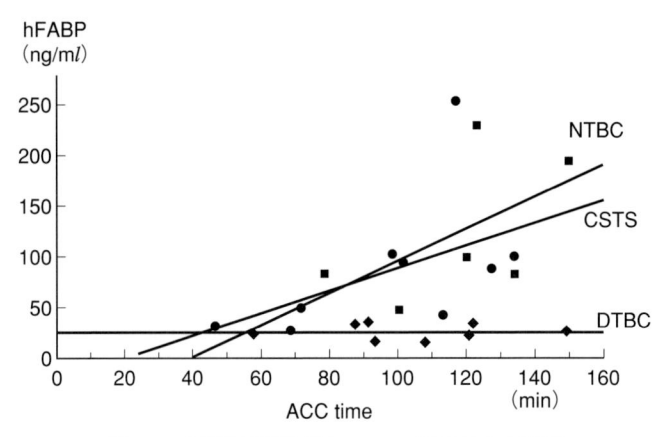

図 9-7　大動脈遮断時間と hFABP 遊出量との関係

hFABP： human fatty acid binding protein
NTBC： nicorandil 添加 tepid blood cardioplegia（29℃）
DTBC： diltiazem 添加 tepid blood cardioplegia（29℃）
CSTS： cold St. Thomas' cardioplegic solution（4℃）

3．心筋保護法の実際

　心筋保護法においてまず第 1 に大事なことは術者が術中心臓を愛護的に取り扱うことから始まる．特に新生児の開心術においてはことさらであり，心筋保護法はここから始まるといっても過言ではない．体外循環を確立し，大動脈遮断後心筋保護液を上行大動脈から注入するが，大動脈逆流の存在する場合は逆行性に冠状静脈洞から注入する．逆行性の場合右室心筋の保護が不充分になりやすく，できるだけ順行性の注入も行うほうが無難である．著者らの施設では心筋保護液注入予定量の最初の 1/3 を順行性に，1/3 を逆行性に，1/3 を順行性＋逆行性の併用による同時注入を行い，より効果的な心筋保護を得ている．

F．抗凝固法と凝固異常

1．血液凝固の管理

　血液は異物に触れると内因系凝固機転が働き，血液は凝固する．すなわち凝固因子XII以降が活性化され，最終的にフィブリノーゲンをフィブリンに変え血液を凝固させることとなる（図9-8）．体外循環下では血液は人工心肺という異物に触れることからこの凝固機序が活性化され，血液はきわめて短時間内に凝固する．体外循環中はこの凝固機序をブロックする必要が生じるために，こういった凝血を抑制する薬物を必要とする．使用される薬物の主なものの概略を紹介する．

a．ヘパリン

　ヘパリンはアンチトロンビンIIIと結合し強力な抗トロンビン作用を示し，さらにO-およびN-硫酸基を有するムコ多糖類であるため，その強い陰イオン活性により，蛋白と反応し抗凝固作用を発現する．体外循環開始直前にヘパリンを300単位/kg投与し，ACT値（activated coagulation time）を400秒以上に延長させ，体外循環を開始する．通常1時間毎にこの値をチェックし，ACT値がこれ以下になった場合は追加投与を行う．追加投与は初回投与量の半量が目安である．

b．プロタミン

　プロタミンはヘパリンと1：1結合し，ヘパリンの抗凝固作用をブロックする．体外循環終了後，外科的出血がないことを確認し，ヘパリン初回投与量と同量のプロタミンを投与しヘパリンを中和する．この際ACT値をチェックし，正常値（100〜120秒）を維持するように心がける．プロタミン投与時に血圧の低下がみられることがあるが，これはヘパリン-プロタミン複合体に起因する末梢血管拡張によるものである．

2．プロテアーゼインヒビター

　メシル酸ナファモスタット，メシル酸ガベキセートに代表される非ペプチド系の蛋白分解酵素阻害薬であり，アンチトロンビンIIIがなくても，トロンビンおよび活性型第X因子を阻害すると同時に，血小板凝集を抑制する．心臓手術に際しての体外循環に使用する施設は少ないが，経皮的心肺補助 percutaneous cardiopulmonary support（PCPS）の使用の際にヘパリンのかわりに用いられることがある．

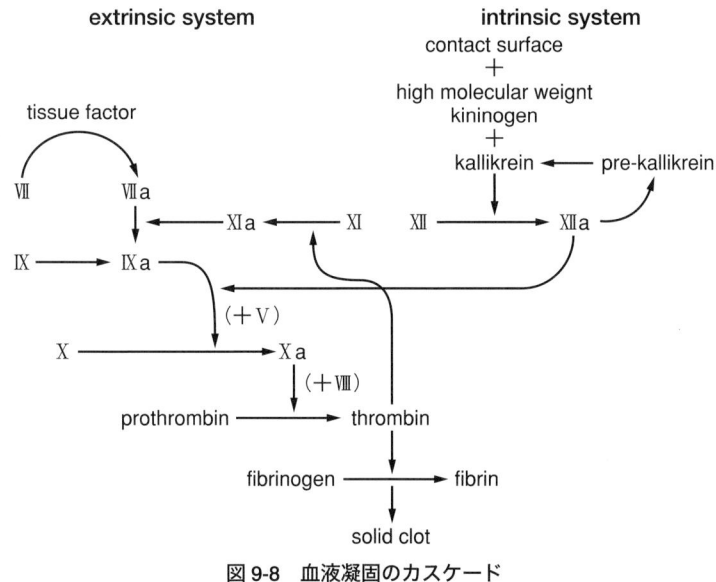

図9-8　血液凝固のカスケード

3. 凝固異常

体外循環中は血液が異物と接触したり，機械的血液損傷のため，凝固系は大きく変動する．血液が異物に接触すると，XII因子（Hageman因子），XI因子，プレカリクレイン，高分子キニノーゲンの存在下，内因系凝固が活性化し凝固機転が始まる．ヘパリンによりこういった内因性凝固促進状態は抑制されているものの，トロンビン-アンチトロンビンIII複合体（TAT），フィブリノペプタイドA（FPA），フィブリンモノマー（FM）などのトロンビン生成マーカーが増加していると報告されている[12]．

4. 線溶系

体外循環中は凝固系の活性化のみならず，線溶系も活性化される．線溶系の活性化は血管内皮細胞から放出される組織プラスミノーゲン アクチベーター（TPA）がプラスミノーゲンをプラスミンに変換することで始まるが，この変換にはカリクレインも関与しているとされている．このプラスミンはフィブリンを溶解するのみならずV，VIII因子も阻害し血液凝固に影響している．

■文献

1) Ali IS, Panos AL. Origins and conceptional framework of warm heart surgery. In: Salerno TA, editor. Warm heart surgery. London: Edward Arnold; 1995. p.16-25.
2) Fukumoto K, Takenaka H, Onitsuka T, Koga Y, Hamada M. Effect of hypothermic ischemia and reperfusion on calcium transport by myocardial sarcolemma and sarcoplasmic reticulum. J Mol Cell Cardiol 1991; 23: 525-35.
3) Yamamoto F, Kobayashi J, Sasaki H, Suematsu Y, Hino Y, Okawara J, Hirose S, Kosakai Y. Strategy toward warm heart cardioplegia: Our experimental and clinical experience. In: Abiko Y, Karmazyn M, editors. Protection against ischemia/reperfusion damage of the heart. Tokyo: Springer-Verlag; 1998. p.229-41.
4) Yoshitani K, Kawaguchi M, Sugiyama N, Sugiyama M, Inoue S, Sakamoto T, Kitaguchi K, Furuya H. The association of high jugular bulb venous oxygen saturation with cognitive decline after hypothermic cardiopulmonary bypass. Anesth Analg 2001; 92: 1370-6.
5) Undar A, Vaughn WK, Calhoon JH. The effects of cardiopulmonary bypass and deep hypothermic circulatory arrest on blood viscoelasticity and cerebral blood flow in a neonatal piglet model. Perfusion 2000; 15: 121-8.
6) Akbas H, Erdal AC, Demiralp E, Alp M. Effects of coronary artery bypass grafting on cellular immunity with or without cardiopulmonary bypass: changes in lymphocytes subsets. Cardiovasc Surg 2002; 10: 586-9.
7) Allen ML, Peters MJ, Goldman A, Elliott M, James I, Callard R, Klein NJ. Early postoperative monocyte deactivation predicts systemic inflammation and prolonged stay in pediatric cardiac intensive care. Crit Care Med 2002; 30: 1140-5.
8) Hearse DJ, Yamamoto F, Shattock MJ. Calcium antagonists and hypothermia: the temperature dependency of the negative inotropic and anti-ischemic properties of verapamil in the isolated rat heart. Circulation 1984; 70: 154-64.
9) Hearse DJ. Hypothermia. In: Hearse DJ, Braimbridge MV, Jynge P, editors. Protection of the ischemic myocardium: Cardioplegia. New York: Raven Press; 1981. p. 167-208.
10) Pike MM, Kitakaze M, Marban E. 23Na-NMR measurements of intracellular sodium in intact perfused ferret hearts during ischemia and reperfusion. Am J Physiol 1990; 259: H1767-73.
11) Tveita T, Myklebust R, Ytrehus K. Changes in myocardial ultrastructure induced by cooling as well as rewarming. Res Exp Med (Berl) 1998; 197: 243-54.
12) Walenga JM, Hoppensteadt DA, Mckenna R, Fareed J. Plasma markers of hemostatic activation in cardiac patients. In: Pifarre R, editor. Management of bleeding in cardiovascular surgery. Philadelphia: Hanley & Belfus, Inc; 1999. p.345-56.

［山本文雄］

G. 人工心肺中の麻酔管理

　人工心肺中は，静脈麻酔薬，麻薬で麻酔を維持し，必要な量の筋弛緩薬を併用する．麻酔深度のモニターは難しく，術中覚醒には注意する．肺血流が遮断されている間は，換気をする必要はなく，気道は大気圧に開放しておき，人工心肺離脱前にしっかり無気肺を解除してやればよい．重要臓器の autoregulation を維持するように灌流圧を一定範囲内に保つ．中枢神経系の合併症は術中に検出することはむずかしく，常に神経障害の増悪因子となりうるもの（低灌流圧，高灌流圧，高血糖，復温時の高体温など）は是正する．

1．基本的な薬の使い方

　人工心肺中の麻酔維持は吸入麻酔薬（イソフルラン，セボフルラン），静脈麻酔薬（ベンゾジアゼピン，プロポフォール），麻薬（フェンタニル）などで行われるが，施設毎に使いなれた方法でよい．しかしながら吸入麻酔薬を使用する場合は，人工心肺の酸素供給回路に気化器を組み込まなくてはならないので，静脈麻酔薬，麻薬，筋弛緩薬などの経静脈的に投与できる薬物を用いることが多い．導入時に用いた量と同じぐらいのフェンタニル（成人で 300 μg 程度）とベンゾジアゼピン（ドルミカム® 10 mg），筋弛緩薬（パンクロニウム 8 mg かベクロニウム 10 mg）を投与するか，ベンゾジアゼピンのかわりにプロポフォール（4〜6 mg/kg/hr 前後）の持続投与を行う．術中覚醒は全ての症例で注意しておかなくてはならない．特に常温や軽度低体温で体外循環を行う場合は，投与した薬物の代謝が抑制されず注意が必要である[1]．Bispectral Index を心臓外科症例でも麻酔深度評価に用いる検討がなされているが，人工心肺中に主に用いられるフェンタニル，ベンゾジアゼピンなどによる麻酔維持では，その評価はむずかしい[2]．

　下行大動脈瘤手術などで運動誘発電位 motor evoked potential（MEP）をモニターとして用いるときは，使用できる麻酔薬に制限がある．MEP を高度に抑制する吸入麻酔薬は人工心肺前から使いにくく，多量に用いると MEP を抑制するベンゾジアゼピン，プロポフォールの反復投与，投与量の増量は行いにくい．フェンタニル，ケタミンは比較的 MEP の抑制が少ないか影響しないため，麻酔維持の中心となる．さらに筋弛緩薬は筋弛緩モニターの結果を参考にしながら持続的に用いる．基本的に人工心肺中には薬物代謝が変化するために麻酔薬や筋弛緩薬の効果が増強することが多く，薬物使用量は最少として必要に応じて追加する方が無難である．

　早期抜管，早期離床を念頭に置いた麻酔管理（Fast-Track 管理）が近年求められる．麻薬の投与量を少なく（フェンタニルを導入時に 5 μg/kg，人工心肺開始時に 5 μg/kg 程度）して，低濃度の吸入麻酔薬やプロポフォール（人工心肺中 2〜4 mg/kg/hr）などの静脈麻酔薬で補うが，麻酔薬を減量しすぎると術中覚醒が問題となる．冠動脈バイパス患者についての報告では人工呼吸に伴う障害を指標すると有利な抜管時間は 3〜10 時間という[3]．しかし単純に抜管を急ぐのではなく，循環動態の不安定さ，術後出血などの fast-track 管理が失敗する主な原因[4]を補正する間は安定した人工呼吸を行う方が，ICU 滞在時間は短くなる．

2．呼吸管理

　人工心肺により酸素化がなされるため，換気する必要はない．しかし人工心肺後に多くみられる低酸素血症を予防するために人工心肺中の管理をどのようにすべきかは議論がある．無気肺，手術操作に伴う影響，外科的ストレスによるサイトカインカスケードやケミカルメディエータの活性化などにより低酸素血症は生じる．その中でも特に無気肺は人工心肺使用後の低酸素血症にもっとも関係し[5]，人工心肺を使用した開心術患者の 64% に生じている[6]．そのため人工心肺離脱後の無気肺を予防するために人工心肺中は CPAP をかけた方が有利ではないかという考え方がある．5 cmH$_2$O，10 cmH$_2$O の CPAP で術後の酸素化が改善したとされる[7,8]が，高い CPAP 圧をかけておくのは手術操作の妨げになったり，肺損傷の危険性も考えられる．また 5 cmH$_2$O 程度の CPAP では離脱後の呼吸機能に有意な差はない[9]か，離脱直後に認めた改善も 5 時間後には認められなくなった[10]．さらに人工心肺中に気

管チューブを大気開放で管理した場合でも，充分に肺を拡張させてやる（40 cmH$_2$O，15 秒間）と無気肺が著明に減少した[11]こと，さらに肺の拡張を 1 時間毎に繰り返しても無気肺の発生率は変わらなかった[12]ことから，人工心肺離脱時に一度充分に無気肺を解除してやればよいと考えられる．このときに胸腔内貯留液の有無や無気肺の観察に経食道心エコーが有用である（4-G．経食道心エコー法，156 頁参照のこと）．国立循環器病センターでは，大気開放，離脱前に充分に無気肺を解除する方法で管理しているが，術後に低酸素血症が続いて管理に難渋することは少ない．

人工心肺中は換気を中断する管理法と異なり，人工心肺中も換気運動を継続すると離脱後の肺血管透過性が減少するという報告[13]がある．吸入酸素濃度[14]によらず効果があるので，人工心肺中も換気そのものは続けた方が有利かもしれない．

人工心肺を使用することによって活性化されるサイトカイン，アラキドン酸代謝物，補体などが低酸素血症と関連があるという．ケミカルメディエータを除去するため，人工心肺中に持続血液濾過を行うと肺障害が少なくなったとされる．炎症性サイトカインの抑制にステロイド（メチルプレドニゾロン）が使用されるが，免疫系を抑制し，糖代謝に悪影響を及ぼす[15]ともいわれる．

3．循環管理

人工心肺中の適正な血行動態管理は，他章に詳しいが，最適な灌流量，灌流圧についてはさまざまな議論がある．低灌流量，低灌流圧でも低体温で血液希釈される人工心肺中は酸素需要が減少し，末梢血管抵抗が下がっているために必要な組織血流が保たれるという考え方と，患者個人の術前状態，血管性状などから脳循環の autoregulation 障害が考えられる場合は，その評価を確実に行うことがむずかしいことから高灌流圧を支持する考え方がある．それぞれを支持するものとして低灌流圧（50 mmHg 以下）でも中枢神経合併症や腎合併症が増加しなかったという報告[16]，高灌流圧群は低灌流圧群に比べて人工心肺後の中枢神経合併症が有意に少なかったとする報告[17]がある．しかし灌流圧を 100 mmHg とした報告では再灌流後の虚血心筋の回復に不利である[18]，脳浮腫を招く恐れがあるとされ，著しい高灌流圧は避けなければならない．

成人症例では通常 60 mmHg 以上の灌流圧を維持するように管理している．術前から脳血管障害が指摘されている場合は重症度に応じて 70 mmHg 以上，ときに 80 mmHg 台にすることもある．そのため灌流量が規定量であれば，ノルエピネフリンを 5 µg/ml に調整しておき，5〜10 µg ずつ数回投与して反応をみる．さらに必要に応じて持続投与 0.025〜0.15 µg/kg/min を行う．また高灌流圧が続く場合は PGE$_1$ 0.02 µg/kg/min，クロルプロマジン 1 mg ずつ反復投与，ニカルジピン 0.5〜1 mg ずつ反復投与で対応する．

4．グラフトスパズム

冠動脈バイパスグラフトに用いられる橈骨動脈はスパズムを生じるので，その予防にグラフト片採取時からカルシウムチャネルブロッカーを全身投与する．ジルチアゼム 0.25 µg/kg/min，ニカルジピン 0.5 µg/kg/min 程度から開始して，循環動態やグラフトの状態をみながら調整する．その投与は人工心肺中も同様に投与し，術後経口剤に切りかえるまで継続して行う．人工心肺離脱時にジルチアゼム投与で徐脈傾向が続く場合は，一時的ペーシングを行い，ジルチアゼムを減量するかニカルジピンに変更する．

5．中枢神経系の保護

近年体外循環に起因する脳梗塞や出血といった大きな脳への障害は減少しているが，術後長期間にわたり続く認知障害などの高次脳機能障害の発生は多い[19]．人工心肺中の低体温管理が高次脳機能障害に対して脳保護作用を示すかどうかについては議論が分かれる[20,21]．しかしながら Nathan ら[21]は低体温が脳保護効果を示さないのは，復温時に高体温になっているためではないかとしており，人工心肺離脱前の復温時の体温管理は注意深く行わなければならない．

弁置換などの開心術では，人工心肺離脱前に心腔内遺残空気を充分除去して空気塞栓を予防しなければならない．遺残空気の溜まりやすい右上肺静脈，左房（僧帽弁前尖に近い所や左心耳），左心室心尖部，右冠動脈洞などの観察に経食道心エコーは有用である（前述，156 頁参照のこと）．しかし遺残空気と術後の認知障害にはあまり関連性がないといわれている[22]．

脳分離循環を用いた大血管再建術などでは，灌流圧測定のために浅側頭動脈に観血的動脈圧測定ラインを挿入する．しかし挿入に時間がかかる場合などには，二腔式になっており先端圧が測定できる送血管を用い

ると便利で，得られる灌流圧は浅側頭動脈圧とあまり差がないといわれる．しかし浅側頭動脈圧は外頚動脈系の灌流圧を測定しており，頭蓋内の灌流圧を反映できているかは不明である．

下行大動脈瘤や胸腹部大動脈瘤手術では，Adamkiewicz 動脈への血流が一時的に途絶する可能性があるので，術中は充分な血流が供給されて脊髄の機能が保たれているかを経頭蓋的電気刺激による MEP を上下肢で比較しながら経時的に観察する〔4-H-1a．運動誘発電位（MEP）の項，194 頁を参照のこと〕．下肢 MEP のみに振幅低下，波形消失といった波形変化がみられた場合は，血流低下によるものと考えられる．血流低下に伴う波形変化は短時間で現れるので，出現した場合は早急に遮断解除，選択的送血を行い，さらに血行再建が必要かを検討する．ナロキソンと脊髄液ドレナージを併用すると脊髄虚血後の神経症状に対して有効だとされる[23]が，脊髄虚血を起こさないことが肝要である．

6．止血

トラネキサム酸やアプロチニンを用いて出血量減少を期待する[24]．非特異的なプロテアーゼインヒビターであるアプロチニンは人工心肺回路内に少量投与しておいても効果があり，特に再手術症例で有効であるとされる．国立循環器病センターでは，トラネキサム酸であれば心膜切開前から 1 g を初期投与し，続けて 1 g/hr で人工心肺終了後の止血確認まで持続投与している．また再手術症例ではアプロチニン 100 万単位を人工心肺回路内に充填しておき，その後は 50 万単位を 1 時間毎に回路内に追加する方法，または胸膜切開前から 50 万単位を初期投与した後，50 万単位/hr を人工心肺終了後の止血確認まで持続投与する方法で投与している（保険適用はなし）．アプロチニンはポリペプチドであるため，再投与によりアナフィラキシー反応を起こすことがある．再投与までの期間が短いとその頻度が高くなるため，ヒスタミン H_1，H_2 ブロッカーの先行投与などをして注意[25]する．

■文献

1) Heier T, Caldwell JE, Sessler DI, Miller RD. Mild intraoperative hypothermia increases duration of action and spontaneous recovery of vecuronium blockade during nitrous oxide-isoflurane anesthesia in humans. Anesthesiology 1991; 74: 815-9.
2) Barr G, Anderson RE, Samuelsson S, Owall A, Jakobsson JG. Fentanyl and midazolam anaesthesia for coronary bypass surgery: a clinical study of bispectral electroencephalogram analysis, drug concentrations and recall. Br J Anaesth 2000; 84: 749-52.
3) Higgins TL. Pro: early endotracheal extubation is preferable to late extubation in patients following coronary artery surgery. J Cardiothorac Vasc Anesth 1992; 6: 488-93.
4) Michalopoulos A, Tzelepis G, Pavlides G, Kriaras J, Dafni U, Geroulanos S. Determinants of duration of ICU stay after coronary artery bypass graft surgery. Br J Anaesth 1996; 77: 208-12.
5) Magnusson L, Zemgulis V, Wicky S, Tyden H, Thelin S, Hedenstierna G. Atelectasis is a major cause of hypoxemia and shunt after cardiopulmonary bypass: an experimental study. Anesthesiology 1997; 87: 1153-63.
6) Gale GD, Teasdale SJ, Sanders DE, Bradwell PJ, Russell A, Solaric B, York JE. Pulmonary atelectasis and other respiratory complications after cardiopulmonary bypass and investigation of aetiological factors. Can Anaesth Soc J 1979; 26: 15-21.
7) Boldt J, King D, Scheld HH, Hempelmann G. Lung management during cardiopulmonary bypass: influence on extravascular lung water. J Cardiothorac Anesth 1990; 4: 73-9.
8) Loeckinger A, Kleinsasser A, Lindner KH, Margreiter J, Keller C, Hoermann C. Continuous positive airway pressure at 10 cmH_2O during cardiopulmonary bypass improves postoperative gas exchange. Anesth Analg 2000; 91: 522-7.
9) Gilbert TB, Barnas GM, Sequeira AJ. Impact of pleurotomy, continuous positive airway pressure, and fluid balance during cardiopulmonary bypass on lung mechanics and oxygenation. J Cardiothorac Vasc Anesth 1996; 10: 844-9.
10) Berry CB, Butler PJ, Myles PS. Lung management during cardiopulmonary bypass: is continuous positive airways pressure beneficial? Br J Anaesth 1993; 71: 864-8.
11) Magnusson L, Zemgulis V, Tenling A, Wernlund J, Tyden H, Thelin S, Hedenstierna G. Use of a vital capacity maneuver to prevent atelectasis after cardiopulmonary bypass: an experimental study. Anesthesiology 1998; 88: 134-42.
12) Magnusson L, Wicky S, Tyden H, Hedenstierna G. Repeated vital capacity manoeuvres after cardiopulmonary bypass: effects on lung function in a pig model. Br J Anaesth 1998; 80: 682-4.

13) Pearse DB, Wagner EM, Permutt S. Effect of ventilation on vascular permeability and cyclic nucleotide concentrations in ischemic sheep lungs. J Appl Physiol 1999; 86: 123-32.
14) Sakuma T, Takahashi K, Ohya N, Kajikawa O, Martin TR, Albertine KH, Matthay MA. Ischemia-reperfusion lung injury in rabbits: mechanisms of injury and protection. Am J Physiol 1999; 276: L 137-45.
15) Mayumi H, Zhang QW, Nakashima A, Masuda M, Kohno H, Kawachi Y, Yasui H. Synergistic immunosuppression caused by high-dose methylprednisolone and cardiopulmonary bypass. Ann Thorac Surg 1997; 63: 129-37.
16) Slogoff S, Reul GJ, Keats AS, Curry GR, Crum ME, Elmquist BA, Giesecke NM, Jistel JR, Rogers LK, Soderberg JD, et al. Role of perfusion pressure and flow in major organ dysfunction after cardiopulmonary bypass. Ann Thorac Surg 1990; 50: 911-8.
17) Gold JP, Charlson ME, Williams-Russo P, Szatrowski TP, Peterson JC, Pirraglia PA, Hartman GS, Yao FS, Hollenberg JP, Barbut D, et al. Improvement of outcomes after coronary artery bypass. A randomized trial comparing intraoperative high versus low mean arterial pressure. J Thorac Cardiovasc Surg 1995; 110: 1302-11.
18) Engelman RM, Levitsky S, Wyndham CR. Optimal conditions for reperfusion during cardiopulmonary bypass. Circulation 1977; 56 (Suppl II): 148-56.
19) Murkin JM, Martzke JS, Buchan AM, Bentley C, Wong CJ. A randomized study of the influence of perfusion technique and pH management strategy in 316 patients undergoing coronary artery bypass surgery. II. Neurologic and cognitive outcomes. J Thorac Cardiovasc Surg 1995; 110: 349-62.
20) Grigore AM, Mathew J, Grocott HP, Reves JG, Blumenthal JA, White WD, Smith PK, Jones RH, Kirchner JL, Mark DB, Newman MF. Prospective randomized trial of normothermic versus hypothermic cardiopulmonary bypass on cognitive function after coronary artery bypass graft surgery. Anesthesiology 2001; 95: 1110-9.
21) Nathan HJ, Wells GA, Munson JL, Wozny D. Neuroprotective effect of mild hypothermia in patients undergoing coronary artery surgery with cardiopulmonary bypass: a randomized trial. Circulation 2001; 104 (Suppl 1): I 85-91.
22) Topol EJ, Humphrey LS, Borkon AM, Baumgartner WA, Dorsey DL, Reitz BA, Weiss JL. Value of intraoperative left ventricular microbubbles detected by transesophageal two-dimensional echocardiography in predicting neurologic outcome after cardiac operations. Am J Cardiol 1985; 56: 773-5.
23) Acher CW, Wynn MM, Hoch JR, Popic P, Archibald J, Turnipseed WD. Combined use of cerebral spinal fluid drainage and naloxone reduces the risk of paraplegia in thoracoabdominal aneurysm repair. J Vasc Surg 1994; 19: 236-46.
24) Levi M, Cromheecke ME, de Jonge E, Prins MH, de Mol BJ, Briet E, Buller HR. Pharmacological strategies to decrease excessive blood loss in cardiac surgery: a meta-analysis of clinically relevant endpoints. Lancet 1999; 354: 1940-7.
25) Dietrich W, Spath P, Ebell A, Richter JA. Prevalence of anaphylactic reactions to aprotinin: analysis of two hundred forty-eight reexposures to aprotinin in heart operations. J Thorac Cardiovasc Surg 1997; 113: 194-201.

［香河清和］

10

機械的補助循環

A. 大動脈内バルーンパンピング（IABP）

大動脈内バルーンパンピング法（IABP）は胸部下行大動脈に30〜40 mlのバルーンを留置し，心拍動に同期させて膨張・収縮を行い心臓を補助する方法で，現在実地臨床面でもっとも普及している機械的補助循環法である．IABPは操作が比較的簡単であるにもかかわらずその効果が大きいことから，薬物療法によっても血行動態が維持できない重症心不全に対して最初に考慮される補助循環である[1,2]．

1．メカニズム

図10-1に示すように，心拡張期にバルーンを膨らませると拡張期に動脈圧が上昇する．その結果冠灌流圧が上昇し冠血流量が増大し，虚血心筋への灌流が促進される．すなわち，diastolic augmentationの効果が得られる．一方，心収縮期にはバルーンが瞬時にしぼむのでこのバルーンの容積分だけ動脈血液量が減少し収縮期の血圧が低下し左心室からの駆出を容易にし左室仕事量が減少する．すなわち，systolic unloadingの効果が得られる．IABPの血行動態的効果を図10-2に示すが，それはdiastolic augmentationとsystolic unloadingの2つの言葉に集約される．

バルーンは通常大腿動脈から挿入し，その先端が左鎖骨下動脈の分岐する直下に位置させ，固定したあと，心電図もしくは動脈圧をトリガーとして心拍動に一致させてバルーンを駆動させて心機能の回復を図る．

a．バルーンの構造と駆動装置

IABPの最初の臨床的使用は，1968年にKantrowitzによって報告された[3]．以後，バルーン素材や構造の改善・駆動装置の進歩により広く臨床使用されている．特に，経皮的挿入法が開発されてからは飛躍的に増加し，わが国でも年間10,000例以上使用されている．

1）バルーンの構造

バルーンカテーテルは，ガイドワイヤールーメン（挿入後は動脈圧ラインとして使用する）と，ヘリウムガスの通路であるガスルーメンからなるダブルルーメンカテーテルである．材質は強度と抗血栓性を要するため主にポリウレタンが使用されている．バルーンの容量は，30〜40 mlが成人用として使用されている．小児用の小容量バルーンもあるが，小児では血管のアクセスが困難でまた効果も少なくほとんど使用されない．駆動ガスは，分子量が少なく粘性抵抗が低い不活性ガスであるヘリウムが使用されている．

2）駆動装置

現在本邦で使用されている駆動装置は6〜7社から市販されており，いずれもポータブルで小型化されている．バルーンの膨張・拡張のタイミングは，一般的に心電図のR波をトリガーとしているが，動脈圧波形もトリガーとして使用できる．当然ながら停電時や患

図10-1　IABPの効果のメカニズム

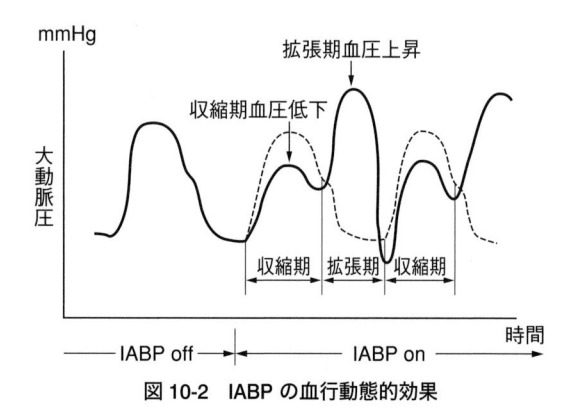

図10-2　IABPの血行動態的効果

者搬送中でも対応できるようにバッテリー駆動が可能である[4,5]．

b．バルーンの挿入と留置

まず，患者の体格（身長や体重）に応じて，適切なサイズのバルーンを選択することが重要である．小さすぎると補助効果が不充分となり，大きすぎると下行大動脈に当たり壁を損傷する可能性がある．また，長すぎると腹部重要臓器への灌流障害の原因となりうる．

1）挿入

挿入法はほとんどの場合は，大腿動脈を穿刺してSeldinger 法で挿入する．大腿動脈を触知できず穿刺不可能な状態では外科的に大腿部を切開して挿入することもある．いずれの場合でも通常はX線透視は不要である．重症冠動脈疾患の手術では麻酔導入前に，局所麻酔下にIABPを挿入してから導入を行う方が安全な場合もある．また，心臓手術後にIABPを使用する可能性がある症例では心拍動がはっきりとしている間に大腿動脈にエラスター針などを確保しておくと便利である．そうしなければ人工心肺から離脱する際にIABPが必要となった時に外科的に切開する必要が生じる．さらに腹部大動脈の高度蛇行や腸骨動脈〜大腿動脈の動脈硬化性病変のため通常の大腿動脈より挿入できない場合には，上行大動脈や鎖骨下動脈より逆向性に胸部下行大動脈へ挿入する方法もある．その場合は外科的挿入となりX線透視下に行う必要がある．

2）留置

留置部位は，左鎖骨下動脈分岐部より数cm末梢の胸部下行大動脈にバルーン先端が位置するようにする．深すぎる挿入では，バルーン先端が動脈壁を損傷する可能性がありまた彎曲のため駆動効率が低下することがある．浅すぎる挿入では，腹腔動脈・上腸間膜動脈などの腹部重要分枝にかかりその損傷や灌流不全を起こす可能性がある．開心術における人工心肺離脱困難時などに手術室でやむなく挿入するときには，麻酔科医の協力のもとに経食道エコーを用いて適切な高さに留置する．

2．IABP の適応

疾患としては
① 急性心筋梗塞およびその合併症（心室中隔穿孔，乳頭筋断裂）による心原性ショック
② 不安定狭心症
③ 人工心肺離脱困難例や離脱後の低心拍出量症候群
④ 心不全による難治性心室性不整脈
⑤ 拡張型心筋症による心不全増悪時
⑥ 重症冠動脈病変に対するインターベンションや手術時の予防的使用

などがある．実際の病態としては
① 心係数 2.0 l/min/m^2 以下
② 収縮期血圧 90 mmHg 以下
③ 尿量 0.5 ml/kg/h 以下
が一応の目安となる．

3．IABP の禁忌

a．高度の大動脈弁閉鎖不全

拡張期にバルーンが膨張すると大動脈弁逆流を増悪させる．

b．大動脈解離，大きな真性大動脈瘤

解離の伸展や瘤破裂の危険性が増加する．また瘤内血栓による塞栓症の危険もある．

c．下肢閉塞性動脈硬化症

腸骨動脈・大腿動脈などに高度の狭窄病変があると，IABPカテーテルによってほぼ完全閉塞の状態となって下肢血行障害が生じる．常に下肢の観察を行い，もし下肢虚血となればただちに抜去し挿入部位を変更する必要がある．

4．IABP の管理と合併症

a．バルーンの至適タイミングの設定

バルーンの膨張 inflation と収縮 deflation のタイミングは，心電図もしくは大動脈圧をトリガーとして調節する．inflation 開始は，大動脈弁閉鎖時つまり大動脈圧波形の dicrotic notch の時点，心電図ではT波下行脚の時点として，deflation 開始は心電図のQ波，大動脈圧波形の立ち上がり直前の時点が適切である．同期状態の確認は，1：1駆動より2：1駆動で行う方がわかりやすい．

b．観察ポイント

動脈圧波形以外に，カテーテル屈曲予防・挿入部位の出血の有無・足背動脈の拍動および下肢の色調や温度などに注意が必要である．特にバルーンリークの早

期発見には注意深い観察が必要である．小さなピンホールが生じた場合には，ガス漏れもわずかであり駆動装置のアラームが作動せず発見が遅れることがある．そうなるとバルーン内部で血液が砂状に固まり補助効率が低下するばかりでなく抜去困難となる．

c．抗凝固療法

ヘパリン持続投与を行い活性化凝固時間 activated clotting time (ACT) を 150 秒程度に管理することが推奨されている．しかし，1：1 駆動では必ずしも必要ではなく，2：1 以下の駆動でも個々の症例で判断すればよい．

d．合併症

下肢虚血が最も頻度が高い．その他，出血・感染・動脈壁損傷や解離・カテーテル抜去後の仮性動脈瘤などがある．

e．抜去法

通常は外科的に切開しての止血は要さず，抜去後約 30 分間の圧迫で止血可能である．ただし，その後もおよそ 24 時間は圧迫包帯などで確実に止血を行うことが重要である．抜去後は下肢の血行障害にさらに注意して，虚血が疑われたらまず圧迫をゆるめる必要がある．もし圧迫を完全に解除しても虚血が改善しなければ外科的に Fogarty balloon による血栓塞栓除去を要することもある．

おわりに

IABP は簡便かつ有効であることから，現在最も普及している機械的補助循環法である．今後，重症心不全患者の増加に伴いその使用数も増えると思われるが，まだ改良の余地は残っている．バルーンとしては，より細く挿入しやすいものが安全であり，駆動装置の小型化も必要であろう．さらなる耐久性と性能の向上が望まれる．

■文献

1) Christenson JT, Simonet F, Schmuziger M. The effect of preoperative intraaortic balloon pump support in high risk patients requiring myocardial revascularization. J Cardiovasc Surg 1997; 38: 397-402.
2) Torchiana DF, Hirsch G, Buckley MJ, et al. Intraaortic balloon pumping for cardiac support: Trends in practice and outcome, 1968 to 1995. J Thorac Cardiovasc Surg 1997; 113: 758-69.
3) Kantrowitz A, Tjonneland S, Freed PS, et al. Initial clinical experience with intraaortic balloon pumping in cardiogenic shock. JAMA 1968; 203: 113-8.
4) Nishida H, Koyanagi H, Abe T, et al. Comparative study of five types of IABP balloons in terms of incidence of balloon rupture and other complications: A multi-institutional study. Artif Organs 1994; 18: 746-51.

〔宮本裕治〕

B. 経皮的心肺補助（PCPS）

PCPSとは percutaneous cardiopulmonary support の略であり，訳すと経皮的心肺補助装置となる．PCPSという名称はわが国で名づけられたもので，1991年にPCPS研究会が発足してから急速に普及し，現在では心臓外科領域のみならず循環器内科や救命救急の領域でも広くPCPSの名で知られるようになった．その定義は「遠心ポンプと膜型人工肺を用いた閉鎖回路の人工心肺装置で，カニューレ挿入部位は，大腿動静脈とする」とされている．しかしながら，大腿動静脈が閉塞などの理由で使えない特殊な状況や小児では大腿動静脈以外の血管から送脱血管が挿入される場合があり，また経皮的でなく外科的に切開して送脱血管が挿入されることもあるが，それらも広義的にPCPSの範疇に含める場合が多い．

1．PCPSのしくみ

PCPSは，大腿静脈から右心房に挿入された静脈カニューレから静脈血を遠心ポンプで脱血して人工肺で酸素化し，動脈カニューレから大腿動脈に送血して循環補助するものである（図10-3）．これにより低心拍出状態にある不全心を補って全身循環を維持することを目的とする．血液流量は条件がそろえば4l/min以上を得ることもでき，圧補助の大動脈内バルーンパンピング intra-aortic balloon pumping（IABP）に比べてより強力な流量補助が可能となる．たとえば心室細動の状態でも，脳をはじめ主要臓器の循環維持が可能である．内科的治療やIABPにより対処しきれない重症循環不全や心原性ショック症例に対してもPCPSによって全身循環維持を行うことが可能である．PCPSの特徴は迅速かつ簡便に装着が可能なことであり，救急医療現場で従来では蘇生不可能であった心肺停止状態の患者も，PCPSによって蘇生が可能となる場合も多い．

2．PCPSの適応

表10-1に示すように心原性ショックのみならず，さまざまな病態に対して循環呼吸補助を目的に広く使用されている．2001年に開催された第11回PCPS研究会の全国アンケート調査によると，その使用頻度は年々増加傾向にあり，1999年には年間593例の使用で

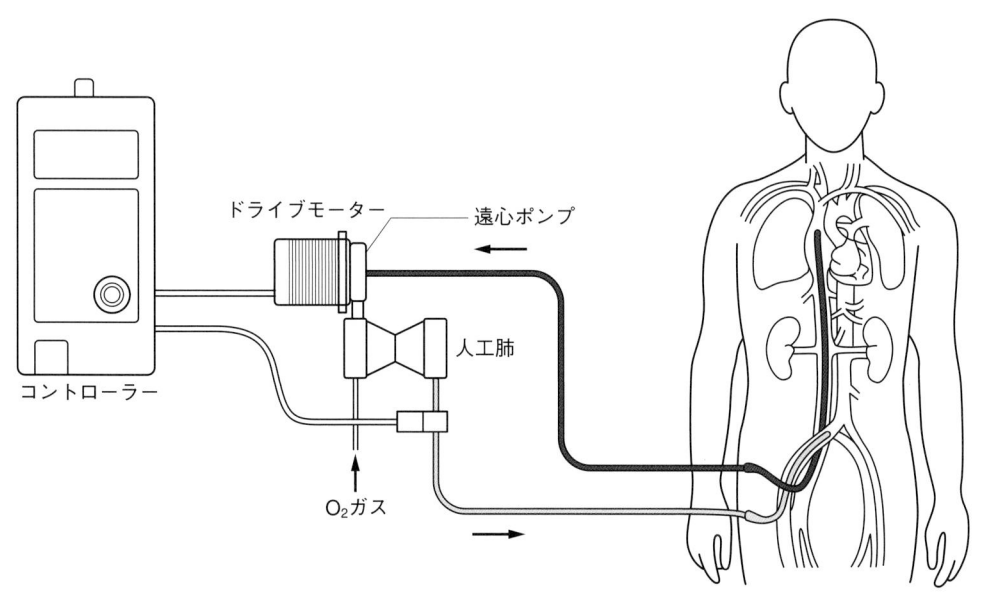

図10-3 PCPS模式図

表 10-1　PCPS の適応

1. 心原性ショック（急性心筋梗塞，急性心筋炎など）
2. 人工心肺離脱困難例
3. 急性肺塞栓症
4. Supported PTCA（PTCA 中の循環補助）
5. 肺や気管支手術における呼吸補助
6. 重症呼吸障害

あった．またその適用はほとんどの場合，緊急的使用である．緊急的使用の PCPS は，左右心機能に応じての選択的・効果的な補助方法ではなく，あくまでも救命のための全身循環維持である．このような緊急時の PCPS では約 50％で何らかの大きな合併症（出血・血栓塞栓症・下肢虚血など）が起こることをよく認識して，PCPS 使用中に原疾患を治療しつつ合併症を起こさないことが，その成績向上に最も重要である[1]．

一方，PCPS の待機的使用としては，経皮的冠動脈形成術 percutaneous transluminal coronary angioplasty（PTCA）施行時の一時的補助手段（supported PTCA），肺・気管支手術の補助手段，心拍動下冠動脈バイパス術の補助手段などがあり，全国で 1 年間に 30〜50 例報告されている．

3．送脱血管の挿入

a．挿入部位

PCPS 用の送脱血管の挿入は原則として鼠径部の大腿動静脈から行う．心肺蘇生を目的とした緊急使用の場合，できるだけ短時間に挿入するために Seldinger 法で経皮的に挿入するのが一般的である．しかし，短時間の待機的使用の場合，鼠径部を外科的切開して直視下に挿入し抜去後には外科的に縫合する．このようにすれば下肢の圧迫安静は不要ですぐに動くことができ合併症も少ない．大腿動静脈から挿入できない場合は，緊急対応は困難で個々の症例で検討する必要がある．

b．送脱血管のサイズ

最近では薄型（thin wall）で屈曲しにくいカニューレが市販されている．送血管としては外径 5.0 mm（15Fr）〜6.0 mm（18Fr），脱血管としては外径 7.0 mm（21Fr）〜8.0 mm（24Fr）のカニューレが成人では主に使用されている．この際，できるだけ大きなカニューレを挿入できれば抵抗が少なく流量は安定しやすいが，それよりもそれぞれの患者の大腿動静脈サイズに合わせる方が合併症予防のために重要である．

c．動脈カニューレ

特に動脈カニューレのサイズの選択には注意を要する．一般に 15Fr カニューレでは 3 l/min，17Fr カニューレでは 4 l/min の流量で 100 mmHg の圧力損失が生じることが知られている．もし体格の大きな患者に細いカニューレを使用すると，必要な流量は得にくく遠心ポンプの回転数を上げることからその耐久性や溶血の問題が生じる．

合併症で最も問題となるのは下肢虚血である．大腿動脈が細い場合，たとえ 15Fr カニューレを用いても下肢虚血が起こることがある．下肢虚血が起こらないようにすることが重要で，時間的余裕があれば大腿動脈に人工血管を吻合してそこから送血すれば予防できる[2]．特に閉塞性動脈硬化症 arteriosclerosis obliterans（ASO）を合併している患者ではこの方法が有用である．しかし，通常は緊急で挿入されている場合が多く，もし虚血が生じればすぐに外科的処置を要する．その方法としては，送血管刺入部より遠位側の大腿動脈に血液透析用カニューレを刺入して，これを延長チューブで送血管の側枝に接続し下肢の血流を確保する手技が有効である[3,4]．その際，カニューレのサイズとして我々は 16G を使用している．16G は細いように思われるが，血流が再開されるとすぐに下肢の虚血は改善され，これで問題となることはない（図 10-4）．送血部

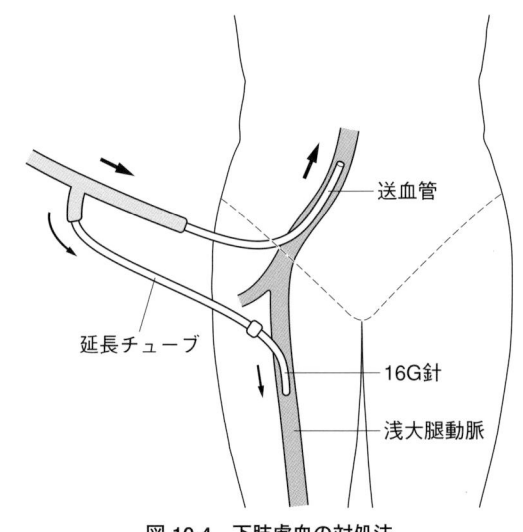

図 10-4　下肢虚血の対処法

位の変更という方法もあるが，実際は面倒で困難な場合が多い．下肢虚血の対策が遅れると，代謝性筋腎症候群 myonephropathic metabolic syndrome (MNMS) を併発し死に至る．他の合併症としては，カニューレ刺入部周囲からのわき漏れ出血や血管損傷があり，この場合は血管外科医による修復が必要である．

d．静脈カニューレ

静脈カニューレの挿入において最も重要なポイントは，左大腿静脈からのアプローチでは解剖学的にカニューレを挿入しにくいことがあることである．この場合，決して無理せずにすぐに右大腿静脈から挿入することが必要である．右大腿静脈からであれば，ほとんどの場合挿入可能で 40〜50 cm の長さを挿入すれば先端は右心房に位置する．

大腿静脈以外に脱血管を挿入する部位として右心房がある．これは PCPS を開心術中や肺・気管支手術の補助手段として使用する場合である．通常の人工心肺装置と異なり PCPS では閉鎖回路のためリザーバーがないので空気が混入した時それは人工肺を通過して動脈側へ送血される．これは空気塞栓となりきわめて危険な状態である．右心房から脱血管を挿入するときはタバコ縫合を 2 重にするなど絶対に空気が入らないように注意することが重要である．

4．PCPS の運転方法

a．補助流量

流量は 4l/min 以上を維持することも可能であるが，実際には 2〜4l/min であることが多い．いくら遠心ポンプの回転数を上げても脱血が不良であれば流量は増加しない．このような場合，静脈カニューレの位置が適切でありかつ循環血液量（前負荷）を正常に維持することが PCPS の流量を安定させるのに必須である．また，全身の末梢血管抵抗が増加し血圧（後負荷）が高くなると，遠心ポンプの回転数を増加させないと流量を維持できなくなる．この場合の対応としては，血管拡張薬を投与して末梢血管抵抗を低下させるのが一般的でポンプの回転数はなるべく増加させない方が望ましい．ローラーポンプと異なり遠心ポンプでは，たとえ回転数が一定でも前負荷後負荷の変化によって流量が変化するという特徴がある．

b．心補助効果

PCPS の心補助効果は少ない．右房脱血を行うことにより前負荷は軽減されるが，必要以上に流量を上げると左室後負荷の増加を招き障害心に悪影響を与えることがある．PCPS 補助下に自己駆出波形が確認される場合には，自己駆出を保った状態で補助を行うことが望ましい．PCPS 補助による後負荷に対して左心室が駆出できない状態では肺水腫を呈することがあるので注意を要する．このような病態に対しては左心系の積極的な減圧（左室ベント）としてピッグテイルカテーテルを大動脈から逆行性に左心室に挿入する方法が有用であると報告されている[5]．

また PCPS 駆動中の血流分布を理解することが重要である．図 10-5 に示すように PCPS からの血流は大腿動脈から逆向性に送血される．一方，自己心もある程度は血液を拍出している場合が多い．どの領域まで自己心から拍出され，どの領域が PCPS で灌流されているかは，自己心の拍出量と PCPS の流量によって変化する．心機能が極端に悪化していなければ，冠動脈や腕頭動脈の血液は自己心からと考えてよい．その場合は右上肢の血液ガスを測定すれば，それは自己肺で酸素化された血液である．

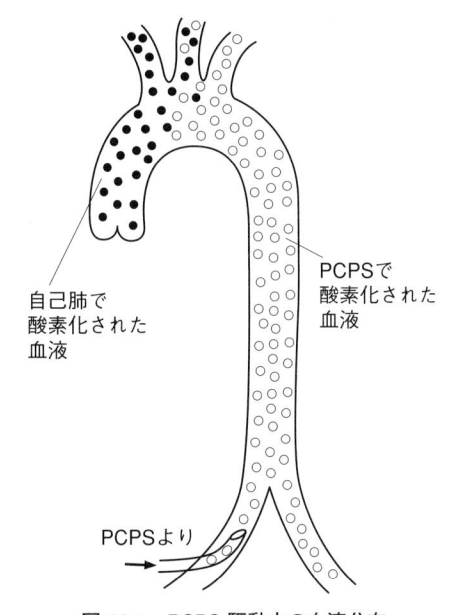

図 10-5　PCPS 駆動中の血流分布

c．抗凝固療法

最近では全システムがヘパリンコーティングされた装置が一般的となっており，抗凝固療法は施行しやすくなった[6]．ただ，ACT値のコントロールについては個々の患者の状態によりそれぞれ至適レベルを決める必要がある．ヘパリンコーティングシステムではヘパリン製剤をしばらく中止しても血栓形成の可能性は低く，もし出血の合併症が生じればヘパリン製剤を全く中止して止血を得てから，少量のヘパリン製剤を再開するか他の抗凝血薬を開始してもよい．

ヘパリンコーティングシステムの使用率は1996年には全使用数の48％であったが，その後急激に増加しており1999年には85％に至っている．抗凝血薬としては，通常のヘパリン製剤が最も多く使用されており全体の60％，ついでメシル酸ナファモスタット（フサン®）26％，低分子ヘパリン8％，その他6％であった．

5．PCPSからの離脱

a．PCPS施行中の心機能評価

PCPSから離脱できるまで心機能が回復しているかどうかを的確に判断することが重要であり，この際に経食道心エコー検査が最も有用である．もちろん経胸壁心エコーでも良好な画像が得られればそれでよい．補助流量を減量し，心機能をモニターしながら，カテコラミン系薬剤の増量と容量負荷を行い，時間をかけて離脱を試みる．もしIABPが挿入されていなければ，IABPを併用したほうがより安全に離脱することができる．離脱時にPCPSの流量を減らすときの注意点として，回路内に血栓が形成されやすくなるので抗凝固薬を増量することが必要である．PCPS施行中に経食道心エコーで心収縮力を画像的にモニターすることは容易であるが，心拍出量を通常のSwan-Ganzカテーテルで計測することは困難である．熱希釈法による心拍出量測定では冷水を右心房に注入するが，PCPSでは右心房より脱血しており正確な測定は不可能である．1つの方法として右室駆出率測定用Swan-Ganzカテーテルの冷水注入部を右室内にまで進め右室注入による自己心拍出量測定法が報告されている[7]．

b．カニューレの抜去法

カニューレの抜去には，外科的に鼠径部を切開して血管を直接縫合閉鎖する方法と，そのまま抜去して圧迫止血する方法がある．急性心筋梗塞に対してのカテーテルインターベンション後でヘパリン製剤の持続投与が必要なときや出血傾向のある患者の場合では，外科的に抜去する必要がある．しかし，心筋炎や呼吸不全に対するPCPSの抜去後では，ヘパリン製剤の投与は不要で圧迫止血が可能であり動脈カニューレ抜去後でも約1時間で止血できる．その後約24時間の圧迫包帯による固定が必要であるが，圧迫止血が可能であれば創部のトラブルは少なく患者へのメリットは大きい．

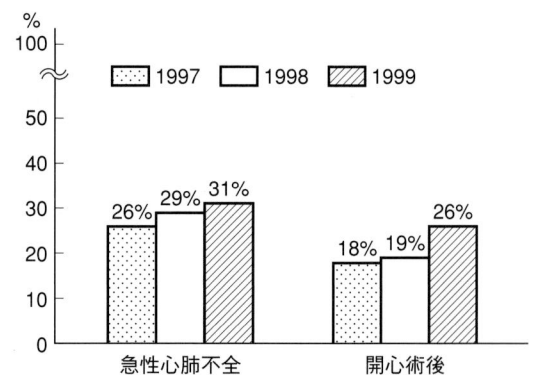

図10-6 緊急使用PCPSの成績（生存率）

c．成績

救命を目的とした緊急使用のPCPSでは，当然ながらその成績はまだ満足できるものではない．離脱生存率は図10-6に示すようにまだ20〜30％である．その死亡原因は約70％が心原性で，約30％は心臓以外の原因である．

おわりに

PCPSは全システムヘパリンコーティングのものが一般的となり現在でも急速に普及しており，救急医療を行う施設では必須の補助循環システムとなった．PCPSが必要となった原疾患が改善せずに死亡する症例はこれ以上どうしようもないが，PCPS装着のタイミングが遅れたり施行中の合併症などのトラブルが原因で死亡する症例もまだ多い．送脱血管の挿入や運転中の管理をスムーズに行うことが成績向上のために最も重要である．

■文献

1) 宮本裕治. PCPS 患者の管理：合併症とその対策. ハートナーシング 2000; 13 (7)：83-7.
2) 古川浩二郎, 他. 開心術後人工心肺離脱困難例に対する経皮的体外循環装置（PCPS）の有用性と問題点. 胸部外科 1998; 51 (12)：981-4.
3) 山西秀樹, 他. 開心術後の体外循環離脱困難症例に対する長時間 PCPS（経皮的心肺補助法）使用における心嚢血腫確認の必要性と下肢虚血防止の工夫：5 例の経験から. 日本胸部外科学会誌 1995; 43 (10)：83-7.
4) 佐藤正弥, 他. 急性循環不全に対する緊急 PCPS 導入後の下肢虚血に対する検討. 人工臓器 2000; 29 (2)：345-50.
5) 森下 篤, 他. 経大動脈左室ベント併用 PCPS による左室補助効果の検討. 人工臓器 1998; 27 (2)：390-3.
6) 三澤吉雄, 他. 新しい PCPS 用システム"キャピオックス EBS"の臨床経験. 人工臓器 1998; 27 (2)：578-81.
7) Sakamoto T, et al. Monitoring the native cardiac output during femoral venoarterial cardiopulmonary bypass support. Artif Organs 1996; 20：247-51.

［宮本裕治］

C. 補助人工心臓（VAD）

心臓の機能は血液を肺と全身に循環させるポンプとしての働きであり，この機能が従来の治療法の限界を超えて高度に障害された末期心不全の場合に人工心臓の適応となる．人工心臓には大きく分けて2種類あり，自己の心臓を温存した状態で補助ポンプとして使用する補助人工心臓 ventricular assist device（VAD）と，自己の心臓を取り出した部位に左右の心室のかわりに2個のポンプを植え込む全人工心臓がある．補助人工心臓は主として全身に血液を送る左心室の機能を代行する方法として用いられることが多く，すでに広く臨床応用されている[1-3]．

1．定義

補助人工心臓とは，急性心筋梗塞や開心術後の重症心不全もしくは心筋症などによる末期的重症心不全患者に対して左心，右心，または両心補助を行うことにより全身循環を維持し，その間に不全状態に陥った自己心の回復を図ることを目的とするか，または心臓移植までのブリッジとして使用される補助手段である．近年の補助人工心臓の進歩・臨床経験の積み重ねによって長期間の循環補助を行いうる状況になっている．

2．使用目的

補助人工心臓が用いられる目的には表 10-2 に示すような3つの状況がある．第1は重症心筋梗塞急性期や開心術後低心拍出量症候群などを対象とした一時的循環補助で最も多い使用目的である．この場合，心機能の回復による補助人工心臓からの離脱を前提としている．第2は心臓移植適応患者に対する心臓移植までのブリッジを目的とした循環補助である．欧米においては主に植え込み型左心補助人工心臓を用いた心臓移植へのブリッジが数多く行われ，好成績を上げている．わが国においても 1997 年 10 月に脳死移植法が施行され，1999 年 2 月には法施行後第 1 例目の心臓移植が実施されたが，本例も補助人工心臓によって循環補助を施行されていた症例であり，その後の心臓移植施行例においても，その大部分が補助人工心臓による循環補助を施行されている症例である[4,5]．実際，2002 年までに施行された 17 例の心臓移植のうち 11 例（65％）がブリッジ症例であった．第3はブリッジではなく，半永久使用を目的とした循環補助で，このような補助人工心臓使用が従来の内科的治療に比較して生存の延長を可能とする有効な治療法であるかどうかについて，米国で Randomized Evaluation of Mechanical Assistance for Treatment of Congestive Heart Failure（REMATCH）trial が行われた．その結果，心臓移植の適応とならない末期心不全症例に対し左室補助人工心臓装着により，臨床的に有意な生存率と QOL の改善が得られると報告された[6]．

3．補助人工心臓の適応

重症心不全患者に対する補助人工心臓の適応は，循環動態のうえでは，薬物治療，適正な前負荷，酸塩基平衡の補正などの最大限の内科的治療，大動脈内バルーンパンピングによる循環補助にもかかわらず，低心拍出量症候群の状態にあることである．ただし，PCPS も全身状態の維持という点ではすぐれており，短期間の補助で回復が見込める状態では補助人工心臓の適応とはならない．また，活動性の全身性感染症，不可逆的な多臓器不全，重症肝機能障害，重症脳神経障害，予後不良と考えられる悪性腫瘍の存在は適応外とされている．すなわち循環動態が補助人工心臓以外では救命しようのない状態にあり，かつ他臓器障害の状態が可逆的で，補助循環治療によって全身の循環動態が改善すれば他臓器の不全状態も改善しうる状態といえる．しかしながら，他の臓器が不可逆的かどうかについての明確な指標はなく，重症な肝腎障害や感染症などが存在していても，人工心臓による循環補助によってすでに存在していた他臓器の重症不全状態が回

表10-2　補助人工心臓の使用目的

1．一時的循環補助
2．心臓移植へのブリッジ
3．半永久的使用

復した例もあるので個々の症例で慎重な適応の検討が必要である．

4．補助人工心臓の種類

　補助人工心臓の選択は，その使用目的，特に使用を想定する期間を充分に考慮したうえで，各種人工心臓の機能，耐久性，携帯性，経済性を基に判断されるべきである．補助人工心臓は生み出す血流の状態によって拍動流型と連続流（無拍動流）型に分類される．拍動流型人工心臓には，その駆動方式から空気圧駆動型と電気駆動型がある．

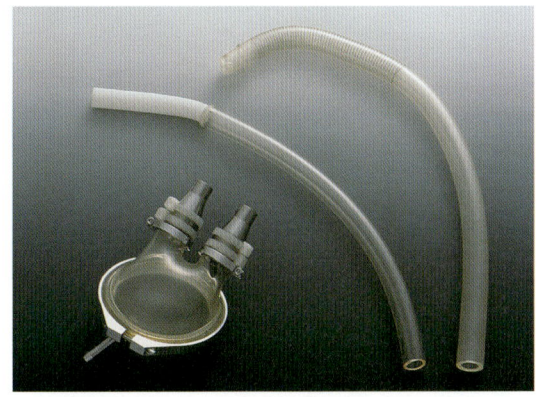

図 10-7　東洋紡補助人工心臓
（体外式ポンプ本体と送脱血管）

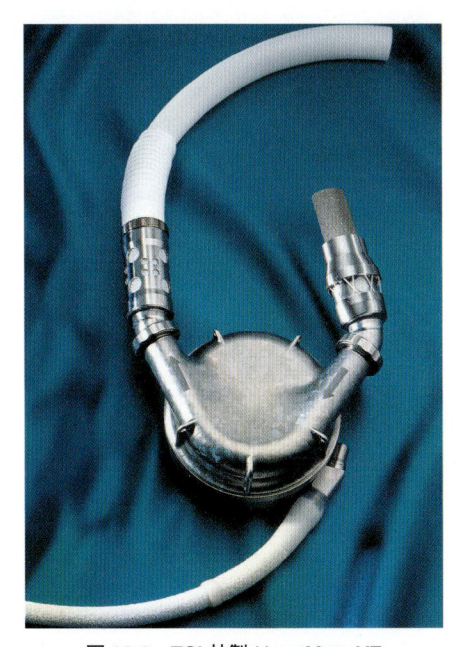

図 10-8　TCI 社製 HeartMate VE

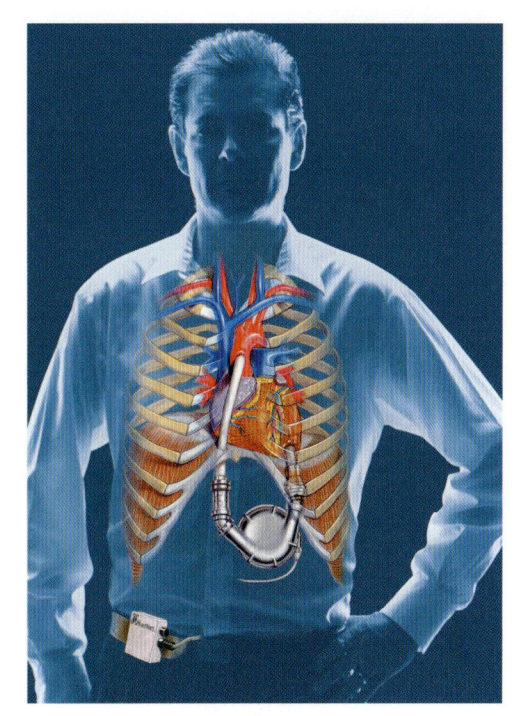

図 10-9　HeartMate VE 装着図

　空気圧駆動型は体外に設置した駆動装置からの空気圧によって駆動する人工心臓で，わが国で開発された国立循環器病センター型東洋紡績社製補助人工心臓（図 10-7）と東京大学型日本ゼオン社製補助人工心臓，そのほか海外の症例に使用されている Thoratec 社製補助人工心臓などがある．これらの人工心臓は次に述べる電気駆動型人工心臓に比較すると低価格であり，両心循環補助にも使用しうるが，体内植え込み式とすることはできない．TCI 社により開発された Thoratec 社の HeartMate IP は空気駆動型であるが，体内植え込み式であり，長期補助に適する．

　電気駆動型人工心臓は，TCI 社製 HeartMate VE（図 10-8, 9）と World Heart 社製 Novacor（図 10-10）が代表である．両者ともバッテリやコントローラを除くポンプ部分が体内植え込み式となっており，対象となる患者の体格にある程度の制限は生まれるものの，植え込み手術を受けた患者の多くは状態が安定した後，院外外出，または自宅における生活が可能であるという大きな利点を有する．このほか最近臨床使用が開始された LionHeart（Arrow International）や Ottawa HeartSaver（World Heart Corp）などはバッテリやコントローラ部分も含む全体内植え込みを可能とする補助

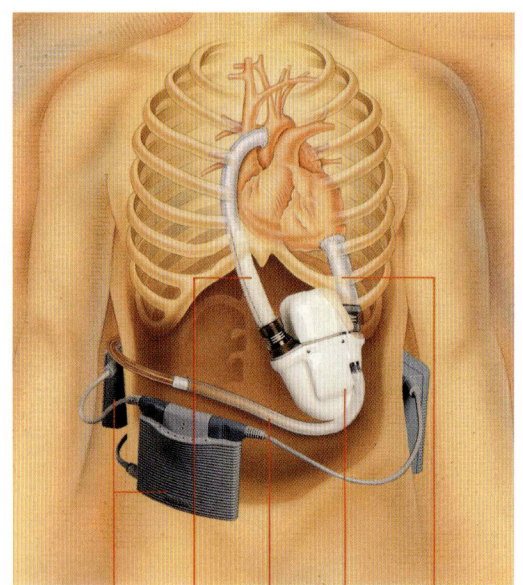

図 10-10 World Heart 社製 Novacor

controller and power packs: Wearable, external components permit recipient mobility.
percutaneous lead: Tunneled through abdominal wall. Provides electrical connection and pump venting.
inflow cannula: Cannulates left ventricular apex; carries blood to pump.
outflow extension: Carries blood from pump to ascending aorta.
pump/drive unit: Implanted in anterior abdominal wall. Operates in synchronous counterpulsation.

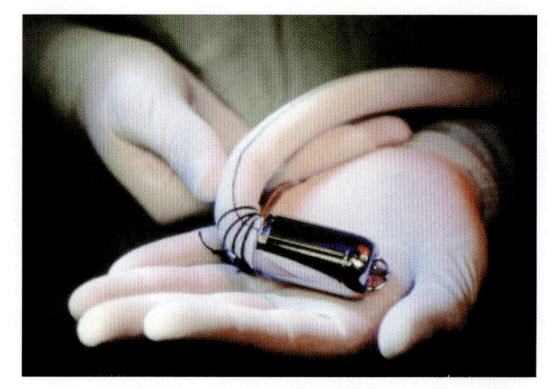

図 10-11 Jarvik 2000 軸流ポンプ

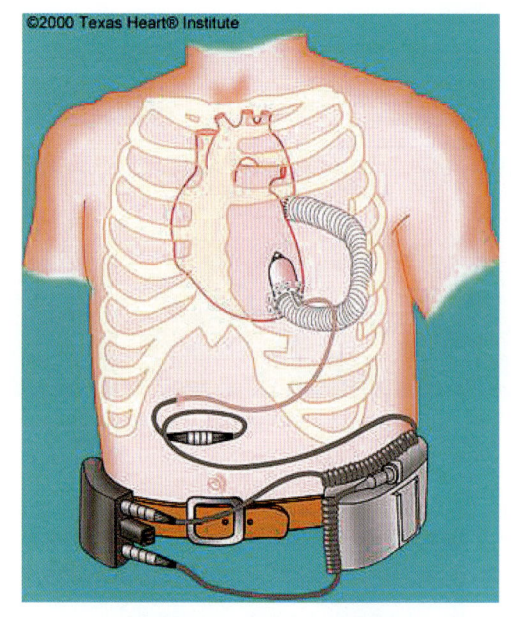

図 10-12 Jarvik 2000 装着図
（心尖脱血→下行大動脈送血）

人工心臓で，その臨床成績が注目される[7]．ただし，これらの電気駆動式人工心臓はいずれも現在のところ非常に高価格であり，この点が重要な課題である．なお，植え込み式左室補助人工心臓 left ventricular assist device（LVAD）として，現在広く用いられている Thoratec 社の HeartMate LVAD（IP, VE）と World Heart 社の Novacor LVAD は pusher-plate 型の血液ポンプであり，第 1 世代の LVAD とされている．

一方，連続流型補助人工心臓には軸流ポンプ型と定常流ポンプ型があるが，いずれも比較的低価格であり，また，ポンプが小型であるため次世代型の補助人工心臓として注目されている．本来，拍動流である生体が連続流である人工心臓の装着によっていかなる影響を受けるのかといった問題は，多くの研究者によって検討が行われており，その病態生理は次第に明らかになってきている[8]．1998 年からは MicroMed 社製 DeBakey VAD，1999 年からは Jarvik 社製 Jarvik 2000（図 10-11, 12）と連続流型補助人工心臓のうち，軸流ポンプ型人工心臓は臨床使用が開始されており，その臨床成績が期待されている[9]．なお，これらは第 2 世代 LVAD と考えられている．

連続流型補助人工心臓のうち，もう一方の遠心ポンプ型補助人工心臓は，従来は短期間の循環補助を目的として使用されていた．しかし長期循環補助を目的とした植え込み型遠心ポンプが開発されており，テルモ社製 TILVAS, TCI 社製 HeartMate III（図 10-13），サンメディカル技術研究所製 EVAHEART などが臨床使用に向けた検討を進めており，これらは第 3 世代 LVAD となる．

これらの各補助人工心臓のうち，現在本邦では体外設置型の国立循環器病センター型東洋紡績社製補助人

C. 補助人工心臓（VAD）

表 10-3 補助人工心臓管理上の問題点

急性期：出血，右心不全
慢性期：血栓塞栓症，感染

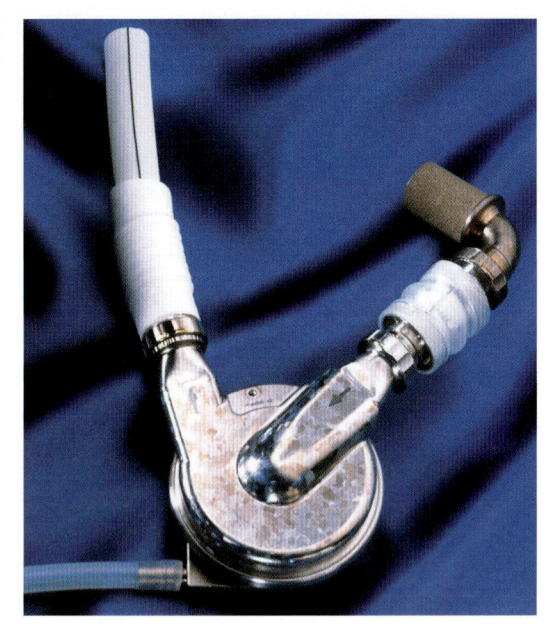

図 10-13 TCI 社製 HeartMate III（遠心ポンプ）

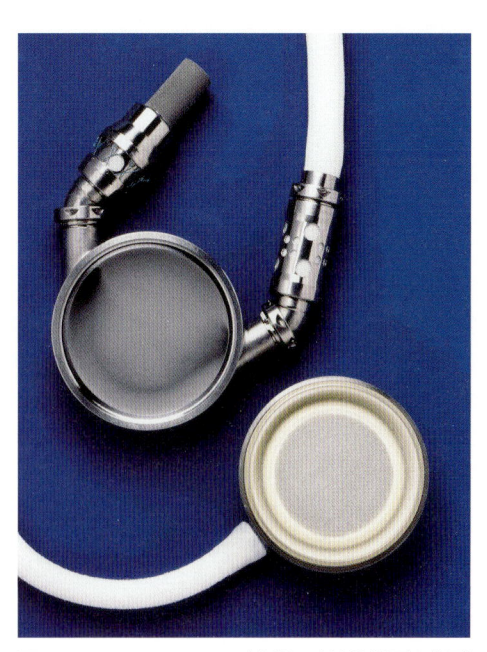

図 10-14 HeartMate IP（内部の血液接触面を粗面加工）

工心臓と東京大学型日本ゼオン社製補助人工心臓は健康保険による使用が可能であるが，他の補助人工心臓に関しては適用外にあり，特に体内植え込み式補助人工心臓の早期保険適用の開始が望まれている．

5．補助人工心臓管理上の問題点

　補助人工心臓の管理上の問題点となる主なものは，術後出血，右心不全，血栓塞栓症，感染症，不整脈の発生などがあげられる（表 10-3）．出血は術後急性期に最も留意しなくてはならない合併症である．補助人工心臓の手術を受ける患者の多くは，うっ血肝や術前からの抗凝固療法によって出血が起こりやすい状況にある[10]．植え込み式補助人工心臓の場合は，その植え込み式ポケット作成など剝離範囲が体外式補助人工心臓よりも大きくなるため，出血にはさらに留意が必要である．このほか急性期には手術自体や人工心肺，輸血の影響さらには左右心室間相互作用の低下によって高率に術後右心不全の発生を認めることがあるので，慎重な管理が必要である[11]．症例によっては早期の右心補助人工心臓の装着を必要とするが，そうなっても右心補助は短期間ですむ場合が多い．急性期以降の管理上の問題点としては血栓塞栓症と感染症が特に重要である．血液接触面を粗面加工し，蛋白質沈着や偽内膜の形成を促進させることによって抗血栓性を獲得している HeartMate（図 10-14）では抗血小板薬のみで

よい[12]．しかし，その他ほとんどすべての補助人工心臓においてワルファリンによる厳密な抗凝固療法が非常に重要であり，特に中枢神経系への血栓塞栓症の発生は，補助人工心臓の遠隔成績向上に大きく影響する．慢性期における感染症は補助人工心臓のカニューレやケーブルの皮膚貫通部，および植え込み式補助人工心臓のポケットに起こりやすい．これらは多くの場合難治性で，非常に重要な課題といえる[13,14]．

6．補助人工心臓の臨床成績

　わが国の現状としては，主に国立循環器病センター型東洋紡績社製補助人工心臓と東京大学型日本ゼオン社製補助人工心臓を使用している例が大部分を占めている．日本臨床補助人工心臓研究会の報告によると，1980 年 5 月から 2002 年 9 月までに 557 例に補助人工心臓が使用され，このうち約 60％は国立循環器病センター型東洋紡績社製補助人工心臓使用例であった．心筋症以外の疾患において，装着症例のうち，離脱は約 40％に可能であって，生存は約 25％であった．心

筋症に対する補助人工心臓の使用は，1992年4月から2002年9月までに159例に使用され，使用する補助人工心臓によって異なるが，平均補助循環期間は185日間に及んでいる．

おわりに

人工心臓は近年，目覚ましい進歩を遂げ，特に補助人工心臓はドナー不足に悩む心臓移植の有効な補助手段として認知されつつある．今後，現有の拍動流型補助人工心臓のさらなる進歩に加え，長期使用を目的とした連続流型（無拍動流型）補助人工心臓も普及すると予想される．その際，人工心臓を装着したままで社会復帰を可能とし，優れたQOLを実現できることが大きな目標であり，電線などの体外とのつながりが全くなく装置全体が体内へ植え込まれ，閉鎖した皮膚を介して伝送した電力で駆動するタイプの人工心臓が，現在開発されておりそれが一般的な治療として早期に定着することが望まれる．

■文献

1) Frazier OH, Rose EA, Oz MC, et al. Multicenter clinical evaluation of the HeartMate vented electric left ventricular assist system in patients awaiting heart transplantation. J Thorac Cardiovasc Surg 2001; 122: 1186-95.
2) McCarthy PM, Smedira NO, Vargo RL, et al. One hundred patients with the HeartMate left ventricular assist device: evolving concepts and technology. J Thorac Cardiovasc Surg 1998; 115: 904-12.
3) Stevenson LW, Kormos RL, Bourge RC, et al. Mechanical cardiac support 2000: current application and future trial design. J Am Coll Cardiol 2001; 37: 340-70.
4) Matsuda H, Fukushima N, Sawa Y, et al. First brain dead donor heart transplantation under new legislation in Japan. Jpn J Thorac Cardiovasc Surg 1999; 47: 499-505.
5) Kitamura S, Nakatani T, Yagihara T, et al. Cardiac transplantation under new legislation for organ transplantation in Japan; Report of two cases. Jpn Circ J 2000; 64: 333-9.
6) Rose EA, Gelijns AC, Moskowitz AJ, et al. Long-term use of a left ventricular assist device for end-stage heart failure. N Engl J Med 2001; 345: 1435-43.
7) Mehta SM, Pae WE Jr, Rosenberg G, et al. The Lionheart LVD-2000: A completely implanted left ventricular assist device for chronic circulatory support. Ann Thorac Surg 2001; 71: S156-61.
8) Nishinaka T, et al. Effect of prolonged nonpulsatile left heart bypass on vascular control status. J Artif Organs 2000; 3: 34-8.
9) Frazier OH, Myers TJ, Gregonic ID, et al. Initial clinical experience with the Jarvik 2000 implantable axial-flow left ventricular assist system. Circulation 2002; 105: 2855-60.
10) Deng MC, Loebe M, El-Banayosy A, et al. Mechanical circulatory support for advanced heart failure: Effect of patient selection on outcome. Circulation 2001; 103: 231-7.
11) Ochiai Y, McCarthy PM, Smedira NG, et al. Predictors of severe right ventricular failure after implantable left ventricular assist device insertion: analysis of 245 patients. Circulation 2002; 106: 1198-202.
12) Slater JP, Rose EA, Levin HR, et al. Low thromboembolic risk without anticoagulation using advanced design left ventricular assist devices. Ann Thorac Surg 1996; 62: 1321-7.
13) Gordon SM, Schmitt SK, Jacobs M, et al. Nosocomial blood stream infections in patients with implantable left ventricular assist devices. Ann Thorac Surg 2001; 72: 725-30.
14) Vilchez RA, McEllistrem MC, Harrison LH, et al. Relapsing bacteremia in patients with ventricular assist device: An emergent complication of extended circulatory support. Ann Thorac Surg 2001; 71: S156-61.

［宮本裕治］

D. 完全人工心臓（TAH）

重症心不全例の治療として，薬物による内科的治療法や，機能障害の原因となる部位を修復する外科的治療法が従来から行われてきた．しかし，これらの治療法によっても心臓の最も重要な機能であるポンプ作用の不全状態から脱却できない場合には，大動脈内バルーンパンピングや経皮的心肺補助をはじめとする機械的補助循環法が適用される．人工心臓は，このような補助法の中で，人工の心室を用いて心臓の拍出機能を直接的に代行する装置で，最も強力な流量補助法である．人工心臓の中でも完全人工心臓 total artificial heart（TAH）は補助人工心臓と異なり，左右心室部分を摘出した後に，心室のあった位置に装着して駆動するものである[1]．

1. 概要

完全人工心臓（全置換型人工心臓）は，高度な傷害を受け，機能の回復が見込めない心臓を摘出して，そのかわりに同所性に人工の血液ポンプを埋め込んで，肺および全身の循環を維持するためのポンプである．通常，左右各1個の血液ポンプが右心室と左心室の機能を代行するために使用される．切除するのは心室部分とその近傍で，左右の心房や肺動脈幹，上行大動脈は温存し，それらの部位に心房カフや人工血管付のコネクタを縫着した後に，人工の血液ポンプを結合するのが一般的な装着法である．

これまでに広く臨床例に応用されてきた完全人工心臓は，空気圧駆動式のものであった．米国の Utah 大学が中心となって研究開発されてきた Jarvik 型の人工心臓（図10-15）は，以前は Symbion 社が，また，現在は CardioWest 社が改良を加え製品化している[2]．血液ポンプはダイアフラム型といわれるもので，抗血栓性と繰り返しの収縮拡張に耐える耐久性をもつ高分子ポリウレタン製の薄膜で血液室と空気室が仕切られ，この膜を往復運動させるための空気の陽陰圧を伝える体壁を貫く駆動圧ラインを介して，体外に設置された空気圧駆動装置と結合されている．このシステムの特徴は，

①100％の心臓ポンプ機能の代行ができるという優

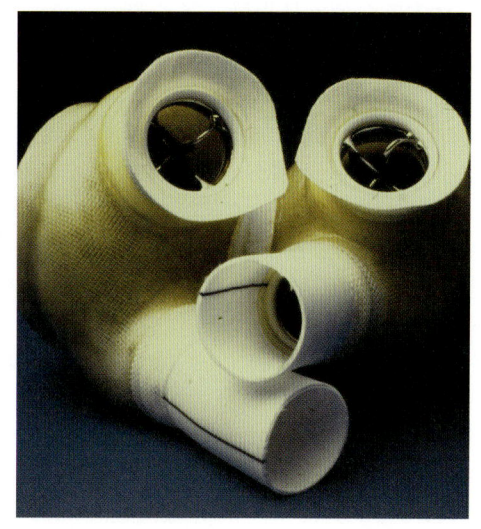

図10-15　Symbion 製社 Jarvik 型空気駆動式完全人工心臓

れた循環維持能力がある，
②空気流速計を駆動装置に組み込むことにより，1回および分時心拍出量の連続測定や駆動状況の監視ができる，

ということで患者の循環維持を安全かつ容易に行うことができる．

完全人工心臓は，心臓移植への繋ぎとしてのブリッジ使用法と，装着したシステムで患者を社会復帰させるための半永久的な使用法の2つの方法として応用される．後者は，以下に記述するように，心臓移植の代替法である体内完全植え込み型のシステムとして米国，日本などで研究されており，一部臨床応用が開始されている．

心臓移植へのつなぎ（ブリッジ）としての人工心臓の使用により，多くの患者が治療されている．しかし，この方法によって救命される患者数がいくら増えても，脳死者から提供されるドナー心臓数の制限を受け，末期重症心不全患者の治療としては適用可能数の問題で充分とはいえない．例をあげると，心臓移植が一般的な治療法となっている米国でも，心臓を取りかえることが唯一の治療法となる不可逆的重症心不全患者の

年間発生数は，年間の心臓移植症例の 10〜20 倍に達するといわれている．このような状況から，新しい心臓置換技術としての体内完全植え込み型人工心臓の開発に大きな期待が寄せられている．

2．体内完全植え込み型人工心臓

将来使用可能となるであろう体内完全植え込み式の全置換型人工心臓について紹介する．体内完全植え込み型のシステムでは，駆動のための電気エネルギーは，閉鎖した皮膚を介して体外の一次コイルから体内の二次コイルに電磁誘導の原理で伝送される．この電力でシステムを駆動するとともに体内のバッテリーを充電し，停電時や入浴時に備える．血液ポンプは，体内に植え込まれた小型モータなどの電磁気式のアクチュエータで駆動されるが，駆動を制御するための制御部も体内に植え込まれる．

全置換型人工心臓システムにおいて，駆動部には，耐久性や制御性の点から，ブラシレス DC モータが用いられることが多く，モータの回転を血液ポンプのダイアフラムの往復運動に変換するための機構が使用されている．このような型の体内完全植え込み型人工心臓に関する動物実験としては，図 10-16 に示す人工心臓を用いて Pennsylvania 州立大学で行われた．それはシステムの主要部である血液ポンプとアクチュエータ部のみを植え込んだ慢性実験であり，数ヵ月〜1 年の長期生存例が得られている[3]．また，エネルギー伝送部も含めたシステム全体の植え込み実験の評価では，3 ヵ月以上の生存例が得られている．現在，システムの完成のために，性能や耐久性，制御法，植え込みの際の体内への解剖学的適合性の改良などを含めて研究開発が継続されている．現在までのところ，このような研究はいくつかの施設で進められてきたが，米国では National Institute of Health などの調整により，1〜2 個のシステムに開発援助が絞り込まれている．我が国でも東京大学や国立循環器病センターで総合的に研究が行われつつある．これらのシステムのうち，米国の Abiomed 社から製品化されている AbioCor（図 10-17）と名づけられたシステムは表 10-4 のような適応基準に従って 2001 年 7 月から米国で臨床応用され始めている．

表 10-4 AbioCor 適応基準

主な適応基準
・両心不全
・18 歳以上
・30 日以内の死亡の可能性が高い．
・現存での最大の治療努力に反応しない．
・心臓移植の適応外
・解剖学的適合解析で体内収納が可能である．

主な適応除外基準
・回復の可能性がある心不全
・30 日以上の生存の可能性がある．
・心臓以外の重篤な疾患を有する．
・妊娠
・麻薬やアルコール中毒を含む精神疾患
・適切な社会的支援が得られない．

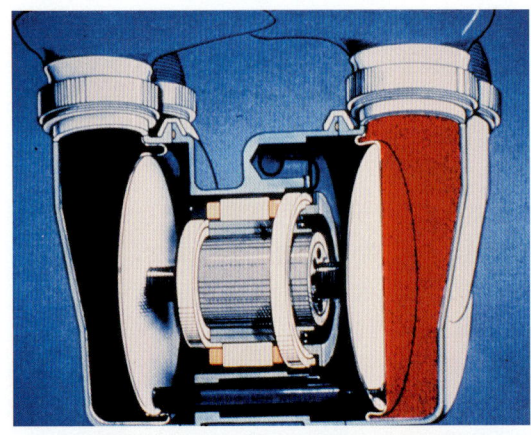

図 10-16　Pennsylvania 州立大学型電気駆動式完全人工心臓

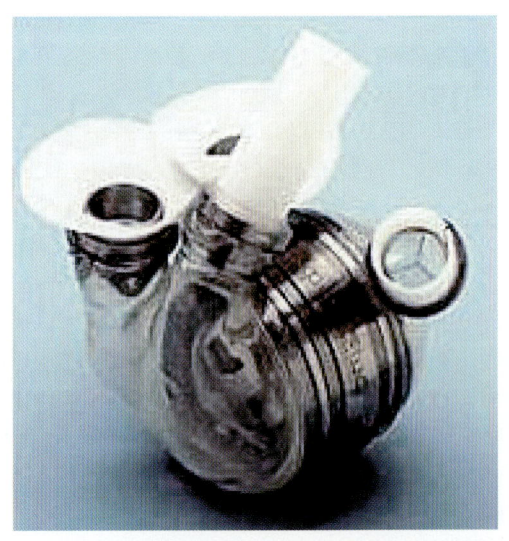

図 10-17　Abiomed 製社 AbioCor（電気駆動式完全人工心臓）

おわりに

これまで述べたように，重症心不全例の治療への応用を目指して多くの人工心臓が研究開発され，いくつかの装置はすでに心臓置換のための治療体系の中に確実に組み込まれ始めている．体内植え込み式完全人工心臓が臨床応用可能となれば，ドナー不足で数に制限のある心臓移植と異なり，救命できる患者数は飛躍的に増加する見込みである．

■文献
1) 妙中義之．全置換型人工心臓．救急・集中治療 2002; 14 (10): 1069-75.
2) Copeland JG, Pavie A, Duveau D, et al. Bridge to transplantation with the CardioWest total artificial heart: The International Experience 1993 to 1995. J Heart Lung Transplant 1996; 15: 94-9.
3) Snyder AJ, Rosenberg G, Reibson J, et al. An electrically powered total artificial heart: Over 1 year survival in the calf. ASAIO J 1992; 38: M707-12.

［宮本裕治］

E. 機械的補助循環手術の麻酔管理

心不全の早期には交感神経系が活性化されることにより，心収縮力と心拍数を増加させて心拍出量が維持される．このように心不全により引き起こされたレニン-アンギオテンシン-アルドステロン系，ノルアドレナリン，エンドセリン-1，バソプレシンなどの神経体液因子やサイトカイン（TNF-α, IL-6 など）の著しい亢進は，当初，代償機構として働くが，長期間持続することにより，心室リモデリングに関与し病態を悪化させる．これらの病態に対し，現在，内科的治療として，亢進した神経体液性因子を抑制する目的でアンギオテンシン変換酵素（ACE）阻害薬[1]，アンギオテンシン受容体拮抗薬[2]，β遮断薬[3]などの使用に加え，利尿薬，ジギタリス，硝酸薬，両室ペーシング[4]が行われているが，治療抵抗性の重症心不全患者に対しては，全身循環維持のための機械的補助循環が必要となる．

これら補助循環には大動脈内バルーンパンピング（IABP: intra-aortic balloon pumping），経皮的心肺補助（PCPS: percutaneous cardiopulmonary support），補助人工心臓（VAS: ventricular assist system），完全置換型人工心臓（TAH: total artificial heart）がある．

1．補助人工心臓（VAS）

IABP や PCPS による補助が有効でない場合，VAS の導入を考慮する．

VAS の適応には，①急性心筋梗塞などに起因する心原性ショックや開心術後 LOS（low output syndrome），体外循環離脱困難な症例，慢性心不全の急性増悪期で一時的補助により心機能が回復し離脱が見込めるもの（bridge to recovery），②末期的心不全患者の心臓移植までのブリッジ（bridge to transplant），の他，最近では，③心臓移植不適応患者への destination therapy として半永久的使用が試みられている．

VAS はポンプ本体を体外に置く体外設置型 VAS と体内（腹直筋下，腹腔内）に置く体内設置型 VAS に分けられる．体外設置型 VAS は，左心補助，右心補助，両心補助が可能であり，体格の小さな患者にも植え込みが可能で，短期間～中期間の補助を目的として使用される．

一方，体内設置型 VAS は左心補助のみであるが，体外設置型と比較し高い流量が得られ，かつ感染や血栓症などの合併症が比較的少ない．

また，ポンプ本体が患者体内に植え込まれるため，患者は自宅で移植を待機できるなどより高い QOL が得られ，長期間補助が予測される症例に適応となる．

a．体外設置型補助人工心臓

現在，日本で健康保険適用となっているのは
①東大型 VAS（日本ゼオン社製），
②国立循環器病センター型 VAS（東洋紡社製），
③ABIOMED BVS5000（ABIOMED 社製），
の3種類で，いずれも空気圧駆動方式で左心補助，右心補助，両心補助が可能である．

b．体内設置型補助人工心臓

現在，FDA が認可している体内設置型 VAS として Novacor LVAS（図 10-10，388 頁参照）[5] と Heart Mate[6] がある．心尖部脱血-上行大動脈送血で，ポンプ本体を体内に埋め込みケーブルを通じて体外の制御装置とバッテリーに結合するため，感染が比較的少なく高い QOL が得られるため，欧米で心臓移植までの bridge として多く使用されている．これらは左心補助のみであるため，右心補助が必要な場合は体外設置型 VAS を併用する．

2．補助人工心臓の植え込み

VAS 装着は開胸下にて行われ，右心補助の場合，右房-肺動脈，左心補助では左房脱血-上行大動脈送血，左室心尖部脱血-上行大動脈送血があるが，左室脱血の方が充分な流量が得られるため，心補助効果が高い[7]．

a．左心補助人工心臓（LVAS）植え込み術の麻酔管理

末期的心不全患者は，心臓のポンプ機能低下に加え，交感神経系，神経体液性因子の亢進により末梢血管収縮，末梢循環障害による全身臓器の虚血性障害，レニン-アンギオテンシン-アルドステロン系の賦活化によ

るナトリウム貯留，体液増加，腎機能低下，肝機能低下，それによる凝固系障害といった病態にある．また慢性的に上昇したカテコラミン濃度は β-adrenoceptor の down regulation を引き起こす．慢性的な左房圧の上昇は肺血管抵抗を上昇させ，肺高血圧症は右室機能を低下させる．肝・腎機能の低下（血流低下）は投与した薬物動態，薬効に影響し，薬物の代謝，排泄を低下させる．

導入

術前の評価は，一般心臓手術の評価に加え，特に
1）心不全の原因になった原疾患の評価
2）心機能（左室機能，右室機能，肺高血圧症の程度，三尖弁逆流，大動脈弁逆流）
3）心臓手術の既往
4）手術中，心筋虚血の可能性（もしくは虚血性心疾患合併）
5）起坐呼吸か（麻酔導入時，仰臥位になれるか），
6）心不全による他臓器障害の程度（腎不全，肝機能障害，敗血症，呼吸器合併症など），
7）現在の投薬と術前内服薬の種類，
8）他臓器合併症，
9）現在挿入されている動静脈ライン，
の把握は重要である．

b．術中モニター

通常の心臓手術に準ずる．

特に経食道心エコー（以下 TEE）は，後述する重要な情報が得られるため必須のモニターである．

麻酔導入前に橈骨動脈に動脈圧カニューレを挿入し，著しい心機能低下症例では血管作動薬投与のための内頚静脈より中心静脈カテーテル，肺動脈カテーテルの挿入を導入前に行っている．

肺動脈カテーテルはできるだけ CCO（continuous cardiac output），$S\bar{v}O_2$（混合静脈血酸素飽和度）測定可能なものを使用している．CCO は LVAS 植え込み後の右心系の心拍出量のモニターとして有用であり（左心系は LVAS の流量），両者の値に違いがある場合は心内シャントや大動脈弁逆流の存在を疑う．

末期的心不全状態にある患者は，血管収縮のため高いカテコラミンが維持されているが，麻酔薬によりこれらの交感神経系が抑制され代償機構が破綻する．

また，手術侵襲や挿管，低酸素血症や高二酸化炭素血症といったストレスにより引き起こされた突然の前負荷低下，後負荷上昇，肺血管抵抗や心拍数増加でも循環虚脱が起こる可能性があり，充分な注意が必要である．また，心不全患者では循環時間が延長し，薬物分布容積が減少している．

c．導入薬

①ミダゾラム＋フェンタニルもしくは，②ケタミン＋ミダゾラム＋フェンタニルにより行い，維持は吸入麻酔薬＋フェンタニルもしくはプロポフォール＋フェンタニルで行っている．

導入前から充分に酸素化を行い，カテコラミンを投与し，著しく循環動態の不安定なものは，導入前に IABP and/or PCPS 作動下に麻酔導入を行う方が安全である．重症例ではすでにこれらの補助循環や人工呼吸管理を行われている症例も多い．

特に術前，ACE 阻害薬[8]の内服をしていた場合，麻酔中や体外循環中に重篤な低血圧を引き起こす可能性があるため注意が必要である[10]．

また，肝機能障害により凝固能障害を起こしている症例は，体外循環離脱時や術後に大量出血を起こす可能性があるため，太い静脈ライン（14G）を確保し，急速輸血ポンプも準備しておく．

体外循環前には経食道心エコー（以下 TEE）で PFO（卵円孔開存）の有無（図 10-18）についての評価が必要である．これは，LVAD 作動後，左房圧低下[11]により右左シャント[12]を生じる可能性があるためである．

また，僧帽弁狭窄症，大動脈弁逆流の評価（LVAD 作動後，recirculation の可能性），右室機能，三尖弁逆

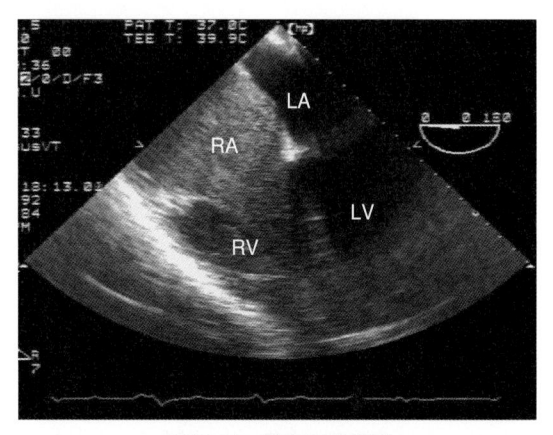

図 10-18 術中 TEE 所見
Levovist®（超音波診断用造影剤）で卵円孔開存の有無を検出．

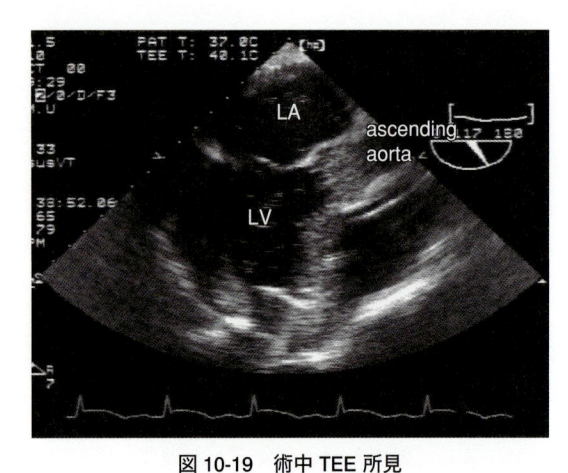

図10-19　術中TEE所見
TEEにて左室内，上行大動脈内の遺残空気を抜く．

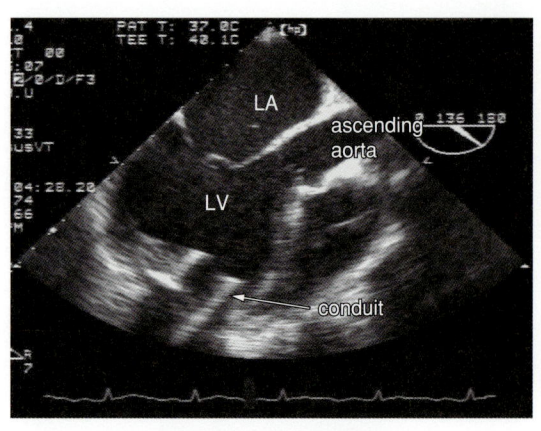

図10-20　術中TEE所見
inflow conduitの位置確認．

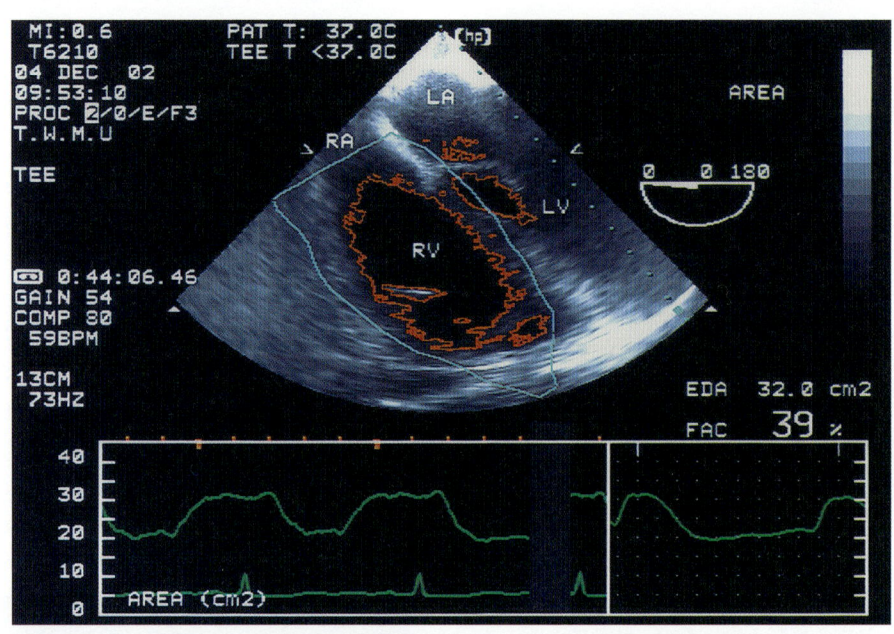

図10-21　Acoustic Quantification（AQ法）による右室機能評価
RVFAC（fractional area change： FAC）測定： 自動的に心内膜と血液境界面を検出し，リアルタイムにFACを求めることができる．

流の評価，左室内血栓の有無についての評価を行う．

d．植え込み後の麻酔管理

LVASのポンプ流量は肺循環に依存するため，LVAS植え込み後（体外循環離脱後）の麻酔管理は，LVASの流量を得るため，1）右室機能維持と，2）適切な前負荷（出血のコントロール）がポイントとなる．

体外循環離脱時はTEE下に充分な空気抜き（図10-19）を行い，再度，大動脈弁逆流，PFOがないことを確認し，さらに左室充満の確認，inflow conduitの位置確認（図10-20），右室機能評価（図10-21），三尖弁逆流の評価を行う．

3．合併症

LVAS植え込み後の合併症としては，術後右心不全，出血，血栓塞栓，感染症，不整脈などがある．最も重篤な合併症の1つである術後右心不全はLVAS植え込み術患者の20～30％にみられる[13,14]合併症であり患

者の罹患率，死亡率に大きく影響する因子である．

LVAS 植え込み後の右心不全のメカニズムは多様であり，術前より持続する肺血管抵抗の上昇や，左室減圧による右室駆出時の心室中隔の収縮寄与の減少，LVAS により増加した心拍出量が潜在的に存在した右室機能低下に対し右室容量負荷として働く，などが考えられてきた．

右心不全の臨床症状として血行動態上，右房圧 20 mmHg 以上，左房圧 10 mmHg 以下，心係数 $1.8 l/min/m^2$ 以下，肺動脈圧上昇，肺血管抵抗上昇，LVAS の流量低下[22]，TEE 上，右室拡大，三尖弁逆流の出現もしくは増加，左室腔の虚脱，心室中隔の左方偏位の所見が認められる．

合併症の治療

右心不全に対する治療としては[13]，1) 充分な容量負荷，2) 陽性変力薬の増量，3) 肺血管抵抗低下，4) 洞性徐脈に対し心房ペーシング，junctional rhythm に対し AV 順次ペーシング，5) 輸血量を削減するための抗線溶療法，6) 低酸素血症やアシドーシスの改善を行う．

このためカテコラミンの選択は肺血管抵抗上昇を避ける意味で，ドブタミンを第一選択にし，その他，PDE III 阻害薬（肺血管抵抗低下，陽性変力効果）[15]，肺血管抵抗低下目的にプロスタグランジン製剤（PGE_1，PGI_2）やニトログリセリンを投与する．

これら薬剤によっても高い肺血管抵抗が持続する場合は NO 吸入（20 ppm）を行うが[16]薬物療法によっても右心不全が改善しない場合は右心補助人工心臓（RVAS）植え込みの適応も検討する．

また，充分な前負荷を維持するため，出血のコントロールを行うことも重要である．

末期的心不全患者は，術前に心不全により起こされた肝機能障害により凝固能が低下している症例も多く，止血が確認できるまで，FFP および血小板投与，さらに体外循環前よりアプロチニン投与[17]も考慮する．

■文献

1) The SOLVD Investigators. Effect of enalapril on mortality and the development of heart failure in asymptomatic patients with reduced left ventricular ejection fraction. N Engl J Med 1992; 327: 685-91.

2) Cohn JN, Tognoni G; Valsartan Heart Failure Trial Investigators. A randomized trial of the angiotensin-recepter blocker valsartan in chronic heart failure. N Engl J Med 2001; 345: 1667-75.

3) The CAPRICORN Investigators. Effect of carvedilol on outcome after myocardial infarction in patients with left ventricular dysfunction: the CAPRICORN randomisea trial. Lancet 2001; 357: 1385-90.

4) Leclercq C, Cazeau S, Breton HL, et al. Acute hemodynamic effects of biventricular DDD pacing in patients with end-stage heart failure. J Am Coll Cardiol 1998; 32: 1825-31.

5) Weeldom D, Jansen P, Portner PM. The Novacor electrical implantable left ventricular assist system. Perfusion 2000; 15: 355-61.

6) McCarthy PM, Hoercher K. Clinically available intracorporeal Left ventricular assist devices. Prog Cardiovasc Dis 2000; 43: 37-46.

7) Kyo S, Tanabe H, Asano H, et al. Clinical effects of left ventricular assist system in end-stage cardiac failure: Advantages of left ventricular blood drainage for recovery from cardiac dysfunction. Jpn J Thorac Cardiovasc Surg 2000; 48: 440-6.

8) Colson P, Saussine M, Seguin JR, et al. Hemodynamic effects of anesthesia in patients chronically treated with angiotensin-covering enzyme inhibitors. Anesth Analg 1992; 74: 805-8.

9) Dyck MV, Baele P, Rennotte M, et al. Should amiodarone be continued before cardiac surgery? Acta Anesthesiol Belg 1998; 39: 3-10.

10) Dickstein ML, Mets B, Heath MJS. Anesthetic assist considerations during left ventricular assist device implantation. In: Goldstein DJ, Oz MC, editors. Cardiac assist devices. New York: Futura Publishing; 2000.

11) McCarrhy PM, Savage RM, Fraser CD. Hemodynamic and physiologic changes during support with an implantable left ventricular assist device. J Thorac Cardiovasc Surg 1995; 109: 409-17.

12) Baldwin PT, Duncan TM, Frazier OH. Patent foramen ovale: a cause of hypoxemia in patients on left ventricular support. Ann Thorac Surg 1991; 52: 865-7.

13) Chen JM, et al. Management of perioperative right-sided circulatory failure. Cardiac assist devices. In: Goldstein DJ, Oz MC, editors. Cardiac assist devices. New York: Futura Publishing; 2000.

14) Santamore WP, Gray LA. Left ventricular contributions to right ventricular systolic function during LVAD support. Ann Thorac Surg 1996; 61: 350-6.

15) Shipley JB, Tolman D, Hastillo A, et al. Milrinone: Basic and clinical pharmacology and acute and chronic

management. Am J Med Sci 1996; 311: 286-91.
16) Argenziano M, Choudhri AF, Moazami N, et al. Randomized, double-blind trial of inhaled nitric oxide in LVAD recipients with pulmonary hypertension. Ann Thorac Surg 1998; 65: 340-5.
17) Goldstein D, Seldomridge J, Chen J, et al. Use of aprotinin in LVAD recipients reduces blood loss, blood use, and perioperative mortality. Ann Thorac Surg 1995; 59: 1063-7.

[長沢千奈美]

11

ペースメーカー

A. 恒久的ペースメーカー植え込みの適応

　植え込み型ペースメーカーは1960年代に実用化されて以来，年々改良が重ねられ現在ではほぼ生理的心拍動を再現しうるに至っている．徐脈性不整脈に対する治療としての恒久型ペースメーカー植え込みは，臨床上不可欠なものとなってきており，生命予後の改善のみならずQOLの改善をもその目的とし広く臨床に用いられるようになった．本稿では恒久的ペースメーカー植え込みの適応，ペーシング様式，ペーシングと血行動態，合併症について述べる．

植え込み適応について

　ペースメーカー植え込み適応は，本稿で示す植え込みガイドラインを基本として，個々の症例の医学的，社会的，および心理的側面等を考慮しながら慎重に検討されなければならない．本邦では，1995年に合同研究班によってガイドラインが示され2001年に改訂が加えられた[1]．本章では，疾患別に恒久的ペースメーカーの植え込み適応について本邦でのガイドラインを中心に概説する．

1．洞不全症候群

　洞不全症候群は，洞結節の自動能あるいは洞房伝導障害による徐脈性不整脈により，失神，眼前暗黒感など脳虚血症状や，易疲労感，浮腫，労作時呼吸困難などの心不全症状を呈するものをいい，RubensteinⅠ型（原因不明の50/分未満の持続性洞性徐脈），Ⅱ型（洞停止または洞房ブロック），Ⅲ型（徐脈-頻脈症候群）の3型に分類される[2]（図11-1）．本邦における洞不全症候群における恒久的ペースメーカー植え込み適応基準を表11-2に示す（表11-1に適応のグレードを付し

表11-1　適応のグレード

ClassⅠ：有益であるという根拠があり，適応であることが一般に同意されている．
ClassⅡa：有益であるという意見が多いもの．
ClassⅡb：有益であるという意見が少ないもの．
ClassⅢ：有益でないまたは有害であり，適応ではないことで意見が一致している．

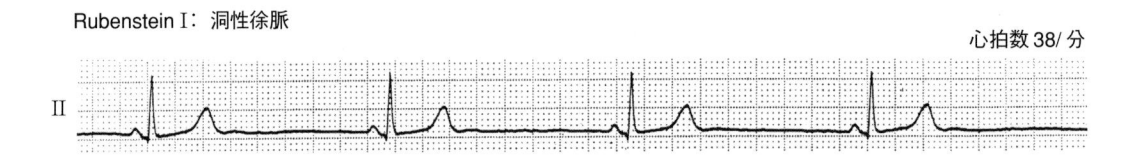

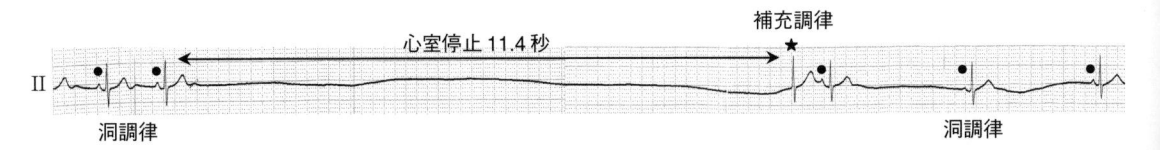

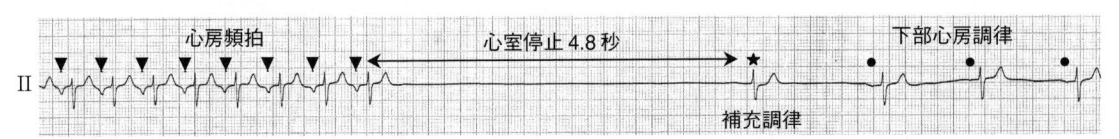

図11-1　洞不全症候群の3型

表 11-2 洞不全症候群に対するペースメーカー植え込み適応[1]

Class I
1. 失神，痙攣，眼前暗黒感，めまい，息切れ，易疲労感などの症状あるいは心不全があり，それが洞結節機能低下に基づく徐脈，洞房ブロック，洞停止あるいは運動時の心拍応答不全によるものであることが確認された場合，それが長期間の必要不可欠な薬剤投与による場合を含む

Class II a
1. 上記の症状があるが，徐脈や心室停止との関連が明確でない場合
2. 徐脈-頻脈症候群で，頻脈に対して必要不可欠な薬剤により徐脈をきたす場合

Class II b
1. 症状のない洞房ブロックや洞停止

Class III
1. 症状のない洞性徐脈

た）．徐脈に伴う自覚症状の有無が植え込みの大きな決め手となっている．したがって，自覚症状と徐脈の関係が明らかではない症例においては，Holter 型心電図，臨床心臓電気生理学的検査，運動負荷試験などを行いこれらの関係を明らかにすることは重要である．

また病因として，薬剤（ジギタリス，β遮断薬，カルシウム拮抗薬，抗不整脈薬），自律神経異常（迷走神経の亢進状態），甲状腺機能低下症，虚血性心疾患，心筋症などが背景に存在する場合があるので，これらの要因との関係を充分に検討し，可逆的なものは適応

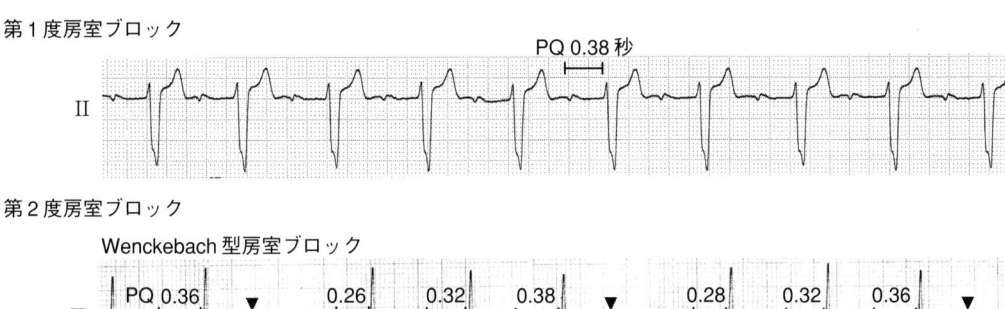

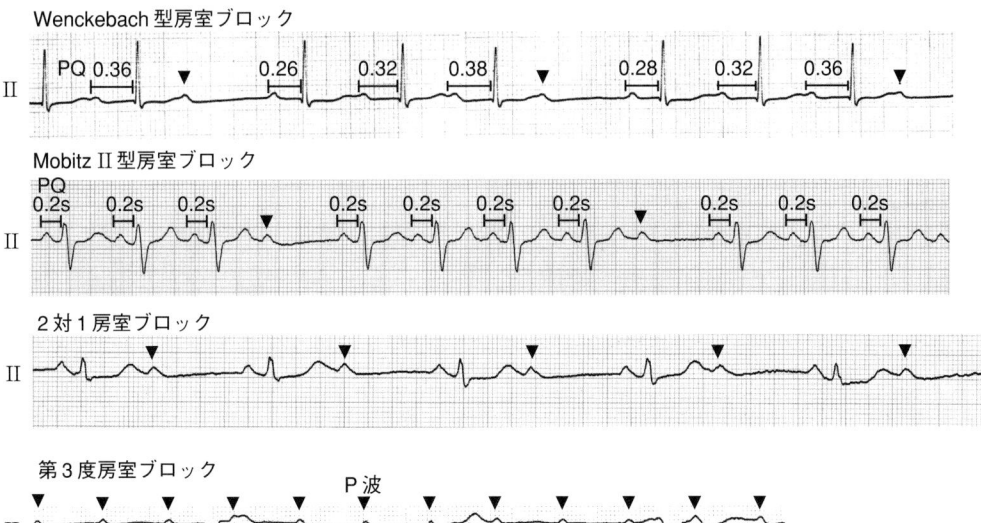

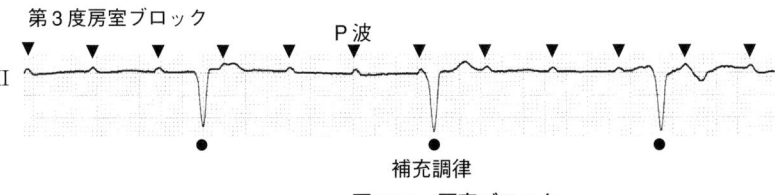

図 11-2 房室ブロック

から除外する必要がある．ただし，長期間にわたり必要不可欠な薬剤による場合は適応となる．

2．成人の後天性房室ブロック

房室ブロックとは心房から心室への電気的興奮の伝導遅延ないし途絶を生じた状態と定義され，1度，2度（Wenckebach 型，Mobitz II 型，2：1 ブロック），高度（2拍以上連続して房室ブロックとなる場合），3度房室ブロックに分類される（図11-2）．また，ブロック部位によっても，PA ブロック（心房内ブロック），AH ブロック（房室結節内ブロック），BH ブロック（His 束内ブロック），HV ブロック（His 束より下位でのブロック）に分類され臨床心臓電気生理学的検査により診断される．心電図学的分類と電気生理学的分類にはそれぞれ関連が存在し，一般に Wenckebach 型ブロックは AH ブロック，Mobitz II 型ブロックは BH または HV ブロックで出現する場合が多く，第1度および第3度ブロックはいずれの部位でのブロックでもみられる．房室ブロック出現時の補充収縮は，一般的にブロック部位が上位であるほど安定しており，心拍数も高い傾向にある[3]．また，BH や HV ブロックは器質的心疾患に伴い出現することが多く，高度および第3度ブロックに進行することも多い[4,5]．これらの理由から，第2度房室ブロックであってもそのブロック部位によりペースメーカー植え込みの適応が異なる．表11-3 に成人における後天性房室ブロックの植え込み適応を示す．Class I では徐脈による明らかな臨床症状が証明されている第2度以上のブロック，高度または第3度ブロックで投与不可欠な薬剤によるもの，改善の予測ができない術後房室ブロック，房室結節アブレーション後，進行性の筋疾患に伴うもの，覚醒時の著明な徐脈（参考値：心室拍数 40/分以下）・長時間の心室停止（参考値：心室停止3秒以上）を伴うもの[6,7]が含まれる．Class IIa では，症状を伴わない第2度，高度または第3度房室ブロックであっても，ブロック部位が His 束内または His 束以下である場合や，徐脈による心拡大を示すもの，運動やアトロピン投与などで洞調律レートが上昇した際に房室結節伝導比が上昇しないものが含まれる．また，第1度房室ブロックであっても，徐脈によると考えられる症状がありブロッ

表 11-3　成人の後天性房室ブロックに対するペースメーカー植え込み適応[1]

Class I
1．ブロック部位にかかわらず，徐脈による明らかな臨床症状を有する第2度，高度または第3度房室ブロック
2．ブロック部位にかかわらず，高度または第3度房室ブロックで以下のいずれかを伴う場合
　　1）投与不可欠な薬剤によるもの
　　2）改善の予測が不可能な術後房室ブロック
　　3）房室接合部のカテーテルアブレーション後
　　4）進行性の神経筋疾患に伴う房室ブロック
　　5）覚醒時に著明な徐脈や長時間の心室停止を示すもの

Class IIa
1．症状のない第2度，高度または第3度房室ブロックで，以下のいずれかを伴う場合
　　1）ブロック部位が His 束内または His 束下のもの
　　2）徐脈による進行性の心拡大を伴うもの
　　3）運動または硫酸アトロピン負荷で伝導が不変もしくは悪化するもの
2．徐脈によると思われる症状があり，他に原因のない第一度房室ブロックで，ブロック部位が His 束内または His 束下のもの

Class IIb
1．症状のない高度または第3度房室結節内ブロックで，覚醒時に著明な徐脈や長時間の心室停止がない場合
2．至適房室間隔設定により血行動態の改善が期待できる心不全を伴う第1度房室ブロック

Class III
1．症状のない第1度房室ブロック（脚ブロックを有するものを含む）
2．症状のない Wenckebach 型第2度房室ブロック
3．一過性で，原因を取り除くことにより改善し，かつ再発もしないと思われる房室ブロック（薬剤性など）

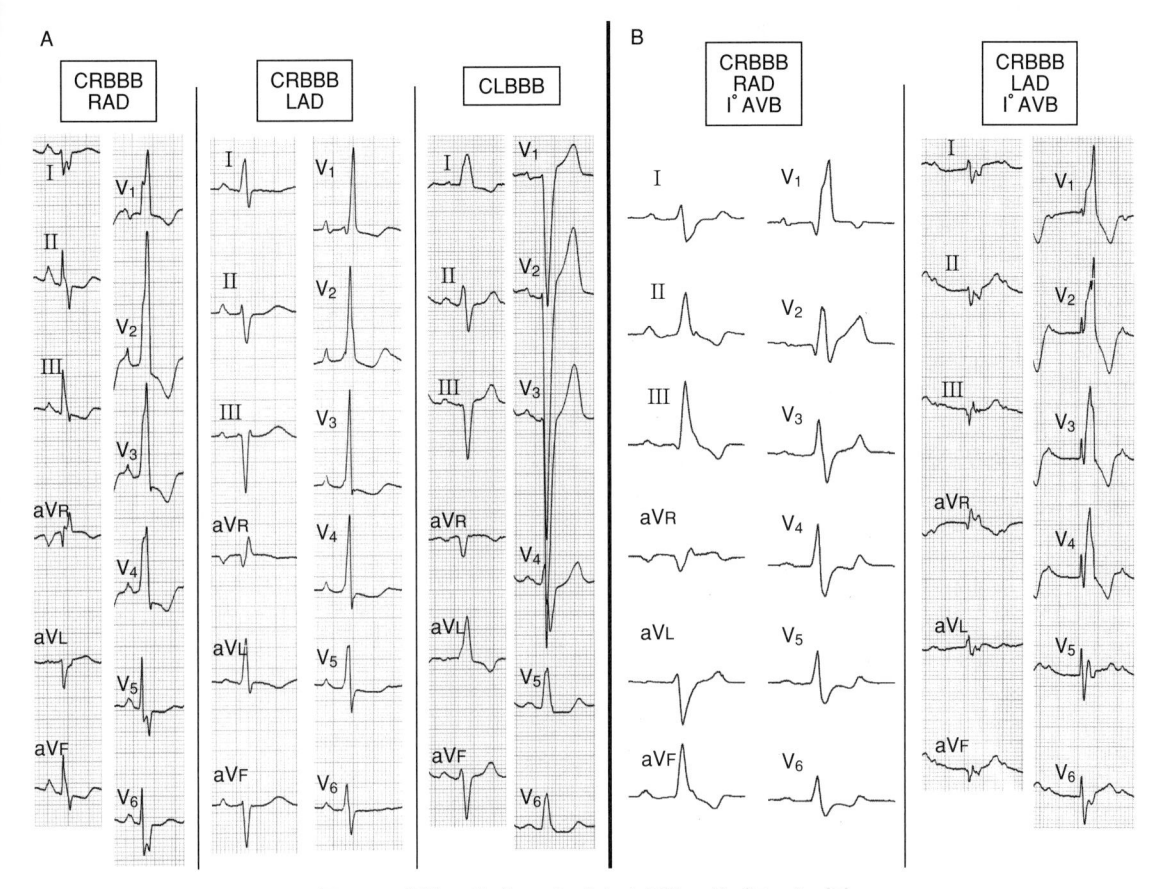

図11-3 慢性2枝ブロック（A）と慢性3枝ブロック（B）

ク部位が His 束または His 束以下であれば Class IIa に含まれる．

3．慢性2枝および3枝ブロック

心室内の刺激伝導系は，右脚，左脚前枝および左脚後枝の3枝からなり，それぞれの脚枝におけるブロックが特徴的な心電図所見を呈する[8]．2枝ブロックとは，上述の3枝のなかの2枝にブロックが起きた状態であり，完全右脚ブロックに左脚前枝（左軸偏位）または後枝ブロック（右軸偏位）を伴ったもの，および完全左脚ブロック（軸は通常−75〜+75°）を指す（図11-3A）．3枝ブロックとは，2枝の完全ブロックに1枝の不完全ブロック，および3枝の不完全ブロックを伴った状態であり，完全右脚ブロックに第1度房室ブロック，左軸または右軸偏位を伴ったもの，および完全左脚ブロックに1度房室ブロックを伴ったもの，交代性脚ブロック（右脚および左脚ブロックが交代性に両方とも出現すること）を指す（図11-3B）．植え込み適応を表11-4に示す．ペースメーカー植え込み適応決定にあたっては，高度房室ブロックをきたす危険性の判断が重要であり，電気生理学的検査による His 束-Purkinje 系の伝導機能の評価が重要である．電気生理学的検査における His 束以下での伝導障害を示唆する参考所見として，1）著明な HV 間隔の延長（100 ms 以上），2）心房ペーシング（150/分以下）による BH または HV ブロックの誘発，3）Ia 群抗不整脈薬静注による BH または HV ブロックの誘発，があげられている[9,10]．

4．徐脈性心房細動

徐脈性心房細動とは，心室応答が低下した慢性心房細動を指し，心房細動に房室ブロックを伴った状態である（図11-4）．ACC/AHA/NASPE のガイドライン[11]では徐脈性心房細動のセクションは存在しないが，房室ブロックの適応に準ずるものと考えられる．本邦のガイドラインでは適応（表11-5）が示されており，植

表 11-4 慢性 2 枝・3 枝ブロックに対するペースメーカー植え込み適応[1]

Class I
1. 慢性 2 枝または 3 枝ブロックがあり，第 2 度 Mobitz II 型，高度もしくは第 3 度房室ブロックの既往のある場合
2. 慢性 2 枝または 3 枝ブロックがあり，投与不可欠な薬剤の使用が房室ブロックを誘発する可能性の高い場合
3. 慢性 2 枝または 3 枝ブロックと Wenckebach 周期第 2 度房室ブロックを認め，失神発作の原因としてさらに高度の房室ブロック発現が疑われる場合

Class IIa
1. 慢性 2 枝または 3 枝ブロックがあり，失神発作を伴うが原因の明らかでないもの
2. 慢性 2 枝または 3 枝ブロックがあり，基礎心疾患を有し，電気生理検査による His 束以下での伝導遅延・途絶の証明された場合

Class IIb
1. 慢性 2 枝または 3 枝ブロックがあり，電気生理検査で His 束以下での伝導遅延・途絶の所見を認めるが，器質的心疾患のないもの

Class III
1. 慢性 2 枝または 3 枝ブロックがあるが，電気生理検査で His 束以下での伝導遅延・途絶の所見がなく，症状のない器質的心疾患もないもの

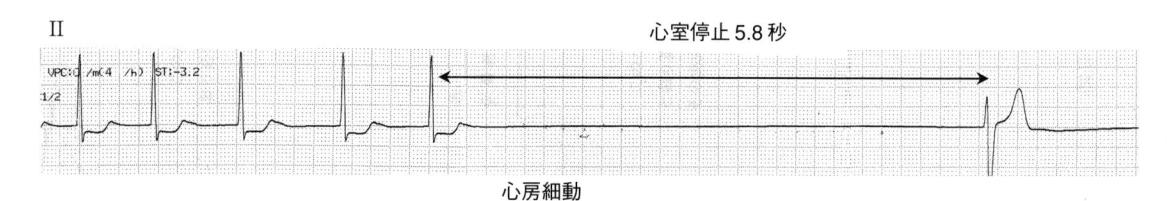

図 11-4 徐脈性心房細動で認められた 5.8 秒の心室停止

表 11-5 徐脈性心房細動に対するペースメーカー植え込み適応[1]

Class I
1. 失神，痙攣，眼前暗黒感，めまい，息切れ，易疲労感などの症状あるいは心不全があり，それが徐脈や心室停止によるものであることが確認された場合．それが長期間の必要不可欠な薬剤投与による場合を含む．

Class IIa
1. 上記の症状があり，徐脈や心室停止を認めるが，両者の関連が明確ではない場合．

Class IIb（なし）

Class III
1. 症状のない徐脈性心房細動

え込み適応としては，徐脈による症状が認められる場合で，それが長期間の必要不可欠な薬剤投与による場合も class I に含まれる．徐脈と症状の関連性が明らかでないときには，徐脈の程度や心室停止の長さ（参考値：覚醒時心室拍数 40/分以下，心室停止 3 秒以上）を考慮するが，できるだけ Holter 心電図を繰り返し施行して両者の関連性を追及する必要がある．

5．過敏性頚動脈洞症候群・神経調節性失神

過敏性頚動脈洞症候群では，臨床的に反復性に失神が出現し頚動脈洞刺激にて長い心室停止（参考値：3 秒以上）が誘発されるものが適応となるが，血管抑制（反射性の末梢血管の拡張）による血圧低下が大きく関与している場合があるので，充分な考慮を要する．神経調節性失神においても，反復する失神があり head-up tilt 試験にて心抑制反応が認められる場合は class IIa にあたるが，同様に血管抑制が失神に大きく関与していると考えられる場合は注意を要する（表 11-6）．これらの症例においては，徐脈時に高率に房室ブロックを合併するためペーシングモードは DDD ペーシングが選択されることが多い．

表 11-6 過敏性頸動脈洞症候群・神経調節性失神に対するペースメーカー植え込み適応[1]

Class I
1. 過敏性頸動脈洞症候群で反復する失神発作があり，洞機能や房室伝導を抑制する薬剤を使用することなく，頸動脈圧迫により長い心停止が誘発される場合．

Class IIa
1. 神経調節性失神で反復する失神発作があり，head-up tilt 試験により心抑制反応が認められる場合．
2. 心抑制反応を伴う嚥下性失神などの失神で，著しく生活が制限される場合．

Class IIb（なし）

Class III
1. Head-up tilt 試験により心抑制反応が認められるが症状のない場合．

6．閉塞性肥大型心筋症

本邦の基準（表 11-7）では，圧較差による症状が存在し，薬物無効または手術治療不適切な場合に Class I となるが，ACC/AHA/NASPE 基準[11]では，通常の洞不全症候群および房室ブロックの適応が Class I となり，薬剤が無効で圧較差の存在する症候性左室流出路狭窄は Class IIb となっている．ペーシングモードは DDD ペーシングであり，AV delay は左室流出路圧較差が最小となる値が選択される．

まとめ

恒久的ペースメーカー植え込み基準を本邦の基準を中心に概説したが，実際の臨床の場面では，患者の臨床症状，心電図所見，心臓電気生理学的検査所見などはもとより，年齢，活動度，合併疾患，生活環境，患者の希望なども考慮に入れ，総合的に植え込み適応が判断されなければならない．

■文献
1) 笠貫　宏，相澤義房，大江　透，他．不整脈の非薬物治療ガイドライン．不整脈 2002; 18: 62-95.
2) Rebenstein JJ, Schulman CL, Yurchak PM, et al. Clinical spectrum of sick sinus syndrome. Circulation 1972; 46: 5-13.
3) Lane GK, Kennelly BM. Ventricular overdrive suppression of idioventricular rhythm in patients with complete heart block. Cardiovasc Res 1978; 12: 712-9.

表 11-7 閉塞性肥大型心筋症に対するペースメーカー植え込み適応[1]

Class I
1. 圧較差に基づく症状により生活の質の低下をきたす閉塞性肥大型心筋症で，症状と圧較差が関連しており，薬物治療が無効か副作用のため使用不能か，患者が望まず，かつ手術療法が不適切な場合．

Class IIa（なし）
Class IIb（なし）
Class III（なし）

4) Gupta PK, Lichstein E, Chadda KD. Chronic His bundle block. Clinical, electrocardiographic, electrophysiological, and follow-up studies on 16 patients. Br Heart J 1976; 38: 1343-9.
5) Snyder JW, Basta LL, Woolson RF. The relative risk of spontaneous complete atrioventricular block in elderly patients with impaired intra-ventricular conduction. J Electrocardiol 1975; 8: 95-102.
6) Strasberg B, Amat-Y-Leon F, Dhingra RC, et al. Natural history of chronic second-degree atrioventricular nodal block. Circulation 1981; 63: 1043-9.
7) Ector H, Rolies L, De Geest H, et al. Dynamic electrocardiography and ventricular pause of 3 seconds and more: etiology and therapeutic implications. PACE 1983; 6: 548-51.
8) Rosenbaum MB, Elizari MV, Lazzari JO, et al. The differential electrocardiographic manifestations of hemiblocks, bilateral bundle branch block, and trifascicular blocks. In: Advances of Electrocardiography. Schlant RB, et al, editors. New York: Grune & Stratton; 1972. p.145.
9) Scheinman MM, Peters W, Suave MJ, et al. Value of HQ interval in patients with bundle branch block and the role of prophylactic permanent pacing. Am J Cardiol 1982; 50: 1316-22.
10) Dhingra RC, Wyndham C, Bauernfeind R, et al. Significance of block distal to the His bundle induced by atrial pacing in patients with chronic bifascicular block. Circulation 1979; 60: 1455-6.
11) Gregoratos G, Abrams J, Epstein AE, et al, ACC/AHA/NASPE 2002 guideline update for implantation of cardiac pacemakers and antiarrhythmia devices-summery article. A report of the American college of cardiology/American heart association task force on practice guidelines (ACC/AHA/NASPE committee to update the 1998 pacemaker guidelines). J Am Coll Cardiol 2002; 40: 1703-19.

［大友　潔，栗田隆志］

B. ペーシング様式

1. 種類

現在本邦にて使用可能なペースメーカーは，single chamber および dual chamber pacemaker の 2 種類に分類される．前者は右房または右室にリードが挿入され，後者は右房および右室にリードが挿入される dual lead pacemaker と，1 本のリードに心房および心室電極が装着された single lead pacemaker に分類される．また，ペーシング様式は ICHD (Inter-Society Commission for Heart Disease Resources) コードによって表記されるのが一般的である（図 11-5）．ペースメーカーの歴史の中で最も原始的なものは第 3 度房室ブロック症例に対する VOO 型ペースメーカーの植え込みであったが，現在では dual chamber pacing, rate-responsiveness を駆使した DDDR 型ペースメーカーが頻用され，より生理的心拍動の再現が可能となっている．各ペーシングモードについて概説し，疾患別至適ペーシングモードの選択方法を述べる．

a. AOO/VOO/DOO 型

自己の P 波または QRS 波を検出することなく，常に設定された周期で心房・心室または心房心室順次ペーシングを行う原始的な設定である（図 11-6）．この方式では自己調律を無視してペースメーカーが独自に刺激を行うため，自己波形の存在する症例では刺激による調律との競合調律となる．また，心室刺激が心室筋の相対不応期に行われると，確率は低いものの心室細動を誘発する可能性もあるため徐脈治療には用いられない．本設定は，手術時における電気メスの信号（EMI：electromagnetic interference）を検出し刺激が抑制されないようにする場合などに用いることがある．また，マグネットモードや EMI 防御モードも本設定となる．

b. AAI/VVI 型

心房または心室にて自己心電位の検出または刺激後，ある一定周期内に自己心電位が検出されなかった場合に刺激を発生する設定であり，ディマンド型とよ

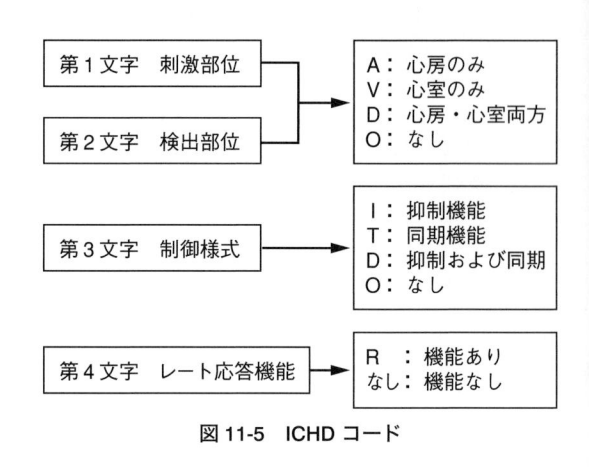

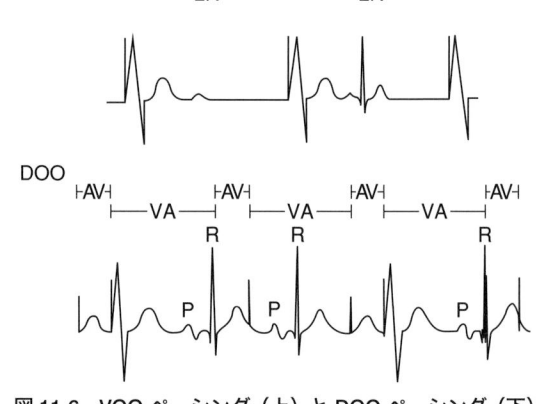

図 11-5 ICHD コード

図 11-6 VOO ペーシング（上）と DOO ペーシング（下）

上段：VOO ペーシング．自己心室波形の出現は感知せず一定の設定心拍数（LR）でペーシングを行う．

下段：DOO ペーシング．自己心房および心室波形の出現に無関係に，一定の設定心拍数にて心房・心室順次ペーシングを行う．心房ペーシング後，一定の房室間隔（AV）後に心室ペーシングを行い，その後一定の室房間隔（VA）後に心房ペーシングを行う．

(Hayes DL, Levine PA. Pacemaker timing cycles. In：Ellenbogen KA, editor. Cardiac Pacing. Boston：Blackwell Scientific Publications；1992. p.263-308 を改変)

ばれる（図 11-7）．AOO/VOO とは異なり，自己 P 波および QRS 波と競合はみられない．AAI 型ペーシングは房室伝導障害を有さない洞不全症候群において，

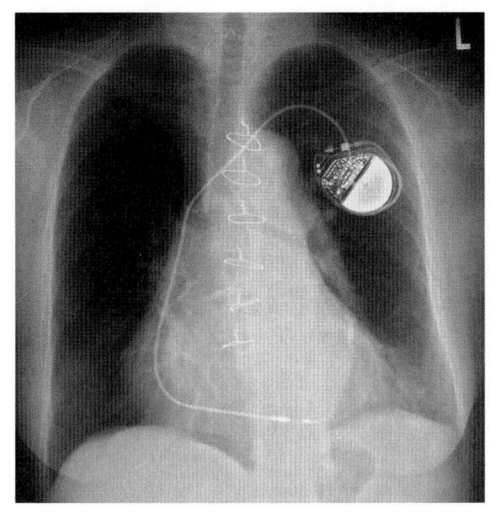

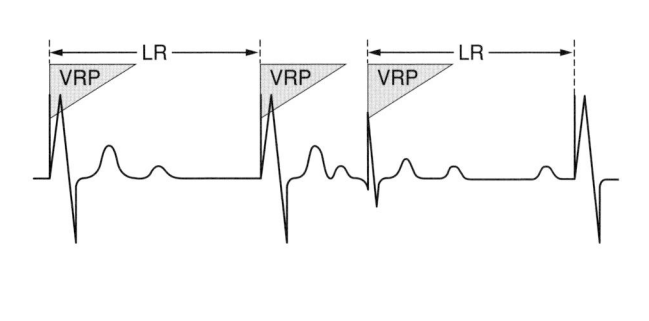

図 11-7 VVI 型ペースメーカー植え込み後の胸部 X 線写真と VVI ペーシングの模式図
自己心室波形を感知した際には，ペーシングが抑制され RR 間隔が一定となるように心室ペーシングを行う．
LR：設定心拍数，VRP：心室リード不応期
(Hayes DL, Zipes DP. Cardiac pacemakers and cardioverter-defibrillators. In：Braunwald E, Zipes DP, Libby P, editors. Heart Disease：A Textbook of Cardiovascular Medicine. Sixth ed. Philadelphia：WB Saunders Company；2000 を改変)

VVI 型は徐脈性心房粗細動で第 1 選択となる．VVI ペーシングは AV synchrony を欠くため非生理的ペーシングとよばれ，AAI (R) や DDD (R) に比し血行動態的に不利な点も存在する．そのため，房室ブロックや洞不全症候群では第 1 選択とはならないが，その一方で，AV synchrony を必要としない症例においては，その長期間の臨床実績，安定性，植え込み操作の容易さ，徐脈性心房粗細動出現時の対策などから，これらの症例においても広く用いられている．

c．AAT/VVT 型

心房または心室で心電位を検出すると，刺激を発生するものである．刺激は心筋の絶対不応期内に加わるため無効刺激となる．臨床的に用いられることはない．

d．VAT/VDD/VDT 型

完全房室ブロック症例において VVI 型を用いると，AV synchrony を取り戻すことはできず，心拍数も固定された状態となる．そこで洞結節機能障害のない症例では，心房電位を検出後，房室伝導時間に相当する時間（AV delay）後に心室刺激を行うことによって AV synchrony と生理的心拍変動を取り戻すことができる．この様式を心房同期型といい VAT・VDD・VDT 型が含まれる．VAT では検出部位が心房のみであるため，自己の心室波が存在する場合にペーシングと自己調律が競合してしまうことになる．これを防ぐために心室でも検出を行う様式が VDD である．VDD モードでは心房でペーシングをする必要がないため，現在の VDD 型ペースメーカーのリードは一本の心室リードの途中に心房電位検出用の電極が装着されたものを用い，シングルパス VDD 型とよばれる（図 11-8）．心房電極は心房壁には接触していなくても心房電位の検出が可能である．VAT に VVT の機能を加えたものが VDT である．

e．DDI 型

洞機能不全を有する場合は心房同期機能は無意味なものとなるため，心房ペーシング後の一定の AV delay 後に心室ペーシングを行うモードが必要となる．DDD とは異なり心房で自己心房波検出後は心房に同期して心室ペーシングを行わず，設定レートにて心室ペーシングを行う（図 11-9）．DDD 型ペースメーカー植え込み患者で上室性頻脈が出現する場合などに用いられ，その目的は上室性頻脈出現時に上限レートでの心室ペーシングを防ぐことにある．

f．DDD 型

自己心房レートが下限レート以下であるときには

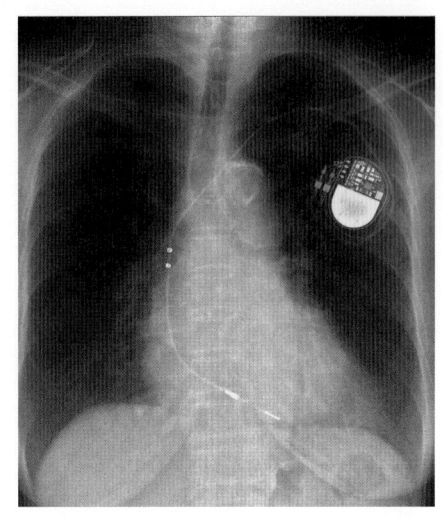

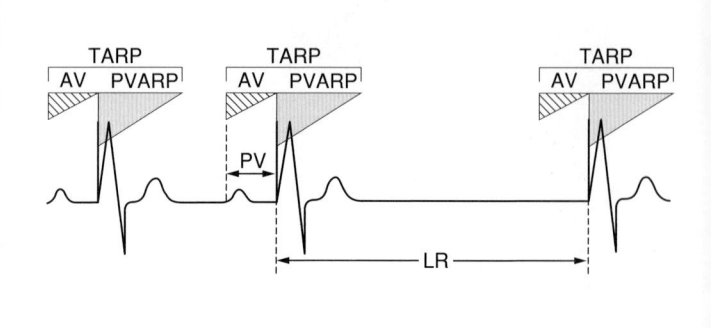

図11-8 シングルリードVDDペースメーカー植え込み後の胸部X線写真とVDDペーシングの模式図

心房で自己心房波を感知した場合には，設定された房室間隔（PV）に自己心室波が感知されなければ心室ペーシングを行い（心房同期型心室ペーシング），感知されれば心室ペーシングは抑制される．心房ではペーシングを行わないため，自己心房波が出現しない場合は，設定された下限心拍数で心室ペーシングを行う．心房同期型心室ペーシングは，心房波の頻度が設定された上限および下限心拍数の範囲内である場合にのみ行われる．LR：下限心拍数，AV：房室時間，PVARP：心室ペーシング後の心房リード不応期，TARP：総心房リード不応期

（Hayes DL, Zipes DP. Cardiac pacemakers and cardioverter-defibrillators. In: Braunwald E, Zipes DP, Libby P, editors. Heart Disease: A Textbook of Cardiovascular Medicine. 6th ed. Philadelphia: WB Saunders Company; 2000 を改変）

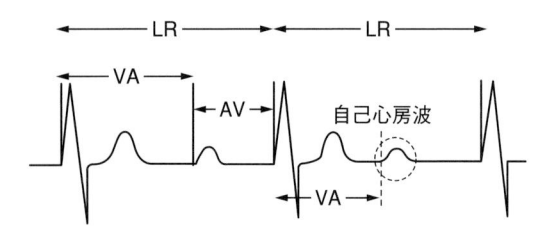

図11-9 DDIペーシングの模式図

自己心房波がない場合は心房ペーシングに引き続く房室間隔（AV）後に心室ペーシングを行う．自己心房波（右のP波）が感知された場合は，心房ペーシングは抑制され設定心拍数（LR）にて心室ペーシングのみを行う．AV：房室時間，VA：室房時間，AV＋VA＝LR

（Hayes DL, Levine PA. Pacemaker timing cycles. In: Ellenbogen KA, editor. Cardiac Pacing. Boston: Blackwell Scientific Publications; 1992. p.263-308. を改変）

DDIとして働き，下限レート以上上限レート以下である時にはVDDとして働く（図11-10）．あらゆる場面に合わせて，全てのモードで働くことが可能である．上室性頻脈時に上限レートでペーシングしてしまう可能性があるため，上室性頻脈検出アルゴニズムをもたせ，検出された際には自動的にDDIに切りかえるシステム（モードスイッチ）を用いることがある．

g．AAIR, VVIR, DDDR

運動などにより全身の血液需要が亢進すると，正常心では1回拍出量および脈拍数を増加させ運動耐容能を発揮する．しかしながら固定心拍数のペースメーカーでは，このような需要増加に対して1回拍出量の増加でしか対応できず運動耐容能が低下する．そこで血液需要の増加を間接的に表わす量，すなわち身体の加速度，呼吸数や換気量，体温や血液温，心電図のQT間隔などをペースメーカーが自動的に計測して，それぞれの場面に見合った心拍数でペーシングを行い，より生理的な心拍数変動を再現することにより運動耐容能を向上させるシステムを心拍応答型ペーシングとよぶ．

2．疾患別適応機種選択

現在一般的に行われている機種選択方法を図11-11に示す．しかしながら，適応機種選択も植え込み適応決定と同様に，個々の症例においてそれぞれの状況を

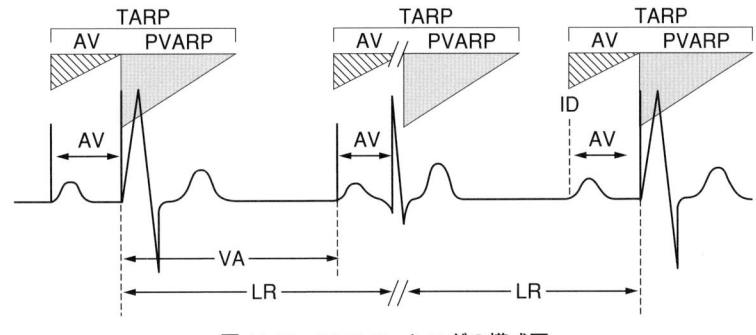

図 11-10 DDD ペーシングの模式図

第1拍：心房心室順次ペーシングが下限心拍数で行われている（心房心室順次ペーシング）．第2拍：下限心拍数での心房ペーシング後に設定された房室時間以内に自己心室波が感知されたため，心室ペーシングが抑制されている（心房ペーシング）．第3拍目：自己心房波が感知されたため心房ペーシングは抑制され，その後房室時間以内に自己心室波が感知されないため心室ペーシングが行われている（心房同期型心室ペーシング）．LR：下限心拍数, AV：房室間隔, VA：室房間隔, PVARP：心房ペーシング後心房リード不応期, TARP：総心房リード不応期, ID：自己波形感知

（Hayes DL, Zipes DP. Cardiac pacemakers and cardioverter-defibrillators. In：Braunwald E, Zipes DP, Libby P, editors. Heart Disease：A Textbook of Cardiovascular Medicine. 6th ed. Philadelphia：WB Saunders Company；2000 を改変）

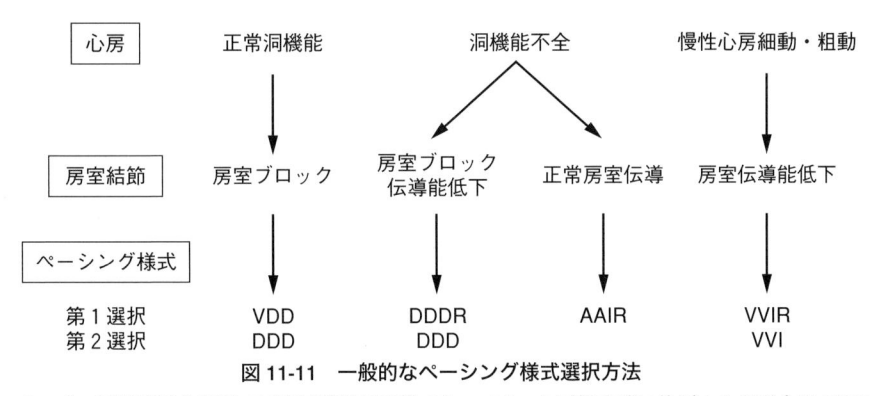

図 11-11 一般的なペーシング様式選択方法

その他，洞機能不全症例で房室伝導能が正常であっても，心房細動時に徐脈となる場合は DDDR 型ペースメーカーが適応される．

総合的に判断して決定する必要がある．一般的に DDD 型ペースメーカーはあらゆる状況に対応可能であるが，反面，VVI に比して電池消耗が早く高価であることや，2本のリードを必要とすることなどから，リードトラブルや静脈閉塞症の可能性も高くなる．身体的活動度の低い患者では必ずしも房室同期性や心拍応答型ペーシングを要しないこともあり，手術・管理の簡易性やリードトラブルの少なさなどから VVI ペーシングが選択されることもある．また最近は，DDD や AAI に比し VVI ペーシングにて心房細動，脳梗塞の発症率が高いことや[1-3]，心室ペーシングが行われる割合が多い患者で心不全入院や心房細動発症率が高かったとの報告[4]などから，至適ペーシング様式の選択も変化しつつある．

a．洞不全症候群

房室結節伝導障害や徐脈性発作性心房細動を伴わない限り AAIR ペーシングがより生理的であり第1選択となる．房室結節伝導障害を伴う場合は，DDD ペースメーカーを植え込み心房ペーシングを行い，発作性

心房細動を有する場合はモードスイッチを ON とする．洞不全症候群では VVI ペーシングによりペースメーカー症候群が出現したり，心房細動や脳梗塞の合併率が増加することが明らかとなっており[5]，特別な理由がない限り VVI ペーシングは禁忌に近いと考えられるようになってきている．

b．房室ブロック

DDD ペーシングが基本となるが，変時性障害のある患者では DDDR が選択される．また，洞徐脈のない症例ではシングルパス VDD ペーシングを用いることもある．洞不全症候群と同様の理由で房室ブロック症例に対し VVI ペーシングが行われることは少ない．

c．慢性 2 枝および 3 枝ブロック

将来的に高度および第 3 度房室ブロックに進行する可能性が高く[6]，VDD（R）または DDD（R）ペーシングが選択されることが多い．

d．徐脈性心房細動

VVIR または VVI ペーシングが適応される．

e．閉塞性肥大型心筋症

閉塞性肥大型心筋症では，中隔肥大による収縮期左室流出路狭窄や Venturi effect による収縮期前方運動（SAM）により，流出路に圧較差が発生し血行動態を悪化させると考えられている．治療として β 遮断薬・カルシウム拮抗薬・I 群抗不整脈薬の投与，経皮的心室中隔心筋焼灼術 percutaneous transluminal septal myocardial ablation（PTSMA），外科的心室中隔切除術，DDD ペースメーカーによるペーシング療法などがあげられる．ペーシング療法は，DDD 型ペースメーカーを植え込み，AV delay を短縮させて心房心室順次ペーシングを行うことで流出路狭窄を軽減させる目的で行われる．現時点では流出路圧較差減少の機序として，右室心尖部ペーシングにより左室の収縮に遅れが生じる結果，心室中隔が奇異性運動をきたして左室流出路狭窄が減少するためであると考えられている[7]（図 11-12）．その際重要となるのは，心室ペーシングを自己の房室結節伝導による心室興奮よりも早期に行い，心室興奮を右室ペーシングで支配することと[8]，心臓カテーテル検査や心臓超音波検査にて流出路圧較差が最小となる AV delay を選択することである．長期間の

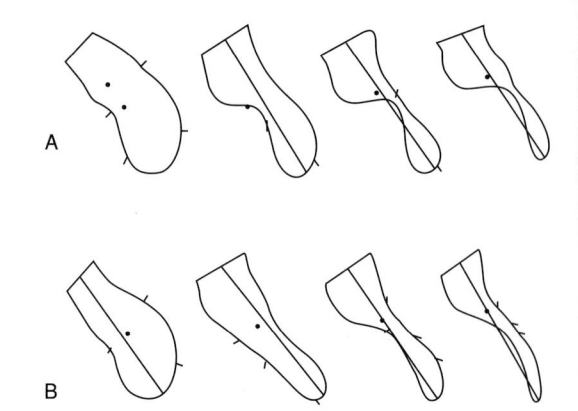

図 11-12 閉塞性肥大型心筋症症例における左室造影所見（右前斜位）の模式図[17]
A：自己心拍時．左室流出路狭窄が認められる．
B：房室順次ペーシング時．左室興奮パターンが変化し流出路狭窄が改善している．

ペーシング後には左室肥大が軽減し圧較差が減少したとの報告[9]もみられペーシングによる心室筋のリモデリングによると考えられている．DDD ペーシングにより著明な圧較差減少と自覚症状の改善を得たとする報告が多くみられるが，一方，AAI と DDD ペーシングを cross-over した検討[10]では，両者間で自覚症状の改善度には有意差がなかったため，自覚症状の改善は placebo 効果によるものである可能性を示唆するものもある．現段階では未解明の部分も多く確立された治療とはいい難いが，薬剤療法でも失神などの脳虚血症状が消失せず流出路圧較差が残存する症例では，手術療法を決断する前に試みるべき治療と考えられる．

f．不全心

近年内科的治療に抵抗性を示す慢性心不全症例に対するペーシング治療の有効性が認識されるようになった．1990 年代前半に，重症慢性心不全患者において右房および右室での AV delay を短縮した DDD ペーシングを行うことにより，左室駆出率および心不全の程度が改善したとの報告がなされた[11]．しかしその後の研究によって，DDD ペーシングにより心機能が改善した症例はいずれも PQ 間隔が延長しており，これらの心機能改善は AV delay を短縮することで房室同期性を獲得したことによることが判明し，PQ 間隔正常～短縮例においては，DDD ペーシングによりかえって心機能が低下することがわかった[12]．近年になって，完

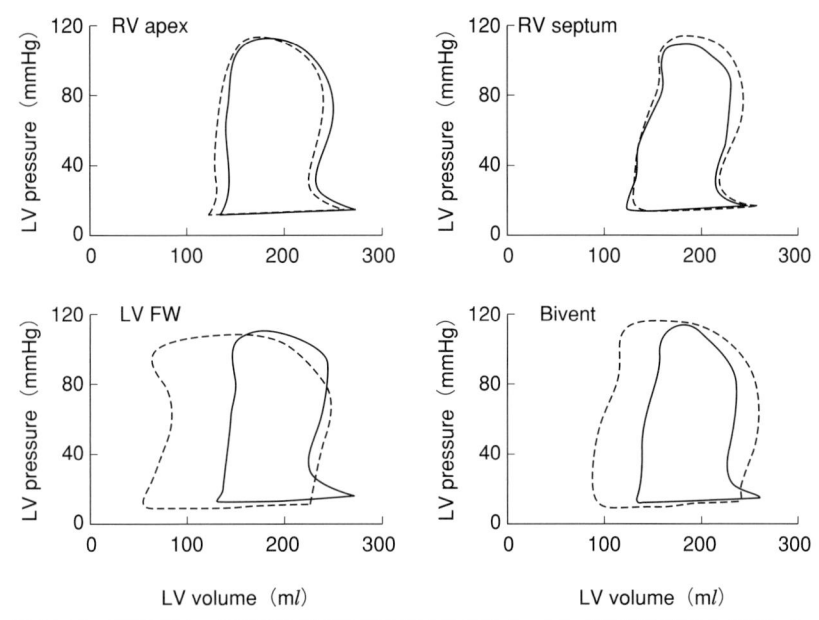

図11-13 左脚ブロック症例におけるさまざまな心室ペーシング部位を用いた VDD ペーシング時の左室圧容量曲線

実線は自己波形時の曲線で，破線はそれぞれ右室心尖部（RV apex），右室中隔（RV septum），左室自由壁（LV FW），両心室（Bivent）ペーシング時の曲線を表わす．右室心尖部および右室中隔ペーシング時は，自己波形時と変化がないが，左室自由壁および両心室ペーシング時には，stroke work および stroke volume の増加と，systolic volume の減少がみられる．

(Kass DA, Chen CH, Curry C, et al. Improved left ventricular mechanics from acute VDD pacing in patients with dilated cardiomyopathy and ventricular conduction delay. Circulation 1999; 99: 1567-73.)

全左脚ブロックを伴う重症慢性心不全症例において，右室および左室ペーシングを同時に行うことにより，QOL や運動耐容能が改善することが判明し[13-17]，海外ではすでに臨床的に行われている．これは慢性心不全患者において，左脚ブロックによって生じる心室中隔および左室自由壁収縮の時間的不一致 dyssynchrony を，右室心尖部および左室自由壁を同時にペーシングすることにより是正し，左室収縮効率を上昇させ心機能を改善させるものであり，cardiac resynchronization や biventricular pacing とよばれている（図11-13）．本邦ではまだ一部の施設で行われるのみである．

g. 神経調節性失神

神経調節性失神は，自律神経調節障害による異常反射による失神の総称であり，血管迷走神経反射，状況失神，過敏性頸動脈洞症候群，起立性低血圧などに分類される．失神の機序として，何らかの誘因により血管運動中枢を介し，心拍数の減少と末梢血管拡張により血圧低下をきたすためであることは共通である．病型として，徐脈を主体とする心抑制型と末梢血管拡張を主体とする血管抑制型，および両者ともみられる混合型の3型に分類される．治療としてはジソピラミドやβ遮断薬などの薬物治療が第1選択であるが，これらによっても失神を繰り返す症例においてはペースメーカー治療が選択されるようになってきた[18]．ペースメーカー治療の適応として，心抑制型か混合型でも心抑制が主要な機序である症例が選択される．VVI ペーシングでは徐脈時に房室同期性が得られないため，末梢血管拡張が増悪し症状の改善は期待できないと報告されている[19]．一方 DDD ペーシングを用いた検討では，84％で症状に改善がみられ，35％で症状の完全消失が得られたと報告されている[20]．1999年に報

告された The North American Vasovagal Pacemaker Study[21]では，"rate-drop response" 機能を搭載した DDD 型ペースメーカーが用いられたが，ペースメーカー治療群で有意に失神発作が減少したと報告された．"rate-drop response" とは，穏やかな心拍数の低下には lower rate でペーシングを行うが，急激な心拍数の低下には intervention rate（通常 100～120/分程度に設定）で一定の時間ペーシングを行うものである．この機能により失神出現直前の低血圧出現時に，血管拡張に対して心拍数増加により心拍出量を増加させることによって血圧を保つことがある程度可能となった．しかしながら，ペースメーカー治療の限界として，血管抑制作用が強い症例では無効であり，薬物療法の併用が必要となることがあげられる．また，最新の randomized double-blind study では[22]，薬剤抵抗性の失神に対する DDD ペーシングによる予防は認められず，植え込みに伴う合併症の多さからも第 1 選択の治療とはなり得ないと結論づけられている．

h．第 1 度房室ブロック

第 1 度房室ブロックは一般的にはペースメーカー植え込み適応とはならないが，低心機能患者で AV delay を適切な値に設定し房室同期性を保つことで，明らかな心機能改善が得られる場合は植え込みを考慮すべきと考えられる[11,12]．

まとめ

DDD ペーシングはさまざまな場面に対応可能であるためオールマイティなペーシング様式と考えられているが，cost/benefit 比を考慮に入れながら個々の症例に適したペーシング様式を選択することが必要と考えられる．

■文献

1) Andersen HR, Thuesen L, Bagger JP, et al. Prospective randomized trial of atrial versus ventricular pacing in sick-sinus syndrome. Lancet 1994; 344: 1523-8.
2) Rosenqvist M, Brandt J, Schuller H, et al. Long-term pacing in sinus node disease: effect of stimulation mode on cardiovascular morbidity and mortality. Am Heart J 1988; 116: 16-22.
3) Lamas GA, Pashos CL, Normand SLT, et al. Permanent pacemaker selection and subsequent survival in the elderly medicare pacemaker recipients. Circulation 1995; 91: 1063-9.
4) Sweeney MO, Hellkamp AS, Ellenbogen KA, et al. Adverse effect of ventricular pacing on heart failure and atrial fibrillation among patients with normal baseline QRS duration in a clinical trial of pacemaker therapy for sinus node dysfunction. Circulation 2003; 107: 2932-7.
5) Andersen HR, Thuesen L, Pedersen AK, et al. Long-term follow-up of patients from randomized traial of atrial versus ventricular pacing for sick-sinus syndrome. Lancet 1997; 350: 1210-6.
6) Scheinman MM, Peters W, Suave MJ, et al. Value of HQ interval in patients with bundle branch block and the role of prophylactic permanent pacing. Am J Cardiol 1982; 50: 1316-22.
7) Jeanrenaud X, Goy J, Kappenberger L, et al. Effects of dual chamber pacing in hypertrophic obstructive cardiomyopathy. Lancet 1992; 339: 1318-23.
8) Fananapazir L, Cannon RO III, Tripodi D, et al. Impact of dual-chamber permanent pacing in patients with obstructive hypertrophic cardiomyopathy with symptoms refractory to verapamil and beta-adrenergic blocker therapy. Circulation 1992; 85: 2149-61.
9) Fananapazir L, Epstein ND, Curiel RV, et al. Long term results of dual chamber (DDD) pacing in obstructive hypertrophic cardiomyopathy. Evidence for progressive symptomatic and hemodynamic improvement and reduction of left ventricular hypertrophy. Circulation 1994; 90: 2731-42.
10) Nishimura RA, Hayes DL, Ilstrup DM, et al. Effect of dual chamber pacing on systolic and diastolic function in patients with hypertrophic cardiomyopathy. Acute Doppler echocardiographic and catheterization hemodynamic study. J Am Coll Cardiol 1996; 27: 421-30.
11) Hochleitner M, Hortnagl H, Ng CK, et al. Usefulness of physiologic dual-chamber pacing in drug-resistant idiopathic dilated cardiomyopathy. Am J Cardiol 1990; 66: 198-202.
12) Nishimura RA, Hayes DL, Holmes DR Jr, et al. Mechanisms of hemodynamic improvement by dual-chamber pacing for severe left ventricular dysfunction: an acute doppler and catheterization hemodynamic study. J Am Coll Cardiol 1995; 25: 281-8.
13) Leclercq C, Cazeau S, Ritter P, et al. A pilot experience with permanent biventricular pacing to treat advanced heart failure. Am Heart J 2000; 140: 862-70.
14) Gras D, Mabo P, Tang T, et al. Multisite pacing as a supplemental treatment of congestive heart failure: results of the Medtronic InSync study. Pacin Clin Electrophysiol 1998; 21: 2249-55.
15) Auricchio A, Stellbrink C, Sack S, et al. Chronic benefit

as a result of pacing in congestive heart failure: results of the PATH-CHF trial. Circulation 2000; 102: 3352A.
16) Cazeau S, Leclercq C, Lavergne T, et al. Effects of multisite biventricular pacing in patients with heart failure and intraventricular conduction delay. N Eng J Med 2001; 344: 873-80.
17) Abraham WT, Fisher WG, Smith AL, et al. Multicentrer InSync randomized clinical evaluation (MIRACLE): results of a double-blind, controlled trial to assess cardiac resynchronization therapy in heart failure patients. J Am Coll Cardiol 2001; 38: 604-5.
18) Fitzpatrick F, Theodorakis G, Ahmed R, et al. Dual chamber pacing aborts vasovagal syncope induced by head-up 60 tilt. Pacin Clin Electrophysiol 1999; 14: 13-9.
19) Sra JS, Jazayeri MR, Avitall B, et al. Comparison of cardiac pacing with drug therapy in the treatment of neurocardiogenic (vasovagal) syncope with bradycardia or asystole. N Engl J Med 1993; 328: 1085-90.
20) Sutton R. Vasovagal syncope: clinical presentation, classification and management. In: Aubert AE, Ector H, Sroobandt R, editors. Cardiac Pacing and Electrophysiology: A Bridge to the 21st Century. The Netherlands: Kluwer Academic Publishers; 1994. p15-22.
21) Connolly SJ, Sheldon R, Roberts RS, et al. The North American Vasovagal Pacemaker Study (VPS). A randomized trial of permanent cardiac pacing for the prevention of vasovagal syncope. J Am Coll Cardiol 1999; 33: 16-20.
22) Connolly SJ, Sheldon R, Thorpe KE, et al. Pacemaker therapy for prevention of syncope in patients with recurrent severe vasovagal syncope: Second Vasovagal Pacemaker Study (VPSII): a randomized trial. JAMA 2003; 289: 2224-9.

〔大友　潔，栗田隆志〕

C. ペーシングと循環動態

心臓ペーシングによる血行動態の解明に伴い，さまざまなペーシング技術を駆使し，より正常に近い血行動態を再現する試みがなされてきた．現在まで dual chamber pacing，心拍応答型ペーシング機能，心拍応答型 AV interval，右室心尖部以外のペーシング部位，multichamber pacing（両心房，両心室ペーシング）などの技術が開発され実用化に至っている．本章では生理的ペーシングについて概説し，ペーシング様式が予後に与える影響について考察する．

1．正常心臓生理とは

心拍出量は心拍数×1回拍出量で表わされる．運動や感情などにより心拍出量は増加するが，その際に心拍数は洞結節への交感神経刺激増大または副交感神経刺激減少により増加し，その増加率は正常例では最大200〜300％にも達する．一方1回拍出量は（end-diastolic volume）−（end-systolic volume）で計算され，前者は拡張期充満圧，血液容量，心房収縮などで，後者は心筋収縮能，後負荷などにより定義される．1回拍出量の運動時の増加率は最大でも60％程度である．ゆえに正常人においては，運動時の心拍出量の増加は，心拍数増加の影響が占める割合が大きい（図11-14）．また，房室結節伝導時間は交感神経賦活時に短縮し，より効率的な拡張期心室充満に寄与している．

2．異常心臓生理とは

心収縮能正常例が洞不全症候群や薬剤による変時性不全 chronotropic incompetence を有する場合は，安静時には無症状であっても運動耐容能が低下することが予想される．これらの症例では，運動時における全身の血流需要増加に対する反応として，心拍数の上昇が乏しいため心拍出量が相対的に不足することが問題となる．一方，低心機能例では，心拍出量維持において心拍数に依存している傾向があるため，変時性不全が合併すると運動耐容能はなおさら低いものとなる．また，房室ブロックにより房室同期性 atrioventricular synchrony が損なわれたり，His 束以下の刺激伝導系に伝導障害が存在すると，効率的心拍出が阻害されさらに心拍出量が低下する．

3．生理的ペーシングとは

生理的ペーシング physiological pacing の定義は必ずしも明確ではないが，正常心臓に限りなく近い血行動態が得られるペーシングと考えれば，1）心房-心室収縮の同期性が保たれ，さらには心拍数の変化により心房-心室興奮間隔が適切に変化すること（房室同期性＝atrioventricular synchrony および心拍応答性房室間隔＝rate-responsive atrioventricular interval），2）運動・代謝状態に応じた心拍応答が得られること（心拍応答性＝rate-responsiveness），3）正常刺激伝導系を介する刺激伝播時と同様な心室の効率的・協調的収縮が得られること（同期性＝synchrony），などの条件が満たされるペーシングということになる．日本国内でも一部の専門的施設では，3）を実現する目的で左脚ブロックを呈する低心機能例において両心室ペーシングが行われるが，心室ペーシングを要するすべての患者に適応されるには至っていない．したがって現実的には，洞不全症候群の患者においては AAIR ペーシングが，房室ブロック症例では DDD（R）ペーシングが生理的ペーシングに相当すると考えられる．

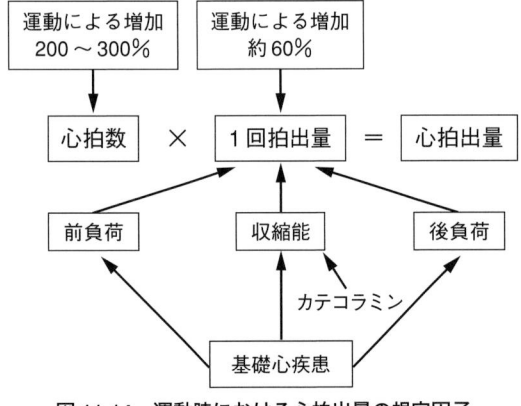

図 11-14　運動時における心拍出量の規定因子

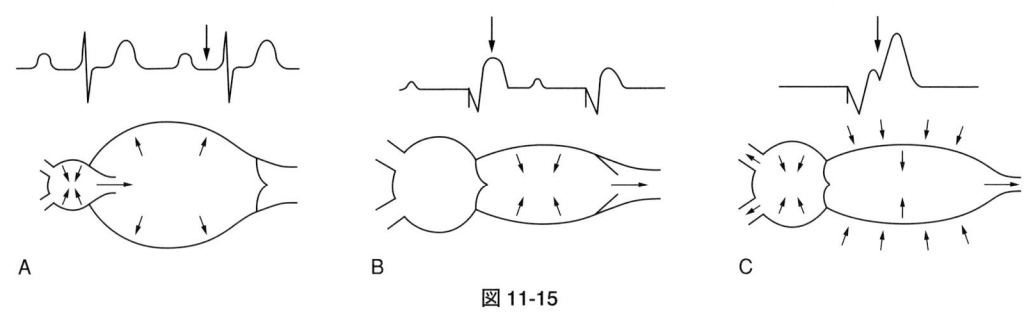

図 11-15
A：房室同期による適正な心室充満．
B：VVIペーシング時．房室同期性が損なわれるため，心室充満が不充分となる．
C：VVIペーシング時．逆行性伝導により心房および心室収縮が同時に行われ，静脈圧が上昇する結果さまざまな症状が出現する．
（Levine PA, Mace RC. Pacing Therapy: A Guide to Cardiac Pacing for Optimum Hemodynamic Benefit. Mount Kisco, NY: Futura Publishing Company; 1983. p.29.）

4．ペーシング時の心臓生理

a．房室解離・室房伝導（ペースメーカー症候群）

心房収縮は1回拍出量の約20%に寄与するといわれる．房室ブロック症例におけるVVIペーシング時のように房室解離が生じた状態や，心室ペーシングに室房伝導を伴う場合などでは，房室同期性が失われ1回拍出量が低下するだけでなく，房室弁輪が閉鎖しているタイミングに心房が収縮し，心房壁や肺静脈の圧受容体が刺激され求心性副交感神経を介して中枢に刺激が伝達される結果，反射性に末梢血管拡張が生じる（図11-15）．ペースメーカー症候群はDDDペーシングに比してVVIペーシング時にみられることが多く，上述の機序によるものと考えられている．症状としては，倦怠感，胸痛，失神，息切れ，咳嗽，低血圧などがみられる（表11-8）．

b．房室同期性

房室同期性ペーシングの有益性は過去の検討にて確認されており，心拍出量の増加と左房圧の減少が認められる[1]．安静時または軽労作時には，心拍数増大よりも房室同期性が心拍出量により強い影響を及ぼすため，低心機能例では心拍出量に対する房室同期性ペーシングの影響力は大きい．したがって，激しい運動を行うことが少ない低心機能例では，房室同期性ペーシングにより得られる血行動態的利益は大きい．房室弁閉鎖のタイミングと心室拡張期充満は心房および心室の収縮タイミング（AV interval）により影響を受ける．

表11-8　ペースメーカー症候群でみられる症状
（Hayes DL, Lloyd MA, Friedman PA. Cardiac Pacing and Defibrillation: A Clinical Approach. New York: Futura Publishing Company; 2000. p.56. を改変）

自覚症状	他覚的所見
・倦怠感 ・胸痛 ・失神 ・めまい ・息切れ ・咳嗽 ・頚部および腹部拍動感 ・動悸	・低血圧 ・うっ血性心不全 ・Cannon "a" wave ・心拍出量減少 ・末梢血管抵抗増加

AV intervalが長すぎれば僧帽弁閉鎖が早期に起こる結果，拡張充満期が短縮する．逆に，短すぎれば心室収縮開始時に心房収縮が起こるために，心室充満が障害されるだけでなく，房室弁逆流が発生し1回拍出量が低下する．個々の症例における適切なAV intervalの設定は，1）心房・心室収縮タイミングの適正化，2）房室伝導の存在する症例では自己刺激伝導系を介する房室伝導を優先する，3）バッテリーの温存などの要素によって総合的に決定される．医学的にはドプラー心エコーを用いた房室弁血流の測定結果に基づくべきではあるが，実際の臨床では，房室伝導時間が正常範囲内である場合は自己刺激伝導系を介する伝導を優先するため200 ms以上に設定し，第1度または第3度房室ブロック症例では，適切な心室充満を得るために

150 ms 程度に設定するのが一般的である．肥大型心筋症における AV interval の設定は，左室流出路における圧較差が重要視される．

c．変時性反応

正常心機能症例では，中等度以上の運動時に生じる酸素需要増加に対して，主に心拍数の増加が拍出量増加に寄与している．したがって変時性障害を伴う症例では，血流需要を自動的に評価し心拍応答型ペーシングを行うことによって運動耐容能の改善が得られる．一方低心機能患者で中等度以上の運動を行う機会が少ない場合は，心拍応答反応よりも適正に設定された AV interval の貢献度の方が大きいため，心拍応答型ペーシングによる恩恵は少ない．

5．RV ペーシング

前述の通り，VVIR ペーシングの際には房室解離や室房伝導が出現することにより，房室同期性が失われるために DDDR ペーシングに比して血行動態的に劣ることが知られている[1]．一方，従来より右室心尖部を心室ペーシング部位とする DDDR ペーシングと AAIR ペーシング時の血行動態には優劣の差は存在せず，ほぼ同等なものであると解釈されてきた[2]．それゆえ，AAIR に加え DDDR ペーシングも生理的ペーシングとよばれている．しかしながら近年の研究の結果，心機能正常例における長期間の右室心尖部ペーシング中にみられる非同期的心室興奮により，左室収縮および拡張能低下，心筋の局所的交感神経分布異常，心筋血液灌流量低下などがみられることが明らかとなり，長期間の右室心尖部ペーシングは心機能を悪化させることが判明した[3,4]．そのため右室心尖部に代るペーシング部位に関する研究が行われているが，現時点では確立された部位は存在しない．しかしながら，小規模研究ではあるものの，右室流出路[5]，心室中隔[6]，流出路と心尖部の同時ペーシング[7]などが従来の心尖部ペーシングに比して血行動態的に優位であったとの報告がみられる．Tse らの報告[3]では，左室機能正常者24 例を右室流出路（12 例）および心尖部ペーシング群（12 例）に割り当て 18 カ月経過観察したところ，流出路群では心尖部群に比して心筋血液灌流欠損および局所壁運動異常発生率が有意に低く，左室駆出率は前者で有意に大であった．心尖部ペーシングに比較して，流出路ペーシングではより同期的心室興奮が得られ QRS 幅も狭小化したと報告されている．

6．両心室ペーシング

両心室ペーシングとは，右室と左室に対して同時にペーシングを行うことで心室内伝導遅延を是正し，それにより心機能を改善させる治療である．Cazeau ら[8]によりはじめて報告されて以来，さまざまな検討がなされており左室伝導障害を伴う低心機能患者に対して QOL および慢性心不全 NYHA 分類上の改善がみられることが明らかとなっている[9]．両心室ペーシングによる心機能改善の機序として，1）左室伝導障害によって生じる左室自由壁興奮の遅れを左室右室同時ペーシングにより消失させ左室興奮の再同期化を行うことにより，左室収縮の効率化する（最大 dP/dT の上昇，大動脈収縮期圧／脈圧上昇），2）左室収縮期の同期化の結果，左室拡張期も同期化され拡張期左室流入時間が延長し肺動脈楔入圧が低下する，3）左室の同期的収縮により僧帽弁逆流が減少する，などがあげられる．

7．ペーシングモードの予後に対する影響

現在まで行われた VVI ペーシングと AAI または DDD ペーシングを比較した後ろ向き研究では，いずれも VVI ペーシング群において有意に高い心房細動，脳梗塞，心不全の発生率，および死亡率が観察されている[10,11]．その後行われた洞不全患者における AAI および VVI ペーシングの前向き研究では，全死亡率，心血管死，心不全の程度，心房細動，血栓・塞栓イベントの全てが AAI ペーシング群にて有意差をもって少なく，AAI ペーシングの優位性が示された[12]．このように AAI と VVI を比較した場合には，特に洞不全症候群患者では前者が優位性をもっていると考えられている．また，洞不全患者において DDD と VVI ペーシングを比較した前向き研究[13]では，両群間で死亡率に有意差を認めなかったが，DDD ペーシング群で有意に心房細動発生率および心不全スコアーが低かった．その後の subanalysis[14]では，両群ともに心室ペーシングの行われた割合が多い症例ほど心不全による入院率と心房細動発生率が高く，たとえ DDD ペーシングにより房室同期性が保たれていても，右室ペーシングによる心室の desynchronization が心不全および心房細動発症の規定因子となっていることが明らかとなった．AAI ペーシングと DDD ペーシングのどちらの予後が

良好であるかについては，現在前向き研究[15]が進行中であり，その結果が待たれる．両心室ペーシングがQOLや運動耐容能を向上させることは明らかとなっているが，長期生命予後に関しては今後の結果が待たれる．

■文献

1) Hartzler GO, Maloney JD, Curtis JJ, et al. Hemodynamic benefits of atrioventricular sequential pacing after cardiac surgery. Am J Cardiol 1977; 40: 232-6.
2) Sanet P, Castillo C, Bernstein WH. Hemodynamic consequence of sequential atrioventricular pacing: Subjects with normal heart. Am J Cardiol 1968; 21: 207-12.
3) Tse HF, Yu C, Wong KK, et al. Functional abnormalities in patients with permanent right ventricular pacing: the effect of sites of electrical stimulation. J Am Coll Cardiol 2002; 40: 1451-8.
4) Rosenqvist M, Isaaz K, Botvinick EH, et al. Relative importance of activation sequence compared to atrioventricular synchrony in left ventricular function. Am J Cardiol 1991; 67: 148-56.
5) Giudici MC, Thornburg GA, Buck DL, et al. Comparison of right ventricular outflow tract and apical lead permanent pacing on cardiac output. Am J Cardiol 1997; 79: 209-21.
6) Karpawich PP, Mital S. Comparative left ventricular function following atrial, septal and apical single chamber heart pacing in the young. Pacing Clin Electrophysiol 1997; 20: 1983-8 (abstract).
7) Buckingham TA, Candinas R, Attenhofer C, et al. Systolic and diastolic function with alternate and combined site pacing in the right ventricle. Pacing Clin Electrophysiol 1998; 21: 1077-84.
8) Bakker PF, Meijbrug H, De Jonge N, et al. Beneficial effects of biventricular pacing in congestive heart failure. Pacing Clin Electrophysiol 1994; 17: 820 (abstract).
9) Cazeau S, Leclercq C, Lvergne T, et al. Multisite Stimulation in Cardiomyopathies (MUSTIC) Study Investigators: Effects of multisite biventricular pacing in patients with heart failure and intraventricular conduction delay. N Engl J Med 2001; 344: 873-80.
10) Rosenqvist M, Brandt J, Schuller H, et al. Long-term pacing in sinus node disease: effect of stimulation mode on cardiovascular morbidity and mortality. Am Heart J 1988; 116: 16-22.
11) Lamas GA, Pashos CL, Normand SLT, et al. Permanent pacemaker selection and subsequent survival in the elderly medicare pacemaker recipients. Circulation 1995; 91: 1063-9.
12) Andersen HR, Thuesen L, Pedersen AK, et al. Long-term follow-up of patients from randomized triaal of atrial versus ventricular pacing for sick-sinus syndrome. Lancet 1997; 350: 1210-6.
13) Lamas GA, Lee KL, Sweeney MO, et al. Mode Selection Trial in Sinus-Node Dysfunction. Ventricular pacing or dual-chamber pacing for sinus-node dysfunction. N Engl J Med 2002; 346: 1854-62.
14) Sweeney MO, Hellkamp AS, Ellenbogen KA, et al. Adverse effect of ventricular pacing on heart failure and atrial fibrillation among patients with normal baseline QRS duration in a clinical trial of pacemaker therapy for sinus node dysfunction. Circulation 2003; 107: 2932-7.
15) Danish Pacemaker and ICD Registry, 1999. Pacing Clin Electrophysiol 2000; 23 (10, Pt2): S1.

［大友　潔，栗田隆志］

D. 合併症

ペースメーカー植え込みに際して細心の注意を払ったとしても，ある一定の割合で必ず合併症が生じることはやむを得ない．近年，dual chamber ペースメーカーが頻用され植え込みリード本数が増加する中で，リード挿入に関連する合併症も多くなってきている．また，ペースメーカー植え込みの目的が生命予後の改善のみではなく，QOL の改善をも含むようになった現在では，植え込み後に合併症のため，かえって総合的 QOL を低下させてしまう可能性もある．本章では合併症を，1）植え込み時および植え込み後急性期に発生するもの（表 11-9），2）植え込み後遠隔期に発生するものに分類して概説する（表 11-10，421 頁）．

1. 植え込み時および植え込み後急性期に発生する合併症（表 11-9）

a. 気胸・血胸・血気胸

気胸は鎖骨下静脈穿刺時に肺を穿刺することで発生する．橈側皮静脈カットダウン法を用いず，穿刺法で行う場合に頻度の高い合併症である．大規模研究[1]での気胸の発生率は 1.97％と報告されている．橈側皮静脈カットダウン法または穿刺時の造影剤使用により発生率は低下するといわれる[2]．肺尖部が第 2～3 肋間に移動する程度のものは経時的変化を観察しながら様子をみる．それ以上に拡大する場合や呼吸困難などの自覚症状が出現する場合は，胸腔ドレーンによる脱気を要する．鎖骨下静脈穿刺時に鎖骨下動脈を穿刺した際には血胸となることがあるので注意を要する．

b. その他鎖骨下静脈穿刺時に発生するもの

その他まれではあるが，穿刺時に発生することがある合併症として，空気塞栓症，動静脈瘻，胸管損傷，腕神経叢損傷などがあげられる．

c. 心臓・静脈穿孔

心臓穿孔はリードに不適切な力が加わることにより，心筋壁をリードが貫通してしまうことを指し，心房・心室どちらでも発生する可能性がある．特に高齢者では右室壁が脆弱化していることがあり，リード挿入時には細心の注意が必要である．大規模研究[1]では 0.98％に発生したと報告されている．心臓穿孔の兆候として，心胸郭比の拡大，心室ペーシング波形が完全右脚ブロック型を呈する場合（図 11-16），刺激閾値上昇，肋間筋・横隔膜刺激の出現，friction rub の聴取，胸痛，呼吸困難などがあげられるが，このような兆候が出現したら心臓超音波検査により心囊液の有無を確認する必要がある．出血量が多ければ心タンポナーデとなることもある．一方，穿孔していても無症状のこともあるが，経時的に心臓超音波検査にて心囊液量を観察する必要がある（図 11-17）．心タンポナーデとなった場合は心囊ドレナージを要し，出血が収まらない場合には開胸止血術を要することもある．術後慢性期になって初めて心囊液貯留による症状が出現することもあり，退院後の外来における経過観察も重要である．静脈穿孔は鎖骨下静脈からリードを挿入した場合に，多くは右鎖骨下静脈および無名静脈が上大静脈に合流する部位でリード挿入時に発生する．スタイレットおよびイントロデューサーを数 cm 抜いてからリードを挿入することにより，リードが合流部静脈壁に垂直に当たるのを防ぐことが可能で，より安全であると考える．

表 11-9　ペースメーカー植え込み時および植え込み後急性期に発生する合併症

- 気胸・血胸・血気胸
- 空気塞栓症
- 動静脈瘻
- 胸管損傷
- 腕神経叢損傷
- 心臓・静脈穿孔
- 不整脈（期外収縮，持続性心房細動・粗動・頻拍，心室頻拍，"Tip extrasystole"補充調律抑制による心室停止）
- 心室リードの左室への留置
- リード位置移動
  （macrodislodgement, microdislodgement）
- 皮下出血・血腫
- 創部感染

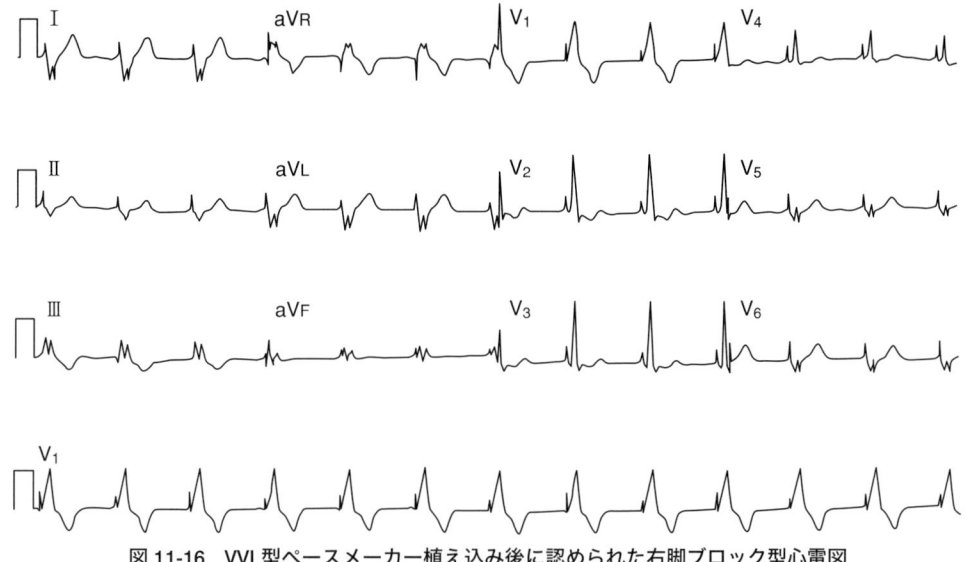

図11-16 VVI型ペースメーカー植え込み後に認められた右脚ブロック型心電図
本例では，術後に心囊液が貯留し右室心尖部リードによる心穿孔と考えられた．

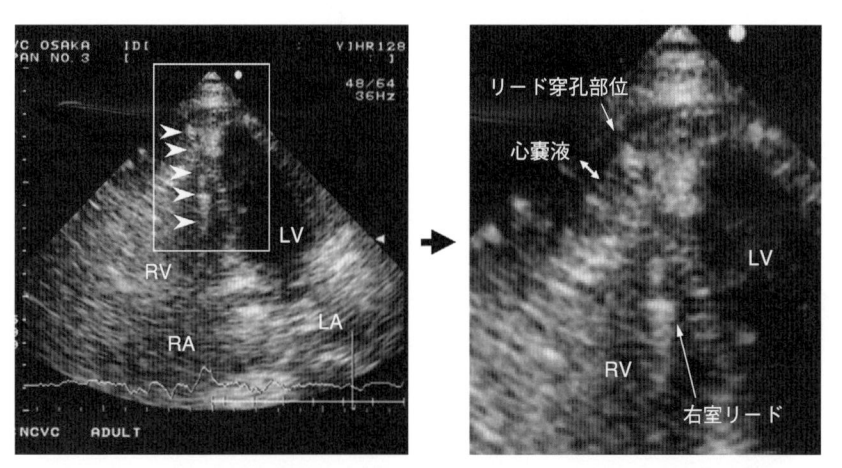

図11-17 右室心尖部に留置した心室リードによる心室穿孔例の心臓超音波所見
リードによる穿孔部位が確認できる．本例は経過観察のみで心囊液の消失が認められた（右が拡大図）．

d．不整脈

リード操作時には機械的刺激により期外収縮が発生するが，ほとんどは一過性のものであり問題とはならない．まれに，心房リード操作時に持続性心房細動・粗動・頻拍が誘発されることがあり，薬理学的または電気的除細動を要することがある．心室頻拍の症例における心室リード操作時に心室頻拍となることがあるので，術中のモニター監視や除細動器の準備は必須である．心室リード植え込み後にペーシング波形と同様のQRS波形をした心室期外収縮が出現することがあり，tip extrasystoleとよばれる（図11-18）．リード先端による心筋への機械的刺激によるものであり，通常は植え込み後24時間以内に消失し治療を要することはまれである．房室ブロック症例では，心室リード操作時の心室期外刺激により補充調律が抑制され心室停止となることがあるため，補充調律のQRS幅が広かったり心拍数が低い場合など，補充調律が下位に存在すると予想される症例では，予め一時的ペースメー

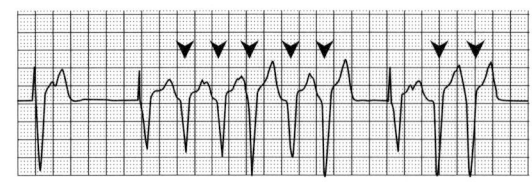

図 11-18 VVI 型ペースメーカー植え込み当日に認められた"tip extrasystole"
翌日には消失した.

カーを留置したうえで手術を行うことが望ましい.

e. 心室リードの左室への留置

穿刺時に鎖骨下動脈を経由したり, 術前に認識されていなかった卵円孔開存, 心房中隔欠損, 心室中隔欠損を経由して, 右室に留置するはずのリードが意図せず左室に留置されてしまうことがまれながらある[3]. ペーシング波形が右脚ブロック型であったり, 胸部X線側面写真でリードが背側に向いていることから認識が可能である. 長期間にわたり認識されず放置されると血栓塞栓症の原因となることもある.

f. リード位置移動

従来から最も頻度の高い合併症として知られており, skrew-in lead の普及に従い大幅に減少した. 最近の大規模研究[1]では 2.2%に認められた. そのリード移動の程度は, 胸部X線写真で認識可能な, いわゆる macrodislodgement と (図 11-19), 肉眼的には認識不可能な microdislodgement に分類される. いずれもペーシング閾値の上昇やペーシング波形の変化などが生じることがある. その発生率は, tined や skrew-in などの固定方法よりも術者の経験に依存するとの説もある.

g. 皮下出血・血腫 (図 11-20)

抗凝固薬や抗血小板薬内服患者に多く, 患者の置かれた状況に合わせて術前に中止する努力が必要である. 基本的には経過観察を行うが, 明らかな血腫拡大傾向や不応性創部疼痛が出現した際には, やむを得ず血腫除去を行うこともある. 経皮的血腫穿刺は無効であることが多いだけではなく, 穿刺部位からの感染の可能性を増大させるため好ましくない. 中等度以上のものは炎症や感染の温床となることがある.

h. 創部疼痛

創部感染や皮下の浅い層および側胸部すぎる部位へのジェネレータの植え込み, まれにジェネレータへのアレルギーなどにより生じる.

i. 創部感染

ペースメーカー植え込み部の感染は一般に難治性であり, 悪化すると敗血症となる可能性もある重大な合併症である. さまざまな大規模研究での発生率はほとんどが 1%以下である. 初期兆候として, 植え込み部

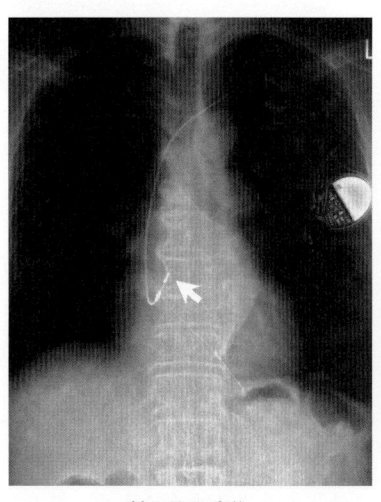

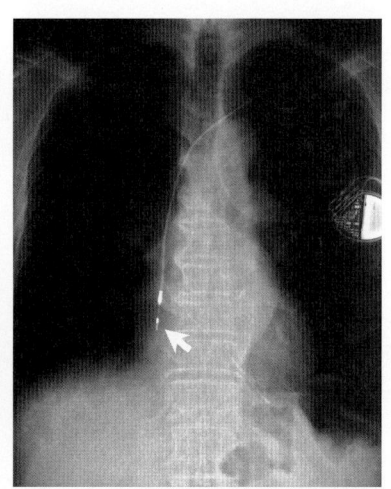

植え込み直後　　　　　　　　植え込み翌日
図 11-19 AAI 型ペースメーカー植え込み症例でみられたリード位置移動
手術翌日にペーシング不全が出現し発覚した.

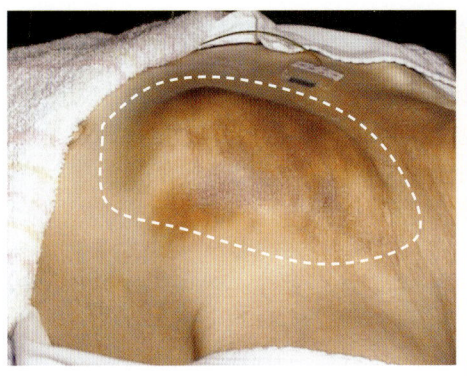

図11-20 創部巨大皮下血腫
術後1週間経過している．

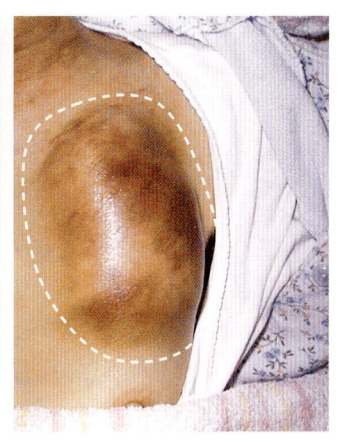

の局所炎症・膿瘍形成，びらんに伴う二次的感染，血液培養陽性，発熱などがあげられる．初期感染病原菌として Staphylococcus aureus，後期感染では Staphylococcus epidermidis が多いといわれる．治療は局所洗浄，抗生剤投与およびリード ジェネレータを含むすべての除去であるが，システム除去と対側への再植え込みを一期的に行うか，二期的に行うか議論の分かれるところである．術前後の予防的抗生剤投与の有用性は確立されていないが，術後1週間程度は行われるのが一般的である．

2．植え込み後遠隔期に発生する合併症
（表11-10）

a．血栓・塞栓症
リードが挿入された側の鎖骨下静脈閉塞（図11-21）

表11-10 ペースメーカー植え込み後遠隔期に発生する合併症

- 血栓・塞栓症（鎖骨下静脈閉塞，上大静脈症候群，肺塞栓症）
- リード断線・被覆損傷（ペーシング・センシング不全）
- 創部感染・皮膚びらん・皮膚壊死
- Twiddler's syndrome
- ペースメーカー回路不全（体表直流通電・X線照射）
- 心臓外刺激（横隔膜刺激，大胸筋刺激）
- Pacemaker-Mediated tachycardia
- ペースメーカー症候群
- ペーシング閾値上昇（exit block，薬剤，人工透析）
- 早期電池消耗

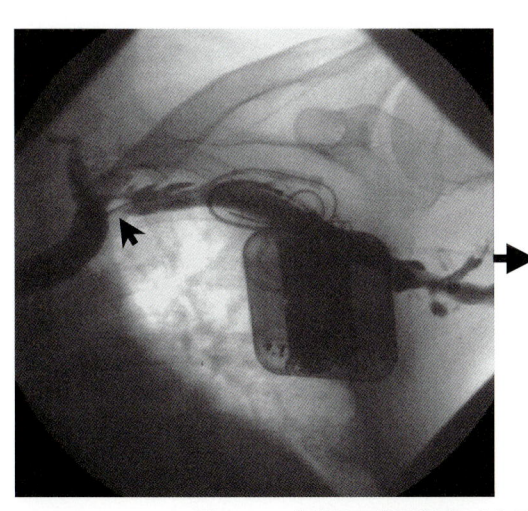

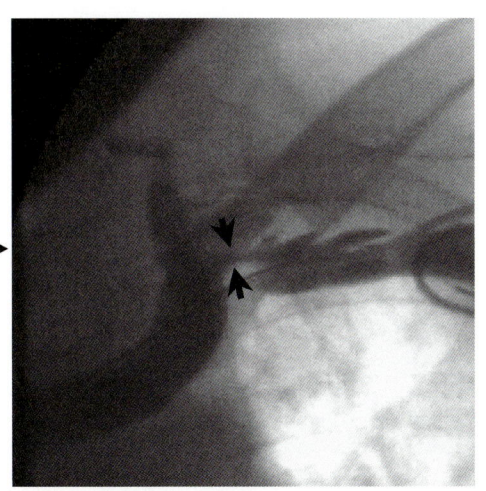

図11-21 左鎖骨下静脈造影により発見された静脈狭窄（右は拡大像）

は遠隔期に閉塞していることがあるが，ほとんどの場合側副血行路が発達し無症候性で問題とならない．著者らの経験では，片側から挿入されているリードの本数が 2 本以上の症例で鎖骨下静脈閉塞の発生が多くなる印象がある．症候性の場合は，植え込み側の上肢腫脹で発症することが多く，ヘパリンの投与で改善することが多い．同側からのリード追加が必要とされる症例では，事前に鎖骨下静脈造影を施行する必要がある．たとえ閉塞していても，同側の内・外頚静脈や鎖骨上からの無名静脈穿刺でリードを挿入し，皮下を通して鎖骨下ポケット部に導くこともできる．海外では鎖骨下静脈閉塞例におけるリード追加に際して，静脈形成術が行われることがある．血栓が鎖骨下静脈に限局している場合には無症候性で問題とならないことが多いが，まれではあるがリードに付着した血栓が上大静脈に進展すると上大静脈症候群が，右房・右室まで進展し肺動脈に至ると肺塞栓症が発症することになる．通常ペースメーカー植え込み患者において，血栓・塞栓症予防のみの目的で抗凝固療法を行うのは一般的ではない．

b．リード断線・被覆損傷

リード ジェネレータ接続部や静脈穿刺部付近などの機械的ストレスがかかる部位に多く，ペーシングおよびセンシング不全の原因となる．原因として，鎖骨と第 1 肋骨間の靭帯に挟まれたり，固定糸による圧迫によるもの，ポケット内でのリードの屈曲によることが多い．特に穿刺法で挿入された場合，胸鎖関節部でのトラブルが多く，鎖骨と第 1 肋骨間の軟部組織による compression damage や crush injury が原因となる（図 11-22）．静脈切開法を用いるとこれらの部位でのトラブルを回避できるといわれる．リード断線は完全断線である場合，胸部 X 線写真にて確認できる場合もあるが，不完全断線の場合は不可能な場合がほとんどである．臨床的には被覆損傷 insulating defect は X 線写真では発見できず，リード抵抗の低下として発見される場合が多い．双極電極のリード断線の場合は，一時的な処置として単極ペーシングに切りかえることによりペーシング不全に対処できることもあるが，恒久的な措置としてはリードの交換が必要となる．予防方法として，ポケット内でリードが鋭角に屈曲しないように配置したり，リードの固定は専用スリーブの上から行うこと，利き腕側からの植え込みを避けることなどがあげられる．

c．創部感染・皮膚びらん・皮膚壊死

植え込み部感染は術後急性期のみならず遠隔期にも発生することがある．遠隔期に発生する感染は，自覚症状に乏しく全身の炎症が少ないことが特徴で，起炎菌としては *Staphylococcus epidermidis* が多いといわれる．皮膚びらん・壊死をきたし本体が露出しているものは感染を起こしているものと考えなければならな

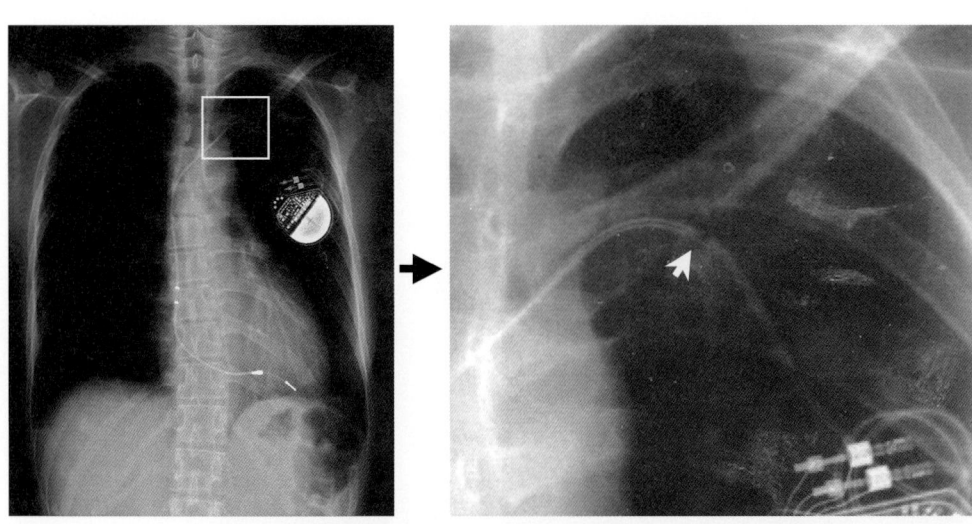

図 11-22　VDD 型ペースメーカー植え込み症例に認められたリード断線
第 1 肋骨-胸骨部は好発部位である．

い．ポケットが小さすぎたり，植え込み部位が浅すぎたり，側胸部へ偏移して植え込まれた場合などに，皮膚の圧迫壊死を起こし慢性期感染をきたしやすい．創部の修正は局所培養が陰性の場合に限定され，陽性の場合はシステムを可及的に除去し，対側などの別の離れた部位に新たに再植え込みとなる．予防方法として，皮膚への緊張を少なくするために皮下のできるだけ深層に植え込むか，皮下脂肪の薄い症例では，大胸筋下への植え込みも考慮されるべきである．

d．Twiddler's syndrome

Twiddleとは"いじり回す"という意味であり，意図的かまたは無意識のうちに本体がポケット内で回転することにより，リード断線やリード位置移動が生じることをいう．原因はポケットが大きすぎるためであることが多い．ポケット内で本体をしっかり固定することも重要である．

e．体表直流通電・X線照射によるペースメーカー回路不全

不整脈治療の際に行われる体外式直流通電や，悪性腫瘍（特にジェネレータと同側の乳癌）に対する放射線照射により，回路の一部が破壊されることがあり注意を要する．直流通電によりリード電流が流れないように，除細動の通電方向をリードの長軸と垂直にするように努める．ジェネレータ部近傍にX線照射が必要となる場合は，対側にジェネレータを植えかえリードは皮下トンネルを通して接続することもある．

f．心臓外刺激

ペーシングにより横隔膜や大胸筋が刺激され収縮をきたすことがある．横隔膜の直接刺激は左横隔膜半球に多く，間接刺激は右横隔神経刺激を介して右横隔膜半球に多い．植え込み時は臥位であり横隔膜刺激がみられなくても，術後に初めて出現することもある．その際リードの移動を伴っていることもあるので注意を要する．対処法は出力の低下であるが，当然ペーシング閾値上に安全域をもたせた出力でペーシングしなければならない．大胸筋刺激は，リードの被覆損傷・ジェネレータの保護コーティングの損傷・高出力での単極刺激などで出現する．一般に双極刺激に比し単極刺激で起こりやすい．一時的な対処方法は出力を低下させるか，ペーシングモードを単極から双極刺激に変更す

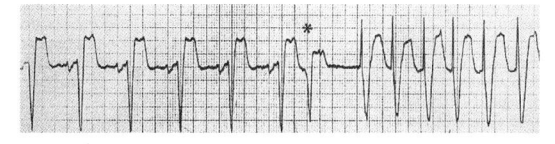

図11-23　pacemaker-mediated tachycardia

ることであるが，原因としていずれかの部位の損傷が考えられる場合は，交換が必要となる．

g．Pacemaker-mediated tachycardia（PMT）

VDDやDDD型などの心房同期型ペースメーカー植え込み症例で室房伝導の存在する場合に，心室性期外収縮などによる室房伝導が生じると，逆伝導の心房波の検出が行われ，AV delay後にupper rate付近で心室ペーシングが行われる．これによってさらに室房伝導が生じ心室ペーシングによる頻拍が生じることがある（図11-23）．現在市販されているペースメーカーではpost-ventricular atrial refractory period（PVARP）の設定が可能であり，心室ペーシング時の室房伝導による心房波のタイミングがこれに含まれるように設定し，心室ペーシングが行われないようにすることにより予防可能である．

h．ペースメーカー症候群（表11-8，415頁）

ペーシングモードによらず，ペースメーカーは適正に働いていても，ペーシングにより血行動態が変化し，息切れ，めまい，疲労感，頚部・腹部などでの拍動の自覚，咳嗽などの自覚症状が生じることがあり，これら総称してペースメーカー症候群とよぶ．原因は房室解離による心拍出量の低下や心房・肺静脈圧上昇，右室ペーシングによる血圧の低下などがあげられる．一般にDDD型ペーシングに比しVVI型ペーシングで高頻度に認められる．VVI型ペーシング症例における検討[4]では，7～10％の症例でペースメーカー症候群が認められたと報告されているが，一方，DDD型ペースメーカー植え込み患者におけるDDD型ペーシングとVVI型ペーシングのcross-over試験[5]では，VVI型ペーシング中に83％と高頻度にペースメーカー症候群がみられたため，自覚症状の出現率は，比較対象となるDDDペーシングを経験するとなおさら高くなるものと考えられた．植え込み前の予測は困難であると考えられている．VVI型ペースメーカーによる心室ペーシングにてペースメーカー症候群に該当する症状

が出現した際には，心房リードの追加も考慮する．

i．ペーシング閾値上昇

一般的にペースメーカー植え込み後約7〜14日間には，リード-心筋接触面に生じる局所炎症により一過性にペーシング閾値が上昇するが，その後安定化することが知られている[6]．最近はリード先端にステロイド溶解技術を施した steroid eluting lead が頻用されており，植え込み後の閾値上昇は少なくなっている[7]．植え込み後急性期に著明な閾値上昇をきたした場合は，リード位置移動を疑い胸部X線写真でリード位置を確認する必要がある．前述の microdislodgement の場合は胸部X線写真上はリード位置移動が認識できないため，出力を上げて経時的に閾値を測定する必要がある．慢性期に閾値上昇をきたすこともあり，"Exit Block"とよばれ，植え込み時のペーシング閾値には問題ないが，その後正常例以上に閾値が上昇し続けることをいう．その原因は明らかではないが，電極先端周囲での炎症による線維性増殖であるとされており[6]，ステロイド溶出性リードが予防に有用とされる．慢性期ペーシング閾値上昇のその他の原因として，抗不整脈薬[8]をはじめとする薬剤（表11-11），人工透析[9]が関係することが知られている．

表11-11　薬剤のペーシング閾値への影響

ペーシング閾値を上昇させる薬剤
・ブレチリウム
・エンカイナイド
・プロパフェノン
・フレカイニド
・ピルジカイニド
・プロカインアミド
・ソタロール
ペーシング閾値を低下させる薬剤
・アトロピン
・エピネフリン
・イソプロテレノール
・コルチコステロイド

j．早期電池消耗

予想より明らかに早期に電池消耗が生じた場合には，何らかの異常を疑わなければならない．電池の消耗が高度になると，プログラマーでのプログラミングが不能となり，プログラミングしようとすると突然ペーシング出力が停止してしまうことがある．原因として高出力でのペーシングや，リード被覆損傷（短絡）などが考えられる．前述の Exit Block やリード位置移動などによりペーシング閾値が上昇した場合，autocapture 機能（自動的・定期的にペーシング閾値を測定し，電池消耗を最低限にとどめる機能）が働き高出力ペーシングが行われる場合があるため注意を要する．リード短絡が認められた場合にはリード抵抗値が低下し，新たなリードの再挿入を検討すべきである．

まとめ

合併症を避けるために細心の注意を払うことは当然であるが，はじめに述べた通りどうしても避けられない側面があるため，早期に発見し適切な対処を行える知識と技術の習得が最も重要である．

■文献

1) Lamas GA, Orav EJ, Stambler BS, et al. Quality of life and clinical outcomes in elderly patients treated with ventricular pacing as compared with dual-chamber pacing. Pacemaker Selection in the Elderly Investigators. N Engl J Med 1998; 338: 1097-104.
2) Higano ST, Hayes DL, Spittell PC. Facilitation of the subclavian-introducer technique with contrast venography. Pacing Clin Electrophysiol 1990; 13: 681-4.
3) Ghani M, Thakur RK, Boughner D, et al. Malposition of transvenous pacing lead in the left ventricle. Pacing Clin Electrophysiol 1993; 16: 1800-7.
4) Ausubel K, Furman S. The pacemaker syndrome. Ann Intern Med 1985; 103: 420-9.
5) Heldman D, Mulvihill D, Nguyen H. True incidence of pacemaker syndrome. Pacing Clin Electrophysiol 1990; 13: 1742-50.
6) Kenneth AE, Neal K, Bruce LW. Clinical cardiac pacing. Philadelphia: WB Saunders Company; 1995. p.20-2.
7) Wei H, Harry GM, Neil S. Chronic steroid-sluting lead performance: A comparison of atrial and ventricular pacing. Pacing Clin Electrophysiol 1997; 20: 17-24.
8) Furman S, Hayes DL, Holmes DR. A Practice of Cardiac Pacing. 3rd ed. Mont Kisco, NY: Futura Publishing Co; 1993.
9) Kohno H, Hisahara M, Umesue M, et al. Permanent cardiac pacing in patients on chronic dialysis. Nippon Kyobu Geka Gakkai Zasshi 1991; 39: 992-5.

〔大友　潔，栗田隆志〕

E．心臓手術麻酔時のペーシング

　手術中の不整脈の発生頻度は高く，60％以上の患者で何らかの不整脈を認めるといわれているが[1,2]，心臓手術時にはさらに高い頻度で，また危険な不整脈が発生することが多い．近年，不整脈抑制作用および催不整脈作用，さらには死亡率の改善という観点から抗不整脈薬の功罪が議論されており[3]，機械的補助の需要が高まっている．心臓手術時，特に体外循環後のペーシングは容易で合併症も少なく，広く行われている[4-9]．

　ペーシングは一時的 temporary（体外式）ペーシングと永久的 permanent（植え込み式）ペーシングの2種類に分けられる．心臓手術麻酔時のペーシングとしては一時的（体外式）ペーシングが用いられることが多い．一時的ペーシングとは，治療，診断の目的で数週間以内のペーシングを行うことである[10]．一時的ペーシングの適応を表 11-12 に示す．周術期において，麻酔科医はこれらの機器に対する充分な理解を要求される．

1．一時的（体外式）ペーシング

　周術期の一時的ペーシング法として，経静脈的[11]または心外膜的経路[4-9]による侵襲的（直接的）ペーシングと，経皮的または経食道的経路による非侵襲的（間接的）ペーシング[12-14]がある．どちらの経路にもそれぞれ利点と限界がある．基本的には，一時的ペーシングが長期になった場合には直接的ペーシングのほうがよい．予防的措置や心疾患患者の心臓以外の手術のときの一過性のリズム不整の短時間のペーシングの場合は，間接的ペーシングのほうがよい．心臓手術麻酔時のペーシングとしては侵襲的（直接的）ペーシングがしばしば用いられる．間接的ペーシング，特に経食道的経路によるペーシングは次項で述べる．

2．侵襲的（直接的）ペーシング

　直接的ペーシングは心臓手術時，特に体外循環後の患者では最も信頼のおける方法であり，これらの患者では通常ルーチンに心外膜ペーシング用のワイヤーが挿入される．しかしながら，循環動態に影響を及ぼす程度の房室ブロックや洞結節不全による徐脈の患者やその危険がある者では，体外循環前の予防的経静脈的ペーシングがすすめられる．

a．経静脈的ペーシング

　通常は一時的経静脈的ペーシングリードは二極性だが，多極性のものもある．カテーテルにはさまざまな硬さがあり，挿入にガイドワイヤーを必要とするものもあるが，充分な硬さがあり形状が保たれるものもある．麻酔科医に最も頻繁に使用されるのは，血流に乗せて挿入するバルーン式のものである．肺動脈カテーテルのなかには，圧モニタリングとペーシングを同時に行えるものもある[15,16]．心房ペーシング用と心室ペーシング用にそれぞれ電極を有する電極付きサーモダイリューション カテーテルと必要なときに心房および心室のルーメンからペーシングプローブを挿入して心房・心室ペーシングを行う A-V ペースポート サーモダイリューション カテーテル（図 11-24）の2種類がある．麻酔科医は，少なくともペーシング可能な肺動脈カテーテルの挿入に加えて，血流誘導式の電

表 11-12　一時的ペーシングの適応

① 急性心筋梗塞患者における一過性で回復の可能性のある房室ブロック
② 手術中の各種薬物治療に反応しない徐脈性不整脈
③ 開心術中，術後の血行動態改善のための一時的な脈拍の制御
④ ペースメーカー挿入患者のペーシング不全や永久的ペーシングまでの一時的救命措置
⑤ 適応決定のための一時的ペーシング
⑥ 種々不整脈の電気生理学的診断のための一時的ペーシング

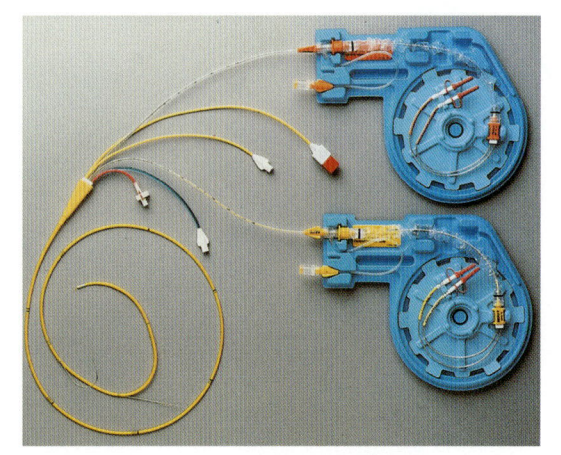

図 11-24　ペーシング機能付き肺動脈カテーテル

極付きカテーテルを用いて経静脈的心室ペーシングをする技術に熟達していなければならない．

b．心外膜ペーシング

一時的心外膜ペーシング電極は，通常ステンレス製でテフロンコーティングされている．心外膜に軽く縫着し，胸壁を通して体外へ出す．通常，体外循環後に装備され，心房，心室，房室順次ペーシングにより電気的コントロールが可能となる．なお，ワイヤーは術後 7〜14 日の間に抜去することが多い．体表面に出ている部分を引き抜くと通常軽い抵抗があるだけで，容易に抜き取ることができ出血することも少ない．

3．心臓手術麻酔時のペーシングの実際

一時的ペーシングにおいては，ジェネレータは体外に置き，体外から出力，感度，ペーシングレート，その他ペーシング様式をコントロールする．したがって，ジェネレータは大きく，電池は取りかえ式となっている．体外式ペースメーカーのジェネレータには種々のものがあるが，原理的にはすべてほぼ同等の機能を有すると考えてよい．スイッチ，出力調節ツマミ，感度調整ツマミ，ペーシングレート調節ツマミが付いている（図 11-25）．

a．リード電極

ペースメーカーに電流を流す方法は単極と双極の 2 種類がある．単極は 1 つの電極を心臓に，もう 1 つは不感電極を心臓から離れた位置に置く．双極は 2 つの電極を心臓に置くものである．単極の利点は，ペー

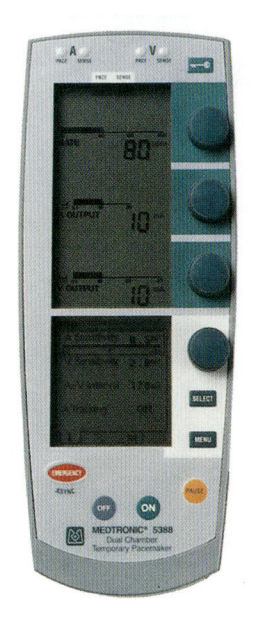

図 11-25　体外式ペースメーカー

シングスパイクがみやすいことと，自己調律を感知しやすいことである．しかし，外部筋電位の混入や電磁波障害を受けやすいことが欠点である．大動脈内バルーンパンピング（IABP）を使用する際は，IABP のトリガーが QRS 波としてとらえられることがあるため，双極の方がよい．ただし，双極の欠点は，心室細動を起こしやすいこと，ペーシングスパイクが見にくいことである．

b．閾値の測定

閾値を測定することにより，リードの先端がよい位置にあるかどうかが診断でき，また，出力を決定するには閾値を知ることは不可欠である．ペースメーカーから出る刺激に心室筋が反応して QRS 群が出現するとき，心室筋は capture（捕捉）されたと表現する．手技的には出力を少しずつ下げていく．そしてペーシングスパイクは出るが，QRS 群がそれに続かなくなるところ，すなわち心室が捕捉されなくなるところをみつけ，その直前の出力を閾値とする．リードの位置がよい位置に存在すれば，閾値は通常 0.2〜0.5 mA，あるいは 0.2〜0.5 V くらいであることが多いが，2 mA あるいは 2 V 以下であれば実用範囲内であると考えられる．

c．感度の設定

次に感度の設定を行う．大部分の場合，感度は一番敏感（感度最大）にして使用する．すなわち，感度調節ツマミを時計方向へいっぱいに回した位置で使用する．これでは感度が敏感過ぎ，前の心拍のT波，筋電図やノイズを自己のQRS群と誤認する場合（over-sensing）には感度を鈍にしてやる必要がある．すなわち，自己のQRS群は感知し得るが，それ以外のもの，たとえば，T波，筋電図や体外からのノイズを感知し得ない程度に感度を調整してやる．そのためには，感度調整用ツマミを反時計方向に回してやればよい．反時計方向に回すほど感度は鈍となり，反時計方向にいっぱいまで回しきってしまうと，いわゆる固定レート型になってしまい，自己の心拍の出現の有無にかかわらず，決められたレートでペーシングを行うようになる．たいていの場合，感度を最大にしておいて問題がない．

d．出力，ペーシングレートの設定

出力は通常，閾値の約2倍の値に設定する．毎分60〜70回くらいのペーシングレートが選ばれることが多いが，心臓外科手術後は通常成人では毎分90〜100回，小児では毎分140〜160回が至適ペーシングレートであることが多い．しかし，状況に応じて心拍出量を測定してレートを決定することが望ましい．

■文献

1) Forrest JB, Cahalan MK, Rehder K, et al. Multicenter study of general anesthesia. II. results. Anesthesiology 1990; 72: 262-8.
2) Atlee JL III, Bosnjak ZJ. Mechanisms for cardiac dysrhythmias during anesthesia. Anesthesiology 1990; 72: 347-74.
3) Echt DS, Liebson PR, Mitchell LB, et al. Mortality and morbidity in patients receiving encainide, flecainide, or placebo. the cardiac arrhythmia suppression trial. N Engl J Med 1991; 324: 781-8.
4) Mansur AJ, Grinberg M, Costa R, et al. Dura mater valve endocarditis related to retained fragment of postoperative temporary epicardial pacemaker lead. Am Heart J 1984; 108: 1049-52.
5) Lyons C, Chaudhry M, O'Hern J. An unusual complication of coronary bypass surgery. Clin Cardiol 1986; 9: 215-6.
6) Korompai FL, Hayward RH, Knight WL. Migration of temporary epicardial pacer wire fragment retained after a cardiac operation. J Thorac Cardiovasc Surg 1987; 94: 446-7.
7) Price C, Keenan DJ. Injury to a saphenous vein graft during removal of a temporary epicardial pacing wire electrode. Br Heart J 1989; 61: 546-7.
8) Smith JA, Tatoulis J. Right atrial perforation by a temporary epicardial pacing wire. Ann Thorac Surg 1990; 50: 141-2.
9) Waldo AL, Henthorn RW, Epstein AE, et al. Diagnosis and treatment of arrhythmias during and following open heart surgery. Med Clin North Am 1984; 68: 1153-69.
10) Atlee JL, Bernstein AD. Cardiac rhythm management devices (Part 1). indications, device selection, and function. Anesthesiology 2001; 95: 1265-80.
11) Francis GS, Williams SV, Achord JL, et al. Clinical competence in insertion of a temporary transvenous ventricular pacemaker. a statement for physicians from the ACP/ACC/AHA task force on clinical privileges in cardiology. Circulation 1994; 89: 1913-6.
12) Kelly JS, Royster RL, Angert KC, et al. Efficacy of noninvasive transcutaneous cardiac pacing in patients undergoing cardiac surgery. Anesthesiology 1989; 70: 747-51.
13) Benson DW Jr. Transesophageal electrocardiography and cardiac pacing: state of the art. Circulation 1987; 75 (Suppl III): 86-92.
14) Zoll PM. Noninvasive cardiac stimulation revisited. Pacing Clin Electrophysiol 1990; 13: 2014-6.
15) Zaidan JR, Freniere S. Use of a pacing pulmonary artery catheter during cardiac surgery. Ann Thorac Surg 1983; 35: 633-6.
16) Trankina MF, White RD. Perioperative cardiac pacing using an atrioventricular pacing pulmonary artery catheter. J Cardiothorac Anesth 1989; 3: 154-62.

［川人伸次，大下修造］

F．経食道ペーシング

　経食道ペーシングは，非侵襲的な電気生理学的検査，リエントリー性の頻脈性不整脈の治療，徐脈の一時的ペーシング，冠動脈疾患の診断（ストレスペーシング）などのために日常的に用いられている[1]．また，緊急時の一時的，間接的ペーシングとしての有用性も高い．最近までは適した器材が得られず，また麻酔科医にも経食道ペーシングは不充分なペーシング法であるとの認識があったため，あまり用いられることはなかった．近年，経食道ペーシングは技術革新やさまざまな工夫により安全で確実に行えるようになっている．特に，ペーシング電極付きの食道聴診器が開発されてからは信頼性が高くなった．経食道ペーシングは麻酔や手術中の徐脈のため血行動態が悪化した場合でも迅速かつ安全に血行動態を改善しうる．

1．経食道ペーシングの実際

　図 11-26 に一般的な経食道ペーシングシステムを示す．ジェネレータは数少ないスイッチで多機能モード変換ができ，各パラメータ条件が鮮明に液晶表示される．ペーシング電極も種々のサイズ，電極数，電極位置のものが市販されている．食道ペーシングの位置関係を図 11-27 に示す．リードを挿入しながら電極から電位をモニターして，電位が高くなったところで固定する．通常成人では，門歯から約 30 cm で心房ペーシングが，約 40 cm で心室ペーシングができる．

a．経食道心房ペーシング

　房室伝導が正常な患者の術中徐脈の治療に経食道心房ペーシングは有用である[2-4]．麻酔を受けるほとんどの患者は，心疾患があっても房室伝導は正常であることが多い．また，術中の心筋梗塞や手術による房室伝導系の損傷の場合を除けば，麻酔や術中の急性房室ブロックはきわめてまれである．経食道心房ペーシングは簡単で成功率の高い方法である．

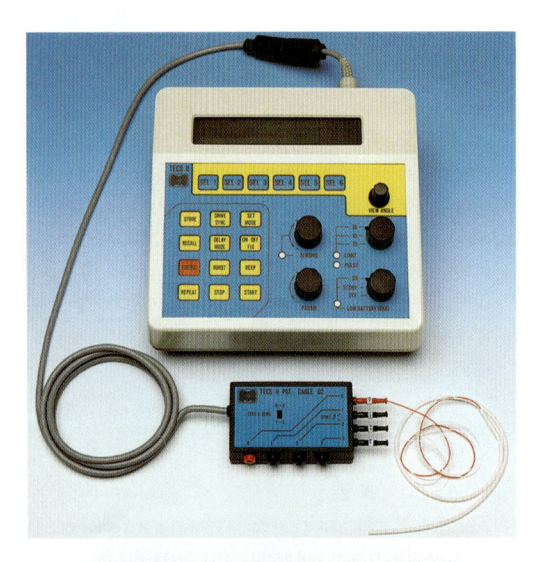

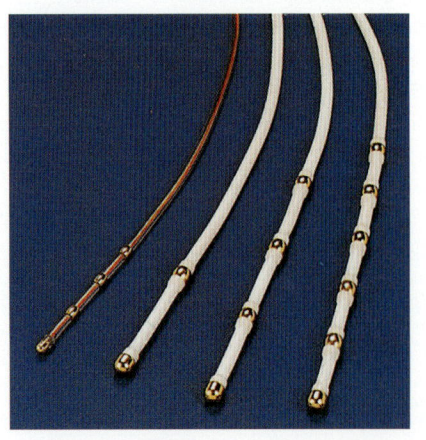

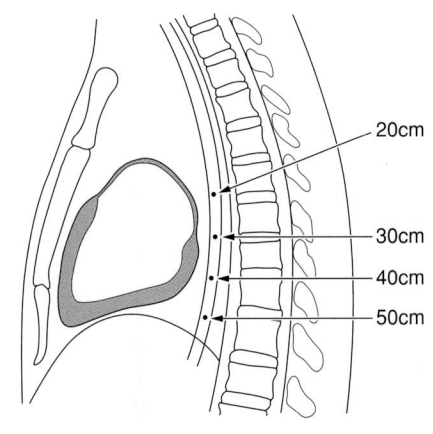

図 11-26　経食道ペーシングシステム
（ジェネレータとペーシング電極）

図 11-27　経食道ペーシングの位置

b. 経食道心室ペーシング

心房ペーシングの位置からカテーテルをさらに少し押し込めば，ときに左室をペーシングすることも可能である．しかし，食道と心房との間隔は通常 10 mm 以内であるが，心室との距離はさまざまで 8 mm から 40 mm である．したがって，通常経食道心室ペーシングは困難で成功率は低いといわれている[5-7]．カテーテル電極の位置をいくら加減してもうまく心室ペーシングができない場合には，食道ペーシング用カテーテル電極と前胸部電極の間で通電すれば成功率が高くなる．

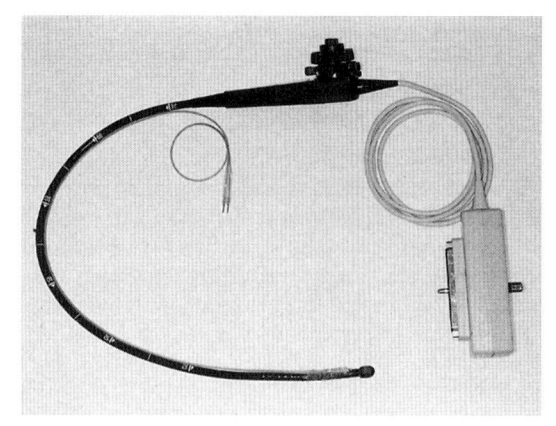

2．経食道心エコープローベを利用した経食道ペーシング

経食道ペーシングは術中の徐脈に対して薬物療法よりも迅速かつ効果が信頼できるといわれている[8,9]．また一方，経食道心エコーは近年急速に普及し心臓手術のルーチンモニターとなったが[10,11]，ペーシングによる心拍数増加時の壁運動異常や心機能評価に経食道心エコーは有用であるという報告もある[12-14]．著者らは経食道心エコーではプローベを左房，左室に近接させることが可能であり，さらにモニターで確認できることに着目し，経食道心エコープローベにペーシング電極を接着させることで，緊急時に心房および心室ペーシングが可能となるのではないかと考え試作した（図11-28）．経静脈用双極ペーシング電極を経食道心エコープローベにシリコン糊で固定し，左房および左室の位置をエコーで確認しながら食道内を進める．通常，長軸四腔像の位置にて心房ペーシングが可能である．左房の位置を経食道心エコーで確認できるので，この方法による心房ペーシングは迅速かつ正確である．僧帽弁逆流症患者で術中徐脈を伴う血行動態の悪化が生じたが，著者らの試作した経食道心エコープローベを利用した経食道心房ペーシングによる心拍数増加で血行動態が改善し，僧帽弁逆流量が減少した[15]．また心臓手術患者を対象とした検討により，乳頭筋レベルの左室短軸像の位置にて約 80％ の患者で心室ペーシングが可能であることがわかった[16]．経食道心エコープローベを利用した心房・心室ペーシングの利点は，ペーシング電極の位置およびペーシングの効果を経食道心エコー図により確認できる点，および経食道心エコープローベを操作してもペーシング電極の位置が極端にずれない点にある．

図 11-28　経食道心エコープローベを利用した経食道ペーシング

■文献

1) Benson DW Jr. Transesophageal pacing and electrocardiography in the neonate: diagnostic and therapeutic uses. Clin Perinatol 1988; 15: 619-31.
2) Pattison CZ, Atlee JL III, Mathews EL, et al. Atrial pacing thresholds measured in anesthetized patients with the use of an esophageal stethoscope modified for pacing. Anesthesiology 1991; 74: 854-9.
3) Atlee JL III, Pattison CZ, Mathews EL, et al. Transesophageal atrial pacing for intraoperative sinus bradycardia or AV junctional rhythm: feasibility as prophylaxis in 200 anesthetized adults and hemodynamic effects of treatment. J Cardiothorac Vasc Anesth 1993; 7: 436-41.
4) Roth JV, Brody JD, Denham EJ. Positioning the pacing esophageal stethoscope for transesophageal atrial pacing without P-wave recording: implications for transesophageal ventricular pacing. Anesth Analg 1996; 83: 48-54.
5) Gallagher JJ, Smith WM, Kerr CR, et al. Esophageal pacing: a diagnostic and therapeutic tool. Circulation 1982; 65: 336-41.
6) Andersen HR, Pless P. Trans-esophageal pacing. Pacing Clin Electrophysiol 1983; 6: 674-9.
7) Benson DW Jr, Sanford M, Dunnigan A, et al. Transesophageal atrial pacing threshold: role of interelectrode spacing, pulse width and catheter insertion depth. Am J Cardiol 1984; 53: 63-7.
8) Smith I, Monk TG, White PF. Comparison of transesophageal atrial pacing with anticholinergic drugs for the treatment of intraoperative bradycardia. Anesth Analg 1994; 78: 245-52.
9) Tomichek RC, Shields JA, Zimmerman RE. Transesophageal atrial pacing (TAP) for sinus bradycardia during

coronary artery bypass grafting: comparison of TAP to intermittent bolus gallamine. J Cardiothorac Vasc Anesth 1995; 9: 259-63.
10) Leung JM, O'Kelly B, Browner WS, et al. Prognostic importance of postbypass regional wall-motion abnormalities in patients undergoing coronary artery bypass graft surgery. Anesthesiology 1989; 71: 16-25.
11) Cahalan MK. Pro: transesophageal echocardiography is the "gold standard" for detection of myocardial ischemia. J Cardiothrac Anesth 1989; 3: 369-71.
12) Lambertz H, Kreis A, Trümper H, et al. Simultaneous transesophageal atrial pacing and transesophageal two-dimensional echocardiography: a new method of stress echocardiography. J Am Coll Cardiol 1990; 16: 1143-53.
13) Kamp O, de Cock CC, van Eenige MJ, et al. Influence of pacing-induced myocardial ischemia on left atrial regurgitant jet: a transesophageal echocardiographic study. J Am Coll Cardiol 1994; 23: 1584-91.
14) Hogue CW, Dávilia-Román VG, Pond C, et al. Transesophageal atrial pacing in anesthetized patients with coronary artery disease: hemodynamic benefits versus risk of myocardial ischemia. Anesthesiology 1996; 85: 69-76.
15) Tanaka K, Kitahata H, Kawahito S, et al. Simultaneous transesophageal echocardiography and atrial pacing for intraoperative management of mitral regurgitation. Anesthesiology 1999; 90: 305-8.
16) Kitahata H, Tanaka K, Kimura H, et al. The feasibility of gastrothoracic ventricular pacing during transesophageal echocardiography. Anesth Analg 1999; 89: 21-5.

［川人伸次，大下修造］

G. ペースメーカー植え込み患者の麻酔

　高齢化社会の到来とともに，ペースメーカー植え込み患者の麻酔管理を行うことも増加してきている．ペースメーカーの機能は複雑化する一方で，麻酔管理に細心の注意を払う必要がある．手術中ペースメーカーが何らかの原因で誤作動することが懸念される．これは外部の電磁的要因がペースメーカーの動作に干渉して生じた現象であり，これをペースメーカーの電磁障害 electro-magnetic interference（EMI）とよぶ．表 11-13 にペースメーカーの EMI 源になりうる装置類のリストを掲げる．伝導電流は，$40\mu A$ という微少な電流でもペースメーカーに干渉する．手術中の麻酔管理においては，電気メスによる EMI がもっとも危険性が高く，実際に報告も多い[2-4]．1984～1997 年の間に US FDA（http://www.fda.gov/cdrh/fusenews.html）に報告されたペーシング不良 456 件中，電気メスによるものが 255 件を占めていた．

　EMI により誤作動すると，ペースメーカーが抑制型の場合は刺激が抑制され，同期型の場合は刺激が発生し，雑音として識別されると EMI 防御機構が作動しレート固定型として刺激を発生する．この時，1990 年前に埋め込まれたペースメーカーでは，プログラマーを用いて設定し直さないともとの設定に戻らない．

1．術前評価

　ペースメーカーの製造会社・機種および性能，注意点を把握する．専門医や業者からも情報を得る．業者に手術に立ち会ってもらうよう手配する．患者のペースメーカー埋め込みとなった基礎疾患を調べる．現在の自己調律，ペースメーカーへの依存度を知る．

　表 11-14 に示されるペーシング閾値に影響を及ぼす薬剤の服用の有無を確認する．

　心筋梗塞や心筋症などの心疾患を合併していることもあるので，心機能も充分評価しておくことはいうま

表 11-13　電磁障害源の危険度と影響[1]

障害源	危険度	影響
電気メス	×	I/P/S/D
除細動器	×	P/D
高周波温熱治療器	×	D
MRI	×	F/T/S
γ線照射装置	×	D
電磁的衝撃波砕石装置	△	I
電気毛布/敷毛布	?	F
冷蔵庫	!	F
洗濯機	!	F
電子レンジ	?	F
電磁調理器	×	F/I
電動マッサージ器	?	F
通電鍼治療器	×	I
低周波治療器	×	I
心電計	!	F
高電圧設備	△	I
大型モータ	△	F
大型発電機	△	F/I
シチズンバンド・トランシーバ	?	I

〈危険度〉
　! 　正しい使用法が要求される
　? 　避けた方が無難
　△　危険　　×　禁忌

〈影響〉
　F　EMI 防御モードまたはマグネットモードへの移行
　I　 刺激抑制
　T　不要刺激発生
　P　プログラム変化またはバックアップモードへの移行
　S　マイクロショック
　D　機能防止または機器の破壊

表 11-14　ペーシングへの薬剤の影響

閾値上昇	閾値低下
細胞外液 K^+ 濃度↑	細胞外液 K^+ 濃度↓
プロプラノロール	交感神経刺激薬
ベラパミル	
電解質コルチコイド	糖質コルチコイド
アシドーシス	$PaO_2 < 40\ mmHg$
アルカローシス	
高二酸化炭素血症	低二酸化炭素血症

2. 手術室

EMI 源（表 11-13）が手術室にも存在するので，チェックする．

麻酔中は触診，心音，パルスオキシメータまたは観血的動脈圧モニターにて連続的に脈拍を確認できるようにしておく．また体外式ペースメーカー・除細動器の準備をしておく．

3. 電気メス

EMI 源となるだけでなくペースメーカー故障の原因となる電気メスは，極力使用を避けるべきである．切開より凝固のほうが影響が大きいといわれているので，使用する場合は，双極の電気凝固鑷子（バイポーラ）を使用した方が望ましい．単極の電気メスを使用する場合は，ペースメーカーの磁力線の軸と対極板-電気メス使用部位の軸が垂直になるように対極板を置き，電気メスの使用部位はリードとペースメーカーから 15 cm 以上離し[5,6]，出力は最小限に抑える（図 11-29）．

電気メスを使用する場合のペースメーカー設定は，固定レート型（VOO，AOO，DOO）に変換しておくのが一般的である．この時，自発調律がまったく出ない患者では問題ないが，自発調律が出る患者では固定レートの刺激と自発調律による競合調律が発生し，T 波上にペースメーカーの刺激が加わる（spike on T）と心室細動に移行する危険性がある．

単極のペーシングリードは双極のペーシングリードよりも感受性が高く，電極の近くで電気メスを使用すると，電流がペースメーカーを介して心臓に流れマイクロショックを与え心室細動を誘発する恐れがある．単極ペーシングリードを用いている患者の胸部手術では，バイポーラを使用するか，双極の一時的ペーシングリードを用いる．

4. 電気除細動

ペースメーカーの故障予防に過大入力保護ダイオードが付加されてはいるが，除細動施行時に故障したり，バックアップモードに設定変換されたりする危険性があるため極力避けたいものである．心室細動の除細動を行わなければならない場合は，以下の点に注意して行う[7]．

①ペースメーカーの陰極電極と陽極電極に対して直角にパドルを当てて施行する．
②センシング off の状態（AOO，VOO，DOO）で除細動を行う．
③300 J 以下で除細動を行う．
④ペースメーカーがバックアップモードになったときはプログラマーで元に戻す．

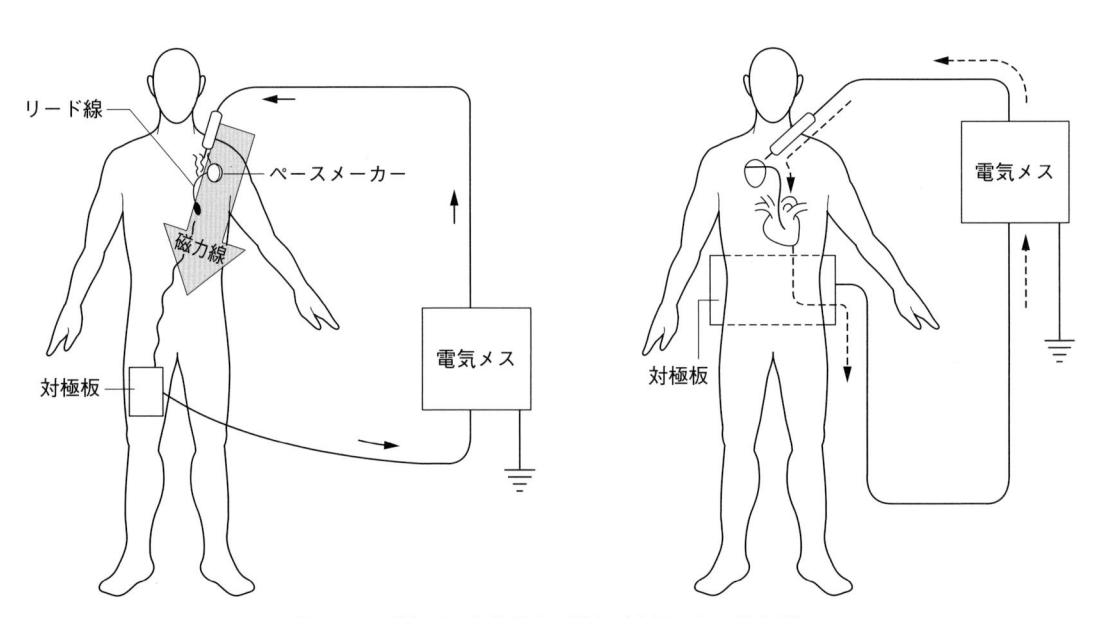

図 11-29 電気メスを使用する場合（文献 1 を一部改変）

⑤ペースメーカーが故障したとき，心停止に対して胸郭殴打法で心拍動させる．しばらく待っていると，ほとんどの症例において遅いながらも自己脈がでてくる．イソプロテレノールなどの薬剤治療で心拍を速くする．故障が確認されたならただちに一時的あるいは恒久的ペースメーカーを植え込む．

ペースメーカーの進歩が著しく専門家でも難解なトラブルも多いので，できれば専門家に立ち会ってもらうのが望ましい．

5．スキサメトニウム

fasciculation が，デマンド型ペースメーカーでは心収縮と誤認されてペーシングを抑制する可能性があるので，スキサメトニウムは少量の非脱分極性筋弛緩薬とともに投与するか，使用を控える．

6．退室時

手術室にて EMI 発生の可能性があるので，退室時には元の設定に戻すとともに，ペースメーカーパラメータのチェックが必要である．

■文献

1) 豊島 健．ペースメーカー植込み患者への電磁障害．In：目でみる循環器病シリーズ 11．心臓ペースメーカー．東京：メジカルビュー社；1993．p.144-53．
2) 表 哲夫，並木昭義，土肥修司，他．ペースメーカー植え込み術中電気メスにより心停止をきたした 1 症例．麻酔 1981；30：1126-9．
3) 粟野知子，木山秀哉，小山 薫，他．電気メスにより R on T が見られたペースメーカー使用例．臨床麻酔 1985；9：181-3．
4) 窪田 武，村川徳昭，田口さゆり，他．ペースメーカー植え込み患者の電気メス使用時の問題点．臨床麻酔 1991；15：763-4．
5) Bloomfield P, Bowler GMR. Anaesthetic management of the patient with a permanent pacemaker. Anaesthesia 1989; 44: 42-6.
6) Wynands JE. Anesthesia for patients with heart block and artificial cardiac pacemaker. Anesth Analg 1976; 55: 626-32.
7) 小坂井嘉夫，大住寿俊．ペースメーカー患者の電気除細動．In：奥村福一郎，編．心臓・血管麻酔ハンドブック．3 版．東京：南江堂；1998．p.278-9．

［川内泰子，中沢弘一］

12

ICD（自動除細動器）植え込み術の麻酔管理

ICD（自動除細動器）植え込み術の麻酔管理

　ICD（implantable cardioverter defibrillator）の致死的不整脈（持続的心室頻拍，心室細動）に対する治療の有用性は，すでに欧米で認められており，米国では，陳旧性心筋梗塞の心機能低下例にも適応となっている．わが国では，1996年にICDの保険適用が認められ，2000年より第5世代のICDの保険適用が認められた．

1．適応

　日本循環器学会植え込み型除細動器の適応（2001年，表12-1），ACC/AHAによる基準（1998，2002年）[1-3]．

2．機能

　心室頻拍（VT）や心室細動（VF）の発生を自動的に感知して，抗頻拍ペーシング antitachycardia pacing（ATP）やカルディオバージョンを行い，突然死を予防する．ATPには，burst pacing（VTに対してVOOのモードの刺激を加えて頻拍を停止させる）とrump pacing（VVIのモードの刺激を加えて頻拍を停止させる）がある．また徐脈用ペーシング（VVI，DDD）ができる．第5世代のICDは，ATPと除細動の機能の他に，心房電位モニタリングにより，DDDR（心拍応答型）ペーシングが可能となり誤作動（上室性頻脈性不整脈を心室性不整脈とみなし，通電が起こることがある）の予防ができるようになった．ICDの電池寿命は，約3〜9年である．

3．植え込み方法

　ICD装置は，ジェネレータと電極からなる．第一世代ICDは，開胸し心表面に直接パッチ電極を縫着していたが，現在では，除細動出力波形が，二相性波形となり，少ない出力で，除細動が可能なため，心内膜電極，リード電極を経静脈的に挿入するだけでよく，そのため開胸術は必要なくなり（図12-1），局所麻酔下の低侵襲手術が可能となった．電極の経静脈的挿入は，放射線透視下に，橈側皮静脈か，鎖骨下静脈より挿入し，先端を右室心尖部に留置する．ジェネレータは，

表12-1　日本循環器学会植え込み型除細動器の適応：持続性心室頻拍・心室細動

Class I	1．心室細動が臨床的に確認されている場合 2．基礎心疾患に伴う持続性心室頻拍を有し，以下の条件を満たすもの 　①心室頻拍中に失神を伴う場合 　②左室駆出率＜40％でかつ頻拍中の血圧が80 mmHg以下，あるいは脳虚血症状や胸痛を訴える場合 　③血行動態的に安定している心室頻拍であっても薬物療法が無効または副作用のため使用できない場合，薬効評価が不可能な場合
Class IIa	1．基礎心疾患に伴う持続性心室頻拍がカテーテルアブレーションにより誘発されなくなった場合 2．基礎心疾患に伴う持続性心室頻拍を有し，左室駆出率＞40％でかつ薬効評価にて有効な薬剤がみつかっている場合
Class III	1．急性の原因（急性虚血，電解質異常，薬剤など）による頻拍で，その原因を除去することで心室頻拍・心室細動の再発が抑制できる場合 2．頻回に繰り返す心室頻拍あるいは心室細動 3．カテーテルアブレーションや外科手術により根治可能な原因に起因する心室細動・心室頻拍：たとえばWPW症候群に関連した心房性不整脈や特発性持続性心室頻拍 4．6カ月以上の余命が期待できない場合 5．精神障害などで治療法に患者の同意や協力が得られない場合 6．心移植の適応とならないNYHAクラスIVの薬剤抵抗性の重度うっ血性心不全患者

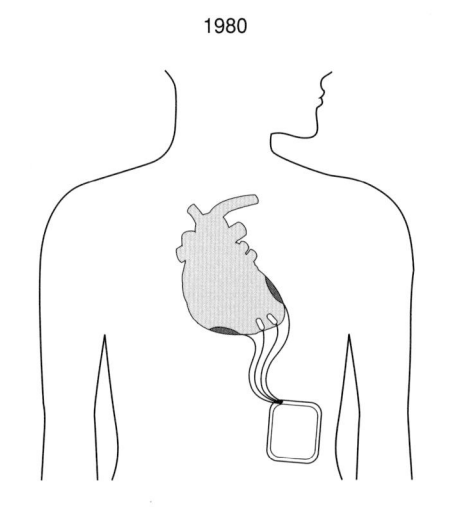

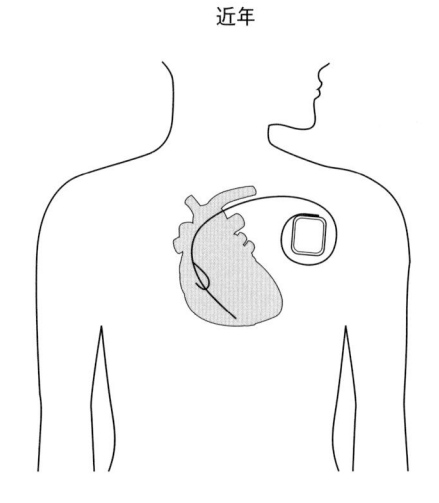

12. ICD（自動除細動器）植え込み術の麻酔管理

1980　　　　　　　　　　　　　　　　近年

- 開胸術，いくつかの切開部
- 全身麻酔
- 大手術による合併症
- 植え込み前後の死亡率最大9%

- 経静脈アプローチ，一切開部
- 局所麻酔
- 植え込み前後の死亡率最大1%以下

図12-1　ICD植え込み術の進化

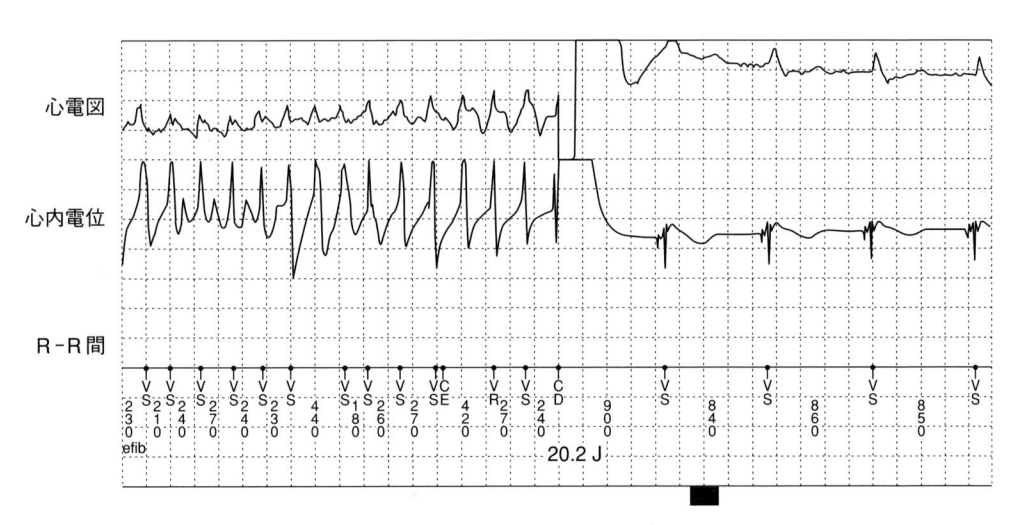

図12-2　心室細動に対する除細動

左鎖骨下前胸部に切開をおき，大胸筋の前または，後ろに挿入ポケットを作る．

4．植え込み後のテスト

a．ショック出力の認定

心室細動を誘発し，ショック出力を設定し（10, 20, 30J），細動閾値 defibrillation threshold（DFT）を決定する（図12-2）．その後，除細動の効果を判定する．低エネルギーのショック（1～3J）をT波上に送出するか（shock on T），または50Hzの交流波（burst）を通電しVFを誘発．除細動は，20J以下で少なくとも2回成功できれば，ショック出力の設定とする．除細

動用リードの抵抗を測定する．0.2 J の shock で 30〜120Ω 程度であればよい．

b．不整脈（VT，VF）の検出
VT，VF をアンダーセンシングしないためには，センシング感度は，通常最大感度 0.3 mV，誘発時は，1.2 mV である．

c．ペーシングリード
リード線の断線や移動をしらべるため心内心電位（5 mV 以上），ペーシング閾値（1.5 V まで），リード抵抗（500Ω 前後）を測定する．

5．麻酔管理

a．術前評価
1）術前の心機能評価は，術中術後の管理の目安となり大切である．原因疾患は，心筋症，虚血性心疾患，Brugada 症候群などで，NYHA はIII〜VI度，心不全，心機能低下症例が多い．左室機能は CI がおよそ 2.0 $l/min/m^2$ 前後，EF は 30% 前後の症例が多い．
2）患者は，疾病に関する不安が強く，ICD 植え込み前後の心理学的ケアが必要である．
3）電気生理学的検査（ESP），体表面加算平均心電図（LP），トレッドミル負荷試験，頸動脈エコー，右房内血栓の有無の確認は，術後の合併症の予測，予防となる．

b．前投薬
心機能の程度に応じ，ヒドロキシジン，ミダゾラムなどを投与する．内服中の抗不整脈薬は，手術当日まで内服する．

低心機能患者はジギタリス，利尿薬，ACE 阻害薬，拡張型心筋症は β 遮断薬，虚血性心疾患はアミオダゾロンなどを内服していることが多い．たいていの不整脈薬は，心機能抑制的であるが，アミオダロンは影響が少ない．

c．術中モニター
基本モニターとして，心電図，観血的動脈圧，パルスオキシメータを行い，必要に応じ，中心静脈圧，BIS（bispectral index）モニターなど，重症例には，経食道心エコー（TEE），Swan-Ganz カテーテルを挿入することもある．

d．麻酔方法
手術方法と心機能により異なる．
①大多数の ICD 挿入は局所麻酔下に行われ，植え込み後のテスト時には，酸素マスク下に，プロポフォール（0.5〜2.0 mg/kg）を就眠まで間欠的に投与するか，TCI（target controlled infusion）により 1.8〜3.0 μg/ml になるように，循環動態に注意しながら投与する．低心機能患者で，呼吸抑制が心配される症例には，気管挿管を行うこともある．
②1, 2 世代の ICD は，開胸型の植え込み式であった．しかし現在でも除細動閾値が高い症例では，開胸式で行われ，心臓に直接電極があてられる．麻酔は，プロポフォール（1.0〜2.0 mg/kg，または，TCI 2.0 μg/ml）やミダゾラム（5〜10 mg）と少量のフェンタニル（1〜3 μg/kg），筋弛緩薬により気管挿管を行い，維持には，低濃度の吸入麻酔薬やプロポフォールも使用される．フェンタニルを適時追加する．
③ICD が作動しないときのためのバックアップとして，体表面除細動/ペーシング用パッチを貼る．

e．除細動の閾値（DFT）へ影響する薬物
抗不整脈薬（リドカインやアミオダロン）と吸入麻酔薬（イソフルラン，ハロタン）は，DFT を上昇させる．フェンタニルは変化させない．皮下局所麻酔薬と少量のプロポフォールの間欠的投与は，DFT を変化させない．多量のプロポフォールは上昇させる[4]．

6．術中血行動態
頻回の除細動は心機能低下を招き，心室筋の受攻性を亢進させ，術後の不整脈を引き起こすため，最低限の VF 誘発にとどめるべきである．

高度の心機能低下例では除細動テスト後に血圧が低下し，カテコラミンの持続投与が必要になることや，まれではあるが PCPS（経皮循環補助器）や IABP（大動脈内バルーンパンピング）が必要となることがある．

また除細動閾値が高いために除細動できず，心マッサージが必要となることもある．合併症には，感染，出血，気胸，穿孔，血栓などがある．

7. 術後管理

術中の心機能に基づき，心電図によるモニターなどで経過観察する．高度心機能低下症例では，呼吸循環管理を持続する．

術後急性期には，感知不全，除細動閾値やペーシング閾値の上昇，上室性不整脈に対する誤作動に注意する．術後の心不全に注意する．

遠隔期合併症として，リードの断絶，損傷，感染，電池消耗（5.0 V 以下）があり，植え込み後の再手術が行われる．

8. 予後

ICD と抗不整脈との効果を比較した大規模試験，AVID（antiarrythmics versus implantable defibrillators）や MADIT（multicenterer automatic defibrillator implantation trial）が，ICD のすぐれた生命予後の改善効果を証明した．

■文献
1) 田中茂夫, 他. 植え込み型除細動器の臨床. 東京: 医学書院. 1998.
2) 笠貫 宏, 他. 循環器病の診断と治療に関するガイドライン: 不整脈の非薬物療法ガイドライン. Jpn Circ J 2001; 65（suppl）: 1126-60.
3) Gregoratator G. Abrams J, et al. ACC/AHA/NASPE 2002 guideline update for implantation of cardiac pacemakers and antiarrhythmia devices summary article. Circulation 2002; 106: 2145-61.
4) Weinbroum AA, Glick A, Copperman Y, et al. Halothane, isoflurane, and fentanyl increase the minimally effective defibrillation threshold of an implantable cardiovertor defibrillator. Anesth Analg 2002; 95: 1147-53.
5) Moss AJ, et al; Multicenter Automatic Defibrillator Implantation Trial II Investigatiors. Prophylactic implantation of a defibrillator in patients with myocardial infarction and reduced ejection fraction. N Engl J Med 2002; 346: 877-83.
6) Young JB, Abraham WT, et al. Combined cardiac resynchronization and implantable cardioversion defibrillation in advanced chronic heart failure: the MIRACLE ICD Trial. JAMA 2003; 289: 2685-94.

［近藤　泉］

13

心臓血管手術患者の術後管理

A. モニター

この項目では，術後ICUにおいて使用するモニターの特質について簡略に整理するにとどめるので，詳細は各項目を参照されたい．

1．モニターの必要性

術中と同じく術後患者の管理においても患者の観察が重要であることは論をまたない．しかし，心臓手術後の患者において，脈や末梢温を観察して下される判断は人によってばらつきが大きく，しかもその診断はしばしば誤っているといわれる[1]．患者の観察は全体的な雰囲気や急激な病態の変化に対しては敏感であるが，それに対して的確な介入を行い，その効果を評価するためには的確なモニター，診断機器を駆使して論理的かつ定量的に患者の病態をとらえる必要がある．

2．心機能，循環モニター—ECG，観血的動脈圧モニター，Swan-Ganzカテーテル（PAC），その他の心拍出量モニター，TEE

PACによって開心術術後患者の予後を改善できるかどうかという議論にはいまだに結論が出ていないが，最近の熱フィラメントによる連続心拍出量モニター，$S\bar{v}O_2$連続モニター機能を付加されたPACは現在の心拍出量モニターの主流となっている．心拍出量測定の信頼性は高く，他の非侵襲的心拍出量測定法との比較においてスタンダードとして扱われる．また，肺動脈圧，PCWP，$S\bar{v}O_2$，あるいはRVEDVの値を組み合わせて評価することにより組織代謝を含めた総合的な循環動態の把握が可能となる．PACの他に心拍出量を連続測定できる方法が種々臨床応用されているが，今のところ，PACに比類可能な信頼性と付加価値をもったモニターはないようである．その中で，プルジオン社製PiCCOは比較的信頼性が高く[2]，また他の方法では得られにくい容積情報が得られるという利点をもっており今後の臨床応用が期待される．Wiesenackら[3]は，前負荷の指標となるCVP，PCWP，ITBV（intrathoracic blood volume）それぞれの変化に対する心拍出量の反応を比較しているが，圧指標と心拍出量の変化には相関が低く，容量指標との相関が高いことを報告している．さらに，PiCCOは3Frの動脈留置カテーテルが入手可能であり，体重4 kg内外の乳児にまで適応できるとされている．

呼気ガスから代謝量を測定できれば新生児においてもFick法により心拍出量を概算可能である．新生児の循環管理をこの方法で評価した経験によると，薬剤の

表13-1 PiCCOとPACの特徴の比較

	PiCCO	PAC
圧測定	（CVP）AP のみ	PAP，PCWP，CVP
CO測定	1心拍ごと連続的（表示は移動平均） 最低1心拍で測定可能	連続測定（表示は移動平均） 熱希釈が安定するまで応答時間が必要
CO校正	必要	必要なし
容量測定	ITTV，GEDV，ITBV，EVLW	（RVEDV）
侵襲性	比較的長期留置可能	やや侵襲性あり

ITTV（intrathoracic thermal volume）
GEDV（global end-diastolic volume）
ITBV（intrathoracic blood volume）
EVLW（extravascular lung water）
RVEDV（right ventricular end-diastolic volume）
CVP（central venous pressure）
AP（arterial pressure）
PAP（pulmonary arterial pressure）
PCWP（pulmonary capillary wedge pressure）

使用や理学所見からの予測はやはりしばしば実測値からはずれており，客観的なモニターの重要性が示唆される．

TEEは開心術の術中に用いるモニターとしてすでに標準化しているが，術後ICUにおけるモニターとしての使用はまだ一般的ではない．しかし，TEEは，左室の前負荷の最も直接的な指標となるLVEDVを実測できること，壁運動や解剖学的な変化を直接視覚的に把握できること，左室拡張能を評価できることなど，術後モニターとしての価値は高い．臨床的にも，術後ICUにおいてTEEが有用であったという研究が数多く報告されている．最近のSchmidlinらの報告[4]によると，左心機能のコントロール，急激な血行動態の悪化などのためにTEEが用いられた301例のうち136例（45％）において新たな所見の発見，診断の確定が得られており，220例（73％）において有用であったという．開心術術後のどのような患者にTEEを適用すべきかという議論はまだ少なく，報告例の多くは血行動態の不安定などを理由として使用しているようである．しかし，予想外の所見をかなりの高率に認めるという報告もあり，状況が許されれば今後積極的に使用すべきモニターであると考えている．

3．呼吸器系モニター—SpO_2，$ETCO_2$，換気力学モニター

組織への酸素供給を維持する上で，呼吸の管理は重要である．呼吸器系のモニターとしては，主にガス交換能のモニターと換気力学に関するモニターがある．開心術術後のモニターとして呼気二酸化炭素ガスモニターはあまり一般的に使用されていないが，CO_2の呼出パターンを分析することにより心拍出量を測定する方法も試みられており[5]，発展が期待される．換気力学に関するモニターは，人工呼吸からのウィーニング時に有用なモニターであるが，通常の開心術術後患者では必要となることはまれである．最近の人工呼吸器にはこれらのモニター機能が内蔵されているものもあるが，自発呼吸下では測定できないことが多く，我々の施設では呼吸代謝モニターの口元センサーからの信号を高速レコーダーに入れて測定している．食道内圧モニターを併用すればさらに確実な換気力学解析が可能であり，人工呼吸からの離脱が困難な患者に対しては有用である．

4．代謝モニター—体温，酸素代謝，$S\bar{v}O_2$，胃粘膜pHモニター

開心術後の体温モニターは重要である．測定部位には難しい議論があるが，臨床的にはPACによる肺動脈温モニターがあればこれを用いるのが最もよいと思われる．その他，直腸温，末梢温などを併用することにより循環動態をより多角的に評価できる．酸素代謝をモニターすることも循環動態の不安定な開心術術後には有用である．PACによる混合静脈血酸素飽和度（$S\bar{v}O_2$）持続モニターは，全身の酸素供給量と代謝のバランスを評価することができ，その有用性が評価されている．しかし，各臓器や病態によって酸素代謝，また最低必要な酸素供給量（critical DO_2）が異なることを考慮して判読する必要がある．各臓器の代謝モニターとして比較的非侵襲的で実用化されているものに胃粘膜pHモニターがあるが，これにも局所血流を反映しているかどうかには議論がある．

5．その他のモニター

ICUでは，病態によってはさらに必要なモニターとしてEEG，中枢神経機能モニターなどを併用して総合的な全身管理を行わなければならない．

6．モニターの装着—患者搬送時のモニター

手術終了後，ICUへの搬送中の患者は，体外循環後の体温の上昇に伴う血管拡張，輸液速度の低下，ドレーンからの出血，麻酔深度の変化，手術刺激の停止などの影響により，循環動態は不安定になっている．移送用モニターは搬送中も常に麻酔科医の監視できる場所に携行する必要がある．モニターへの接続は，ECG，血圧，SpO_2など，必要最小限にとどめている．搬送時のトラブルを生じる可能性のあるモニターラインや輸液ラインの混線を避け，移送に時間をかけないことが重要であると考えている．

ICUにおいては，人工呼吸器装着と同時に，ECG，動脈圧モニター，SpO_2を装着する．この際，圧モニターライン等が混線しやすいので，手術室を出る前にICUでのレイアウトを考えてトランスデューサの位置やモニターラインの取り回しを整えておくことが重要である．ついで，PACや体温などのモニターを接続する．最近はモジュールを手術室，移送用，ICUと共有できるシステムが開発されており，これを用いることによ

りその間のデータの連続性が維持され，また移送時間の短縮，トラブルの軽減に役立つものと考えられる．

■文献

1) Linton RA, Linton NW, Kelly F. Is clinical assessment of the circulation reliable in postoperative cardiac surgical patients? J Cardiothoracic Vasc Anesth 2002; 16 (1): 4-7.
2) HamltonTT, Huber LM, Jessen ME. PulseCO: a less—invasive method to monitor cardiac output from arterial pressure after cardiac surgery. Ann Thorac Surg 2002; 74 (4): S1408-12.
3) Wiesenack C, Prasser C, Keyl C, et al. Assessment of intrathoracic blood volume as an indicator of cardiac preload: single transpulmonary thermodilution technique versus assessment of pressure preload parameters derived from a pulmonary artery catheter. J Cardiothorac Vasc Anesth 2001; 15 (5): 584-88.
4) Schmidlin D, Schuepbach R, Bernard E, et al. Indications and impact of postoperative transesophageal echocardiography in cardiac surgical patients. Crit Care Med 2001; 29 (11): 2143-8.
5) Berton C, Cholley B. Equipment review: new techniques for cardiac output measurement--oesophageal Doppler, Fick principle using carbon dioxide, and pulse contour analysis. Crit Care 2002; 6 (3): 216-21.

〔鷹取　誠〕

B. 循環管理

1. ICUにおける循環管理の基礎

a. 循環動態の基本的理解

開心術術後の不安定な時期において循環管理は全身管理の基本であり，さらにその中心は心拍出量（CO）の維持である．術前，術中と同様に，術後 ICU における循環管理も CO を管理するための基本的理解を基に循環管理が行われる．

CO を規定する因子は，前負荷，後負荷，収縮力，心拍数の 4 つに集約される．これらの因子がその病態に応じて最適な状態に管理されなければならない．

図 13-1 は，佐川，菅らによって集大成された PV（pressure-volume）平面上の心機能ループである[1]．

拡張期圧容積関係（EDPVR）は，主に心室の拡張期 stiffness によって決定され，臨床的には指数曲線で近似できる．拡張期には，心室内圧と心室容量は EDPVR にそって左から右へ移動する．右下端 end-diastolic point の圧が LVEDP，容量が LVEDV である．ここから収縮期となり大動脈圧に達するまで垂直に上昇（等容収縮期），そこから駆出期となり，左上端点 end-systolic point まで駆出が続く．この左上肩の点は，ある一定の収縮性をもった心臓では前負荷，後負荷を変化させるとある一定の直線上を移動する．この直線を ESPVR といい，この直線の傾きが E_{max} である．

この PV 平面で SV（CO）を規定する前述の因子を考えると，前負荷は右下端の点であり，後負荷を動脈エラスタンスと定義すれば右下と左上点を結ぶ傾き（Ea），収縮力は E_{max} によって表わされる．拡張期 PVR の形状と LVEDP から右下端の end-diastolic point が決まり，LVESP と E_{max} によって左上端の end-systolic point が決まる．その 2 点の容量差が SV になる．Starling の曲線はこの平面において LVESP と E_{max} を一定（左上端が固定）とした場合の LVEDP と SV の関係とみることができ，Starling 曲線の形状は EDPVR の形状によっていることがわかる．

b. 病態による管理の違い

紙面上，各病態における心機能の詳細を述べることはできないが，それぞれの病態において上記の 4 つの因子をどのようにコントロールするかを理解することは重要である．各因子が PV 平面あるいは stress-strain 関係の上でどのような特性をもって変化するかということを考えると，病態による管理の違いが理解できる．

図 13-2 は，拡張期 stiffness の増大と収縮力の低下をきたした心臓の心機能ループの模式図である．この心臓の EDPVR は，図 13-1 の正常心と比較して角度が急になっており，図 13-1 と同じ LVEDP によっても LVEDV は小さい．また，E_{max} が低いと SV は低下する

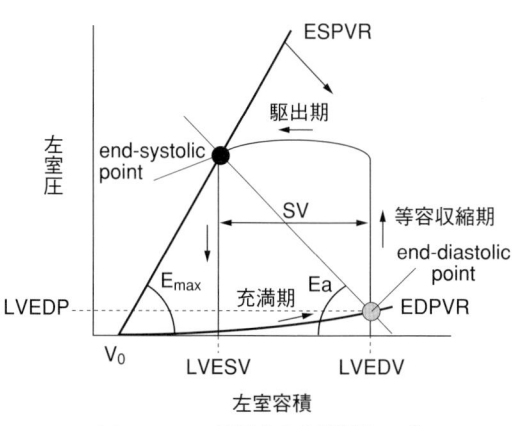

図 13-1 PV 平面上の心機能ループ

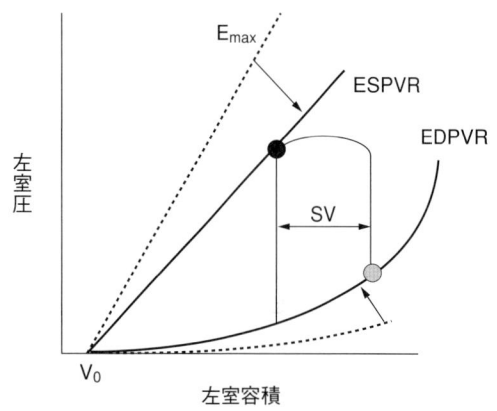

図 13-2 拡張期 stiffness の増大と収縮力の低下をきたした心臓の心機能ループの模式図

が，さらにわずかな LVESP の変化によって大きく SV が変化することが理解できる．

たとえば，大動脈弁狭窄症の弁置換術後管理を行う場合には，弁置換によって駆出期の抵抗は正常化するが，術後も左室は肥厚と虚血性変化によって著しく stiffness が増大した状態のままである．この場合は，EDPVR は図 13-2 のように急峻なカーブとなるが，駆出期の収縮力は保たれているために図 13-1 のような正常な傾きの ESPVR をもつことになる．この心臓に対しては，充分な LVEDV を確保するために高めの LVEDP を確保する必要があり，また，後負荷の軽減はあまり CO に関与しないということがわかる．逆に，大動脈弁逆流症の弁置換術後では，左室は拡張し，さらに収縮力の低下を伴っている．この場合には，EDPVR は図 13-1 よりもなだらかとなり，収縮力の低下により駆出期の ESPVR は図 13-2 のように傾きが少なくなる．この心臓では，LVEDP に対する LVEDV の変化が非常に大きく，わずかな LVEDP の低下で LVEDV，SV が大きく低下する．また，LVEDP の上昇による LVEDV の増加も大きいため，LVEDP は非常に狭い範囲で調節する必要がある．収縮期では，E_{max} の値が小さいため後負荷が増加すると大きく SV が低下する．逆に血管拡張療法はわずかに LVESP を低下させることによって CO を著明に増加させることができるため，よい適応となる．収縮力を高める治療法が適応になるのはいうまでもない．

虚血心では，虚血の程度によって ESPVR の低下の程度も変化する．冠灌流圧の低下による全体虚血の場合は，左室収縮性の低下を反映して E_{max} が低下する．アシドーシスが加わると E_{max} の低下は著しくなる．労作性狭心症では E_{max} の低下は軽度であるが，拡張期 stiffness の増大により EDPVR は上昇する[2]．

c．CO と critical DO_2

CO 維持の目的は，各組織，特に重要臓器への酸素供給を確保することである．酸素供給量（DO_2）は血液の酸素含量（CaO_2）と CO の積によって得られる．DO_2 が低下した場合，組織においては O_2 extraction ratio（OER）を上昇させて適応するが，あるレベル以下では組織の酸素代謝量が低下する．この点を critical DO_2，critical OER といい，臨床的には DO_2 をこの点よりも高値に維持することが望ましいと考えられる．単純な心不全においては critical OER は 31〜50% とい

う報告があり，これにも幅があるが，概算すれば，$S\bar{v}O_2$ を 50〜80% 以上に保てば組織の酸素代謝が維持できるということになる．しかし，敗血症などの炎症状態では，critical OER は著しく低下していることが報告されており，開心術後においてもサイトカインなどの炎症性メディエータの存在下には OER が低く保たれていても組織での酸素代謝は障害されている可能性がある．各症例，各臓器において DO_2 の目標値を設定することは難しいといわれているが，DO_2，OER と乳酸，死亡率の間に強い相関が認められるとの報告があり，充分な DO_2 を確保することが重要である．

2．術後循環不全の病態と治療の実際

a．前負荷の病態と管理

開心術後の血圧低下，心拍出量低下の最も多い原因は前負荷の低下であるといわれている．前負荷の低下は，術後の体温上昇に伴う血管拡張をはじめ，出血，利尿，人工呼吸による胸腔内圧の上昇などによってひき起こされる．従来より人工心肺や手術侵襲によって血管透過性が亢進することにより血管内容積が減少することが知られている．近年の研究により，この血管透過性の亢進はサイトカイン，補体等の炎症性メディエーターとの相関が強く[3]，また，それが術後体重増加や人工呼吸時間にも影響していることが明らかになってきている．また，新生児ではしばしばみられる capillary leak といわれる血漿蛋白のリークも知られているが，これには血管内皮成長因子などの血管系の因子が関与し，サイトカインや補体は蛋白のリーク率には関係がないという結果も示されている．人工心肺時間，大動脈遮断時間を短縮したり，常温人工心肺や低侵襲人工心肺回路を使用することは術後の血管透過性亢進を防止できるといわれる．その他に，蛋白分解酵素阻害薬の術中使用も有効であろう．UF（ultrafiltration）が有効であるという報告もあるが，これには議論があり，サイトカイン除去という機序による有効性は疑わしいと考えている．

いずれにしても人工心肺などによる炎症反応の強さには個人差があり，術後の容量負荷の必要量も異なってくる．炎症による血管透過性の亢進時には原則的には細胞外液により血管内容量を確保するが，実際にはアルブミン値が許容範囲を超えて低下する場合には蛋白製剤を使用せざるを得ない．

血管拡張は通常 hyperdynamic な血行動態を伴って

生じる．この場合には，前負荷，後負荷ともに低下しているため，輸液とともに血管収縮薬による適正な後負荷の維持が必要となる．

適正な前負荷の目標値は病態によって異なる．特に前負荷を圧，すなわち，LAPやPCWPを指標としてとらえている場合には，左室のstiffnessを考慮する必要がある．心不全や心肥大のために左室のstiffnessが増大している場合にはわずかなEDVの増加が大きなEDPの増加をきたすため注意が必要である．また，圧指標は容量の負荷を正確に反映しないという報告もあり，この点にも注意すべきであろう．

臨床では，人工心肺からの離脱時にリザーバーから循環系へ血液を戻しながら血圧，COの変化をみて適正な前負荷を決めるということが一般に行われているが，術後ICUにおいて心機能が変化した場合に，その前負荷がそのまま適切であるとは言えない．前負荷としてPCWPを12 mmHg内外に維持しても循環動態が不安定である場合には，TEEなどにより直接的にEDVを評価することがすすめられる．

hypervolemiaには血管拡張薬，利尿薬が使用されるが，尿量が得られない場合にはECUM（extracorporeal ultrafiltration method）あるいはCHDF（continuous hemodiafiltration）といった方法により過剰な血管内水分を除去することが必要である．

b．後負荷の病態と管理

後負荷の定義は難しく，厳密に測定することは困難である．しかし，実際の臨床では前記のPV平面をもとに収縮末期血圧を指標として考えるのが妥当ではないかと思っている．SVRを計算して後負荷の指標とすることは適当でない．

開心術術後では，いわゆるvasoplegiaという血管拡張に遭遇する．その原因は多因子によるもので，開心術の14％に生じるという報告がある[4]．これにも人工心肺などによる炎症反応が関与しているという証拠が示されている．また，消化管粘膜の低灌流によるbacterial translocationもその原因の1つとして示唆されている．hyperdynamicな血行動態に対しては，COと血圧を評価しながら適正な臓器灌流圧を維持するように血管収縮薬を投与する．蛋白分解酵素阻害薬が有効であるかもしれない．

LOS（low output syndrome）の状態では，血管拡張療法の適応を考える．E_{max}の低下した心臓では，わずかな収縮期圧の低下により著しいCOの増加が期待できる．わずかに収縮期圧が低下する程度の血管拡張薬を投与することによってSVが増加すると，LVESVの減少に伴い同じwall stressによって生じるLVESPは上昇する．COの増加により前負荷も低下し，心筋の酸素消費量の減少も見込まれる．血管拡張療法では，このようなサイクルにより新たな平衡状態に移動し，LOSの状態から脱することを期待できる．

c．心収縮力の病態と管理

心筋保護や人工心肺の進歩にもかかわらず，心室の機能不全は術後50％から90％というかなりの高率に認められるといわれている．その原因としては，心筋保護の他に，体温，薬物，炎症反応などの影響が考えられているが，術後サイトカインの血中濃度と心筋収縮力が有意に相関したという報告はあまり多くなく，一方，局所の心筋運動とTNFαなどの局所炎症性メディエタ遺伝子発現の間には強い相関があることが明かになってきている[5]．これらの報告によると，局所のサイトカインは非常に強い心筋収縮力抑制作用をもち，心筋局所の虚血などによる障害が局所的な炎症反応をひきおこすことによって心筋収縮力の低下をきたしているものと思われる．心筋の機能障害は術後数時間のうちに起こり，8時間から24時間で術前値に戻るといわれている．術後心筋収縮力の低下を予測するマーカーとして術前のトロポニンTの値が予後予測に有用であるとする報告がある．メチルプレドニゾロンやアプロチニンがサイトカインの産生を抑制して予後を改善したり術後の陽性変力薬の使用量を軽減するという報告もあるが，いずれも人工心肺中の投与であり，術後投与の有用性を示した報告をみつけることはできなかった．

心筋収縮力の低下は，一過性であるにしてもCOの低下をひき起こし，臓器障害，炎症反応を遷延化させることによって予後に影響する．使用する薬剤については他項にゆずるが，一般的にはβ作用をもったカテコラミンが，ついでβ受容体のdown regulationが示唆される場合にα作用薬，PDEⅢ阻害薬，コルホルシンダロパートなどが適応となる．これらの薬剤は陽性変力作用の他に種々の程度の血管緊張に対する作用をもっているため，PV平面上の心機能ループを念頭において，前負荷，後負荷を適切にコントロールする必要がある．

陽性変力薬による心機能の改善は，ほとんどの場合，心筋酸素消費量を増大する[2]．いわゆる hibernating myocardium においてはある程度の収縮予備能（contractile reserve）をもっており，陽性変力薬に反応して収縮力が増大しても，それに伴う酸素消費量の増大によって虚血に陥り再び収縮力が低下する二相性の反応を示すことがある．こういった心筋の状態の把握には CO，血圧の観察だけでは不充分で，TEE による心筋壁運動の連続的なモニターが有用である．

CABG 術後には，虚血による心筋障害の発生率が高く，40%と報告しているものもある．そのうち，術後梗塞を起こす頻度も 10%内外と，かなりの高率である．これを早期に発見して予防，治療ができれば，CABG の予後を改善することができるといわれている．術前，術後のトロポニン T が虚血を早期に発見するために有用であるという報告もあるが，従来の CK-MB やミオグロビンのほうがよいというものもある．TEE はここでも心室の拡張期コンプライアンスの評価や心室壁運動の直接的観察によって虚血の早期診断に貢献することができると思われる．

d．不整脈の病態と管理

術後にはさまざまな不整脈が発生するが，洞調律の維持は特に stiffness の増大した心筋においては CO 維持のために重要である．不整脈の治療と抗不整脈薬の選択については他項にゆずり，この項では術後心房細動（Af）について述べるにとどめる．Af は術後 2，3 日目に起こることが多く，その成因としては，心房の心筋保護の問題，電解質，心房容量の急激な変化，炎症などがあげられているが，TEE によっても Af を予測することは困難であるとする報告がある．一方，術後 Af は，周術期の合併症の発生や死亡率を明らかに増加させるため，これを予防することが重要である．最近のメタアナリシスでは，対照を 1 とした Af 発生率は β ブロッカー 0.39，ソタロール 0.35，アミオダロン 0.48，両心房ペーシング 0.46 とされている[6]．ベラパミル，ジゴキシンは有効性が疑わしい．Mg は，6 mmol を 4 日間連続投与して発生率が 2%（対照 21%）に減少したという報告がある[7]．原則的に禁忌でなければ全例に β ブロッカーを使用し，リスクの高い患者ではアミオダロンやペーシングを考慮することをすすめているものもある．Af 発生時には血行動態が不安定であれば速やかに DC の適応を考慮すべきであるが，症状なく安定していれば心拍数コントロールのみで経過観察し，48 時間以上経過するようであれば抗凝固療法を考慮すべきである．

3．その他の病態と管理

a．右心不全

右心不全は心筋保護が不充分になりやすい右室の梗塞によって起こることが多い．PAC による RVEDV，RVEF 測定が早期診断に有用である．RVEDV の増加により CO は代償されるが，ventricular interdependence による左心室コンプライアンスの低下や肺血管抵抗の増大を伴う場合には陽性変力薬や血管拡張薬が必要となる．

心タンポナーデ

術後の数％に生じるといわれる．CO，血圧の低下，CVP，PCWP の増加は典型的であるが，心収縮力の低下との鑑別は画像診断によらなければならない．疑いをもった時点で TEE を施行すべきである．

b．fast-track における循環管理

大きな心機能の低下が認められない開心術患者では，fast-track recovery が一般的となってきている．fast-track に関する麻酔の質を比較した文献がきわめて少ないことが残念であるが，多くの文献では，再挿管や術後梗塞の発生率は数％以内と低く，入院コストは軽減できるとしている[8]．

当院では，大量フェンタニル麻酔後ナロキソンによる fast-track を行ってきたが[9]，fast 群と slow 群の最大の差は，PA 圧と pH の違いであった．Fast 群では，手術終了から抜管まで 4.8 時間でり，手術終了からの時間が早いほど有意に動脈血 pH が低く，人工呼吸からの離脱中にアシドーシスの進行が認められた．また，PA 圧の上昇，心拍出量の増加も術後時間が短いほど強く認められる傾向があったが，これらは抜管後にはもとに復した．いずれの変化も特に処置を要するような大きな変化ではなく，また再挿管を要した症例もなかった．pH の差は人工心肺の影響や，体温，心機能の変化などによるものと考えられ，手術後の最も不安定になる時期であることから，心機能，呼吸機能に充分な予備力があることを評価して適応を決定することが最も重要であると考えている．

■文献

1) Sagawa K, Maughan L, Suga H, et al. Cardiac contraction and the Pressure-Volume Relationship. Oxford: Oxford University Press; 1988.
2) 菅 弘之, 高木 都, 後藤葉一, 他. 心臓力学とエナジェティクス. 東京: コロナ社; 2000.
3) Holmes JH 4th, Connolly NC, Paull DL, et al. Magnitude of the inflammatory response to cardiopulmonary bypass and its relation to adverse clinical outcomes. Inflamm Res 2002; 51 (12): 579-86.
4) Carrel T, Englberger L, Mohacsi P, et al. Low systemic vascular resistance after cardiopulmonary bypass: incidence, etiology, and clinical importance. J Card Surg 2000; 15 (5): 347-53.
5) Kalra DK, Ramchandani M, Zhu X, et al. Relation of tissue Doppler-derived myocardial velocities to serum levels and myocardial gene expression of tumor necrosis factor-alpha and inducible nitric oxide synthase in patients with ischemic cardiomyopathy having coronary artery bypass grafting. Am J Cardiol 2002; 90 (7): 708-12.
6) Crystal E, Connolly SJ, Sleik K, et al. Interventions on prevention of postoperative atrial fibrillation in patients undergoing heart surgery: a meta-analysis. Circulation 2002; 106 (1): 75-80.
7) Toraman F, Karabulut EH, Alhan HC, et al. Magnesium infusion dramatically decreases the incidence of atrial fibrillation after coronary artery bypass grafting. Ann Thorac Surg 2001; 72 (4): 1256-61.
8) Moon MC, Abdoh A, Hamilton GA, et al. Safety and efficacy of fast track in patients undergoing coronary artery bypass surgery. J Card Surg 2001; 16 (4): 319-26.
9) 鷹取 誠, 朝信輝樹, 川上幸雄, 他. 大量フェンタニール麻酔のナロキソンによるリバース法に関する研究—第2報. 麻酔 1991; 40 (3): 377-83.

〔鷹取　誠〕

C. 呼吸管理

人工呼吸管理の概念は1990年代から2000年代にかけて大きく変化した．特に急性呼吸不全患者での呼吸管理の目的は，ガス交換能の維持から肺保護へと移ってきた[1]．これに伴い，人工呼吸器の設定方法も変化しつつある．人工呼吸器の進歩そのものも設定方法に大きく影響している．一方で新しい換気モードの有用性を検証する前に次の新しい人工呼吸器が登場し，何を目安に人工呼吸器の設定を行えばいいのかわからないことも多い．

現在，人工呼吸器を設定するときにどのような考え方を基本に設定すればよいかを，一般的な心臓血管術後，および術後呼吸器合併症を発症した場合について述べる．

1．人工呼吸の目的

人工呼吸管理の大きな目的はガス交換能を改善することおよび呼吸仕事量を軽減することである．前述のように最近では肺保護が大変重要とされているので，医原性肺損傷を起こさずにこの2つの目的を達成することといいかえるべきかもしれない．陽圧換気により換気/血流不均衡が改善され，低酸素血症および高二酸化炭素血症が改善する．気道抵抗やエラスタンスの増加は呼吸仕事量を増やすが，人工呼吸は呼吸仕事量を肩がわりすることにより，患者の呼吸筋疲労を防ぐことができる．少し状態は異なるが，全身麻酔中や全身麻酔の効果が強く残っている術後早期では，換気量を維持することが人工呼吸管理の重要な役割である．

2．人工呼吸器の基本的作動

人工呼吸管理を行う上で理解しておかなければならないことはvolume-controlled ventilation（VCV）とpressure-controlled ventilation（PCV）の違いである．基本的な作動様式と気道内圧，流量，および換気量の関係は基礎知識として知っておかなければならない．矩形波によるVCVの場合には気道抵抗によって発生する圧は，吸気中は一定である．呼吸器系の容量が増加していくにつれて，エラスタンス成分の圧が大きくなっていく．気道抵抗やエラスタンスが変化すると同

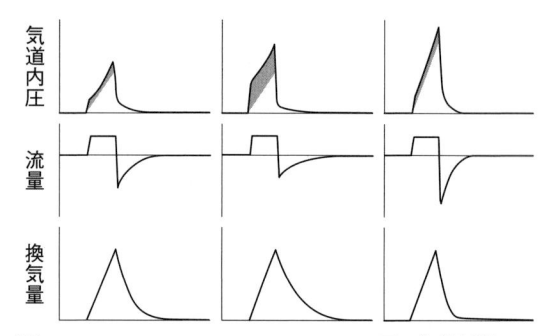

図13-3 volume-controlled ventilation下で気道抵抗，エラスタンスの変化が気道内圧に及ぼす影響

気道内圧，流量，換気量を示す．矩形波によるVCVでは患者の気道抵抗，エラスタンスが変化しても吸気流量波形，換気量は変わらない．左列に比較して中央の列では気道抵抗が増加，右列ではエラスタンスが大きくなっている．患者の呼吸器系メカニクスが変化しても流量波形は変わらず（flow-controlled），1回換気量も同じである．これに対して気道内圧が変化している．中央列では気道抵抗の成分（斜線部分）が大きくなっている．気道内圧の上昇が必ずしも肺胞内圧上昇を意味しない．右列では気道抵抗の成分は左列と同じであるが，エラスタンス成分が大きくなっている．このときには肺胞内圧も上昇している．一般的に急性呼吸不全では気道抵抗もエラスタンスも増加していることが多いので，気道抵抗成分もエラスタンス成分も増加している．

じ設定でも，発生する圧が変化するので気道内圧も変化する（図13-3）．PCVでは人工呼吸器は患者の呼吸器系の状態に関わらず，気道内圧を一定に維持するように吸気流量を調節する（図13-4）．

VCVでは流量，流量波形，V_Tも全て医師が設定しなければならない．設定値は患者の自発呼吸の大きさや呼吸器系メカニクスに関わらず一定である．気道内圧は患者の状態により大きく影響されるので，気道内圧の上限，下限警報は必須である．術後早期にV_Tが保証されることはVCVの利点である．しかし，患者の自発呼吸と人工呼吸器の同調性という観点からみるとVCVは設定が難しい．経験豊富な集中治療専門医でも良好な同調を得るには難渋することがある．

PCVでは吸気流量やV_Tは患者の状態によって変化

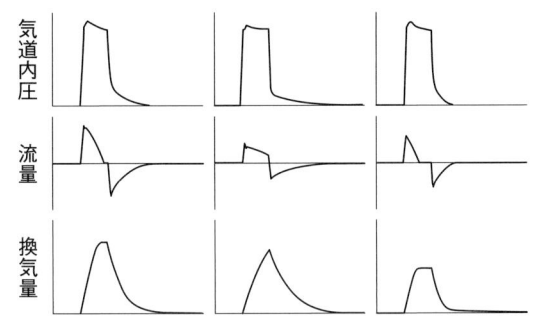

図 13-4　pressure-controlled ventilation

人工呼吸器は気道内圧を設定値に維持するよう制御する．気道抵抗，エラスタンスが変化した時の気道内圧，流量，換気量への影響を示した．左列に比較して中央の列では気道抵抗が増加，右列ではエラスタンスが大きくなっている．気道抵抗，エラスタンスが増加すると流量が減少し V_T も減少する．このように PCV では換気量が保証されない．

する．V_T の下限も上限も保証されないので換気量の上限，下限警報は必須である．一般的には VCV より PCV の方が患者との同調性は良好である．

3．人工呼吸器の設定

人工呼吸開始理由は国，地域や病院によって大きく異なるわけではない．しかし，どのような換気モードを選択するかは国，地域さらには病院間でもさまざまである[2]．

a．術後患者での人工呼吸器設定

術後患者で呼吸器合併症がない症例では換気量が維持されている限り問題になることは少ない．換気モードもこだわる必要はない．assist/control（A/C）または synchronized intermittent mandatory ventilation（SIMV）が一般的である．術直後には全身麻酔の影響が残っているので，換気量が保証される VCV が好ましい．酸素濃度はできるだけ低い酸素濃度で管理する．虚血性心疾患のように低酸素血症を避けたい症例を除けば，パルスオキシメータで 95％以上あればよい．PEEP は肺疾患がなければ積極的に高い設定にする必要はない．自発呼吸が微弱なときには無気肺も発生しやすいので 3〜5 cmH$_2$O 程度の PEEP はかけておく方が安全である．

V_T は術直後で自発呼吸が充分でないときには大きめの 8〜12 ml/kg に設定する．ALI/ARDS の呼吸管理では低 V_T が推奨されているが，呼吸器合併症のない患者で短時間であれば問題にならない．吸気流量は吸気時間が 0.8〜1.2 秒くらいになるように設定する．0.8〜1.0 l/kg/min の設定にすればよい．50 kg の患者であれば 40〜50 l/min の吸気流量に設定する．吸気流量の設定時には選択している流量パターンも影響してくるので注意が必要である．PCV を選択した時も同じくらいの V_T が得られるように設定する．一般には 15〜20 cmH$_2$O（PEEP をベースとして）で充分である．吸気時間も V_T に影響する．吸気時間は 0.8〜1.2 秒くらいの間で調節する．

呼吸回数は PaCO$_2$ を目安に増減させる．呼吸器合併症のない患者では，人工呼吸中の死腔換気率は 30〜40％である．分時換気量の 60〜70％が肺胞換気量になる．PaCO$_2$ は肺胞換気量と反比例の関係にあるので 1 回血液ガス測定を行えば，目標とする PaCO$_2$ になるような呼吸回数がどれくらいか，およその予想は可能である．

一般的な設定方法を表 13-2 に示す．基本的にはガス交換が維持されていればどのような方法でも問題ない．

b．人工呼吸器からの離脱

人工呼吸器からの離脱にもさまざまな方法がある．(S)IMV で強制換気の回数を減らしていく方法[3]，pressure support ventilation など圧制御様式のモードで補助圧を下げていく方法[4]，このような段階的な手順を踏まずに患者の状態が安定して，人工呼吸器からの離脱が可能と考えたら自発呼吸にして，自発呼吸時の呼吸状態を観察して抜管可能かどうかを判断する方法がある（T-piece trial）[5]．循環動態が安定して，血液ガスも正常であれば，どんな方法でウィーニングしても問題ない．気管内チューブを通して呼吸することは患者にとっては呼吸負荷となる．人工呼吸器による補助が減少していくと，人工呼吸中であるにもかかわらず抜管後よりも呼吸仕事量が大きいことはまれではない．(S)IMV では 2〜5 回/分，PSV では 5〜7 cmH$_2$O の圧くらいまで減らして患者の呼吸が安定していれば抜管すればよい[6,7]．さらに補助を減らして抜管する必要はない．いずれの方法でも 4〜5 段階くらいで換気補助を減らして抜管する．T-piece trial では観察時間が長すぎると呼吸筋疲労を引き起こす原因にもなるので，30 分〜2 時間くらいで判断する[5]．

表 13-2 術後患者での人工呼吸器設定

換気モード	A/C SIMV（＋PSV）	一般的に全身麻酔の影響が残っているので，換気量が保証される VCV モードが好ましい．
酸素濃度		できるだけ低い酸素濃度で管理する．虚血性心疾患などで充分な酸素化が望ましい症例を除けば，パルスオキシメータで 95% 以上あれば充分である．これを目安に酸素濃度を調節する．
PEEP	3〜5 cmH$_2$O	肺疾患がなければ高い PEEP を用いる必要はない．術後には無気肺が発生しやすいので，この程度の PEEP はかけておいた方が安全である．
1回換気量	10〜12 ml/kg	自発呼吸が充分でないときには，少し大きめの V$_T$ に設定しておく方が無気肺の発生を予防できる．ALI/ARDS の呼吸管理では低 V$_T$ が推奨されているが，肺障害のない患者で短時間であれば問題にならない．
トリガー		最近の人工呼吸器であれば充分な性能を発揮するので ALI/ARDS 患者でない限り問題となることはない．圧トリガー，フロートリガーどちらでもかまわない．圧トリガーであれば−1〜−2 cmH$_2$O，フロートリガーであれば 1〜3 l/min の範囲で設定する．
吸気流量	0.8〜1.0 l/kg/min	吸気時間が 0.8〜1.2 秒くらいになるように設定する．
吸気圧	V$_T$=10〜12 ml/kg <30 cmH$_2$O	PCV でも同じくらいの V$_T$ が得られるような圧に設定する．一般には 15〜20 cmH$_2$O（PEEP をベースとして）で充分である．

図 13-5 に術後呼吸管理の例を示す．患者は 68 歳の男性で解離性大動脈瘤と CAD に対し，大動脈解離エントリー閉鎖術と CABG を施行した．術直後には IABP を必要としたために術後翌日は人工呼吸器のウィーニングは行っていない．循環動態が安定し IABP が抜去された後，ウィーニングを始めている．まず F$_{IO_2}$ はできる範囲で低くする．最初の人工呼吸器の設定は SIMV モードで体重 60 kg の患者に対し V$_T$ 600 ml，SIMV 12 回／分，PEEP 5 cmH$_2$O，PSV 5 cmH$_2$O である．患者の自発呼吸が出現すると SIMV の回数を 12 回から 10→8→5→2 と下げていき，この時点で血液ガスが問題ないことを確認後，抜管した．経過が順調であることは SIMV を下げても呼吸回数（SIMV＋自発呼吸）が極端に増加していないこと，分時換気量が充分保たれていることから推測できる．

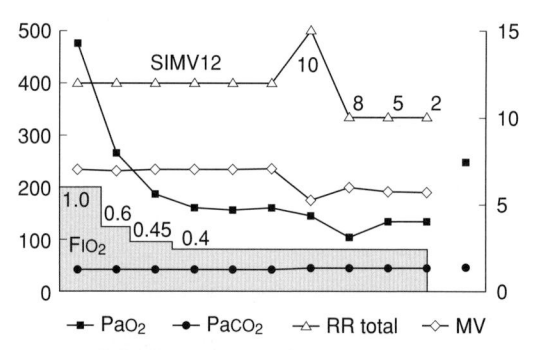

図 13-5 術後経過に問題ない患者での人工呼吸器からの離脱

術後，酸素化に問題なければ F$_{IO_2}$ を速やかに下げていく．循環動態が安定して呼吸器からの離脱が可能と考えたら，人工呼吸器の補助を減らしていく．本症例では SIMV で管理していたため，SIMV の回数を減らしていった．SIMV 2 回／分，1 回換気量 600 ml，PSV 5 cmH$_2$O で血液ガス検査に問題ないことを確かめて抜管した．

c．術後呼吸器合併症発症患者の人工呼吸

先天性心疾患を除けば，心臓血管手術を受ける患者の多くは比較的高齢で術前から心肺機能の低下していることが多い．術後呼吸不全となる危険性も高く，また心原性肺水腫が関与しているのか，純粋に呼吸器だけに問題あるのかを判断することは困難である．冠動脈疾患の患者では喫煙者が多いことも術後呼吸器合併症の発生に影響している[8]．このような患者では術直後に循環動態が安定しないため，鎮静薬を投与して，体位変換を制限していると喀痰の貯留，無気肺などが容易に発症する．高濃度酸素を必要とし，さらにそれ

が無気肺を増悪させるという悪循環を引き起こす．こうなると呼吸管理に難渋する．術後呼吸器合併症は術前からの準備を含め，その予防が一番大切である．いったん発症してしまうと，前記のような人工呼吸器の設定方法では管理できない．個々の症例で病態も異なり全ての術後呼吸器合併症の患者に当てはまる一般的な管理方法はない．

1990年前後から陽圧換気が医原性に肺損傷を発症させるという知識が積み重ねられていった結果，ガス交換の目標をどこにおくかという点で大きな変化が起こった．PaO_2や$PaCO_2$を健常人の範囲に維持することを至上目的としなくなった[9]．ARDS Networkの研究によりVTを減らすとALI/ARDS患者の予後が改善することが明らかになったわけであるが，実際にどのような設定をすればいいか不明な部分も多い．術後呼吸器合併症を発症した患者にもALI/ARDSと同じ概念で呼吸管理をすべきかどうかは不明であるが，低酸素血症の患者の呼吸管理，医原性肺損傷の予防はどんな患者でも同じである．

術後呼吸器合併症を発症した患者の呼吸管理を例にガス交換能の悪化した患者に対する一般的な人工呼吸管理の方法，問題点について考えてみる．冠動脈バイパス手術を受けた後に重篤な低酸素症となった（図

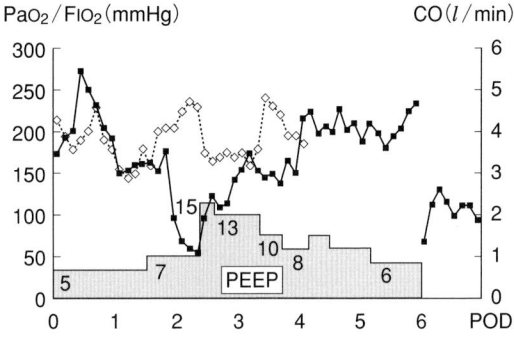

図 13-6 重篤な低酸素血症を発症した症例の術後経過

術後2日目から酸素化が悪化し，著明な低酸素血症となった．低酸素血症に対してPEEPが効果的であったため，CO（◇）はPEEPの影響により低下したががまんし，FIO_2が0.4で管理できるまで高めのPEEPを維持した．心臓血管外科術後の低酸素血症では，ALI/ARDSの時よりもPEEPによって循環系が影響されることが多い．しかし，高PEEPによる利点と副作用のバランスを理解して用いれば効果的な症例がある．本症例も高PEEPを用いなければ低酸素血症の管理は不可能であったと考える．

13-6)．ヘビースモーカーであり術直前まで喫煙していた．術後出血のために再開胸止血術を行い，その後，心拍出量が低下したがドパミンとドブタミンの増量に

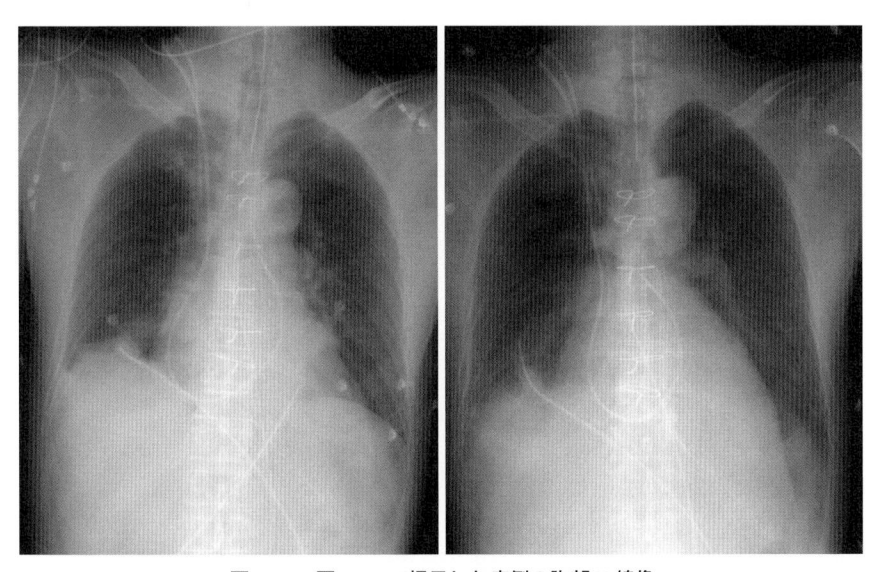

図 13-7 図 13-6 で提示した症例の胸部 X 線像
左：術直後の胸部X線像．左下肺野に淡い影を認めるが，それ以外には問題ない．
右：著明な低酸素血症のときの胸部X線像．左下葉の無気肺，左下肺野のびまん性陰影，右下肺野の含気低下が認められる．胸部X線像から予測される以上に広範囲の無気肺が発症しているものと考えられる．

より改善している．この間に体動により血圧が大きく変動したために鎮静薬を投与した．循環動態が安定したため鎮静薬を減らしてきたころから大量の喀痰が吸引され始め，血液ガスが悪化し始めた．気管支ファイバーを行うと多量の痰が両肺から湧き出てきたため，気管支ファイバーにより吸引したが酸素化はさらに悪化した．最も悪いときの PaO_2 は FIO_2 1.0 で 55.2 mmHg であった．短時間だけ（1 分間）PEEP を 20 cmH_2O に上げたところ SpO_2 が上昇したので，その後も PEEP を高めに維持した．PEEP が高い間は増加していた心拍出量が減少している．しかし，血圧には大きな影響がなかったこと，尿量は多少減少したが低酸素血症が非常に重篤であったことから FIO_2 が 0.5 に下げることができるまで高い PEEP を維持した．PEEP を 10 cmH_2O に下げると CO は改善した．PEEP を下げても酸素化に影響しないことを確かめながら，PEEP を下げていき抜管した．

術後呼吸器合併症を起こした患者でどのような管理をすべきか明確な指標はない．しかし，低酸素血症を発症している場合には ALI/ARDS に準じた呼吸管理が必要であろう．ARDS Network の研究に従うと 6 ml/kg という小さな V_T となるが，実際にこのような小さい V_T で管理するのは困難である．できるだけ低 V_T で管理するように努力する．

1）VCV か PCV か？（V_T か最大吸気圧か？）

V_T を制限するにはいずれの方法でも多量の鎮痛・鎮静薬ときには筋弛緩薬も必要とする．呼吸不全患者で吸気努力が強いときには PCV の方が人工呼吸器との同調性はよい．VCV と PCV で予後に差はでない[10]．いずれの方法でもできるだけ少ない V_T，できるだけ低い吸気圧で管理するように努力する．吸気圧はプラトー圧で 30 cmH_2O 未満というのが一般的な考え方である．我々が最大吸気努力をしたときの肺胞にかかる圧が 30 cmH_2O であることが根拠となっている．臨床的な証拠があるわけではないが，多くの成人患者では安全域と考えられる．VCV でも PCV でもプラトー圧が 30 cmH_2O を超えないようにする．

2）PEEP と酸素濃度

酸素化を規定するのは肺容量と酸素濃度である．臨床的には PEEP と酸素濃度が酸素化に最も大きな影響を与える．どちらもできる範囲で低い方が望ましいが，PEEP に肺保護作用があることが動物実験で示唆されることから[11]，PEEP を高く保ち酸素濃度を低くするような組み合わせが好まれるようになってきた．PEEP は循環にも大きな影響を与えるので，特に循環器系への副作用に注意して利用する．

この患者は喫煙者であったこと，術後 24 時間以上鎮静されていたこと，酸素化が障害されていたために高濃度酸素を必要としたことなどの要因が重なり広範囲の無気肺を発症したものと考えられる．いったん虚脱した肺胞を拡張させるには非常に高い圧が必要である．PEEP をいくらにするかは明確な答えはないが，15 cmH_2O をひとつの基準として血液ガス，循環動態をみながら増減させるという方法が現実的である．増減させるときには 2 cmH_2O 段階で変化させる．効果の判定は 15 分後の血液ガス測定で行う．この症例でもみられるように高い PEEP を用いると CO が低下する．特に心機能に問題のある患者では副作用と利益のバランスを考えることが重要である．

ガス交換能が改善したら FIO_2 が 0.4〜0.5 まで下げても充分な酸素化が維持されていたら PEEP を下げていく．

3）換気回数

低 V_T が推奨されているので，換気回数を増加させないと分時換気量が減少し，高二酸化炭素血症となる．換気回数を増加させることで，ある程度は対応できる[1]．しかし，呼吸器合併症を発症した患者では死腔換気率が高く，換気回数を増加させても効果が少ないことも多い．特に 30 回/分以上では効果は少なくなる．

d．人工呼吸器からの離脱

長期人工呼吸管理を必要とした患者では SIMV を用いてウィーニングする方法が成功しやすいともいわれるが，人工呼吸器からの離脱の手順は呼吸器合併症を発症した患者でも，発症していない患者と基本的には変わらない．

ここでは述べなかったが，今後は非侵襲的人工呼吸も術後患者で広く利用されていくようになる可能性がある[12]．より早期の抜管，再挿管を避けるなどの目的で効果が期待できることが明らかになれば利用頻度は増えてくるかもしれない．

術後に呼吸器合併症を発症していない患者では，ある程度画一的な方法で問題はない．どのような方法でも慣れた方法で管理すればよい．呼吸器合併症を発症

した患者ではALI/ARDSの呼吸管理の概念に従い，人工呼吸器による医原性肺損傷を発症しないような注意が必要である．

■文献

1) The Acute Respiratory Distress Syndrome Network. Ventilation with lower tidal volumes as compared with traditional tidal volumes for acute lung injury and the acute respiratory distress syndrome. N Engl J Med 2000; 342: 1301-8.
2) Esteban A, Anzueto A, Alía I, et al. How mechanical ventilation employed in the intensive care unit. An international utilization review. Am J Respir Crit Care Med 2000; 161: 1450-8.
3) Marini JJ, Smith TC, Lamb VJ. External work output and force generation during synchronized intermittent mechanical ventilation. Effect of machine assistance on breathing effort. Am Rev Respir Dis 1988; 138: 1169-79.
4) Straus C, Louis B, Isabey D, Lemaire F, Harf A, Brochard L. Contribution of the endotracheal tube and the upper airway to breathing workload. Am J Respir Crit Care Med 1998; 157: 23-30.
5) Esteban A, Alia I, Tobin MJ, Gil A, Gordo F, Vallverdu I, Blanch L, Bonet A, Vazquez A, de Pablo R, Torres A, de La Cal MA, Macias S. Effect of spontaneous breathing trial duration on outcome of attempts to discontinue mechanical ventilation. Spanish Lung Failure Collaborative Group. Am J Respir Crit Care Med 1999; 159: 512-8.
6) Takeuchi M, Imanaka H, Miyano H, Kumon K, Nishimura M. Effect of patient-triggered ventilation on respiratory workload in infants after cardiac surgery. Anesthesiology 2000; 93: 1238-44.
7) Imanaka H, Nishimura M, Miyano H, Uemura H, Yagihara T. Effect of synchronized intermittent mandatory ventilation on respiratory workload in infants after cardiac surgery. Anesthesiology 2001; 95: 881-8.
8) Nakagawa M, Tanaka H, Tsukuma H, Kishi Y. Relationship between the duration of the preoperative smoke-free period and the incidence of postoperative pulmonary complications after pulmonary surgery. Chest 2001; 120: 705-10.
9) Hickling KG, Henderson SJ, Jackson R. Low mortality associated with low volume pressure limited ventilation with permissive hypercapnia in severe adult respiratory distress syndrome. Intensive Care Med 1990; 16: 372-7.
10) Esteban A, Alía I, Gordo F, et al. Prospective randomized trial comparing pressure-controlled ventilation and volume-controlled ventilation in ARDS. Chest 2000; 117: 1690-6.
11) Dreyfuss, D, Saumon, G. Role of tidal volume, FRC, and end-inspiratory volume in the development of pulmonary edema following mechanical ventilation. Am Rev Respir Dis 1993; 148: 1194-203.
12) Nava S, Ambrosino N, Clini E, Prato M, Orlando G, Vitacca M, Brigada P, Fracchia C, Rubini F. Noninvasive mechanical ventilation in the weaning of patients with respiratory failure due to chronic obstructive pulmonary disease. A randomized, controlled trial. Ann Intern Med 1998; 128: 721-8.

［西村匡司］

D．栄養管理

　これまでに出版された本邦の心臓手術後管理の成書から，栄養管理に関する記述をひもとくと，心臓手術後には過大侵襲に伴う代謝・異化亢進が生ずるので，これに対して体蛋白の喪失と脂肪消費の亢進を防止する目的で早期より高カロリー輸液を行うべきであるという意見が多い．あるハンドブックなどには成人で30 kcal/kg/day，小児で70 kcal/kg/dayの高カロリーを保つことがすすめられている．

　しかしながら，心臓手術後患者に対する高カロリー輸液の臨床的意義に関して，その予後に及ぼす影響について検討した明確なデータはきわめて少ない．一方で，外傷，手術後，敗血症患者等を対象とした侵襲期栄養管理全般においては，いくつかのRCTがそろいメタアナリシスなども行われるようになった．これらの知見もふまえて，心臓手術後患者に焦点を当てた栄養管理についてまとめた．

1．"術後異化亢進に対して補うべき"か？

a．エネルギー消費量の評価

　重症患者のREE（resting energy expenditure：安静時代謝量）の評価には，理想的には熱発生量そのものを測定できればよい．実際のREEを間接的に測定するために呼吸により排泄されるエネルギー量を測定するために間接熱量測定計 indirect calorimetryによる熱量測定が試みられてきた．実測値のエネルギー消費量 measured REE（mREE）は，呼気の酸素消費量と二酸化炭素排泄量の測定から下記の式で算出される．

　　mREE＝（3.941×酸素消費量＋1.106×二酸化炭素
　　　　　産生量－2.17×尿中尿素窒素）

　しかしながら，この方法により測定されるのは1日のうち数時間のエネルギー消費量のみであり，1日のエネルギー消費量との間の解離が指摘される．さらに本機器は高価であり，現実的には全ての施設，患者にルーチンモニターとして適用することは困難である．

　一方，簡便な計算式により基礎エネルギー消費量を推測する試みとしては古典的な Harris-Benedict 式によるBEE（basal energy expenditure：基礎代謝量）の推定がある．

　女性（kcal/kg）：655＋（体重×9.5）＋（身長×1.8）
　　　　　　　　　－（4.7×年齢）
　男性（kcal/kg）：655＋（体重×13.7）＋（身長×5.0）
　　　　　　　　　－（6.75×年齢）

　実際の集中治療臨床においては種々のエネルギー代謝に影響する因子，すなわち体温や換気量，筋弛緩薬，強心薬の投与などを加味したREEを推定する試みなどがなされている．一例としてFrankenfieldらの補正式を以下に示す[1]：

　REE＝－11,000＋分時換気量（l/min）×100＋（BEE×
　　　　1.5）＋〔体温（℃）×250〕＋〔ドブタミン投与量
　　　　（μg/kg/min）×40〕＋敗血症の有無×300

　しかし，このような必要エネルギー量推定の努力を心臓手術後患者において行うことは真に有益な事項であろうか？．

b．心臓手術後患者において"エネルギー消費に見合う投与"は有効か？

　心臓手術後患者のエネルギー代謝に関してのこれまでの通常概念としては，体外循環を含めた心臓手術侵襲は生体にとっては大きな外傷侵襲であり，そのような状況下では生体のエネルギー消費は増大するものという考えがあったと思われる．しかし実際に心臓手術後のエネルギー代謝の変化を検討した報告は多くない．小児の心臓手術後患者を対象として indirect calorimetryによる測定を行ったいくつかの報告では[2,3]，実測されたエネルギー消費量は必ずしも亢進していないことが示されており，心臓手術後には代謝が亢進するとは言い切れない．ただし術直後には脂肪の酸化が亢進し，糖利用が制限されるという質的な変化は存在するようである．

　心臓手術後患者を対象としてREEを厳密に測定し，これに見合うだけのエネルギー投与を行うことによる患者予後への影響を検討した報告はみあたらない．外傷患者での検討ではエネルギーバランスを補正しても体蛋白の崩壊は阻止できないとする報告もある[4]．

　以上をまとめると，心臓手術後にREEは異常に亢

進するわけではないし，またこれを厳密に測定し，これに見合うだけの正確なエネルギー補充を行うことの妥当性は現状では明らかではない．

2．望ましい栄養管理法

それでは心臓術後患者に対して，どのような栄養管理方法を施行すれば実際的なのかについて，予後への影響を中心として検討する．

a．経静脈的高カロリー栄養 total parenteral nutirition（TPN）

手術直後患者など人工呼吸等の治療介入下にある重症患者に対する栄養補充経路として，中心静脈カテーテルを利用したTPNは最も行いやすい方法であり，心臓手術後患者に対しても"良いもの"として頻繁に適用されてきた．しかし近年ではTPNの有効性を再考する動きがみられる．1998年，重症患者を対象とした経静脈的高カロリー栄養の有効性を評価するメタアナリシスが報告された．この解析には26の無作為抽出対照比較試験 randomized controlled trial（RCT），合計2,211名の患者が含まれているが，そこで得られた結果は，TPNは重症患者の生命予後を改善させないという衝撃的なものであった[5]（図13-8）．メタアナリシスに含まれた論文の中で，心臓手術後患者を対象としたものは約30年前に報告されたAbelらの一件のみである[6]．本論文には，対象症例が少なく統計学的には有意ではないものの，TPNを行った方が死亡率は増加するという結果が提示されている．心臓手術後にTPNを行うことは少なくとも予後を改善させる治療法ではなさそうであり，積極的に行う意義はないと考えられる．さらに，TPNのメタアナリシスでは脂肪製剤の投与はむしろ合併症の発生率を増加させていた．前述したとおり心臓術後には脂質代謝が亢進するので，これに対する補充としての経静脈脂肪製剤投与をすすめる成書などもあるが，これについてもRCTは行われておらず，実際には予後を悪化させる危険性[7]もありうるので注意が必要と考えられる．

b．TPNの問題点：overfeedingか高血糖か

積極的なTPNが予後を改善させない原因として，TPNによる不利益について考察する必要がある．TPNの不利益として常に考慮すべき事柄は過剰なエネルギー投与・高血糖と，消化管を使用しないことによる問題である．高血糖に関しては近年，心臓手術後患者を主体（対照患者の約60%が心臓手術後患者）としたICUにおける血糖値コントロールに関する大規模試験（intensive insulin therapy：集中的インスリン治療）が発表された[8]．積極的なインスリン投与により血糖値を80～110 mg/dlに厳密にコントロールした群では，血糖値を従来通り高めに（180～200 mg/dl）コントロールした群に比べて有意に感染症合併率が軽減し（46%減少），死亡率が改善（34%低下）していた（図13-9）．血糖値の上昇は予後にむしろ悪影響を与え，その原因として高血糖による免疫能の低下や体蛋白の崩壊等が指摘されている．この結果をふまえると，侵襲早期，コルチゾル分泌が多く，また外因性にアドレナリンβ受容体刺激作用のある強心薬が投与された状況での過剰なカロリー投与は血糖を上昇させる危険性が大きく好ましくない．心臓手術後患者の血糖値コントロールに関しては，Portlandのグループが血糖値を200以下に保つための持続インスリン静注によるPortland protocolを提唱しているので参考にされたい[9]．

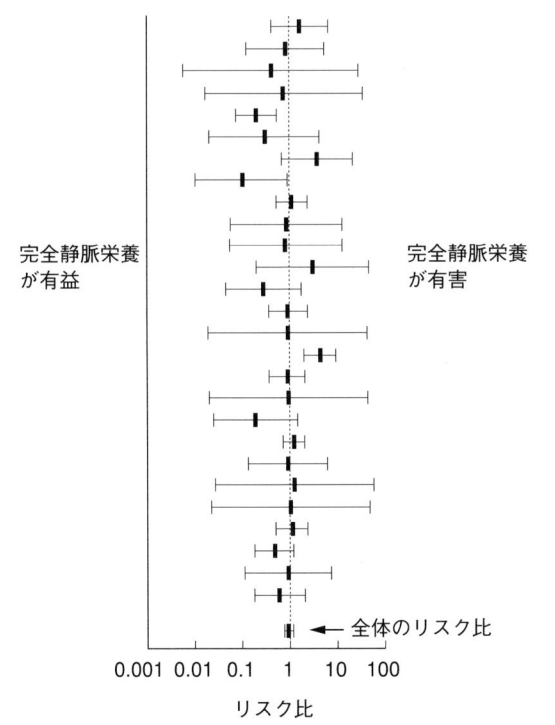

図13-8 完全静脈栄養の生死予後に及ぼす影響についての26の論文のメタアナリシス
完全静脈栄養による生死予後改善は認められない（文献5を改変）．

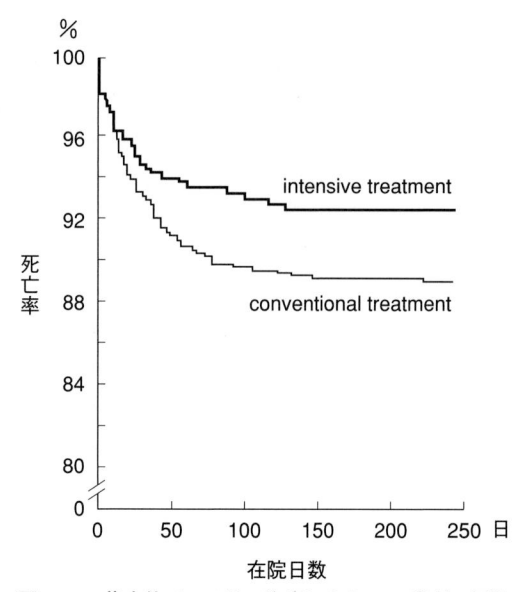

図 13-9 集中的インスリン治療による ICU 患者の予後
集中的インスリン治療により血糖値を 80～110 mg/d*l* にコントロールすると ICU 患者の予後が有意に改善する（文献 8 を改変）．

c．経腸栄養 enteral nutrition（EN）

上述したような TPN の問題点を解決しうる次善策として，経腸栄養 enteral nutrition（EN）が注目されている．経腸栄養により高血糖のリスクを減じるとともに，消化管粘膜の integrity の改善，消化管免疫能の改善がうたわれている．2001 年に発表されたシステマティックレビューでは，集中治療患者（腹部手術後，外傷，熱傷患者）に対して早期（24 時間以内）に EN を開始すると患者の感染症発生率は低下し入院期間が短縮することが証明された[10]．ただし術後患者での早期の経腸栄養の問題点として，栄養チューブの小腸内留置の困難性があげられる．しかしながら，消化管蠕動促進薬の併用により，胃チューブを用いた栄養剤投与でも有効性と肺炎合併症の程度は小腸チューブの場合と同様であることも報告されており[11]，経胃管栄養は早期経腸栄養を達成するための方法として考慮されてよいかもしれない．しかし心臓手術後患者に対して EN（immune enhancing diet を含めて）を行いその有用性を確認した RCT はない．心臓手術中から直後には体外循環侵襲や，周術期の低心拍出量に伴い，消化管虚血が起こることが知られているが[12]，このことは裏返せば EN による消化管粘膜保護の恩恵を最も受ける症例群である可能性を示唆する．体外循環後には起こりうる虚血にもかかわらず小腸の吸収能は保たれるとの報告もあり[13]，今後の検討により EN の有用性が評価されることが待たれる．

d．免疫強化栄養 immunonutrition

一方，経腸栄養剤の中に，消化管を中心とした免疫能を改善させる目的で種々の immune enhancing diet を含んだ経腸栄養剤が開発され臨床試験が行われてきた．重症患者を対象とした治療効果のメタアナリシスでは特に消化器系の悪性腫瘍の術後患者のサブグループで術後感染症合併率を減じるとのエビデンスが示されている[14]．心臓手術患者を対象とした RCT は 2001 年の Tepaske らの報告があるのみである[15]．彼らは手術"前"最低 5 日間の immune enhancing diet の投与を行うことにより術前の免疫能が改善し，術後の感染症合併防止を含めた予後改善に寄与する可能性があると報告した（表 13-3）．この報告の示唆するところは，手術患者の栄養管理は免疫能改善との関連で考慮されるべきであることと，その時期としては術後のみを標的とするのではなく，"術前から始める"ことがより重要ということである．

表 13-3 術前の免疫強化栄養法による重症心臓手術患者の術後感染症合併率

	免疫強化栄養投与群 (n=23)	コントロール群 (n=22)	有意差 P
総感染症（割合%）	17	54	0.013
肺炎	13	41	0.047
尿路感染症	9	5	1
創感染症	0	9	0.233

（免疫強化栄養を心臓手術術前に 5 日以上行うと術後感染症発生率が低下する．文献 15 を改変）

表 13-4 ボストングループの GIK 療法

	糖濃度 (%)	カリウム濃度 (mEq/l)	インスリン濃度 (U/l)	投与速度 (時間あたり)	投与期間
緊急冠動脈バイパス[16]	30%	80	50	1 ml/kg	術後 12 時間まで
糖尿病患者の冠動脈バイパス[17]	5%	80	160	30 ml	術後 12 時間まで

e．glucose-insulin-potassium（GIK）療法

GIK 療法は古典的な細胞保護治療法であり，虚血心筋に対する保護作用があるとされ，急性心筋梗塞や冠動脈バイパス手術中の心筋保護として臨床的に用いられてきた．Boston のグループは緊急冠動脈バイパスや[16]，糖尿病を合併する予定冠動脈バイパス手術患者において[17]，手術中から術後早期（12 時間）にかけて GIK 療法を行うと術後心機能が改善し予後も良くなると報告した．しかし，その後に行われたいくつかの追試 RCT では GIK 療法を行っても心機能や予後には変化がなく有効性がないとの結果が得られている[18,19]．よって現時点では GIK 療法の有用性は確立されていないと思われるので，術後患者一般に一律に使用することは現時点ではすすめられない．GIK の有用性については，前述の intensive insulin therapy との関連性すなわち血糖コントロールの問題や，その作用機序の詳細の解明を含めた再評価が必要と思われる．

まとめ

近年，心臓手術の代表である冠動脈バイパス手術の主流は体外循環を使用しない off pump 手術であり，麻酔法も大量麻薬による方法から fast track anesthesia へと変化しており，術後回復も良好である[20]．よって多くの心臓手術後管理では術後の栄養管理について特別な注意を払う必要性が少なくなってきていることも事実である．しかしながら長期の集中治療を余儀なくされる重症症例は依然として存在しており，そのような患者群にする適切な栄養管理は依然予後に影響する重要な因子となる可能性がある．

心臓手術後患者に対して歴史的にすすめられてきた術後早期よりの経静脈的高カロリー栄養により"高いエネルギー消費量に見合う充分な"栄養投与を行う努力はあまり有益な方法ではないかもしれない．また GIK 療法の有効性も現在のところ明確ではない．現時点ですすめられる術後早期の栄養管理上のポイントとして，集中治療室入室中は積極的なインスリン持続投与により血糖値を正常に保つこと，手術後翌朝までに人工呼吸離脱が困難な重症症例においては積極的に経腸栄養を開始することが，心臓手術後患者の予後改善に寄与する因子となる可能性がある．また手術患者の栄養管理は術前から始まるべき治療であることを考慮することも重要であろう．

■文献

1) Frankenfield DC, Omert LA, Badellino MM, et al. Correlation between measured energy expenditure and clinically obtained variables in trauma and sepsis patients. JPEN J Parenter Enteral Nutr 1994; 18: 398-403.
2) Mitchell IM, Davies PS, Day JM, et al. Energy expenditure in children with congenital heart disease, before and after cardiac surgery. J Thorac Cardiovasc Surg 1994; 107: 374-80.
3) Gebara BM, Gelmini M, Sarnaik A. Oxygen consumption, energy expenditure, and substrate utilization after cardiac surgery in children. Crit Care Med 1992; 20: 1550-4.
4) Frankenfield DC, Smith JS, Cooney RN. Accelerated nitrogen loss after traumatic injury is not attenuated by achievement of energy balance. JPEN J Parenter Enteral Nutr 1997; 21: 324-9.
5) Heyland DK, MacDonald S, Keefe L, Drover JW. Total parenteral nutrition in the critically ill patient: a meta-analysis. JAMA 1998; 280: 2013-9.
6) Abel RM, Fischer JE, Buckley MJ, et al. Malnutrition in cardiac surgical patients. Results of a prospective, randomized evaluation of early postoperative parenteral nutrition. Arch Surg 1976; 111: 45-50.
7) Battistella FD, Widergren JT, Anderson JT, et al. A prospective, randomized trial of intravenous fat emulsion administration in trauma victims requiring total parenteral nutrition. J Trauma 1997; 43: 52-8.
8) van den Berghe G, Wouters P, Weekers F, et al. Intensive insulin therapy in the critically ill patients. N Engl J Med 2001; 345: 1359-67.
9) Furnary AP, Zerr KJ, Grunkemeier GL, Starr A. Continuous intravenous insulin infusion reduces the incidence of deep sternal wound infection in diabetic patients after

cardiac surgical procedures. Ann Thorac Surg 1999; 67: 352-60.
10) Marik PE, Zaloga GP. Early enteral nutrition in acutely ill patients: a systematic review. Crit Care Med 2001; 29: 2264-70.
11) Heyland DK, Novak F, Drover JW, et al. Should immunonutrition become routine in critically ill patients? A systematic review of the evidence. JAMA 2001; 286: 944-53.
12) Lazar HL, Philippides G, Fitzgerald C, et al. Glucose-insulin-potassium solutions enhance recovery after urgent coronary artery bypass grafting. J Thorac Cardiovasc Surg 1997; 113: 354-60.
13) Lazar HL, Chipkin S, Philippides G, et al. Glucose-insulin-potassium solutions improve outcomes in diabetics who have coronary artery operations. Ann Thorac Surg 2000; 70: 145-50.
14) Riddington DW, Venkatesh B, Boivin CM, et al. Intestinal permeability, gastric intramucosal pH, and systemic endotoxemia in patients undergoing cardiopulmonary bypass. JAMA 1996; 275: 1007-12.
15) Tepaske R, Velthuis H, Oudemans-van Straaten HM, et al. Effect of preoperative oral immune-enhancing nutritional supplement on patients at high risk of infection after cardiac surgery: a randomised placebo-controlled trial. Lancet 2001; 358 (9283): 696-701.
16) Berger MM, Berger-Gryllaki M, Wiesel PH, et al. Intestinal absorption in patients after cardiac surgery. Crit Care Med 2000; 28: 2217-23.
17) Drover JW, Dhaliwal R, Heyland DK. Post-pyloric feeding in the critically—ill: not all it is cracked to be? Int J Intensive Care 2002; 9: 139-45.
18) Lell WA, Nielsen VG, McGiffin DC, et al. Glucose-insulin-potassium infusion for myocardial protection during off-pump coronary artery surgery. Ann Thorac Surg 2002; 73: 1246-51.
19) Smith A, Grattan A, Harper M, et al. Coronary revascularization: a procedure in transition from on-pump to off-pump? The role of glucose-insulin-potassium revisited in a randomized, placebo-controlled study. J Cardiothorac Vasc Anesth 2002; 16: 413-20.
20) Straka Z, Brucek P, Vanek T, et al. Routine immediate extubation for off-pump coronary artery bypass grafting without thoracic epidural analgesia. Ann Thorac Surg 2002; 74: 1544-7.

［志馬伸朗，橋本　悟］

E. 水・電解質管理

　心臓手術後では体内水分量や電解質変動の許容範囲が狭いため，水・電解質管理の不手際が循環動態を容易に悪化させる．そのため体内水分量の把握と腎機能維持に対する緻密な管理が必要となる．術後の尿量維持は腎機能の保持ばかりでなく，水・電解質管理さらには循環動態の改善につながることをふまえて，本稿では急性乏尿および電解質異常について述べる．

1．急性乏尿

a．原因

　尿量として 0.5 ml/kg/hr 以下を乏尿とする．術後乏尿の原因にはレニン-アンギオテンシン系，カテコラミン，アルドステロン，抗利尿ホルモンの分泌亢進，陽圧換気による心房性利尿ホルモンの分泌低下などが関与している．心臓手術では体外循環中の腎血流量低下や脈流の欠如，術後心不全による腎虚血などが加わり急性乏尿さらに腎不全につながることがある．

b．治療

1）適切な循環血液量と心拍出量の維持

　利尿を得るための予防は，適正な循環血液量と心拍出量を維持することである．術中輸液，人工心肺充填液の返血，また体外循環が3時間を越えるような場合には third space が形成され，毛細血管から血漿成分の漏出が生じて術中は水分貯留状態となる．一方，術後は間質には水分が貯留していても，術後出血や人工心肺中および心筋保護液に含まれる浸透圧利尿薬によって循環血液量が減少する傾向がある．浸透圧利尿によって手術後3〜4時間で1〜3lの利尿が生じることもある．循環血液量の低下に対しては，血管内水分量と間質水分量を評価しながら，必要があれば膠質液，蛋白製剤さらに輸血で補正する．充分な循環血液量が維持されているにもかかわらず心拍出量が低い場合には，心補助薬（ドパミン，ドブタミン，ノルエピネフリンなど）や機械的補助（IABP，PCPS）で維持しなければならない．

2）腎保護薬の使用

　腎保護薬は腎血流量と尿量を維持して腎機能の虚血性障害を防ぐことが目的で，ループ利尿薬，マンニトール，低用量ドパミン，ヒト心房性 Na 利尿ペプチド，Ca 拮抗薬などを使用する．フロセミドはボーラス投与（10〜20 mg）で用いられるが，持続投与の方が利尿作用が強く，0.1 mg/kg/hr で開始して最大 0.75 mg/kg/hr まで投与可能である[1]．心房性 Na 利尿ペプチド（ANP）は腎血流量と糸球体濾過率を増加させる．血管外に水分が漏出している体外循環後では，循環血液量をあまり変化させずに除水する効果とともに，臓器浮腫を軽減する作用も認めるので特に有用である[2]．また長期投与でも腎血管拡張作用が維持される．その他，K 保持性利尿薬，PDEⅢ阻害薬，プロスタグランジン E_1（PGE_1）も腎血流量の増加作用がある．

3）血液浄化法

　乏尿性腎不全が確定したならば，治療の主役は薬物療法から血液浄化法に変わる．腎機能を代行する目的で，現在は血液透析（HD），持続的血液濾過（CHF），持続的血液濾過透析（CHDF）を行うが，各方法の臨床的意義はそれぞれ異なり，臨床所見に応じて適応と思われる症例では迅速に行うことが望ましい[3]．

2．電解質

a．Na

　血清 Na イオンは細胞外液中の陽イオンの約90％を占め，細胞内液と細胞外液間の水分移動を決定する重要因子である．しかし，Na イオン濃度の異常は必ずしも循環血液量を反映せずさまざまな病態を呈する．血清 Na イオン濃度 135 mEq/l 以下を低 Na 血症，145 mEq/l 以上を高 Na 血症という．原因は両者ともに循環血液量減少性，正常性，増加性に分類される．心不全，腎不全状態で，Na 増加以上の水分過剰状態にある場合には，循環血液量増加性の低 Na 血症となる．原因に対する治療を優先するが，フロセミドまた高張性食塩水投与を組み合わせて投与することもある．急速に Na イオン濃度を補正をする場合，Na イオン濃度の急激な変化は橋中心部の脱髄現象を起こす危険性があるため 0.5 mEq/l/hr を超えないように緩徐に補正しなければならない．術後早期は術後出血，浸透圧利尿，

水分の体内再分布などによって循環血液量減少性の高Na血症を呈することもある．循環血液量減少には容量を負荷して心拍出量を維持することが最も重要で，溶質の喪失が多い場合には膠質液やアルブミン製剤の補充を迅速に行う．

b．K

1）低K血症

生体内総K量の約98％は細胞内にあり，細胞外液中には全体の約2％が存在するのみである．Kの異常は重篤な循環抑制や不整脈を誘発する危険性があるため，術後管理においては最も重要な電解質である．低K血症は血清Kイオン濃度が3.5 mEq/l 未満をいう．原因は細胞外から細胞内へのKイオン移動と，腎での排泄増加による体外への喪失に分類される．細胞内への移動はβ刺激薬の使用，人工呼吸による急性呼吸性アルカローシス，低体温などが原因で，体外への喪失は体外循環中に用いる浸透圧利尿薬の使用による．術後早期の心室性不整脈の主な原因は低K血症であることが多い．心電図上では顕著なU波，T波の平坦化や陰性化，QT間隔延長などを認めるが，低K単独で重度の不整脈を引き起こすことは少なく，むしろMg欠乏やジギタリスによる不整脈に併発して重篤化することが多い．治療の目標値は4.5 mEq/l で，K保持性利尿薬とK補充が基本である．K補充の静脈内注入速度は通常20 mEq/hr であるが，緊急的な補正が必要な場合（たとえばKが1.5 mEq/hr 以下）では，投与速度0.5 mEq/kg/hr で開始して最大1.0 mEq/kg/hr まで投与可能である．しかし，過剰投与にならないように常に心電図変化の観察と，随時K濃度測定を行うことは必須である．

2）高K血症

血清Kイオン濃度が5.5 mEq/l 以上を高K血症という．主たる原因は細胞内から細胞外への移動，腎での排泄障害および輸血である．従来からアシドーシスは高K血症の誘因であるとされているが，臓器のアシドーシスが高K血症を引き起こすという確証は認めない[4]．細胞外シフトする薬物としてはβ遮断薬とジギタリスで，ジギタリス中毒では7 mEq/l 以上になることがある．人工心肺時間が長くなると急性腎障害を起こす頻度が増加し，腎での排泄障害のためにKイオン濃度は上昇する．輸血による高K血症は腎機能が正常な場合には一過性で持続的に上昇することはない．

血清Kイオン濃度が5.5 mEq/l 以上では心電図変化を認め，V_2〜V_3でテント状T波の出現，さらに進行するとP波の高さが減少しPR間隔が延長，次いでP波消失，QRSの幅の延長となり心停止につながる．治療はKの拮抗，細胞内への誘導および腎での排泄促進である．CaはKの細胞膜に対する作用を直接的に拮抗するため，最初に10 ml のグルクロン酸Caを約3分間で静注し，必要ならば随時追加投与する．循環不全を認める時には塩化Caを投与する方が望ましい（Caの項参照）．ただし，高Ca血症はジギタリス中毒の危険性を増加させるために注意が必要である．Kの細胞内への移動を促進する方法はブドウ糖-インスリン療法（ブドウ糖50 gとインスリン10〜20単位）で，両者の併用を1時間行えばKは筋肉細胞内へ移動して約1 mEq/l 低下するが，一時的な効果であることを銘記しておく．最も重要な方法は腎でのK排泄促進で，正常な腎機能の場合にはフロセミドやエタクリン酸を使用する．腎での排泄が期待できなければイオン交換樹脂，さらには血液透析を行う．

c．Mg

Mgイオンは細胞内ではKイオンの次に豊富な陽イオンで，血液中では45％は血漿蛋白と結合し55％はイオン化している．生理的に重要なのはMgイオン濃度で正常値は0.45〜0.65 mmol/l である．Mgイオンは人工心肺による血液希釈，浸透圧性利尿薬の使用，カテコラミンによる細胞外への移動，輸血製剤中のクエン酸との結合などによって低下する[5,6]．Mgの生理作用はCa拮抗薬と同様に心筋細胞膜の安定化作用に貢献しているため，その低下は心筋細胞を脱分極させ不整脈を引き起こすほか，虚血性心疾患，心不全，冠動脈攣縮，高血圧などに関与している[6,7]．間接的には低K血症や低Ca血症などの電解質異常を引き起こし循環動態に影響を与える．どの程度Mgイオン濃度が低下すれば不整脈を引き起こすかは明確ではないが，0.125 mmol/l 以上の相対的低下が不整脈につながるとの報告がある[8]．低Mg血症はジギタリス作用を増強してジギタリスの心毒性を惹起する危険性がある．低Mg血症に対しては硫酸Mgを30〜40 mg/kgを最初に静注後，続いて5〜20 mg/min 持続静注するが，投与法と使用量に関して至適投与量はいまだ確立されていないため，NOVA8（NOVA Biochemical 社製）などを用いて，Mgイオン濃度を随時測定することが望ま

れる．Mgを急速に投与する場合，血圧低下，房室ブロック，心機能抑制から心停止をきたすことがある．腎機能低下症例では腎からの排泄が遅延するために急激な高Mg血症になる危険性を念頭に置く．また心筋保護液のMg含有量によっては心肺後のMg補正は高Mg血症を引き起こすことがある[9]．

d．Ca

術後に問題となるのは主として低Ca血症で，Mg低下，アルカローシス，輸血，人工心肺による血液希釈などに起因する．Mgは甲状腺ホルモン分泌を促進して標的細胞の反応性を増加させるため，その低下は低Ca血症を招く．アルカローシスはCaのアルブミン結合を促進するため，輸血は保存薬のクエン酸とCaが結合するため，いずれの場合にも低Ca血症が発生する．臨床的にはCaイオン濃度低下による心筋と血管平滑筋の収縮力低下が問題で，低血圧，心拍出量低下，心室の異所性活動などが起こる．正常のCaイオン濃度は$1.0 \sim 1.5$ mmol/lである．$0.8 \sim 1.0$ mmol/lの低下では臨床症状の出現は少ないが，0.65 mmol/l以下では重篤な不整脈や持続する低血圧が発生する危険性があるため，迅速に適正量のCaを静注しなければならない．本邦で発売されているCa溶液には10％グルコン酸Caと10％塩化Caがあるが，Ca元素量は10％塩化Caのほうが10％グルコン酸Caの3倍量を含有する．著明な低Ca血症や循環不全を認める場合には，グルコン酸Caよりも3倍のCaが含まれる塩化Caの投与が望ましい．Ca投与で充分注意しなければならないのは過剰投与である．Caの過剰によって後負荷の増大，心筋酸素消費量の増大，冠動脈攣縮の誘発，また細胞内Caの過負荷は細胞の虚血を促進して細胞障害を引き起こすことがある．ジギタリス投与中では強心配糖体の作用を増強して中毒症状を誘発する恐れがあるので慎重に投与しなければならない．

■文献

1) Martin SJ, Danzinger LH. Continuous infusion of loop diuretics in the critically ill: a review of the literature. Crit Care Med 1994; 22: 1323-9.
2) 春名優樹, 公文啓二, 矢作直樹, 渡辺泰彦, 林 英明, 松井淳琪. 心臓血管手術後患者に対するαhANP（ハンプ）の使用経験. 循環制御 1996; 17: 107-13.
3) 菅井桂雄, 平澤博之. ICUにおける血液浄化法の位置づけ. LiSA 1996; 3: 734-8.
4) Burger GA, Howard R. Acidosis and K^+. Anesth Analg 1993; 76: 680.
5) 富樫秀彰, 粕田晴之, 井上荘一郎, 堀田訓久, 福田博一. 開心術患者の周術期における血清マグネシウム濃度および尿中マグネシウム排泄量の推移. 麻酔 1997; 46: 1336-41.
6) Fawcett WJ, Haxby EJ, Male DA. Magnesium: physiology and pharmacology. Br J Anaesth 1999; 83: 302-20.
7) 外須美夫. 周術期管理おけるマグネシウムの役割. 臨床麻酔 2003; 27: 49-53.
8) Zuccala. G, Pahor. M, Lattanzio, PF. Detection of arrhythmogenic cellular magnesium depletion in hip surgery patients. Br J Anaesth 1997; 79: 776-81.
9) 天谷文昌, 福井道彦, 鶴田宏史, 小野口邦彦, 下里豪俊. 心筋保護液が開心術後のイオン化マグネシウム濃度に与える影響. 麻酔 2002; 51: 629-31.

［奥田隆彦］

F. 鎮静と疼痛管理

　集中治療室で治療を受けている術後患者はしばしば痛み，不安などによるストレスを受けている．このような患者に鎮静薬，鎮痛薬を用いて鎮静することは単に人間的であるだけでなく心的外傷後ストレス障害 post-traumatic stress syndrome の発生頻度を下げることにつながる．しかし鎮静薬や筋弛緩薬を過量投与すると人工呼吸期間や ICU 滞在日数の延長につながることもありうる．したがって鎮静薬を選択するときは薬剤の血中半減期，代謝臓器，代謝産物などの薬物動態，副作用，費用などを考慮して総合的に選択することが望ましい．いくつかの薬物では投与初期の効果は代謝・排泄よりも薬物の組織間での再分布により消失する．いったん薬物が体内に飽和すると代謝・排泄に時間がかかったり代謝産物にも薬理活性があったりして効果が遷延するものもあるので注意が必要である．いくつかの鎮静薬については薬物動態が調べられているがほとんどは健常人でのデータであり，臓器機能が低下している ICU の術後患者では代謝が遅延し効果が遷延することがある．またある鎮静薬について同一の血中濃度であってもその鎮静効果には個体差がある．実際に鎮静を行う時は目的により薬物を選択する必要がある．

　不安に対してはベンゾジアゼピン（ジアゼパム，ミダゾラム，フルニトラゼパムなど）が第一選択となる．ベンゾジアゼピンの副作用である健忘と呼吸抑制は集中治療室内では望ましい作用と考えられる．譫妄を示す患者ではベンゾジアゼピンの投与によりむしろ脱抑制を起こすことがあるので注意が必要である．

　譫妄は急性患者の 10〜15％に起こるとされている急性の精神的混乱状態で，その発生率は高齢者や重症者で増加する．臨床症状としては失見当識，知覚異常，精神運動障害，注意力低下，記憶障害，支離滅裂な思考と会話，書字障害，睡眠覚醒リズムの異常などがある．

　譫妄の治療にはブチロフェノン系の向精神薬であるハロペリドール（セレネース®）が適応となる．0.5〜1.0 mg を静注し症状をみながら追加する．効果発現まで約 11 分かかるので追加投与までに 20 分は待つ必

表 13-5　The Ramsay sedation scale

Level	Response
1	anxious, agitated, restless
2	cooperative, oriented, tranquil
3	responds to commands only
4	asleep, brisk response to stimulus
5	asleep, sluggish response to stimulus
6	unarousable

要がある．血中半減期は約 14 時間であるがはっきりした投与量の上限はない．3〜25 mg/hr の持続投与を安全に行えたとする報告もある．

　ICU 患者は気管挿管を受けていたりして鎮静状態を把握することが通常よりむずかしい．現在のところ鎮静レベルを表す指標として最もよく使われているのが Ramsay scale である（表 13-5)[1]．Ramsay scale は比較目的には便利であるが全ての患者に最適な単一の鎮静レベルというものはなく患者個々の病態により選択する必要がある．たとえば重症心不全，頭蓋内病変，筋弛緩薬を投与されている患者などでは深い鎮静レベルを要する．

術後鎮静に用いられる薬剤

a．ベンゾジアゼピン

　臨床的によく用いられるのはジアゼパム（セルシン®）とミダゾラム（ドルミカム®）である．ミダゾラムの場合は持続静注で投与されることが多い．ミダゾラムはジアゼパムと比較すると半減期が短く調節性に富むため長期間の鎮静に用いやすい（表 13-6）．ミダゾラムは用量依存性の呼吸抑制を起こし，大量投与では血管拡張と低血圧を起こすが持続静注で投与すると，この作用は最小限に抑えることができる．ベンゾジアゼピンは中枢神経の GABA レセプターを活性化することにより抗不安作用と抗痙攣作用を発揮する．またベンゾジアゼピンはすべて肝臓で代謝され活性のある代謝産物に変わる．ジアゼパムの代謝産物である desmethyldiazepam は半減期がジアゼパムより長く鎮

表 13-6　diazepam, midazolam, propofol の薬物動態

	diazepam	midazolam	propofol
$T_{1/2}\alpha$ (min)	30〜66	6〜15	2〜3
$T_{1/2}\beta$ (hr)	24〜57	1.7〜2.6	0.5〜1.0
Vd (l/kg)	0.7〜1.7	1.1〜1.7	5.4〜7.8
clearance (ml/kg/min)	0.24〜0.53	6.4〜11.1	26〜29
protein binding (%)	96〜99	97	98
active metabolites	Yes	Yes	No

$T_{1/2}$：半減期　　Vd：分布容積

静効果が不要に遷延する原因となりうる．これに対してミダゾラムの代謝産物である α-hydroxymidazolam は活性はあるもののミダゾラムの 1/5 であり，半減期も短い．相互作用のある薬物としてエリスロマイシンはミダゾラムの代謝を抑制して鎮静効果を遷延させることがあるので注意が必要である．ミダゾラムを持続静注するときは最初に数分間かけて 0.01〜0.05 mg/kg を静注した後，維持量として 0.02〜0.10 mg/kg/hr を投与する[2]．

b．プロポフォール（ディプリバン®）

プロポフォールは欧米では 1980 年代後半より ICU 患者の鎮静に用いられてきた．ベンゾジアゼピン同様に中枢神経の GABA 受容体を活性化することで中枢神経系を抑制する．プロポフォールは ICU では通常持続静注（1〜3 mg/kg/hr）で投与する．プロポフォールの体内からの排出は肝・腎の機能にはあまり依存しないが高齢者では遷延する．ベンゾジアゼピンと比較して体内では広く脂肪組織に溶け込むため分布容積が大きく最終的な排出半減期は長い（表 13-6）．プロポフォールは小児では使用が認められていないので他の薬剤を選択する必要がある．ベンゾジアゼピン，特にミダゾラムと比較すると低血圧を起こしやすいこと，高トリグリセリン血症を起こすことがあること，高価なことが欠点であるがミダゾラムより調節性に優れる[3]．血行動態の安定した患者に対する短期間の鎮静薬としては最も調節性に富み使いやすい薬剤といえる．

c．他の鎮静薬

ケタミン（ケタラール®：静注では 1〜3 mg/kg，筋注では 5〜8 mg/kg）は呼吸抑制が弱いため自発呼吸中の患者の短期間の鎮静に役立つことがある．副作用としては幻覚，唾液等の分泌が亢進することがあげられる．交感神経を緊張させるが心拍数低下が望ましくない患者ではむしろ利点となる．

デクスメデトミジン（プレセデックス®）は α_2 刺激薬で人工呼吸を受けている患者に対する短時間の鎮静に用いられる．臨床量では呼吸抑制は少ないが，低血圧や徐脈が強く現れることがある．

吸入麻酔薬は調節性が良く臨床的には耐性を起こさないため特に小児例では使われることがある[4]．汚染の問題や保険適用でないことから通常の鎮静薬では効果が不充分だったり使用できないときに限られるべきである．

d．麻薬

術後患者は手術創部，カテーテル挿入部などからの痛みにさらされている．したがって鎮痛薬を併用して鎮静を行うことは鎮静薬の必要量を減らす効果も期待できる．麻薬は鎮静作用と鎮痛作用をともにもつだけでなく呼吸抑制が強いために人工呼吸器に同調させる目的で投与されることもある．臨床の場で主に使われる麻薬はモルヒネ（塩酸モルヒネ®）とフェンタニル（フェンタネスト®）である．両薬剤とも一回投与または持続投与を行う．モルヒネは肝臓で代謝され腎臓から排泄されるため腎不全患者では排出が遅延する[5]．これに対してフェンタニルは一回投与ではモルヒネより効果は短いが脂溶性が高いため持続投与では組織に移行しモルヒネより排出半減期は長くなる（2〜16 時間対 1.5〜6 時間）．投与量はモルヒネでは 1〜2 mg/hr，フェンタニルでは 1 μg/kg/hr で始め効果をみながら調節する．

他に合成麻薬としてペンタゾシン（ペンタジン®）

やブプレノルフィン（レペタン®）が用いられるが，通常1回投与で用いられる．

e．筋弛緩薬

ICU患者に対する筋弛緩薬の投与は気管挿管や処置のために体動を止める以外に人工呼吸中に自発呼吸努力を止める目的で行われる．例えば吸気時間を呼気時間より延長させてinversed-expiratory time ratioを用いたりpermissive hypercapniaを用いたりする場合である[6]．また頭蓋内圧亢進患者で気道内圧を低める目的で投与されることもある．しかし人工呼吸中の圧損傷を筋弛緩薬の投与で防ぐことができるという証拠はない．またすでに人工呼吸器に同調している患者に筋弛緩薬を投与してもガス交換は改善しない[7]．筋弛緩薬を投与することによる副作用は，患者の痛みや不安がわからなくなる，咳ができなくなるため肺内分泌物の喀出が制限される，長期投与により横紋筋の萎縮が起こり人工呼吸器からの離脱が困難になることがある，などである．用いられる薬剤はパンクロニウム（ミオブロック®）とベクロニウム（マスキュラックス®）で持続投与するときはいずれも1μg/kg/minで投与を開始する．投与中は筋弛緩薬の投与量を最少にするために筋弛緩モニターを使用し量を調節することが望ましい．

■文献

1) Ramsay MA, Savege TM, Simpson BR, et al. Controlled sedation with alphaxalone-alphadolone. Br Med J 1974; 2: 656-9.
2) Young C, Knudsen N, Hilton A, et al. Sedation in the intensive care unit. Crit Care Med 2000; 28: 854-66.
3) Roekaerts P, Huygen F, de Lange S. Infusion of propofol versus midazolam for sedation in the intensive care unit following coronary artery surgery. J Cardiothorac Vasc Anesth 1993; 7: 142-7.
4) Fujino Y, Nishimura M, Nishimura S, et al. Prolonged administration of isoflurane to patients with severe renal dysfunction. Anesth Analg 1998; 86: 440-1.
5) Bion JF, Logan BK, Newman PM, et al. Sedation in intensive care, morphine and renal function. Intensive Care Med 1986; 12: 359-65.
6) Putensen C, Zech S, Wrigger H, et al. Long term effects of spontaneous breathing during ventilatory support in patients with acute lung injury. Am J Respir Crit Care Med 2001; 164: 43-9.
7) Bishop MJ. Hemodynamic and gas exchange effects of pancuronium bromide in sedated patients with respiratory failure. Anesthesiology 1984; 60: 369-71.

［藤野裕士］

G. 術後合併症

心臓血管手術，特に人工心肺を用いる手術後には合併症が発症する危険性が高い．術後合併症の中で，最も高率に発症するのは呼吸器合併症であり，周術期の罹患率・致死率に影響する[1]．頻度の高い合併症として無気肺，肺炎，長期人工呼吸および呼吸不全，慢性閉塞性肺疾患（COPD）の増悪，気管支攣縮などがある[2]．

術後呼吸器合併症を発症する危険因子として，
- 上腹部手術，開胸手術または腹部大動脈手術
- 3時間以上の手術
- ASA class＞2の重症患者
- COPD
- 喫煙（術前8週間以内）

がある．心臓血管手術は多くの場合，3時間以上であり，術前の合併症も多くASA class＞2である．また喫煙者も多いので術後呼吸器合併症の危険因子をほとんどもっている．患者のもつ危険性とは危険因子全体の平均ではなく，危険因子の総和である．したがって危険因子の数が多いほど，術後合併症の発症率も高くなる．

1．術前準備

術後呼吸器合併症を減らすには術前からの準備が必要である．禁煙，慢性呼吸器疾患の治療，患者の教育などである．

a．禁煙

喫煙は術後呼吸器合併症の危険性を増加させる．どの程度の禁煙期間が必要かについては多くの報告があるが，最近では8週間以上というのが一般的である．8週間以上禁煙した患者と8週間未満の患者では術後呼吸器合併症の発症率が4倍異なる[3]．喫煙歴のない患者と同じレベルに達するには6カ月以上禁煙する必要がある[4]．

b．慢性閉塞性肺疾患

高齢，喫煙歴の長い患者ではCOPDを有していることが多い．これも術後合併症の危険因子となる．術前

表13-7 術後呼吸器合併症を減らす手段

術前準備
- 8週間以上の禁煙．
- COPD患者では，患者個々で最も効果的な薬剤で，最善の呼吸状態にする．
- 呼吸器感染症があれば手術を延期する．
- 膿性痰を喀出している患者では抗生物質治療を行う．
- 患者の教育（深呼吸，喀痰排出訓練など）．

術後管理
- 深呼吸，喀痰排出などの理学療法．
- 硬膜外麻酔による鎮痛．
- CPAPやNPPV？

からCOPDに対する積極的な治療をする必要がある．術前の呼吸状態を最善の状態にしてから手術をすることが理想的である．

c．術前の抗生物質

臨床的に発熱していたり，膿性痰を喀出していたりするような呼吸器感染症を発症している患者では，抗生物質により治療を行ってから手術をする．抗生物質治療は病状の安定しているCOPD患者では必要ない．一方，抗生物質の予防的投与は術後の呼吸器感染症の発生率を下げないばかりでなく，耐性菌の原因ともなる[6]．

d．上気道感染

ウイルス性の上気道感染症と術後合併症の発生については，詳しい報告はない．小児患者の小手術で上気道感染症の有無が術後呼吸器合併症の発症に影響するかどうかを調べた報告がある．術後呼吸器合併症の発症には影響しないという結果であるが，手術そのものが術後呼吸器合併症を発症しやすい大手術ではないので，心臓血管手術の患者にあてはめることはできない．証拠はないが，上気道感染の症状があれば手術を延期する方が安全である．

e. 患者教育，訓練

咳, incentive spirometry, 深呼吸などの練習は術前から行っておく．術後に創痛がある状態から始めても効果は期待できない．

2．術後管理

術後呼吸器合併症を減らすには，いくつかの要因がある．最も大きな要因は術後創痛である．適切な鎮痛により術後の離床を促すとともに，深呼吸や理学療法を効果的に行うことができ，術後呼吸器合併症を減らすことに効果が期待できる．鎮痛方法としては硬膜外麻酔が積極的に利用されるようになっている．局所麻酔薬だけではなく，麻薬を硬膜外に投与する方法が広く利用されている．

胸部大動脈瘤や腹部大動脈瘤の術後は手術創が大きく，創痛も激しい．局所麻酔薬だけでは広範囲にわた

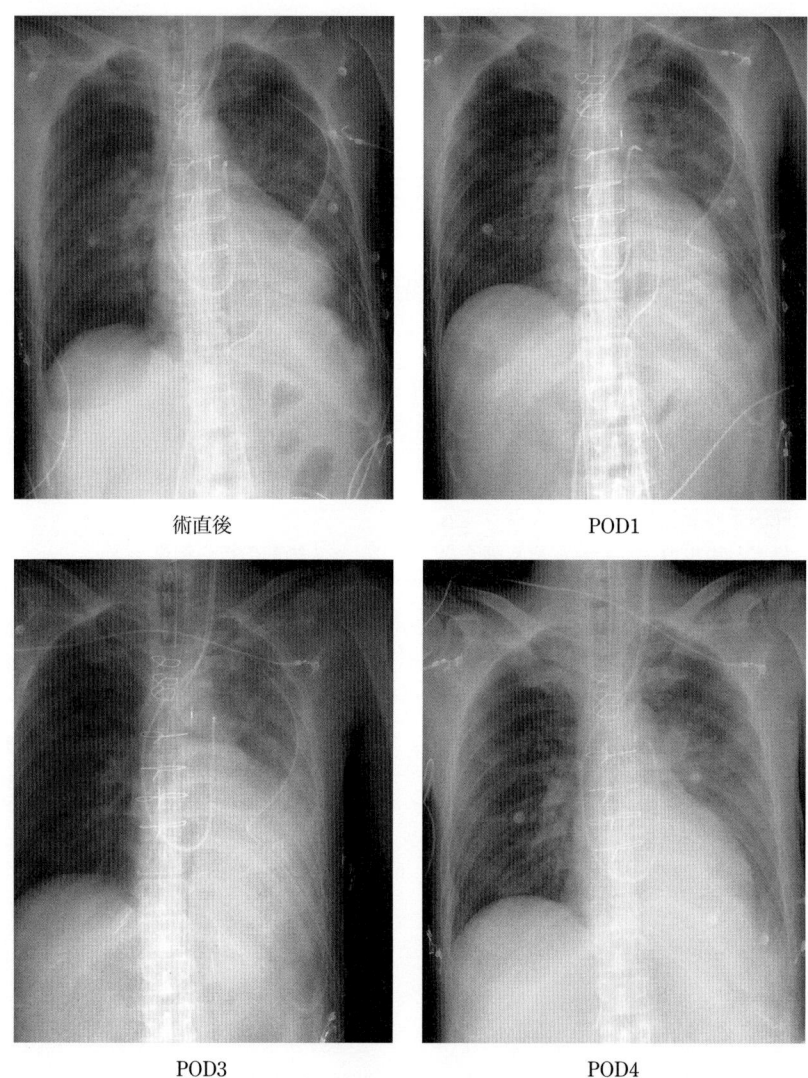

図 13-10 術後急激なガス交換異常を発症した患者の胸部 X 線像

AMI 後のうっ血性心不全に対して，CABG と僧帽弁輪形成術，三尖弁輪形成術を行った．術直後には血液ガスも問題なかったが，POD1 に左肺に淡い浸潤影が出現し始めている．この時点で血液ガスは著明な低酸素血症，高二酸化炭素血症となっている．その後，急速に浸潤影が左肺全体に広がったが（POD3），積極的な喀痰吸引により改善した（POD4）．術前より潜在していた細菌による肺炎が原因と考えられる．

る手術創の痛みを充分に和らげることは難しい．塩酸モルヒネなどを硬膜外に投与すると広範囲の鎮痛も得ることができるので効果的である[7]．人工心肺を用いる手術ではヘパリンを投与するので，術直前の硬膜外チューブ挿入は危険である．術後痛みが強い症例では，術後出血がコントロールされ止血能に問題なければ積極的に硬膜外チューブを挿入する．可能であれば手術前日または前々日に硬膜外チューブを挿入しておくとよい．麻薬を用いると腸管の蠕動を抑制するので術後の回復には逆効果となることもある．局所麻酔薬と併用して，できるだけ短期間，少量投与で効果を得るようにする．

心臓血管手術術後は呼吸器合併症の頻度は他の手術後より高いのは前述したとおりである．さらに時には術直後の経過からは予測できない形で呼吸器合併症が発症することもある．このような経過をとった患者の例をあげる．患者は#6の完全閉塞により約半年前に急性心筋梗塞を発症した．これに対してステント留置術が行われ，いったん軽快したものの再狭窄となりうっ血性心不全となった．手術目的で当院に転院してきたが，IABP補助下にCIは$1.7 l/min/m^2$，$S\bar{v}O_2$は48.1％と著明なLOSであった．CABGとMAP，TAPを行い帰室したが，術直後は予想以上に呼吸循環状態は安定していた．数時間後より酸素化が急激に悪化し始めた．この症例ではIABPやSwan-Ganzカテーテルが挿入されていたことや術前の全身状態が悪いことから，術前から抗生物質が長期にわたり投与されていた．本症例は術前から潜在していた肺炎が術後に顕在化したものと考えられる．しかし，酸素化が悪化した時点では，術前からうっ血性心不全であったことやPAも42/27 mmHgと高値であったため心原性肺水腫が否定できなかった．このように心血管術後の急激な呼吸不全では心原性および肺そのものの問題の両者を常に念頭において診断・治療を進めなければならない難しさを秘めている．その後の経過から考えると，喀痰が大量に吸引されたこと，急速に浸潤影が出現した胸部X線写真像が喀痰の吸引により速やかに改善したことから，潜在していた細菌による肺炎が顕在化した可能性が高い（図13-10）．

心臓血管手術後には呼吸器合併症が発症する危険性は高い．最大の治療はもちろん術前からの予防である．術後は循環動態が許す限り早期から離床を促すことが重要である．気管挿管そのものが肺炎発症の危険因子である．現時点では明らかではないが，より早期の抜管，その後の非侵襲的人工呼吸は今後広く利用されるようになるかもしれない．

■文献

1) Lawrence VA, Hilsenbeck SG, Mulrow CD, et al. Incidence and hospital stay for cardiac and pulmonary complications after abdominal surgery. J Gen Intern Med 1995; 10: 671.
2) Hall JC, Tarala RA, Hall JL, et al. A multivariate analysis of the risk of pulmonary complications after laparotomy. Chest 1991; 99: 923
3) Warner MA, Divertie MB, Tinker JH. Preoperative cessation of smoking and pulmonary complications in coronary artery bypass patients. Anesthesiology 1984; 60: 380
4) Warner MA, Offord KP, Warner ME, et al. Role of preoperative cessation of smoking and other factors in postoperative pulmonary complications: A blinded prospective study of coronary artery bypass patients. Mayo Clin Proc 1989; 64: 609.
5) Fennelly ME, Hall GM. Anaesthesia and upper respiratory tract infections. A non-existent hazard? Br J Anaesth 1990; 64: 535.
6) Tait AR, Knight PR. The effects of general anesthesia on upper respiratory tract infection in children. Anesthesiology 1987; 67: 930.
7) Hjortso NC, Neumann P, Frosig F, et al. A controlled study on the effect of epidural analgesia with local anaesthetics and moriphine on morbidity after abdominal surgery. Acta Anaesthesiol Scand 1985; 29: 790.

［西村匡司］

H. 感染症と抗生物質

1. 心臓血管外科手術の特徴

心臓血管外科手術は，手術野に細菌などの病原微生物が少なく，清潔手術に分類される[1]．しかし，表13-8に示す要因から，感染症が発症すれば致死的になる可能性が高いため，厳重な感染対策が必要である．心臓血管外科領域の術後感染症の頻度と予後を表13-9に示す[2,3]．手術手技や麻酔技術や術中術後管理の進歩により，以前では手術適応とならない症例や80歳を超える高齢者にまで手術適応が広がった．そのためさまざまな合併症（糖尿病，透析患者，肝障害患者，閉塞性呼吸障害）を伴った重症例が増加し，感染症のリスクはさらに増加した．心臓外科手術後感染症のリスク因子は，表13-10にまとめた[2]．

2. 予防的抗菌薬投与

定量的な細菌の量の違いから，外科手術は伝統的に清潔手術，準清潔手術，汚染手術，感染手術の4つに分類されてきた．抗菌薬の予防投与が最も有効であるのは消化管などの準清潔手術である[1]．心臓血管手術は，いったん感染症が成立すると重篤になることが多く，統計学的根拠が不充分であっても予防投与が行われることが多い．心臓血管外科手術で抗菌薬の予防投与の効果が証明されているのは，表13-11に示す手術のみである[4]．予防投与で最大の効果を得るためには，切開が開始される前に抗菌薬投与を開始し[5]，長時間手術であれば追加投与をすべきである[6]．米国疾病対策センター（CDC：Centers for Disease Control and Prevention）では，予防投与は創閉鎖後2～3時間まで有効血中濃度が持続すればよいとして，術後の長期間の投与を勧告していない[1]．術後何日間にもわたる抗菌薬投与が手術部位感染症の発生頻度を低下させたデータはなく，投与すべき期間を明確に示した文献もない[7]．日本の心臓外科医へのアンケート調査報告では，術後1週間程度まで予防投与が行われている例が多い[8]．肺炎などの予防目的をかねて使用されること

表13-8 心臓血管手術の特徴

ポートやカテーテルの数が多く，手術時間が長い．
人工心肺そのもので炎症反応を生じ，免疫能が低下しやすい．
低体温は免疫力を低下させる．
人工物（パッチ，人工血管，人工弁，人工心臓など）の使用が多く人工物が感染すると難治性となる．
胸骨正中切開でアプローチした場合縦隔は血行が少なく感染が起きやすい．

表13-9 心臓血管外科手術後の感染症の頻度と予後[2,3]

	頻度（%）	死亡率（%）
胸骨正中切開に伴う縦隔炎	0.23～2.04	14～47
人工弁後の心内膜炎	0.98～4.4	10～55
ペースメーカー埋め込み	1～6	13～32
自動除細動器埋め込み	0.7～4.9	～12
LVAD装着術	25～55	27～
肺炎[3]	0.9～6.5	33～51
敗血症[3]	0.7～2.0	14～32

LVAD：left ventricular assist device

表13-10 胸骨感染症のリスク因子[2]

肥満	糖尿病
男性	両側の内胸動脈の使用
再手術	術後の強心薬の使用
CABG手術（弁手術に比べて）	長時間手術
長時間人工心肺	止血再開胸術
長時間のICU滞在	長時間の人工呼吸
緊急手術	術後の輸血

表13-11 心臓血管外科における抗菌薬予防投与の有効性が証明されている手術[3]

腹部大動脈の再建
鼠径部の切開を伴う下肢の手術
人工物あるいは異物を挿入する血管手技
虚血による下肢の切断
心臓の手術
永久ペースメーカー植え込み手術

表 13-12　予防的抗菌薬投与の実際

ターゲットとする細菌：S. aureus, coagulase-negative staphylococci
選択すべき抗菌薬：第一世代のセフェムを術前に静脈内投与する．セフェムアレルギー（ペニシリンアレルギー）ではバンコマイシン（塩酸バンコマイシン®：VCM）：CDC ガイドラインではクリンダマイシン（ダラシン S®：CLDM）．
投与開始時期：創切開の 30 分前（麻酔導入時）．
追加投与：長期の手術では術前と同量を追加投与．
投与期間：CDC ガイドライン[1]やメルクマニュアル[10]では手術当日のみ．
　ここでは，サンフォード感染症治療ガイド 2002[4]での実際例を示す．
　セファゾリン（セファメジン®：CEZ）1 g 静脈内投与を手術前に，長時間手術では追加投与．術後は同量を 8 時間ごとに 1～2 日，またはセフロキシム*（ジナセフ®：CXM）1.5 g 静注を単回投与あるいは 12 時間後ごと総量 6 g まで．セフェムにアレルギーの場合はバンコマイシン（VCM）静注を単回投与．

注）投与間隔は文献により差がある．また小児でのセファゾリンの投与量は 15 mg/kg．
*第二世代セフェム

が多いが，抗菌薬の予防投与で術後肺炎を阻止することはできないし[9]，ハイリスクグループでの術後感染症の阻止もできない[10]．実際の予防的抗菌薬使用方法については表 13-12[4,11]に示す．

3．術後感染管理のポイント（表 13-13）

　術中術後の低体温が創部感染率を上昇させるという報告があり[12]，術中術後の体温管理には注意を払う．また厳密な血糖管理が感染症頻度を低下させることが明らかになり，血糖管理も重要である[13,14]．さらに周術期の充分な血中酸素分圧も創感染率を低下させることが明らかにされている[15]．基本的なこととして気管チューブ，中枢カテーテルや Swan-Ganz カテーテルを早期に抜去し，早期離床，早期経口摂取をはかることが重要である．抗菌薬投与に関しては，予防投与か治療投与かを明確に認識する[7]．術後炎症所見が遷延するときは，創部の検索とともに喀痰や尿の性状を調べ，ドレーン排液，尿，喀痰，咽頭の擦過物の塗抹培養，抗菌薬感受性検査を行う．発熱時には動脈血，静脈血，カテーテルよりの吸引血の培養検査を行う．これら感染部位および起炎菌の同定に努め，感受性，感染部位に応じた抗菌薬を選択する．また医療従事者の手指消毒も重要である．2002 年に CDC は手指消毒のガイドラインを変更し，「手が血液などで目に見えた汚染がなければ速乾性擦り込み式アルコール製剤による手指消毒をルーチンにすべき」とした[16]．患者の処置の前後で速乾性擦り込み式アルコール製剤による手指消毒を徹底する．

4．心臓血管手術後の注意すべき感染症

　胸骨正中切開術後の縦隔炎と人工弁置換術後の心内膜炎が，特に重要で問題となる感染症であるが，紙面の都合で他の文献を参考にされたい[2,3,17,18]．最近縦隔炎に対して興味深い治療法も報告されている[19]．

まとめ

　感染のリスク因子を充分に認識し，起炎菌に対しての知識と抗菌薬の適切な使用が耐性菌の発生を抑えることにつながる．日本では感染症予防や治療を抗菌薬に頼りすぎた感がある．米国では，創感染に関しての CDC ガイドラインが，感染対策のスタンダードになっており，日本でもそれを受け入れて効果を上げている施設も存在する．このガイドラインは日本語訳[20,21]が発表されているので，是非参考にして臨床の場で活用すべきである．抗菌薬の使用に関しては，日本感染症学会と日本化学療法学会が最近出版した抗菌薬使用の手引き[3]が役立つ．

表 13-13　周術期の感染症予防方針

無菌操作の徹底
手術時間の短縮
手術室入室職員数は必要人数のみに制限
止血の徹底（縦隔内血腫，再開胸をなくす）
厳格な血糖コントロール
復温後の体温管理（低体温をさける）
充分な酸素分圧（術後 2～3 時間までの高酸素分圧）
術後，気管チューブやカテーテル類の早期抜去
術後処置の前後の手指消毒

■文献

1) Mangram AJ, Horan TC, Pearson ML, Silver LC, Jarvis WR. Hospital Infection Control Practices Advisory Committee. Guideline for prevention of surgical site infection, 1999. Infect Control Hosp Epidemiol 1999; 20: 247-78; Am J Infect Control 1999; 27: 97-132.
2) Lutwick LI, Vahjimal A, Connolly MW. Postcardiac surgery infections. Crit Care Clin 1998; 14: 221-50.
3) 日本感染症学会, 日本化学療法学会, 編. 抗菌薬使用の手引き. 東京: 協和企画; 2001.
4) Gilbert DN, Moellering RC, Sande MA, editors. 出雲正剛, 橋本正良, 監修. サンフォード感染症治療ガイド 2002. 第32版. 東京: ライフサイエンス出版; 2002.
5) Classen DC, Evans RS, Pestotnik SL, Horn SD, Menlove RL, Burke JP. The timing of prophylactic administration of antibiotics and the risk of surgical-wound infection. N Engl J Med 1992; 326: 281-6.
6) Zanetti G, Giardina R, Platt R. Intraoperative redosing of cefazolin and risk for surgical site infection in cardiac surgery. Emerg Infect Disease 2001; 7: 828-31.
7) 品川長夫. 周術期抗菌薬投与の基本的な考え方. 日化療会誌 2002; 50: 313-8.
8) 真下啓二, 品川長夫, 三島 晃, 入山 正, 末田泰二郎, 岩井重富, 横山 隆, 竹山廣光. 心血管外科術後感染予防についてのアンケート報告. Antibiotics Chemotherapy 2001; 17: 1817-26.
9) Carrel TP, Eisinger E, Vogt M, Turina MI. Penumonia after cardiac surgery is predictable by tracheal aspiates but cannot be prevented by prolonged antibiotic prophylaxis. Ann Thorac Surg 2001; 72: 143-8.
10) Niederhauser U, Vogt M, Vogt P, Genoni M, Kunzli A, Turina M. Cardiac surgery in a high-risk group of patients: is prolonged postoperative antibiotic prophylaxis effective? J Thorac Cardiovasc Surg 1997; 114: 162-8.
11) 抗菌薬. In: 福島雅典, 総監修. メルクマニュアル第17版 日本語版. 東京: 日経BP社; 1999. p.1100-28.
12) Kurz A, Sessler DI, Lenhardt R. Perioperative normothermia to reduce the incidence of surgical-wound infection and shorten hospitalization. Study of Wound Infection and Temperature Group. N Engl J Med 1996; 334: 1209-15.
13) Zerr KJ, Furnary AP, Grunkemeier GL, Bookin S, Kanhere V, Starr A. Glucose control lowers the risk of wound infection in diabetics after open heart operations. Ann Thorac Surg 1997; 63: 356-61.
14) van den Berghe G, Wouters P, Weekers F, Verwaest C, Bruyninckx F, Schetz M, Vlasselaers D, Ferdinande P, Lauwers P, Bouillon R. Intensive insulin therapy in the critically ill patients. N Engl J Med 2001; 345: 1359-67.
15) Grief R, Akca O, Horn E-P, Kurz A, Sessler DI. Supplemental perioperative oxygen to reduce the incidence of surgical-wound infection. N Engl J Med 2000; 342: 161-7.
16) Recommendations of the healthcare infection control practices advisory committee and the HICPAC/SHEA/APIC/IDSA hand hygiene task force. Guideline for hand hygiene in health-care setting. MMWR 2002; 51: RR-16.
17) Losanoff JE, Richman BW, Jones JW. Disruption and infection of median sternotomy: a comprehensive review. Eur J Cariothorac Surg 2002; 21: 831-9.
18) 青木 眞. レジデントのための感染症診療マニュアル. 東京: 医学書院; 2000.
19) Luckraz H, Murphy F, Bryant S, Charman SC, Ritchie AJ. Vacuum-assisted closure as a treatment modality for infections after cardiac surgery. J Thorac Cardiovasc Surg 2003; 125: 301-5.
20) 大久保憲, 小林寛伊. 手術部位感染防止ガイドライン, 1999 I. 手術部位感染: 概要. 手術医学 1999; 20: 297-317.
21) 小林寛伊, 大久保憲. 手術部位感染防止ガイドライン, 1999 II. 手術部位感染防止に関する勧告. 手術医学 1999; 20: 209-13.

［西村信哉］

I. Sepsis と MODS

1．定義

　sepsis ならびに関連病態の定義は混迷を極めていたが，1992 年米国集中治療医学会と米国胸部疾患医学会の合同カンファレンスが提唱した概念が現在では広く受け入れられている[1]．そのなかで，感染をはじめ外傷，熱傷，急性膵炎，出血性ショックなど非感染性侵襲などにより発症する非特異的な全身性炎症反応症候群 systemic inflammatory response syndrome（SIRS）という新たな概念を提唱した（図 13-11）．このうち「明らかな感染に対する SIRS」を sepsis と定義し，必ずしも血液中の細菌検出を必要としない．また sepsis の重症化に伴い severe sepsis, septic shock を定義している（表 13-14）．さらに，septic shock 患者の多くが合併する multiple organ dysfunction syndrome（MODS）を「治療をしないとホメオスタシスの維持ができない急性重症患者の臓器機能障害」と定義した（表 13-14）．しかし具体的に，"どの臓器"の"どの機能"が"どの程度"障害された場合に organ dysfunction とするかは明示せず，その後も臓器不全の診断基準として統一されたものはまだない．一般的には，生体に加わった侵襲を契機に，心・肺・肝・腎・脳・消化管・血液凝固系などが，同時にあるいは互いに関連性をもって，短期間に連続的に機能不全に陥る病態を MODS としている．MODS の成因は，大きく primary MODS と secondary MODS に分けられ（図 13-12），そのほとんどが SIRS を介する secondary MODS で，放出された炎症性サイトカインや活性化白血球による血管内皮細

表 13-14　SIRS，sepsis，MODS の診断基準

SIRS
　以下の 4 項目中 2 項目を満たすもの
　1）体温＞38℃または＜36℃
　2）心拍数＞90/分
　3）呼吸数＞20/分または $PaCO_2$＜32 mmHg
　4）白血球数＞12,000/mm^3 あるいは＜4,000/mm^3 あるいは未熟顆粒球＞10％

sepsis
　明らかな感染に対する SIRS

severe sepsis
　臓器機能障害・循環不全あるいは低血圧を合併する敗血症

septic shock
　適切な輸液にもかかわらず持続する低血圧と臓器灌流異常を伴う敗血症

multiple organ dysfunction syndrome（MODS）
　治療なしにはホメオスタシスを維持できない急性重症患者の臓器機能障害

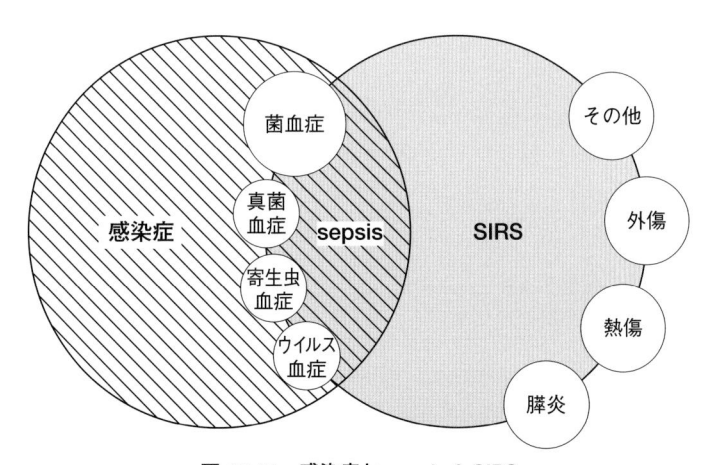

図 13-11　感染症と sepsis & SIRS

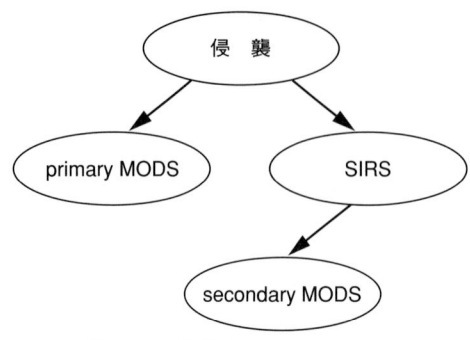

図 13-12 侵襲と sepsis & MODS

胞障害・血流自動調節機構の破綻・微小血栓や白血球塞栓，赤血球変形能低下による微小循環障害から組織酸素代謝障害，臓器不全に至る．

2．人工心肺下心臓手術との関連

人工心肺を用いる心臓血管手術では，外科的侵襲，出血・輸血や低体温などの一般的な因子に加え，人工心肺回路と白血球等炎症細胞の直接的接触，各臓器の虚血・再灌流障害，さらに主に腸管低灌流から内毒素が全身血流に流入すること（bacterial translocation）による内毒素血症などの刺激が，免疫炎症細胞を活性化し SIRS をきたす（図 13-13）[2]．bacterial translocation は，腸内細菌あるいは内毒素が腸管粘膜を通過して全身循環に拡散し，あるいは粘膜下の免疫細胞を刺激して炎症性サイトカイン産生を誘発するという概念で，これにより明らかな感染巣がなくても敗血症に進展する[3]．

SIRS は炎症細胞を含む生体免疫系をプライミングすることにより，術後感染や創傷治癒を促進する作用がある．一方この反応が閾値を越えると，重要臓器にさまざまな障害をきたす．この臓器障害には手術に関連した血流障害以外に，非特異的な炎症反応が関与している．

1）肺障害

急性肺傷害の発症頻度と重症度は人工心肺時間に相関し，肺酸素化障害や肺コンプライアンス低下といった軽度肺傷害は約 10％の患者に発症する[4]．人工心肺離脱の復温時には約 50％の好中球が肺循環に集積し，肺血管内皮細胞障害に関与している[5]．

2）心血管障害

術後の循環動態不安定性は心筋虚血によるものばかりではなく，人工心肺後の myocardial stunning や β 受

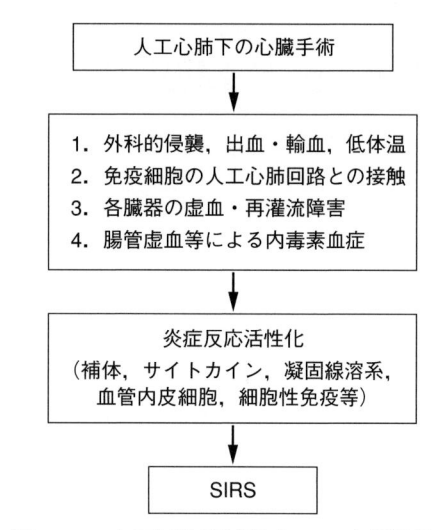

図 13-13 人工心肺下手術から SIRS に至る経路

容体感受性低下と炎症性サイトカインはよく相関している[6,7]．

3）腎障害

急性腎不全の主因は虚血・再灌流障害にあるものの，炎症反応はそれを直接的あるいは間接的に増悪する．

4）中枢神経系障害

脳血管床における血管内皮細胞障害，白血球接着増強や血管収縮が関与している．

5）血液凝固系障害

人工心肺回路との直接的な接触による凝固因子活性化，血小板機能障害，血管内皮細胞障害による毛細血管透過性亢進などにより惹起される．

3．対策と治療

人工心肺下手術による合併症発生率は概ね 20％であり，約 11％で MODS を発症しその 41％が死亡に至る[8,9]．冠動脈バイパス術ではオフポンプも推進されているが，危険性の少ない患者対象では予後に差はなく，コストが高いという[10]．SIRS より早期脱出を図ることにより，MODS の重症度を軽減できる可能性があるため，危険因子（術前心不全や糖尿病のコントロール），人工心肺関連因子（人工心肺時間短縮，人工心肺回路改良による接触回避，腸管処置による内毒素血症の回避，虚血・再灌流障害の軽減）や抗炎症対策などが試みられている．Sepsis の治療は，適切な抗生物質の選択以外に感染カテーテル抜去など原因除去が基本で，呼

吸・循環補助や輸液管理も重要な位置を占める．MODS が進行した場合には，肺保護戦略による人工呼吸や急性血液浄化を含めた持続血液濾過透析による腎機能補助などの機械的な補助治療も必要となる．

■文献

1) ACCP/SCCM consensus conference committee. Definition for sepsis and organ failure and guidelines for the use of innovative therapies in sepsis. Crit Care Med 1992; 20: 864-74.
2) Laffey JG, Boylan JF, Cheng DCH. The systemic inflammatory response to cardiac surgery. Implications for the anesthesiologists. Anesthesiology 2002; 97: 215-52.
3) Marshall JC. An intensivist's dilemma: Support of the splanchnic circulation in critical illness. Crit Care Med 1998; 26: 1637-8.
4) Rady MY, Ryan T, Starr NJ. Early onset of acute pulmonary dysfunction after cardiovascular surgery: Risk factors and clinical outcome. Crit Care Med 1997; 25: 1831-9.
5) Royston D, Fleming JS, Desai JB, Westaby S, Taylor KM. Increased production of peroxidation products associated with cardiac operations: Evidence for free radical generation. J Thorac Cardiovasc Surg 1986; 91: 759-66.
6) Royblat L, Talmor D, Rachinsky M, Greemberg L, Peckar A, Appelbaum A, Gurman GM, Shapira Y, Duvdenani LA. Ketamine attenuates the interleukin-6 response after cardiopulmonary bypass. Anesth Analg 1998; 87: 266-71.
7) Oddis CV, Finkel MS. Cytokines and nitric oxide synthase inhibitor as mediators of adrenergic refractoriness in cardiac myocytes. Eur J Pharmacol 1997; 320: 167-74.
8) Grover FL. The Society of Thoracic Surgeons National Database: Current status and future directions. Ann Thorac Surg 1999; 68: 367-73.
9) Hennein HA, Ebba H, Rodriguez JL, Merrick SH, Keith FM, Bronstein MH, Leung JM, Mangano DT, Greefield LJ, Rankin JS. Relationship of the proinflammatory cytokines to myocardial ischemia and dysfunction after uncomplicated coronary revascularization. J Cardiothoras Cardiovasc Surg 1994; 108: 626-35.
10) Nathoe HM, van Dijik D, Jansen EWL, Suyker WJL, Diephuis JC, van Boven W-J, de la Riviere AR, Borst C, Kalkman CJ, Grobbee DE, Buskens E, de Jaegere PPT. A comparison of on-pump and off-pump coronary bypass surgery in low-risk patients. N Engl J Med 2003; 348: 394-402.

［森崎　浩］

J. GVHD

graft-versus-host disease の略語である GVHD（移植片対宿主病）は，「組織適合性の一致しない臓器や輸血を受けると，移入されたドナー由来のリンパ球がレシピエント体内で増殖して患者組織を障害する病態」をさす．輸血後 GVHD では一時，血縁者による新鮮血を多用した心臓血管外科領域で最も多く，ここでは輸血後 GVHD に絞って解説する．

1．歴史

突然の発疹，発熱，白血球減少を主徴とする術後紅皮症は，1955 年に日本で報告された[1]．後に，この病態が移植片を拒絶する能力のない患者に起きた GVHD と同一であることが明らかとなった．本症は日本人，特に手術患者に発生頻度が高く，中でも新鮮血を多用した心臓血管外科領域での発症が多い[2]．1998 年より放射線照射血液製剤が提供され，輸血による致命的な副作用の予防が可能となった．

2．臨床症状

典型的な臨床経過は，輸血後 10〜11 日頃発熱，1〜2 日遅れて紅斑が体幹に出現し，まもなく全身に及び，表皮剥離を伴う．肝機能障害，下痢や腸閉塞症状を呈し，16〜18 日頃より顆粒球および血小板減少など骨髄低形成が急速に進行し，20〜22 日頃に約 98％が死亡する[2]．主たる死因は，顆粒球減少による重症感染症，血小板減少に伴う大量出血あるいは多臓器不全である．

3．診断

輸血歴と特異的な臨床所見，皮膚生検像，患者 HLA 表現型の供血者への変換，リンパ球のキメラ証明などが必要で，臨床所見のみでは重度 sepsis による MODS との鑑別が困難である．

4．発症機序と要因

発症には，ドナー由来のリンパ球の生着が必須で，患者細胞はドナーにない HLA 遺伝子タイプを有するため，供血リンパ球が非自己抗原を認識して攻撃する．輸血後 GVHD 症例ではドナーと患者間に HLA 表現型の特異な組み合わせが存在する．輸血後 GVHD 発症に関連する危険因子ならびに防御因子を示す（表 13-15）．特異な HLA 組み合わせの頻度は，欧米人に比べ日本人で高く，特に親子間では 100〜200 分の 1 の確率と高い．心臓外科手術での GVHD 発症症例の約 7 割は新鮮血輸血を受けた患者[2]で，逆に 15 日以上経過した血液では輸血後 GVHD 発症の危険性はほぼ消失する．

表 13-15 輸血後 GVHD 発症の危険因子と防御因子

1．発症危険因子	(e) 化学療法
①輸血血液の要因	2．発症防御因子
(a) 血縁者間輸血	①輸血血液の要因
(b) 新鮮血	(a) 古い血液
②患者側の要因	（15 日以上）
(a) 高齢者	②患者側の要因
(b) 男性	(a) 輸血歴
(c) 初回輸血	(b) 妊娠 & 妊娠歴
(d) 手術	

5．予防と対策

本症に対する有効な治療法は確立していないため，予防が唯一の対策となる[3]．それには，①不必要な輸血の回避，②自己血輸血などによる同種血輸血の回避，③血縁者間の輸血回避，④新鮮血輸血の回避，⑤輸血液の放射線照射などがある．放射線照射は有効で，基本的に採血後 14 日以内の細胞成分輸血（赤血球，血小板製剤）は全て照射後に使用する．白血球除去フィルターでは完全には除去し得ない．

■文献

1) 霜田俊丸．術後紅皮症について．外科 1955; 17: 487-92.
2) Ohto H, Anderson KC. Survey of transfusion-associated graft-versus-host disease in immunocompetent recipients. Transfus Med Rev 1996; 10: 31-43.
3) 日本輸血学会輸血後 GVHD 対策小委員会．日本輸血学会「輸血後 GVHD 対策小委員会」報告．日本輸血学会誌 1999; 45: 47-54.

［森崎　浩］

14

心臓疾患患者の非心臓手術の麻酔

心臓疾患患者の非心臓手術の麻酔

外科手術を受ける患者の高齢化，麻酔管理技術の向上などにより心臓疾患を合併する患者の麻酔管理をする機会が増えている．心疾患をもつ患者の麻酔管理に際してはその心疾患の程度や術前治療，手術の緊急度や手術侵襲の程度，麻酔方法，術中のモニタリングや術中治療，術後管理，ときに手術適応の再考などさまざまな配慮が必要である．心疾患を有する患者の周術期管理については麻酔科医，外科系科医，循環器内科医が症例毎に検討し管理方針を決定することが多いが，従来はこのような患者の管理方針について文献的根拠に基づく明確な基準がなく，ときに過剰な検査や治療を術前に行う例や，また逆に背景にある心疾患を過小評価して周術期の管理に難渋する例などが見受けられた．American College of Cardiology と American Heart Association（ACC/AHA）は文献的根拠に基づく診療を押し進めるため，欧米における多くの論文や臨床研究の結果をデーターベース化し，それを基に心疾患の診療についての各種ガイドラインを上梓した．非心臓手術患者の周術期心血管系評価については 1996 年に最初のガイドラインが発表され[1]，さらに新しい知見による修正を加えた改訂版が 2002 年に発表された[2]．データに基づく診療とコスト意識に重点を置いたこのガイドラインは術前の心疾患の評価や周術期の管理方針決定のためのわかりやすいアルゴリズムを提示している．心疾患の病因・病態が欧米人と日本人とで必ずしも同じではないこと，またアメリカと日本とでは医療システムが異なることなどから ACC/AHA のガイドラインをそのままの形で日本で利用することはできないが，そのガイドラインの基本的な理念を理解し，診療に応用することは非常に有用であると考える．

本稿ではまず ACC/AHA 非心臓手術患者の周術期心血管系評価ガイドラインに沿って総論を述べる．すなわち心臓疾患を有する患者の非心臓手術において麻酔管理を行う際に配慮すべきポイントを患者自身の心血管系リスクファクターの評価，術式による心血管系リスクファクターの評価，患者の運動予備能の評価，術前検査，術前・術中治療，術中のモニタリング，その他の診療上の配慮などに分けて概観し，管理方針の決定法についての基本的な考え方を示す．

次に各論として心疾患毎に麻酔管理の要点を具体的に検討する．麻酔管理に際して特に配慮が必要な病態として高血圧，虚血性心疾患，弁疾患，心筋疾患，不整脈，ペースメーカーや除細動器の埋め込み術を受けた患者，深部静脈血栓や心房内壁在血栓などに伴う問題，心移植後の患者について述べる．

1．総論

a．患者の心血管系リスクファクターの評価

手術患者の周術期における心血管系合併症についてさまざまな病態がリスクファクターとして提唱されている．高率に心血管系の合併症を伴う，または重篤な合併症に関係するものから順にリスクファクターをランク分けすることができれば患者の予後の予測や周術期管理の方針決定のために有用である．ACC/AHA ガイドラインでは過去の報告やデータを基にリスクファクターを高度（厳重な管理が必要で，そのため手術の延期や中止が必要になることもあるもの）・中等度（周術期の心血管系合併症を増やす因子として認められているもの）・軽度（心血管系疾患のマーカーとして認識されているが，単独で周術期リスクを増やすことが証明されていないもの）の 3 つに分類している．

高度のリスクファクターとしては 1 週間以内に起こった急性心筋梗塞または 1 カ月以内に起こった比較的新しい心筋梗塞，不安定狭心症，重症狭心症（数百メートルの平地歩行や一階分の階段を上る動作，またはそれよりも軽い労作で狭心痛が起こり日常生活が著しく制限されるもの），非代償性心不全，重症不整脈（高度房室ブロック，心疾患に伴う症候性の不整脈，心室の脈拍がコントロールできない上室性不整脈），重症弁疾患があげられる．心筋梗塞についてはかつて発症後 6 カ月以内の心筋梗塞はリスクがきわめて高く手術の相対禁忌とされていた[3]．しかし心筋梗塞に対する治療や周術期管理の進歩，心機能評価法の発達な

どによりその期間は短くなり，ACC/AHA ガイドラインでは 1 カ月以内の心筋梗塞を高度リスクとして採用している．狭心症については欧米では運動耐用能の程度が重視されるが，冠攣縮性の狭心症が多い日本人では運動耐用能と狭心症の重症度が必ずしも相関しないことがある．その点を考慮して狭心発作の頻度や発作時の症状などから重症度を決定する必要がある．

中等度のリスクファクターとして重症でない狭心症，異常 Q 波など心筋梗塞の既往，心不全の既往，心不全の代償期，糖尿病，クレアチニンが 2 mg/dl を越えるような腎障害などをあげることができる．糖尿病は心筋虚血や無症候性狭心症のリスクを増やす[4]．罹病期間が長いもの，2 次性の臓器障害があるものでよりリスクが高い．

軽度のリスクファクターとしては 70 歳以上の高齢，心電図異常（左室肥大，左脚ブロック，ST 異常），心調律異常（心房細動など洞調律でないもの），運動耐用能の低下，脳卒中の既往，コントロールされていない高血圧などをあげることができる．

b．術式による心血管系リスクファクターの評価

施行術式により，心血管系のリスクが異なる．ACC/AHA ガイドラインでは cardiac risk（心疾患による死亡や心筋梗塞が起こる率）によりハイリスク（cardiac risk が 5% 以上と報告されているもの），中等度リスク（cardiac risk が 5% 以下と報告されているもの），低リスク（cardiac risk が 1% 以下と報告されているもの）の 3 つに分類している．ハイリスク手術としては緊急の開胸・開腹手術（特に高齢者の），大血管手術，末梢血管の手術，水分バランスや血液バランスが大きく動く長時間手術をあげることができる．中等度リスク手術としては頚動脈内膜剥離術，頭頚部手術，胸部・腹部の手術，整形外科手術，前立腺手術などがある．低リスク手術は内視鏡手術，体表面の手術，白内障手術，乳房の手術などである．

c．患者の運動予備能の評価

患者の運動予備能の低下は周術期の心血管系リスクを増やす．ACC/AHA ガイドラインでは metabolic equivalent level (MET) で運動予備能を評価した報告を採用している．MET は基礎代謝量を 1 としてそれの何倍の運動予備能があるかにより患者の運動能を評価する．日常生活で 4 METs に相当する活動に耐えられない患者は周術期のリスクが高い[5]．4 METs に相当する活動の目安は日常生活の軽い労働ができる，階段を一階分登れる，坂道を上れる，平地で早歩きができる，短い距離なら走れるなどである．スポーツではゴルフ，ボーリング，ダンス，ボール投げなどがこれに相当する．

d．術前検査

患者の病態によっては通常術前に行われる心血管系の検査（安静時心電図，胸部 X 線，聴診など）以外に心血管系の精査が必要になることがある．基本的な考え方は検査の結果が周術期管理方針に影響しないような検査は行わない，ということである．

1）安静時心エコー

安静時の心エコーで弁の狭窄や逆流，心腔内の血栓，心室の動きや心室壁の性状を評価することができる．心雑音や症状などから弁疾患や流出路狭窄が疑われる患者や，精査されていない心不全で症状のコントロールができていない場合に有用である．弁疾患ではその重症度を把握でき，周術期管理の方針決定に役立つ．また心不全患者では麻酔法の選択や周術期の管理法を決定するために心エコーによる左心機能の評価が重要である．

2）運動または薬剤負荷心電図

運動負荷心電図は冠状動脈疾患（CAD）検索のための伝統的な検査である．侵襲が少なく，コストパフォーマンスにすぐれ，それなりにセンシティビティやスペシフィシティのよい検査である．欧米では運動負荷に耐えられる人はめったに術前精査の適応にならないとして，薬剤負荷を選択する傾向にある．とくに末梢血管病変による跛行や腹部大動脈瘤など心血管系のリスクが高く運動負荷ができない症例の評価には薬剤負荷が適応となる．すでに CAD の診断を受けている患者で症状に変化があった場合や CAD に対する治療の効果を判定するとき，CAD が存在する可能性の高い患者に対する確定診断の際などに有用である．左脚ブロックやペーシング中など負荷心電図の診断を困難にする病態では行ってはならない．

3）薬剤負荷シンチグラム・薬剤負荷心エコー検査

ジピリダモール負荷タリウムシンチでは再分布を伴う欠損部の存在やそのサイズ，左室腔の拡張等を評価することにより冠状動脈の灌流障害の程度やそれに伴う左室の機能障害の程度を知ることができ，周術期リ

スクの評価や管理方針の決定に役立つ．また，近年負荷心エコーが術前検査として評価されつつある．ドブタミンなどによる薬剤負荷によって新たに壁運動の異常が出現したり元々の壁運動の悪さの程度が増悪したりするのが陽性である．左室の機能を直接みることができ，心筋虚血の危険にさらされている部分を明らかにできる．より低い心拍数で壁運動の異常が出る症例ほどリスクが高い．

4）冠状動脈造影

非侵襲的な検査で重症の CAD である可能性が示唆された患者や内科的治療に反応しない狭心症，不安定狭心症などに対し，冠状動脈に対するバイパスグラフト術や PTCA，ステント留置などの治療の適応があるかを判断するために行う．

e．術前・術中治療

1）術前の侵襲的治療

a）冠状動脈再建：冠状動脈バイパスグラフト術（CABG）を受けた患者では非心臓手術時のリスクが下がるとの報告や[6,7]，開胸・開腹・血管・頭頸部の手術などリスクの高い術式では CABG を受けた患者のほうが内科的治療を行った患者より周術期予後がよいとの報告[7]があり，CABG の適応がある患者がハイリスクまたは中等度リスクにあたる非心臓手術を受ける場合には可能なら CABG を優先させるべきである．一方，術前の経皮的経血管的冠動脈形成術（PTCA）の効果については定説がない．PTCA を受けた患者では同様の病態で PTCA を受けなかった患者に比べ非心臓手術の周術期リスクが低下したが，PTCA が非心臓手術の 90 日以内に行われた場合には効果がなかったとの報告がある[8]．これはおそらく非心臓手術を行うために念のため行われた PTCA が無効であったことを示していると考えられる．PTCA 本来の適応をこえた予防的 PTCA の有効性は疑わしい．PTCA やステント留置を行うと血管内皮が障害され，血小板の活性化や血栓形成による急性血栓性冠動脈閉塞が起こる危険がある．そのため血管内腔の再上皮化が完成するまで抗血小板療法などを行う必要があり，とくにステント留置術では 1〜2 週間の強力な抗血小板療法を要する．したがって PTCA やステント留置直後の非心臓手術は大出血の危険や冠状動脈血栓の危険が高いと考えられる．実際，冠状動脈ステント留置術では 14 日以内に非心臓手術をすると死亡率や大出血の率が有意に上がったとの報告がある[9]．バルーンによる拡張術でも少なくとも 1 週間，ステント留置では最低でも 2 週間，できれば 4〜6 週間待って非心臓手術を行うようにする．

いずれにせよ非心臓手術前にこれらの冠動脈治療を行うかどうかは，あくまで CABG，PTCA の本来の適応に従って行うべきである．

b）弁狭窄に対するバルーン拡張術：内科的治療で充分コントロールできない重症の大動脈弁狭窄や僧帽弁狭窄症例で，非心臓手術前に弁置換術などを行うことができないときに適応となることがある．

2）薬剤による治療

冠動脈拡張薬，βブロッカー，高血圧治療薬，抗不整脈薬，抗凝固療法など，必要に応じて合併する心疾患に対する内科的なコントロールを術前—周術期に行う．

3）大動脈内バルーンパンピング（IABP）

循環補助・冠状動脈灌流圧維持などの目的で使用する．冠状動脈疾患や左心不全，大動脈弁狭窄などで内科的治療に充分反応しないものや，心疾患に対し外科的治療の適応があるが非心臓手術を遅らせることができない場合に適応となる．

4）経皮的心肺補助（PCPS）

重症の冠状動脈疾患や弁疾患，心不全などで術前に充分なコントロールをすることができない症例では術中循環動態を維持できなくなる可能性を考慮して PCPS をスタンバイの上管理を行うことがある．緊急事態の際速やかに送脱血管挿入用のガイドワイヤーを通すことができるように，あらかじめ大腿動静脈にエラスターを挿入した上で麻酔管理を行う．心肺補助手段としては非常に強力だが，後負荷の増大による心肺の障害や微小塞栓症などの問題があり，その使用は緊急避難的な短期間の使用にとどめなければならない．長期の管理が必要になるときには左心室補助装置（LVAD）の埋め込みなどを考慮する．また大動脈弁閉鎖不全のある症例で左心室腔の血液を駆出できない状態（左室機能がきわめて低下した状態や心室細動，心停止など）では PCPS で有効に救命することができない．

f．術中のモニタリング

患者の状態に応じて，通常のモニタリング（三点誘導または四肢誘導心電図，非観血的動脈圧，パルスオ

キシメータ，体温，呼気二酸化炭素モニターなど）に加え下記のモニターの使用を考慮する．

1）胸部誘導心電図

心疾患を合併する患者では胸部誘導の心電図モニターを行うのが望ましい．特にCADの患者で術前負荷などにより心電図の変化がある症例では可能な限り異常を最も検出しやすい誘導をモニターするべきである．

2）観血的動脈圧測定

循環動態が不安定になる可能性がある場合，水分や血液バランスが大きく動く手術，動脈血ガス値や電解質の頻回なチェックが必要な症例などで観血的動脈圧を測定する．

3）中心静脈圧測定

中心静脈圧を測定することで右心系の前負荷を把握することができる．また中心静脈カテーテルは各種循環作動薬の投与経路としても有用である．心臓の予備能が少ない症例や水分・血液バランスが大きく動く手術，また周術期に循環作動薬の持続投与が必要な症例などが適応となる．

4）肺動脈圧測定・心拍出量測定・混合静脈血酸素飽和度測定

肺動脈カテーテルにより，肺動脈圧や肺動脈閉塞圧，心拍出量など多くの循環系のパラメータをモニターすることができる．最近の製品では混合静脈血の酸素飽和度を持続的に表示するものや心拍出量を自動的に連続して測定できるものもある．左心系の前負荷の把握，左心機能の評価，肺高血圧症の管理，僧帽弁逆流症の管理などに有用である．

5）非侵襲的心拍出量測定（NICO）

呼気を再呼吸させた際の呼気二酸化炭素濃度の変化を計測することにより，非侵襲的に心拍出量を測定することができる．特に心拍出量の動きだけを把握したいときには便利である．

6）経食道心エコー

非心臓手術における経食道心エコーの有用性について言及した報告は少ないが，心室の動きや心房の大きさ，弁の狭窄や逆流の程度，血栓や塞栓の診断，胸水の診断など経食道心エコーで得ることのできる情報量は非常に多い．状態が不安定な患者でIABP・PCPSなど補助循環手段の適応を判断しなければならないときや，塞栓症が問題になるような術式（坐位手術，ハイリスク患者の人工股関節置換術，深部静脈血栓症を合併する患者の手術など）などで適応になると考えられる．

g．その他の診療上の配慮

患者の状態によってはたとえば外来手術を入院手術に変更する，集中治療室の確保をするなどにより厳重な周術期管理体制を整える．非心臓手術を行うメリットが心血管系のリスクを上回らないときには手術そのものを中止・延期するべきである．麻酔法の選択は患者の状態によって大きく異なるが，心機能が低下している症例や不安定狭心症を伴う患者では心抑制が少なく侵襲刺激に対する生体の反応を抑える効果の高いneuroleptanesthesia（NLA：フェンタニルとトランキライザーによる麻酔）を主体とし，必要に応じて少量の吸入麻酔薬などを併用するのがよい．フェンタニルの投与量を上げると循環動態は安定するが，手術室での抜管がむずかしくなるので，集中治療室の確保が必要となる．

h．管理方針の決定法

ACC/AHAのガイドライン[2]に示された管理方針決定のプロセスを紹介する．このプロセスはCADに重点を置いたものであり，それ以外の病態については個別に検討する必要がある．前述したとおり，日米間にはCADの病態の差や医療システムの違いなどがあり，このプロセスをそのまま日本で使用するわけにはいかない．施設毎に麻酔科医，循環器内科医，集中治療医，外科系医らにより充分検討した上で，独自のマニュアルを作成するのが望ましい．

Step 1：一刻も早く緊急手術が必要か？　術前に患者の心機能の評価をする余裕のない緊急手術は是非もなく患者を手術室へ搬入する．そうでないときはStep 2へ．

Step 2：過去5年に患者が冠状動脈再建（CABG，PTCA）を受けているか？　受けている場合，虚血を疑わせる臨床症状がなく症状が安定していれば手術可能．症状が安定していない，または冠状動脈再建を受けていないときはStep 3へ．

Step 3：2年以内に冠状動脈造影やストレステストなど，冠状動脈の評価を受けているか？　評価を受けていて，その結果が重篤なものでなく，最近症状の変化が認められなければ手術可能．結果が重篤なもの，評価の後症状の変化が認められたもの，評価を

受けていないもので高度の心血管系リスクファクターをもつものについてはStep 4へ．そうでなければStep 5へ．

Step 4：手術を延期，または中止する．冠状動脈造影などの精査や適切な治療を行った上で改めて非心臓手術の適応を検討する．

Step 5：中等度の心血管系リスクファクターをもつものはStep 6へ．軽度の心血管系リスクファクターをもつもの，またはリスクファクターをもたないものはStep 7へ．

Step 6：低リスクの手術が予定されている場合には手術可能．4 METs以上の運動予備能をもつ患者で中等度リスクの手術が予定されている場合も手術可能．4 METs以上の運動予備能をもつ患者で高リスクの手術が予定されている場合，もしくは運動予備能が4 METs未満で中等度以上のリスクの手術が予定されている場合はStep 8へ．

Step 7：4 METs以上の運動予備能をもつ患者は手術可能．運動予備能が4 METsに達しない場合，中等度以下のリスクの手術であれば手術可能．運動予備能が4 METs未満で高リスクの手術が予定されているときはStep 8へ．

Step 8：非侵襲的検査を行う．その結果リスクが低いと判断されれば手術可能．リスクが高いと判断された場合は冠状動脈造影などの侵襲的検査を行い，適切な治療を行った上であらためて手術適応を検討する．

2．各論

a．高血圧

高血圧は無症候性心筋虚血や心筋梗塞のリスクファクターであり，左室肥大のある高血圧患者はそうでない患者に比べ非心臓手術の際のリスクが高い[10]．収縮期180 mmHg以上，拡張期100 mmHg以上の高血圧は術前から充分なコントロールが必要である．術前から投与されている降圧薬は周術期にも継続して投与する．

b．虚血性心疾患

虚血性心疾患を有する患者の非心臓手術では心筋虚血の重症度や心機能により周術期管理の方法が大きく異なる．

1）術前治療

虚血性心疾患の状態に応じて亜硝酸薬，カルシウム拮抗薬，β遮断薬などで症状の安定化を図る．重症例では抗凝固療法や術前からのIABPが必要になることもある．また，冠状動脈再建術の適応があり時間が許す場合には非心臓手術に先立ち冠状動脈再建を行う．

2）前投薬

軽症例では通常用いる薬剤でよい．軽度のストレスでST変化や狭心痛がみられるもの（不安定狭心症など）にはアトロピン投与を避け，モルヒネなどによりやや深い鎮静を得るのがよい．

3）麻酔導入

心機能が保たれており心筋虚血のコントロールが良好な場合は通常の導入でよい．心機能に問題がある場合や術前の虚血のコントロールが不充分なケースでは動脈ラインを局所麻酔下で確保した上で心臓への影響が少ないフェンタニルとジアゼパムまたはミダゾラムにより導入するのが望ましい．

4）麻酔法

心機能が良好で術前の狭心症がよくコントロールされていれば通常の麻酔法で対処することができ，また術後手術室にての抜管も可能である．心機能が低下しているケースや冠状動脈の狭窄が3枝に及ぶ症例など重症例ではNLAにセボフルラン等の吸入麻酔薬を少量併用して循環動態を調整する．硬膜外麻酔はその鎮痛作用により周術期の循環動態を安定させるため虚血心をもつ患者の管理には有利である．ただ，局所麻酔薬投与時の血圧低下が心筋虚血を助長するおそれもあるので，併用する場合は血行動態の変動に注意する．重症の心筋虚血では硬膜外への局所麻酔薬の投与を避け，硬膜外オピオイド投与にて疼痛管理をするのが望ましい．

5）モニタリング

術前にアクティブな虚血が認められる場合にはマルチリードの心電図，観血的動脈圧，中心静脈圧，肺動脈カテーテル留置，経食道エコーなど各種モニターによる厳重な監視が必要である．軽症例では通常マルチリード心電図，必要に応じて観血的動脈圧測定を行う程度で充分な場合が多い．症状や術式に応じてモニターを選択する．

6）麻酔管理

循環管理の目標は冠状動脈への充分な灌流圧の維持（拡張期でおおむね60 mmHg以上）と頻脈の防止，異

常高血圧の防止である．手術中の血圧低下には積極的に対処する．一過性の血圧低下にはメトキサミンを用いるが，徐脈傾向にあるときは必要に応じてエチレフリンを選択する．これらの薬剤を反復して投与する必要のあるときはドパミンの持続投与，場合によってはノルエピネフリンの持続投与に切りかえる．また，予防的に冠動脈拡張作用薬の持続投与を行う．通常は亜硝酸薬またはATP感受性Kチャネル開口薬のニコランジルを投与するが，術前から冠状動脈攣縮を疑わせる症状がある場合には，これらにカルシウム拮抗薬であるジルチアゼムを加える．脈拍のコントロールが困難なときや術前よりβブロッカーで良好なコントロールが得られている場合には短時間作用性βブロッカーであるランジオロールまたはエスモロールを併用するのもよい．不安定狭心症や3枝病変などではこれらの薬剤の投与に加えて抗凝固療法やIABPの併用が必要になることもある．術前状態や手術侵襲によってはあらかじめ大腿動脈にカテーテルを挿入しておき，必要に応じてそのカテーテルからIABP挿入用のガイドワイヤーを通すことができるよう準備するのが望ましい．麻酔導入とともに麻酔薬による血管拡張作用により相対的にhypovolemiaとなり血圧が低下するので，積極的に容量負荷を行う必要がある．ただし，ここで行った容量負荷は麻酔終了後過負荷となり，心臓の負担になることもあり得る．循環動態の安定が得られれば積極的に尿量を確保することにつとめる．心機能が低下している患者では集中治療室で継続して除水する必要がある．

7）術後管理

術後の疼痛と低酸素血症が心筋虚血の引き金になる．硬膜外・静脈内モルヒネ投与など術後の疼痛管理は重要である．また術後は必要に応じ酸素を投与する．

c．弁疾患

弁疾患のうち，閉鎖不全症は左室機能の低下を伴う症例や内科的治療で症状の安定が得られないものを除き，比較的循環動態の変化に耐えることができる．そのため，手術適応のある弁閉鎖不全をもつ患者でも場合によっては非心臓手術を弁疾患に対する手術より先に行うことができる．一方弁狭窄症は内科的治療でコントロールすることがむずかしい．重症のものでは大きな循環動態の変化に耐えられないため，緊急手術を除き弁の治療を優先する．大動脈弁狭窄を伴う患者の麻酔管理に際しては体血管抵抗を維持することにより心筋の灌流圧を保つ，適切なボリューム管理を行う，頻脈など心筋の酸素消費量を増やす事態を避けるなどに留意する．手術適応のある大動脈狭窄で非心臓手術を優先させなければいけないときはIABP（灌流圧を保つ）や大動脈弁バルーン拡張を考慮する．僧帽弁狭窄では弁口の狭小化により心拍出量が制限される．体血管抵抗を保つことにより血圧を維持する．たいてい心房細動を伴い，それがさらに循環動態に不利に働く．可能なら電気的除細動で洞調律に戻すのが望ましい．肺高血圧を伴う症例では右心系の圧負荷により右心不全に陥りやすい．重症例で心臓手術の適応があるにもかかわらず非心臓手術を先に行わねばならないときには僧帽弁のバルーン拡張，また肺高血圧が強いときは一酸化窒素やプロスタサイクリンなどの併用を考慮する．

d．心筋疾患

心機能が低下した肥大性心筋症や拡張型心筋症では周術期に心不全に陥る可能性が高い．術前より循環動態の安定につとめ，手術中は心機能や病態に応じて麻酔法やモニタリングの選択を行う．術後管理のため，必要に応じて集中治療室を確保する．心筋疾患のうちで特徴のある病態として肥大型閉塞性心筋症をあげることができる．心筋の肥厚により左室流出路が狭窄し，大動脈弁狭窄に似た病態をもたらす．またベンチュリ効果により収縮期に僧帽弁の前方移動が起こり，しばしば僧帽弁逆流を引き起こす．麻酔管理に際しては洞調律の維持，ボリュームの維持，体血管抵抗の維持，心筋の収縮力が増強する事態を避けるなどを心がける．

e．不整脈

不整脈や心筋の伝導異常に対しては慎重に原因の検索を行う．高度リスクファクターに分類される重症の不整脈など，循環動態に影響を与えるような不整脈に対しては原因の解決とともに不整脈に対する治療を行う．無症状で循環動態が安定しており，基礎疾患や薬剤など背景となる因子がない不整脈は通常治療不要であることが多い．

f．ペースメーカーや除細動器の埋め込み術を受けた患者

ペースメーカーの種類や作用モード，患者が術前どれくらいペースメーカーに依存しているかを確認する．さらに手術中に用いる電気機器との干渉などを把握し，術中のペーシングモードを決定する．洞不全症候群などでペースメーカに依存している患者では，電気メスの干渉によりペースメーカが抑制されるのは好ましくないので術中の作用モードは AOO または VOO にするべきである．逆に，ペースメーカーにほとんど依存していない症例では固定レートに設定すると R on T による心室細動など重篤な不整脈を招くおそれがあるので，設定を変えない方がよい．麻酔薬の影響などで自己心拍数が大きく変わることがあるため，状況に応じて手術途中にいつでもモードを変えることができるよう準備する必要がある．埋め込み式除細動器は手術中は作動しないよう設定し，術中は必要に応じ体外式の除細動器を用いる．手術終了後すぐに埋め込み式除細動器を作動可能な状態にもどす．

g．深部静脈血栓や心房内壁在血栓などに伴う問題

心房細動では時に心房壁に血栓ができ，塞栓化して重篤な合併症を引き起こすことがある．心エコーなどで壁在血栓の有無を確認し，血栓が存在する場合は抗凝固療法で血栓が縮小-消失するのを待つのが望ましい．新しい心房細動でも発生後 48 時間以上たった症例では血栓による合併症が起こる頻度が高くなる．電気的除細動は 3～4 週間の抗凝固療法の後に行うのが安全である．

深部静脈血栓は術中・術後に発生しやすい．深部静脈血栓が塞栓化すると肺動脈塞栓症を引き起こす．重症例では速やかに適切な救命措置（PCPS など）を行うことがむずかしく，致命率が高い．血栓予防のため術中・術後に弾性ストッキングや足底マッサージ器を使用するのが望ましい．また可能な限り早期に離床させることを心がける．周術期に予防的抗凝固療法を行う施設もある．術前にエコーなどで深部静脈血栓が確認されている症例では抗凝固療法により血栓の治療を行う．血栓が消失しないときには塞栓が肺動脈にいくのを防ぐため下大静脈にフィルターを留置して手術に臨むこともある．

h．心移植後の患者

1999 年に日本でも臓器移植法に基づく脳死心臓移植が行われ，以後着実に症例数が増えつつある．それに伴い，心臓移植を受けた患者の非心臓手術を管理する機会が増加しつつある．移植心をもつ人の麻酔管理では心臓が神経支配をもたないいわゆる denervated heart であることに留意する必要がある．アトロピン，ネオスチグミン，パンクロニウムなど間接的に循環に影響を与える薬剤の効果は現れない．また迷走神経の影響がないため比較的頻脈傾向にある．低血圧や循環血液量の減少に対する心拍数の反応は欠如する．神経支配が欠如しているため脈拍の上昇による心拍出量の増加は望めず，1 回拍出量の増減で心拍出量が調節される．hypovolemia を避け，前負荷を維持することにより 1 回拍出量を安定させる必要がある．

免疫抑制薬使用に伴う問題として易感染性，免疫抑制薬の副作用，免疫抑制薬と他の薬剤との相互作用などがある．気管挿管やルート確保などの際，清潔操作をこころがける．また，術前に何らかの感染症が合併しても発熱・白血球の増加などの臨床症状が現われにくいため，慎重な術前評価が必要である．免疫抑制薬の副作用としてはシクロスポリンによる高血圧や腎障害，アザチオプリンによる骨髄抑制などが問題となる．シクロスポリンは非脱分極性筋弛緩薬やバルビツレート，フェンタニルの作用を増強する．一方アザチオプリンは筋弛緩薬の作用に拮抗するといわれている[11,12]．

慢性の拒絶反応に伴い冠動脈病変や刺激伝導系の障害に伴う不整脈，心不全などが起きる可能性がある．心筋虚血が起こっても狭心痛など典型的な症状を伴わないため，慎重な心電図評価が必要となる．

■文献

1) Eagle KA, Brundage BH, et al. Guidelines for perioperative cardiovascular evaluation for noncardiac surgery. Report of the American College of Cardiology/American Heart Association Task Force on Practice Guidelines. Committee on Perioperative Cardiovascular Evaluation for Noncardiac Surgery. Circulation 1996；93 (6)：1278-317.
2) Eagle KA, Berger PB, et al. ACC/AHA guideline update for perioperative cardiovascular evaluation for noncardiac surgery—executive summary a report of the American College of Cardiology/American Heart Association

Task Force on Practice Guidelines (Committee to Update the 1996 Guidelines on Perioperative Cardiovascular Evaluation for Noncardiac Surgery). Circulation 2002; 105 (10): 1257-67.
3) Steen PA, Tinker JH, Tarhan S. Myocardial reinfarction after anesthesia and surgery. JAMA 1978; 239 (24): 2566-70.
4) Eagle KA, Coley CM, et al. Combining clinical and thallium data optimizes preoperative assessment of cardiac risk before major vascular surgery. Ann Intern Med 1989; 110 (11): 859-66.
5) Reilly DF, McNeely MJ, et al. Self-reported exercise tolerance and the risk of serious perioperative complications. Arch Intern Med 1999; 159 (18): 2185-92.
6) Huber KC, Evans MA, Bresnahan JF, Gibbons RJ, Holmes DR Jr. Outcome of noncardiac operations in patients with severe coronary artery disease successfully treated preoperatively with coronary angioplasty. Mayo Clin Proc 1992; 67 (1): 15-21.
7) Eagle KA, Rihal CS, et al. Cardiac risk of noncardiac surgery: influence of coronary disease and type of surgery in 3368 operations. CASS Investigators and University of Michigan Heart Care Program. Coronary Artery Surgery Study. Circulation 1997; 96 (6): 1882-7.
8) Posner KL, Van Norman GA, Chan V. Adverse cardiac outcomes after noncardiac surgery in patients with prior percutaneous transluminal coronary angioplasty. Anesth Analg 1999; 89 (3): 553-60.
9) Kaluza GL, Joseph J, Lee JR, Raizner ME, Raizner AE. Catastrophic outcomes of noncardiac surgery soon after coronary stenting. J Am Coll Cardiol 2000; 35 (5): 1288-94.
10) Hollenberg M, Mangano DT, Browner WS, London MJ, Tubau JF, Tateo IM. Predictors of postoperative myocardial ischemia in patients undergoing noncardiac surgery. The Study of Perioperative Ischemia Research Group. JAMA 1992; 268 (2): 205-9.
11) Cheng DC, Ong DD. Anaesthesia for non-cardiac surgery in heart-transplanted patients. Can J Anaesth 1993; 40 (10): 981-6.
12) Kostopanagiotou G, Smyrniotis V, et al. Anesthetic and perioperative management of adult transplant recipients in nontransplant surgery. Anesth Analg 1999; 89 (3): 613-22.

［上林卓彦］

索　引

[あ]

アザチオプリン　76, 337
アシナジー　106
アスピリン　67, 284
アデノシン　44
アデホス　55
アテローム硬化性　292
アトロピン　55
アナフィラキシー反応　218, 233, 331
アプリンジン　54
アプロチニン　246, 278, 375
アプロチニン療法　65
アミオダロン　284
アミノ酸輸液　206
アムリノン　38
アルガトロバン　64
アルブミン製剤　218
アレルギー　83
アンギオテンシンII受容体拮抗薬　238
アンギオテンシン変換酵素阻害薬　44, 97
アンダーダンピング　122
亜酸化窒素　20
亜硝酸薬　97
圧-容積関係　15
安定狭心症　236

[い]

イソゾール　24
イソフルラン　20, 240
イソプロテレノール　37, 433
インスリン　98
イントロデューサ　148
イントロデューサキット　121
インピーダンス心拍出量　130
　　　測定法　132
インフォームドコンセント　82
医原性肺損傷　453
異型狭心症　236
異型輸血　226, 231
移植コーディネータ　324
遺残逆流　172
閾値　426

[う]

ウリナスタチン　206
うっ血性心不全　104
右室流出路　350
右心不全　389
右心補助人工心臓　397
埋め込み式除細動器　484
運動強度　86
運動負荷　91
運動誘発電位　193, 194
運動予備能の評価　479

[え]

エスモロール　48, 54, 285
エドロホニウム　33
エネルギー消費量　456
エピネフリン　35
エホバの証人　222
エラスポール　78
エリスロポエチン　230
エンフルラン　20
栄養管理　456
炎症性サイトカイン　474
塩化 Ca（10%）　463
塩化リチウム　146
塩酸ケタミン　24
塩酸ランジオロール　285
遠隔期合併症　421
遠心ポンプ　381

[お]

オーバーダンピング　122
オクトパス　348
オシロメトリック法　119
オピオイド　27
オピオイド受容体　27
オピオイド鎮痛薬　202
オプソニン蛋白　228
オルプリノン　38
温度依存性　367

[か]

カテコラミン　35, 46
カプノメトリ　154
カラードプラー　156
カルシウムチャネル拮抗薬　43, 50, 96
カルペリチド　70
ガイドワイヤー　148
かぜ　85
下大静脈　2
加速度トランスデューサ　205
過灌流症候群　307
過敏性頸動脈洞症候群　404, 405
顆粒球エラスターゼ　78
顆粒球エラスターゼ阻害薬　78
開心術後の心タンポナーデ　176
解離性大動脈瘤　292
外頸静脈　8
拡張期 stiffness　445
拡張型心筋症　174
拡張早期波減衰時間　107
核医学　93
核酸増幅試験　227
活性化部分トロンボプラスチン時間　225
活性凝固時間　59, 208, 380
肝機能障害　84
肝硬変　206
完全人工心臓　391
冠循環　10
冠動脈疾患　48, 236
冠動脈造影　480
冠動脈バイパスグラフト術　480
間欠的 WPW 症候群　289
間接的ペーシング　428
感染性心内膜炎　263
感度　427
簡易 Bernoulli の式　108, 161
灌流圧　374

[き]

気管支ブロッカー	297
気管支内チューブ	357
気胸	128, 418
希釈式自己血輸血	229
起炎菌	471
既往歴	84
機械的補助循環手術	394
機械弁	246, 247
偽腔	292
喫煙	101
逆行性冠灌流	190
逆行性脳灌流法	295
弓部3分枝	169
弓部大動脈置換	294
吸入麻酔薬	202, 240
急性腎不全	68
急性肺障害	78
急性肺塞栓症	310
手術の麻酔管理	311
手術の予後因子	312
急性乏尿	461
急速心停止	367
虚血再灌流障害	368
虚血性MR	260
虚血性心疾患	482
共振	122
狭心症	103
胸郭殴打法	433
胸腔貯留	188
胸水	188
胸部大動脈瘤	292, 300
胸腹部大動脈置換	295
凝固異常	372
局所冷却法	296
近赤外線分光法	200, 305
筋弛緩薬	32, 202, 466
禁煙	467
禁煙効果	85

[く]

クリーンルーム	341
クリオプレシピテート製剤	225
クロニジン	30, 238
グラフトスパズム	374
グルクロン酸Ca	462
グルココルチコイド受容体	72
グルコン酸Ca（10%）	463
くも膜下パパベリン	297

駆出率	107
空気圧駆動	387
空気塞栓	128

[け]

ケタラール	24
外科的血栓除去術	310
経食道心エコー→TEE	
経食道心室ペーシング	429
経食道心房ペーシング	428
経食道ドプラー	139
経食道ペーシング	428, 429
経静脈的ペーシング	425
経静脈的高カロリー栄養	457
経心尖部上行大動脈送血	170
経腸栄養	458
経頭蓋超音波ドプラー	143, 305
経皮的経血管的冠動脈形成術	480
経皮的心肺補助	381, 480
頸動脈血管内膜切除術	304
頸動脈雑音	304
頸動脈洞マッサージ	290
血圧	11
血圧規定因子	12
血液ポンプ	360
血液凝固モニタリング	208
血液型ダブルチェック	231
血液心筋保護法	369
血液透析	461
血管拡張薬	41, 362
血管拡張療法	40
血管透過性	217
血管内皮細胞障害	473
血小板輸血	242
不応状態	227, 233
血栓性血小板減少性紫斑病	227
血栓塞栓症	389, 421
血栓溶解療法	310
血流速度	139

[こ]

コルチコステロイド	75
コンピュータ	212
呼吸器合併症	467
呼吸器系モニター	443
呼吸器疾患	101
5極誘導法	116
甲状腺機能低下	84
交差適合試験	226
好中球活性化	79

抗凝固療法	284, 389
抗血小板薬	67, 98
抗血栓療法	98
抗コリンエステラーゼ薬	33
抗コリン薬	114
抗生物質の予防的投与	112
抗線溶療法	65, 223
抗D人免疫グロブリン	226
拘束型心筋症	174
後天性房室ブロック	402
後負荷	13, 14, 41, 383, 447
高カリウム血症	57, 462
高カルシウム血症	56
高血圧	101, 237, 238, 482
高血糖	318, 457
高次脳機能障害	374
高ナトリウム血症	461
高分子ポリウレタン	391
高マグネシウム血症	57, 463
硬膜外電極	302
硬膜外麻酔	349, 468
膠質浸透圧	216
興奮性アミノ酸	313
国際感度指数	62
国際標準比	62
混合静脈血	150
混合静脈血酸素飽和度	150, 349

[さ]

サイトカイン	78, 394
サイドストリーム	154
左室拡大	190
左室拡張終期圧	149
左室駆出時間	140
左室後壁破裂	258
左室補助装置	328
左室流出路狭窄	172
左室流入血流	107
偽正常型	107
拘束型	107
弛緩障害型	107
左室流入血流速波形	107, 160
左前下行枝	5
左房・左室血栓	187
左房内血栓形成	283
鎖骨下静脈	8
鎖骨下静脈穿刺法	126
再弁置換術	262
最小肺胞気濃度	203
III音	106

3極誘導変法	116	術後呼吸器合併症	452	心原性ショック	379, 381
3極誘導法	116	術後紅皮症	476	心室圧-容積関係	12
3枝ブロック	403	術後再開胸止血術	222	心室細動	109, 437
三尖弁	4	術後心房細動	448	心室収縮末期圧-容積関係	12
三尖弁逆流症	261	術前回診	274	心室性期外収縮	109, 151
三尖弁狭窄	125	術前経口摂取制限	110	心室穿孔	419
三尖弁閉鎖不全	125	術前使用薬	96	心室中隔欠損症	104, 271
酸素運搬能	149	術前チェック	87	心室頻拍	109, 281
酸素解離曲線	227	術中回収式自己血輸血	230	心室リモデリング	394
酸素消費量	149, 220	術中血行動態	438	心収縮性	13, 14
		術当日抜管	278	心収縮能	140
[し]		循環停止	204	心収縮力	447
シクロスポリン	75, 335, 341	循環動態	414	心穿孔	419
シクロホスファミド	76	除細動	432	心臓	418
シベンゾリン	52, 290	除神経心	340	心臓移植	328, 340, 386, 394
シャントチューブ	348	徐脈	34	心臓手術	74
ショック出力	437	徐脈性心房細動	403, 404, 410	心タンポナーデ	125, 169, 176, 242
シロスタゾール	67	消化管粘膜	458	心電図	116
ジアゼパム	24	硝酸薬	50	心内膜炎	471
ジギタリス	39, 96, 284, 285	晶質液	369	心内膜心筋生検法	341
ジギタリス中毒	285, 462	上行大動脈置換	294	心パフォーマンス	40
ジゴキシン	55	上大静脈	2	心肺移植	336
ジソピラミド	52, 285, 290	上腕の静脈	8	術前問題点	337
ジピリダモール	94	上腕動脈	120	心肺移植ドナー	336
ジルチアゼム	54, 349	静脈カニュレーション	189	心肺移植レシピエント	336
止血困難症例	224	静脈還流曲線	124	心肺蘇生	382
死腔換気率	454	静脈穿孔	418	心拍応答型ペーシング	408
至適ペーシング様式	409	静脈麻酔薬	23, 202, 240	心拍応答性	414
指数降下時間	133	食道聴診器	428	心拍応答性房室間隔	414
自己血	219	食道誘導心電図	117	心拍出量	11, 414, 445
自己調節能	315	心移植後の患者	484	心不全	14, 15, 274
自動除細動器植え込み術	436	心エコー検査	106	心房細動	125, 242, 281, 283
自動麻酔記録	212	心外膜ペーシング	426	心房心室順次ペーシング	409
持続性心室細動	436	心機能ループ	445	心房性期外収縮	109
持続性心室頻拍	436	心機能係数	133	心房性ナトリウム利尿ペプチド	70, 461
持続的血液濾過	461	心筋の収縮弛緩メカニズム	9	心房中隔欠損症	104, 271
持続的血液濾過透析	461	心筋虚血	308	心房内壁在血栓	484
室房伝導	415	心筋梗塞	104	神経体液（性）因子	216
手指消毒	471	心筋酸素需給バランス	236	神経調節性失神	404, 405, 411
手術中止	83	心筋弛緩	10	神経内分泌反応	216
収縮期前方運動	280	心筋収縮	10	侵襲的（直接的）ペーシング	425
収縮性心膜炎	125, 177	心筋症	17	浸透圧利尿薬	461
臭化水素酸スコポラミン	34	心筋壁	186	真腔	292
重要臓器の機能障害	365	心筋保護	190	真性大動脈瘤	292
縦隔炎	471	概念	367	深呼吸	468
出血傾向	365	心筋保護液	369, 370	深鎮静	277
出力	427	心筋保護法	368	深部静脈血栓	484
術後右心不全	396	心腔内遺残空気	374	深部心膜牽引糸	348
術後回収式自己血輸血	230	心血管系リスクファクター	478	診療記録	82
術後合併症	467	評価	479		

新鮮血（院内採血による） 224	前負荷 13, 14, 40, 383, 446	大動脈内バルーンパンピング 378, 480
人工 ring 249	**[そ]**	大動脈二尖弁 254
人工呼吸器からの離脱 454	ソノクロット 209	大動脈分節遮断 296
人工心臓 361	組織適合性 476	大動脈弁 4
人工心肺 186, 199, 221, 224, 316, 361, 373	早期抜管 242, 342, 351, 357	大動脈弁逆流 186
灌流量 316	創部感染 420, 422	大動脈弁逆流症 252
人工肺 361	僧帽弁 3	大動脈弁狭窄症 15, 102, 250, 272
人工鼻 276	僧帽弁逸脱症 259	大動脈弁形成術 249
腎機能障害 101	僧帽弁逆流面積 103	大動脈弁口面積 102
腎保護 68	僧帽弁狭窄 255	大動脈弁閉鎖不全症 16, 102
[す]	僧帽弁狭窄症 103	大動脈離断症 272
スキサメトニウム 32, 433	僧帽弁形成術 249, 259	分類 273
スコポラミン 238	僧帽弁口面積 103	代用血漿剤 218
ステロイド 72, 341	僧帽弁閉鎖不全症 17, 103	第 1 度房室ブロック 412
ステントグラフト内挿術 300	総頸動脈 128	脱血管 189
ステントレス生体弁 247	臓器移植法 322	脱転 350
ステント留置直後の非心臓手術 480	臓器障害 79	炭酸水素ナトリウム 57
ストッキネット 348	臓器摘出 324	蛋白分解酵素阻害薬 78
ストレス反応 342	臓器摘出チーム 325	
スパズムの誘発 92	臓器への血流 325	**[ち]**
スペル様発作 278	臓器保存 324	チアノーゼ 274
ずり応力 220	足背動脈 120	チアノーゼ性心疾患 222
水分・血液バランス 212	**[た]**	チアノーゼ性先天性心疾患 274
[せ]	タクロリムス 75	チアミラールナトリウム 24
セジラニド 55	ダイアフラム 391, 392	チオペンタールナトリウム 24, 318
セファメジン 471	ダイレータ 148	チクロピジン 67
セボフルラン 21	ダブルルーメンカテーテル 127	チトゾール 24
セルシン 24	ダブルルーメンチューブ 297	中心静脈圧 124, 270
生体弁 247	ダンピングデバイス 122	中心静脈圧モニタリング 245
生理的ペーシング 414	田原結節 6	中枢温 199
脊髄液ドレナージ 375	大量アプロチニン療法 65	中枢神経障害 84
脊髄虚血 296	大量出血大量輸血 231	中等度低体温法 296
脊髄くも膜下・硬膜外麻酔 308	代謝モニター 443	貯血式自己血輸血 110, 229
脊髄保護 302	体温 199, 351	超低体温循環停止法 294, 296, 317
脊髄誘発電位 302	体外式ペースメーカー 109, 426	蝶形陰影 108
絶飲食 267	体外循環 211, 218, 360	鎮静薬 464
零点校正 122	管理 362	鎮痛 468
先天奇形 101	合併症 365	鎮痛・入眠効果 203
洗浄赤血球 230	特殊な― 363	鎮痛効果 203
浅側頭動脈 120	体性感覚誘発電位 193, 195, 305	鎮痛薬 464
潜在型 WPW 症候群 289	体表心エコー 244	**[つ]**
選択的脳分離体外循環法 294	大前根動脈 7	対麻痺 296
線溶系 372	大腿動脈 120	**[て]**
譫妄 464	大動脈冠尖逸脱 271	ディプリバン 25
全静脈麻酔 28	大動脈基部置換手術 250, 253	ディプリフューザー 25
前交連 3	大動脈縮窄症 272	ディマンド型 406
前投薬 275	大動脈ステントグラフト内挿術 170	データの保存とセキュリティ 213

索引

デキサメデトミジン	30, 31, 114	
デスフルラン	21	
デルタ波	288	
低温心筋保護	368	
低カリウム血症	57, 462	
低カルシウム血症	56, 463	
低酸素環境	277	
低心拍出量症候群	379	
低侵襲性手術	356	
低体温	204, 225, 232, 316	
低体温法	199, 296	
低ナトリウム血症	461	
低分子ヘパリン	60	
低マグネシウム血症	56, 285, 462	
電気駆動	387	
電気的インピーダンス	130	
電気的除細動	285	
電気フィルター	117	
電気メス	431, 432	

[と]

トノメトリー法	119
トラネキサム酸	246, 375
トラネキサム酸療法	65
トリプルルーメンカテーテル	127
トロポニンT	90
トロンボエラストグラム	209
ドナー管理	324
ドナー心	330
ドナー心摘出	330
ドパミン	36, 241, 350
ドブタミン	37, 241
ドルミカム	23
ドロペリドール	24
ドロレプタン	24
等容弛緩時間	107
糖尿病	101, 206, 237, 238
橈骨動脈	120
同期性	414
同種血輸血	220, 224, 231
洞結節	6
洞不全症候群	400, 401, 409
動脈管開存症	271
動脈血酸素飽和度	152, 153
動脈穿刺	151
動脈フィルター	317
動脈ラインキット	121

[な]

ナロキソン	375

[に]

内因性交感神経刺激活性	47
内径短縮率	107
内頸静脈	7, 128
内頸静脈球部酸素飽和度	197, 295
内頸静脈酸素飽和度	197, 306
内頸静脈穿刺法	126, 127
内頸動脈狭窄	304
内頸動脈断端圧	305
内視鏡手術	356
生血	225
院内採血による—	224
生血輸血	234

[に]

ニコランジル	206, 349
ニトプロ注	42
ニトログリセリン	349
ニトロプルシドナトリウム	42
ニフェカラント	54
2枝ブロック	403
II誘導	238
日本臓器移植ネットワーク	328
乳び胸	128

[ね]

ネオスチグミン	33
ネオラール	335
熱希釈法による心拍出量測定	150
熱ショック蛋白	72

[の]

ノルエピネフリン	36, 242, 350
脳灌流圧	315
脳虚血	204, 306
脳血管障害	101
脳血流量	197, 315
脳酸素消費量	197
脳酸素代謝率	314
脳死	323, 324
脳死ドナー	322, 328
脳脊髄機能モニタリング	193
脳卒中	313
脳波	193
脳分離体外循環	363
脳保護法	294, 313

[は]

ハイスコ注	34
ハイドロキシエチルスターチ	230
ハプトグロビン	231
ハロタン	20
ハンプ	70
バイタルサイン	211
バランス麻酔	275
バルビツレート	24, 318
バンコマイシン	112
パルスオキシメータ	152, 153
パルスオキシメトリ	152
パルスドプラー	156
パンクロニウム	32
播種性血管内凝固	231
肺血流量	155
肺高血圧症	277, 340
肺梗塞	151
肺静脈	2
肺静脈血流速波形	160
肺水腫	108, 383
肺塞栓症	311
病態	311
分類	311
手術術中モニター	312
肺動脈	2
肺動脈カテーテル	148, 239, 241, 245
TEEとの比較	161
肺動脈塞栓	175
肺動脈塞栓症手術	310
肺動脈穿孔	151
肺動脈弁	4
肺動脈楔入圧	107, 149, 245
肺保護	450
白血球除去フィルター	226, 228

[ひ]

ヒスタミン H_1 遮断薬	113
ヒスタミン H_2 遮断薬	114
ヒト心房性ナトリウム利尿ポリペプチド	341
ヒドララジン	44
ビタミンK	62
ピルジカイニド	54, 285
皮下血腫	420, 421
皮下出血	420
非侵襲的心拍出量測定	481
非チアノーゼ性心疾患	266
肥大型心筋症	48, 173, 280
肥大型閉塞性心筋症	261, 483
被覆損傷	422
左回旋枝	5
左冠動脈	5

左冠動脈前下行枝	344	ヘモグロビン許容限界	217, 221	[ま]	
左上大静脈遺残	187, 270	ヘリウム	378	マルチプレーン探触子	157
左浅側頭動脈	277	ヘリカル CT	92	マンニトール	68
左前下行枝	5	ベクロニウム	32	麻酔管理	325
左内胸動脈	344	ベラドンナアルカロイド	34	麻酔記録	211

[ふ]

		ベラパミル	54	麻酔深度	202
フェンタニル	28, 240	ベンゾジアゼピン	23, 113, 238, 464	麻酔前投薬	113, 267
フラッシュテスト	122	ペーシング閾値上昇	424	麻酔同意書	82
フルストマック	32	ペーシング機能付き肺動脈カテーテル	426	麻薬	113, 240, 465
フルマゼニル	24	ペーシング様式	406	膜安定化作用	47
フレカイニド	54, 285	ペーシングリード	438	膜型人工肺	381
フロセミド	68, 461	ペーシングレート	427	末期的心不全	395
ブドウ糖-インスリン療法	462	ペースメーカー	400, 431, 432, 484	末梢血管手術	308
ブリッジ	386, 391	植え込み適応	400	慢性 2 枝ブロック	404, 410
プラーク	187	合併症	418	慢性 3 枝ブロック	404, 410
ブラシレス DC モータ	392	急性期合併症	418	慢性肺塞栓症手術の麻酔管理	312
プラニメトリ法	250, 256	電磁障害	431	[み]	
プレドニゾロン	335	ペースメーカー症候群	415, 423	ミコフェノール酸モフェチル	341
プロカインアミド	52, 285, 290	ペースメーカー装着患者	87	ミダゾラム	23
プロタミン	61, 363, 371	平均加速度	140	ミネラルコルチコイド	73
プロテアーゼインヒビター	371	平均通過時間	133, 133	ミルリノン	38, 206
プロトロンビン時間	225	閉塞性肥大型心筋症	280, 405, 410	右冠動脈	4
プロプラノロール	46, 54	壁運動異常	192	右冠動脈空気塞栓	269
プロポフォール	25, 240, 465	変時性反応	416	[む]	
不安定狭心症	236	変時性不全	414	無気肺	373
不整脈	100, 483	弁形成術	180	無輸血手術	221, 223, 269
不全心	410	弁疾患	483	[め]	
負荷心電図	91, 479	弁疾患手術	244	メインストリーム	154
部分体外循環	296	[ほ]		メキシレチン	53
部分的 CO_2 再呼吸	136	ホスホジエステラーゼIII拮抗薬	241	メシル酸ガベキサート	64
復温	317	ホスホジエステラーゼ阻害薬	38	メシル酸ナファモスタット	64
腹部大動脈瘤	297, 300	ホモグラフト	247, 248	メトトレキセート	76
腹部 4 分枝	169	ホリゾン	24	免疫強化栄養	458
複合弁膜症	263	ポートアクセス	353	免疫修飾現象	227, 232
分時換気量	137	ポジトロン核種	94	免疫能	366
分離肺換気	297	ポリウレタン	378	免疫抑制薬	75, 76, 341

[へ]

		ポンプ補助脱血法	364	面積駆出率	159
		補助人工心臓	386, 394	[も]	
ヘパリナーゼ ACT	208	植え込み	394	モニター	275, 442
ヘパリン	59, 363, 371	法的脳死判定マニュアル	322	モルヒネ	27
ヘパリンコーティング	384	房室解離	415	モルヒネ 6 グルクロナイド	28
ヘパリン起因性血小板減少症	59, 227	房室結節	6	[や]	
ヘパリン拮抗薬	61	房室束	6	薬剤負荷シンチグラム	479
ヘパリン代用薬	64	房室中隔欠損症	272	薬剤負荷心エコー検査	479
ヘパリン抵抗性	59	房室同期性	414, 415		
ヘパリンプロタミン滴定法	208	房室ブロック	401, 410		
ヘマトクリット	220	発作性上室性頻拍	288		
ヘモグロビン	220	発作性心房細動/粗動	288		

索引　493

薬物効果	367

[ゆ]

輸血関連移植片対宿主病	232
輸血関連急性肺障害	233
輸血後	476
疣贅	263

[よ]

予防接種	85
予防的抗菌薬	470
容積補償法	119
溶血	366
IV音	106

[ら]

ラシックス	68
ラボナール	24
ランジオロール	48, 54
ラ音	106
卵円孔開存	395

[り]

リアノジン受容体	9
リード位置移動	420, 420
リード断線	422
リチウム希釈曲線	146
リチウム心拍出量測定法	146
リドカイン	52
リンパ球	476
利尿薬	68
離薬症候群	342
硫酸アトロピン	34
両心室ペーシング	414, 416

[る]

ルートトラブル	232
ループ利尿薬	97

[れ]

レシピエント症例	328
レニン-アンギオテンシン-アルドステロン系	70
レミフェンタニル	28
連続の式	250
連続的心拍出量測定	150
連続波ドプラー	156

[ろ]

ロボット手術	356

肋間動脈再建	296

[わ]

ワルファリン	62, 284
腕頭動脈	7

[A]

α_2アゴニスト	30
副作用	31
α_2受容体刺激薬	113
α受容体遮断薬	44
A/C（assist/control）	451
AAI（ankle/arm index）	308
AAI型ペーシング	406
AAI/VVI型	406
AAIR	408
abnormal relaxation パターン	160
ACC/AHA	478
ガイドライン	479, 481
ACE阻害薬	44, 97, 238
activated clotting time（ACT）	59, 349
Adamkiewicz動脈	7, 296, 302
Af（atrial fibrillation）	283
alveolar plateau	155
anesthetic preconditioning	21
ankle brachial index（ABI）	94
ANP	461
AOO/VOO/DOO型	406
aortic valve area（AVA）	102
APTT	228
AR（aortic regurgitation）	102, 252
ARDS Network	453
AS（aortic stenosis）	102, 250, 272
ASA	86
ASD（atrial septal defect）	180, 271
ASEによる左室16分割セグメント	162
ASO（arteriosclerosis obliterans）	382
asynergy	92
ATP	55
ATP感受性Kチャンネル	351
ATP感受性カリウムチャネル開口薬	51
atrioventricular synchrony	414
AVSD（atrioventricular septal defect）	272

[B]

β遮断薬	96, 238, 345
β受容体	9, 46

bacterial translocation	474
Beer-Lambert law	200
bicaval 吻合法	331
bicaval view	189
BIS（bispectral index）	338, 345, 203
BISモニター	239
biventricular pacing	411
BNP（brain natriuretic peptide）	90, 109
bridge to recovery	394
BRS	94
burst & suppression	193

[C]

CABG	480
cAMP	38
Canadian Cardiovascular Society 分類	102
capillary leak	216
cardiac resynchronization	411
Cardio Q	139
carotid bruit	304
Carpentier の分類	167
CCO（continuous cardiac output）	395
CEA（carotid endarterectomy）	304
CFI（cardiac function index）	133
CHDF	461
CHF	461
chronotropic incompetence	414
$CMRO_2$	314
CO_2産生量	136
CoA（coarctation of aorta）	272
COMT	36
continuous wave Doppler（CW）	250, 256
Cp50	202
CPB	276
Crawford の分類	295
critical DO_2	446
critical Hb	221, 223
critical OER	446
CSFD（cerebrospinal fluid drainage）	296
curvature	163
CVP（central venous pressure）	124, 270, 275
cytochrome	200, 201

[D]

DDDペーシング	409

DDD 型ペースメーカー	407	Frank-Starling の心機能曲線	11	ischemic preconditioning	345
DDDR	408	**[G]**		ISI（international sensitivity index）	62
DDI ペーシング	408			IT 化	212
DDI 型ペースメーカー	407	GEDV	133, 134	ITBV	133, 134
DeBakey 分類	292	GIK（glucose-insulin-potassium）	459	ITTV	134
destination therapy	394	Guyton の平衡図	124	**[J]**	
DHCA	294	GVHD	111, 476		
diastolic augmentation	378	**[H]**		James 束	288
DIC	227			Jatene 手術	182
dicrotic notch	120	H-FABP	90	**[K]**	
2,3 diphosphoglycerate	227	hANP	69, 341		
distal aortic perfusion	296	Harris-Benedict 式	456	K^+ チャネル開口薬	97
DOO ペーシング	406	HCM（hypertrophic cardiomyopahy）	280	K_{ATP} channel	21
down regulation	395	HD	461	K 保持性利尿薬	462
dp/dt max	133	Heart Mate	394	Katz の分類	165
DSt	133, 133	HemoSonic	139	Kent 束	288, 289
[E]		heparin-induced thrombocytopenia（HIT）	59	Korotokoff 音	119
E_{max}	445	hFABP（human fatty acid binding protein）	370	**[L]**	
EDA（end-diastolic area）	159	high intensity transient signal（HITS）	143	LAD	5
EDVI	92	His 束	6	late potential	91
EF	92	HLA タイピング	234	LAVS	329
EMI（electromagnetic interference）	406, 431	HLA 適合 PC	227	LCA	5
EN（enteral nutrition）	458	HOCM（hypertrophic obstructive cardiomyopathy）	261, 280	LCX	5
endoaortic clamp catheter（EAC）	353	HRV	94	left atrial femoral artery bypass	296
endoarterial return cannula（EARC）	353	**[I]**		LiDCO system	146
endocoronary sinus catheter（ESC）	354	IAA（interruption of aortic arch）	272	LOS（low output syndrome）	394
endopulmonary vent catheter（EPV）	354	IABP	188, 378, 394, 480	Lower-Shumway 法	331
endovenous drainage cannula（EVD）	353	ICD（implantable cardioverter defibrillator）	436	LVAS	331, 394
epiaortic エコー	165	ICHD（Inter-Society Commission for Heart Disease Resources）	406	植え込み後の合併症	396
epidural cooling	296	ICHD コード	406	LVEDP	445
ESA（end-systolic area）	159	ICU	442, 443	**[M]**	
ESPVR	12	IE	255, 263	MAC（minimal alveolar concentration）	203
ESVI	92	IHSS（idiopathic hypertrophic subaortic stenosis）	280	Mahaim 線維	288
EVLW	133, 134	immunonutrition	458	Malfan 症候群	292
[F]		incentive spirometry	468	malperfusion	293
FAC（fractional area change）	159	indirect calorimetry	456	MAO	36
Fallot 四徴症	48	INR（international normalized ratio）	62	Maze 手術	249, 256
false lumen	292	insulating defect	422	MEP（motor evoked potential）	194, 296, 373
fast-track	242, 357, 373, 448	intensive insulin therapy	457	MES（microembolic signal）	144
Fick の原理	155	intimal-medial thickness	164	MET（metabolic equivalent level）	86, 479
Fogarty balloon	380			MICS（minimally invasive cardiac surgery）	344
Fontan 手術	183			MIDCAB（minimally invasive direct coronary artery bypass grafting）	189, 344
Forrester 分類	217				

mitral valve area (MVA)	103	
MMP	73	
MNMS (myonephropathic metabolic syndrome)	383	
MR	103	
MRI	94	
mRNA	72	
MRSA 対策	112	
MS	103	
MTt	133	
MVP (mitral valve prolapse)	258, 259	
myocardial stunning	474	

[N]

NAT	227
NICO	481
NICO モニター	136
NIR (near-infrared spectroscopy)	305
NIRS	200
NMDA 受容体	313
NO	44
NO 放出薬	41
no reflow 現象	314
Novacor LVAS	394
NYHA	86
NYHA 心機能分類	102, 237, 238

[O]

off pump CABG	188
OPCAB (off pump coronary artery bypass)	171
open distal anastomosis 法	294

[P]

PAC	442
PAF	288, 290
paravalvular leakage	173
PAWP (pulmonary artery wedge pressure)	245, 261
PCA (patient controlled analgesia)	308
PCCO (pulse contour cardiac output)	133
PCPS	381, 394, 480
PCV (pressure-controlled ventilation)	450
PDA (patent ductus arteriosus)	271
PDE 阻害薬	38
PEEP	451

perivalvular leakage	252, 257
PET	94
PFO	395
PH crisis	268, 269
PHT (pressure half time) 法	257
physiological pacing	414
PiCCO	442
PLSVC (persistent left superior vena cava)	187, 270
PMT (pacemaker-mediated tachycardia)	423
Port-Access	353
Portland protocol	457
post-traumatic stress syndrome	464
preconditioning	50, 51, 349, 351
pressure half-time 法	167
pseudonormalization	160
PSVT	288, 290
PT	228
PTCA	480
PTV	134
Purkinje 線維	6
pusher-plate	388
PVR の調節因子	88
PVR の変化	88

[R]

radial shortening	162
Ramsay scale	464
rate-responsive atrioventricular interval	414
rate-responsiveness	414
RCA	4
RCP	294
recirculation	395
reimplantation	249
REMATCH	386
remodeling	249
restrictive パターン	160
Ross 手術	182, 248
RS ウイルス	85
rSO_2	200, 201
RV ペーシング	416
RWMA (regional wall motion abnormalities)	346

[S]

SAM〔systolic anterior movement (motion)〕	174, 280
SaO_2	152, 153

SBOE (surgical blood order equation)	110
SCP	294
secondary MODS	473
Seldinger 法	126, 379, 382
SEP (somatosensory evoked potential)	195, 296, 305
sepsis	473
shunt	296
Sicillian Gambit	53
SIMV (synchronized intermittent mandatory ventilation)	451
SIRS (systemic inflammatory response syndrome)	216, 473
Sjo_2	295
$Sjvo_2$ (jugular venous oxygen saturation)	306
skrew-in lead	420
SPECT	93
spinal cord protection	296
ST トレンドモニター	117
Stanford 分類	293
Starling curve	217
Stewart-Hamilton 法	133
stuck valve	173, 257
stump pressure	305
supported PTCA	382
SV (stroke volume)	133
$S\bar{v}o_2$	395
SVI (stroke volume index)	133
SVR (systemic vascular resistance)	133
SVRI (systemic vascular resistance index)	133
SVV (stroke volume variation)	133
Swan-Ganz カテーテル	148, 340
synchrony	414
systolic unloading	378
systolic wall thickening	162

[T]

T & S (type and screen)	111
T-piece trial	451
TAH	391, 394
TCD (transcranial Doppler)	143, 305
TCI (target controlled infusion)	23, 337
TEE (transesophageal echocardiography)	156, 178, 186, 217, 239, 245, 338, 345, 357, 429, 481

TEE	
合併症	178
20の基本断面	158
TF	311
thoracic electrical bioimpedance（TEB）	130
tip extrasystole	419, 420
TPEG（transluminally placed endovascular prosthetic grafts）	300
TPN（total parenteral nutirition）	457
TR（tricuspid regurgitation）	261
train-of-four（TOF）	180, 205
train-of-four ratio（TOFR）	205
transthoracic echocardiography（TTE）	244
transvalvular leakage	173, 252, 257
true lumen	292
Twiddler's syndrome	423

[V]

V_5誘導	116, 238
VAD	386
Valsalva洞	4
VAS	394
Vaughan Williams分類	52
VCV（volume-controlled ventilation）	450
VD	438
VDDペーシング	408
vegetation	263
vena contractaの幅	165
von Willebrand因子	225
VOOペーシング	406
VSD（ventricular septal defect）	180, 271
VT	436, 438
VVI型ペースメーカー	407
VVIペーシング	407
VVIR	408

[W]

WBAアナライザー	209
WPW（Wolff-Parkinson-White）症候群	288
WRC	230

心臓血管麻酔マニュアル　ⓒ

発　行　2004年9月5日　初版1刷

編　者　真　下　　　節
　　　　槇　田　浩　史
　　　　野　村　　　実

発行者　株式会社　中外医学社
　　　　代表取締役　青木三千雄

　　　　〒162-0805　東京都新宿区矢来町62
　　　　電　話　03-3268-2701(代)
　　　　振替口座　00190-1-98814番

印刷・製本/三報社印刷(株)　＜KO・TM＞
Printed in Japan

JCLS　＜(株)日本著作出版権管理システム委託出版物＞